V&R

Arist von Schlippe / Jochen Schweitzer

# Lehrbuch der systemischen Therapie und Beratung I

## Das Grundlagenwissen

Mit jeweils einem Gastbeitrag von Angelika Eck und Julika Zwack

4., aktualisierte und ergänzte Auflage

VANDENHOECK & RUPRECHT

Bibliografische Information der Deutschen Nationalbibliothek:
Die Deutsche Nationalbibliothek verzeichnet diese Publikation in der Deutschen Nationalbibliografie; detaillierte bibliografische Daten sind im Internet über https://dnb.de abrufbar.



Koninklijke Brill BV umfasst die Imprints Brill, Brill Nijhoff, Brill Schöningh, Brill Fink, Brill mentis, Brill Wageningen Academic, Vandenhoeck & Ruprecht, Böhlau und V&R unipress.



Umschlagabbildung und Zwischenseiten: Robert Delaunay, Joie de vivre, 1930 (Ausschnitte)/akg-images
Cartoons: Björn von Schlippe

Satz: SchwabScantechnik, Göttingen
Druck und Bindung: Beltz Grafische Betriebe, Bad Langensalza
Printed in the EU

**Vandenhoeck & Ruprecht Verlage | www.vandenhoeck-ruprecht-verlage.com**
E-Mail: info@v-r.de

ISBN 978-3-525-40062-3 (print)
ISBN 978-3-647-40062-4 (digital) | ISBN 978-3-666-40062-9 (eLibrary)

# Inhalt

## IV Praxis: Methoden

# Vorwort der Autoren

## Zur vollständigen Neubearbeitung (2012)[1]

Dieses Buch möchte seinen Lesern fundiert und anschaulich die Theorie und Praxis systemischer Therapie und Beratung nahebringen. Seine erste Auflage erschien 1996. Der Erfolg des Buches, vor allem der langfristige, hat uns in seinem Umfang überrascht. 2006 konnten wir einen Band II mit dem Untertitel »Das störungsspezifische Wissen« vorlegen, 2009 einen UTB-Band mit dem Titel »Systemische Interventionen«, der einen ersten Einblick in die Methodik erlaubt.[2] Nun erscheint 2012 eine vollständige Neubearbeitung des 1996 erschienenen Grundlagenbands. Wir hoffen, dass diese ähnlichen Zuspruch finden wird.

Es ist ein weitgehend und grundlegend neues Buch geworden. Die Veränderungen spiegeln die Weiterentwicklungen des Themas wie die der Autoren wider. Die systemische Therapie und Beratung hat in den letzten 16 Jahren keine grundlegenden »Paradigmenwechsel« erlebt, dafür aber zahlreiche Innovationen in der Methodik und in den Settings. Sie hat sich in neuen Arbeitsfeldern erprobt, neue Vorgehensweisen für neue Probleme entwickelt, sich mit Diskursen aus Grundlagenforschung und anderen Therapie- und Beratungsansätzen beschäftigt und schließlich die schulenbedingten Profilierungskämpfe weiter hinter sich gelassen, die noch Anfang der 1990er Jahre prägend waren. Mancherorts sind ihre Ideen und Praktiken eher leise aus einer Außenseiter- in eine Mainstreamposition übergegangen. Aber immer noch wirkt sie vielerorts als »überraschend andere« Irritation gewohnten Denkens und Handelns.

Für uns Autoren sind biografische Entwicklungen zwischen 1996 und 2012 als Ressourcen in die Neubearbeitung eingeflossen. Gemeinsam haben wir zehn Jahre

1 Gekürzt.

2 Eine ergänzende Fußnote: 2019 erschien unser gemeinsamer Band »Gewusst wie, gewusst warum. Die Logik systemischer Interventionen«. Hier war es uns wichtig, auf die Grundlagen systemischen Handelns zu verweisen und vor der unreflektierten Nutzung der »Tools«, die man zwar anwendet, aber nicht versteht, zu warnen.

lang in der Zeitschrift »Psychotherapie im Dialog« den Austausch mit Vertretern anderer Psychotherapieverfahren gepflegt. Als Fachleute wie als Vorsitzende zweier Fachgesellschaften für systemische Therapie waren wir phasenweise auch »therapiepolitisch« tätig. Wir haben stärker als zuvor in den Feldern Coaching, Team- und Organisationsberatung gearbeitet, vor allem mit Familienunternehmen, Krankenhäusern und Sozialen Diensten. Und wir waren stärker als zuvor auch international tätig.

Für die Neubearbeitung haben wir uns daher einige über die Erstauflage hinausweisende Ziele gesetzt. Wir wollen eine inzwischen deutlich breiter angelegte und »integriertere« systemische Therapie und Beratung darstellen. Dazu wollen wir im historischen Teil auch ihre Beiträge aus der Zeit vor 1980, der sogenannten »Kybernetik erster Ordnung«, einfließen lassen – das blieb damals dem von Arist von Schlippe verfassten, 1984 erstmals erschienenen Buch »Familientherapie im Überblick« vorbehalten.

Wir wollen dieses Buch so schreiben, dass es für »psychosoziale« Studierende und Praktiker in Gesundheitswesen, Sozialarbeit, Pädagogik und Seelsorge sowie für Studierende und Praktikerinnen in Management und Unternehmensberatung gleichermaßen lesenswert ist. Dazu skizzieren wir die Geschichte des systemischen Ansatzes in den jeweiligen Arbeitsfeldern und vergleichen Familie, Organisation, Kooperation und Netzwerk als unterschiedliche soziale Systeme. Wir beschreiben systemische Settings von der (Psycho-)Therapie mit Einzelnen und Paaren sowie die Arbeit mit größeren Systemen bis hin zu Coaching, Team- und Organisationsberatung. Und wir illustrieren dies mit Fallbeispielen.

Vieles aus der Erstauflage haben wir nur geringfügig verändert, weil es uns weiterhin gefällt. Dazu gehören Teile der Theorie, der Haltungen und der Methodenkapitel. Unserem an Albert Einstein angelehnten literarischen Grundsatz haben wir treu zu bleiben versucht: Komplexes so einfach und anschaulich wie möglich darzustellen – aber nicht noch einfacher. Mit kurzen Fallvignetten wollen wir Anschaulichkeit, mit einer Reihe von Leitfäden und Übersichten Überschaubarkeit fördern – im Bewusstsein, dass niemand unseren Leitfäden immer folgen und unseren Übersichten vollständig trauen sollte. Neue Cartoons von Björn von Schlippe (dem Bruder von Arist, unter dem gemeinsamen Signet »Kartist«) sind hinzugekommen – wir hoffen, dass sie unsere Neigung zu wertschätzender Ironie gut transportieren können (von Schlippe u. von Schlippe, 2012)[3].

Wissenschaftlich begrenzen wir uns auf alles, was wir für Praktiker für unmittelbar relevant halten. Wer sich für spezielle Forschungsergebnisse und Forschungsmethoden interessiert, findet erstere in »Die Wirksamkeit der Systemischen

---

3 2020 kam dann noch ein weiteres gemeinsames Buch der Brüder hinzu.

Therapie/Familientherapie« (von Sydow, Beher, Retzlaff u. Schweitzer, 2007). Mehrfach legte die Erstautorin aktualisierte Forschungsüberblicksarbeiten vor (von Sydow, 2012, 2018), letztere in den »Research Methods in Family Therapy« (Sprenkle u. Piercy, 2005) und im »Handbuch Forschung für Systemiker« (Ochs u. Schweitzer, 2012).

Wie schon 1996 möchten wir unseren Leserinnen empfehlen, diesem »Lehr-Buch« zwar grundsätzlich Vertrauen zu schenken, aber nicht zu viel: »Glauben Sie keinem Lehrbuch – außer vielleicht unserem!« Alles »Gelehrte« trägt das Risiko in sich, dass unter bestimmten Kontextbedingungen auch sein Gegenteil gleichermaßen »wahr« oder sogar noch »wahrer« und insbesondere »viabler« (wegeweisender, zielführender) sein kann.

Danksagungen: Zu diesem neuen Buch mit seiner mehrjährigen Entstehungsgeschichte haben viele beigetragen, nicht alle wissen davon. Unsere Frauen, Rita von Schlippe und Margret Rothers, haben bei wiederholten »Schreibasylen« in unseren Wohnungen den jeweils anderen von uns liebevoll aufgenommen und gut bekocht. Zugleich haben sie und unsere Kinder Janina und Max von Schlippe, Simon und Adrian Rothers »bezogene Individuation« praktiziert und sich in verschiedenen Stadien der Entwicklung mehr oder weniger intensiv für unser Buch interessiert. Janina von Schlippe und Adrian Rothers unterzogen zudem als Testleser das gesamte Manuskript einem wichtigen Check-up und erstellten Sach- und Personenregister. Julika Zwack, Mirko Zwack, Matthias Ochs und Henrike Kordy lasen Teile des Manuskripts. Ihnen allen verdanken wir wertvolle Kritik und Anregungen. Günter Presting von Vandenhoeck & Ruprecht hat uns über mehrere Jahre ermutigt und unterstützt, dieses Buch neu zu entwerfen und zu Ende zu bringen. Sandra Englisch hat ihm den letzten Feinschliff verliehen.

Viele unserer Fallvignetten illustrieren unseren eigenen therapeutisch-beraterischen Stil, der von den Rollenmodellen unserer Lehrjahre beeinflusst wurde. Dazu zählen wir Tom Andersen, Luigi Boscolo, Gianfranco Cecchin, Ruth Cohn, Margarete Hecker, Salvador Minuchin, Virginia Satir, Gunthard Weber und viele weitere. Anderen Kollegen haben wir als Chefs und freundschaftlichen Förderern gute Erfahrungen und Arbeitsbedingungen zu verdanken, die das Schreiben dieses Buches ermöglichten. Dazu gehören besonders Helm Stierlin, Jürgen Kriz und Rolf Verres. Auch Haim Omer gehört als guter und wichtiger Freund in diese Reihe.

In der systemischen Weiterbildung am Institut für Familientherapie Weinheim (heute: Institut für Systemische Ausbildung und Entwicklung Weinheim) und am Helm Stierlin Institut Heidelberg konnten wir mit unseren dortigen Kolleginnen und Kollegen an der Vermittelbarkeit systemischer Ideen und Praktiken arbeiten. An unseren Universitäten haben uns Kolleginnen und Kollegen am Wittener Institut für Familienunternehmen und im Heidelberger Institut für Medizinische Psychologie als Forscher wie als Praktiker in vielfältiger Weise unterstützt und produktiv herausgefordert.

Zur Erweiterung unseres Blicks auf die deutschsprachige »systemische Szene« haben unter anderem unsere Vorstandskollegen und die anderen Aktiven in den systemischen Verbänden SG (Systemische Gesellschaft) und DGSF (Deutsche Gesellschaft für Systemische Therapie, Beratung und Familientherapie) beigetragen. Im Team der Gründungsherausgeber der Zeitschrift »Psychotherapie im Dialog« konnten wir neugierig und fast immer kampf- und vor allem krampflos die Passungen und Differenzen systemischer Therapie gegenüber anderen Psychotherapieverfahren unterschiedlicher und oft konkurrierender Verfahren diskutieren. Auch der Herausgeberkreis der »Familiendynamik« sei an dieser Stelle erwähnt.

Internationale Kolleginnen und Kollegen haben uns geholfen, über die kulturellen Grenzen der deutschsprachigen systemischen Therapie und Beratung hinauszudenken. Mehrere britische Gastgeber unterstützten einen Forschungsaufenthalt von Jochen Schweitzer im Frühjahr 2011 zur »Internationalisierung« dieses Lehrbuches.

Am Ende möchten wir unseren Klientinnen und Klienten in Therapie und Beratung danken für die vielen traurigen und heiteren, sorgenvollen und Mut machenden, anrührenden und bewegenden Geschichten, die wir mit ihnen teilen durften, und von denen manche, der Anonymität wegen stets radikal verfremdet, Eingang in dieses Buch fanden.

*Arist von Schlippe, Jochen Schweitzer*

## Zur überarbeiteten Neuauflage (2025)

Die Komplexität des Feldes wächst unaufhaltsam und es wird immer schwieriger, den Überblick zu behalten. Wir haben hier einen Schwerpunkt auf die deutschsprachige Literatur gelegt, in der systemische Themen besonders intensiv diskutiert werden, auch hier ist die Zahl der seit 2012 neu erschienenen Titel schwer überschaubar. Daher bitten wir diejenigen, die sich übergangen fühlen, schon jetzt um Verständnis. Das Vorwort von Helm Stierlin haben wir unverändert gelassen, 2012 hatten wir noch drei internationale Persönlichkeiten gebeten, ein Vorwort beizusteuern: Annette Kreuz aus Spanien, Eia Asen aus Großbritannien und Zhao Xudong aus China. Die drei haben sehr geholfen, die internationale Reputation dieses Buches zu erhöhen, es liegt nunmehr in acht verschiedenen Sprachen vor.

Wir haben daher entschieden, diese Vorworte hier nicht zu wiederholen, die Autorin und die Autoren aber auch nicht um Überarbeitung zu bitten, sondern ihnen herzlich für ihre erfolgreiche Unterstützung 2012 zu danken.

Zum Thema des Umgangs mit verschiedenen Formen der Geschlechtsbezeichnungen haben wir unseren Disclaimer von 2012 noch einmal angepasst: Sprachlich spielen wir auch in diesem Band mit einem lockeren Wechsel der weiblichen und männlichen Form. Das erscheint uns passend. Zum einen ist die Mehrzahl der im Feld systemische Therapie und Beratung Tätigen weiblich, zum anderen spielt der lockere Wechsel der Geschlechter mit der Alltagserfahrung: Auch dort stoßen wir mal auf männliche, mal auf weibliche Gesprächspartner und natürlich auch auf Personen, die sich als nonbinär verstehen. Wir teilen das Anliegen, niemanden sprachlich auszuschließen, uneingeschränkt und wollen daher einer uns sinnvoll erscheinenden »Gendersensitivität« Respekt erweisen. Zugleich haben wir Sorge, dass die Autonomie des Sprachsystems durch zu viele Gebote, Verbote und künstliche Wortungetüme leidet, und wollen auch die Lesbarkeit des Textes nicht durch zu viel »political correctness« beeinträchtigen. Hierzu gibt es ja auch im systemischen Feld eine durchaus intensive Debatte (Nassehi, 2017b; von Schlippe u. Levold, 2024. Handerer, 2024). Unsere Leserinnen, und natürlich auch unsere Leser, sind eingeladen, den beständigen Perspektivwechsel zwischen weiblichen und männlichen Bezeichnungen mitzuvollziehen; wir bitten Personen, die sich weder in der einen noch der anderen Bezeichnung wiederfinden, um Verständnis für die Beschränkung auf die beiden grammatikalischen Formen.

Ansonsten haben wir unserem Vorwort von 2012 nur wenig hinzuzufügen, außer einem besonderen Dank an Personen in unserem Netzwerk, die uns bei dieser Bearbeitung wertvolle Unterstützung gaben. Mit Astrid Beermann, Enno Hermans, Julika Zwack und Mirko Zwack sind wir an mehreren Abenden gemeinsam durch die Kapitel gegangen und haben Verständnisprobleme besprochen, leicht entbehrliche Inhalte identifiziert und vor allem Anregungen zur Einarbeitung aktueller Literatur aufgegriffen. Herzlichen Dank dafür. Die Kapitel 17.4 und 20.3 wurden als Gastbeiträge von Julika Zwack und Angelika Eck beigesteuert, die sich in den jeweiligen Thematiken viel besser auskennen als wir; Julika Zwack und Liz Nicolai gaben uns wichtige Hinweise und Anregungen zum Kapitel 22. Auch ihnen allen sind wir zu Dank verpflichtet.

*Jochen Schweitzer, Arist von Schlippe*

Große Teile dieser Überarbeitung konnten wir noch gemeinsam auf den Weg bringen. Wir konnten auch die oben angegebene Ergänzung des Vorwortes noch gemeinsam absprechen, doch erlebt Jochen die Fertigstellung dieser Überarbeitung nun leider nicht mehr. Er verstarb am 31.10.2022.

Er fehlt!

*Arist von Schlippe*

# Vorwort zur ersten Ausgabe von Helm Stierlin (1996)[4]

Ich kenne keinen Text im Bereich der systemischen Therapie und Beratung, der uns dessen Entwicklung, Theorie und Praxis so klar und anschaulich vermittelt wie dieses Lehrbuch. Und dies gelingt dessen Autoren angesichts einer wachsenden und sich wandelnden Komplexität dieses Bereichs. Das verdankt sich sowohl der Erfahrung, die sie als Therapeuten und Berater gewinnen konnten, als auch der teilnehmenden Beobachtung des deutschsprachigen und des internationalen Umfelds.

Die Veränderungen, zu denen es besonders im letzten Jahrzehnt in diesem Umfeld kam, sind in der Tat enorm und ließen mich von einer sich immer mehr differenzierenden und immer schwerer überschaubaren Multioptionsgesellschaft sprechen. Darin zeigen sich uns immer mehr Optionen für die Beschreibung des Seelenlebens sowie für die Gestaltung und Bewertung unserer Beziehungen und damit auch für das Erlangen von Wohlbefinden und Lebenssinn. Zugleich zeigen sich uns immer mehr Möglichkeiten, sich in dem Bemühen um eine seelische Orientierung und um Wohlbefinden und Lebenssinn festzufahren und/oder zu verirren. Und dabei denke ich nicht zuletzt an die vielen heutigen Möglichkeiten, sich auf Theorieangebote und Glaubenssätze festzulegen, die, geht es um die Bewertung und um die Behandlung von leib-seelischen Störungsbildern, in erster Linie eine Pathologie und/oder ein Defizit hervorheben.

Ich erlebte es bei der Lektüre dieses Lehrbuchs auch immer wieder als wohltuend, wie wenig dessen Autoren zu solcher Pathologisierung und Defizitsicht neigen und wie sie stattdessen immer wieder Ressourcen in den Blick bringen, die sich nicht zuletzt auch in dem ausmachen lassen, was zunächst als Pathologie und Defizit gehandelt wurde. Außerdem erlebte ich es als wohltuend, dass darin immer wieder die Beratung oder auch die Behandlung von sozial benachteiligten Personen und Familien zur Sprache kommen und unterschiedliche Kulturbereiche berück-

4 Helm Stierlin (1926–2021), Prof. Dr. med. Dr. phil., Psychiater, Psychoanalytiker und Pionier der systemischen Familientherapie im deutschen Sprachraum, leitete von 1974 bis 1992 das Institut für Psychoanalytische Grundlagenforschung und Familientherapie am Universitätsklinikum Heidelberg.

sichtigt werden. Man könnte auch von einer Versöhnung unterschiedlicher Sichten und Erklärungsmodelle sprechen, zu der sich die Autoren dieses Lehrbuchs herausgefordert sehen.

Das spiegelt sich etwa in die Weise, wie sie sowohl Störungsbereiche als auch Interventionsmöglichkeiten in den Blick bringen, die sich unterschiedlichen Einstellungen der erkennenden Linse verdanken. In anderen Worten: Während andere innovative Theoretiker und Praktiker sich mehr oder weniger auf einen bestimmten Bereich festlegten – sei dies eine psychoanalytisch erarbeitete »Tiefenpsychologie«, eine frühe, sich vor allem auf den körperlichen Organismus auswirkende Traumatisierung, eine schwierige, sich aus Loyalitätskonflikten oder überfordernden Delegationen ergebende transgenerationale Problematik oder ein Dauerkonflikt zwischen existenziell wichtigen Beziehungspartnern –, regen uns die Autoren dieses systemischen Lehrbuchs dagegen an, unsere erkennende Linse immer wieder neu einzustellen, dabei auf Kreisprozesse zu achten und uns mit den sich jeweils ergebenden Fragen und möglichen Widersprüchen auseinanderzusetzen. Das dürfte die Lektüre dieses Buches nicht immer leicht machen, aber sie lohnt sich, wie ich meine, auf jeden Fall in hohem Maße.

Helm Stierlin

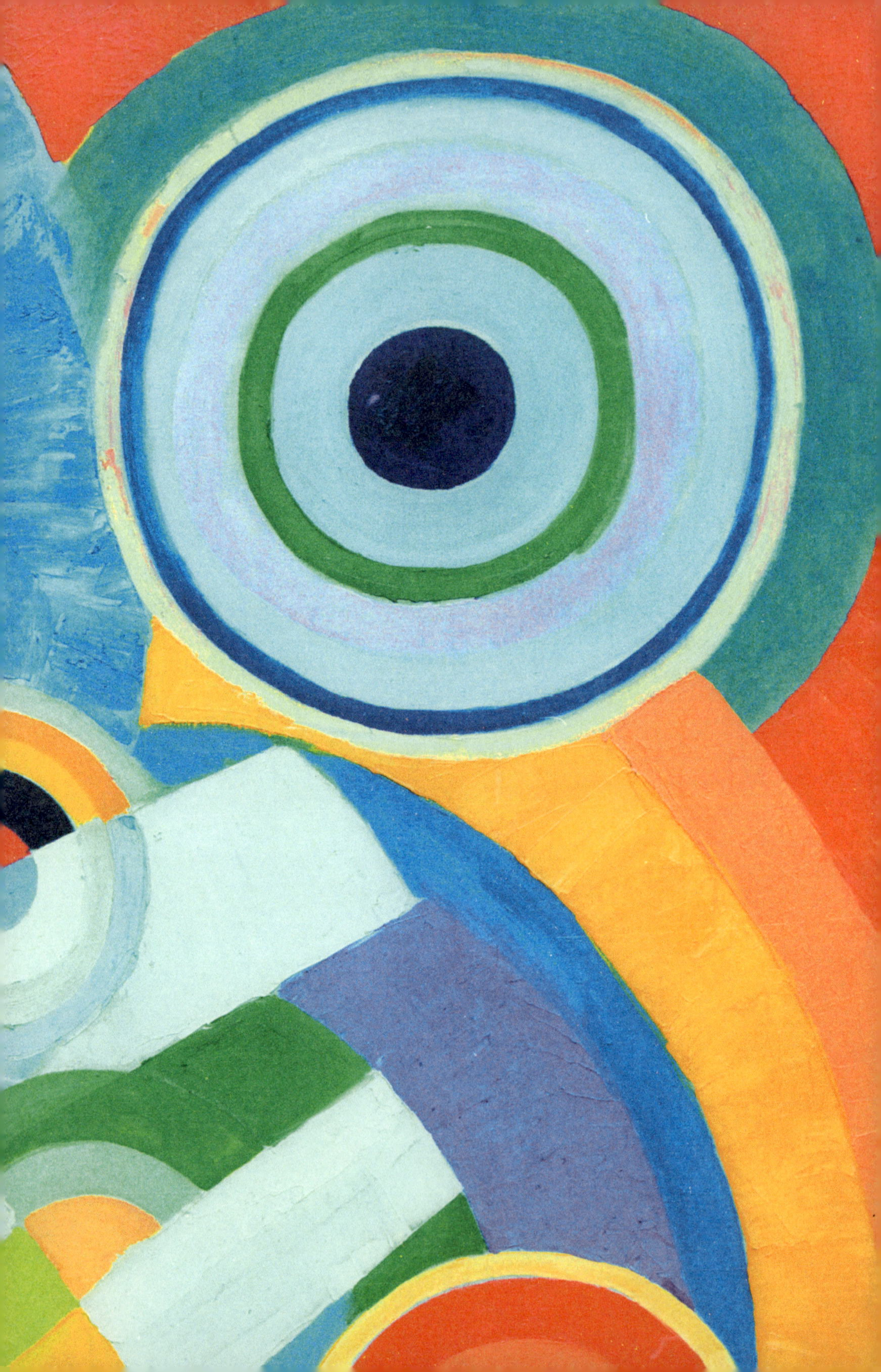

# I Die Entwicklung der systemischen Therapie und Beratung

»Systemisch« ist der Kernbegriff dieses Buches.

> ***Was ist systemisch?***
> *Der systemische erkenntnissuchende Blick versucht nicht, feste Fakten herauszubekommen, er sucht nicht nach etwas, das es »gibt«, sondern eher nach dem, was zwischen den Menschen wirksam ist, nach den Mustern flüchtiger Kommunikationen, die wir in den Prozessen ständig neu erzeugter zwischenmenschlicher und psychischer Realitäten beobachten können. Das gilt insbesondere für die Arbeit in Kontexten, in denen es um Veränderung geht und um die Frage, wer diese Veränderung von wem (nicht) will und aufgrund welcher Beschreibungen er/sie dies tut. Wie sehr sind diese Beschreibungen dazu angetan, sich zu verfestigen und Mauern aufzubauen, die unüberwindlich scheinen, obwohl sie doch aus gemeinsam erzeugten Sinnstrukturen bestehen. »Systemisch« ist für mich also die Bereitschaft, immer wieder die Rahmenbedingungen unserer Wirklichkeitskonstruktion zu reflektieren, vor allem da, wo sie erstarren. Denn man »muss […] den Beobachter beobachten, der diese Beschreibung verwendet, und nicht das, was so beschrieben wird« (Luhmann, 2009a, S. 216).*[5]

Bevor wir uns im Folgenden zunächst mit seiner geschichtlichen Entwicklung, dann den theoretischen Grundüberlegungen, dann immer mehr mit der Praxis beschäftigen, wollen wir einige Definitionen voranstellen, die alle den Wortstamm »System« enthalten (siehe Kasten »Definitionen«). Dies sind unsere Überlegungen und Diskussionsbeiträge. Wie in den Sozialwissenschaften üblich, werden sie nicht von allen Fachkolleginnen und -kollegen geteilt.

---

5 In einer kleinen Umfrage zum fünfzigjährigen Jubiläum der Fachzeitschrift »Familiendynamik« 2025 hatten die Herausgeberinnen und Herausgeber die Frage gestellt, was eigentlich das Wort »systemisch« bedeutet, das zugegebenermaßen in den letzten Jahrzehnten viel »auszuhalten« hatte (Borke, Oelkers u. Hunger-Schoppe, 2025). Wir setzen hier das Statement, mit dem Arist von Schlippe diese Frage beantwortet hat, dem ersten Abschnitt voran.

**Definitionen**

- Als *System* bezeichnen wir eine beliebige Gruppe von Elementen, die durch Beziehungen miteinander verbunden und von ihren Umwelten abgrenzbar sind. Solche Systeme finden wir quasi überall – von miteinander quakenden Fröschen im Tümpel über Axonen und Dendriten in einem Nervensystem und den Kommunikationen zwischen Eltern und Kindern in einer Familie bis zu den Verschaltungen in einem Computer.
- Der Begriff »abgrenzbar« verweist darauf, dass es eine Beobachtung braucht, um überhaupt von einem System zu sprechen. Erst der *»systemische Blick«* einer Beobachterin lässt ein System entstehen. Denn erst diese entscheidet, welche Elemente, welche Beziehungen und welche Grenzen sie diesem System zuordnen will. Deshalb ist *»systemisch«* in erster Linie ein *erkenntnistheoretischer Begriff* (»Was kann ich erkennen?«), kein ontologischer (»Was ist dort wirklich?«).
- Als *Systemtheorie* bezeichnen wir alle Versuche, für die Fülle der meist zahlreichen, gleichzeitig oder nacheinander ablaufenden Prozesse innerhalb und zwischen Systemen adäquate Beschreibungen zu entwickeln.
- Alle Arbeitsformen, die einen solchen systemischen Blick bewusst nutzen, können wir als *systemische Praxis oder systemisches Arbeiten* bezeichnen – egal ob in der Biologie, in der Technik oder in psychosozialen Berufen.
- Sobald dieses systemische Arbeiten darin besteht, einzelnen oder mehreren Menschen zu helfen, Lösungen für von ihnen gesehene Probleme zu finden, sprechen wir von *systemischer Beratung.*
- Im Kontext dieses Buches beschränken wir uns auf die *systemische Beratung bei sozialen und psychischen Problemen.* Die Beratung bei der Lösung rein biologischer oder technischer Probleme interessiert uns hier nur, wenn sie mit der Lösung sozialer und psychischer Probleme verbunden ist.
- *Systemische Therapie* oder auch *systemische Psychotherapie* verstehen wir als einen besonderen Kontext systemischer Beratung, nämlich als ein Heilverfahren im Gesundheitswesen – also dort, wo implizit oder explizit Menschen als »gesundheitlich gestört und behandlungsbedürftig« angesehen werden (zum besonderen Spannungsverhältnis zwischen Therapie und Beratung siehe Bräutigam, 2022). Sie gehört heute neben der psychoanalytischen Psychotherapie, der kognitiv-behavioralen Therapie und den humanistischen Therapien zu den vier großen Grundrichtungen der Psychotherapie (zum Überblick siehe Kriz, 2023a, siehe auch Strauß, Galliker, Linden u. Schweitzer, 2022).
- *Systemische Familientherapie* stellt ein spezielles Setting der systemischen Therapie dar, bei dem nicht immer, aber oft Mitglieder der »Familie« eines Patienten anwesend und direkt beteiligt sind – im Gegensatz zum Beispiel zur systemischen Einzeltherapie. Speziellere Arbeitsformen mit Subsystemen wie die *systemische*

*Paartherapie* oder die komplexeren *multisystemischen und Multifamilientherapien* werden diesem Begriff manchmal zugerechnet, manchmal davon abgegrenzt. Familientherapien sind meist, aber nicht zwangsläufig »systemisch« – sie können auch anderen theoretischen Perspektiven folgen.

- Eine Definition der systemischen Therapie, die dem Antrag auf ihre wissenschaftliche Anerkennung zugrunde gelegen hatte (von Sydow, Beher, Retzlaff u. Schweitzer, 2007, S. 15), wurde auch vom »Gemeinsamen Bundesausschuss« weitgehend übernommen, der nach der berufsrechtlichen Anerkennung durch den Wissenschaftlichen Beirat die sozialrechtliche Anerkennung ausgesprochen hatte: »Die Systemische Therapie fokussiert den sozialen Kontext psychischer Störungen und misst dem interpersonellen Kontext eine besondere ätiologische Relevanz bei. Symptome werden als kontraproduktiver Lösungsversuch psychosozialer und psychischer Probleme verstanden, die wechselseitig durch intrapsychische (kognitiv-emotive), biologisch-somatische sowie interpersonelle Prozesse beeinflusst sind. Theoretische Grundlage sind insbesondere die Kommunikations- und Systemtheorien, konstruktivistische und narrative Ansätze und das biopsychosoziale Systemmodell.«[6]

Historisch beginnt das systemische Denken in Therapie und Beratung um 1950 mit Versuchen, das bis dahin vertraute Feld der Einzel- oder Gruppenpsychotherapie zu verlassen und mit Paaren und ganzen Familien zu arbeiten. Frühe Pioniere, die in der Psychiatrie mit schwer beeinträchtigen Patienten zu tun hatten, hatten schon zuvor den Boden für eine systemorientierte Sichtweise bereitet, ohne sich selbst als »Systemiker« zu verstehen (Borst, 2024). Dazu kann man Kurt Lewin mit der Gruppendynamik, den sozialen Psychoanalytiker Alfred Adler, Jacob Moreno mit dem Psycho- und Soziodrama, den interaktionellen Psychiater Harry Stack Sullivan und die Gestaltpsychologen mit ihrer Selbstorganisationstheorie der menschlichen Wahrnehmung zählen. Die *Familientherapie* entstand und verbreitete sich als ein weitmaschig vernetztes Feld von Personen, Orten und Institutionen, die sich wechselseitig anregten, beeinflussten und zugleich oft heftig miteinander konkurrierten.[7] Es muss eine spannende Zeit gewesen sein. Virginia Satir berichtet:

---

6 https://www.g-ba.de/richtlinien/20/, letzte Abfrage 16.6.2025.

7 Hier ist der angemessene Ort, die »systemische Geschichtswerkstatt« zu erwähnen (https://systemagazin.com/systemische-geschichtswerkstatt/, letzte Abfrage 16.6.2025). Dieses einzigartige digitale Projekt wurde von einer Arbeitsgruppe erstellt, zu der sich 2014 Tom Levold, Kurt Ludewig, Annie Michelmann, Wolf Ritscher, Wilhelm Rotthaus und Gisal Wnuk-Gette zusammengeschlossen hatten. Über eine Art Mindmap mit einer Vielzahl von Querverweisen kann man sich sehr tiefgreifend mit der Historie dieses Feldes beschäftigen. Ergänzend gibt Tom Levold seit langer Zeit die Internetzeitschrift »Systemagazin« heraus (https://systemagazin.com/, letzte Abfrage 16.6.2025).

> »Diese frühe Periode war aufregend für diejenigen von uns, die mit Familien zu arbeiten begonnen hatten, denn wir bewegten uns auf völlig neuem Gebiet. Es war ängstigend, sich über die Grenzen des Erlaubten hinauszuwagen, denn wir setzten theoretisch und manchmal buchstäblich unser berufliches Ansehen aufs Spiel« (Jürgens u. Salm, 1984, S. 405).

Der Schritt »Von der Familientherapie zur systemischen Perspektive« (Reiter, Brunner u. Reiter-Theil, 1997) verdeutlichte dann zwischen 1960 und 1980 den Anspruch, nicht nur ein spezielles Therapiesetting, sondern darüber hinaus eine angewandte Erkenntnistheorie therapeutischen Handelns zu entwickeln (siehe hierzu Levold, 2003b, 2008; von Schlippe u. Schweitzer, 2019 u. a.) und verschiedene Settings, zum Beispiel Multifamilientherapie, systemische Einzel- oder Gruppentherapie weiterzuentwickeln. Um 1990 weitete sich dieser Ansatz von der Psychotherapie einerseits in die Soziale Arbeit, in die schulische und außerschulische Pädagogik und in die Organmedizin, andererseits in die Beratung von Organisationen und Menschen in Organisationen aus, also in Coaching, Supervision, Mediation und Organisationsberatung.

Diese Entwicklungslinien von der Familientherapie über die systemische Therapie und Beratung bis zur systemischen Praxis (Tabelle 1) sollen im Folgenden nachgezeichnet werden.[8]

Die im Folgenden beschriebenen historischen Arbeitsweisen finden sich heute meist nur noch selten in »Reinform«. Sie bilden zum einen das Fundament und erleichtern zum anderen das Verständnis heutiger Praxis systemischer Therapie und Beratung.

---

8 Einer ähnlichen Aufgabe haben sich auch andere in den letzten Jahren erschienene Überblickswerke gestellt wie etwa Brandl-Nebehay, Rauscher-Gföhler u. Kleibel-Arbeithuber (1998), Wirsching u. Scheib (2002), Nichols und Schwartz (2004), Winek (2010), Dallos und Draper (2010), von Schlippe, 2012; Palmowski (2011), Borst (2012), Levold und Wirsching (2012), Borcsa und Wilms (2024), Hanswille (2022a), von Sydow und Borst (2018), Eickhorst und Röhrbein (2019), von Sydow (2015), Hermans und Beermann (2024) sowie Hunger-Schoppe (2021). Zwei umfangreiche »Wörterbücher« der systemischen Praxis finden sich bei Simon, Clement und Stierlin (1999) und bei Wirth und Kleve (2012); im Bereich Erwachsenenbildung legte Dirk Rohr ein ausführliches Werk vor (Rohr, 2023).

**Tabelle 1:** Systemtherapeutische Modelle im Überblick[9]

| Die Pionierzeit I: frühe, nicht explizit »systemische« Modelle der Familientherapie | | | |
|---|---|---|---|
| **Bezeichnung** | **Autoren, z. B.** | **Konzepte, z. B.** | **Methoden, z. B.** |
| Psychoanalytische Familientherapie und Mehrgenerationentherapie | Murray Bowen; Theodore Lidz; Norman Paul; Ivan Boszormenyi-Nagy/Geraldine Spark; Helm/Satuila Stierlin; Eckhard Sperling; Almuth Massing; Günter Reich; Horst-Eberhard Richter; Jürg Willi; Astrid Riehl-Emde; Manfred Cierpka u. a. | Narzisstische Projektion; Partnersurrogat; Kollusion; Differenzierung von der Herkunftsfamilie; Vermächtnis und Verdienstkonten; Delegation; bezogene Individuation | Bewusstmachen unbewusster Beziehungsprozesse; Gespräch über innerfamiliäre Verdienst- und Schuldkonten; Genogrammarbeit; Mehrgenerationenfamiliengespräche |
| Wachstumsorientiert-humanistische, »erlebnisorientierte« Familientherapie | Virginia Satir; Carl Whitaker; Walter Kempler; Fred/Berenice Duhl; Carole Gammer; Martin Kirschenbaum; Maria Bosch u. a. | Selbstwert; Kommunikationsstile; kongruente Kommunikation und offener Austausch | Humor und Inszenierung; Kommunikationsspiele; Familienskulptur; Familienrekonstruktion; Reframing |
| Kognitiv-behaviorale Familientherapie | Robert Libermann; Gerald Patterson; Ian Falloon; Richard Stuart; John Gottman; Kurt Hahlweg; Dirk Revenstorf u. a. | Soziale Lerntheorie; Lernen am Modell; Theorie des sozialen Austauschs | Elterntraining; Problemlösungs- und Kommunikationstraining; Verstärkungsprogramme |

9 Es wird zunehmend schwieriger, das wachsende Feld zu strukturieren. Insofern kann diese historische Tabelle nur einen groben Überblick bieten (vgl. auch die ganz anders strukturierte Tabelle von von Sydow u. Borst, 2018, S. 49 ff.), zudem tauchen manche Persönlichkeiten auch mehrmals auf, weil sie über Jahrzehnte hinweg ganz unterschiedliche Akzente gesetzt haben. Dafür werden manche jüngere Kollegen und Kolleginnen nicht erwähnt, obwohl sie es verdient hätten, andere tauchen unter den Pionierkonzepten auf, auch wenn sie diese ihrerseits weiterentwickelt haben. Wir bitten dafür an dieser Stelle um Nachsicht für die Grenzen eines solchen Schemas.

Tabelle 1: Systemtherapeutische Modelle im Überblick (Fortsetzung)

| | | | |
|---|---|---|---|
| **Die Pionierzeit II: Strukturelle/strategische Ansätze** | | | |
| Mental Research Institute | Don Jackson; Jay Haley; John Weakland; Jules Riskin; Richard Fisch; Carlos Sluzki; Paul Watzlawick | Interaktionskreisläufe; die Lösung ist das Problem; Doppelbindung | Symptomverschreibung, Reframing, Lösung zweiter Ordnung |
| Strukturelle Familientherapie | Salvador Minuchin; Braulio Montalvo; Harry Aponte | Struktur, Grenzen, Subsysteme | Enactment; Konfrontation; Wechsel der Sitzordnung; Subsystemarbeit |
| Strategische (Familien-)Therapie | Jay Haley/Cloe Madanes; Giorgio Nardone | Hierarchie; pathologische Dreiecke | Ordeals; Symptomverschreibung; Generationsgrenzen betonen |
| **Explizit systemische bzw. systemtheoretische Ansätze** | | | |
| Mailänder Gruppe (»Mailand I«) | Mara Selvini Palazzoli/Luigi Boscolo/Gianfranco Cecchin/Giuliana Prata | Paradoxon und Gegenparadoxon; Hybris; verdeckte Beziehungsspiele | Hypothesenbilden; zirkuläres Fragen; paradoxe Schlussinterventionen |
| Systemisch-konstruktivistische Ansätze (»Mailand/Heidelberg«) | Luigi Boscolo/Gianfranco Cecchin, Lynn Hoffman; Helm Stierlin, Fritz Simon, Jochen Schweitzer, Gunthard Weber; Gunther Schmidt; Kurt Ludewig; Tom Levold u. a. | Beziehungen als Wirklichkeitskonstruktionen | Therapeutische Konversationen; respektloses Infragestellen von Gewissheiten; interventives Fragen |
| Synergetik, Theorie dynamischer Systeme | Günter Schiepek; Wolfgang Tschacher; Ewald Brunner; Maria Borcsa; Matthias Ochs; Rieke Oelkers-Ax u. a. | Synergetisches Navigationssystem, ideografische Systemmodelle, Zeitreihenanalysen | Attraktorbildung, qualitative Sprünge, Synchronizität, generische Prinzipien der Veränderung, realtime feedback |
| Der Meilener Ansatz: Systemische Therapie als Begegnung | Rosmarie Welter-Enderlin; Bruno Hildenbrand; Ulrike Borst u. a. | Begegnung, Sinnverstehen | Affektlogische Rahmung, Verstehen mehrgenerationaler Dynamiken, Genogrammarbeit |
| Personzentrierte Systemtheorie | Jürgen Kriz | Verknüpfung der Prozessebenen (interpersonell, psychisch, gesellschaftlich-kulturell, körperlich) | Ganzheitlicher Zugang (aufbauend auf dem personzentrierten Ansatz von Rogers), Einbezug verschiedener Reflexionsebenen |

| | | | |
|---|---|---|---|
| Reflecting Team und Open Dialogue | Tom Andersen; Jaakko Seikkula u. a. | Vielstimmigkeit; Dia- und Multilog | Reflektierendes Team; Offener Dialog |
| Lösungsorientierte und hypnosystemische Therapien | Steve de Shazer/Insoo Kim Berg; Gunther Schmidt; Mechthild Reinhard; Wolfgang Loth; Jürgen Hargens; Stefan Junker u. a. | Besser über Lösungen sprechen als über Probleme | Kompetenzfokussierung der Aufmerksamkeit. Lösungsorientiertes Fragen; Utilisation, Pacing, Imagination guter Zustände |
| **Narrative und sozialkonstruktionistische Ansätze** | | | |
| Narrative Therapien | Harold Goolishian; Harlene Anderson; Jaakko Seikkula; Rudi Dallos; Arlene Vetere; Michael White; David Epston; Peter Jakob; Jim Wilson u. a. | Menschen »werden« zu den Geschichten, die sie über sich erzählen | Dekonstruktives Fragen nach herrschenden und bislang unterdrückten Geschichten; Externalisierung, offener Dialog |
| Sozialkonstruktionistische Ansätze | Ken und Mary Gergen, Sheila McNamee; Klaus Deissler | Therapie als soziale Konstruktion; das Selbst entsteht im Gespräch; Sprache zwingt uns ihre Gesetzmäßigkeiten auf | Konversation und Reflexion |
| Kulturelle Vielfalt; Macht- und Herrschaftskritik, Feminismus | Monica McGoldrick; Ken und Mary Gergen; Virginia Goldner; Celia Falicov; Froma Walsh; Arlie Hochschild | Gesellschaftskritik: Reflexion von Gender, sexuelle Orientierung, Armut/Reichtum, Macht, Alter, Hautfarbe | »Wessen Stimme wird gehört?«, Wie können unterdrückte Stimmen hörbar werden? |
| **Problem- und methodenzentrierte Ansätze** | | | |
| Systemisches Vorgehen auf Basis von Affekt- und Bindungszentrierung, Mentalisierung, Akzent auf Traumatherapie | Guy Diamond; Eia Asen/Peter Fonagy; Susan Johnson; Julika Zwack/Leslie Greenberg; Reinert Hanswille; Ellert Nijenhuis | Bindung; Trauma; »Einfühlung in die anderen Systemmitglieder«, Versöhnung; Emotion-focused couple therapy | Mentalisieren; affektzentrierter Dialog; Austausch über frühere traumatische Erlebnisse |
| Ökosystemische Therapien, multifamilien-, multisystemische, multidimensionale, aufsuchende Ansätze | Evan Imber-Black; Scott Henggeler; Charles Borduin; Howard Liddle; José Szapocznik; Eia Asen; Michael Scholz; Marie-Luise Conen | Erweiterung des Personenkreises zur Lösungsfindung; für jedes Problem die förderlichsten Lösungssysteme zusammenbringen | Intervention auf mehreren Systemebenen und an unterschiedlichen Orten, kreative Umsetzung von Ideen im Kontext von Mehrfamiliengruppen |

Tabelle 1: Systemtherapeutische Modelle im Überblick (Fortsetzung)

| | | | |
|---|---|---|---|
| SYMPA – Sympathische Psychiatrie | Jochen Schweitzer; Elisabeth Nicolai; Ulrike Borst; Cornelia Oestereich; Bernward Vieten | Kontextsensible psychiatrische Versorgung | Inhouse-Trainings, professions- und klinikübergreifende Kooperationen anregen; Auftragsklärung und Therapiezielplanung mit Patient, Angehörigen und Professionellen; Verhandeln über Diagnosen, Medikation, Freiheitseinschränkungen |
| Aufstellungsarbeit | Gunthard Weber; Insa Sparrer/Matthias Varga von Kibéd; Diana Drexler; Georg Müller-Christ; Heiko Kleve u. a. | Aufbauend auf Bert Hellinger und darüber hinaus: Ordnungen sozialer Beziehungen; generationenübergreifende Loyalitäten | Familien-, Organisations- und Strukturaufstellungen |
| Neue, »verbindende« Autorität; systemisches Elterncoaching | Haim Omer; Uri Weinblatt; Eli Lebowitz; Arist von Schlippe; Michael Grabbe; Peter Jakob | Elterliche Präsenz; Gewaltfreier Widerstand | Übertragung der Prinzipien des gewaltlosen Widerstands (Luther King, Gandhi) auf Beratungssituationen; Ankündigung, Deeskalation; Sit-in; Versöhnungsgesten |
| Systemische Sexualtherapie | David Schnarch; Ulrich Clement; Esther Perell; Angelika Eck | | |
| Forschungsbasierte Integration | William Pinsof; Peter Fraenkel; Alain Carr; Günter Schiepek; Kirsten von Sydow; Rüdiger Retzlaff; Christina Hunger-Schoppe; Markus Haun | Gesamter Methodenkoffer der systemischen Therapien | Alle verfügbaren, je nach Angemessenheit |

# 1 Die Entdeckung des Familiensettings

Erste Ansätze familienorientierter Arbeit finden sich in der Sozialarbeit des 19. Jahrhunderts (Broderick u. Schrader, 1981, S. 6). Allerdings zielte die wissenschaftliche Suchrichtung anfangs auf *die Ursachen* bzw. *die eine Ursache* psychischer Störungen. Diesem Muster folgten auch die frühen Familienstudien etwa ab den 1940er Jahren, zunächst über die Entdeckung der »schizophrenogenen« bzw. der »pathogenen« Mutter. Da wurde beispielsweise über das »gestörte sexuelle Leben der Mütter« gesprochen, die den Eindruck von »erotisch nicht ausgereiften Frauen« machten – jedoch offensichtlich über erotisch ausgereifte Männer verfügten, deren Sexualleben völlig ungestört zu verlaufen schien. Wie die Männer das anstellten, entzog sich der Beobachtung, es wurde ja nach innerhalb einer Person liegenden Ursachen gesucht.

Diese Periode zeigt, wie mühsam sich eine Loslösung aus individuumzentrierten und pathologieorientierten Denkschemata vollzieht. In dieser Zeit wurden erste Versuche gemacht, den Rahmen des einzeltherapeutischen Behandlungssettings zu verlassen und die Familie miteinzubeziehen. Eine Familientherapie im heutigen Sinne war das noch nicht – eher gemeinsame Gruppenpsychotherapie mit Müttern und Töchtern oder Therapiegruppen für Patienteneltern. Diese Versuche ermöglichten dennoch einen Perspektivenwandel, der für die damaligen Theoretiker und Praktiker dramatisch genug erschien, dass er als »Paradigmenwechsel« bezeichnet wurde (Guntern, 1980). Als ein erster Meilenstein war 1945 das Buch von Richardson: »Patients have Families« erschienen – zu jenem Zeitpunkt wohl eine sensationelle Entdeckung.

Anders als in der Psychoanalyse kann bei der systemischen (Familien-)Therapie nicht von einem genialen Begründer gesprochen werden. Sie entstand an mehreren Orten zugleich, unabhängig voneinander (Steiner, Brandl-Nebehay u. Reiter, 2002; siehe auch Reiter et al., 1997). Es dürfte nicht zu entscheiden sein, wer »der oder die Erste« war, der bzw. die mit Familien zu arbeiten begann. Eine Geschichte, die Virginia Satir (oft als »Mutter der Familientherapie« bezeichnet) gern erzählte, spiegelt sicher stellvertretend die Erfahrungen vieler ihrer Kollegen wider:

Ihr war 1951 eine 26-jährige Schizophrene überwiesen worden, die bereits von mehreren Therapeuten erfolglos behandelt worden war. Nach sechs Monaten, in der Therapie hatten sich Fortschritte gezeigt, rief plötzlich die Mutter dieser Frau an und drohte Satir mit einer Klage wegen »Entfremdung von Zuneigung«. Satir: »Aus irgendeinem Grund hörte ich an diesem Tag zwei Botschaften in der Stimme der Mutter: eine verbale Drohung und eine nonverbale Bitte. Ich entschied mich, auf die Bitte einzugehen und die Drohung zu ignorieren. Ich lud sie ein, zu mir zu kommen. Zu dieser Zeit war das eine äußerst ungewöhnliche Sache, die ich tat. Gleichwohl nahm sie meine Einladung an« (zit. nach Jürgens u. Salm, 1984, S. 404). Im ersten gemeinsamen Kontakt, so Satir, sei ihr aufgefallen, dass die Patientin sich wieder so verhielt wie in den ersten Tagen zu Beginn der Therapie, und Satir erarbeitete mit beiden ein neues Gleichgewicht. Die Frage nach dem Vater führte dann im nächsten Schritt zu einer Ausweitung des Settings. »Damals wurden Väter nicht wirklich als ein Teil des Gefühlslebens einer Familie angesehen, deshalb dachten Therapeuten gewöhnlich gar nicht an sie.« Als der Vater kam, erlebte Satir einen neuen Schock: »Sowohl die Mutter als auch die Tochter waren da, wo wir angefangen hatten.« Hatte sie zu Beginn auf die *intrapsychischen Aspekte* der Tochter geachtet, im nächsten Schritt an der *Kommunikation* zwischen Mutter und Tochter wichtige Aspekte der später formulierten Kommunikationstheorie wahrgenommen, so entdeckte sie nun *Strukturaspekte des Systems,* der Triade (vgl. hierzu Rieforth, 2006): Allianzen, Koalitionen, Einbeziehung eines Dritten in einen verdeckten Konflikt und so weiter. Nach einiger Zeit zog sie noch den »perfekten Bruder« der Patientin hinzu und erarbeitete mit der ganzen Familie ein Gleichgewicht, das erlaubte, die Therapie erfolgreich zu beenden (zum Thema der Einbeziehung des Vaters in verschiedenen therapeutischen Kontexten siehe Eickhorst u. Röhrbein, 2016).

Die im Folgenden angeführten Modelle sind heute »klassisch« zu nennen. In den vergangenen Jahrzehnten standen sie (zumindest im deutschsprachigen Raum) in intensiver Diskussion und im Austausch, nicht zuletzt durch die Gründung entsprechender Fachgesellschaften (siehe Näheres in Kapitel 4.5). Sie alle haben damit ihren Teil zur Entwicklung der modernen systemischen Psychotherapie beigetragen (Kriz, 2025a; Ochs u. Lingnau-Carduck, 2025).

## 1.1 Von der Psychoanalyse zur Mehrgenerationentherapie

Der Mehrgenerationenansatz in der Familientherapie hat sich aus den psychoanalytischen Wurzeln heraus entwickelt. Hier wird daran gearbeitet, unsichtbare und belastend wirkende Bindungen und Aufträge bewusst zu machen, die über die

Generationen hinweg weitergegeben werden. Ziel ist, dass die »Nachgeborenen« sich von diesen befreien und »ihr eigenes Leben leben« können (Reich, Massing u. Cierpka, 2024; Reich u. Boetticher, 2020).

Der aus Ungarn stammende Psychiater Ivan Boszormenyi-Nagy (1920–2007) ging von der Idee aus, dass in Familien »Beziehungskonten« geführt und untereinander »verrechnet« werden (Boszormenyi-Nagy u. Spark, 1981; einen sehr guten und knappen Überblick über die Mehrgenerationenperspektive findet man bei Reich, Massing u. Cierpka, 2024, S. 242 ff.). Die Familienmitglieder haben meist ein klares Gefühl, ob sie in Bezug auf die Familie »im Plus« oder »im Minus« stehen. Wenn langfristig ein »Konten- und Gerechtigkeitsausgleich« versagt bleibt, wenn also die Balance von Geben und Nehmen verloren geht, dann steht die Stabilität von Beziehungen auf dem Spiel (vgl. Stierlin, 2005). Psychische Störungen sind unter dieser Perspektive Teil der Auseinandersetzung um Beziehungsgerechtigkeit.

Helm Stierlin (1926–2021) leitete von 1974 bis 1992 die Abteilung für Psychoanalytische Grundlagenforschung und Familientherapie an der Universität Heidelberg. Für ihn sind zum einen die Beziehungsmodi zwischen Bindung und Ausstoßung bedeutsam. Jede Familie muss – in jedem Stadium des Familienlebenszyklus neu – eine Balance zwischen Bezogenheit und Individuation finden. Eine zu starke Bezogenheit führt zu einem Überwiegen des Bindungsmodus. Es wird für die Familienmitglieder schwer, sich als abgegrenzte und eigenständige Persönlichkeit zu erleben. Eine zu starke Individuation kann im Extrem mit dem Modus der Ausstoßung einhergehen. Isolation und ein fehlender Zugang zur inneren Welt des jeweils anderen kennzeichnen diesen Modus. Den Weg zwischen diesen ungesunden Extremen nennt Stierlin die *bezogene Individuation* (z. B. Stierlin, 1975, 1980), bei der beide Aspekte sich wechselseitig anregen und weiterentwickeln, sodass ein größeres Maß an Individuation paradoxerweise durchaus auch eine stärkere Bezogenheit beinhalten kann. Das andere zentrale Konzept bei Stierlin ist die *Delegation.* Die Familienmitglieder sind über Generationen hinweg über Loyalitätsbande miteinander verbunden. Familientraditionen (»Bei uns werden alle Handwerker!«), unerfüllte Wünsche und nicht ausgelebte Tendenzen können in Familien als über Generationen hinweg wirkende Vermächtnisse und Bindungsmechanismen (z. B. Stierlin, 2005) weitergegeben werden.

> Einer jungen Frau wird von ihrer Mutter und von ihrer Großmutter das Vermächtnis mitgegeben, sich für die Befreiung der Frau einzusetzen. Sie kann dieses Vermächtnis nur erfüllen, wenn sie sich beruflich emanzipiert, politisch aktiv wird und dabei etwas Besonderes leistet. Gleichzeitig versucht sie, das ebenfalls tief in der Familientradition verankerte Vermächtnis einzulösen, eine gebende, dienende Mutter vieler Kinder und eine aufopfernde Hausfrau zu sein. Sie gerät hier in einen Auftragskonflikt, der nicht

nur sie allein belastet, sondern auch ihre Kinder in Mitleidenschaft zieht, die ihrerseits vernachlässigt und überfordert werden und möglicherweise auch den Auftrag erhalten, das von der Mutter zu realisierende Vermächtnis zu erfüllen.

Um diese unsichtbaren Verpflichtungen wird gerungen: im Versuch, ihnen gerecht zu werden, oder im Versuch, gegen sie zu kämpfen und trotzdem zugehörig zu bleiben. Delegation ist nicht pathologisch. Indem Menschen sich delegieren lassen, erhält ihr Leben Orientierung und Sinn. Der Delegationsprozess kann jedoch entgleisen, wenn die Aufträge nicht mit den Fähigkeiten oder Bedürfnissen des Delegierten zusammenpassen – etwa wenn um jeden Preis ein familieninterner Nachfolger das Familienunternehmen weiterführen soll. Auftragskonflikte können die Personen aus nachfolgenden Generationen überfordern, wenn sich die von einem oder mehreren Delegierenden erteilten Aufträge nicht miteinander vereinen lassen (»Lebe meine ungelebte Abenteuerlust aus – und sei zugleich ein würdiger Namensträger!«).

Neben diesen haben sich zahlreiche andere psychoanalytische Arbeitsgruppen damit beschäftigt, Beziehungsdynamiken zu erforschen. Sie alle können heute als Vorläufer systemischen Denkens und Handelns gelten.

Die Bücher des Gießener Psychoanalytikers Horst-Eberhard Richter (1923–2011), »Eltern, Kind und Neurose« (1963) und »Patient Familie« (1972) stellten kindliche Fehlentwicklungen als symptomatischen Ausdruck unbewusster Konflikte bzw. »narzisstischer Projektionen« der Eltern auf das Kind dar. Betroffen ist die ganze Familie und das Kind ist nur Indikator des Familienkonfliktes – eine damals durchaus revolutionäre Sicht. Seine Werke beeinflussten die Entwicklung der Familientherapie als psychoanalytische Behandlungsmethode stark (Richter, Strotzka u. Willi, 1976).

Der Göttinger Psychoanalytiker Eckhard Sperling (1925–2007) entwickelte mit Almuth Massing und Günter Reich eine Praxis dreigenerationaler Familientherapie, in der neben Familien- und Paarsitzungen in der Mitte des Therapieverlaufs auch Sitzungen der jeweiligen Eltern mit ihren Eltern stattfinden, um früher Unausgesprochenes thematisieren zu können, Konfliktaustragung und Versöhnung nachträglich zu ermöglichen und damit am Ende der Großelterngeneration mehr »Seelenruhe«, der mittleren Generation mehr erlebte Autonomie zu verschaffen (Massing, Reich u. Sperling, 2006; Reich, 1993). Auch das Erkunden tabuisierter familiärer Verstrickungen im zeitgeschichtlichen Kontext, etwa des Nationalsozialismus und des Zweiten Weltkriegs, gehört zu den Pionierleistungen dieser Gruppe; bis heute ist sie einflussreich und aktiv an der Fachdiskussion beteiligt (z. B. Reich, Stasch, Walter u. Cierpka, 2024).

Der Züricher Jürg Willi (1933–2019) entwickelte eine wichtige Theorie der Zweierbeziehung (1976) und ein darauf aufbauendes Therapiekonzept (1978): In einer Kollusion (einem unbewusst abgestimmten Zusammenspiel mehrerer Personen) suchen Menschen sich nach dem Prinzip der Unähnlichkeit bewundernswerte Partner, die bestimmte Aspekte intensiv ausstrahlen, die sie an sich selbst vermissen oder sich selbst nicht auszuleben trauen, zum Beispiel Expressivität, Selbstvertrauen, Risikobereitschaft oder physische Schönheit. Anfangs sind sie begeistert, daran partizipieren und auch dem anderen Partner mit ihrem Beitrag dienen zu können. Auf Dauer wird diese komplementäre Polarisierung jedoch unangenehmer und zur Quelle von Konflikten. Später verlagerte Jürg Willi sein Interesse von den neurotischen Paarkonstellationen zu solchen, die das Zusammenbleiben von Paaren fördern (1991). Astrid Riehl-Emde (2003) entwickelte diese Ansätze unter anderem in der Therapie mit älteren Paaren weiter (Riehl-Emde, 2014). Die psychoanalytischen Traditionslinien der Paartherapie werden bis heute weitergeführt (z. B. Reich, Massing u. Cierpka, 2007, Rieforth u. Graf, 2014).

Zahlreiche frühe Innovationen sind den Arbeiten von Murray Bowen (1913–1990) und seinen Nachfolgern Phillip Guerin, Thomas Fogarty, Elisabeth Carter und Monica McGoldrick zu verdanken. Bowen (1978) ging von der Grundidee aus, dass chronische Ängstlichkeit von Einzelnen und in Familien eine Gemengelage von »emotionaler Fusion« und geringer Autonomie oder »Differenzierung des Selbst« fördert. Zur Bewältigung ihrer Angst ziehen zwei Menschen oft einen Dritten in ihre angstgeprägte Beziehung mit hinein (sie »triangulieren« diesen), was längerfristig Problemlösungen zwischen diesen zwei Menschen erschwert. In ihrer Partnerwahl suchen dann Menschen einen ähnlichen Partner, sodass dieser geringe Differenzierungsgrad des Selbst von Generation zu Generation weitervermittelt wird. Schizophrenen Symptomen liegt nach Bowen ein mehrgenerationaler Prozess schwacher Selbstdifferenzierung und starker emotionaler Fusion zugrunde. In der Therapie lernen die Familienmitglieder, zunächst »engagiert, aber nüchtern« auf die Fusions- und Differenzierungsprozesse in ihren Beziehungen zu blicken. Anschließend geht es darum, sich diesen Familienprozessen gut dosiert auszusetzen (eventuell auch nach langem Beziehungsabbruch wieder anzuknüpfen), ohne sich erneut in Triangulationen »hineinziehen« zu lassen (Gross, 2012).

Dabei helfen Praktiken, die zu Klassikern der systemischen Therapie geworden sind. Das »Genogramm« (vgl. Kapitel 13.4) ermöglicht eine übersichtliche optische Darstellung mehrgenerationaler Familienbeziehungen, die man auf dem Papier mit größerem innerem Abstand betrachten kann. In der »Detriangulierung« bietet sich die Therapeutin als »Dritte« an, bleibt aber selbst »emotional differenziert« und lässt sich nicht in Koalitionsangebote, Tabus, Trösterrollen oder ähnliche Interaktionen hineinziehen. Sie spricht mit einem Partner über dessen Triangulierungsstrategien, während der andere Partner nur zuhört. Bekannt geworden ist die »Verfolger-Flüchtlings-Intervention«: Wenn in einer Beziehung der eine dauernd »mehr will« und einfordert und so zum »Verfolger« des anderen wird und der andere komplementär dazu immer weiter »flieht«, was die Bemühungen des Verfolgers intensiviert, dann wird mit dem »Verfolger« daran gearbeitet, seine Forderungen und Bindungswünsche bis auf Weiteres »einzustellen« und zu sehen, was dann passiert. Dieses Konzept taucht in der aktuellen Sexualtherapie bei David Schnarch (1991; 2011; siehe auch Clement, 2016a, 2016b; Näheres s. Kapitel 20.3) wieder auf.

Bowens Ansatz hat vor allem die systemische Einzeltherapie und die systemische Selbsterfahrung sehr beeinflusst. Berühmt wurde Bowen auch dadurch, dass er den Prozess der Differenzierung in seiner eigenen Herkunftsfamilie als Fallstudie publizierte (Anonymous, 1972). Für die systemische Therapie liegt bis heute die Herausforderung aller Mehrgenerationsansätze darin, über das aktuelle Geschehen hinaus danach zu suchen, wie Verhalten, Erleben oder auch Symptome Sinn ergeben, wenn man versucht, generationenübergreifende Vermächtnisse zu verstehen, und die Frage stellt, inwieweit diese erfüllt wurden bzw. überhaupt erfüllbar waren.

Bowens Konzepte zeigen enge Verbindungen zu anderen frühen Familientherapiepionieren am Übergang vom psychoanalytischen zum systemischen Denken wie Theodore Lidz und Lyman Wynne, die ebenfalls das »Rätsel der Schizophrenie« durch Familienforschung aufzulösen versuchten. Lidz, Cornelison, Fleck und Terry (1957) beschrieben Zusammenhänge zwischen ehelichen Konflikten (eheliche Strukturverschiebung, »marital skew«, sowie Ehespaltung, »marital split«) und den als schizophren diagnostizierten Kindern, die in Loyalitätskonflikten gefangen waren. Von Wynne, Ryckoff, Day und Hirsch (1958) stammen die Begriffe »Pseudogegenseitigkeit« und »Pseudofeindschaft« als metaphorische Beschreibungen fassadenhafter Kommunikation sowie »Gummizaun« als eine unsichtbare Barriere, die Familienmitglieder am erfolgreichen Kontakt mit der Außenwelt hindert. Vor allem Lyman Wynne wurde über vierzig Jahre hinweg zu der dominierenden Forscherpersönlichkeit der systemischen Therapie, ohne allerdings die Praxis ähnlich stark zu beeinflussen.

## 1.2 Von der Human-Potential-Bewegung zur wachstumsorientierten Familientherapie

Eine weitere familientherapeutische »Konzeptfamilie« lässt sich mit dem Begriff »wachstums-« bzw. »erlebnisorientiert« zusammenfassen. Gemeinsam ist diesen Ansätzen eine deutliche Affinität zu Konzepten der humanistischen Psychologie – und damit die Akzentuierung des Erlebens einer Person »im Hier und Jetzt«

(einen guten Überblick über die Konzepte der Humanistischen Psychotherapie gibt Kriz, 2023b). Es geht um die Erweiterung der menschlichen Möglichkeiten (»Human-*Potential*-Bewegung«), zum Beispiel über die Initiierung unmittelbarer Erfahrungen und Begegnungen im Beratungsraum: »Sagen Sie es ihm direkt!« Die Entwicklung von kohärenten theoretischen Konzepten steht gegenüber der praktischen, erfahrungsorientierten Arbeit im Hintergrund. Es haben sich allerdings viele Theoretiker und Praktikerinnen von den Konzepten dieser Gründerpersönlichkeiten – Virginia Satir, Carl Whitaker, Walter Kempler, Fred und Bunny Duhl, Carol Gammer, Martin Kirschenbaum, Maria Bosch und andere – beeinflussen lassen.

In den USA wird besonders Carl Whitaker (1912–1995) als zentrale Figur des »symbolic-experiential approach« gesehen (Winek, 2010). Whitaker war ein »etwas verrückter« Psychiater, in seiner Jugend einsam auf einer entlegenen Farm aufgewachsen, mit einem guten Sinn für schizophrene Kommunikationsformen, der ihn in seinen Therapien zu ungewöhnlichen Formen der Erlebnisaktivierung brachte. So mag es nicht verwundern, dass einer seiner wichtigsten Aufsätze die Überschrift trug: »The hindrance of theory in clinical work« (»Der Nachteil von Theorie für die klinische Arbeit«). Mit seiner psychoanalytischen Grundausbildung ging er davon aus, dass für Therapeuten die Aufarbeitung der eigenen Geschichte wichtiger sei als theoretische Stringenz, denn auf der Basis gut bewältigter eigener Konflikte könne die Therapeutin einen vom eigenen Unbewussten getragenen Therapiestil verwirklichen, ohne ungelöste Themen auf die Klienten bzw. Patienten zu übertragen (Whitaker, 1976, 1991). Für ihn besteht das Wesen psychischer Erkrankungen im Verlust des Humors und der Fähigkeit zu spielen – und seine oft verwirrend kreative Praxis legte einen besonderen Akzent darauf, dass die Familien das Spielen wieder erlernen sollten. Ein besonders ungewöhnlicher Text hierzu ist veröffentlicht in Keith und Whitaker (1991): »Eine Prise Verrücktheit hinzufügen und gut umrühren«.

Virginia Satir (1916–1988) dürfte weltweit die bekannteste Gründerfigur der Familientherapie sein. Für sie ist das Selbstwertgefühl einer Person der Schlüssel zum Kommunikationssystem. Damit hängt eng zusammen, ob die Person stimmig kommuniziert. Kongruente oder eben nicht kongruente Kommunikation trägt in hohem Maße dazu bei, wie sich Familienmitglieder entwickeln. Wenn der Selbstwert bedroht ist, neigen Menschen dazu, in bestimmten typischen Formen inkongruent zu kommunizieren (die »besänftigende«, die »anklagende«, die »rationalisierende« und die »ablenkende« Kommunikationsform). Damit werden sie für das jeweilige Gegenüber nicht als Person erkennbar, sodass der jeweils andere ebenfalls inkongruent reagiert – ein Teufelskreis »geeichter Kommunikation« beginnt. Selbstwert ist für Satir der zentrale Schlüssel zum Verständnis von Menschen (2016; Satir u. Baldwin, 1988; Moskau u. Müller, 1992; Tschanz Cooke, 2014). Für sie ist alles destruktiv und krank erscheinende menschliche Verhalten (bis hin zu Mord, Suizid, Kriegen usw.) Ausdruck niedrigen Selbstwerts. Förderung des Selbstwerts der Beteiligten ist daher das wesentliche Ziel ihrer Therapie.

Im erlebnisorientierten Ansatz wurde eine Vielfalt von aktionsorientierten Methoden entwickelt, die die Ermöglichung konkreter Erfahrungen anregen sollten. Neben Kommunikationsübungen, dem Malen gemeinsamer Bilder, Familienrekonstruktionsworkshops, kreativen Umdeutungen und vielem mehr ist besonders die Methode der Familienskulptur hervorzuheben, bei der ein Familienmitglied aufgefordert wird, die Familie im Raum als »Skulptur« anzuordnen und, von dieser angeregt, über ihre eigenen inneren Bilder der Beziehungen nachzudenken und Empfindungen und Wünsche mit den anderen zu teilen. Dieses Verfahren zählt heute zu den Standardmethoden der systemischen Praxis (Kapitel 16.1).

## 1.3 Von der Verhaltenstherapie zur kognitiv-behavioralen Familientherapie

Die behaviorale bzw. kognitiv-behaviorale Paar- und Familientherapie (deutschsprachige Übersicht: Sulz u. Hekeerens, 2002) versucht, die Erkenntnisse aus den Lerntheorien für das Aufgeben ungünstiger und den Erwerb neuer günstigerer Verhaltensweisen (wie klassische und operante Konditionierung, Modelllernen) und für die Veränderung irrationaler Gedanken auf die Arbeit in und mit sozialen Systemen zu übertragen. Ab den 1960er Jahren entwickelte sich die behaviorale Paar- und Familientherapie in den USA zunächst in den Bereichen Elterntraining, Paartherapie und Sexualtherapie, mit drei etwas unterschiedlichen konzeptionellen Schwerpunkten:

- Im behavioralen Elterntraining (Patterson, 1971) wurden Eltern in Gruppen mit programmierten Arbeitsmaterialien darin geschult, unerwünschte Verhaltensweisen ihrer Kinder unter Anwendung von Verstärkungsprinzipien durch erwünschte Verhaltensweisen zu ersetzen. Typische Interventionen waren und sind dabei die Belohnung erwünschten Verhaltens in kleinen aufbauenden Schritten (»shaping«), die Belohnung durch Punkte, die später in Wertvolles eingetauscht werden können (»token economy«), und die Nichtbeachtung unerwünschten Verhaltens notfalls durch ein Time-out, das heißt die Herausnahme des Kindes aus dem Familienkontakt in einen möglichst reizarmen Raum.
- Liberman (1970) führte das Üben in Rollenspielen und das Lernen am Modell sowie Prinzipien des gegenseitigen Verstärkens in die Paartherapie Erwachsener

ein. Angewandt wurde der Ansatz bei Problemen wie etwa Depression oder chronischem Kopfschmerz.

- Die Bedeutung gegenseitiger positiver Verstärkung zwischen Interaktionspartnern (»reinforcement reciprocity«) betonte Stuart (1969) in seinen »Kontingenzverträgen«, das heißt Vereinbarungen, die in gegenseitigem Austausch getroffen werden: »Was gebe ich dir, was gibst du mir?«

Diese Entwicklungen wurden angeregt durch die damals und noch heute einflussreiche »Theorie des sozialen Austauschs« (Thibaut u. Kelley, 1959), nach der Menschen nach dem Prinzip, ihre Gewinne zu maximieren und ihre Verluste zu minimieren, wie auf einem Marktplatz erfreuliche oder unerfreuliche Verhaltensweisen miteinander »austauschen«: Quid pro quo – wie du mir, so ich dir. Diese Theorietradition war auch von Vorläufern des systemischen Ansatzes verfolgt worden (Lederer u. Jackson, 1972). In allen guten Beziehungen – so die Annahme – überwiegen die positiven Verstärkungen in Zahl und Qualität eindeutig die negativen Verstärkungen.

Anschaulich illustrieren dies die Forschungen des Paartherapeuten John Gottman (1994, 2002). Danach lässt sich die Zufriedenheit und künftige Stabilität einer Paarbeziehung vorhersagen aus dem Verhältnis positiver zu negativer Kommentare der Partner übereinander: Wenn fünfmal so viele positive wie negative Kommentare erfolgen, leben beide mit hoher Wahrscheinlichkeit auch Jahre später noch zusammen. Dagegen wird ein kommunikatives Klima der Partner, das von drastisch abwertenden Kommentaren geprägt ist, auch wenn es nur wenige sind, mit einer hohen Wahrscheinlichkeit die Beziehung ruinieren. Gottman spricht hier von »apokalyptischen Reitern«, die den Zerfall der Beziehung ankündigen: hemmungslose Kritik, Abwehr, Rückzug und Verachtung (siehe auch Schindler, Hahlweg u. Revenstorf, 2007). Gottman berichtet, dass er hoch zuverlässige Diagnosen über die Fortdauer einer Partnerschaft bereits nach einer Beobachtung der partnerschaftlichen Interaktion von wenigen Minuten treffen könne (siehe auch Revenstorf u. Freudenfeld, 2000).

Die »kognitive Wende« in der Verhaltenstherapie, das heißt die »Wiederentdeckung« des Menschen als denkendes Wesen, das Verstärkungen durch andere nur dann als solche annimmt, wenn sie ihm sinnhaft erscheinen, hat um 1990 auch die Paar- und Familientherapie beeinflusst (Epstein, Kellenbenz Epstein u. Wiesner, 1988; Datilio, 1998). Nun rücken auch »Familienschemata« ins Blickfeld, also

> »all jene Kognitionen, die Individuen über ihr eigenes Familienleben und über Familienleben im Allgemeinen aufrechterhalten [...] warum Ereignisse in der Familie geschehen [...], wie Ehebeziehungen funktionieren sollten. [...] was zum

> Aufbau und der Pflege einer gesunden Familie gehört. [...] welche Verantwortlichkeiten einzelne Familienmitglieder haben sollten und welche Konsequenzen es haben sollte, wenn diese nicht eingehalten werden« (Nichols u. Schwartz, 2004, S. 273, Übersetzung d. A.).

Dabei finden »automatisierte Gedanken« besondere Aufmerksamkeit, die Familienmitgliedern in kritischen Situationen blitzartig durch den Kopf gehen: »Sie weint – sie muss ärgerlich sein über mich!«, »Er schaut so abwesend – sicher will er jetzt gar nicht bei mir sein!« Gedanken, an denen Menschen in Beziehungen leiden, werden als »kognitive Verzerrungen« oder »irrationale Gedanken« einer logischen Überprüfung unterzogen (Lazarus, 1995).

Es fällt auf, dass heute in den USA zwischen verhaltenstherapeutischen und systemtherapeutischen Ansätzen eine viel engere Kooperation und Wertschätzung besteht als in Europa. So haben sich führende Vertreter der verhaltenstherapeutischen Familientherapie wie etwa Patterson ausführlich mit der strukturellen Familientherapie Minuchins befasst, Birchler und Spinks (1980) integrierten Systemtheorie und behaviorale Paartherapie mit der Begründung, dass die behavioralen Ansätze nicht über Konzepte für Beziehungsdynamiken verfügten. In den USA werden behaviorale Techniken oft als wirkungsvolle Einzelmaßnahmen in ein systemisches, insbesondere strukturelles und strategisches Gesamtkonzept integriert, etwa in der funktionalen Familientherapie (FFT; Alexander, Pugh u. Parsons, 1998) oder den multisystemischen (Borduin, 2009) und multidimensionalen Familientherapien (Diamond u. Liddle, 1996; Spohr, Gantner, Bobbink u. Liddle, 2011).

Auch Nichols und Schwartz als Vertreter systemischer Therapie heben als Stärken des verhaltenstheoretischen Ansatzes die sorgfältige Beobachtung konkreten Verhaltens und seiner Veränderungen, das Lehren von Problemlösungs- und Kommunikationsfähigkeiten (»Skills«) und die Modularisierung einzelner Interventionen hervor (2004, S. 279 f.). Dagegen werde der »glückliche Optimismus« der Zielorientierung den komplexen Problemen von Familien nicht immer gerecht. Zudem behandelten Verhaltenstherapeutinnen nur selten ganze Familien, was negative Folgen haben könne (»Ein therapeutisches Programm, das die Aggression eines Sohnes gegenüber seiner Mutter reduzieren soll, kann schwer erfolgreich sein, wenn der Vater sich einen aggressiven Sohn wünscht, oder wenn der Ärger des Vaters über seine Frau nicht angesprochen wird«, S. 280, Übersetzung d. A.), und schließlich seien effektivere Kommunikations- und Problemlösungsfähigkeiten allein oft nicht hinreichend, um reale Konflikte zu lösen und ein besseres Gefühl von Zusammenhalt zu erreichen.

Wie stehen heute systemische Therapie und Verhaltenstherapie zueinander? Es ist friedlicher geworden, das Interesse aneinander nimmt nach dem Ende der berufspolitischen Kämpfe zu (s. z. B. Lieb, 2009; Fliegel, Jänicke, Münstermann, Ruhggaber, Veith u. Willutzki, 2018). Es ist wohl weniger der »Methodenkoffer« oder die »Störungsorientierung«, die beide Ansätze grundlegend voneinander unterscheidet, als vielmehr die Erkenntnistheorie (Lieb, 2009). Verhaltenstherapeuten ähneln aus Liebs Sicht eher jenen Systemtherapeuten, die sich der Kybernetik erster Ordnung (vgl. den folgenden Abschnitt und Kapitel 6.4) verpflichtet fühlen. Die Ideen, dass Beziehungswelten objektiv als Realität beschrieben werden könnten, dass es identifizierbare Ursachen für beobachtete Wirkungen gebe und dass Veränderung zielorientiert steuerbar und nach ihrer systemexternen Wirkung bewertbar sei, sind gut anschlussfähig. Die eher »weicheren« Ansätze einer Systemtherapie der Kybernetik zweiter Ordnung passen von der grundlegenden erkenntnistheoretischen Orientierung her jedoch nicht so gut mit der Logik der Verhaltenstherapie zusammen. Die beiden Begriffe »Kybernetik erster und zweiter Ordnung« werden uns in den folgenden Kapiteln intensiver beschäftigen.

# 2 Familie als System: Kybernetik erster Ordnung und direktive Intervention

Zwischen Ende der 1960er und Mitte der 1980er Jahre erreicht die Familientherapie in den USA ihren Höhepunkt, während ihre Expansion in Europa, Israel und Lateinamerika erst etwa ab 1980 beginnt, in anderen Schwellenländern wie China sogar erst um das Jahr 2000 herum. Insgesamt ist diese Zeit geprägt durch großen Veränderungsoptimismus, eine aktive Haltung der Therapeuten, durch oft drastische Interventionen, durch eine scharfe Abgrenzung besonders gegenüber der Psychoanalyse und durch lebhafte Konkurrenz zwischen den Pionieren der einzelnen Ansätze.

## 2.1 Das »Mental Research Institute«

Ein Ort, von dem aus zwischen 1950 und 1980 zahlreiche Impulse für die systemische Therapie ausgingen, war Palo Alto, im Silicon Valley südlich von San Francisco gelegen. Hier hatte der Psychiater Don Jackson (1920–1968) mit dem Anthropologen Gregory Bateson (1904–1980) und seinen Mitarbeitern Jay Haley (1923–2007) und John Weakland (1919–1995) am Veterans Administration Hospital anhand von Interaktionsbeobachtungen von als schizophren diagnostizierten jungen Männern und ihren Familienangehörigen die »Doppelbindungshypothese« der Schizophrenie formuliert (Bateson et al., 1969; siehe auch Kasten »Doppelbindung« in Kapitel 6.3). Diese Hypothese beschreibt schizophrenes Verhalten als ein kommunikatives Verhalten, das nachvollziehbar und »sinnvoll« erscheint, wenn man den Kontext miteinbezieht, in dem die Patientin kontinuierliche widersprüchliche, paradoxe Verhaltensaufforderungen durch andere, mächtigere Personen erlebt, denen sie nicht entkommen kann. Sie steht damit in einer Situation, dass alles »falsch« ist, was sie tut. Die Doppelbindung konnte empirisch nicht bestätigt werden (Olson, 1972), hat aber viele nachfolgende Forschungsansätze angeregt, unter anderem das Konzept der »expressed emotions« als Rückfallprädiktor psychotischer Krisen (Vaughn u. Leff, 1976).

In Palo Alto gründete Don Jackson 1959 das »Mental Research Institute« (MRI, siehe Bodin, 1981). Anfangs arbeiteten dort der Psychiater Jules Riskin und die Sozialarbeiterin Virginia Satir (1916–1988), später unter anderem Jay Haley (1923–2007), Paul Watzlawick (1921–2007), John Weakland, Richard Fisch und Carlos Sluzki, die frühen Arbeiten des MRI sind bei Bateson et al. (1969) zusammengefasst, siehe auch Watzlawick, Beavin und Jackson (1969) und Watzlawick, Weakland und Fisch (1974). Virginia Satir wurde später zur Leitfigur der humanistisch-wachstumsorientierten Richtung (siehe Kapitel 1.2). Jay Haley entwickelte aus seiner Auseinandersetzung mit Milton Ericksons Hypnotherapie (Haley, 1973) die strategische Familientherapie (Kapitel 2.3) und wurde zu einem der wichtigsten Mitarbeiter von Salvador Minuchin (Kapitel 2.2). Paul Watzlawick war als früher Berater der Gruppe um Selvini Palazzoli an der Entwicklung des Mailänder Ansatzes (Kapitel 2.4) beteiligt.

Zwei Bücher sind besonders mit dem MRI-Ansatz verbunden. »Menschliche Kommunikation« (Watzlawick et al., 1969) ist bis heute ein Bestseller. Es macht viele Absonderlichkeiten menschlichen Verhaltens aus den pragmatischen Regeln menschlicher Kommunikation verstehbar. Der daraus hergeleitete Therapieansatz des MRI wird in dem Buch »Lösungen« (Watzlawick et al., 1974; siehe auch Weakland, Fisch, Watzlawick u. Bodin, 1974) beschrieben. Er basiert auf zwei Grundannahmen:

- Die Probleme, die Menschen zu Psychotherapeuten führen, können nur weiter bestehen, wenn sie durch kontinuierliches Verhalten des Klienten im Hier und Jetzt in Interaktion mit anderen aktiv aufrechterhalten werden.
- Wenn die das Problem aufrechterhaltenden Verhaltensweisen verändert oder beendet werden, wird auch das Problem gelöst.

## 2.2 Strukturelle Familientherapie

Die strukturelle Familientherapie ist eng mit dem Namen Salvador Minuchins (1923–2017) verbunden (Minuchin, Montalvo, Guerney, Rosman u. Schumer, 1967; Minuchin, 1977; Minuchin u. Fishman, 1983). Sie geht davon aus, dass jede Familie eine zu ihren jeweiligen Lebensbedingungen und Entwicklungsphasen passende »Struktur« (Organisation der Interaktionen) benötigt, insbesondere angemessen durchlässige oder abgeschottete »Grenzen« nach außen und nach innen. Es wird danach gefragt, ob und wie sich zum Beispiel die Eltern als Subsystem von den Subsystemen der Großeltern einerseits, der Kinder andererseits abgrenzen und wie viel Kontakt sie zulassen. Beispiele für einen diffusen Umgang mit Grenzen sind:

> Ein Kind kommt dauerhaft nachts zu den Eltern ins Bett und stört diese beim Schlafen oder beim Liebesleben. Eine große Schwester übernimmt die Erziehung ihres kleinen Bruders, ohne dazu beauftragt worden zu sein. Mutter und Tochter können keinen Einkaufsbummel zu zweit machen, ohne dass der Vater uneingeladen mit von der Partie ist.

Störungen finden sich da, wo Grenzziehungen entweder zu stark oder zu schwach vorgenommen werden: Die Erfahrung von »Ich« und von »Wir« muss gleichermaßen möglich sein. Minuchins Arbeit zielt darauf ab, angemessene intergenerationale Grenzen in der Familie und eine klare Autorität der Eltern wieder aufzubauen.

Typisch in strukturellen Familientherapiesitzungen sind Veränderungen der Sitzordnungen. Oft werden die Kinder aus dem Platz zwischen ihren Eltern herausgenommen, wenn sie zum »Konfliktpuffer« zwischen diesen geworden sind – oder gerade dort sichtbar hingesetzt, wenn man den Eindruck hat, dass sie dort »unausgesprochen« sitzen. Typisch sind auch Gespräche über das altersangemessene Offen- oder Geschlossen-Halten häuslicher Zimmertüren oder Ermunterungen zu gemeinsamen Unternehmungen zwischen Familienmitgliedern, die bislang zu wenig Kontakt zu haben scheinen, etwa zwischen zerstrittenen Geschwistern oder zwischen einem häufig abwesenden Vater und dessen ihn herbeisehnenden Kind.

Diese Praxis wird verstehbar, wenn man etwas über die Person Minuchins weiß. Er wuchs als Kind in einem jüdischen Ghetto in Argentinien mit angeblich gut hundert Cousins auf, in einer Umgebung, in der man um seine Privatsphäre sehr kämpfen musste und in der, wie er einmal sagte, es eine Frage des »psychischen Überlebens« war, zu wissen, wer ihm was zu sagen hatte, wie also die einzelnen verwandten und verschwägerten Familien miteinander verbunden und voneinander abgegrenzt waren. Als ebenso charmanter wie konfrontationsbereiter Südamerikaner arbeitete er mit einem großen Repertoire überlegter Techniken, spontanen kreativen Ideen und Humor und legte viel Wert auf »enactment«, also das konkrete In-Szene-Setzen bisheriger und neu zu erprobender Familieninteraktion.

Minuchin nutzte gern drastische Metaphern, um Grenzen zu verdeutlichen oder Autorität wiederherzustellen: »Ah, du hast keine eigene Stimme, deine Mutter ist deine Bauchrednerin!« Er schreckte auch vor schockierenden Interventionen nicht zurück. In einer Familiensitzung konfrontierte er die Mutter dreier unbeherrschbarer Halbwüchsiger mit der provokanten Frage: »How did you manage to create those monsters!« – um später jeden Verteidigungsversuch der 14-jährigen verwahrlosungsgefährdeten Tochter schneidend zu unterbrechen: »I don't talk with you because I don't like to talk with disrespectful people! I only talk to your mother!«

Minuchins Theorie und seine sehr direktive Praxis waren und sind umstritten. Zum einen wurde ihm Normativität vorgeworfen: Wer entscheidet, wie funktionale Grenzziehungen innerhalb einer Familie zu sein haben? Woher nimmt derjenige die Legitimation, so massiv in die Lebenswelt einer Familie einzugreifen? Zum anderen wird die Verdinglichung des Grenzbegriffs hinterfragt, so als ob »Grenze« eine Kategorie wäre, die ein Beobachter objektiv feststellen könnte. Doch hat Minuchin den Grenzbegriff durchaus dynamisch verstanden: Das ständige Aushandeln von Grenzen, ihre ständige Übertretung und Modifikation sind Teil familiärer Lebenswirklichkeit. Störungen der Generationsgrenzen können in Phasen familiärer Neuorientierung sogar erforderlich sein. Interventionsbedarf sah Minuchin nur da, wo Grenzen chronisch rigide und den Entwicklungsstand einzelner Mitglieder überfordernd gestaltet werden: wo es nicht mehr möglich wird, dass die Eltern allein schlafen, wo ein Bummel von Mutter und Tochter undenkbar ist, ohne dass der Vater sich einmischt, wo ein Elternteil Konfliktthemen mit dem Partner über das Kind austrägt – oder wo das größere Kind sich ständig in die Erziehungsaufgaben der Eltern drängt.

Die therapeutische Arbeit lässt sich unter drei Schlagworten zusammenfassen, deren gemeinsamer Nenner in einer Erschütterung, Herausforderung und damit Krise der bisherigen Wirklichkeitssicht der Familie besteht (Minuchin u. Fishman, 1983, S. 99 ff.):

- *Herausforderung des Symptoms:* Das kindliche Symptom wird nicht als das eigentliche Problem der Familie gesehen, vielmehr sind es bestimmte stereotype Interaktionsmuster der Familie selbst, die nur die Erregung verstärken, aber nichts verändern. Daher wird die Familie zu einer Umdefinition der Sichtweise auf das Symptom herausgefordert, mit der die bisherigen Verhaltensmuster nicht mehr in gewohnter Form ablaufen können.
- *Herausforderung der Familienstruktur:* Die Betrachtung der Nähe-Distanz-Regulierung in und zwischen den verschiedenen Subsystemen der Familie zeigt, wo die Familie zwischen »Loslösung« (starre Grenzen) und »Verstrickung« (diffuse Grenzen) steht. Veränderungen auf dieser Dimension werden, zuweilen provokativ und zuweilen werbend, von den Mitgliedern eingefordert (vgl. Kapitel 6.4).
- *Herausforderung der Familienrealität:* »Patienten kommen zur Therapie, weil sie mit der Realität, die sie sich geschaffen haben, nicht mehr fertig werden« (Minuchin u. Fishman, 1983, S. 103). Konsequenterweise fordert die Therapie die Konstrukte der Patienten heraus und bietet alternative Bezugsrahmen an. Wenn etwa im »Family-Lunch« (Rosman, Minuchin u. Liebman, 1976) die Eltern aufgefordert werden, ihre Tochter gemeinsam zum Essen zu bringen, weil

ihr Überleben davon abhänge, betont die Therapeutin die Stärke der Tochter, die ihre Eltern dadurch übertrumpft, dass sie nichts isst und stattdessen die Eltern beschimpft und beleidigt. Je mehr diese *Stärke* hervorgehoben wird (und nicht das Schwache und Kranke), umso stärker wird das Subsystem der Eltern, die sich der Tochter gegenüber verbünden.

## 2.3 Strategische Familientherapie

Strategische Therapie/Familientherapie verbindet sich zunächst mit dem Namen Jay Haleys und seiner Lebensgefährtin Cloe Madanes, auch Paul Watzlawick und Giorgio Nardone werden oft dazugerechnet, die beiden gründeten gemeinsam das Centro di Terapia Strategica in Arezzo (Haley, 1973, 1977; Madanes, 1980, 1997; Nardone, 2012; Watzlawick u. Nardone, 2012).

Jay Haley hatte als junger Mann mit Bateson in Palo Alto, später mit Minuchin in Philadelphia zusammengearbeitet und schließlich in Washington, D. C. ein eigenes Institut gegründet. Er betont die Bedeutung klarer und widerspruchsfreier Hierarchien für das gesunde Funktionieren sozialer Systeme. Sein besonderes Interesse galt »perversen Dreiecken« – Situationen, in denen ein höherstehendes Systemmitglied (z. B. ein Elternteil) mit einem Mitglied der jeweils niedrigeren Hierarchiestufe (z. B. Kind) gegen ein drittes gleichrangiges Mitglied (den anderen Elternteil) eine offene oder – schlimmer noch – eine verdeckte Koalition bildete (Haley, 1980). Haley betonte auch in Therapien klar verteilte Verantwortlichkeiten: Der Therapeut legt fest, was in der Therapie geschieht, und legt für das geschilderte Problem einen klaren Ansatz vor (1973, S. 17). Mit Haley erreichte die Idee des machtvoll intervenierenden Therapeuten ihren Höhepunkt.

In seinem Ansatz wurden in kreativen, außergewöhnlichen, ja »verrückten« Aufgaben einfache Lösungen für vertrackte Probleme gesucht. Als »180 Grad«-Lösungen werden die Vorschläge bezeichnet, die dazu auffordern, sich von bisherigen unfruchtbaren Lösungsalternativen zu verabschieden und etwas zu tun, was als »Lösung zweiter Ordnung« (Watzlawick et al., 1974) das Gegenteil der bisherigen Versuche darstellt. Haley wurde auch für seine »Ordeal-Interventionen« berühmt (Haley, 1989). »Ordeal« bedeutet im Deutschen so viel wie: Rosskur, Feuer- oder Nagelprobe. Ein therapeutisches Ordeal besteht darin, dass einem von einem Symptom geplagten Menschen eine Aufgabe auferlegt wird, die zwar konstruktiv ist, doch aufwendiger, schwieriger und unangenehmer als das Symptom selbst. Es soll eine »wohlgemeinte Qual« hervorrufen, die größer ist als die vom Symptom verursachte. Das Ordeal soll kurz nach oder während des Auftretens des Symptoms ausgeführt werden. Die Grundidee ist: Wenn man es einem Menschen schwerer macht, ein Symptom zu haben, als es aufzugeben, wird er es eher aufgeben. Damit eine solche Rosskur therapeutisch wirkt und nicht zu einem Instrument von Therapeuten-Sadismus oder Klienten-Masochismus verkommt, sind wichtige Voraussetzungen zu erfüllen:

- Es muss in einem therapeutischen, nicht ausbeuterischen Kontext eingesetzt werden, in dem nur die Klientin, nicht die Therapeutin einen Nutzen von der Ausführung des Ordeals hat, sodass es nicht für Machtstrategien missbraucht werden kann.
- Der Klient muss entschlossen sein, sein Problem zu überwinden und dafür etwas zu investieren, das heißt, er muss bereit sein, das Ordeal auf sich zu nehmen.
- Die Durchführung des Ordeals sollte zwar anstrengend und qualvoll sein – aber das Ordeal darf keine schädigenden Auswirkungen für irgendjemanden haben, sondern sollte im Gegenteil für etwas nützlich sein (z. B. sportliche Betätigung).
- Die Handlungen des Ordeals müssen im Bereich der Möglichkeiten der Klientin liegen.

So bietet sich beispielsweise bei Schlafstörungen an: Der Klient soll nachts, statt zu schlafen, etwas anderes tun, was nützlich, aber unangenehm ist – beispielsweise die Wohnung putzen, joggen oder Gymnastik machen bis zum Erschöpfungszustand (also weit über den Punkt hinaus, wo es noch Spaß macht), alle quälenden Gedanken, die ihm nachts spontan in den Sinn kommen, absichtlich oder ausführlich über eine zuvor festgelegte Zahl von Stunden durchdenken usw.

Ein wichtiger Bestandteil der Ordeal-Arbeit ist die Vorbereitung. Dabei ist es nicht notwendig, dass Klientin oder Familie vorher wissen, was auf sie zukommt. Es kann sogar sinnvoller sein, wenn der Therapeut zunächst sagt, er wisse einen Weg, doch sei er sehr beschwerlich, erfordere sehr viel Mühe, mehr als derzeit das Symptom. Nur wenn sie dazu bereit wären, würde er ihm verraten, was es sei. Dieser sogenannte »Teufelspakt« testet die Motivation des Klienten, und das Ordeal ist nur dann hilfreich, wenn diese hoch genug ist.

## 2.4 Das frühe Mailänder Modell

1975 trat eine Gruppe von vier Mailänder Psychiaterinnen und Psychiatern – Mara Selvini Palazzoli, Luigi Boscolo, Gianfranco Cecchin und Giuliana Prata – mit einem aufsehenerregenden Buch »Paradoxon und Gegenparadoxon« (auf Deutsch

1977) an die Öffentlichkeit. Das Buch beschreibt ein Therapiemodell für Familien mit schizophrenen und anorektischen Mitgliedern, das von der Kürze des Vorgehens und von der – behaupteten – Effektivität her alles in den Schatten zu stellen schien, was es bis dahin an Ansätzen in dem Bereich gab.

Dieses Mailänder Modell hatte für die Entwicklung der systemischen Therapie und Beratung in Europa (weniger in den USA) ab etwa Ende der 1970er Jahre eine große Bedeutung. Perspektiven wie Zirkularität, Neutralität und Methoden wie das zirkuläre Fragen sind heute aus dem systemischen »Werkzeugkasten« nicht mehr wegzudenken. Zugleich steht »Mailand« für den Übergang von einer eher drastischen und interventionszentrierten Form systemischer Praxeologie zu einem später von Boscolo und Cecchin vertretenen Konzept, das stärker auf Kooperation und konstruktive Dialoge abzielt (Boscolo, Cecchin, Hoffman u. Penn, 1988). Die weitere Entwicklung (im Englischen oft »Post-Milan« genannt) ist in Kapitel 3 beschrieben.

Die hervorstechendste Persönlichkeit und Leiterin der Gruppe, Mara Selvini Palazzoli (1916–1999), stammte aus einer wohlhabenden Mailänder Familie und hatte eine durch Distanz geprägte, »nicht glückliche« Kindheit erlebt, aufgezogen von Ammen und Gouvernanten (Zundel u. Zundel, 1987). Frustriert in ihrer anfangs internistischen Arbeit mit magersüchtigen Mädchen wurde sie später zu einer Spezialistin für deren psychoanalytische Behandlung. Sie war jedoch mit den zeitaufwendigen, schwierigen und oft scheiternden Therapien unzufrieden. Batesons Gedankengut faszinierte sie und revolutionierte ihre Sichtweise, wie sich in ihrem Buch »Magersucht« gut nachlesen lässt (1982, im Original 1974). Ab 1971 entwickelte sie in nur vier Jahren gemeinsam mit Luigi Boscolo, Gianfranco Cecchin und Giuliana Prata das in »Paradoxon und Gegenparadoxon« (1977) beschriebene familientherapeutische Vorgehen.

Nach etwa zehn Jahren Zusammenarbeit trennten sich um 1980 die Frauen und die Männer voneinander und entwickelten ihre jeweiligen Konzepte weiter. Zu Mara Selvinis späteren Entwicklungen zählen die Methode der invarianten Verschreibung und Versuche, ihre Ideen auch auf größere soziale Systeme anzuwenden – etwa Betriebe oder soziale Dienste (Selvini Palazzoli et al., 1984). Ihre Arbeitsweise war drastisch, getragen durch die Persönlichkeit einer Frau, die sich ihrer Kompetenz bewusst ist und für die Disziplin, Technik und Genauigkeit wichtigere therapeutische Qualitäten sind als Empathie, Wärme oder Kongruenz, da es darum geht, das Familienspiel so zu irritieren, dass es nicht mehr weitergespielt werden kann. Ein Beispiel für eine Schlussintervention soll dies illustrieren.

> Ein körperbehinderter Vater und seine jüngere Frau haben zwei Kinder, Anna und Federica, die Indexpatientin, sie gilt seit der Kindheit als schizophren. Die Beziehungen

der Mutter zu den eigenen und den Schwiegereltern sind extrem angespannt, obwohl die Mutter sich viel Mühe gibt, ihnen alles recht zu machen. Der Ehemann unterstützt seine Frau nicht, sondern macht ihr wegen der Störung der Tochter Vorwürfe; die Mutter ihrerseits greift ihren Mann heftig an, wenn er mit Federica schimpft. Am Ende der zweiten Sitzung kommt Selvini zu folgender Schlussintervention: »Deine Mutter benimmt sich fast wie eine Heilige, um deinen Großeltern zu gefallen. Sie hasst deinen Vater, aber sie kann es ihm nur sagen, wenn du die Blöde spielst und er dich schimpft; dann kann sie Dampf ablassen. Und für deinen Vater tust du auch etwas ganz Wichtiges. Deine Mutter ist eine schöne Frau und dein Vater ein Krüppel, alt und eifersüchtig. Deine Mutter würde gern mal rauskommen und Freunde haben, aber sie muss zu Hause bleiben, weil sie ein verrücktes Kind hat. – Du bist ja so dumm, dass du dich in die Probleme deiner Eltern mischst. Du bist dumm, nicht weil dir ein Psychiater gesagt hat, du seist verrückt, sondern weil du beschlossen hast, verrückt zu sein, um so mächtig zu sein. – Deine Schwester wird bald einen Freund haben und dann in einem weißen Schleier mit ihm in der Kirche stehen. Und du? Machst du dann immer noch ein blödes Gesicht und äh, äh?« (Zundel u. Zundel, 1987, S. 140).

Das Mailänder Team versuchte, einen explizit »kybernetischen Konstruktivismus« zu verwirklichen, Familie als regelgeleitetes System anzusehen: »Die Macht liegt in den Spielregeln« (Selvini Palazzoli et al., 1977, S. 15). Ihre Grundannahme ist die einer Paradoxie, in der die Familie zwar sehr leidet, aber dennoch einer wirklichen Veränderung ausweicht, um das pathologische Spiel weiterzuspielen: »Ändert uns, ohne uns zu ändern!« Diese paradoxe Botschaft wird mit dem »Gegenparadoxon« beantwortet: »Wir können euch nur unter der Bedingung ändern, dass ihr euch nicht ändert!«

Die Therapie wird oft auch als »lange Kurztherapie« bezeichnet. Sie kann sich über Monate oder Jahre hinziehen; die Gesamtzahl der Interviews jedoch bleibt im Allgemeinen gering, da zwischen den Terminen lange Zeitintervalle liegen – anfangs meist zehn Sitzungen, die maximal um weitere zehn erweitert wurden, später weitaus weniger. Das bekannteste und am häufigsten kopierte Merkmal des Mailänder Ansatzes war der Aufbau der Sitzung: Zwei Therapeutinnen (später nur noch eine) arbeiten mit der Familie, zwei andere sitzen hinter der Einwegscheibe und beobachten die Sitzung. Sie unterbrechen die Sitzung sofort, durch ein »Hineintelefonieren« oder ein »Herausklopfen«, wenn sie den Eindruck haben, dass die Therapeuten etwas Wichtiges übersehen haben oder von der Systemdynamik gefangen genommen worden sind. Die Sitzung besteht im »klassischen Stil« aus fünf Bestandteilen:

- *Vorsitzung:* Diskussion der Teammitglieder über die bislang vorliegende Information, erste Hypothesen (5–20 Minuten).

- *Interview:* Der Therapeut interviewt die Familie. Dieser Teil des Gesprächs dient nur dem Ziel, Informationen einzuholen, nicht dazu, Interaktionen in Gang zu bringen. Das Team beobachtet (50–90 Minuten).
- *Zwischensitzung:* Alle Mitglieder des Teams diskutieren in einem separaten Raum ihre Hypothesen und entwickeln eine Schlussintervention (15–40 Minuten).
- *Schlussintervention:* Die Entscheidungen des Teams werden der Familie mitgeteilt, oft verbunden mit einer paradoxen Verschreibung oder der Verschreibung eines Rituals. Der Rest des Teams beobachtet sehr genau die Reaktionen der Familienmitglieder (5–15 Minuten).
- *Nachsitzung:* Diskussion im Team über die Sitzung und die letzten Reaktionen (10–20 Minuten).

Nach der Schlussintervention wird die Sitzung schnell beendet, eine Diskussion nicht gestattet. Es geht nur darum, neue Information in das System einzugeben, jedes Gespräch darüber würde diesen Input verwässern. Konsequenterweise werden auch Versuche von Familienmitgliedern, frühere Sitzungen zu verabreden, als Manöver betrachtet, sich anbahnende Veränderungen in der Familie zu stoppen – daher wird auch auf Krisenanrufe gelassen nicht reagiert.

Wie Hoffman (1995, S. 275) schreibt, kann diese Haltung durchaus »stählerne Nerven« verlangen, wenn etwa eine Frau völlig aufgelöst anruft und eine vorgezogene Sitzung verlangt: Ihr Mann sei so deprimiert, dass er drohe, seinen Penis abzuschneiden. Das Team interpretiert diesen Anruf als Versuch, die Kontrolle über das Setting zu bekommen, und reagiert mit der Aussage, man habe diese Reaktion vorausgesehen, die nächste Sitzung werde wie vorgesehen ablaufen (ob der Mann dann seinen Penis noch hatte, wird nicht berichtet).

Ziel ist es, dem Therapeuten zu helfen, in der Therapeutenposition zu bleiben und sich nicht von den Versuchen der Familie ablenken zu lassen, die Kontrolle aufzugeben und sich auf die Position eines Familienmitglieds zu begeben. Dies sei besonders für Familien mit schweren (anorektischen und schizophrenen) Störungen wichtig. Die vielfach kritisch vermerkte Kühle und Distanz des Konzepts lassen sich sicher auch darauf zurückführen.

Der Systembegriff der Mailänder baut auf Batesons Gedanken auf. Das entscheidende System besteht für sie nicht aus Menschen, sondern aus *Information* und *Kommunikation.* Daher wird weniger das »von Haut umschlossene Individuum« als Einheit angesehen, sondern der Fokus liegt auf »Einheiten von Bedeutungen, von Regeln. Familien werden als Informationssysteme gesehen, weniger als physikalisches System von Masse und Energie« (Tomm, 1984, S. 8). Daher ist das Ziel der Therapie primär, weder den »Indexpatienten« zu verändern noch anderen Familienmitgliedern einen Beitrag am Zustandekommen der Störung zuzuschreiben, sondern so schnell wie möglich das Familienspiel aus dem Gleichgewicht zu bringen und die Regeln der familiären Interaktion zu ändern. Therapeutinnen müssen lernen, sich von der »Tyrannei der sprachlichen Konditionierung« zu befreien, die nahelegt, beispielsweise bei jemandem, der weint, zu sagen, er *sei* traurig:

> »Wir mussten uns dazu zwingen, das Verbum *sein* systematisch zu vermeiden und durch das Verb *scheinen* zu ersetzen. Wenn also z. B. der Vater [...] in der Sitzung traurig erschien, mussten wir uns richtig anstrengen, um nicht zu sagen, dass er traurig *war* [...]. Stattdessen mussten wir uns still darauf konzentrieren, die *Wirkungen* zu beobachten, die ein derartiges Verhalten bei den anderen hervorrief [...]. Gerade unsere Fehler [...] zwangen uns zu lernen, [...] dass in der Familie mit schizophrener Transaktion alles nur Schachzüge sind, die die Weiterführung des Spiels gewährleisten sollen. Dass alles nur gezeigt, vorgetäuscht wird« (Selvini Palazzoli et al., 1977, S. 33 f.).

## Leitlinien und Grundprinzipien

Als Leitlinien für Leiter systemtherapeutischer Sitzungen formulierten Selvini Palazzoli, Boscolo, Cecchin und Prata (1981) die Prinzipien des Hypothetisierens, der Zirkularität und der Neutralität. Wie die Seiten eines Dreiecks bilden sie die Angelpunkte dieses Modells. In einem Beitrag, der 1985 erschien, nennen Selvini Palazzoli und Prata verschiedene Grundprinzipien für die Intervention:

- die neutral-positive Beschreibung aller Verhaltensweisen in der Familie (»positive Konnotation«), also der Verzicht auf jede Kritik: Neutralität bedeutet, »Fragen zu stellen. Du machst keine Aussagen. Aussagen zu machen, bedeutet, dass du nicht neutral bist; du definierst etwas ... Stattdessen fragst du: ›Wie viele Jahre bist du schon so? Wann hast du entschieden, es so zu machen?‹« (Boscolo et al., 1988, S. 194);
- ausgedehnte Abstände zwischen den Sitzungen (eine Intervention braucht Zeit, um sich »durch das System hindurchzuarbeiten«);
- Verschreibung von Familienritualen und
- die paradoxe Verschreibung (das »Gegenparadoxon«, mit dem auf die Paradoxien in der Familie reagiert wird).

Diese Prinzipien dienen dem Ziel, das Spiel der Familie so schnell wie möglich zu verstehen und Veränderungsimpulse zu setzen. Die bedeutsamste Methode, die vor allem durch das Mailänder Team in die systemische Therapie eingeführt wurde, hängt mittelbar mit diesen Prinzipien zusammen: das zirkuläre Fragen, eine konsequente methodische Umsetzung systemischer Erkenntnistheorie (Kapitel 15.1).

## Die invariante Intervention

Auf der Suche nach Wegen, die Spielregeln in Familien mit schizophrener Transaktion noch effektiver zu verändern als bisher, entwickelten Selvini Palazzoli und Prata nach der Trennung des ursprünglichen Teams eine »invariante Verschreibung«, die allen Familien in Therapie gegeben wurde, unabhängig von der jeweiligen Konfliktlage (Selvini Palazzoli u. Prata, 1985; Henning, 1987).

Hierzu werden mit den Familien zunächst zwei Sitzungen geführt, das zweite Gespräch wird wie folgt beendet: »Das Team kam zu dem Schluss, dass hier eine Familientherapie angezeigt ist. Die nächste Sitzung findet an dem und dem Tag zu der und der Zeit statt. Ihr (dabei werden die Söhne und die Töchter bei ihrem Namen und in der Reihenfolge ihres Alters angesprochen) werdet zu Hause bleiben. Nur Sie beide, die Eltern, werden kommen« (Henning, 1987, S. 6 f.). Danach wird die Sitzung beendet. Im nächsten Gespräch wird dem Paar eine komplexe Verschreibung gegeben:

- Der Inhalt der Sitzungen muss unbedingt geheim gehalten werden.
- Etwa nach einer Woche geht das Paar an genau bezeichneten Terminen abends aus, ohne irgendjemandem zu sagen, wohin, vielmehr wird nur ein abwechselnd von dem Vater und der Mutter geschriebener Zettel auf den Küchentisch gelegt mit dem Text: »Heute Abend werden wir nicht zu Hause sein.«
- Auf Fragen der Kinder, wo sie gewesen seien, antworten die Eltern nur, dass dies Dinge seien, die nur sie etwas angingen.
- Beide Eltern führen getrennt ein Tagebuch, in dem sie die verbalen und nonverbalen Reaktionen der Kinder auf ihre Unternehmungen notieren. Diese Notizen werden in den Therapiesitzungen durchgesprochen.

In den nächsten Sitzungen werden die Intervalle elterlicher Abwesenheit immer weiter vergrößert. Das letzte Stadium ist die Verschreibung einer längeren Abwesenheit, wobei die Eltern von kleinen Kindern hier für einen professionellen Babysitter sorgen, auf keinen Fall sollen dies Verwandte sein. Die Methode wurde 1979 entwickelt, von vielversprechenden Erfahrungen wurde berichtet (Selvini Palazzoli u. Prata, 1985, S. 279). Heute wird sie unseres Wissens, von Ausnahmen abgesehen, nicht umgesetzt.

# 3 Systeme als soziale Konstruktion: Auf dem Weg zu einer Kybernetik zweiter Ordnung

Nach 1980 führte das Zusammentreffen mehrerer Entwicklungen zu einer drastischen Wende in der Geschichte der systemischen Therapie. Dazu gehörte auf der praktischen Ebene die Unzufriedenheit mit dem als zu autoritär und kämpferisch erlebten Therapiestil der strukturellen, strategischen und der frühen Mailänder Familientherapie. Auf der theoretischen Ebene brachte die vertiefte Auseinandersetzung mit der Erkenntnistheorie des radikalen Konstruktivismus (vgl. Kapitel 8.1) ein neues Verständnis der »Wirklichkeit« menschlicher Beziehungen mit sich. Das aus der Biologie stammende Autopoiese-Konzept (wörtlich: »Erzeugung aus sich selbst heraus«, vgl. Kapitel 6.7) formulierte einen radikalen Zweifel daran, dass lebende Systeme gezielt und planmäßig veränderbar seien. Es wurde eine »Kybernetik zweiter Ordnung« (Dell u. Goolishian, 1981; Dell, 1986) postuliert, die die Mitverantwortung der Beobachterin (hier: der Beraterin und Therapeutin) für ihre Beobachtungen und ihre Rolle als Miterzeugerin jener Realitäten betont, die sie von außen zu beobachten meint. Der Vorgang der Beobachtung wird damit aufgeteilt. Die reine Beobachtung wird als Beobachtung erster Ordnung, die Reflexion darüber als Beobachtung zweiter Ordnung gesehen, ein wichtiger Unterschied: »Beobachte eher das ›wie‹ als das ›was‹ der Beobachtung« (Groth, 2017, S. 20). Systemische Therapie achtet nun viel mehr als zuvor auf ihre Sprache und deren Wirkungen, wird bescheidener, reflexiver und weniger interventionistisch. Den Klienten gegenüber werden jetzt Zusammenarbeit auf Augenhöhe und eine größere Transparenz des therapeutischen Vorgehens betont.

## 3.1 Die Entdeckung des Beobachters: Systemisch-konstruktivistische Therapie

Die Mailänder Teammitglieder Luigi Boscolo und Gianfranco Cecchin (1932–2004) stehen als Personen für diesen Übergang. Sie hinterfragten zunehmend Grundannahmen des früheren Mailänder Modells, besonders die mit Metaphern des Kalten Kriegs durchsetzte Sprache, in der »Strategien«, »Gegenangriffe« und »Manöver« der Klientenfamilien erkannt und durchkreuzt werden müssen.

Möglicherweise bestand schon in dem ursprünglichen Mailänder Konzept ein impliziter erkenntnistheoretischer Bruch zwischen dem Konzept des Respekts vor der Selbstorganisation eines Systems und seiner »systemischen Weisheit« einerseits und seinen strategischen Zügen und »Kalter-Krieg-Metaphern« andererseits. Vielleicht (so Boscolo et al., 1988, S. 16 ff.), hat dieser Bruch mit einer unausgetragenen Kontroverse des ursprünglichen Teams am »Mental Research Institute« in Palo Alto zu tun. Während Haley strategisch genau geplante Interventionen für unabdingbar für therapeutische Veränderungen hielt, war Bateson zeitlebens davon überzeugt, dass jede Form von Eingriff sich über kurz oder lang als schädlich für die Ökologie des Systems herausstellen würde. Zentral war damit die Frage nach der Bedeutung von *Macht* angesprochen. Boscolo und Cecchin entwickelten zunehmend ein Konzept der Kooperation und der Gestaltung konstruktiver Dialoge, wie es für viele Ansätze charakteristisch ist, die sich auf eine »Kybernetik zweiter Ordnung« berufen. Es ging nun zunehmend mehr darum, festgefahrene, starre Mono- und Dialoge in Systemen durch sprachlich bewegliche Angebote zu öffnen, gemeinsam mit dem System daran zu arbeiten, eine Vielfalt von Perspektiven zuzulassen – und nicht die eine durch *die eine* andere zu ersetzen:

> »Cecchin hat einmal bemerkt, dass das Paradies einer Kybernetik erster Ordnung verloren ist, eines Paradieses, das glauben machte, man könne eine ›Bombe‹ ins System werfen, die genau das Ziel [...] trifft. Es gibt eben keine Bomben, keine Ziele, nichts ›da draußen‹, nur ein großes evolvierendes, beobachtendes System, das sich aus all den Leuten zusammensetzt, die an dem ursprünglichen Problem beteiligt sind. Das Ergebnis ist bestimmt durch die gemeinsame Anstrengung, das meist alle überrascht« (Boscolo et al., 1988, S. 31).

Diese Entwicklung fand gleichzeitig an vielen Orten statt. Gespräche mit dem Ziel der Anregung und freundlichen Irritation gewohnter Beschreibungen lösten den expertenzentrierten Duktus der 1970er Jahre ab. Therapeutische Teams kamen hinter der Einwegscheibe hervor und setzten sich mit in den Therapieraum hinein. Das Gespräch diente weniger der Informationssammlung für die große, entscheidende Schlussintervention, es hatte seinen Wert in sich – seine Ästhetik und die Passung zwischen Familie und Therapeut wurden wichtiger. Klienten wurden als »Kunden« gesehen, also als Experten ihrer eigenen Lebenspraxis; die Therapeuten attestierten sich selbst eine »Expertise des Nichtwissens« (Anderson u. Goolishian, 1992a, 1992b). Familien wurde nicht mehr unterstellt, dass sie sich eigentlich nicht verändern wollten.

Die Heidelberger Arbeitsgruppe um Helm Stierlin mit Gunthard Weber, Gunther Schmidt, Ingeborg Rücker-Embden und Fritz B. Simon, später mit Arnold Retzer, Hans Rudi Fischer, Jochen Schweitzer und Andrea Ebbecke-Nohlen, griff diese Ideen auf, ohne die Errungenschaften von neutraler Haltung zu Personen, Problemen und Ideen, zirkulärem Hypothetisieren und zirkulärem Fragen und intensiven, zuweilen auch provokativen Schlussinterventionen aufzugeben.

## 3.2 Lösungen statt Probleme: Lösungsorientierte und hypnosystemische Kurzzeittherapien

Das Modell der lösungsorientierten Kurzzeittherapie grenzt sich von der üblichen Weise systemischer Therapie und Familientherapie explizit ab (z. B. de Shazer, 1997, 1992). Von der ersten Frage an wird direkt auf die Lösung und nicht auf das Problem zugegangen, denn das Sprechen über Probleme allein, so die Annahme, bringe nur weitere Probleme hervor.

> So kann beispielsweise die Aussage eines Patienten: »Herr Doktor, ich habe eine Depression!« mit der Frage beantwortet werden: »Woher wissen Sie das?« und: »Haben Sie diese Depression den ganzen Tag, 24 Stunden, auch wenn Sie schlafen?« Die Erkenntnis, nachts nicht depressiv zu »sein«, kann dann der Ausgangspunkt für »solution talk« werden: Was ist dann anders, wie könnte man es anstellen, auch tagsüber zumindest gelegentlich mal kurz zu »schlafen«?

Die lösungsorientierte Kurztherapie wurde etwa ab Mitte der 1970er Jahre am »Brief Family Therapy Center« in Milwaukee, USA, von Steve de Shazer (1940–2005), seiner Frau Insoo Kim Berg (1934–2007), Eve Lipchik und anderen Teammitgliedern entwickelt (für eine ausführliche Einführung siehe Walter u. Peller, 1994, oder Eberling u. Hargens, 1996). Die »provokative Therapie« zählt nicht im engeren Sinn dazu, soll aber an dieser Stelle erwähnt werden (Farelly u. Brandsma, 1986; Höfner,

2011; Höfner u. Cordes, 2018). Ähnlich wie die lösungsorientierte Therapie geht sie davon aus, dass es ein Irrtum ist zu vermuten, zwischen einem Problem und seiner Lösung bestehe ein Zusammenhang (und dass man den Schlüssel für die Lösung in der Hand habe, wenn man die Ursache identifiziert habe). Im Gegenteil wird davon ausgegangen, »dass der Prozess der Lösung sich von Fall zu Fall stärker ähnelt als die Probleme, denen die Intervention jeweils gilt« (de Shazer, 1989, S. 12). Berühmt geworden ist die Metapher des Türschlosses:

> »Die Klagen, mit denen Klienten zum Therapeuten kommen, sind wie Türschlösser, hinter denen ein befriedigendes Leben wartet. Die Klienten haben alles versucht […], aber die Tür ist immer noch verschlossen; sie halten ihre Situation also für jenseits ihrer Lösungsmöglichkeit. Häufig hat dieser Schluss immer weiter gehende Bemühungen zur Folge: Nun versuchen sie herauszufinden, warum das Türschloss so und nicht anders beschaffen ist oder warum es sich nicht öffnen lässt. Dabei dürfte es doch klar sein, dass man zu Lösungen

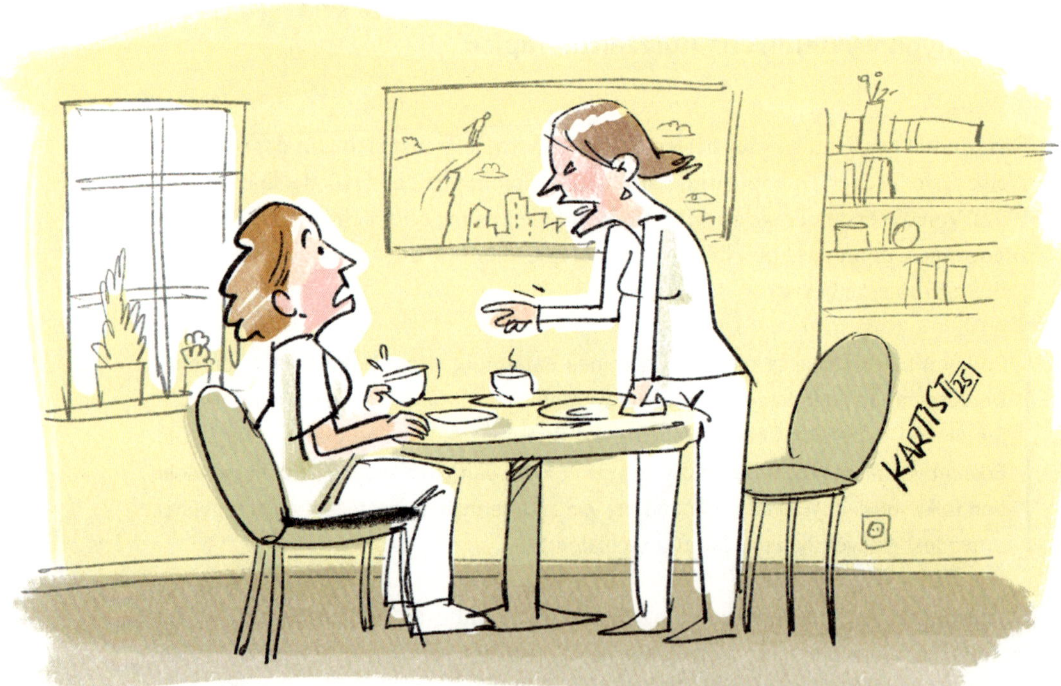


Also ich schlage vor, dass wir jetzt endlich mal beginnen lösungsorientiert zu diskutieren! Du mit deiner unglaublich negativen Art mit saudummen Argumenten alles runterzumachen, was ich sage, bist jedenfalls meilenweit davon entfernt.

mit Hilfe eines Schlüssels und nicht mit Hilfe eines Schlosses gelangt [...]. Eine Intervention braucht nur in der Weise zu passen, dass die Lösung auftaucht. Es ist nicht nötig, dass sie es an Komplexität mit dem ›Schloss‹ aufnehmen kann« (de Shazer, 1989, S. 12 f.).

Ressourcen werden in diesem Ansatz als vorhanden vorausgesetzt, im Gespräch wird eine Erwartung von darauf aufbauender weiterer Veränderung geschaffen. Das therapeutische System wird mit dem Ziel baldmöglichster Beendigung angelegt. Aus dem Grund ist es besonders wichtig zu erheben, woran denn für beide Seiten erkennbar sein könnte, dass das Problem gelöst ist. Auf diesen Aspekt des Kontraktes wird besonderer Wert gelegt. Vom Setting her ist die Arbeit ursprünglich so angelegt, dass ein Team das Gespräch durch die Scheibe beobachtet, das Interview unterbrochen wird und nach einer Pause die Ratsuchenden mit einem Schlusskommentar verabschiedet werden, meist verbunden mit einer Aufgabe.

In der Gegenwart hat sich Lösungsorientierung eher als Haltung etabliert, weniger als Setting. Dem Problemfokus (»Warum sind die Dinge so?«) wird ein »Entwicklungsfokus« gegenübergestellt (»Wie soll es anders sein?«), »ernsten Problemen« soll »spielerisch« und kreativ begegnet werden (Freeman, Epston u. Lobovits, 2000, Furman, 2020; Hermans, 2022; Lang, 2022).

Für die kurztherapeutische Arbeit sind eine Reihe unterschiedlicher Techniken kennzeichnend, die im Folgenden erläutert werden sollen.

### Die Frage nach Veränderungen vor Therapiebeginn

Die Frage nach Veränderungen, die zwischen Anmeldung und Gesprächstermin erfolgten, kann zu interessanten Überraschungen führen. Bei einer gezielten Nachfrage zeigte sich, dass zwei Drittel der anmeldenden Klienten bereits vor dem Erstgespräch Veränderungen wahrgenommen hatten, die sie als wünschenswert in Bezug auf die von ihnen identifizierten Probleme einschätzten (Weiner-Davis, de Shazer u. Gingerich, 1987).

### Die Wunderfrage

Besonders bekannt geworden ist die »Wunderfrage«, eine Form, nach Ausnahmen zu fragen, die noch gar nicht passiert sind: »Wenn das Problem durch ein Wunder plötzlich weg wäre: Was würden Sie am Morgen danach als Erstes anders machen? – Und dann? Was würde Ihr Mann/Ihre Frau/Ihr Kind/Ihr Chef anders machen, woran würden Sie es erkennen? Wie werden diese Menschen auf Ihr verändertes Verhalten reagieren? Wer wäre davon am meisten überrascht? Und wenn dann nach dem Wunder zwei Monate/ein halbes Jahr/fünf Jahre vergangen sind, wie würden Ihre Beziehungen sich dann verändert haben?« (die Methode wird in Kapitel 15.4 vertieft).

### Hausaufgaben je nach Therapeut-Klienten-Kontrakt

Von Beginn an wird in dem Konzept an Veränderung gearbeitet. Daher gehören »Hausaufgaben« zum essenziellen Repertoire. Hierzu werden die Beziehungen zwischen ratsuchender Person und Therapeutin je nach der Art, wie die Probleme dargestellt werden, in unterschiedliche Kategorien unterteilt und entsprechend unterschiedliche Kontraktangebote gemacht:

- *Besucher (Visitors):* Besucher (auch »Schaufensterkunden«, siehe Retzlaff, 2024, S. 215) kommen oft nicht freiwillig, es gibt keine explizite Beschwerde, keine Veränderungserwartung bzw. keinen Veränderungsauftrag. In diesem Fall werden nur »Komplimente« gemacht, die bisherigen Lösungen positiv gewertet, ansonsten weder Therapie noch Aufgaben angeboten.
- *Klagende (Complainants):* So werden Personen mit Beschwerden bezeichnet, doch wird die Veränderung in erster Linie von anderen erwartet (z. B. vom Therapeuten oder vom Ehepartner). In der Therapie werden hier zu Beginn vor allem Verhaltensbeobachtungs- oder Denkaufgaben gestellt. Für Retzlaff (2024) sind dies »Zwangskunden«, da das eigentliche Anliegen bei einer anderen Person liegt.
- *Kunden (Customers):* Personen, die eine Beschwerde haben, aber darüber hinaus die Vorstellung mitbringen, aktiv etwas dagegen tun zu können, werden als Kundinnen angesehen, mit denen ein Veränderungskontrakt erarbeitbar ist.

Es gibt eine Reihe von Standardaufgaben aus diesem Ansatz. Sie haben alle das Ziel, der Annahme der Klienten, sie hätten ihr Verhaltensrepertoire für die Problemlösung bereits ausgeschöpft, entgegenzuwirken. So kann die Aufgabe gegeben werden, bis zum Folgetreffen genau zu beobachten, was im Leben (in der Ehe, Familie, Beziehung usw.) so bleiben solle wie bisher. In etwa 90 Prozent der Fälle berichten Klienten dann von Ereignissen, die sie als positiv erlebten und über die ansonsten gar nicht gesprochen worden wäre (Weiss, 1988). Die »Überraschungsintervention« besteht in der schlichten Aufforderung, sich anders zu verhalten als gewohnt. Besonders eignet sich diese Intervention bei Klagen, die mit immer wiederkehrenden Interaktionsschleifen zu tun haben.

## Liebesgeschichten zwischen Problem und Lösung: Der hypnosystemische Ansatz von Gunther Schmidt

Unser Heidelberger Kollege Gunther Schmidt, wie Steve de Shazer vom hypnotherapeutischen Ansatz des 1980 verstorbenen amerikanischen Psychiaters und Hypnotherapeuten Milton Erickson (1901–1980) beeinflusst (eine gute Einführung in dessen Werk mit vielen Fallgeschichten bietet Haley, 1973), vertritt zum Verhältnis zwischen Problem und Lösung eine etwas andere Haltung. Er kritisiert die einseitig negative Konnotation des »problem talk« im rein lösungsorientierten Ansatz. Probleme und speziell Symptomentwicklungen einfach nur als »Pech« (»shit happens«) zu betrachten, werte die in Problemen meist leicht zu findenden Kompetenzen und wertvollen Bedürfnisse eines Menschen ab: »Problem Talk sollte vielmehr sehr wertgeschätzt werden, permanent aber als Information über wichtige Bedürfnisse utilisiert werden« (Schmidt, 2004, S. 84).

Hypnosystemisches Therapieziel ist eine Fokussierung von Aufmerksamkeit auf künftig gewünschte Zustände. Der hypnosystemische Ansatz verbindet die hypnotherapeutische mit der interpersonellen systemischen Therapie. Einige Grundsätze hypnosystemischer Interventionen (Schmidt, 2011, S. 80–99):

- *Zielfokussierung:* Das Beratungssystem soll die Kompetenzen aller Beteiligten in den Fokus nehmen, ihre Anstrengungen würdigen, auf die ganz persönlichen Ziele der Klienten hin ausgerichtet und zwischen diesen und den Therapeuten als gleichrangige Kooperationspartnerschaft aufgebaut werden.
- *Pacing:* Das Beratungssystem stellt sich auf seine Klienten ein – auf ihr Tempo, ihre Körperhaltungen und Atemrhythmen, ihre Sprachmuster – und erst dann regt es zu therapeutisch nützlichen Unterschiedsbildungen an.
- *Imaginationen:* Die Klienten werden eingeladen, möglichst anschauliche Vorstellungen des Erlebens zu entwickeln, das sie sich künftig anstelle des bisherigen leidvollen Erlebens wünschen. Dies kann in formaler hypnotischer Trance geschehen, aber auch durch die Verwendung von zirkulären Fragen, Metaphern, Anekdoten oder sogar durch beiläufige Gespräche, in denen es um die gewünschten Erlebnisprozesse geht. Besonders wirksam kann die Imagination eines erwünschten körperlichen Erlebenszustandes sein.
- *Utilisation:* Kein Phänomen »ist« an sich eine Kompetenz oder Inkompetenz, eine Ressource oder Nichtressource, ein Problem oder eine Lösung – das hängt ganz von den Zielen, Lebenskontexten und Bewertungen der Betroffenen ab. Auch Wut, Ärger, Antriebslosigkeit, Angst, Schlaflosigkeit können als Kompetenzen genutzt werden.
- *Optimale Beobachterposition und Kraftentfaltung im Beratungssystem:* Von vornherein ist zu prüfen, was die Klienten in der Beratung brauchen. »Ich frage mich,

was Sie im Moment gebrauchen könnten, um wieder mehr Kraft zu spüren, um diese schwierigen Themen einmal mit etwas Abstand, mit etwas Schutz und Zuversicht anzugehen?« (Schmidt, 2011, S. 95).

Die »hypnosystemische Sprache« Gunther Schmidts lässt sich meist einfacher und beeindruckender anhören als lesen, wie folgendes verschriftlichte Beispiel (Schmidt, 2011, S. 113) erahnen lässt:

»Während Sie hier im Moment noch in Ihrem gewohnten Denken mit allen möglichen, vielleicht sogar Sie bedrängenden Themen beschäftigt sind, und das ist doch ganz in Ordnung, das würde wahrscheinlich jedem Menschen so ergehen, könnten vielleicht schon Ihre intuitiven (oder unbewussten) Wahrnehmungsinstanzen beginnen, Erinnerungen auszuwählen, die hilfreiche Schritte enthalten für Ihre Anliegen, zunächst aber vielleicht noch gar nicht bewusst bemerkbar, oder tauchen auch schon bewusst deutlicher wahrnehmbar erste hilfreiche Ideen auf …?«

## 3.3 Interaktion als Konversation: Narrative und dialogische Therapie

*»Alle, die nach Ausnahmen vom Problemverhalten fragen, oder das Coping-Verhalten der Klienten genau explorieren, regen im Sinne der narrativen Therapie zu neuen Selbsterzählungen an. Der Narrative Ansatz ist derart grundlegend, dass es schwierig sein sollte, ein Therapieverfahren zu finden, das nicht Gebrauch davon macht« (Zwack u. von Schlippe, 2021, S. 327).*

Der Begriff »narrativ« weckt Assoziationen an das Erzählen von Geschichten (Bruner, 1997; Gergen, 2002; Straub, 2019; ausführlich siehe das Handbuch von Jakob, Borcsa, Olthof u. von Schlippe, 2022). Es gehört zur Natur des Menschen, über die eigene Vergangenheit (und die der wesentlichen Angehörigen) nachzudenken. In Geschichten werden Erfahrungen zusammengefasst, ja über Geschichten können sie überhaupt nur erinnert werden, denn »was nicht narrativ strukturiert wird, geht dem Gedächtnis verloren« (Bruner, 1997, S. 72). Sobald eine Erfahrung zur Geschichte geworden ist, ist sie nicht mehr die Erfahrung selbst, sondern unterliegt den Gesetzen der Sprache und der jeweiligen erzählerischen Tradition, wird der Mensch zum Autor. Eine Erzählung kann eine Erfahrung gar nicht wiedergeben,

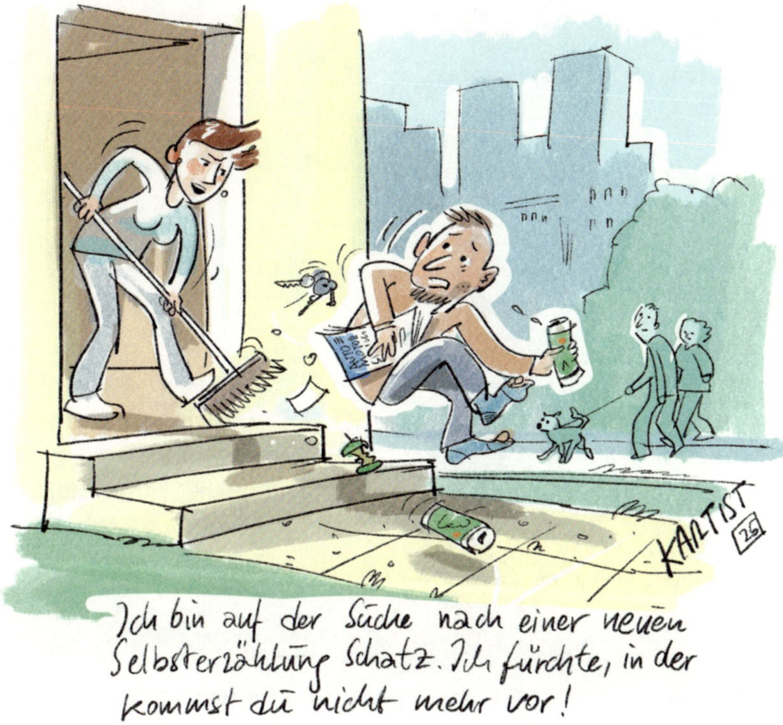
Ich bin auf der Suche nach einer neuen Selbsterzählung Schatz. Ich fürchte, in der kommst du nicht mehr vor!

ohne sie zugleich auf eine gewisse Weise zu strukturieren, zu interpunktieren, zu »glätten« und in eine für den jeweiligen Erzählzweck passende Form zu bringen. Es sind nicht die *Erfahrungen* allein, die einen Menschen prägen, sondern auch und besonders die *Geschichte,* die er oder sie bzw. das jeweilige soziale Bezugssystem aus den Erfahrungen macht. Menschen greifen sehr selektiv auf Aspekte der Erfahrung zurück und überführen diese dann in eine Geschichte (siehe Abbildung 1).

Die Aufmerksamkeit richtet sich im therapeutischen Gespräch daher auch auf die Art und Weise der Erzählungen *(Narrationen)* statt auf Systemkonflikte, Grenzen und Hierarchien. Die erlebte Wirklichkeit besteht aus miteinander geteilten Geschichten. Menschen sprechen miteinander über Geschichten, und nicht über Interaktionsabläufe (es sei denn, es handelt sich um Familientherapeuten-Familien ...)! Der narrative Ansatz ist daher eher einer Arbeit mit Texten vergleichbar; die Interaktionsabläufe in Systemen, für die die vorhergehende Entwicklungsphase sich so sehr interessierte, sind gar nicht mehr so interessant (Winek, 2010, S. 230, siehe auch Kapitel 6.9). Das Interesse verlagert sich damit vom Verhalten immer mehr zu Ideen, und zwar nicht nur zu persönlichen, sondern auch zu kollektiven Ideen (Hoffman, 1996). In Geschichten (Narrationen) werden Sinn und Bedeutung in sozialen Systemen gemeinsam sprachlich erzeugt

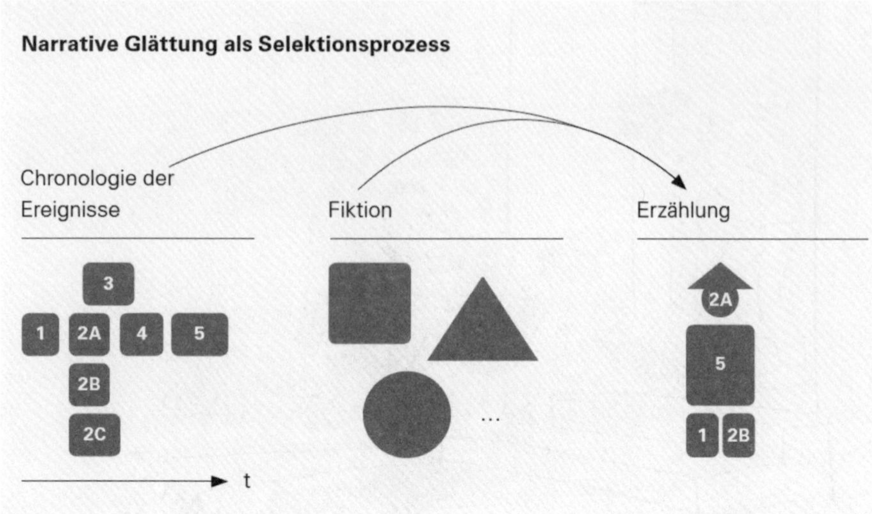


**Abbildung 1:** Narrative Glättung (aus: Zwack u. von Schlippe, 2021, S. 323)

(Gergen, 2002; Sluzki, 1992), das Systemgedächtnis besteht aus Geschichten (Luhmann, 1984; Lakoff u. Johnson, 1998).

> »Mir gefiel diese Vorstellung. Ich hatte langsam das Gefühl, dass menschliche Ereignisse sich hin und her schlängelten wie schlechte Romane des 18. Jahrhunderts und sich nicht ordentlich in netten sich wiederholenden Wendungen abspielten. Anstatt ihnen die Rückkoppelungsschleifen der kybernetischen Theorie aufzuzwängen, begann ich, sie so zu betrachten, als wären sie Wasserfälle und Flüsse. Ich sagte mir: ›Denk nicht an wiederkehrende Zyklen, denk an Flüsse im Lauf der Zeit‹« (Hoffman, 1996, S. 17).

In Familien sind die Geschichten der Einzelnen besonders intensiv miteinander verknüpft. Wie Familienmitglieder miteinander klarkommen, ist in hohem Maße eine Frage danach, ob die erzählten Geschichten gemeinsam geteilt werden oder ob sie gegeneinander kämpfen und in Konkurrenz zueinander stehen. Die Erfahrungswelt eines sozialen Systems lässt sich so als gemeinsame Konstruktion von Sinn verstehen, in Familien als »Family's Construction of Reality« oder als »Family Paradigm« (Reiss, 1981; Reiss u. Olivieri, 1982). Stierlin (1997) spricht vom »Familiencredo« als einem Satz gemeinsam geteilter basaler Überzeugungen über die Welt, Schneewind (2010) vom »familienspezifischen internen Erfahrungsmodell«, in das das subjektive Wissen von der Familienrealität des jeweils Einzelnen einfließt. In den Geschichten strömen die Wirklichkeitssichten, Erfahrungen und basalen Überzeugungen der einzelnen Familienmitglieder zu miteinander verbundenen Konstruktionen von »Wirklichkeiten« ineinander. Im wiederholten Erzählen von Geschichten werden sie stabil gehalten und manchmal zu Familienmythen. Jedes Familienmitglied macht dabei für die Interpretation von Wirklichkeit von einem gemeinsamen System von Begriffen und Überzeugungen Gebrauch, von einer »narrativen Tradition«, die jeweils für eine spezifische Familie gilt und die ihre besondere Wirkung auf die Mitglieder hat: »Schulversager, Überflieger, Charmeur oder Spätzünder wird man eben auch, weil man bereits verstrickt ist in machtvolle Geschichten« (Boothe u. Walter, 2024, S. 370).

Diese Perspektive führt zu der Frage, wie die Geschichten aussehen, die das eigene Leben oder auch das einer Familie regieren. Von welcher Art sind die Geschichten, die jemand sich und seiner Umgebung über sich selbst erzählt? Auf welche Ereignisse greift er dabei zurück, auf welche nicht? Wie »wird« er zu dem, als den er sich selbst erzählt (Gergen, 2002; Efran, Heffner u. Lukens, 1992)? Wie kann es passieren, dass Geschichten so fest erstarren, dass sie uns professionell als klinische Phänomene gegenübertreten (Watson u. Berntsen, 2015)? Schließlich ist die Frage, welche alternativen »Erzähllinien« sich finden lassen (White, 2010), um Handlungslandschaften (»Was ist passiert?«) darauf zu befragen, wie das Ereignis in die »Identitätslandschaft« eingebaut wird. So wird etwa bei der Suche nach positiven Ausnahmen vom Problem gefragt: »Was könnte das über Sie als Person aussagen?« In der Folge kann nach Geschichten gesucht werden, die in eine ähnliche oder eine andere Richtung gehen: »Können Sie mir dazu noch mehr erzählen, zu diesem …? Gibt es vielleicht eine Geschichte aus Ihrem Leben, die mir helfen würde das noch besser zu verstehen, was damit für Sie verbunden ist?« (Zwack u. von Schlippe, 2021, S. 326).

Die Rolle des Therapeuten ist dabei, mit »grenzenloser Neugier« und aus einer Position des »Nichtwissens« (Anderson u. Goolishian, 1992a, 1992b) die Bedeutungsrahmen der Klientin kennenzulernen, sie zu verstehen und so für eigene und gemeinsame Erzähltraditionen zu sensibilisieren.

Als bedeutendster Vertreter der narrativen Tradition systemischer Therapie[10] gilt der leider früh verstorbene Michael White (1948–2008). Zusammen mit seinem Co-Autor David Epston entwickelte er ein Konzept therapeutischer Konversation, das den Ratsuchenden systematisch mit seinen Ressourcen und Möglichkeiten, die eigenen Geschicke zu gestalten, verknüpft (White u. Epston, 1992; White, 2010; Denborough, 2017; Epston, 2022). Das beginnt bereits bei der Beraterin selbst,

10 Einen ausführlichen Überblick über den gegenwärtigen Stand narrativer Praxis legten 2022 Peter Jakob, Maria Borcsca, Jan Olthof und Arist von Schlippe vor (Jakob et al., 2022).

indem sie sich nicht von Beschreibungen wie »hoffnungsloser Fall«, »Motivationsmangel«, »Unfähigkeit zur Reflexion« usw. beeinträchtigen lässt (Michael White schlug einmal vor, man solle Klientenakten eher wiegen, als sie zu lesen). Stattdessen kann man die Geschichte »externalisieren« und fragen: »Welchen Geschichten erlaubst du, dein Leben zu regieren? Willst du, dass diese Geschichten dein Leben regieren?« Anschließend wird danach gesucht, diese Geschichtensysteme zu dekonstruieren, indem man *alternatives Wissen* findet, zum Beispiel durch die Suche nach Ausnahmen: »Wann hast du dich zum letzten Mal erfolgreich geweigert, der Geschichte zu glauben, dass du immer der Verlierer bist? Wie hast du das gemacht, diese Geschichte zurückzuweisen? Was war die Einladung und wie hast du Nein dazu gesagt? Und wer von all den Menschen, die dich als Kind gekannt haben, würde am wenigsten erstaunt sein zu hören, dass du das geschafft hast?« (ausführlich Kapitel 15.5).

So kann es zu einem Prozess einer neuen Aneignung (»Re-Authoring«) der eigenen Lebensgeschichte kommen. Denn jeder Mensch baut sich seine eigene Geschichte durch eine besondere Erzähltradition auf, die das Erlebte als »die Regel« oder »typisch« beschreibt. Andere Erfahrungen, die es sicher auch gegeben hat, werden dann als Ausnahmen beschrieben, ignoriert oder als nicht bedeutsam gewertet. Mit der Erarbeitung »neuer Erzähllinien« kommt es zu einem Prozess, der in der narrativen Therapie als »das Heimische exotisieren« bezeichnet wird (White, 1992, in Anlehnung an Bourdieu): Die vertraute Art, die Wirklichkeit zu sehen, wird unvertraut gemacht, indem gerade nach den Momenten gesucht wird, wo eben nicht alles wie erwartet abgelaufen ist, und geschaut wird, ob diese zum Ausgangspunkt einer Umerzählung werden können.

> Ein 45-jähriger Mann, der als Ausländer seit mehreren Jahrzehnten in Deutschland lebt, erzählt seine Geschichte so, dass er »zweimal ins Exil gegangen« sei, »exiliert von Geburt an«: Seine Erzählung legt den Akzent auf den Wunsch der Mutter, ihn abzutreiben, da sie ihn, das zweite Kind, nicht hatte haben wollen. Sie hätte sogar ihrem Mann mit Suizid gedroht, wenn er dem nicht zustimme. Der habe jedoch, gemeinsam mit dem Arzt, die Mutter dazu gebracht, ihn auszutragen. Ein Defizitnarrativ bestimmt die Interpretation des Lebens: »exiliert von Geburt an«. Auf welchen anderen »Plot« (erzählerische Grundstruktur) könnte diese Geschichte aufgebaut werden? Sie kann nicht ungeschehen gemacht werden, jedoch gibt es die Möglichkeit, auf andere, bislang verborgene Bestandteile der Geschichte zurückzugreifen. Im Gespräch wird daher der Akzent leicht verschoben, es wird auf die in der Geschichte enthaltenen Implikationen geachtet: Hatte die Mutter sich umgebracht? Nein, natürlich nicht, sonst wäre er ja nicht am Leben. Hatte sie ihn abgetrieben? Natürlich auch nicht! Wie würde sich das eigene Leben anders »anfühlen«, wenn es aufgebaut würde auf der Entscheidung

der Mutter, sich nicht umzubringen, weiterzuleben und ihr Baby zu bekommen? Es würde sich sehr anders anfühlen! In welcher bislang verdeckten »Erzählung« könnte noch Kraft liegen? Wie erklärt er sich, dass er angesichts dieser ungünstigen Umstände überlebt hat? Er beschreibt den unbändigen Lebenswillen, den er als Kind hatte. Da ist also trotz ungünstiger Ausgangsbedingungen ein Baby am Leben geblieben, bereits 45 Jahre lang – und das zeigt den besonderen Lebenswillen dieses Menschen. Und wieder kann gefragt werden, wie sich das Leben anders anfühlen würde, wenn es auf diesen neuen »Plot« aufgebaut würde. So entsteht die Chance für die Entwicklung einer neuen Erzähltradition, eine, die eher die Kraft und die Entscheidung für das Leben zum Ausgangspunkt nimmt, eine Chance zur vorsichtigen Veränderung scheinbar fest gefügter innerer Bilder.

## 3.4 Kooperation statt Intervention: Reflektierendes Team und reflektierende Positionen

Ein weiterer bedeutsamer Vertreter der »Kybernetik zweiter Ordnung« war der norwegische Therapeut Tom Andersen (1936–2007). Er war unzufrieden mit dem Setting, welches das Zweikammermodell der »klassischen« systemischen Therapie vorgab. Die exklusive Diskussion des Teams hinter dem Einwegspiegel erlebte er zunehmend als erniedrigend für die Familie und nicht als Kontext, der Kooperation nahelegte. Andersen begann, den Familien zu ermöglichen, der Diskussion des Teams zuzuhören. Die Mikrofone wurden umgestellt, sodass die Familie die Gespräche des Teams im Nebenraum verfolgen konnte, bzw. das Team beriet sich im gleichen Raum vor der Familie. Sie fanden heraus, dass dies allein bereits große Effekte hatte, und zwar Effekte, die Schlussinterventionen oder paradoxe Kommentare zu erübrigen schienen.

Das *reflektierende Team* (RT) stellte insofern eine »systemische Revolution« dar, als es eine Reihe lieb gewonnener Arbeitsformen hinterfragte, wie den Einwegspiegel (und die Möglichkeit, sich dahinter zu verstecken) oder Verschreibungen und Schlussinterventionen mit dem damit einhergehenden Nimbus von therapeutischer Allmacht (Andersen, 1990). Sollte ein Vorgehen, dessen Ziel ein *emanzipatorisches* ist, nämlich Menschen zu befähigen, ihre Angelegenheiten selbst in die Hand zu nehmen, und das darüber hinaus sogar von der Unmöglichkeit zielgerichteter Beeinflussung ausgeht, nicht auch in seiner Struktur emanzipatorisch sein? Sollten sich Inhalt und Form nicht konsequent entsprechen (Hargens u. von Schlippe, 1998)? Das RT-Modell sieht Therapie eher als einen Kontext von Kooperation an denn als einen Kontext von Macht. Konsequenterweise wird ein Weg gesucht, wie Therapeutinnen, Team und Familie möglichst eng zusammenarbeiten können, um Lösungen für die aktuellen Probleme zu finden. Ein interessanter Effekt ergibt sich aus dem Konzept auch auf die Fachleute selbst: Vor der Familie sind sie in ganz anderer Weise gezwungen, sorgsam mit ihrer Sprache umzugehen, Ausdrücke zu vermeiden, die einen »beschuldigenden Fachdiskurs« implizieren (Hoffman, 1996, S. 72) wie »projizieren«, »überengagierte Mutter«, »Verstrickung« usw. Sie müssen eine der Familie und der Situation angemessenere Sprachform finden. Da es hier weniger darauf ankommt, dass es jeweils ein Expertenteam sein muss, das zuschaut, sondern dass es darum geht, jeweils unterschiedliche Perspektiven einzunehmen, aus denen heraus die in der Sitzung besprochenen Themen reflektiert werden, kann man auch mit »Reflektierenden Positionen« arbeiten. Die Ratsuchenden können selbst in die Beobachterposition eingeladen werden und die eigenen Probleme aus einer anderen Perspektive, sozusagen »aus der Balkonperspektive« anzuschauen. Dieses Angebot braucht eine gewisse Prozesssteuerung, kann dann aber sehr entlastend und bereichernd sein (siehe z. B. Drews, Born u. von Schlippe, 2021). Die Varianten des Vorgehens sind im Kapitel 19.1–19.3 ausführlich dargestellt.

# 4 Neuere Entwicklungen

Ab etwa 1990 hat sich das systemische Feld konsolidiert. Die Grundsatzdebatten der Gründerzeit scheinen zur Ruhe gekommen zu sein. Neue Entwicklungslinien gehen thematisch in sehr unterschiedliche Richtungen und können schwer unter einem gemeinsamen Titel subsumiert werden. Wir stellen einige von ihnen im Folgenden vor.

## 4.1 Eigene und fremde Gefühle verstehen: Bindung, Emotion, Mentalisieren

Die frühe systemische Therapie hatte sich auf beobachtbare Interaktionssequenzen konzentriert, die Entwicklungen der 1980er und frühen 1990er Jahre konzentrierten sich auf die Sprache und die Geschichten, über die sinnbasierte Systeme Wirklichkeit erzeugen. Deutlich später und insgesamt auch weniger prominent wurden Gefühle und deren bindungsgeschichtliche Hintergründe akzentuiert (auch wenn es Vordenkerinnen wie Virginia Satir gab, die Gefühle explizit zentral in ihre Arbeit integrierten). Etwa ab der zweiten Hälfte der 1990er Jahre kann man von einer »emotionalen Wende« in der systemischen Therapie sprechen. Diese wurde durch die Auseinandersetzung mit in der Psychotherapiewelt diskutierten Forschungsrichtungen wesentlich mitgeprägt[11]:

- Aufbauend auf Erkenntnissen der Forschung zu Gefühlen und insbesondere in der *Säuglingsforschung* wurde die Bedeutung minimaler *mimischer Signale* für die Gestaltung der Beziehung und die Rolle *affektiver Kommunikation* für den Prozess des gemeinsamen Erzeugens einer kooperativen Beratungssituation

11 Die Praxis von vier systemischen Ansätzen, die sich explizit als emotions-, mentalisierungs- und bindungsorientiert beschreiben, wird in Kapitel 17 vorgestellt.

stärker betont (Ciompi, 1997, 1982; Welter-Enderlin, 1998; Welter-Enderlin u. Hildenbrand, 1998; allgemeiner für die Psychotherapie: Streeck, 2004).

- Seit geraumer Zeit hat der Begriff *Mentalisieren* hier eine besondere Bedeutung gewonnen (Kapitel 17.2). Er beschreibt die Fähigkeit, sich in die Lage des anderen einzufühlen und zugleich die eigene innere Welt von der anderer Menschen zu unterscheiden (Weinblatt, 2018) – dies spielt für das in einer Familie aufwachsende Kind eine große Rolle, denn das Verständnis für den mentalen Zustand des jeweiligen Gegenübers ist eine Grundbedingung für Beziehung und Kontakt. Therapeutische Ansätze zielen daher nicht in erster Linie auf Lösungen ab als vielmehr darauf, der Familie zu helfen, einfühlsam miteinander im Kontakt zu sein und innerfamiliäre Blockaden zu beheben (Bateman u. Fonagy, 2015; Asen u. Fonagy, 2023; ausführlicher dazu in Kapitel 17.2).
- Zentral ist in diesem Zusammenhang auch die *Bindungstheorie* zu nennen, die von John Bowlby begründet (Bowlby, 2021, engl. Original 1988) und von Mary Ainsworth forschungsmethodisch weiterentwickelt wurde (siehe Kasten »Bindungstheorie«). Aus ihr kommen zahlreiche Impulse für die systemische Therapie (von Sydow, 2008; Trost, 2018). Gerade in Videoanalysen früher Kind-Eltern-Interaktionen zeigt sich die Bedeutung affektiver Momente in der Beziehungsgestaltung (vgl. z. B. Hawellek u. von Schlippe, 2005; Fivaz-Depeursinge, 2009; Bünder, Sirringhaus-Bünder u. Helfer, 2009; Borke u. Eickhorst, 2008, Eickhorst, 2019) und auch in der Arbeit mit Paaren liefert sie gut umsetzbare Hypothesen über das Zusammenspiel der Partner, die ihre verschiedenen Stile als »Mitgift« in die Paarbeziehung einbringen (Loos-Hilgert u. Wedekind, 2011; Brisch, 2019; siehe auch Kapitel 17.1).

**Bindungstheorie**

Die Bindungstheorie geht von einem biologisch verankerten Bedürfnis aller Säugetiere aus, in Gefahrensituationen Schutz bei einer oder mehreren Elternfiguren zu suchen. Das Erregungsniveau soll in einem komfortablen Mittelbereich gehalten werden – nicht zu aufregend, nicht zu langweilig. Je verlässlicher sie zu den Eltern zurückzukehren und sich von ihnen trösten, streicheln und unterstützen lassen können, umso zuversichtlicher können sie sich dann wieder von diesen Elternfiguren trennen, um die Welt jenseits von ihnen zu erkunden. Das frühe Bindungserleben prägt ein »inneres Arbeitsmodell« von sich und anderen: Wie verlässlich, Sicherheit gebend und wertvoll sind andere, bin ich selbst? Diese inneren Arbeitsmodelle scheinen recht stabil zu werden und die Beziehungsstile als Erwachsener auch in intimen Beziehungen zu prägen. In der Bindungstheorie werden je nach Ausgang dieser Bindungserfahrungen verschiedene Bindungsstile beschrieben (z. B. Grossmann u. Grossmann, 2003, 2008).

- *Sichere Bindung:* Vertrauen in die Verlässlichkeit anderer, die Fähigkeit, Abwesenheit von den Bindungspersonen zu tolerieren und den gesamten Bereich zwischen liebevoller Nähe und spielerischer Exploration selbstbewusst zu nutzen.
- *Unsicher-vermeidende Bindung:* Die Bindungsperson wird vermieden, offene Kommunikation fehlt, Trennungsleid wird – als Zeichen einer unangemessenen Selbstgenügsamkeit trotz hoher emotionaler Belastung – kaum ausgedrückt.
- *Unsicher-ambivalente Bindung:* Kinder zeigen ein ausgeprägtes, widersprüchliches und übertrieben wirkendes Bindungsverhalten, reagieren hoch sensitiv schon auf kleine Verunsicherungen und lassen eine erhöhte Angst erkennen, die Bindungsperson zu verlieren.
- *Desorganisation der Bindungsstrategien:* Dieses Verhalten kann bei allen drei genannten Stilen vorkommen, es ist kein viertes Bindungsmuster, sondern offenbar ein Zusammenbruch der Koordination von Aufmerksamkeits- und Verhaltensstrategien bei Belastung, in der die Orientierung an der Bindungsperson vorübergehend ganz verloren geht.

Man sollte sich bei der Betrachtung dieser »Stile« der Gefahr bewusst sein, sie zu abstrahieren und wie Persönlichkeitsmerkmale zu behandeln. Sie stellen mögliche Konstellationen von Beziehungen dar, die von Menschen in der Beziehung zu jeweils anderen Menschen sehr unterschiedlich gestaltet werden können. Für die systemische Praxis bedeutsam ist vor allem der Blick auf die affektive Beziehungsgestaltung und das Beziehungsangebot in der jeweiligen Beratungssituation.

- Die *psychologische und neurobiologische Traumaforschung* zeigte die Rolle heftiger emotionaler negativer Erfahrungen auf, die in der Art, wie sie affektiv gespeichert sind und neurophysiologisch prozessiert werden, für viele der systemischen Interventionen (wie zirkuläre Fragen, Schlussinterventionen usw.) allein nicht zugänglich sind (Oestereich, 2005; Hofmann, 2006; Hanswille, 2009; Hanswille u. Kissenbeck, 2022; Korittko u. Pleyer, 2010; Trost, 2018; Nijenhuis, 2016).
- Die *neurobiologische Forschung* brachte neue Ergebnisse unter anderem über Spiegelneuronen, die unsere Empathiefähigkeit unterstützen, und über Hormone (Oxytocin), die das Bindungsverhalten steuern (z. B. Bauer, 2005).

Charakteristisch für die »emotionalen« Konzepte in der systemischen Therapie ist zunächst das bewusste Gestalten eines »sicheren Rahmens« als Basis der Kooperation, ohne den therapeutischem oder beraterischem Arbeiten die Grundlage fehlt. Dieser

Rahmen wird nicht nur durch »Konversation« erzeugt, sondern auch und besonders durch eine freundlich-liebevolle Beziehungsgestaltung (Levold, 2003c; vgl. Kapitel 13.2), eine durch »Echtheit und Selbstkongruenz« der Beraterin getragene, gut abgestimmte Verbindung. Die Vermittlung von Hoffnung und Optimismus ist wichtiger Teil dieses Rahmens. Emotionen werden bewusst und explizit im Hier und Jetzt in der Therapiesitzung angesprochen. Die Therapeutin interessiert sich für Unterschiede der Emotionsregulierung zwischen den Partnern oder Familienmitgliedern: »Wenn Ihr Partner im Streit sich zurückzieht – ziehen Sie sich dann auch zurück oder bleiben Sie im Kontakt? Und werden Sie dann eher ruhig, wie er, oder regen Sie sich umso heftiger auf?« Sie interessiert sich auch für die »Bindungsbiografien« von Partnern in ihren Herkunftsfamilien: »Wie reagierten Ihre Eltern auf Ihre Kontaktwünsche, als Sie klein waren?« Und sie versucht, Partnern und Partnerinnen sowie Familienmitgliedern zu helfen, die eigene Emotionalität klarer zu verstehen und den anderen vermitteln zu können und so die der anderen besser zu verstehen.

Ferner betonen diese Ansätze noch stärker als andere die Wichtigkeit, sich in der therapeutischen Situation erst einmal »sicher verbunden« zu fühlen, bevor Klienten sich einlassen und die Therapie für sich nutzbar machen können. Das bedeutet unter anderem für die Therapeutin, sich zuversichtlich zu zeigen und zugleich das Leid und die Problemsichten ihrer Patientinnen ernst zu nehmen. Auf einer Mikroebene der Beziehungsgestaltung geht es darum, sich des eigenen Affektausdrucks bewusst zu sein und ihn mit der Patientin abzustimmen, zu synchronisieren und gegebenenfalls zurückzunehmen oder zu intensivieren (Levold, 1997; Welter-Enderlin u. Hildenbrand, 1998).

## 4.2 Ökosystemische Therapien: Aufsuchend, multisystemisch und gemeinwesenorientiert

In den 1980er Jahren wurden erste Konzepte der systemischen Einzeltherapie entwickelt (Kapitel 20.6), etwa zeitgleich kam es zu einer Renaissance der Arbeit mit größeren Systemen und zu einer Arbeit im natürlichen Umfeld der Klientenfamilien (die konkrete Praxis wird in Kapitel 21 beschrieben), also:

- mit Familien und ihren professionellen Helfern in Helferkonferenzen;
- mit Familie-Schule-Peergruppen und Nachbarschaften in den multisystemischen (multidimensionalen, kurzzeit-ökosystemischen) Therapien;
- in Wohnung und Nachbarschaft von Familien in der aufsuchenden Familientherapie und sozialpädagogischen Familienhilfe;

- mit mehreren Familien in einer Familiengruppe (Multifamilientherapie);
- mit den Klientenfamilien als Mitplanern der ihnen angebotenen Dienstleistungen in der »kollaborativen Programmplanung«;
- mit größerer Nachbarschaft in der Netzwerktherapie;
- zur Verknüpfung von Familientherapie und Gemeinwesenarbeit.

Viele dieser Arbeitsweisen hatte es im Gefolge von Studenten- und Bürgerrechtsbewegungen schon in den frühen Zeiten der Familientherapie ab den 1960er Jahren gegeben. Viele der frühen deutschen Familientherapeuten kannten diese oder ähnliche Ansätze und experimentierten damit (Richter et al., 1976).

Da gab es …

- Walter Laqueurs frühe Arbeiten zur Multifamilientherapie (Laqueur, LaBurt u. Morong, 1964);
- das »Denver State Hospital Project« (Pittman, DeYoung, Flomenhaft, Kaplan u. Langsley, 1966), wo jeder zweite in einem psychiatrischen Landeskrankenhaus zur Aufnahme anstehende Patient stattdessen mit einer »Home Family Crisis Intervention« behandelt wurde;
- einen ambulanten Gesundheitsdienst in New Yorks Lower East Side, in dem unter anderem Edgar Auerswald, Lynn Hoffman und Richard Rabkin das psychotische Verhalten puerto-ricanischer Einwandererfrauen als nachvollziehbares Herbeihalluzinieren der verloren gegangenen häuslichen Dorfgemeinschaften aufklärten und in dem die Therapie folgerichtig im Installieren von Telefonen und dem Austeilen eines puerto-ricanischen Telefonverzeichnisses für New York bestand;
- und schließlich, mit indianischen Ritualelementen durchsetzt, die »Network Therapies« (Speck u. Attneave, 1973), bei denen bis zu achtzig besorgte Mitmenschen in großen Versammlungen einen bedrohten Menschen umringten, um diesem mit Mitgefühl, gutem Zureden und zuweilen auch etwas Geld und viel praktischer Hilfe wieder auf die Beine zu helfen.

Etwa ab der Jahrtausendwende scheinen »ökosystemische« Ansätze, die Einzelne nicht nur im Kontext ihrer Familie, sondern auch ihrer Gemeinwesen unterstützen, wieder an Aufmerksamkeit gewonnen zu haben. Diese Ansätze waren nie ganz verschwunden, aber nun fanden sie neue Beachtung und Verbreitung, wurden konzeptionell feiner ausgearbeitet und in Weiterbildungen systematischer vermittelt. Dies hat vermutlich mit gesellschafts- und sozialpolitischen Veränderungsprozessen seit der konservativ-neoliberalen Wende in vielen Industrieländern nach 1980 zu tun. Familienhaushalte wurden durch beruflich erzwungene Mobilität, erhöhte Scheidungsraten und sinkende Geburtenzahlen kleiner. Die

Kleinfamilie aus alleinerziehender, berufstätiger Mutter und Einzelkind wurde zum Prototyp. Eine zunehmend ungleiche Verteilung gesellschaftlichen Reichtums ließ die klassische stabile Mittelschicht zahlenmäßig abnehmen und in Teilen verarmen. Beides zusammen ließ Ressourcen wie Geld, materielle Sicherheit, Zeit, stabile Bindungen, Großeltern und Verwandte in der Nähe knapper werden, die bis dahin von Familientherapeuten oft nur als Randaspekte der »eigentlich wichtigen« Beziehungsprobleme gesehen worden waren. Nun entstand der Eindruck, dass Familien nicht mehr hinreichend groß sein könnten, um ihre Probleme nur mithilfe von Beraterinnen zu lösen. Hinzu kam, dass durch weiter fortschreitende Spezialisierung professioneller Dienstleistungen deren bessere Koordination zu einer immer dringlicheren Aufgabe wurde – »Schnittstellenmanagement« wurde nicht nur in Organisationen, sondern auch zwischen Familien und Organisationen immer erforderlicher. All dies hat die »Vergrößerung der Systemoptik« in Theorie und Praxis der systemischen Therapie und Beratung nötig gemacht und vorangebracht, vorrangig in der Sozialen Arbeit, Jugendhilfe und Rehabilitation.

## 4.3 Gandhi trifft Bateson: Gewaltloser Widerstand und Elterncoaching

Der Begriff »systemisches Elterncoaching« verbindet sich gegenwärtig mit im Wesentlichen zwei Konzepten, die die systemische Therapie heraus- und zum Überdenken der eigenen Prämissen auffordern (Tsirigotis, von Schlippe u. Schweitzer-Rothers, 2006; Rohr, Omer, Aarts u. Furman, 2023).

- Das eine ist die systemische Entwicklungsberatung, zum Beispiel die »Babysprechstunde« (Borke u. Eickhorst, 2008; siehe auch Ziegenhain, Fries, Bütow u. Derksen, 2004; Cierpka, 2009, 2012) und die Marte-Meo-Methode (Bünder et al., 2009; Hawellek u. von Schlippe, 2005; Hawellek, 1995, 2011): Eltern werden darin unterstützt, ihren Kindern eine »Landkarte« eigener und fremder Gefühle zu vermitteln, indem zum Beispiel diese in verschiedenen Situationen expliziert werden. Da diese Form der Beratungsarbeit im »Lehrbuch II« ausgiebig vorgestellt ist (Schweitzer u. von Schlippe, 2006, S. 251 ff.), wird dieses Vorgehen hier nicht weiter ausgeführt.
- Zum Anfang des Jahrtausends stellte der israelische Psychologe Haim Omer das Konzept der »elterlichen Präsenz und des gewaltlosen Widerstands« vor, das in den Folgejahren gemeinsam mit Arist von Schlippe und anderen in Deutschland weiterentwickelt wurde (Omer u. von Schlippe, 2010; Ollefs,

2017; Omer u. Schlippe, 2023). Es zielt darauf ab, Eltern zu helfen, aus innerfamiliären Eskalationszirkeln auszusteigen, ohne zugleich aus der Beziehung zu gehen. Eltern werden darin unterstützt, »präsent« zu bleiben, statt entweder resignativ mit den Worten: »Du machst ja doch, was du willst!« die elterliche Position aufzugeben oder sich in eskalativen Teufelskreisen zu verfangen (»Du räumst das sofort auf, oder …!«). Ausführlich ist die Form des Elterncoachings in Kapitel 20.5 beschrieben. In jüngerer Zeit hat sich der Begriff »Neue Autorität« dafür etabliert, der Ansatz hat sich unter diesem Begriff zahlreiche neue Felder erschlossen wie Pädagogik (Omer u. Haller, 2019), Organisationsberatung (Baumann-Habersack, 2021) und andere (für einen breiten Überblick siehe Körner, Lemme, Ofner, von der Recke, Seefeldt, Thelen, 2019).

Obwohl beide Ansätze, die Entwicklungsberatung nach Maria Aarts und das Konzept von Haim Omer, sehr unterschiedlich sind, gibt es doch ein Muster, das sie verbindet: Beide Ansätze richten sich an Eltern, die sich als hilflos erleben. Zugleich nehmen sie die konkrete Arbeit an familiärer Beziehung, Beziehungsaufnahme und Beziehungsfähigkeit in den Blick – und das in einer Zeit, in der in der Beratung wieder Prinzipien von Konsequenz und die Orientierung an Belohnung und Bestrafung Konjunktur haben. Sie sind in ihrer Kritik an diesen Konzepten kompatibel zu Konzepten der systemischen Therapie und Beratung.

Die Herausforderung besteht darin, dass das Elterncoaching eine handlungsorientiertere und entschiedenere Position vertritt als die systemische Therapie: Da, wo im systemischen Vorgehen die Selbstreflexion und Selbstreferenz in den Vordergrund gestellt wird, werden im Coaching mit den Eltern konkrete Handlungsleitlinien erarbeitet. Denn Coaching ist per definitionem eine begrenzte, partnerschaftliche und anliegenorientierte Begleitung und Unterstützung in der Verbindung von Berufsrolle und Person. Es ist dabei zielorientiert und situativ ausgerichtet, der oder die zu Coachende ist für Lernen und Entscheidungen verantwortlich, im Kontrakt wird ein klar umgrenzter Bereich benannt. Entsprechend wird mit den Eltern daran gearbeitet, wie sie ihren »Job« als Eltern gut machen können. Die Eltern werden zu Experten für ihre Familie und deren »Management«. Im systemischen Elterncoaching geht es dabei nicht darum zu vermitteln, wie man die Kinder schnell und effektiv steuern kann, etwa durch Belohnen oder sinnvolle Formen von Bestrafung. Vielmehr lernen Eltern, ihren Platz einzunehmen und sich wieder als Eltern in ihrer Familie zu bewegen (Tsirigotis et al., 2006). Die Praxis des Elterncoachings wird in Kapitel 20.5 detailliert dargestellt.

## 4.4 Zwischen Erlösungshoffnung und Handwerk: Aufstellungsarbeit

Über eine lange Zeitspanne hin war in der systemischen Therapie die Diskussion um das »Familienaufstellen« heftig geführt worden. Diese ursprünglich von Bert Hellinger (1925–2019) entwickelte Methode (z. B. Hellinger, 1994) ist der Skulpturarbeit und dem Psychodrama verwandt: Eine Person stellt im Rahmen einer Gruppe (also nicht mit ihren realen Verwandten) ihre Herkunftsfamilie auf. Dabei wird von wenigen Basisdaten ausgegangen, nur äußere Ereignisse sind wichtig, etwa ob jemand gestorben ist, verstoßen wurde, frühere Partner, Kinder, die nicht mehr als zur Familie gehörig betrachtet werden, oder Ähnliches. Der Protagonist stellt die Rollenspieler dann in ein Verhältnis zueinander, die einzige Aufgabe ist, ein »stimmiges Bild« im Raum aufzubauen. In der anschließenden Arbeit wird dann, aufbauend auf den Rückmeldungen der Repräsentanten, nach einem passenderen Bild gesucht, das eine »gute Ordnung« darstellen könnte, ein neues inneres Bild als Ressource für den Ratsuchenden. Die Therapeutin lässt sich dabei von den Rückmeldungen der Rollenspieler leiten (also ob eine Veränderung in der Konstellation als »besser« oder »schlechter« erlebt wird).

Die strittige Frage war lange, ob mit einer Aufstellung »verborgene Wahrheiten« ans Licht geholt werden oder ob es sich um ein kreatives und interessantes Konzept zur Entwicklung von Hypothesen und Lösungsstrategien handelt. Es besteht heute ein weitgehender Konsens, dass diese Methode, wenn sie »entmystifiziert« wird, wenn also die Idee, etwas »Geheimes aufdecken« zu können, fallengelassen wird, das Spektrum der Möglichkeiten des Verstehens und des Suchens nach Lösungen und guten inneren Bildern erweitert. Insbesondere die Arbeiten von Insa Sparrer und Matthias Varga von Kibéd haben dazu beigetragen, die Bandbreite möglicher Aufstellungsformen zu erweitern (zu Details siehe Kapitel 16.3 und 16.4). Heute wird Aufstellungsarbeit in der systemischen Praxis daher eher entspannt gesehen. Eine Reihe der Heuristiken, die von Bert Hellinger vorgeschlagen worden waren, bleiben durchaus diskutierenswert, sofern man sie nicht apodiktisch versteht. Es sind Prinzipien, die heute als Erfahrungswerte und »nicht länger als universelle Gesetzmäßigkeiten verstanden« werden (Hunger-Schoppe, 2021, S. 123). Im Wesentlichen geht es um drei Prinzipien der Verstrickung, die in Familien bzw. allgemeiner in sozialen Systemen bedeutsam sind: das Prinzip der Zugehörigkeit, der Reihenfolge (»die sogenannte »Ursprungsordnung«), das Prinzip des Ausgleichs von Geben und Nehmen. Dazu kommt das Konzept der »unterbrochenen Hinbewegung«, das eher auf sehr frühe Erfahrungen gerichtet ist. Als grundlegende therapeutische Agenda gilt generell die »Suche nach der Kraft«.

## Prinzipien systemischer Verstrickung

*a) Zugehörigkeit*

Zugehörigkeit zum System, »the need to belong« (Baumeister u. Leary, 1995) ist für jeden Menschen unabdingbar. Wenn eine Person aus einem System ausgeschlossen wird, aus welchem Grund auch immer, wird dies meist als starke Verletzung empfunden. Die Beachtung dieser Dynamik, die sich ja auch in anderen Ansätzen findet (etwa bei Stierlin oder Satir), wird ergänzt durch einen weiteren, wesentlichen Aspekt: die *Identifikation.* Wenn eine Figur im System ausgeklammert wurde, kann es dazu kommen, dass ein Späterer im System sich unbewusst mit dem nicht Gewürdigten identifiziert und ihn oder sie nachahmt, oft verschlüsselt in Symptomatik. Diese Dynamik entsteht aus Liebe und aus Bindung des Kindes an sein System (Schicksalsbindung), und doch ist das Opfer umsonst, da es einen Lösungsversuch an der falschen Stelle bedeutet. Denn selbst aus Liebe bleibt es eine Anmaßung zu versuchen, etwas *für* einen anderen zu lösen. Als heilend wird es hier erlebt, den Ausgeschlossenen anzuschauen, zu würdigen und ihm »einen Platz im Herzen« zu geben. Eine ähnliche Lösung gibt es für die Dynamik der *Nachfolge,* bei der man (mehr oder weniger bewusst) versucht, einem Menschen, der früh oder dramatisch starb, nachzufolgen (etwa durch Suizid). Der Ausgleich von Geben und Nehmen ist aus der Balance geraten, das Leben anzunehmen und zu bejahen, wird als schuldhaft erlebt.

*b) Ursprungsordnung*

Ein Systemmitglied, das zu einem früheren Zeitpunkt Mitglied des Systems wurde, hat einen höheren »Rang« als eines, das *später* gekommen ist. So haben Eltern Vorrang vor den Kindern, Erstgeborene vor den später Geborenen und so weiter. Sofern die Ursprungsordnung respektiert wird, gelingen Beziehungen, wird sie verdreht, kann es zu Störungen kommen. Diese Dynamik wird nicht nur in Familien als wirksam angesehen. Auch bei Störungen in Organisationen kann es eine mögliche Frage sein, inwiefern später gekommene Personen den länger im System Lebenden Achtung und Respekt verweigern.

Eine Person im System kann die Idee entwickeln,

- das Recht oder die Pflicht zu haben, die elterliche Beziehung in Ordnung zu bringen;
- einen Elternteil zu verachten aus Treue zu dem anderen;
- das Recht zu haben, von Eltern Genugtuung zu verlangen, Rache üben zu dürfen, zu entwerten, auszuschließen;
- ein älteres Geschwister zu »überholen«, um ihm überlegen zu sein.

In all diesen Fällen handelt eine Person der Ursprungsordnung zuwider. Wenn es im therapeutischen Kontext möglich wird, den Eltern oder Großeltern respektvoll gegenüberzutreten (meist durch ein Ritual, das Sätze beinhaltet wie: »Ich danke euch für das, was ich von euch bekommen habe, es reicht, den Rest mache ich selbst«), kann sich innerer Frieden einstellen. Aus dieser Perspektive zeigt sich auch die Idee, dass es in der Therapie darum gehe, den Eltern zu verzeihen, als eine Form der Anmaßung. Eine Haltung von *Demut* kann dann lösend wirken. Die Haltung von Respekt und Demut kann auch bedeuten, da, wo Eltern Schuld auf sich geladen haben, diese bei ihnen zu belassen und aus der »Richterrolle« herauszutreten.

*c) Ausgleich von Geben und Nehmen*

Das Schlüsselwort für die Suche nach Lösungsdynamiken ist der *Ausgleich.* Schuld und Unschuld in Systemen hängen eng damit zusammen. Das Thema des »Gebens und Nehmens« ist in Sozialsystemen, insbesondere in Familien sehr prägnant (Boszormenyi-Nagy u. Spark, 1981; Stierlin, 2005). Der Geber im System ist dabei in einer scheinbar vorteilhafteren Position, denn seine Position ist die Unschuld. Wer nimmt, macht sich schuldig, daher versuchen Menschen manchmal, dieser Dynamik auszuweichen und »unschuldig« durchs Leben zu gehen. Sie vermeiden auf diese Weise, am sozialen Austausch teilzuhaben. Doch dies ist eine Illusion. Die Weigerung, zu nehmen, versteckt sich hinter vielen Begründungen: Es sei zu wenig gewesen, nicht das Richtige oder Ähnliches. Da, wo es möglich wird, zu *nehmen* (vor allem von den Eltern), erfahren die Betreffenden oft eine Zufuhr an Energie und Kraft. Ähnlich verhält es sich mit der Idee, es könne möglich sein, als nur Gebender durchs Leben zu gehen (Helfer-Ideal). Auch diese Vorstellung wird als beziehungsfeindlich beschrieben. Der Ausgleich im System, ein ständiges Geben und Nehmen, geht mit der Erkenntnis einher, dass es unmöglich ist, unschuldig durch das Leben zu gehen, und manchmal gibt es keine andere Möglichkeit, Ausgleich herzustellen, als zu danken.

## Das Konzept der unterbrochenen Hinbewegung

Die frühe Hinbewegung des Kindes zur Mutter bzw. zu den Eltern kann als ein natürlicher, körperlicher Vorgang angesehen werden. Wenn hier in der Entwicklung an früher Stelle durch eine Trennung oder ein Trauma dieser Prozess nicht gelingt, wird die Entwicklung einer Bindungsbeziehung unterbrochen. Das Kind zieht sich auf sich selbst zurück und blockiert seine Fähigkeit zu nehmen. Die therapeutische Arbeit zielt hier darauf ab, diese Bewegung im Rahmen einer Aufstellung wieder möglich zu machen und sie zu ihrem Ziel zu führen: der Erfahrung der Liebe und dem Gefühl des Danks. Meist sind diese Aufstellungen sparsam und zugleich intensiv, sie bestehen etwa im Austausch von Blicken zwischen der aufgestellten Mutter und dem Kind, manchmal durch wenige Worte ergänzt (»Liebe, liebe Mutter« – »Mein liebes Kind!«).

### Die Suche nach der Kraft

Von besonderem Interesse für systemisches Vorgehen dürfte die grundlegende Strategie der Aufstellungsarbeit sein, danach zu suchen, was einen Menschen aus der Position des Opfers und der Ohnmacht herausführt. Auch die viel kritisierte Aufforderung, sich den Eltern gegenüber respektvoll zuzuwenden, verfolgt letztlich das Ziel, eine autonome und kraftvolle Position zu ermöglichen: Das, was man ablehnt, muss man dauernd im Blick haben, das, was man liebevoll und freundlich anschauen kann, kann man loslassen.

### Kritik der Aufstellungsarbeit

Die Aufstellungsarbeit war, wie gesagt, hochgradig umstritten. Die Geschwindigkeit, mit der Ratsuchende mit dieser Methode oft sehr schnell an existenziell bedeutsame Punkte herangeführt werden, die oft sehr heftigen Emotionen, die dabei erlebt werden, und die Gefühle von Befreiung, die von den Betroffenen durch die kleinen Rituale (Verneigungen, Aussprechen formelhafter Sätze oder Ähnliches) hervorgerufen werden, erleben die Beteiligten vielfach als sehr beeindruckend. Verführerisch mag dabei sein, dass in der Aufstellungsarbeit (wie in der Skulpturarbeit auch, vgl. Kapitel 16.1) oft erstaunliche »Passungen« zu beobachten sind (»Ja, mein Onkel hat tatsächlich immer starke Magenschmerzen gehabt, genau wie der Stellvertreter!«) und dass die Aufstellungen mit heftigen Affekten und Gefühlsausbrüchen einhergehen können, die das Empfinden verstärken, dass es sich um »wahre Prozesse« handle, die dort stattfinden.

Dies ist jedoch eine Gefahr, denn die Ratsuchenden – und oft auch die jeweiligen Therapeutinnen – können zu der Überzeugung kommen, es sei mit dieser Arbeits-

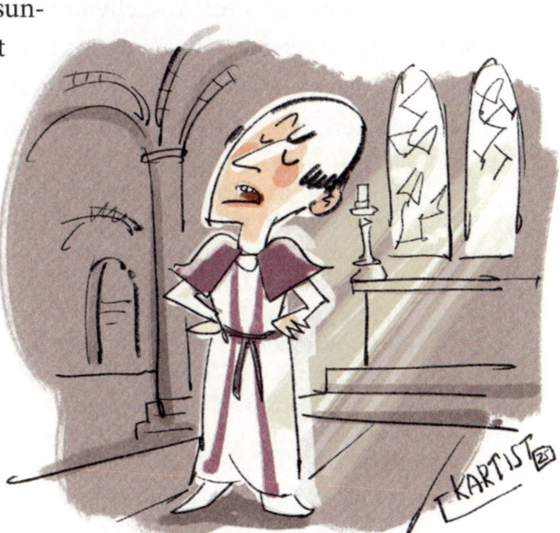


An Demut macht mir keiner was vor!

form möglich, »verborgene Wahrheiten« ans Licht zu bringen und »der« Lösung zuzuführen. Dieser »Nimbus«, der die Aufstellungsarbeit umgibt, hat den Ansatz enorm popularisiert und zugleich die Öffentlichkeit in glühende Befürworter und engagierte Gegner aufgespalten.

Die beschriebenen Differenzen im Verständnis der Aufstellungsarbeit erklären, dass sich aus der Arbeit auch Beschreibungen und therapeutische Verhaltensweisen ableiten lassen, die nicht mit systemischen Positionen vereinbar sind und gegen die wir uns klar abgrenzen. Wer glaubt, im Besitz »der Wahrheit« zu sein und sich an »wissende Felder« anzuschließen, verbreitet eine Weltanschauung, keine Theorie (Breitenbach u. Requardt, 1996, S. 49). Lösungen sind dann nicht mehr etwas, was gemeinsam erarbeitet wird. Aussagen wie: »Du bist verloren!«, »Es ist verspielt!« oder: »Krebs [...] ist die Sühne für die Verachtung der Eltern« (zit. nach Bayer u. Seel, 2000, S. 490) und Handlungen, wie den Protagonisten mit der Hand im Nacken in eine demütige Position zu zwingen, sind mehr als nur »patriarchale Gesten« (Krüll, 1995). Sie spiegeln eine Form der Konstruktion scheinbar »harter« Wirklichkeit wider, die ihrer eigenen Erzeugung gegenüber blind ist. Ein solches Vorgehen hat mit dem systemischen Ansatz absolut nichts zu tun. Da zugleich eine erste Publikation (Weber, 2023, Erstauflage 1993) Hellingers Arbeit explizit als »systemisch« bezeichnet hatte und eine große Zahl von Instituten die Aufstellungsarbeit aufgegriffen hat, gab es sowohl in der Innen- als auch der Außenwahrnehmung einige Verwirrung und teils heftige Kritik, die sich auf die systemische Therapie insgesamt erstreckte. Die beiden großen systemischen Fachverbände in Deutschland (www.dgsf.org, www.systemische-gesellschaft.de) haben sich daher in Grundsatzerklärungen klar und unmissverständlich gegen diese Art von Praxis gestellt. Zugleich haben sie sich dafür ausgesprochen, das Instrument der Familienaufstellung im Kontext eines systemisch-konstruktivistischen Vorgehens nicht generell abzulehnen.

Mittlerweile sind, ausgehend von diesen kritischen Gedanken und der grundlegenden Arbeit von Insa Sparrer und Matthias Varga von Kibéd und anderen, Formen der Aufstellungsarbeit entstanden, die sich von der kritisierten Praxis explizit abgrenzen, ohne die Methode als Ganze zu verwerfen.[12]

---

12 So gibt es inzwischen eine Reihe von Arbeiten, in denen die Methode der Aufstellung in therapeutisch-/pädagogischen Kontexten und in der Organisationsberatung als nutzbares Instrument entwickelt und weiterentwickelt wird (z. B. König, 2004; Sander, 2005; siehe auch Weber, Schmidt u. Simon, 2005; Beermann, 2020; 2025; Hunger, Bornhäuser, Weinhold u. Schweitzer, 2014; Kleve, 2014; Müller-Christ u. Pijetlovic, 2018; Weber u. Rosselet, 2016; Weinhold, Hunger, Bornhäuser u. Schweitzer, 2013; Weinhold, Bornhäuser, Hunger u. Schweitzer, 2014; Kleve, 2020a; Nazarkiewicz u. Kuschick, 2015). Insbesondere sind hier die Formen der Strukturaufstellungen zu nennen, wie sie von Insa Sparrer und Matthias Varga von Kibéd entwickelt wurden (Sparrer, 2001; 2006; Sparrer u. Varga von Kibéd, 2000; 2010; Varga von Kibéd u. Sparrer, 2023). Auf die Praxis der Aufstellungsarbeit wird im Methodenteil dieses Buches in Kapitel 16.3 und 16.4 noch einmal eingegangen.

## 4.5 Internationale Etablierung und die wissenschaftliche und sozialrechtliche Anerkennung der systemischen Therapie

Geht man von den Jahren nach dem Zweiten Weltkrieg als »Geburtsjahren« der systemischen Therapie und Beratung aus, dann geht diese in Mitte der 2020er Jahre schon »auf die Achtzig zu«. In einem solchen Zeitraum kann eine soziale Erfindung entweder Fuß fassen, sich etablieren und institutionalisieren – oder aber sie verschwindet wieder. Die systemische Therapie hat sich in zahlreichen Ländern dieser Welt inzwischen etabliert – unseres Wissens in ganz West- und Osteuropa sowie in Nordamerika und zumindest in Israel, Mexiko, Brasilien, Argentinien, Südafrika, China, Südkorea, Singapur. Systemische Therapeutinnen und Therapeuten haben nationale und übernationale Verbände gegründet, in denen sich Einzelpersonen, Weiterbildungsinstitute und nationale Verbände zusammenschließen, um sich fachlich auszutauschen oder ihre Interessen in Gesetzgebung oder Selbstverwaltungsorganen zu vertreten.

Aus deutscher Perspektive sind hier die beiden großen therapeutischen Verbände DGSF (»Deutsche Gesellschaft für Systemische Therapie, Beratung und Familientherapie«) und SG (»Systemische Gesellschaft«) zu nennen sowie die Verbände DGSA (»Deutsche Gesellschaft für Systemische Soziale Arbeit«), DGsP (»Deutsche Gesellschaft für systemische Pädagogik«) und der BVPPT (BVPPT Berufsverband für Beratung, Pädagogik & Psychotherapie). Auf europäischer Ebene ist die EFTA (»European Family Therapy Association«) bedeutsam, der sich über dreißig nationale Verbände angeschlossen haben. Darüber hinaus können dort auch Einzelmitglieder oder Ausbildungsinstitute Mitgliedschaft beantragen.

Besonders weit dürfte die Etablierung systemischer Praxis im deutschen Sprachraum, speziell in Deutschland, aber auch in Österreich und der Schweiz vorangeschritten sein. Die deutschsprachigen Verbände repräsentieren vermutlich inzwischen mehr als 25.000 Einzelmitglieder, allein die beiden größten Verbände in Deutschland, die DGSF mit knapp 12.000, die SG mit knapp 7.000 Einzelmitgliedern (Stand Mitte 2025), tragen erheblich zu dieser Zahl bei (die Entwicklung der DGSF ist in einem kleinen Band gut lesbar vorgestellt: Schweitzer, Rotthaus u. Hermans, 2020). Die ÖAS, die Österreichische Arbeitsgemeinschaft für systemische Therapie und systemische Studien, und die Verbände in der Schweiz (FSP, SYSTEMIS) können noch dazugerechnet werden. Von den drei großen Arbeitsfeldern, in denen insbesondere systemisch gearbeitet wird: Gesundheitswesen/Psychotherapie, Soziale Arbeit/Jugendhilfe und arbeitsweltliche Beratung/Organisationsberatung war und ist das Feld der Psychotherapie in Deutschland seit dem Psychotherapiegesetz von 1998 besonders intensiv reguliert. Das betrifft zum einen die Bestätigung als wissenschaftlich anerkanntes Verfahren durch einen Wissenschaftlichen Beirat (WBP), zum anderen die sozialrechtliche Anerkennung durch den »Gemeinsamen Bundesausschuss Ärzte/Krankenkassen« (GBA), die die Finanzierung ambulanter Psychotherapie durch Krankenkassen erst möglich macht. Über viele Jahre hin, bis 2018, war die systemische Therapie von solcher Finanzierung ausgeschlossen;[13] nur tiefenpsychologische, psychoanalytische und kognitiv-behaviorale Psychotherapie waren als Kassenleistungen anerkannt. Den sich aus der humanistischen Psychologie herleitenden Verfahren (Kriz, 2023b) blieb auch nach 2018 die wissenschaftliche Anerkennung versagt.

Es bedurfte nun einer langjährigen intensiven wissenschaftlichen, wissenschafts- und berufspolitischen Arbeit, um die Finanzierung ambulanter systemischer Therapie zu ermöglichen. Von 1991 bis 1998 bereiteten die Verbände einen ersten Antrag vor, dem eine Expertise von Günter Schiepek zugrunde lag (1999). Dieser wurde in einem knapp dreiseitigen Statement von dem neu eingerichteten WBP abgelehnt (interessanterweise in seiner Gründungssitzung, noch bevor Prüfungsleitlinien formuliert waren). Der WBP bestand damals ausschließlich aus Vertretern der tiefenpsychologisch und lerntheoretisch fundierten Therapiekonzepte. Obgleich diese Ablehnung damit (nicht nur aus unserer Sicht) unseriös begründet war, löste sie dennoch eine mehrjährige Krise der Etablierungsbemühungen aus, die die klinische systemische Praxis sehr beeinträchtigte (wurde doch die noch ausstehende wissenschaftliche Anerkennung vielfach gern verkürzt so verstanden, als handle es sich um ein »unwissenschaftliches« Verfahren).

Von 2003 bis 2006 wurde durch von Sydow et al. (2007) eine zweite Expertise erstellt (für einen aktuelleren Überblick siehe von Sydow, 2018). Nach langen und sehr heftig geführten Auseinandersetzungen (Kriz, 2018b) kam es in einer ersten Etappe Ende 2008 zur wissenschaftlichen Anerkennung durch den WBP. Damit war aber noch lange nicht die sozialrechtliche Anerkennung vollzogen. Von 2008 bis 2013 galt es zunächst, eine weitere »Zeit des Wartens« durchzustehen, bis überhaupt eine sozialrechtliche Prüfung durch den GBA eingeleitet wurde. Diese war nach weiteren fünf Jahren dann 2018 erfolgreich. Ab nun war klar: Systemische Therapie ist durch Krankenkassen zu bezahlen und damit ein offizieller »Player« im Gesundheitswesen, allerdings sind die praktischen Probleme und Dilemmata, wie sich ein neu anerkannter Ansatz in einem bestehenden Feld mit »abgesteckten Claims« etablieren kann, nicht zu unterschätzen (Schmidt u. Ochs, 2021, Reeder, Müller, Hezel, Scherbaum u. Dshemuchadse, 2025). Sie wird noch intensiver zu beforschen sein und wird zum Gegenstand von Behandlungsleitlinien und uni-

13 Vor 1998 war es möglich, dass im Einzelfall im sogenannten Erstattungsverfahren durch die Kassen systemische Therapie bezahlt wurde. Diese Regelung wurde nach 1998 stark eingeschränkt.

versitären Psychotherapiecurricula werden – mit all den damit verbundenen Problemen (Ochs u. Nordholt, 2022; Baumann u. Hermans, 2024; von Sydow, Retzlaff u. Beher, 2024).

Der Erfolg war an zahlreiche Voraussetzungen gebunden. Fachliche Voraussetzungen waren die Formulierung eines kohärenten Störungs- und Behandlungskonzepts sowie die Erstellung zahlreicher Metaanalysen zu deren Wirksamkeit bei vielen Störungsbildern. Wissenschaftspolitische Voraussetzung war der Aufbau einer professionellen Lobby-Arbeit in Kontakten mit Krankenkassen, Selbstverwaltungs- und Regierungsorganen, der aus den Mitgliedsbeiträgen der Verbandsmitglieder von DGSF und SG zu finanzieren war, wofür wiederum das starke Mitglieder- und Beitragswachstum der Verbände die Voraussetzungen schuf. Und innerhalb dieser Verbände brauchte es eine intensive Abstimmung, ob man eine solche »Kassenanerkennung« überhaupt wolle – vielen Mitgliedern graust(e) es vor Bürokratie, vor »unsystemischen« Sprach- und Denkmustern und vor dem Ausschluss von anderen Berufsgruppen außer Medizin und Psychologie, da das Psychotherapiegesetz dies so vorgab.

»Nach dem Spiel ist vor dem Spiel« – nun mussten in weiteren Verhandlungen mit Krankenkassen und Psychotherapeutenkammern und in Orientierung an den »Spielregeln« für die älteren Psychotherapieverfahren viele wichtige Details geklärt werden. Es gelang, eine eigene Abrechnungsziffer für die zentrale Errungenschaft einzuführen, der die systemische Therapie ihre Existenz verdankt: das »Mehrpersonensetting«, das heißt vor allem Paar- und Familiengespräche. Gerade »hier stößt […] der Systemische Ansatz an die Fundamente unseres Gesundheitssystems, das von der einzelnen Person als Behandlungseinheit ausgeht« (Schmidt u. Ochs, 2021, S. 45). Es gelang auch, die Multifamilientherapie, wohl der wichtigste systemische Gruppenansatz (siehe Kapitel 21.4), als »systemische Gruppentherapie« abrechnungsfähig zu machen. Allerdings scheiterte der Versuch, solche Gespräche mit deutlich mehr Teilnehmenden, die auch deutlich anstrengender sind als Einzelgespräche, mit höheren Stundensätzen zu honorieren. Damit sinkt die Wahrscheinlichkeit, dass sie im hektischen Routine-Arbeitsalltag häufiger praktiziert werden.

Den Systemikern bislang unvertraute Prüfroutinen für die Qualität systemischer Therapie galt es nun kennenzulernen und mit systemischem Denken durchzubuchstabieren. Rüdiger Retzlaff beschrieb detailliert für das sogenannte Antrags- und Gutachterverfahren, wie eine systemische Fallkonzeption zu formulieren ist und wie Anträge für unterschiedliche Kostenträger, unterschiedliche Therapiedauern (z. B. Sprechstunde, probatorische Sitzungen, Akutbehandlung, Kurzzeit- und Langzeittherapie) und unterschiedliche Störungsbilder zu stellen sind (Retzlaff, 2021). Reinert Hanswille gab unter Mitarbeit vieler Kolleginnen und Kollegen ein Buch zum »Basiswissen Systemische Therapie« heraus (2022a). Die Inhalte sind durch

Lernfragen am Ende jedes Kapitels so aufbereitet, dass das Wissen in Multiple-Choice-Prüfungen gut abrufbar ist. Im selben Band versuchen Christina Hunger-Schoppe und Reinert Hanswille, die Prüfungsvorbereitung durch besondere Empathie-Übungen effektiver zu gestalten. Es gehe darum zu lernen, wie das IMPP (Institut für medizinische und pharmazeutische Prüfungsfragen) bzw. wie die Prüferinnen denken (Hunger-Schoppe u. Hanswille, 2022).

Nun wird es spannend sein zu beobachten, inwieweit systemische Therapie ihre epistemologischen, setting- und methodenspezifischen Alleinstellungsmerkmale in einem am individuellen Patienten und an einem positivistischen Wissenschaftsverständnis orientierten Abrechnungssystem zur Entfaltung wird bringen können. Skeptische Beobachter berichten von starker Dominanz von Einzeltherapieanträgen bei leichteren Störungsbildern und einer höheren Dichte und Frequenz von Therapiesitzungen. Vieles wird an der Kreativität und Energie hängen, mit der die Regeln des Abrechnungssystems interpretiert und gelebt werden, wenn die systemische Therapie ihre Individualität bewahren will und im Feld weiterhin einen Unterschied erzeugen will, »der einen Unterschied macht«, um es mit einem Bateson-Wort zu sagen.

# 5 Systemische Praxis jenseits von Psychotherapie

Die folgenden Kapitel beschreiben in knapper Form die Entwicklung und das Selbstverständnis systemischer Praxis außerhalb klinischer Arbeitsfelder (siehe beispielsweise Schindler u. von Schlippe, 2005; Kuhnert u. Berg, 2020). Die Praxis dazu findet sich verstreut an vielen Stellen im ganzen Buch.

## 5.1 Unternehmen im Blick: Der Weg zu Coaching und Organisationsberatung

Seit etwa Mitte der 1980er Jahre entwickelte sich aus dem Zusammenfließen verschiedener Strömungen im deutschen Sprachraum eine explizit systemische Organisationsberatung. Sie knüpfte an die Organisationsentwicklung im Denkrahmen von Gruppendynamik, Action-Research- und Human-Relations-Ansatz an, die seit den 1930er Jahren von Kurt Lewin und seinen Nachfolgern in den USA entwickelt worden war. In den 1970er Jahren war es gerade in Deutschland im Zuge der Demokratisierungsbewegung auch zu einer Annäherung von Arbeiterbewegung und Wissenschaft gekommen. Letztere reflektierte die eigene Rolle der Perfektionierung von Ausbeutung kritisch, waren doch in der Logik des »Scientific Management« von Frederick Taylor Arbeitsabläufe im Dienste der Effizienzsteigerung stetig optimiert worden. Nun wurde nach Wegen gesucht, das Arbeitsleben zu humanisieren (Groskurth u. Volpert, 1984). Zielvorstellungen entstanden von einer sowohl »gesunden« wie auch »wissenschaftlichen« Organisation (Krizanits, 2009) sowie den dazu passenden Technologien, um mit offener Kommunikation, Mitarbeiterbeteiligung, Gruppenarbeit, Zielorientierung und Experimentierfreude diesen Vorstellungen näherzukommen. Angesichts der Herausforderung durch japanische Konzerne, die solches zu praktizieren schienen, wurden diese Überlegungen ab den späten 1960er Jahren auch in den westlichen Industrieländern salonfähig. Aus der

Kritik an allzu hierarchischen Organisationsformen wurde die Leistungsfähigkeit von Gruppen und Teams in den Blick genommen, die in ihrem Zusammenwirken die Kraft der Gesamtorganisation erst ausmachten. Aufklärung über sich selbst und über die Machtstrukturen in der Organisation war ein wichtiger Antrieb (Bachmann, 2021). Die Verbesserung der Selbstverwirklichungschancen und die damit wachsende Arbeitszufriedenheit sollten sich folgerichtig auch auf die Produktivität des Unternehmens auswirken. Lange galt der Schweizer Organisationsforscher Friedmund Malik als zentraler Vertreter der Systemtheorie der Organisation und der daraus abgeleiteten Beratungskonzepte (1989), bis heute sind seine Konzepte, die der Kybernetik I zugerechnet werden können, interessant und anregend.

Mit zunehmender Diskussion systemtheoretischer Konzepte in der Organisationsberatung (u. a. Groth u. Wimmer, 2005; Wimmer, 2012a; 2012b; 2015; Rüegg-Stürm u. Bieger, 2012; Bachmann u. Loermann, 2023) rückte die Frage, was Organisation eigentlich »ist«, in den Blick – offenbar ist es ja nicht das Gebäude, das die Organisation ausmacht, und auch nicht die Menschen (beide verändern sich über die Jahre hinweg). Interessant sind eher die Kommunikationsmuster und die Strukturen, die sich daraus entwickeln. Das Verhalten einzelner Personen wird als Resonanzphänomen auf die in der Organisation herrschenden Erwartungsstrukturen gesehen. Die systemische Theorie schaut weniger auf die Einheit, die das System ausmacht, als vielmehr auf die Differenz, über die das System sich erzeugt: »Man könnte auch sagen: Organisationen […] verstehen sich zugleich nur als das, was sie nicht sind: Krankenhäuser sind eben gerade das, was sie sind, weil sie keine Autos bauen, Wettervorhersagen anfertigen oder Schuhe verkaufen […]. Die zentrale Frage […] lautet demzufolge nicht, was eine Organisation ist, sondern wie Organisationen die Differenz zwischen dem System (also zwischen sich selbst) und der Umwelt operativ erzeugen« (Jung u. Wimmer, 2009, S. 103 f.).

Vor dem Hintergrund der Theorie autopoietischer Systeme (Kapitel 6.7) tauchten besondere Paradoxien der Beratung auf: Wie kann sich eine Intervention begründen, wenn doch die Idee der »Steuerung« einer Organisation unmöglich ist? Beratung muss selbst mit Kontingenz[14] umgehen, das heißt, sie kann sich nicht auf einen »überlegenen« Zugang zu Wissen über das Funktionieren der Organisation berufen. Zum anderen entscheidet jedes System selbst, welchen Impulsen aus der Umwelt es Bedeutung beimisst. Eine Intervention wird daher immer nur nach Maßgabe der eigenen Operationsweise verarbeitet. In diesem Zusammenhang wurde der bereits 1969 von Edgar Schein geprägte Begriff »Prozessberatung« populär (Schein, 2000; Wimmer, 2012b; Wimmer, Glatzel u. Lieckweg, 2014).

14 Also Undurchsichtigkeit; kurz definiert bedeutet Kontingenz in der Systemtheorie: Es könnte alles auch ganz anders sein (Kapitel 6.8).

Berater fungieren immer weniger als Experten, die ihr Fachwissen in die Organisation einbringen und diese wie eine »triviale Maschine« quasi von außen gemäß schematischen Vorgaben verändern, sondern sehen sich der Unmöglichkeit »instruktiver Interaktion« gegenüber und verstehen sich damit eher als Ermöglicher von Prozessen, in denen die Organisationsmitglieder ihre eigenen Lösungen finden können.

Diese Entwicklung traf um 1985 auf die Theorie komplexer Systeme in Verbindung mit Konstruktivismus und Autopoiesis sowie auf die Praktiken der systemischen Familientherapie – besonders das zirkuläre Fragen und paradoxe Interventionen. Krizanits (2009) sieht Wien und Heidelberg als die beiden Orte, wo im deutschen Sprachraum diese Begegnungen geschehen. Erste Publikationen aus dieser Zeit, etwa von Exner, Königswieser und Titscher (1987), Wimmer (1995), Simon und Conecta (1992), die Reihe »Managerie« im Carl-Auer Verlag (Schmitz, Gester u. Heitger, 1992) und schließlich die Zeitschrift für Organisationsentwicklung (ZOE) markieren dies. Krizanits beschreibt folgende wesentliche Trends der Entwicklung (2009, S. 240–313):

- Systemtheorie als Metatheorie, die sich besonders mit Komplexität, schwankenden System-Umwelt-Beziehungen und Perspektivenvielfalt befasst, hat in den sich rasant verändernden und unberechenbaren »Marktumfeldern« seit 1990 eine hohe Plausibilität und Attraktivität gewonnen (Kriz, 2018a; Wimmer, 2012a). Seither haben sich nach Schätzung der Autorin mehr als 10.000 Fachleute im deutschen Sprachraum im Bereich systemische Beratung in Organisationen weitergebildet, wobei in diesen Weiterbildungen auch Elemente aus anderen Ansätzen enthalten sind.
- In einer Zeit, in der Menschen ihr »unternehmerisches Selbst« allerorten entwickeln sollen, ist systemisches Coaching als Form der Beratung von Personen in Organisationen gewachsen (Schmidt-Lellek u. Schreyögg, 2008; Schreyögg u. Schmidt-Lellek, 2007; Webers, 2020) – mit dem Risiko, dass Beratung und Coaching auch nur zur Spannungsabfuhr von an organisationalen Verwerfungen leidenden Personen genutzt werden. Zunehmend erfolgen die Angebote durch organisationseigene Fachleute, weil diese das inzwischen kontinuierlich gewordene »Re-Designing« ihrer Organisationen proaktiver, beständiger, kleinzelliger und auch preiswerter begleiten können.
- Prozessberatung (»Hilfe zur Selbsthilfe«) und Fach- bzw. Expertenberatung (»Übernehmen Sie unsere bewährten Lösungen«), die einander lange Zeit diametral gegenüberstanden, rücken näher zusammen und werden vermehrt als »Komplementärberatung« aus einer Hand angeboten (Königswieser, Sonuç u. Gebhardt, 2015) bzw. verstehen sich »jenseits« dieser Differenz: Es geht um Selbstreflexion und Angstreduktion, beides verlangt gleichermaßen sowohl die

*Sachdimension* als auch die *Zeitdimension* (Entwicklungsperspektiven, Strategie) und die *Sozialdimension* (Kommunikationsmuster ins Auge zu fassen).

Wichtig ist ein klares Verständnis davon, was Organisationen von anderen sozialen Systemen wie insbesondere Familien und Gruppen unterscheidet (Königswieser u. Hillebrand, 2023; König u. Volmer, 2008, siehe auch Kapitel 7.1), und welche Unterschiede zwischen Organisationen mit unterschiedlichen Leitdifferenzen wie Wissen (Universitäten), Werte (z. B. Familienunternehmen), Glaube (Kirchen), Recht (Gerichte), Macht (Militär) oder Geld (Unternehmen) bestehen. Erwähnenswert sind in diesem Zusammenhang auch Konzepte, die sich auf den in Kapitel 4.3 vorgestellten Ansatz des gewaltlosen Widerstands nach Haim Omer beziehen. Das Konzept der professionellen Präsenz ermöglicht es, viele Führungssituationen so zu gestalten, dass die Wahrscheinlichkeit unnötiger Eskalation durch Anspannung und Stress gering gehalten wird (Baumann-Habersack, 2021; Geisbauer, 2018; Kurp u. Hoefs, 2023).

## 5.2 Lernkontexte: Systemische Pädagogik

In Deutschland markierte der von Reinhard Voß (1996) organisierte Kongress »Die Schule neu erfinden« in Heidelberg den Start einer eigenständigen systemischen Pädagogik, die das systemisch-konstruktivistische Denken auch auf das Kerngeschäft der Schulpädagogik – den Unterricht – anwendet.

### Konstruktivistische Lehr-Lern-Kulturen

Pädagogen wie Voß (2005), Siebert (2006) und Arnold (2007) beschreiben eine »systemisch-konstruktivistische Didaktik« – zuweilen auch »interaktionistische Didaktik« (Reich, 2002) oder »Ermöglichungsdidaktik« (Arnold u. Schüßler, 2003) genannt. Diese geht von der Annahme aus, dass sich das Lehren der Lehrenden und das Lernen der Lernenden als getrennte und nur lose miteinander gekoppelte Systeme betrachten lassen. »Es ist die Ausnahme, dass jemand das lernt, was gelehrt wird« (Siebert, 2006, S. 160). Lerninhalte werden nicht vom Kopf der Lehrerin in den Kopf des Schülers transportiert, sondern erst in den Köpfen der Lernenden erzeugt. Lernende sind im positiven Sinne »eigensinnige« Geschöpfe (Voß, 2005, S. 11). Nur was an ihre Vorerfahrungen und Lernwünsche anschließt, wird aufgenommen und vom trägen Stoff in aktives Wissen verwandelt. Jedoch wird das Interesse an Themen fast immer durch vertrauenswürdige Personen geweckt – häufig Lehrer und Kursleiterinnen – und durch die Kommunikation in der Lerngruppe (Mitschüler) mitentschieden. Der Hirnforscher Gerhard Roth (nach Siebert, 2006, S. 162) betont, dass »bei jedem Inhalt [...] auch mitgelernt wird, wer diesen Inhalt vermittelt (Quellengedächtnis) und wann und wo das Lernen (Orts- und Zeitgedächtnis) stattfindet«. Lehrer sind und bleiben also außerordentlich wichtig, aber eher als Anbieter, in gewisser Weise auch als »Coaches« für ihre Schülerinnen (Wiethoff u. Stolcis, 2018), deren Angebot nur bei entsprechender Bereitschaft der Lernenden und einem für diese attraktiven Lehrangebot angenommen wird. Denn aus systemischer Perspektive können Kinder nur »sich selbst erziehen« (Rotthaus, 2017).

Ändert ein solches Konzept die Schulpraxis oder ist es nur »alter Wein in neuen Schläuchen« (Siebert, 2006, S. 163)? Hauptsächlich fördert es eine gelassenere, neugierigere und respektvollere Haltung gegenüber den Eigensinnigkeiten der Lernenden. Es fördert außerdem eine Präferenz für aktivierende Methoden, biografisches Lernen, informelles Lernen auch außerhalb der Schule und selbstorganisiertes E-Learning. Aber auch andere systemische Praktiken sind in der Schule möglich wie Auftragsklärung (Kapitel 14), positives Umdeuten (Kapitel 18.2) und der Wechsel zwischen Plenar- und Subsystemarbeit.

Gertrud Graf (2006, S. 97 ff.) beschreibt Auftragsklärung mit ihren Schülern. Sie befragte Berliner Schüler mit Migrationshintergrund zu Beginn ihres siebten Schuljahrs, wozu sie Deutsch lernen wollten, erkundete mit ihnen ihre Lernstile und Lernkanäle und schloss mit ihnen individuelle Lernverträge, welche beschrieben, wie sie dieses große Anliegen in kleinen Schritten tatsächlich würden erreichen können. Mitarbeitsnoten wurden bei ihr auf Basis täglicher Selbsteinschätzungen der Schüler, abgeglichen mit wöchentlichen Fremdeinschätzungen ihrer Mitschüler, vergeben. Angelika Beck (2005, S. 22–31) beschreibt, wie sie angesichts der Langeweile vieler Schülerinnen beim Lesen eines vom Lehrplan vorgeschriebenen Klassikers (»Effie Briest«) die guten Gründe dieser Langeweile erkundet und dann diese zum interessanten Unterrichtsgegenstand macht. Peschel (2005, S. 34 ff.) beschreibt, wie im offenen Unterricht Schüler zu Moderatoren eines ganzen Lerntages werden können.

## Schulentwicklung

Solch schülerzentrierter Unterricht stößt an Grenzen einer bürokratisch organisierten Schule mit starren und für alle Schüler gleichen Lehrplänen sowie auf Lehrer mit »Einzelkämpfer«-Tradition. Deshalb ist die Organisationsentwicklung des Systems Schule verstärkt zum Thema geworden (Arnold, 2007, S. 127–157; Schratz, Hartmann u. Schley, 2010; Heitmann, 2013). Schulen sollen sich als »lernende Organisationen« verstehen können und in der Zusammenarbeit von Lehrerinnen und Lehrern, Schülerinnen und Schülern sowie den Eltern vermehrt eigenständige Profile entwickeln und dazu auch mehr Autonomie von der Kultusbürokratie bekommen (Christiansen, 2020). Rektorinnen können diese Entwicklung selbst anstoßen, nicht primär verwalten. Lehrerinnen brauchen die Möglichkeit vermehrt »Team-Teaching« zu betreiben und Schüler und Eltern als Mitplaner zu nutzen. Die kommunale Umwelt der Schulen könnte so vermehrt »in die Schule hineingeholt« werden.

Die Klage, dass solche Schulentwicklung zu selten geschehe oder zu langsam vorankomme, ist oft zu hören. An zwei interessanten nationalen Initiativen in Österreich und Deutschland sind systemische Organisationsberater und Schulpädagogen wesentlich beteiligt gewesen.

Michael Schratz, Wilfried Schley und Kolleginnen (Schratz et al., 2010) haben für das österreichische Kulturministerium in einer »Leadership Academy« Hunderte von Schulleiterinnen und Schulleitern in Großgruppenveranstaltungen mit systemisch inspirierten didaktischen Methoden ermuntert und befähigt, Veränderungsprozesse in der eigenen Schule voranzubringen – dabei kollegiales Coaching anderer Schulleiter nutzend. Peter Fauser und Kollegen haben den »Deutschen Schulpreis« initiiert, einen breitenwirksamen Wettbewerb, mit dem jährlich mehrere Schulen ausgezeichnet werden (Fauser, Prenzel u. Schratz, 2010). Wettbewerbskriterien sind neben den Schülerleistungen der Umgang mit Vielfalt (z. B. Inklusion von Schülern mit Migrationshintergrund oder Behinderungen), die Unterrichtsqualität, das Schulleben, die Verantwortung für die Schüler und für das Umfeld der Schule sowie die Schule als lernende Institution. 2024 wurde in diesem Zusammenhang erstmals in Anwesenheit des Bundespräsidenten der »Themenpreis Demokratieförderung« vergeben.

### Systemische Beratung von Lehrern, Schülern, Eltern

Hier gibt es bereits eine lange Tradition, die mit der systemischen, oft die Familie einschließenden Beratung rund um »Problemschüler« begann (Hennig u. Knödler, 1985) und diese dann vermehrt als »Intersystemprobleme« zwischen Schüler, Lehrer, Klasse und Familie bearbeitete (Palmowski, 1995, 2011). Dabei wurden gemeinsame »Familie-Schule-Interviews« entwickelt (Aponte, 1976), nächste Schritte führten von der Beratung von Problemfällen zur Präventionsarbeit bei Schulproblemen auf der Ebene der Unterrichtstätigkeit (Molnar u. Lindquist, 1990), der Lehrersupervision (Ehinger u. Hennig, 1994; Voß, 1996) und der Schulsozialarbeit (Brunner, 1992; Just, 2017). Sonderpädagogen haben sich damit besonders intensiv befasst (u.a. Palmowski u. Heuwinkel, 2002; Balgo, 2005). Unsere Empfehlungen aus der Erstausgabe dieses Lehrbuches von 1996 scheinen uns hierzu nahezu unverändert aktuell:

1. Das *für Lösungen möglicherweise relevante Schul-Problem-System* sollte zu Beginn einer Beratung zunächst möglichst weit gedacht werden, der mögliche Beitrag von Schüler, Familie, Lehrer, Klasse, eventuell auch Schulleitung, Schulverwaltung oder außerschulischer Peergruppe zum Problem und seiner Lösung sollte miterkundet werden. Dieser weite Blick lässt sich anschließend wieder sehr schnell auf Subsysteme eingrenzen, mit denen intensiver gearbeitet wird.
2. Als erstes oder spätestens zweites Gespräch ist ein gemeinsames *Familie-Schule-Interview* optimal, in der Schule oder zu Hause. Beteiligt sind das Kind, mindestens ein Elternteil, mindestens eine Lehrerin, bei Bedarf eine andere Lehrerin des Kindes, die Beratungslehrerin oder die Schulleiterin. Als Ziel wird das Finden von Lösungen, nicht die Ursachensuche der Schwierigkeiten in den Vordergrund gestellt. Bei Bedarf können diese Familie-Schule-Interviews in größeren Abständen wiederholt werden, meist ist das aber gar nicht nötig.
3. In diesem Erstgespräch soll *das Kind als eine Person mit Interessen und Wünschen und erst in zweiter Linie als Problemträger* kennengelernt werden. Mit dem Sprechen über Ausnahmen vom Problemverhalten kann herausgearbeitet werden, von welchen Kontextbedingungen das Verhalten des Kindes abhängt. Daraus lassen sich positive Konnotationen und Umdeutungen, manchmal Experimente, Verabredungen oder Hausaufgaben für die nächste Zeit formulieren.

Inzwischen liegen von Hubrig und Herrmann (2005; 2012), Lindemann (2017), Wiethoff und Stolcis (2018) und anderen praxisnahe und lösungsorientierte Bücher für die Beratung von Schülern und Lehrern und für Unterrichtsgestaltung und gemeinsames Handeln vor. Beiträge zu einem systemischen Verständnis ausgewählter »Schulprobleme« wie etwa ADHS, Legasthenie oder Dyskalkulie hat beispielsweise Mechthild Reinhard (2001; 2002) vorgelegt.

## 5.3 Mehr als Therapie und Beratung: Systemische Soziale Arbeit

> *»Eine fachlich gut qualifizierte Sozialarbeit beinhaltet für viele Klientengruppen ein deutlich höheres Veränderungs- und Entwicklungspotential als die traditionelle Einzelpsychotherapie« (Schwing, 2014b, S. 85).*

Soziale Arbeit ist von Beginn an eine der häufigsten Grundprofessionen systemischer Therapeutinnen und Beratern gewesen; Sozialpädagoginnen und Sozialarbeiter stellen zahlenmäßig in systemischen Weiterbildungen und Verbänden die größte Gruppe dar. Seit den 1990er Jahren häufen sich kontroverse Diskussionen, eine eigenständige systemische Sozialarbeit theoretisch zu fundieren und sie von systemischer Therapie und auch von systemischer Beratung abzugrenzen.[15]

### Was ist »anders« an der systemischen Sozialarbeit?

Soziale Arbeit folgt als spezialisiertes gesellschaftliches Funktionssystem einer *anderen »Leitdifferenz«* (im Luhmann'schen Sinne) als andere Funktionssysteme wie etwa das Gesundheitswesen, das Bildungssystem oder die Wirtschaft – es ist eben eine Aufgabe »jenseits des Heilauftrags« (Kuhnert u. Berg, 2020). Als Leitdifferenz der Sozialen Arbeit wird soziale »Teilhabe« (Inklusion) versus »Nichtteilhabe« (Exklusion) oder auch »Helfen« versus »Nichthelfen« vorgeschlagen (Erbring, 2016, 2023). Das bedeutet praktisch: Die Gesundheit (Medizin), die Bildung (Schule) oder das Geld (Einkommen, Vermögen) von Menschen werden für die Soziale Arbeit nur dann wichtig, wenn deren Mangel diese von der gesellschaftlichen Teilhabe auszuschließen droht. Deshalb werden wirtschaftlich abgesicherte und gut informierte Kranke nur selten Klienten Sozialer Arbeit. Erst wenn Ressourcenmangel in diesen Bereichen zu sozialem Ausschluss zu führen droht, ist sozialarbeiterisches Helfen angesagt.

---

15 Im deutschen Sprachraum haben sich an dieser Diskussion zahlreiche Hochschullehrerinnen und -lehrer der Sozialen Arbeit/Sozialpädagogik beteiligt und grundlegende Veröffentlichungen dazu verfasst, wie unter anderem Maja Heiner (1995), Johannes Herwig-Lempp (2002, 2022), Heino Hollstein-Brinkmann und Silvia Staub-Bernasconi (2005), Ralph-Christian Amthor (Amthor, James u. Kulke, 2023), Heiko Kleve (2007; Kleve u. Wirth, 2009; Kleve, Haye u. Hampe-Grosser, 2021), Björn Kraus (2002, 2007), Walter Milowiz (2009), Elisabeth Nicolai (Zwack u. Nicolai, 2014), Ulrich Pfeifer-Schaupp (2000), Wolf Ritscher (2002, 2005, 2007), Georg Singe (2006), Renate Zwicker-Pelzer (2010) und Mathias Berg (Berg, 2019; Kuhnert u. Berg, 2020).

Sozialarbeiter sind Generalisten, die von vielem (z. B. Familienrecht, Recht sozialer Sicherung, Schuldnerberatung, Kleinkindpsychologie, Stadtteilsoziologie, Sozialmedizin) möglichst viel verstehen sollen, ohne sich in einem dieser Felder übermäßig zu spezialisieren. Ihre Stärke liegt darin, eine Profession zu sein, die sich mit jenen Problemen beschäftigt, die von den stark spezialisierten Professionen (Medizinerinnen, Psychotherapeuten, Rechtsanwältinnen) nicht, nicht mehr oder noch nicht aufgegriffen werden (Kleve u. Wirth, 2009, S. 205). Sie ist etwas diffus »überall zuständig« Kühling, 2004). Für Kühling und Lempp ist Sozialarbeit daher auch anspruchsvoller als Psychotherapie, da ihre Fragestellungen komplexer sind und die dort professionell Tätigen sich auf sehr unterschiedliche Kontexte einlassen müssen (Kühling u. Herwig-Lempp, 2013; Schwing, 2014b). Wenn systemisch arbeitende Sozialarbeiter sich einseitig auf Familienberatung, auf Elterncoaching, auf Schuldnerberatung oder andere Spezialpraktiken fokussieren würden, würden sie genau diese Kernkompetenz als »Zwischenprofession« verlieren. Auch »systemische Beratung« als äußerst weit gespannter Begriff ist manchen systemischen Sozialarbeitern eine zu enge Beschreibung dessen, was sie tun.

Als Generalisten praktizieren viele Sozialarbeiterinnen ein breiteres Spektrum von Arbeitsformen, weshalb therapeutische und beraterische Kompetenzen für sie oft nur eine unter mehreren Kernkompetenzen sind. Beispielhaft und unvollständig seien genannt: soziale Gruppenarbeit zur Freizeitgestaltung und Alltagsstrukturierung in Jugend- oder Seniorenzentren; gemeinwesen- oder sozialraumorientierte Arbeitsformen wie Bewohnerversammlungen, Stadtteilkonferenzen, Straßensozialarbeit; aufsuchende Arbeitsformen, bei denen Klienten teilweise in ihren Wohnungen besucht werden, wie aufsuchende Familienhilfe (Hargens, 2001; Rosenberg u. Kalisch, 2022), aber auch in der gemeindenahen Psychiatrie (Armbruster, 1998; Stindl-Nemec, 2001); Case-Management-Praktiken wie etwa Hilfeplankonferenzen.

Sozialarbeit ist in besonderem Maß mit Ambivalenzen konfrontiert, sie hat in sich widersprüchliche Aufgaben zu leisten. Vier solcher Ambivalenzen listet Kleve auf (2007, S. 33–39, siehe auch Kleve, 2012):

1. *Hilfe und Nichthilfe:* Sozialarbeiterische Hilfe soll zur Selbsthilfe befähigen. Sie kann aber, insbesondere bei langer Dauer, Klienten auch von Hilfe abhängig machen.
2. *Hilfe und Kontrolle:* Sozialarbeit soll sich an den Interessen ihrer Klientel orientieren, hat aber oft auch Kontrollaufgaben gegenüber denselben. Das zeigt sich besonders im Kinderschutz (Loch, 2014; Thürnau, 2023; Averbeck, Caby, Hermans u. Röhrbein, 2023), in der Arbeitslosen- und in der Suchtberatung.
3. *Lebensweltorientierung und Ökonomisierung:* Sozialarbeiterinnen sollen sich auf die eigensinnigen lebensweltlichen Erfahrungen ihrer Klientinnen und Klienten

einlassen und damit offen sein hinsichtlich Ziel, Dauer und Methoden der Hilfe. Zugleich sollen sie mit möglichst wenig Aufwand maximalen Nutzen erzielen, und Aufwand wie Nutzen sollten möglichst klar messbar sein.
4. *Gesellschaftliche Verursachung sozialer Probleme und individuelle Verantwortungszuschreibung:* Während viele Probleme (z. B. Arbeitslosigkeit oder prekäre Arbeitsverhältnisse) gesellschaftlich verursacht sind, erwartet die Gesellschaft, dass sie von den Klienten individuell bewältigt werden.

Genau hier passen Soziale Arbeit und systemisches Denken besonders gut zusammen. Beide halten solche Ambivalenzen für unvermeidlich und versuchen nicht, sie nach der einen oder anderen Seite hin vorschnell aufzulösen. Oft geht es im Gegenteil darum, zu verlangsamen etwa im Sinne des Prinzips »Lob des Zauderns« in der Suchttherapie (Klein, 2014). Angesichts einer Praxiswelt voller »harter Realitäten« werden Theorieentwürfe wie der radikale Konstruktivismus oder eine rein kommunikativ angelegte Systemtheorie von Theoretikerinnen und Theoretikern der Sozialarbeit kritisch bewertet (Hollstein-Brinkmann u. Staub-Bernasconi, 2005; Graf, 2006; Merten, 2000). Aus dem »Systemischen Paradigma der Sozialen Arbeit« (SPSA) kommt der Vorwurf, dass konstruktivistische Konzepte zu idealistisch seien, reale soziale Ungerechtigkeiten zum Randthema machen und damit auch anfällig für Ideologien seien (Amthor et al., 2023). Aus unserer Sicht bezieht sich diese Kritik auf eine missverständliche Rezeption des Konstruktivismus – es ist ja nicht alles »Fiktion«; Macht, Gewalt und Ausbeutung sind keine Einbildung, auch wenn es Phänomene sind, die nicht »objektiv gegeben« (und damit auch nicht »objektiv« erkennbar), sondern Ausdruck und Ergebnis sozialen Handelns sind. Sich zu wehren und gegen repressive und Ressourcen einschränkende Praktiken Widerstand zu leisten, ist in der systemischen Therapie und Beratung erst seit einiger Zeit wieder zum Thema geworden, insbesondere in der Sozialen Arbeit und der Jugendhilfe (Herwig-Lempp, 2010, 2022; Conen, 2011). Wenn man das Wort »politisch« als Vertreten der eigenen und Aushandeln und Abwägen fremder Interessen sieht, gilt: »Systemisch ist politisch!« (Herwig-Lempp, 2022, S. 371 f.).

## 5.4 Niemand ist allein krank: Systemische Ansätze im Gesundheitswesen

Im Gefolge des Anklangs, den systemische Ansätze in der Psychotherapie hatten, wurden diese Konzepte auch in andere Felder des Gesundheitswesens hineingebracht (McDaniel, Hepworth u. Doherty, 1997, Altmeyer u. Kröger, 2003, Altmeyer u. Hendrischke, 2012; Wiegand-Grefe u. Taczkowski, 2021; Haun, 2023). Systemische Familienmedizin schlägt mithilfe kooperationsfördernder Gesprächssettings und systemisch-familientherapeutischer Vorgehensweisen eine Brücke zwischen einer symptombezogenen Organmedizin und einer psychologischen Perspektive bezüglich Gesundheit und Krankheit. Dabei liegen einem familienmedizinischen Wirken drei Prinzipien zugrunde:

- gleichwertige Berücksichtigung und Einbeziehung psychischer und somatischer Faktoren;
- enge Kooperation mit den Familien, das heißt routinemäßiger Einbezug der Familie als Ganzes;
- familienbezogene Kooperation der Behandler aus den unter anderem medizinischen, psychosozialen, pflegerischen sowie pädagogischen Bereichen in Form von interdisziplinären Teams.

Eine gelingende Kooperation verlangt von Familientherapeuten bzw. familienmedizinisch ausgerichteten Betreuerinnen in der Klinik eine Sensibilität für die unterschiedlichen Kontexte, in denen die Erkrankung jeweils unterschiedlich betrachtet wird und entsprechend zu jeweils unterschiedlichen Auftragskonstellationen führt. Die Verbindung verschiedener Aufträge, der Erhalt der eigenen Beweglichkeit in einem Geflecht divergierender Anforderungen sind wesentliche Aufgaben systemischer Praxis. Wie bei einem Teleskop ergeben sich, je nach dem Kontext, der »scharf gestellt« wird, andere Aufträge, lassen sich unterschiedliche Kontrakte entwickeln. In jedem Fall geht es darum, einen Rahmen respektvoller Partnerschaft und geteilter Verantwortung zu erzeugen. Dies gilt für somatische Krankheiten wie für chronifizierte psychiatrische Störungen (Ellebracht u. Vieten, 1993). Systemische Familienmedizin (McDaniel et al., 1997; McDaniel u. Hepworth, 2000; Kröger, Hendrischke u. McDaniel, 2000; Altmeyer u. Kröger, 2003) und systemische Psychiatrie (Greve u. Keller, 2002; Ruf, 2005; Schweitzer u. Nicolai, 2010) befassen sich genau mit diesen Thematiken – ein aktuelles Buch dazu legten Andreas Fryszer und Thomas Merz vor (Fryszer u. Merz, 2025). Da diesem Bereich im Lehrbuch II (Schweitzer u. von Schlippe, 2006, S. 335–414) ein ganzes Kapitel gewidmet ist, werden diese Überlegungen hier nicht weiter ausgearbeitet (eine kritische Bestandsaufnahme findet sich bei Kröger u. Altmeyer, 2013; siehe auch Retzlaff, 2024). In jüngerer Zeit gibt es mit dem Begriff des »systemischen Gesundheitscoachings« einen etwas anderen Akzent. Hier geht es nicht um den Einsatz in klinisch-medizinischen Feldern, sondern um Strategien der bewussten Förderung von Gesundheit jenseits von schlichten Ratschlägen, weniger zu essen oder sich mehr zu bewegen (Lauterbach, 2018).

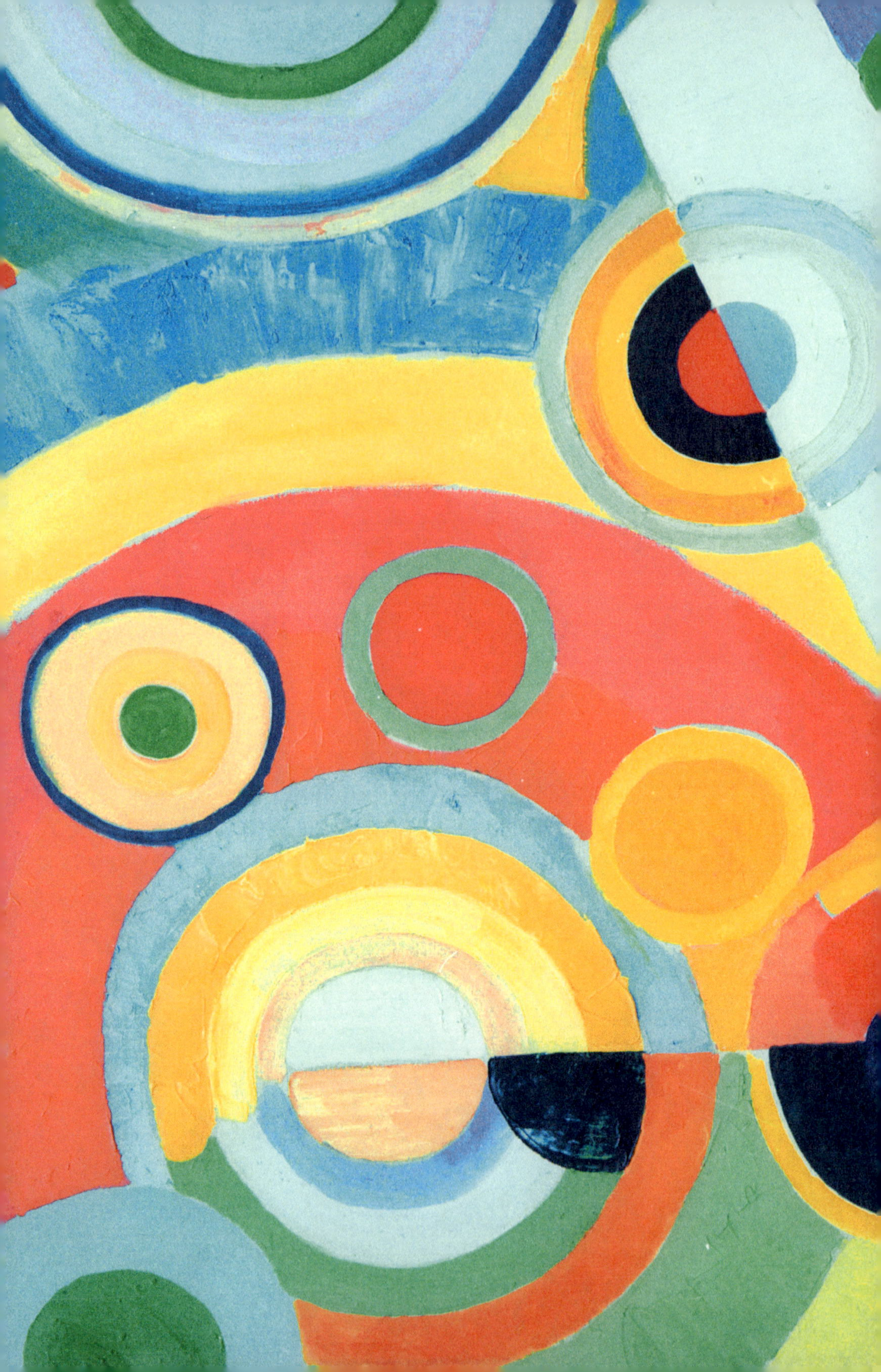

# II Systemtheorie für Praktiker

Die Erfahrungen der Pioniere der Familientherapie ließen sich mit den tiefenpsychologischen und lerntheoretischen Theorien allein nicht begrifflich fassen. Schon früh bot sich die Systemtheorie an: Die Komplexität des familiären Geschehens, die Erfahrung, dass eine Intervention an einer Stelle des sensiblen Gefüges an unerwarteten anderen Stellen Wirkungen zeigen kann, ließ sich besser systemtheoretisch verstehen als im Rückgriff auf in der Person liegende Zustände oder über wechselseitige Konditionierungen. Seit den 1950er Jahren hat die Systemtheorie enorme Entwicklungen, Veränderungen und Differenzierungen durchlaufen, die in diesem Buchteil in mehr oder weniger groben Linien nachgezeichnet werden sollen.

# 6 Systeme

**Einladung zu einer Übung** (Matthias Varga von Kibéd, zit. nach Schumacher, 2003, S. 3)
Stellen Sie sich einen Raum vor! In diesem Raum befindet sich eine Linie, die den Raum teilt. Wählen Sie eine Seite. Welche Seite haben Sie gewählt? Bitte denken Sie erst nach, bevor Sie weiterlesen, wenn Sie die Übung gemacht haben …

Nehmen wir nun an, Sie haben die »rechte« oder die »linke« Seite gewählt. Was ist da passiert? Haben Sie die Übung korrekt gelöst? Wann kann man von »rechts« oder »links« sprechen?

Dies ist nur möglich, wenn Sie in dem Raum sich selbst mitdenken. Ohne einen Beobachter ist eine Unterscheidung nicht möglich: Der eine steht auf der einen Seite des Raumes und unterteilt ihn so, dass rechts da und links da ist, der andere ihm gegenüber wählt genau die entgegengesetzten Seiten als »rechts« bzw. »links«.

Damit sind wir bereits mit einer elementaren Aussage der modernen Systemtheorie konfrontiert: Es ergibt wenig Sinn, ein System (rechts-links ist zugegebenermaßen ein sehr einfaches »System«) zu beschreiben, ohne das Treffen von Unterscheidungen durch den jeweiligen Beobachter mitzudenken. Hierzu später mehr!

## 6.1 »You can't kiss a system« – erste Annäherungen

### Das Ziehen einer Grenze

Ist ein Stein ein System? Hm, kommt drauf an … Je nachdem, wie man ihn betrachtet, lässt sich ein Stein als System ansehen: Wenn man sich für die innere Molekularstruktur der Atome interessiert, dann zeigt sich eine bestimmte Organisation. Sie grenzt den Stein als kohärente Organisation von seiner Umgebung ab (äh – und sind dann die Atome »das System« oder die Molekularstruktur?? Auch das ist offenbar nicht so einfach zu beantworten). Wenn wir ihn aber von außen anschauen, macht die Aussage, er sei ein System, keinen Sinn. Wenn er dann jedoch wieder zum Beispiel in ein Gebäude oder eine Skulptur eingebaut ist, lässt er sich wiederum als Bestandteil eines Systems sehen.

Systeme »gibt« es also nicht in dem Sinn, wie es einen isolierten Gegenstand im Raum »gibt« – von dem wir sinnvollerweise allerdings auch erst sprechen könnten, wenn wir ihn sehen und so in eine »systemische« Beziehung zu ihm treten würden. Darum kann man ein System auch nicht küssen oder anfassen (na gut, einen Stein könnte man küssen – »Wer's mag …!«, aber vor allem gilt dies für soziale Systeme, dazu kommen wir später). Es ist erst sinnvoll, von »System« zu sprechen, wenn wir ein Gefüge betrachten, das irgendwie von etwas anderem abgrenzbar ist. Und es ist (siehe die anfängliche Übung) nur sinnvoll, von System zu sprechen, wenn man die Beobachtung durch den Beobachter als Teil der Konstruktion eines Systems hinzunimmt (vgl. Kapitel 8.1). Ein System ist eben kein Ding (Emlein, 2010b).

## Es geht nichts ohne Beobachter

Der Systembegriff hat im Laufe der Zeit viele Wandlungen und Ausdifferenzierungen erlebt, wir können heute eher von einer »Theoriefamilie« sprechen (von Schlippe u. Schweitzer, 2019, S. 28) als von einer einheitlichen Theorie. Es gibt zahlreiche gute Zusammenfassungen (Baecker, 2005; Kriz, 1999; Lindemann, 2019; Simon, 2007a, 2007b, 2018; Willemse u. von Ameln, 2018; Beher, 2025, um nur einige Texte zu nennen. Ein schöner, kritischer Überblick, der auch die geistesgeschichtlichen Vorläufer systemischen Denkens miteinbezieht, findet sich bei Lutterer, 2021).

Ein früher Ausgangspunkt der Systemtheorie war die viel zitierte globale Definition von Hall und Fagen (1956), die ein System als »Satz von Elementen oder Objekten zusammen mit den Beziehungen zwischen diesen Objekten und deren Merkmalen« verstanden (S. 18). Doch bleibt hier noch viel offen. Zum einen ist fraglich, ob es sinnvoll ist, Objekte von ihren Eigenschaften zu trennen, wo es doch gerade die *Merkmale* sind, die die Beziehungen zwischen den Objekten charakterisieren (Kriz, 2023a).[16] Zum anderen gibt es erkennbare Unterschiede zwischen etwa einem Heizungssystem mit Brenner, Heizung und Temperaturregler einerseits, einem Ameisenhaufen, einem Menschen oder einer Familie, einer Gesellschaft andererseits. Wer oder was ist zum Beispiel in einer Familie ein »Regler« (ein beliebter Begriff klassischer Regelungsmodelle) und wer »dreht« wie an ihm? Weiter gefasst ist die Definition von Willemse und von Ameln: »Ein System

16 So ist eine Qualifizierung wie »groß« oder »größer« nur sinnvoll in Bezug auf eine Differenz – »groß« in Bezug auf »größer als«? Keine Eigenschaft »gehört« einem Objekt isoliert.

lässt sich beschreiben als ein Gefüge von Elementen und von Beziehungen zwischen diesen Elementen (Relationen), die die Systemstruktur bilden. Das System grenzt sich gegen seine Umwelt ab. Die innerhalb dieser System-Umwelt-Grenze stattfindenden Prozesse sind durch die Struktur des Systems bestimmt und unterscheiden sich von den Prozessen in der Umwelt« (2018, S. 25).

Auch hier fehlt der Beobachter (der bei Willemse und von Ameln allerdings unmittelbar nach dieser Definition eingeführt wird). Ein System wird nämlich immer erst dann als solches erkennbar, wenn es von etwas unterschieden werden kann. Das heißt, es geht gar nicht ohne die Beobachterin, die eine Entscheidung darüber trifft, was sie als »System«, was als Umwelt betrachtet. Denn »alles, was gesagt wird, wird von einem Beobachter zu einem Beobachter (der er selbst sein kann) gesagt« und das »setzt das Verstehen von Sprache voraus« (Simon, 2018, S. 13). Systeme als beobachtbare und beobachtete Phänomene wahrzunehmen, setzt voraus, dass ein Unterschied gemacht wird zwischen Elementen, die »innen« (im System) und »außen« (in der Umwelt) sein sollen.

## Triviale und nicht-triviale Systeme

Wir kommen also dazu, Systeme und den Prozess der Unterscheidung als eng miteinander verbunden anzusehen. Ein weiterer bedeutsamer Aspekt ist nun noch die Unterscheidung zwischen lebenden und nicht lebenden Systemen. Offenbar unterscheiden sich die Dynamiken in diesen. Plastisch wird dies bei einem Vergleich der Fragen, die man stellen würde, wenn man eine Beule *im Auto* des Freundes sieht, und der Fragen, die man stellt, wenn man eine Beule *an dessen Kopf* wahrnimmt. In beiden Fällen wird man zunächst vermuten, dass irgendeine Kraft auf das System eingewirkt und es deformiert hat. Doch wird man sich beim Auto nicht wundern, drei Wochen später dieselbe Beule zu entdecken, und höchstens vielleicht fragen: »Warum hast du das denn noch nicht reparieren lassen?« Bei der Beule im Kopf des Gegenübers wird man, wenn sie nach drei Wochen noch genauso frisch ist wie am ersten Tag, eher genau umgekehrt fragen: »Warum hast du das denn immer noch?« und damit implizit andeuten: »Was hast du dafür getan, um die Beule aufrechtzuerhalten?« (siehe Simon, 1990, S. 28 f.). Lebende (also biologische, psychische oder soziale) Systeme zeichnen sich durch eine besondere Eigendynamik (im Fall der Beule ein besonderes Verhalten) aus, die sie *aktiv aufrechterhalten,* sei es, dass der Betreffende täglich vor einen Schrank läuft, der ihm im Weg steht, oder sich täglich neu mit dem Hammer auf den Kopf schlägt, »weil es so schön ist, wenn der Schmerz nachlässt«. Torsten Groth bezieht sich in ähnlicher Weise auf das Beispiel der Beule und empfiehlt: »Wundere dich über den

Status Quo«! Er sieht diese Art von Systemen eigentlich als »selbstausbeulende Systeme« und endet mit dem Merksatz: »Im Blech bleiben Beulen, ohne dass etwas passieren muss; in sozialen Systemen hingegen bleiben Beulen (im Sinne von Problemen) nur dann, wenn jeden Tag ein Problem neu erzeugt wird« (2017, S. 138).

Ein Moment kommt bei dieser Art Systeme noch dazu: Sie sind in ihrem Verhalten nie voll berechenbar. Heinz von Foerster prägte für diese Unterscheidung den Begriff der »trivialen« bzw. »nicht-trivialen« Maschinen (unseres Erachtens ist »Maschine« ein doofes Wort in dem Zusammenhang). Triviale Maschinen sind für einen Beobachter potenziell vollständig durchschaubar und von ihm steuerbar – zumindest theoretisch, wenn er hinreichend kompetent wäre und die nötigen Informationen hätte. Nicht-triviale Systeme sind dagegen in ständigem Wandel und weisen eine Eigendynamik auf, die sich der genauen Analyse und Beeinflussung von außen entzieht.

**Nicht-triviale Systeme**

*Die Unmöglichkeit, ein nicht-triviales System zu berechnen*

Ein Beispiel für ein triviales System: Nehmen wir eine schwarze Kiste, in die wir nicht hineinsehen können. Auf der einen Seite sind vier verschiedenfarbige Knöpfe (z. B. rot, gelb, grün, blau) angebracht und auf der anderen vier Lampen in denselben Farben. Das Innenleben ist unbekannt. Ein Untersucher, der nun Aussagen darüber machen möchte, drückt auf den gelben Knopf, die gelbe Lampe leuchtet auf, dasselbe bei den anderen Farben. Das System ist hoch vorhersagbar, die Verknüpfungen sind eindeutig. Viele Maschinen, Geräte usw. folgen diesem Prinzip.

Ganz anders ist dies bei nicht-trivialen Systemen. Um es ganz einfach zu machen, stellen wir uns äußerlich wieder die gleiche Kiste vor, nur mit dem Unterschied, dass sie über *zwei* innere Zustände verfügen kann: den Zustand A und den Zustand B. Wir können nun A »gute Laune« nennen, B »schlechte Laune«. Und wie wir das auch kennen, das, was außerhalb passiert, ist mit unserer Laune verknüpft. Nehmen wir also an, dass jedes Drücken des Knopfes eine Auswirkung auf die Laune hat, und zwar, indem es sie entweder ändert oder bestätigt:

*Zustand A: »gute Laune« (+)*

Das System reagiert wie folgt:

| Knopf: | Lampe: | Laune wird: |
|---|---|---|
| rot | rot | + |
| gelb | gelb | – |
| grün | grün | + |
| blau | blau | – |

*Zustand B: »schlechte Laune« (–)*

Das System reagiert wie folgt:

| Knopf: | Lampe: | Laune wird: |
|---|---|---|
| rot | grün | + |
| gelb | blau | + |
| grün | gelb | – |
| blau | rot | – |

Ein Forscher gerät hier an den Rand der Verzweiflung: Zunächst gibt er rot ein, es leuchtet die rote Lampe, dann gibt er gelb ein, es leuchtet die gelbe Lampe, dann gibt er wieder rot ein, nun leuchtet aber die grüne Lampe usw. Es gibt bereits hier $2^{16} = 65536$ mögliche Kombinationen. Wenn man die Zustände nur um ein weniges mehr steigert, nehmen wir vier Eingabe- und Ausgabewerte (etwa: gute/schlechte Laune, erregt/gehemmt, euphorisch/schüchtern, wütend/erfreut), so kommen wir auf eine Zahl, die jenseits aller Berechenbarkeit liegt, sie ist »transcomputional«. Und doch ist das nur eine geringfügige Zustandskomplexität verglichen mit einem Tier, einem Menschen oder gar einer Familie. In all diesen Fällen ist die Annahme eines einfachen Ursache-Wirkungs-Denkens unhaltbar! (nach von Foerster, 1988a; Simon, 2007b, S. 35 f.).

## Die Frage der Ordnung

Lebende Systeme verfügen offenbar über eine potenziell unendlich große Bandbreite von Möglichkeiten, sich zu verhalten. Damit stellt sich die Frage, wieso wir in solch dynamischen Systemen überhaupt miteinander leben können, wieso uns der Bäcker am Morgen mit Brötchen bedient, obwohl es doch bei dem »Universum seiner möglichen Verhaltensweisen« äußerst unwahrscheinlich ist, dass er überhaupt zweimal hintereinander das Gleiche tut. Und plötzlich sind wir mittendrin in der Frage, wie Ordnung entsteht: Was sind das für Ordnungen, die lebende Wesen miteinander entwickeln, um ihre potenziell grenzenlose Komplexität zu reduzieren und dafür zu sorgen, dass sie füreinander *vorhersagbar* werden? Wie geschieht das in Systemen, dass die Möglichkeiten der Einzelnen so weit eingeschränkt, »trivialisiert« werden, dass wir uns aufeinander verlassen können – und dass trotzdem möglichst noch so viel Spielraum bleibt, dass das Leben interessant bleibt, dass es freundliche und unfreundliche Bäcker gibt, die Brötchen, Toast- und Mehrkornbrot anbieten, mal etwas teurer, mal etwas billiger, die aber eben doch letztlich ihre Mitmenschen mit einem bestimmten Nahrungsmittel versorgen usw.? Und wie sehen Systeme aus, in denen diese Prozesse der Einschränkung die Mitglieder so sehr auf die Funktionsbedingungen des jeweiligen Systems hin ausrichten, dass nur noch wenig Spielraum bleibt und dem Einzelnen der Zugang zu seiner »potenziellen Komplexität« (von Foerster, 1988a, S. 33) fast ganz verloren geht?

## 6.2 Eine kurze Geschichte systemtheoretischer Wellen

### Die Anfänge: Kybernetik als Steuerungslehre

Der Begriff »Systemtheorie« wurde erstmals in der Biologie verwendet. Der Biologe Ludwig von Bertalanffy (1901–1972) hatte den Anspruch, eine »General Systems Theory« zu entwickeln, die über die Grenzen seiner Disziplin hinaus ein weitreichendes Erklärungsmodell abzugeben in der Lage wäre (von Bertalanffy, 1956; siehe auch Böse u. Schiepek, 1989; Simon, 2006, einen guten Überblick über die historische Entwicklung geben hier auch Baecker, 2005, oder Lutterer, 2021). Die Grundidee war, dass Systeme eine Eigengesetzlichkeit entwickeln, die sich nicht aus der Summe der einzelnen Komponenten allein erklären lässt – das Ganze erscheint als mehr (bzw. genauer: als etwas anderes) als die Summe der Teile. Nach dem Zweiten Weltkrieg wurde Systemtheorie als Steuerungslehre technischer Systeme, eben »Kybernetik«, populär (heute sprechen wir hier von Kybernetik erster Ordnung, mehr dazu in Kapitel 6.4). Systemische Familienforschung hat auch, vielleicht nicht zufällig, ihren Anfang in Palo Alto im Silicon Valley genommen, der Hochburg der amerikanischen Computerindustrie (vgl. Kapitel 2.1). Kernfrage war damals die nach der Erhaltung des Gleichgewichts, also nach der Angleichung eines Ist- an einen Sollzustand. Die Zuführung von Information zeigt die Abweichungen vom Ist zum Soll an und leitet Korrekturen ein (negatives Feedback). Die Prämisse dieser Forschungen war, dass auch komplexe Prozesse plan- und steuerbar seien, sofern man sich von ihrer Komplexität ein realistisches Bild machen könne. Diesem Verständnis von Systemtheorie entsprachen in der Familientherapie der 1960er und 1970er Jahre die strukturellen und strategischen Ansätze (Kapitel 2.2 und 2.3). Hier wurden Vorstellungen darüber entwickelt, wie ein »funktionales Familiensystem« aussehen sollte und wie Therapeutinnen durch oft massiv eingreifende Interventionen ein System zum Übergang von einem »dysfunktionalen« zu einem »funktionalen« Zustand bewegen sollten.

### Die Entdeckung der Selbstorganisation

Diese Entwicklung hielt jedoch nicht das, was sie versprach. Die Vorstellung der zielbewussten und geplanten Steuerung von Sozialsystemen erwies sich als trügerisch. Im Zuge zunehmend kritischer Fragen an die bisherige Praxis wurden dabei auch die normativen Vorstellungen von der »guten« (= funktionalen) Familie mehr und mehr hinterfragt: Wer sollte das bestimmen dürfen? Welcher Beobachter könnte je im Besitz einer Norm sein, die nicht ihrerseits auf eine soziale Übereinkunft in einem sozialen System bezogen wäre? Langsam verschob sich die Bedeutung des Begriffs »systemisch«, ein Verständnis »jenseits von Homöostase« (Dell, 1986) entstand. Für die Familientherapie bedeutete das eine Hinterfragung ihrer selbst und damit auch die Frage nach dem Nutzen eines Systembegriffs, der sich vor allem auf »Verwandtschaft« bezog: »Das Familiensystem ist nur eine Idee, die uns alle vom Wege abgebracht hat. Es ist viel besser, das Konzept des Familiensystems völlig beiseitezulassen und über die Behandlungseinheit als Bedeutungssystem zu reflektieren« (Boscolo et al., 1988, S. 26). Es sind ja auch ganz andere Formen systemischer Zusammenhänge denkbar, es müssen nicht unbedingt und vor allem die »Blutsbande« sein.

Dies passte zu der Entwicklung in anderen Feldern, auf die sich Geistes- und Sozialwissenschaften bezogen und viel von dem Gedankengut aufgegriffen haben (z. B. Kriz, 2017): In der Chemie entdeckte Ilya Prigogine (1917–2003), wie in chemischen Prozessen scheinbar »wie von selbst« neue Ordnungen entstanden, die »dissipativen Strukturen« (Prigogine u. Stengers, 1981). Der Begründer der Synergetik, der Physiker Hermann Haken (1927–2024), untersuchte den Übergang von mikroskopischem Chaos zu makroskopischer Ordnung am Beispiel des Laserlichts. In der Biologie formulierten Maturana und Varela die Theorie der Autopoiese. Die Gemeinsamkeit der Theorien liegt in der Erkenntnis, dass Systeme (und zwar nicht nur lebende) unter bestimmten Randbedingungen aus sich heraus, »selbstorganisiert«, neue Strukturen entwickeln (wir gehen unter 6.5 noch einmal genauer darauf ein). Sie beschränken sich nicht darauf, einmal gefundene Strukturen zu stabilisieren. Damit wurde die Homöostase als zentraler Begriff der Systemtheorie abgelöst. Jetzt interessierte nicht mehr so sehr das *Gleichgewicht* als vielmehr die *Veränderung* in Systemen, die sich als unvorhersehbar, nicht lokal planbar und oft irreversibel von einem zunächst scheinbar stabilen Zustand in neue, oft überraschende Formen hinein entwickeln. Diese Veränderungen von einer Ordnung in eine nicht unvorhersehbare andere werden als »Phasenübergänge« bezeichnet (vom griechischen »phasis« = Erscheinungsform). »Ordnung durch Fluktuation« wurde zum Schlüsselwort. Die Formulierung eines »zweiten Gesetzes der Systeme«, nach dem »die Dinge immer geordneter werden, wenn man sie sich selbst überlässt« (Dell u. Goolishian, 1981, S. 110), kennzeichnet diese neue Blickrichtung.

### Der Verzicht auf steuernde Einflussnahme

Besonders nachhaltig beeinflussten Anfang der 1980er Jahre erkenntnistheoretische Überlegungen zur Autopoiese (»Selbstschöpfung«) lebender Systeme (z. B. Maturana u. Varela, 1987; Fischer, 1991a, 1991b) die Perspektiven der Systemtheorie. Autopoiese bedeutet: Ein Lebewesen erzeugt die Bedingung seiner Existenz immer wieder neu aus seinen eigenen Bestandteilen heraus, ohne dass Ordnung von außen zugeführt werden muss (z. B. erneuern sich die Körperzellen kontinuierlich, nach einiger Zeit ist keine der ursprünglichen Zellen noch im Körper, dieser ist aber nach wie vor eine lebendige, abgegrenzte Einheit). Der Fokus verschiebt sich damit mehr und mehr auf die innere, autonome Selbstorganisationslogik lebender Systeme, auf ihre operationale Abgeschlossenheit (d. h., dass ihnen keine ihnen fremdartigen Operationen von außen zugefügt werden können) und damit auch auf die Grenzen externer Einflussnahme. Die Umwelt erscheint nun nicht mehr als interventionsmächtige Planungsinstanz. Entsprechend haben auch Therapeuten keine Kontrolle über das System, sehen sich nur in der Lage, Anstöße zu geben, anzuregen und auch zu irritieren und »verstören«. Natürlich kann man zerstörerisch auf ein System einwirken – diese Überlegungen bedeuten nicht das Ende therapeutischer Verantwortung. Aber zielgerichtete strategische Beeinflussung in ein autopoietisches System wird als unmöglich angesehen (vgl. Kapitel 6.7: der Verzicht auf »instruktive Interaktion«).

### Systemtheorie und Erkenntnistheorie – zwei »Schwestern«

Das Konzept der Autopoiese beinhaltet darüber hinaus allgemeinere erkenntnistheoretische Aussagen über Leben und Wahrnehmung. Leben wird als eine Form von *Erkennen* angesehen, Systeme existieren niemals »wirklich«, sondern die Welt wird durch unsere Wahrnehmung »erschaffen«. Ein missverständlicher Satz, vielleicht sollte er besser folgendermaßen lauten: Die Welt ist ohne unsere Wahrnehmung so, wie sie ist, nicht denkbar. Diese Theorie hebt die Unterscheidung in *Theorien über die Dinge* und *Theorien über das Erkennen* auf. Damit trifft sie sich mit einem erkenntnistheoretischen Modell, das ähnliche Überlegungen hervorbrachte: mit dem Konstruktivismus (z. B. von Glasersfeld, 1981, 1991, 2001; von Foerster, 1981; von Ameln, 2004, ausführlich vgl. Kapitel 6.10).

In beiden Theorien wird Wirklichkeit als nicht loslösbar vom Beobachter gesehen, denn »Alles, was gesagt wird, wird von einem Beobachter gesagt« (Maturana, 1998, S. 25). Alle unsere Beschreibungen der Wirklichkeit können nicht – wie es das Alltagsverständnis nahelegt – als quasi »fotografische Ablichtungen« einer vorgegebenen Wirklichkeit verstanden werden, mit den Worten Ernst von Glasersfelds: »Die Funktion der Kognition ist adaptiv und dient der Organisation der Erfahrungswelt und nicht der Entdeckung der ontologischen Realität« (zit. nach Lutterer, 2021, S. 138). Unser Wissen spiegelt nicht eine »seiende Welt«, sondern bietet uns Landkarten, uns darin zurechtzufinden. Das eben heißt Erkennen: sich zurechtfinden.

## Die Bedeutung der Systemtheorie(n) für die systemische Therapie

Chaostheorie, Synergetik, dissipative Strukturen, Autopoiese-Konzept, die Theorie sozialer Systeme und der Konstruktivismus haben seit Anfang der 1980er Jahre großen Einfluss auf die Praxis systemischer Therapie und Beratung (Genaueres zu den jeweiligen Konzepten in den folgenden Kapiteln). Die Freude an strategisch-kämpferischen Interventionen lässt nach, vielleicht auch der Druck, solche zuwege zu bringen. Da Systeme ohnehin tun, was ihrer Selbstorganisation entspricht, da Weiterentwicklung unvermeidlich ist und da Therapeutinnen und Beraterinnen die sozialen Systeme, mit denen sie arbeiten, weder objektiv beschreiben noch instruktiv lenken können, verändern sich auch die Bilder über ihre Rollen. Sie sind nun weniger Expertinnen für »die Sache«, sondern eher für die Ingangsetzung hilfreicher Prozesse zuständig. Sie ermöglichen Dialoge, in denen unterschiedliche Wirklichkeitskonstruktionen beschrieben werden und in denen mit alternativen Konstruktionen gespielt wird. Da jedoch in der Regel an sie die Erwartung gestellt wird, sachkompetent »das Richtige« zu empfehlen, muss die systemische Beratung immer wieder mit der »Paradoxie der Beratung« umgehen, die Willke wie folgt beschreibt: »Die Paradoxie – und das Risiko! – von Intervention ist auf die Intentionalisierung nicht intentionalisierbarer Veränderung zurückzuführen. Veränderung ist – legt man die Theorie selbstreferenzieller Systeme zugrunde – nur als Eigenleistung des zu verändernden Systems möglich« (2005, S. 88). So ist man heute neugieriger auf die (oft ganz besondere) Eigenlogik der Klientensysteme und versucht, deren Nützlichkeit für die Lebenspraxis der Klienten wertzuschätzen; erst im nächsten Schritt werden weitere, ebenfalls mögliche Verhaltens-, Denk- und Fühlweisen hypothetisch durchgespielt, um so die Zahl der Möglichkeiten zu vergrößern. Schließlich geht es darum, die eigene Beteiligung an der Erzeugung der Probleme zu reflektieren und manchmal auch zu überlegen, ob eine Beendigung der Therapie nicht auch die Beendigung des Problems einläuten könnte.

## Von der Kybernetik erster Ordnung zur Kybernetik zweiter Ordnung

Diese Worte sind nun schon oft gefallen – was verbirgt sich nun dahinter? Geschichtsschreiber bezeichnen die Phase von etwa 1950 bis 1980 als die der »Kybernetik erster Ordnung«, eine Phase der Entwicklung von *Theorien über beobachtete Systeme* (Kapitel 6.4). Die Zeit der Entwicklung von *Theorien über Beobachter eines Systems* – etwa ab 1980 also – gilt als die der »Kybernetik der Kybernetik« oder »Kybernetik zweiter Ordnung« entsprechend also *Theorien über beobachtende Systeme* (Kapitel 6.5 bis 6.10): Die Prinzipien der Kybernetik werden auf diese selbst angewandt, manchmal wird hier auch von einer »konstruktivistischen Wende« gesprochen (z. B. Brandl-Nebehay, 1998, S. 48 f.).

Gegenwärtig orientiert sich die systemische Therapie in Deutschland an drei übergeordneten Theoriesträngen, die sich alle in der Tradition der Kybernetik zweiter Ordnung sehen:

- Die aus dem Bereich der naturwissenschaftlich ausgerichteten Synergetik stammende Theorie komplexer dynamischer Systeme (Strunk u. Schiepek, 2006; Kriz u. Tschacher, 2013; Kriz, 2004, 2017; Schiepek, Eckert u. Kranvanja, 2013) stellt den Begriff der Selbstorganisation in den Vordergrund.
- Die sozialwissenschaftliche Theorie sozialer Systeme geht von der wechselseitigen Undurchschaubarkeit von Menschen füreinander aus, was als Grundlage für Kommunikation und jede soziale Organisation anzusehen ist (u. a. Luhmann, 1984, 2000; Simon, 2018).
- Eher »quer« zu den beiden Richtungen, weil zwar mit den konstruktivistischen Vorannahmen der systemischen Therapie verbunden, aber nicht auf den Systembegriff bezogen, ist die narrative Theorie zu nennen, der wir schon in Kapitel 3.3 begegnet sind (Jakob et al., 2022). Sie konzentriert sich auf das »Gewebe aus Bedeutungen«, in das Menschen hineinsozialisiert werden (Gergen, 2002; Bruner, 1997; 1998).

In den folgenden Abschnitten sollen einige der Facetten systemischer Theoriebildung etwas detaillierter nachgezeichnet werden, um einen Einblick und Überblick über dieses breite und faszinierende Feld zu vermitteln. Allerdings soll davor noch eine Persönlichkeit gewürdigt werden, die sich keiner der angesprochenen Richtungen eindeutig zuordnen lässt. Er entwickelte viele »systemische« Gedanken, ehe es die Systemtheorie als kohärentes Gedankengebäude gab, und kann so als einer der zentralen Wegbereiter der modernen Systemtheorie gesehen werden: Gregory Bateson.

## 6.3 Ökologie des Geistes: Gregory Bateson

Viele der von Gregory Bateson (1904–1980) formulierten Überlegungen über die Struktur zwischenmenschlicher Beziehungen, über Kommunikation in sozialen Beziehungssystemen und über ökologische Zusammenhänge werden bis heute als bedeutsam angesehen (z. B. Lutterer, 2002; 2021). Das MRI, das »Mental Research Institute« in Palo Alto (Kapitel 2.1), das er 1952 mitbegründete, war ein Impulsgeber für das gesamte Feld. Bateson war ein beständiger Wanderer zwischen Disziplinen und Forschungsthemen. Er hatte zunächst Zoologie und Ethnologie studiert, beeinflusste später stark die Sozialwissenschaften, die Kybernetik und später die Ökologiebewegung. Neben anthropologischen Grundlagenstudien leistete er Beiträge zur Kommunikationstheorie, seine Theorie über die Ebenen des Lernens ist bis heute aktuell, genauso wie seine Beiträge zur Erkenntnistheorie, Naturphilosophie und Linguistik. Batesons Sammelbände »Geist und Natur« (1979) und insbesondere die »Ökologie des Geistes« (1981) sind Kern seines Lebenswerks. Das Buch »Menschliche Kommunikation« greift viele der grundlegenden Gedanken Batesons auf (Watzlawick et al., 1969), eine gute Übersicht über sein Denken mit einem Fokus auf das Thema Konflikte gibt Lina Nagel (Nagel, 2021), Simon legt einen Schwerpunkt auf Kommunikation (Simon, 2005; 2018).

## Symmetrie, Komplementarität und Schismogenese

In Neuguinea und später auf Bali untersuchte Bateson, teilweise gemeinsam mit seiner ersten Ehefrau Margret Mead, wie sich in dortigen Stämmen und Gesellschaften soziale Differenzierungsprozesse vollzogen. Sein Konzept der Schismogenese (wörtlich: Entstehung von Spaltung) beschreibt zwei einander entgegengesetzte Differenzierungsprozesse (1981, S. 107 ff.): In *symmetrischen Beziehungsprozessen* reagiert die eine Seite auf das Verhalten der anderen Seite formal »gleich« bzw. mit »mehr desselben«, also einer Eskalation, man steigert sich sozusagen wechselseitig ins »Nein!«. In *komplementären Beziehungsprozessen* reagiert die eine Seite dagegen mit dem dazu passenden einlenkenden Verhalten auf die andere Seite (»Na gut, von mir aus!«).

Ein Kommunikationsakt kann jeweils eine dieser beiden Formen, symmetrisch oder komplementär, annehmen. Er stellte in seinen Studien an dem Südseevolk fest, dass sie sehr ausgeklügelte Formen der Balance entwickelt hatten, um einerseits zu eskalieren, andererseits dies aber nicht über einen potenziell gefährlichen Punkt zu treiben, dafür gab es Deeskalationsrituale. Denn Symmetrie und Komplementarität wechseln sich im alltäglichen Leben ständig ab, eine einseitige Fixierung auf eines dieser Muster ist für Beziehungssysteme gefährlich. Dann können sich die Prozesse aufschaukeln, eskalieren und dabei das Gesamtsystem instabil machen (bis hin zum Krieg). Symmetrische Eskalationen können in Kampf und Gewalt münden, es gibt aber auch komplementäre Eskalationen, die zur Erstarrung und dem Erliegen von Kontakt führen können.

Eskalierende Verhaltensweisen werden also im Normalfall immer wieder »ausbalanciert«, Symmetrie und Komplementarität lösen einander ab, Auftrumpfen wird durch versöhnliche Angebote abgelöst und umgekehrt. Nur ein dauerhaftes Festhalten an einem der Interaktionsmodi führt schlussendlich zum Bruch, zum »Schisma«, dem Auseinanderbrechen des Systems, wenn es nicht irgendein die Symmetrie begrenzendes »Drittes« gibt, auf das sich die Kontrahenten beziehen können (das Rechtssystem, ein »krankes« Mitglied, um das man sich kümmern muss, ein »höheres Wesen«, dem beide gehorchen).

## Kommunikation, Paradoxie, Doppelbindung

> *»Ich bin freiwillig abgehauen« (Patient in einer Visite zum raschen Ende eines früheren Klinikaufenthaltes, zitiert aus: Manteufel, 2012, S. 107).*

> *»Do you personally have any difficulty in making decisions!« – »Well, yes and no« (Ortmann, 2011, S. 23).*

Gegen Ende des Zweiten Weltkriegs gehörte Bateson mit einer kleinen Gruppe anderer Wissenschaftler zu den Begründern einer interdisziplinären Kybernetik – einer Metadisziplin zum »Studium der Regelung und Nachrichtenübertragung im Lebewesen und in der Maschine«, so die Definition des Namensgebers dieser Disziplin (Wiener, 1948). Von 1948 bis 1962 untersuchte er aufbauend auf seinen ethnologischen Studien am MRI die Kommunikation in Familien psychiatrischer Patienten. Die Gruppe wurde anhand dieser Beispiele auf das Phänomen paradoxer, also widersprüchlicher Kommunikation, aufmerksam. Diese bestehen aus widersprüchlichen Beziehungsaussagen oder Anforderungen, gleichzeitig einander widersprechende Erwartungen zu erfüllen, man spricht hier auch von »pragmatischen Paradoxien« (vgl. Watzlawick et al., 1969, S. 171 ff.).

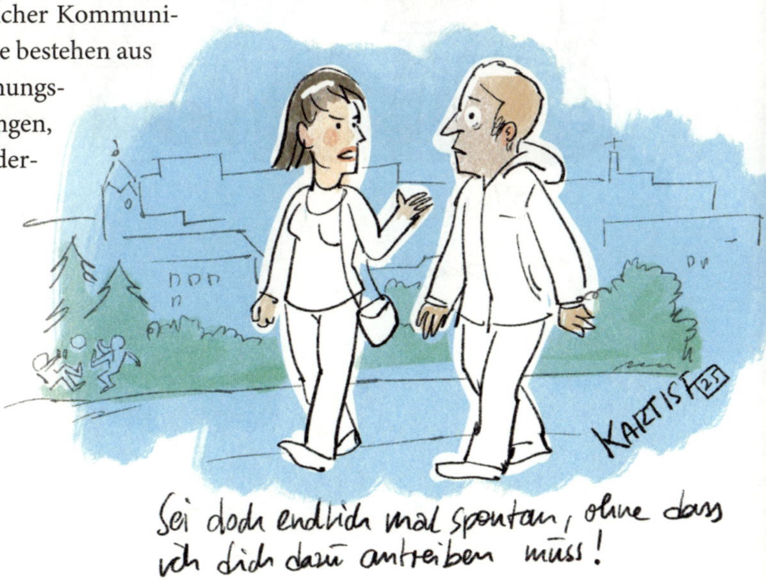
Sei doch endlich mal spontan, ohne dass ich dich dazu antreiben muss!

In leichter Form kennt das jeder, sie finden sich in Aufforderungen, etwas zu tun, was man eigentlich nur unaufgefordert tun kann:

- »Warum sagst du mir nie, dass du mich liebst?« – »Na gut: ›Ich liebe dich!‹« – »Nein, doch nicht so …«
- »Wann wirst du endlich lernen, dich gegen mich durchzusetzen?«
- »Ja, er macht wohl seine Schulaufgaben, aber er macht sie nicht freiwillig!«
- »Ich bin schon so gespannt auf die Überraschung, die du für mich vorbereitest …!«
- »Ja, du hast dich entschuldigt, aber du meinst es nicht aufrichtig!«

In jedem Fall ist die Angesprochene in einer schwierigen Situation: Wie auch immer sie sich verhält, es ist »irgendwie falsch«, ein zentrales Gefühl bei paradoxer Kommunikation. Orientiert an Batesons Schizophrenie-Theorie (1981, S. 276) lassen sich diese Dilemmata, wenn sie verschärft und vor allem dauerhaft die Kommunikation bestimmen, als »Double-Bind-Situation« beschreiben. Die »Doppelbindungs-Hypothese« regt das Denken über paradoxe kommunikative Fallen, in denen Menschen sich verfangen können, bis heute an.

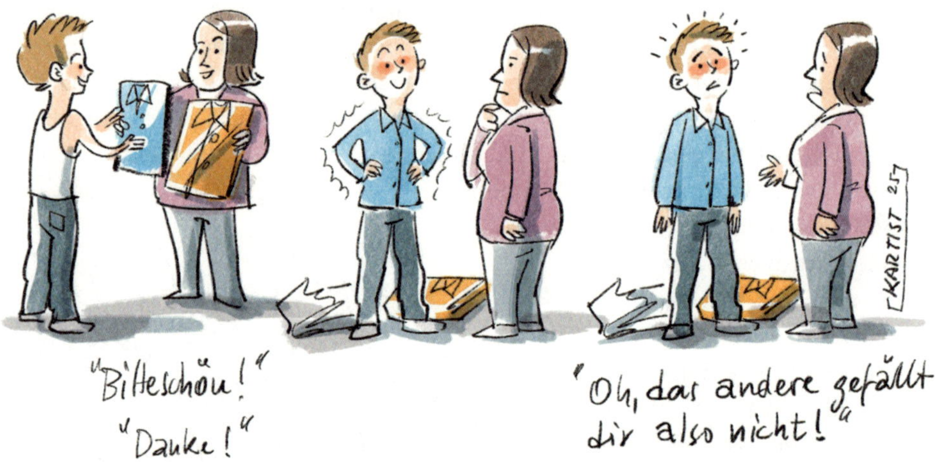
KARTIST
"Bitteschön!"
"Danke!"
"Oh, das andere gefällt dir also nicht!"

**Doppelbindung**

*Was versteht man unter einer »Doppelbindung«?*

Doppelbindungen (»Double Binds«) können auf der Basis einer engen Beziehung entstehen, die für einzelne oder alle Beteiligten eine existenzielle Bedeutung hat (z. B. für das Kind in einer Familie, aber auch in anderen Kontexten, im Gefängnis, bei völliger materieller Abhängigkeit, Krankheit usw.). Gleichzeitig ist dieser Kontext durch eine gewisse Anspannung gekennzeichnet, wie sie eine »Straferwartung« mit sich bringt: ein Lernkontext, der eher auf der Vermeidung von Strafe aufbaut als auf dem Streben nach Belohnung. In dieser angespannten Situation sieht sich eine Person einer paradoxen Aussage oder auch einer paradoxen Aufforderung ausgesetzt. Paradox deshalb, weil sie zwei unvereinbare Signale enthält – etwa die mit zusammengekniffenen Lippen vorgebrachte Aussage: »Natürlich liebe ich dich, das weißt du doch!« Auf welche Seite der Botschaft man dann auch reagiert, man hat eine negative Sanktion zu erwarten. Paradoxe Handlungsaufforderungen beziehen sich auf Verhalten, das nicht ausgeführt werden kann, da es nur spontan entstehen kann: »Ich möchte, dass du auf mich zugehst und mir zeigst, dass du mich liebst!« oder: »Was soll ich denn mit dem Blumenstrauß, jetzt hast du ihn mir doch nur mitgebracht, weil ich gestern gesagt habe, dass du mir nie Blumen mitbringst! Du sollst sie mir freiwillig, von dir aus mitbringen!« Zu dieser Art der Kommunikation müssen noch drei Aspekte hinzutreten:

- das Verbot, über die Situation zu sprechen (die Metakommunikation ist tabuisiert);
- das Verbot oder die Unmöglichkeit, die Situation zu verlassen (etwa für ein kleines Kind in einer Familie oder für den Insassen einer totalen Institution wie Gefängnis, Heim, Klinik usw.);
- eine Allgegenwart dieser Kommunikationsform, die die habituelle Erwartung eines »paradoxen Universums« erzeugt.

Der Kommunikationspartner fühlt sich in einer ausweglosen Falle, was immer er oder sie tut, ist »falsch«. Unter diesen Bedingungen ist ein Kontext gegeben, in dem das Auftreten von Kommunikationsformen wahrscheinlich ist, die ein Beobachter als »schizophren« beschreiben würde (nach Bateson et al., 1969; Watzlawick et al., 1969). Sie sind Ausdruck der Versuche, sich einer unmöglichen Situation zu entziehen. Man versucht, »ein anderer« zu werden, oder leugnet die eigene Existenz: »Es gibt mich gar nicht.« So signalisiert man dem Kommunikationspartner, dass man nicht die Kommunikationsadresse des Double-Bind-Beziehungsangebots sei. Andere Formen sind, metaphorisch oder »läppisch« zu sprechen, ein Verhalten, das als »hebephren« bezeichnet würde, sich paranoid zu verhalten (»Alles ist gefährlich«) oder kataton (»Ich verhalte mich nicht«).

Die Double-Bind-Theorie hatte für die Entwicklung der Familientherapie eine große Bedeutung, auch wenn sie bis heute umstritten, nicht empirisch bewiesen und wohl in ihrer ursprünglichen Form auch nicht im klassischen Sinn »beweisbar« ist (Olson, 1972). Doch zum einen kann sie als gedankliches Experiment zur Hypothesenbildung genutzt werden, zum anderen lassen sich Zusammenhänge zu der moderneren High-Expressed-Emotions-Forschung herstellen. Damit sind intensive, in enger räumlicher oder seelischer Nähe vorgetragene, vorwiegend negative Äußerungen gegenüber einem als psychotisch beschriebenen Patienten gemeint. Jenseits eines gewissen Schwellenwertes erhöhen diese nachweislich die Wahrscheinlichkeit von Rückfällen (Hooley, 2007; Vaughn u. Leff, 1976). Eine ausführliche kritische Auseinandersetzung mit der Theorie findet sich in Cronen, Johnson und Lannamann (1982).

## Kontextmarkierung

> *»An diesem Punkt ist es sinnvoll, den Begriff ›Kontextmarkierung‹ einzuführen. Ein Organismus reagiert auf ›denselben‹ Reiz in verschiedenen Kontexten verschieden, und daher müssen wir nach der Informationsquelle für den Organismus fragen. Durch welche Wahrnehmung weiß er, dass Kontext A sich von Kontext B unterscheidet?« (Bateson, 1981, S. 374).*

Welche Bedeutung eine Aussage hat, hängt vom jeweiligen Kontext ab. Eigentlich wissen wir das alle intuitiv – jeder, der schon einmal lachend zum anderen gesagt oder gehört hat: »Ey, du Blödmann!«, weiß, dass das Lachen dem Satz die Schärfe nimmt. Bateson hat sich intensiv mit dem Thema beschäftigt: Jede Mitteilung eines Menschen an den anderen bekommt ihren Sinn durch den Rahmen, in den sie gestellt wird. Der Kontext ist damit eine »Metamitteilung«, durch die das »elementare Signal« klassifiziert wird. Das klingt komplizierter, als es ist. Nehmen wir die Aussage: »Bringen Sie mir bitte ein Bier!« Hier stellt der Kontext eines Lokals eine »Metamitteilung« dar, die den Satz als »Bestellung« verstehen lässt. Zu Hause im Kontext der gemeinsamen Lebenswelt, wäre der Satz möglicherweise, je nach Beziehungslage, auch als Unverschämtheit verstehbar: »Na, dann geh doch und hol dir selbst eins!« Denn die Art der Beziehung ist auch eine Metamitteilung.

Bateson spricht von »Kontextmarkierung«, um zu verdeutlichen, dass in jeder Kommunikation Signale mitkommuniziert werden, die der Kommunikation helfen zu verstehen, wohin sie gehört (1981, S. 374). Eine Uniform erhöht die Wahrscheinlichkeit, dass ein Befehl auch als solcher verstanden wird und nicht als Anmaßung, ein scharfer Ton, der eine kritische Bemerkung begleitet, zeigt, dass es hier »ernst« wird, und ein Satz wie »Die Rechnung bitte!« würde zu Hause auf Unverständnis stoßen, weil er nicht zum Kontext passt (siehe auch von Schlippe, 2022a, S. 73 f.).

Das klassische und stark verkürzte Verständnis von Kommunikation als Prozess zwischen »Sender« und »Empfänger«, zwischen denen Information »übertragen« wird, greift aus systemischer Sicht zu kurz. Kommunikation ist alles andere als ein »Informationsaustausch«. Was wird denn da getauscht? Und wie sollte das gehen, dass da die Information vom einen direkt in den anderen Kopf reingeht und umgekehrt? Gedanken können nicht »ihren Entstehungskontext verlassen und Schädeldecken durchschlagen« (Fuchs, 1993, S. 82). Vielmehr arbeitet sich die »Kommunikation [...] an Wahrscheinlichkeiten von Bedeutungen ab [...] Der Empfänger empfängt nach eigenen Verarbeitungsregeln, über die der Sender nicht verfügen kann!« (Nassehi, 2017a, S. 117). Man hat keine Kontrolle darüber, ob und in welcher Weise das eigene Verhalten als Kommunikation aufgefasst wird. Beide Seiten nehmen das nonverbale und verbale Verhalten des anderen in jeweils ihrem eigenen Kontext wahr und schreiben ihm kommunikative Bedeutung zu oder eben auch nicht (insofern ist diese Formulierung auch etwas schärfer gefasst als das eher beliebige »Man kann nicht nicht kommunizieren«). Die Betroffenen orientieren sich an unterschiedlichen Kontextmarkierungen, und daher kann die Kommunikation sich auch »verlaufen«, wir kommen darauf beim Stichwort »Polykontexturalität« zurück (Kapitel 6.9). Wenn wir also das Verhalten unseres Gegenübers nicht verstehen, empfiehlt es sich, danach zu suchen, wie sie/er die Situation interpretiert, den Kontext versteht.

## Geist und Natur

> *»In der gleichen Weise haben die meisten von uns in der Schule beigebracht bekommen, dass ein Substantiv der Name einer Person, eines Ortes oder eines Dings ist, aber was man uns hätte beibringen sollen, ist, dass ein Substantiv in verschiedenartigen Beziehungen zu anderen Teilen des Satzes stehen kann, so dass die ganze Grammatik sich als Beziehung definieren ließe« (Bateson u. Bateson, 2005, S. 47).*

Sein letztes Lebensjahrzehnt verbrachte Bateson an der kalifornischen Küste, wo er die erkenntnistheoretischen und philosophischen Grundlagen seines Lebenswerks u. a. in dem Buch »Geist und Natur« zusammenfasste, das er gemeinsam mit seiner Tochter schrieb. Was ist der Geist? Nach Bateson kein »Ding«, sondern »nichts als Interaktion«. Wo sitzt der Geist? Nach Bateson nirgendwo – jedenfalls nicht *an einem bestimmten Ort,* sondern im Informationsstrom *zwischen* miteinander interagierenden Teilen eines jeden Systems.

> »Man denke an einen Mann, der einen Baum mit einer Axt fällt. Jeder Hieb der Axt wird entsprechend dem Aussehen der Schnittkerbe des Baumes, die durch den vorherigen Schlag hinterlassen wurde, modifiziert oder korrigiert. Dieser selbstregulierende (d.h. geistige) Prozess wird herbeigeführt durch ein Gesamtsystem – Baum-Augen-Gehirn-Muskeln-Axt-Hieb-Baum; und es ist dieses Gesamtsystem, das die Charakteristika des immanenten Geistes hat« (Bateson, 1981, S. 410, vgl. auch Kapitel 11.6, wo uns das Bateson-Zitat noch einmal begegnen wird).

Dieser Strom wird kontinuierlich angetrieben durch die Produktion von im jeweiligen System bedeutsamen Unterscheidungen. Batesons Bonmot »Eine Information ist ein Unterschied, der einen Unterschied macht« ist sprichwörtlich geworden. Es ist für ihn eine Fiktion, »Urheber« von »Empfängern« geistiger Prozesse zu unterscheiden – der Geist entsteht in kreisförmig verlaufenden Interaktionsprozessen. Folglich geht der Geist auch über die Grenzen des menschlichen Körpers hinaus.

### Ein pessimistisches Bild auf menschliche Erkenntnisfähigkeit

Bateson hat sicher mit die wichtigsten erkenntnistheoretischen Grundlagen für das systemische Denken und damit auch für die systemische Therapie gelegt (an anderer Stelle haben wir systemisches Vorgehen einmal, ihm folgend, als »angewandte Erkenntnistheorie« bezeichnet, siehe von Schlippe u. Schweitzer, 2019). Immer wieder hat er sich mit den Grundlagen menschlichen Erkennens befasst und versucht, die Begrenzungen, die uns von der Evolution mitgegeben wurden und uns immer wieder daran hindern, mit unseren Mitmenschen und mit der Umwelt konstruktiv und nachhaltig umzugehen, aufzuzeigen: »Mit einem Wort: Ihre Wahrnehmungsmaschinerie, die Art, wie Sie wahrnehmen, wird von einem System von Voraussetzungen regiert, das ich Ihre Epistemologie nenne: eine ganze Philosophie tief drinnen in Ihrem Geist, aber jenseits Ihres Bewusstseins« (Bateson u. Bateson, 2005, S. 136). Immer wieder verfangen Menschen sich in den Paradoxien (Fischer, 2012), in die sie die Sprache, ihre fehlende Reflexionsbereitschaft und ihre »wissenschaftliche Arroganz« hineinführen: »der abendländische Mensch sah sich selbst als einen Autokraten mit vollständiger Macht über ein Universum, das aus Physik und Chemie aufgebaut war« (Bateson, 1981, S. 563). Immer wieder war dabei für Bateson das Streben nach einseitiger Kontrolle über die Welt, über den Mitmenschen der zentrale erkenntnistheoretische Fehler, denn das Wesen, das gegen seine Umwelt gewinnt, zerstört sich selbst. Er spricht in dem Zusammenhang von »Krankheiten der Erkenntnistheorie« und kommt (schon in den 1970er Jahren!!)

zum Schluss: »Es ist zweifelhaft, ob eine Gattung, die sowohl eine fortgeschrittene Technologie, als auch diese eigenartige Weltanschauung hat, überleben kann« (Bateson, 1981, S. 435),

## 6.4 Subsysteme, Grenzen, Regeln und Beziehungsmuster

### Das Verhältnis von Teil und Ganzem: Subsysteme und Umwelten

Gehen wir noch einmal zurück zu der älteren Systemtheorie. Hier werden Systeme als real existierende Einheiten betrachtet – und wenn man sich dessen bewusst bleibt, dass dies nur eine Form der Beschreibung ist, kann man diese Denkwerkzeuge durchaus zur Hypothesenbildung nutzen. Wenn man etwa Systeme unter der Perspektive »Teil« und »Ganzes« anschaut,[17] kann man fragen, wie ein System seine Funktionen über die Differenzierung in Subsysteme ausübt. Um eine stabile Struktur zu erhalten, bilden Systeme ab einem bestimmten Komplexitätsgrad Subsysteme aus – bei einem zu hohen Vernetzungsgrad ohne Subsystembildung sinkt die Stabilität. Wenn »alles mit allem verbunden« ist, wird es schnell unübersichtlich. Man spricht dann auch von »too richly cross-joined systems«: In manchen eng gebundenen Familien geht jede Kleinigkeit gleich alle anderen etwas an, geraten immer wieder alle Mitglieder in Aufregung (Minuchin sagte in dem Zusammenhang einmal den schönen Satz: »A sneeze sets of a flurry of handkerchief-offers« – einer niest und alle wedeln mit dem Taschentuch). In einem solchen Fall kann es wichtiger sein, Kommunikationen eher zu blockieren und Interventionen anderer Familienmitglieder freundlich zu unterbrechen (»Wollen wir dies mal als eine Angelegenheit ansehen, die nur die Eltern etwas angeht?«; »Wie wäre es, wenn Mutter und Tochter das Thema einmal zu zweit besprächen?«), statt sie zu fördern (Hoffman, 1975).

Es gibt viele Möglichkeiten, wie sich Subsysteme bilden können. Innerhalb der Familie liegt es nahe, das elterliche, das eheliche und das Kinder-/Geschwister-Subsystem zu unterscheiden, aber auch das der männlichen und das der weiblichen Mitglieder kann bedeutsam werden. Andere Aufteilungsformen hinsichtlich weicherer Kategorien sind denkbar: Die »Fußballliebhaber« sind möglicherweise ein anderes Subsystem als die »Kinogänger«. Nach *außen* hin kann man ein System

---

17 Im Kapitel 6.8 werden wir die Differenzierung unter der Perspektive »System« und »Umwelt« behandeln.

dann wiederum als Teil eines größeren Systems sehen, in das es quasi eingebettet ist, eine Schulklasse beispielsweise ist Teil der Schule, diese wiederum ist Teil des Schulsystems als Subsystem der Gesellschaft.

Eine besondere Bedeutung wird oft der *Abgrenzung des elterlichen Subsystems* beigemessen (vor allem in der strukturellen Familientherapie, Kapitel 2.2). Wenn dessen Funktion und Abgrenzung unklar sind, könnte der Bestand der Familie bedroht sein. Ein geordnet verlaufender Entscheidungsprozess – so die Überlegung – verlangt klare Grenzen. Wenn die Ehepartner die Entscheidungen des anderen jeweils boykottieren oder wenn die Kinder gezwungen sind, Entscheidungen zu treffen, mit denen sie überfordert sind, kann es zu Symptomen kommen, die auf die Störung im Kommunikationssystem Familie hinweisen. Das bedeutet nicht, dass Kinder nicht an Entscheidungen beteiligt sein sollten (auch in der Kybernetik erster Ordnung ist nicht die autoritäre Familie das Ideal!), doch sollten ihnen keine Elternfunktionen übertragen werden: Kinder leben in einer Situation ungleich verteilter Macht, und es ist Bestandteil sozialen Lernens, in solchen Situationen zu verhandeln (Minuchin, 1977) und die Erfahrung zu machen: »Ich bin nicht allmächtig und ich bin nicht ohnmächtig!« (ein Bonmot der Schweizer Begründerin der »Themenzentrierten Interaktion« Ruth Cohn, 1975). Die überfordernde Beteiligung von Kindern an Elternfunktionen, manchmal auch an Partnerfunktionen, wird bei Stierlin (z. B. 1997) als »Parentalisierung« bezeichnet, für Haley (1980) ist dieses Muster das Kennzeichen sogenannter »perverser Dreiecke«, in vielen der »klassischen« familientherapeutischen Modelle das zentrale Merkmal dysfunktionaler Familienstrukturen: Die Generationsgrenze wird heimlich durchbrochen, ein Kind gerät auf die Ebene des elterlich-ehelichen Subsystems – mit entsprechend negativen Folgen für seine seelische Entwicklung.

Die zuletzt beschriebenen Aspekte zeigen deutlich die Gefahr, wie schnell die »Kybernetik erster Ordnung« dazu verführen kann, die Idee zu entwickeln, es sei von außen zu bestimmen, wie eine Familie »richtig« ist. Zugleich können all diese Perspektiven hilfreich sein, die Prozesse in Familien zu verstehen und durchaus kritisch zu hinterfragen – zentral bleibt aber der Dialog.

### Der Begriff der Grenze

> *»Stellen Sie sich vor, ich sei blind und ich benutzte einen Stock. Ich mache tap, tap, tap. Wo fange* ich *an? Ist mein geistiges System an dem Griff des Stockes zu Ende? Ist es durch meine Haut abgegrenzt? Fängt es in der Mitte des Stockes an? Oder beginnt es an der Spitze des Stockes? Aber das sind alles unsinnige Fragen. Der Stock ist ein Weg, auf dem Umwandlungen von Unterschieden*

*übertragen werden. Die richtige Weise, ein System abzugrenzen, besteht darin, die Grenzlinie so zu ziehen, dass man keinen dieser Wege in einer Weise durchschneidet, die die Dinge unerklärbar macht. Wenn das, was man zu erklären versucht, ein gegebenes Stück Verhalten ist, etwa die Fortbewegung eines Blinden, dann wird man hierfür die Straße, den Stock und den Mann benötigen, die Straße, den Stock und so weiter, immer wieder im Kreis herum. Wenn sich der Blinde aber hinsetzt, um zu essen, werden sein Stock und dessen Nachrichten nicht mehr relevant sein – sofern es das Essen ist, was man verstehen möchte« (Bateson, 1981, S. 590).*

Grenzen sind in sozialen Systemen das, was für die Zelle ihre Membrane ist. Sie ermöglichen Abgrenzung gegen die Umwelt und damit Identitätsbildung und regulieren die kommunikative Abschottung oder Anschlussbereitschaft des Systems. Allerdings werden soziale Systeme nicht in erster Linie unter dem Gesichtspunkt räumlicher Grenzen gesehen (anders als etwa eine Zelle oder ein Organ). Grenzen sozialer Systeme sind im Licht moderner Systemtheorie eher *Sinngrenzen,* also so etwas wie Vereinbarungen darüber, was und wer zum System bzw. Subsystem dazugehört oder nicht (mehr dazu siehe Kapitel 6.8).

Beispielsweise definiert sich eine Kernfamilie dadurch, dass weder die Oma (weil zu »Großfamilie« gerechnet) noch die Chefin des Vaters (weil zu »Arbeit« gerechnet) noch der Freund der Tochter (weil zu »Freunde« gerechnet) dazugehören (die Grenzziehung kann hier fließend sein, irgendwann »gehört er dazu«). In Familienunternehmen kann es wichtig sein, frühzeitig zu klären, wer Gesellschafter werden kann und wie etwa im Scheidungsfall mit Unternehmensanteilen umgegangen wird. Staaten müssen sich die Frage stellen, ob sie den Sinn ihrer Mitgliedschaft in nationaler Zugehörigkeit (»Nationalstaat«) oder auf faktischem Zusammenleben begründen wollen (»multikulturelle Gesellschaft«).

In der systemischen Praxis kann das Konzept der Grenze durchaus nützlich eingesetzt werden, etwa in Gesprächen über Grenzen und Grenzziehungen. Es kann interessant sein, sich über Grenzen auszutauschen, sofern man als Berater nicht eigenen normativen Bildern folgt (»In dieser Familie müssen die Grenzen klarer werden!«). Innerhalb der Sitzungen kann durch die Nutzung von Beobachtungspositionen (vgl. Kapitel 19.3) oder durch räumliche Abgrenzung mit neuen Grenzziehungen bzw. Sitzordnungen experimentiert werden. Ein Teil der Familie kann etwa aus einer Ecke des Raumes verfolgen, wie die anderen ihre Subsystemkonflikte ohne Einmischung besprechen. Zwischen zwei Gesprächen kann dies durch Rituale oder Experimente geschehen (»Versuchen Sie doch einmal, zu Hause …«). In der strukturellen Familientherapie gehört es zum Handwerkszeug, durch Veränderung der Sitzordnung ein zwischen den Eltern sitzendes und an sie besonders gebundenes

Kind zu seinen Geschwistern zu setzen und es zur Unterhaltung oder zum Spielen mit diesen aufzufordern, um zunächst spielerisch neue Erfahrungen mit Grenzen zu sammeln.

## Der Regelbegriff

Die Art und Weise, wie sich das Verhalten der Mitglieder eines Sozialsystems auf eine gewisse Regelmäßigkeit und Vorhersagbarkeit entwickelt hat, lässt sich als Regel beschreiben. Regeln sind Abläufe, auf die sich die Mitglieder eines Systems explizit und formal oder implizit und informal geeinigt haben. Explizite Regeln sind allen als Regeln oder als Routinen bewusst, sie sind auch verhandelbar – so kann etwa die Regel, nach der das Abendessen von allen gemeinsam eingenommen wird, mit dem Älterwerden der Kinder modifiziert werden – die Frage danach, wie leicht oder schwer solche Veränderungen vor sich gehen, kann Rückschlüsse auf das Familienklima zulassen und Anlass zur Diskussion in der Familie bieten (z. B. wer erlebt die Art des Umgangs als starr, wer als chaotisch?). Aber, so viel ist klar: Explizite Regeln beschreiben zwar, was sein sollte, dies ist aber oft nicht genug: »Regeln, merkwürdig genug, schließen ihre eigene Verfehlung ein« (Ortmann, 2003, S. 11), das ständige Verhandeln darüber ist Teil des sozialen Lernens. Implizite, informale Regeln sind dagegen Regelmäßigkeiten der Kommunikation, die sich einem Beobachter erschließen mögen, die aber meist den Betroffenen nicht unmittelbar zugänglich sind – etwa: »Wann immer das Thema X aufkommt, sorgt schnell eine/r aus der Familie für Ablenkung.« Wenn sie vom Berater als Beobachtung (ohne Wertung!) eingebracht werden, können sie zu interessanten Gesprächen führen (»Was glauben Sie, ist die Sorge? Was würde wohl passieren, wenn Sie Thema X ausdiskutieren würden?«). Manchmal werden implizite Regeln auch erst dann deutlich, wenn sie übertreten wurden und dies als Problem bewertet wird.

Heiko Kleve bezieht sich neben der formalen und informalen noch auf eine »elementare Regelebene« (Kleve, 2020b, S. 63 ff.; siehe Abbildung 2). Die Ebene der elementaren Regeln nennt er mit Bezug auf Matthias Varga von Kibéd und Karl Otto Hondrich (Hondrich, 2001, S. 11) »elementare soziale Prozesse«. Diese werden als »vor- und subkulturell« angesehen, das heißt, sie gleichen sich in allen Kulturen[18] und haben damit einen universelleren Charakter als die spezifischeren Familien- oder Teamregeln. Kleve nennt für diese dritte Ebene sechs elementare Themen (2020b, S. 64 ff.):

18 Sie werden aber nicht als biologisch oder anthropologisch gegeben angesehen, sondern bleiben soziologisch, das heißt, sie entstehen im Zusammenleben (Hondrich, 2001, S. 12).

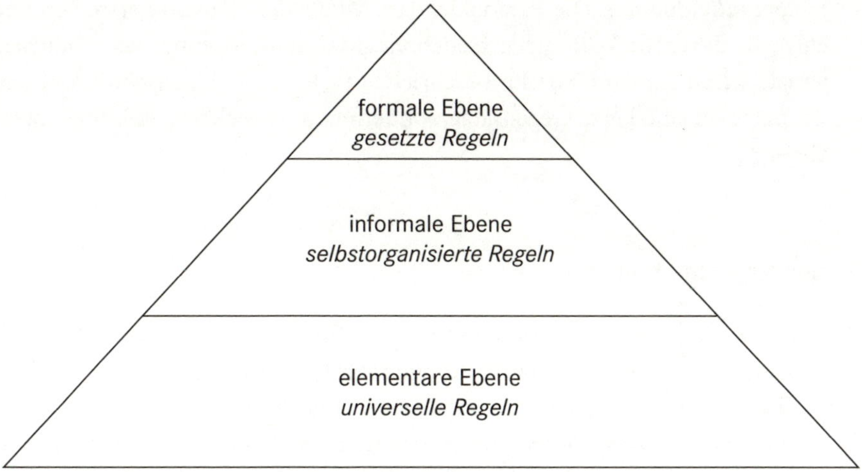


Abbildung 2: Regelebenen (aus Kleve, 2020b, S. 63)

- *Elementare Ökonomie von Geben und Nehmen:* Menschen führen bewusst oder unbewusst ein »persönliches Konto des angemessenen Ausgleichs«, in dem jeweils das, was man in die Beziehung eingegeben hat und was man herausbekommen hat, verrechnet wird (vgl. Stierlin, 2005; siehe auch Kapitel 1.1). Wenn der Fluss des Gebens und Nehmens ins Stocken gerät, entsteht Spannung.
- *Systemzugehörigkeit:* Die Zugehörigkeit oder Nichtzugehörigkeit ist eine der elementaren Unterscheidungen jeglichen sozialen Zusammenlebens – dadurch bestimmt sich die in der ersten Regel angesprochene Dynamik von Geben und Nehmen als eine der Rechte und Pflichten, die sich aus der Zugehörigkeit ergeben.
- *Systemwachstum:* Durch neue Mitglieder wächst ein System, die aus Mitgliedschaft entstehenden Rechte differenzieren sich, aus längerer Mitgliedschaft werden entsprechende Ansprüche gegenüber jüngeren Mitgliedern abgeleitet.
- *Systemfortpflanzung:* Es bilden sich aus bestehenden Systemen neue Systeme, die schrittweise mehr Eigenständigkeit entwickeln, während die ursprünglichen Systeme in eine sekundäre Position rücken.
- *Systemimmunkraft:* Abhängig von Leistung und Einsatz seiner Mitglieder entwickelt das soziale System Fähigkeiten, mit Herausforderungen und Veränderungen der Umgebung in passender Weise umzugehen. Entscheidend für die Qualität der Widerstandskraft ist hier (ähnlich wie bei der ersten Regel), ob und in welchem Maß der Einsatz dieser Systemmitglieder für das Ganze wertgeschätzt und anerkannt wird.

- *Systemindividuation:* Die Paradoxie, dass Mitglieder, die sich persönlich und eigenständig entwickeln, zugleich ein hohes Maß an Bezogenheit verwirklichen, wurde schon früh von Stierlin beschrieben (z. B. 1997). Eigenständigkeit und Bezogenheit sind keine Gegensätze, sondern können sich wechselseitig potenzieren.

### Homöostase und Dynamik

Die frühe Systemtheorie hat sich vor allem dafür interessiert, wie Systemparameter unter wechselnden Umweltbedingungen konstant gehalten werden können – also für die Bedingungen des Gleichgewichts, der Homöostase. Diese wird durch Rückkopplungsschleifen sichergestellt, setzt also einen Sollzustand voraus, an dem gemessen der Istzustand bestenfalls identisch, im Regelfall aber eine Minusvariante ist. Darin steckt implizit eine negative Konnotation der existierenden Systemzustände – sie sind tendenziell dauernd korrekturbedürftig. Aus systemischer Sicht führt das Konzept zu zwei Problemen. Zum einen verleitet es dazu, einen Sollzustand von außen zu definieren. Zum anderen wird ein eher statisches Bild vermittelt, das einseitig die konservative Tendenz zur Beharrung betont. Es fehlt darin die Möglichkeit, dass ein System neue, unvorhergesehene, kreative Zustände annehmen kann und aus sich heraus zur Veränderung fähig ist.

Eine solche Sicht wurde daher zunehmend als mechanistisch angesehen. Die implizite Vorstellung, dass nach Vergleich von Istzustand und Sollzustand korrigierende Ordnung von außen hergestellt werden muss, wurde kritisch gesehen. Mit neueren Systemtheorien und vor allem Chaostheorien wurden neue Antworten auf die Frage gesucht, wie man sich dem Thema Ordnung und vor allem Ordnungs-Ordnungs-Übergängen anders nähern könnte. Eine ganze Reihe von Theorien beschäftigte sich mit der Frage, wie und unter welchen Bedingungen sich Systeme von selbst organisieren, ohne dass ein ordnender »Polizist« Strukturen durchsetzt. Es waren zunächst naturwissenschaftliche Theorien (vgl. Kapitel 6.2). Sie fußten auf Erfahrungen, die Hermann Haken so formulierte: »Die spontane Entstehung geordneter Strukturen in offenen Systemen [ist] […] kein Einzelfall, sondern ist in Natur und Technik weiterverbreitet« (1984, S. 67).

## 6.5 Ordnung und Chaos: Dissipative Strukturen, Synergetik und die Theorie dynamischer Systeme

### Jenseits von Homöostase: Fluktuation

Der russisch-belgische Physiker und Nobelpreisträger Prigogine stieß bei seinen Forschungen über die Selbstorganisation chemischer Prozesse auf erstaunliche Phänomene: In hoch vernetzten, dynamischen Systemen entwickeln sich unter bestimmten Bedingungen spontan Ordnungsstrukturen, ohne dass eine ordnende Instanz von außen diese vorgibt. Er entdeckte, dass aus Abweichungen von einem zunächst stabilen Gleichgewichtszustand unter Energieverbrauch neue Organisationsformen entstanden, und nannte sie »dissipative Strukturen«, um damit ein Paradox zu beschreiben (Prigogine u. Stengers 1981, S. 21): Dissipation (»Zerstreuung«) lässt an Chaos und Auseinanderfallen denken, Struktur ist das Gegenteil davon. Dissipative Strukturen sind Systeme, die ihre Stabilität und ihre Identität nur dadurch behalten, dass sie ständig für die Strömungen und Einflüsse ihrer Umgebung offen sind, ständig im Wandel. Bei Systemzuständen, die vom Gleichgewicht stark entfernt sind, kann, eventuell einfach nur zufällig, ein kritischer Wert überschritten werden, jenseits dessen das System nicht mehr in den früheren Zustand zurückkehrt, sondern in einen neuen, nicht vorhersehbaren übergeht.

In diesem Zusammenhang wird gern auch vom *Schmetterlingseffekt* gesprochen: In hochgradig instabilen Systemen schwanken die Wahrscheinlichkeiten der Prozessabläufe häufig um etwa 50 Prozent; das heißt, es ist unvorhersehbar, ob das System in den einen oder den anderen Zustand fällt (man spricht in diesem Zusammenhang auch von »Bifurkation«, also Gabelung). Hier sind dann die winzigsten Zufälle bedeutsam, beispielsweise der Flügelschlag eines Schmetterlings: Kleine Ursachen können riesige Wirkungen haben. Wenn es gerade der durch den Schmetterling erzeugte Luftstrom ist, der dazu führt, dass der eine Systemzustand zu 50,000000000001 Prozent Wahrscheinlichkeit eintritt und der andere eben zu 49,999999999999 Prozent nicht, dann hat genau dieser Flügelschlag vielleicht einen Sturm »verursacht«, auch wenn die Verwendung des Begriffs »Verursachung« hier völlig absurd ist (mehr dazu in Kapitel 8.2).

Diese Erkenntnisse unterstützen die Tendenz in der systemischen Therapie, die Gespräche nicht so sehr als Gelegenheit des harten »Durcharbeitens«, sondern vielmehr als *Anregung* zu verstehen. Interventionen sind eher dem »Schlag des Schmetterlingsflügels« vergleichbar, der in einem komplex vernetzten System die Turbulenzen anregt und verstärkt (Rufer, 2012). Auch unterstützen diese Überlegungen die Idee, dass es auf die Erzeugung und Nutzung von »Zuständen weit vom Gleichgewicht« ankomme, also auf Interventionen, die bisherige Bilder eher verstören als verfestigen. Man vertraut darauf, dass etwas Neues entstehen wird, doch was es ist, entzieht sich therapeutischer Kontrolle.

## Synergetik: Komplexe dynamische Systeme zwischen Chaos und Ordnung

Die Synergetik wurde von dem deutschen Physiker Hermann Haken entwickelt (Haken, 1984; 2004; Haken u. Schiepek, 2006; Kriz u. Tschacher, 2017). Ihre Kernfragen richten sich darauf, wie eigentlich »Ordnung« entsteht und welche Prinzipien der Selbstorganisation sich finden lassen können (s. z. B. Tschacher u. Grawe, 1996). Als eine »Feldtheorie«, vergleichbar der psychologischen Gestalttheorie der 1920er und 1930er Jahre, untersucht sie, wie die Teile in einem Feld zusammenwirken (»Syn-Ergetik«, griechisch, heißt ganz wörtlich »zusammenwirken«) und ihr Verhalten selbst organisieren, sodass sich eine Ordnung ergibt, die dann neue, makroskopische Eigenschaften zeigt. Analysiert wird, wie verschiedene Komponenten so zusammenwirken, dass ein »kooperatives Verhalten« der Teile zur Selbstorganisation des Gesamtsystems beiträgt. Gut erkennbar ist dies bei physiologischen Vorgängen, bei denen eine Vielzahl von Einzelkomponenten (z. B. Zellen) damit befasst ist, sich im Sinne der Gesamtheit (z. B. Körper) zu koordinieren. Interessant ist aber, dass sich solche Prozesse auch in physikalischen Systemen finden, wo sich unter bestimmten Bedingungen Moleküle plötzlich so verhalten, als hätten sie sich über eine gewisse Entfernung hinweg darauf verständigt, sich gemäß den Funktionsbedingungen des Gesamtsystems zu organisieren.

Haken entdeckte dieses Phänomen zuerst beim Laserlicht (z. B. Haken, 2004, S. 71): Wenn man einer Laserlampe, in der Gasmoleküle ungeordnet herumfliegen, Energie zuführt, dann kommt es nach einiger Zeit zu einem Zustand, der so aussieht, als ob die chaotisch fluktuierenden Atome sich »verabredet« haben: Sie beginnen, rhythmisch zu pulsieren, und es entsteht ein geordnetes Muster, *selbstorganisiert,* also ohne dass irgendeine Instanz von außen diese Ordnung vorgibt. In der Phase der Fluktuation setzen sich mehr oder weniger zufällig Gruppen von Atomen durch und reißen andere mit sich, sodass dieser Prozess zu einem »Ordner« wird. Er wurde zwar durch die Elemente erzeugt, zwingt diesen ihrerseits aber die durch sie entstandene Ordnung auf, er »versklavt« sie, wie die Synergetik sagt. Das heißt, langlebige Größen, die sich nur langsam verändern, »versklaven« andere, die kurzlebig sind, sich schnell verändern und sich daher an die langlebigere Größe anpassen.

Ein anschauliches Bild bietet Kriz hier an, um diese Dynamik zu illustrieren. Einzelne »Teile« (was auch immer: Worte, Töne) ergeben sich, vielleicht nur zufällig, und nach einer Weile entsteht ein Muster, ein Satz oder eine Melodie, die nun als Muster wiederum zurückwirkt auf die Teile (siehe Abbildung 3). Vielleicht am leichtesten kann man es mit dem Beispiel der Melodie zeigen: Ein Ton ist noch keine Melodie, der zweite vielleicht auch noch nicht, wenn der dritte gespielt ist, ist vielleicht schon der vierte nicht mehr ganz zufällig, mit dem fünften ist eine Melodie entstanden, die ab jetzt »regiert«, es gibt auf einmal unpassende und passende Töne, die sich auf das Muster hin ausrichten.

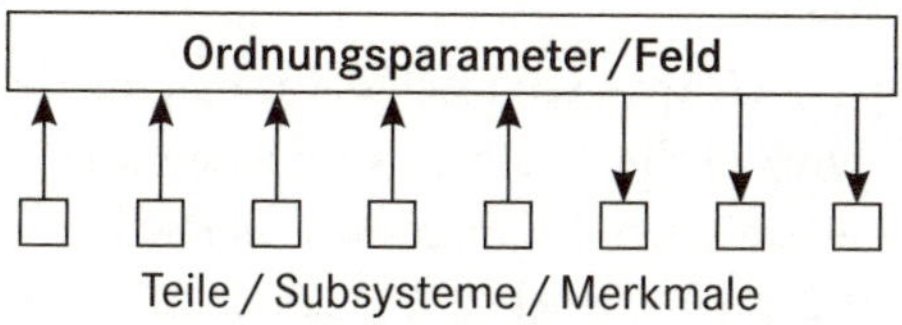


Abbildung 3: Musterbildung als zirkulärer Prozess (Kriz, 2004, S. 32)

Im Beispiel des Laserlichts ist die Lichtwelle ein solcher Ordner. Sie versklavt die einzelnen Atome: »Ändert man […] einen Kontrollparameter, wie hier die zugeführte Leistung, kontinuierlich, so kann sich das Systemverhalten […] schlagartig ändern, wobei aus dem mikroskopisch chaotischen Licht der Lampe ein kohärenter, d. h. hochgeordneter Zustand des Lichtfeldes entsteht« (Haken, 1990, S. 206). Da das Lichtfeld selbst erst durch die Ausstrahlung des Lichts entsteht, hat man es hier mit zirkulärer Kausalität zu tun. Ein anderes Musterbeispiel eines »Ordners« ist die Sprache, die als »langlebige Größe« dem kurzlebigen Bewusstsein ihre Gesetzmäßigkeiten aufnötigt.

Die naturwissenschaftlichen Theorien komplexer dynamischer Systeme, zu denen die Synergetik zählt, regten Forscher und Theoretiker aus anderen Disziplinen, vor allem der Psychologie an, den Begriff der Selbstorganisation auf psychische und soziale Systemzusammenhänge zu übertragen (z. B. Schiepek u. Tschacher, 1997; Tschacher, 1997; Kriz, 2004; 2017; Meynhardt u. Brunner, 2005; Strunk u. Schiepek, 2006; Schiepek, 2025): Systemdynamiken entstehen selbstorganisiert in der oszillierenden Kommunikation zwischen den Mitgliedern. Es entwickeln sich über die Zeit Muster, die »entstehen, weil sie entstehen« – einfach aus dem Zusammenspiel der Teile heraus und ohne das planende Werk eines großen Schöpfers (dies nennt man systemtheoretisch »Emergenz«). Indem sie »immer wieder gleich« ablaufen, immer wieder dieselbe Handlung auf sich selbst anwenden (systemtheoretisch spricht man von »Iteration«), laufen sie allmählich auf einen stabilen Zustand zu, einen »Attraktor« (also auf einen »Anziehungspunkt«), den sie dann nicht so schnell wieder verlassen.

Die beobachtbaren Verhaltensweisen beispielsweise in einer Familie sind in dieser Sicht nicht Folge einer besonderen »Ursache«, eines zugrunde liegenden Plans, einer dahinter liegenden bewussten Absicht oder unbewussten Strebens. Vielmehr hat sich durch das kommunikative Zusammenspiel ein Muster zu einem Attraktor weiterentwickelt, der, nachdem er einmal »da« ist, die einzelnen Kommunikationen »versklavt«, das heißt, ihre Freiheitsgrade einschränkt. Besonders gut ist dies in Konflikten erkennbar, aus denen beide Seiten gern aussteigen möchten, es aber keinem gelingt (Ballreich u. Glasl, 2025; Glasl, 2014; 2024; von Schlippe, 2022a).

Eine forschungsstarke Gruppe setzt sich dafür ein, die sich aus der Synergetik herleitende Theorie dynamischer Systeme als ein zentrales, integratives Leitbild und als Metatheorie systemischer Therapie anzusehen (Strunk u. Schiepek, 2006; Schiepek et al., 2013; Rufer u. Schiepek, 2014; Schiepek, Walterskirchen u. Oelkers-Ax, 2025;). Es geht um die Förderung von Selbstorganisationsprozessen, vor allem um die Frage, unter welchen Bedingungen es im therapeutischen Prozess zu Ordnungs-Ordnungs-Übergängen kommt, wie also ein Systemzustand in einen anderen umschlägt, und zwar nicht aufgrund einer »richtig angewendeten« Intervention, sondern aufgrund der Bereitschaft der Klientin, sich darauf einzulassen, dass der »Wandel, die Veränderung eine Tür ist, an die zwar von außen (Therapeut) angeklopft, die aber nur von innen (Klient) geöffnet werden kann. In einem solchen Verständnis werden Therapiesitzungen und Interventionen gewissermaßen als Anregung und Kontext von Selbstorganisation verstanden« (Rufer u. Schiepek, 2014, S. 328). Von der Forschung her werden therapeutische Verläufe sehr genau untersucht (Prozessmonitoring) und auf kritische Wendepunkte (Phasenübergänge) hin geprüft (Kriz u. Tschacher, 2013; Schiepek et al., 2000; 2022; Schiepek et al., 2025).

## 6.6 Die personzentrierte Systemtheorie

### Prozessebenen

Kriz (z. B. 1999, 2004, 2010, 2017, 2025b) entwickelte die »personzentrierte Systemtheorie« in der Tradition der Synergetik psychologisch weiter. Er geht von der Überlegung aus, dass eine systemische Sicht den Blick primär auf unterschiedliche Prozessebenen und deren Zusammenwirken richten sollte. Eine integrierende Perspektive auf die Psychotherapie sollte besonders die folgenden Ebenen in ihren wechselseitigen Einflüssen berücksichtigen (Kriz, 2010, S. 28 f.):

- *Wahrnehmung,* deren Verarbeitung (besonders Bewertung) und das Verhalten, worüber der Mensch an der »Welt« teilnimmt: »er kann nicht nicht-wahrnehmen und sich nicht nicht-verhalten; und er verarbeitet Wahrgenommenes selektiv, strukturierend und damit bewertend« (S. 29);
- *Gedächtnis,* also das Speichern und Erinnern von Erfahrungen bzw. Information auf allen Ebenen, auch im Körpergedächtnis;
- *Bewusstsein,* also die Fähigkeit des Menschen, sich reflexiv seiner Wahrnehmungen, Bewertungen dieser Wahrnehmungen und seines Verhaltens bewusst zu werden und auch über dieses Bewusstwerden selbst zu reflektieren;
- *biosomatische,* insbesondere *neuronale Prozesse;*
- *interpersonelle Prozesse,* also das Verhalten, mit dem ein Mensch sich an andere wendet, sowie Kommunikationen von anderen, die sich (auch) an ihn richten oder an denen er teilhaben kann;
- *kulturelle und gesellschaftliche Prozesse,* die den Kontext für all die anderen Lebensabläufe bilden.

### Sinnattraktoren und Komplettierungsdynamik

Eine besondere Bedeutung hat in diesem Zusammenhang der Begriff des Attraktors, den Kriz für psychologische Fragestellungen als »Sinnattraktor« versteht (z. B. 2017, S. 102 ff.). Ein Attraktor ist die selbstorganisiert entstehende Ordnung in Prozessen, die den Raum der Möglichkeiten zunehmend verengt. Anfangs kann jede Situation, Äußerung oder Handlung unendlich vielfältig interpretiert werden. Doch diese Komplexität wird im weiteren Interaktionsverlauf schnell reduziert, indem eine Handlung nur noch auf eine oder wenige mögliche Weisen interpretiert werden kann: In einem eingefahrenen Partnerschaftssystem »weiß« der eine sofort, dass das Stirnrunzeln des anderen nichts anderes sein kann als der Ausdruck dieser »ewigen Unzufriedenheit« des Partners. Man kann sich vorstellen, wie genervt nach einiger Zeit die Partner voneinander sind; der einmal zugewiesene Sinn (»Immer ist er so unzufrieden, ich halte es nicht mehr aus!«) kann sehr stabil sein und nur schwer wieder auflösbar, auch wenn das Stirnrunzeln des Partners möglicherweise eher sein angestrengtes Bemühen begleitet, zu verstehen, was das Gegenüber meint. Sinnattraktoren entwickeln sich in einer »Attraktorenlandschaft«, also einem Raum kulturell vorgegebener Deutungsschemata, durch die mögliche Bedeutungen eingeengt werden: »So ist die Welt!« (etwa: »So ist mein Mann!«, »So depressiv bin ich eben!«, »Er will mich immer nur ausnutzen!« usw.). Und wenn einmal ein Attraktor gefunden (»aufgesucht«) ist, bleibt man dabei, und zwar einfach nur, weil man dabei bleibt.

Sinnattraktoren wirken strukturierend auf die Prozesse ein, dabei haben sie diese vorher selbst gebildet (zirkuläre Dynamik). Ein Attraktor, der sich auf die Beschreibung »Er will mich immer nur ausnutzen!« reduziert und stabilisiert hat, setzt nun eine »Komplettierungsdynamik« in Gang: Erfahrungen, die zu dieser Ordnung passen (oder leicht passend gemacht werden können), werden entsprechend als Unterstützung gewertet: »Siehst du, das ist mal wieder typisch für ihn, auf ihn kann ich mich nicht verlassen!« Erfahrungen, die der Erwartung widersprechen, werden dagegen eher ignoriert, umgedeutet oder bestenfalls als Ausnahme deklariert. Die in jeder Beziehung vorkommenden Fluktuationen, also kreative neue Verhaltensweisen, werden so durch die Macht der Sinnattraktoren im Sinne der eingefahrenen Kategorien gedeutet (»Okay, er hat die Spülmaschine ausgeräumt, das hat er aber nur gemacht, um gute Stimmung zu machen!«). Damit aber »verarmt dann zusehends diese nicht gewürdigte und wahrgenommene Flexibilität, so dass auch ein Beobachter von außen nicht nur Rigidität in den Kategorisierungen und Deutungen, sondern auch in den interaktiven Verhaltensmustern findet. Individuelle und interaktive attrahierende Dynamiken sind so miteinander verkoppelt« (Kriz, 2004, S. 59 f.). Abbildung 4 zeigt diesen Komplexität reduzierenden Prozess am Beispiel einer Klage über ein Kind: Je nachdem, von wo aus man beginnt, die Reihe der Verhaltensweisen zu lesen, entsteht ein ganz anderes Bild von Julian: von oben nach unten verfestigend (»verkrustend«), von unten nach oben verflüssigend (Kriz, 2017, S. 106). Das Bild illustriert, wie Menschen sich Bilder übereinander machen, die irgendwann die Kraft entwickeln, dass das Gegenüber so »ist«, wie man ihn oder sie beschreibt.[19]

19 Natürlich darf man sich das nicht so simpel vorstellen wie im Beispiel. Es reicht nicht ein Durchgang und das ist auch nicht ein Prozess zwischen zwei Leuten, es sind komplexe, oft auch durch starke Emotionen begleitete, soziale Vorgänge, deren Grundlage die Bildung von Sinnattraktoren ist.

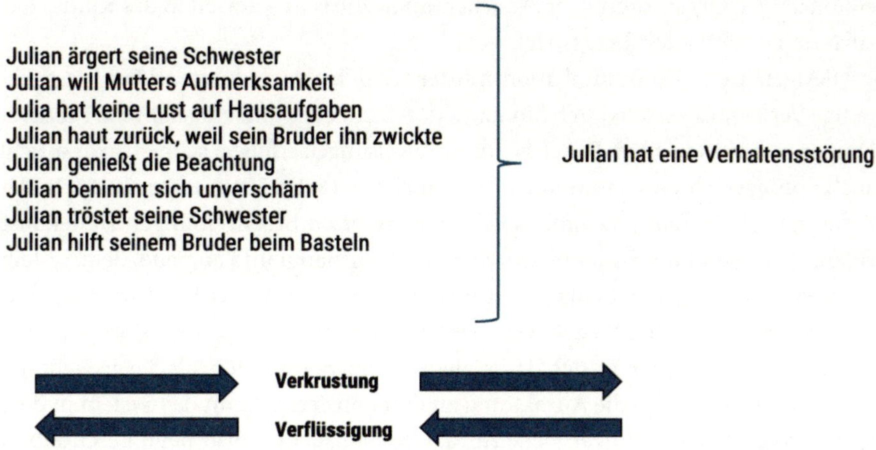


Abbildung 4: Reihenfolgeeffekte: Julian hat eine Verhaltensstörung (Kriz, 2017, S. 106)

Die Beschreibung oder gar »Diagnose« der Verhaltensstörung erscheint im Lichte dieser Theorie nicht als eine Julian innewohnende »Eigenschaft« oder gar »Krankheit«, sondern als das Ergebnis einer bestimmten Form, die Vielfalt möglicher Verhaltensweisen (was also Julian alles tut) auf einen mehr oder weniger festen Attraktor zu beziehen (Verhaltensstörung). Dieser Attraktor, einmal gebildet, unterliegt dann einer »Komplettierungsdynamik«: Was auch immer Julian tut, er »hat« eben eine Verhaltensstörung. So finden sich in der Auflistung am Ende auch die Formulierungen »tröstet seine Schwester« und »hilft seinem Bruder«, doch die werden meist gar nicht mehr gelesen:[20] Wenn der Attraktor einmal gebildet ist, werden Verhaltensweisen, die nicht dazu passen, eben entsprechend umgedeutet (»Ja, das war eine Ausnahme …«) oder gar übersehen bzw. vergessen.

So kennt die Forschung den »feindseligen Attributionsfehler«, der bei hochaggressiven Jugendlichen beobachtet wurde (Dodge, 2006; von Schlippe, 2022a, S. 124 f.). Sie waren nicht mehr in der Lage, ein Versöhnungsangebot als solches wahrzunehmen, weil sie es sofort als »Trick« oder »Falle« umdeuteten, es so zu dem einmal gebildeten negativen Sinnattraktor »passend« machten – mit der Konsequenz, dass dieser sich immer weiter verfestigte. Die Aggressivität hält sich durch

20 Hier handelt es sich um eine interessante Demonstration des sogenannten »Primacy«-Effekts (Kriz, 2017, S. 167). Dieser »Effekt des ersten Eindrucks« besagt, dass, wenn erst einmal eine Meinung (= ein Attraktor) gebildet ist, nachfolgende Informationen als weniger bedeutsam wahrgenommen werden. Man stelle sich die Auflistung von Julian in umgekehrter Reihenfolge vor: Es wird wesentlich schwieriger, den Jungen nach dem Lesen der ersten beiden Qualitäten als »verhaltensgestört« anzusehen.

eine selektive Organisation der Wahrnehmung aufrecht – aufseiten des Kindes wie auch oft aufseiten der Bezugspersonen.

Festgefahrene Kommunikationsmuster werden also dadurch erklärt, dass vielfältige Verhaltensweisen durch Sinnattraktoren auf enge und eingefahrene Beschreibungen reduziert werden. Die Bedeutungszuweisungen erfolgen schnell, man spricht auch von »geeichten Kommunikationsschleifen« (Satir, 2016; Plate, 2013). In der Beratung geht es dann darum, »solche zementierten Beschreibungen zu dekonstruieren, das heißt die Sinnattraktoren zu destabilisieren und so neue, dem System inhärente Deutungsmöglichkeiten zuzulassen« (Kriz, 2004, S. 61) – etwa durch das Stellen ungewöhnlicher Fragen wie: »Hat Julian auch eine Verhaltensstörung, wenn er schläft?«, »Wann hat er sich das letzte Mal anders verhalten, als Sie gedacht hatten?« Wenn es gelingt, die Attraktoren zu destabilisieren, kann das System in dem Raum möglicher Deutungen neue Attraktoren aufsuchen, also neue Beschreibungen und Problemlösungen zulassen.[21]

Dabei hat niemand es in der Hand, ob diese neuen Attraktoren auch »besser« sind als die bisherigen. *Welcher* neue Attraktor gefunden wird, ob zum Beispiel eine Versöhnung oder gar eine Trennung, ist von der Therapeutin nicht bestimmbar. Man kann aber sehr wohl durch die professionelle Gestaltung der Randbedingungen (also der Gesprächsführung) die Wahrscheinlichkeit konstruktiver oder destruktiver Prozesse beeinflussen. Nur sind die Zusammenhänge zwischen der Veränderung der Umgebungsbedingungen und der des Systems nicht linear. Das Prinzip der »starken Kausalität« gilt nicht, kleine Ursachen können große Wirkungen haben. Und umgekehrt: »Je nach Systemzustand (d. h. der bisherigen ›Geschichte‹ des Systems) können große Umgebungsveränderungen gegebenenfalls überhaupt nichts bewirken, während andererseits minimalste Einflüsse große Veränderungen auslösen können« (Kriz, 1995, S. 159). Das macht die »wissenschaftliche Absicherung« »effektiver Interventionsmethoden« im klassisch-experimentellen Forschungsansatz mit der Annahme linearer Ursache-Wirkungs-Zusammenhänge so schwer, um nicht zu sagen: unmöglich. Denn ohne Berücksichtigung des Systemzustands (etwa weil man genau ein Manual[22] befolgen muss) könnte eine Provokation zu einem Zeitpunkt den »Durchbruch« bedeuten, zu einem anderen einen Kunstfehlerprozess

---

21 Genau das geschieht im Reframing: Eine kraftvolle andere Deutung wird angeboten und damit die Chance, einen neuen Attraktor aufzusuchen (vgl. Kapitel 18.2).

22 Manuale haben einen gewissen Sinn in der Forschung und geben auch Therapeuten eine hilfreiche Orientierung an die Hand. Eine ausführliche Übersicht über systemisch ausgerichtete Manuale geben von Sydow und Borst in ihrem Buch von 2018, Kapitel VIII und IX. Gleichwohl raten wir zu einer gewissen Skepsis, also dazu, sich durch ein Manual nicht den therapeutischen Prozess bestimmen zu lassen (in Kapitel 8.2 und 12.7 kommen wir kurz auf die »vagen Dinge« zu sprechen, ein Begriff von Peter Fuchs, 2011. Psychotherapie behandelt gerade das »Unbestimmbare«, das nicht eindeutig festlegbar ist).

nach sich ziehen. Und eine zarte empathische Resonanz kann zu einem Zeitpunkt völlig unbemerkt bleiben, zu einem anderen dazu führen, dass das Gegenüber sich tief verstanden fühlt.

## 6.7 Wie Leben sich selbst erzeugt: Die Theorie autopoietischer Systeme

Die chilenischen Biologen Humberto Maturana und Francisco Varela untersuchten, wie sich lebende (biologische) Systeme von Systemen in der unbelebten Natur und von technischen Systemen unterscheiden. Diese Ideen sind mit einer gewissen Faszination auch auf psychische und soziale Systeme angewandt worden (vor allem in der Theorie sozialer Systeme von Luhmann, siehe Kapitel 6.8), wobei die Berechtigung dieser Übertragung kritisch diskutiert wurde (auch von Maturana und Varela selbst, z. B. 1987; Kriz, 2025a, Beher, 2025).

*Autopoiese* (aus dem Griechischen, wörtlich »Selbsterzeugung«) bedeutet, dass ein lebendes System die Bestandteile seiner eigenen Reproduktion kontinuierlich selbst generiert. Bei allen Lebewesen sind deren Komponenten zu einer autopoetischen, also sich selbst erzeugenden Organisation, verknüpft. Sie produzieren und reproduzieren beständig sowohl ihre einzelnen Elemente als auch die Organisation der Beziehungen zwischen diesen Elementen in einem selbstrückbezüglichen (rekursiven) Prozess – vereinfacht: Sie reproduzieren die Elemente, aus denen sie bestehen, mithilfe der Elemente, aus denen sie bestehen. Ein Beispiel dafür ist die Zelle. Sie ist eine Molekülfabrik, die fortwährend ihre Bestandteile (Moleküle) erzeugt, und dabei zugleich jenes Element (Membrane), das die Zelle nach außen abgrenzt und damit wiederum die Weiterproduktion von Molekülen ermöglicht.

Autopoietische Systeme

- sind strukturell determiniert, das heißt, die jeweils aktuelle Struktur determiniert, in welchen Grenzen sich ein Lebewesen verändern kann.
- haben keinen anderen Zweck, als sich selbst zu reproduzieren. Alle anderen Behauptungen über ihren Sinn oder Zweck werden durch Beobachter an sie herangetragen.
- sind operational geschlossen, das heißt, sie können nur mit ihren Eigenzuständen operieren und nicht mit systemfremden Komponenten (siehe Kasten »Operationale Geschlossenheit«). Lebende Systeme können sehr wohl Umweltinformationen aufnehmen (hören oder lesen). Aber sie sind nicht unbegrenzt durch diese beeinflussbar, formbar, instruierbar. Die Außenwelt wird nur so weit

zur relevanten Umwelt (und von dort kommende Informationen werden nur so weit zu relevanten Informationen), wie sie im System Eigenzustände anstoßen können, zu »verstören« vermögen.

**Operationale Geschlossenheit**
In der frühen Systemtheorie, etwa bei von Bertalanffy (1956) oder Miller (1978), wird ein System dann als »geschlossen« bezeichnet, wenn keine Materie, Energie oder Information von außen in das System eingeht oder es verlässt. »Offen« heißt es, wenn zwischen ihm und der Umwelt ein stofflicher oder informationeller Austausch besteht. Lebende Systeme wurden daher immer als offene Systeme bezeichnet, weil sie kontinuierlich im Wechselbezug mit der Umwelt ihre einzelnen Komponenten neu aufbauen und wieder zerstören.

In der modernen Systemtheorie wird hingegen nicht die Frage gestellt, ob lebende Systeme in diesem Sinn für Energie oder Information von außen »offen« sind (ohne dies wären sie gar nicht lebensfähig), sondern ob sie sich dem Beobachter *in ihren Operationen* als geschlossen präsentieren. So können die Operationen etwa eines Heizungssystems insofern als operational geschlossen angesehen werden, als sich das System aus Thermostat (Hitzemesser) und Brennereinstellung immer nur auf die jeweiligen Werte der Regelungsgrößen beziehen kann.

Geschlossenheit bezieht sich also nicht auf die Aufnahme von Energie, sondern auf die Funktionsweise des Systems. Ein Mensch kann etwa Zeitung lesen, doch es »fließt« keine Information aus der Zeitung, es gibt keinen »Input« in seinen Kopf. Vielmehr reagiert sein kognitives System auf die Irritation, die aus der Beziehung zwischen den Zeichen auf dem Papier und seinem Verstehen stammt, mit einer Veränderung seiner Eigenzustände, es entscheidet, welchen *Sinn* es den schwarzen Zeichen in der Zeitung zuweist, und erzeugt so die für sich selbst bedeutsame Information. Die Aufregung über eine Meldung wird eben nicht von der Nachricht »erzeugt«!

Maturana und Varela formulierten im Rahmen ihrer Theorie eine biologisch fundierte Kognitionstheorie. Menschliches Erkennen sehen sie als biologisches Phänomen, das weniger durch die Objekte der Außenwelt determiniert ist als durch die Struktur des wahrnehmenden Organismus (Ludewig, 1992, S. 59). In den Arbeitsfeldern der Leserinnen dieses Buches kann diese Sichtweise dazu anregen, das »So-Sein«, die Eigenheiten von Schülerinnen, Patienten, Klientinnen oder Mitarbeitern, auch wenn sie einem nicht gefallen, zunächst einmal als zu deren Struktur passend, für deren Überleben nützlich anzusehen. Veränderungen werden dann möglich sein, wenn sie zu deren Struktur passen. Das verlangt von Ärztinnen, Pädagogen, Managern oder Beraterinnen, die Strukturen ihrer Schüler-, Patienten-, Klienten- oder Mitarbeitersysteme kennenzulernen, wertzuschätzen und Veränderungsanregungen auf diese hin abzustimmen. Alle Interventionen, die dies nicht tun, werden entweder nicht befolgt oder sie zerstören die Arbeitsbeziehung (Abbruch der Behandlung, innere Emigration, Kündigung).

Zentral ist im Autopoiesekonzept der Begriff der *Autonomie.* Lebende, also biologische, psychische und soziale Systeme erzeugen, regulieren und erhalten sich selbst. Es gibt keine Möglichkeit, von außen zielgerichtet auf ihre Prozesse zuzugreifen. Sie sind von außen nicht determinierbar, zumindest nicht konstruktiv (freilich sehr wohl destruktiv, auf das System so einwirkend, dass es zugrunde geht). A kann nicht einseitig bestimmen, was B tun, erleben oder denken soll. Welche Zwangsmaßnahmen man auch immer anwenden mag, man kann einen Menschen etwa nicht dazu zwingen, einen anderen zu lieben oder »freiwillig und gern« mit ihm zusammenzuleben (auch wenn wir derzeit weltweit Aktivitäten erleben, die sich Orwell'schen Fantasien nähern). Diese Überlegungen zur »Unmöglichkeit instruktiver Interaktion« haben in der systemischen Arbeit weitreichende Folgen gehabt. Von kämpferischen Metaphern ging man zu eher kooperativen über, von Veränderungsbemühungen zum Verstehen, was die Handlungsmöglichkeiten vor allem im Umgang mit »widerständigen« oder »chaotischen« Klienten erhöhte.

Wie können operational geschlossene psychische bzw. soziale Systeme in Kontakt kommen? Kann man sich überhaupt eine Begegnung vorstellen, wenn man für den anderen nur Anstöße oder Verstörungen bereitstellen kann, die dieser der eigenen Organisationsstruktur gemäß verarbeitet? Die Antwort liegt im Konzept der Koevolution. Lebende Systeme können sich »strukturell koppeln« und »gemeinsam driften«. Menschen können sehr wohl füreinander bedeutsame Umwelten darstellen und sich gegenseitig Anstöße vermitteln, nur eben nicht linear-kausal. Von *struktureller Koppelung* sprechen Maturana und Varela, wenn sich zwei (oder mehr) autopoietische Einheiten so organisiert haben, dass ihre Interaktionen einen rekursiven und sehr stabilen Charakter erlangt haben (1987, S. 85), dass sie zueinander »passen«. Rekursiv heißt, dass die Einheiten sich jeweils wechselseitig verstören, und zwar so, dass die jeweiligen Verstörungen gut zueinander passen und vom jeweils anderen in immer ähnlicher Weise verarbeitet werden. In diesem Fall »driften« die beiden Systeme gemeinsam. Neben den Autoren, die Maturanas Überlegungen – oft in Verbindung mit Luhmanns Theorie sozialer Systeme – als sehr brauchbar erlebten, stehen andere, die die Übernahme dieser aus der Biologie kommenden Autopoiesetheorie teils heftig kritisieren (z. B. Kriz, 2004; Jones, 1995, Lutterer, 2021). Insbesondere wird infrage gestellt, ob die Übertragung von Konzepten der Biologie auf Menschen angemessen ist, ob ein Konzept wie »operationale Geschlossenheit« wirklichen Erklärungswert habe und ob nicht der gemeinsame soziale und politische *Kontext,* in dem »individuelle, autopoietische Einheiten« (Jones, 1995) leben und in dem sie *gemeinsam* Wirklichkeiten erzeugen, zu sehr vernachlässigt wird.

## 6.8 Kommunikationen als Bausteine: Die Theorie sozialer Systeme

*»Wie die avantgardistische Kunst lehrt uns Luhmann, die Unwahrscheinlichkeit des Normalen zu sehen […] [man] wird überwältigt von der Unwahrscheinlichkeit, dass eine so prekäre Aktion wie die Kommunikation überhaupt gelingen kann. Er zeigt, dass sie wie der Tanz auf dem Seil einen ständigen Sieg über die Schwerkraft darstellt, ein fortwährend verhindertes Fallen und einen immer wieder vermiedenen Absturz. Die feine Körnigkeit der Zeit lässt Kontinuität wie ein Wunder erscheinen« (Schwanitz, 1999, S. 55).*

*»Der Beobachter der Beobachtungen bewegt sich […] auf der Ebene, auf der man die Welt nur noch als Konstruktion sehen kann, die sich aus dem laufenden Beobachten von Beobachtungen ergibt« (Luhmann, 1992, S. 100).*

Die sozialwissenschaftliche Theorie der sozialen Systeme von Niklas Luhmann (1927–1998) ist hier nur ansatzweise darstellbar, insbesondere anhand seiner Arbeiten nach 1980, soweit diese in der systemischen Therapie und Beratung rezipiert wurden. Luhmanns grundlegendes Anlegen war es, die Komplexität einer modernen, arbeitsteiligen und nicht an irgendeiner Stelle (wie noch im Feudalismus) zentral gesteuerten Gesellschaft und ihrer Funktionssysteme mit geeigneten Begriffen verstehbar zu machen. Dafür hat er einen interessanten »Theoriebaukasten« entwickelt, an dem er zeitlebens arbeitete. Bis auf wenige Ausnahmen (Luhmann, 1995; 2012) liegt sein Werk nur in deutscher Sprache vor. Während er daher im englischsprachigen Raum nur wenig Resonanz erfährt, hat sein Denken die Diskussion in der deutschen systemischen Therapie, Beratung und Organisationsberatung angeregt (z. B. Baecker, 2005; Levold, 2003b; Loth, 1998; Ludewig, 1992; 2002; Simon, 2004; 2006; 2007a; 2007b; 2018; Willke, 1993; 1995; 1997; Wimmer, 2012a; 2012b; eher kritisch referiert wird er von Lutterer, 2021, S. 161 ff.). Als Luhmanns Hauptwerke gelten heute die beiden Bücher »Soziale Systeme« (1984) und »Organisation und Entscheidung« (2000).

### »Triff eine Unterscheidung«

Luhmann, ursprünglich Verwaltungsjurist und dann Soziologe, wollte nicht nur die Theorie Maturanas in die soziale Welt »übersetzen«, sondern er verfolgte das ehrgeizige Ziel, ein universales und komplexes Denk- und Begriffssystem zum Verständnis funktionell differenzierter sozialer Systeme in der modernen Gesellschaft zu entwickeln (Reese-Schäfer, 1992). Familien (Luhmann, 1984; 2005), Organisationen (Luhmann, 2000) und Gesellschaften sowie deren Substrukturen (Luhmann, 2009b) werden als autopoietische soziale Systeme angesehen. Er beruft sich dabei zum einen auf die Theorie von Maturana und Varela (siehe Kapitel 6.7), zum anderen auf die Theorie von George Spencer-Brown (1994). Dieser britische Mathematiker rückte den Begriff der Unterscheidung, der Differenz in den Mittelpunkt. Erst im Unterscheiden zwischen zwei Seiten einer Unterscheidung ist Erkennen möglich: »Draw a distinction«, diese Aufforderung Spencer-Browns bezieht sich auf die elementare Funktion des Beobachtens. Erst mit der Unterscheidung eines Beobachters, der etwas von etwas anderem unterscheidet und so die Beobachtung durch Benennung »markiert«, wird eine Wirklichkeit konstruiert (Abbildung 5).

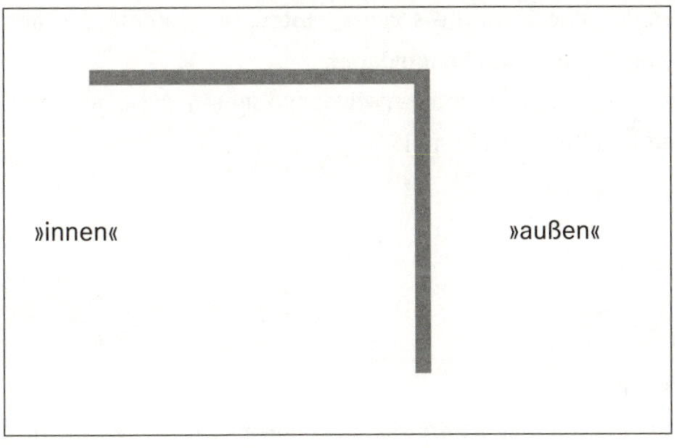


Abbildung 5: »Draw a distinction« (nach Spencer-Brown, 1994)

Das Dilemma jeder Beobachtung von Phänomenen in der Welt (von Gefühlen, Gedanken, Beziehungen) liegt dabei darin, dass sie etwas markiert (beobachtet) und damit zwangsläufig etwas anderes nicht markiert (nicht beobachtet, das ist dann der »unmarked space«). Damit macht sie sich für das Nichtbeobachtete »blind« – und zwar ohne es zu merken, denn würde sie es bemerken, würde sie es ja wieder beobachten. So bleiben wichtige Teile der Welt immer unbeobachtbar: »Wir befinden uns damit vor einer fundamentalen Paradoxie: Jede Beobachtung erzeugt

Beobachtetes und Nichtbeobachtetes. Aber was genau ist daran paradox? […] Das Problem ist […], dass man auf diese Weise nie Weltwissen und nie bessere Welten erzeugen kann, also auch nie begründet erleben und handeln kann, sondern immer nur differenzbezogen« (Luhmann, 2000, S. 127).

Die Differenz[23] und damit der Vorgang der Unterscheidung, nicht das »System für sich«, ist also von zentralem Interesse: »Man kann jetzt sagen: Ein System ›ist‹ die Differenz zwischen System und Umwelt« (Luhmann, 2004, S. 66). Der Vorgang der Unterscheidung setzt immer einen Beobachter voraus, der das System und seine Umwelt voneinander differenziert. Die Umwelt ist alles andere. Damit versteht sich diese Theorie als eine Umsetzung konstruktivistischer Erkenntnistheorie.

**Triff eine Unterscheidung – Draw a distinction**

*Definition*

Distinction is perfect continence.

That is to say, a distinction is drawn by arranging a boundary with separate sides, so that a point on one side cannot reach the other side without crossing the boundary.

For example, in a plane space a circle draws a distinction.

Once a distinction is drawn, the spaces, states, or contents on each side of the boundary, being distinct, can be indicated.

There can be no distinction without motive, and there can be no motive unless contents are seen to differ in value. […]

*Construction*

Draw a distinction.

**Content**

Call it the first distinction.

Call the space in which it is drawn the space severed or cloven by the distinction.

Call the parts of the space shaped by the severance or cleft the sides of the distinction.

(Spencer-Brown, 1994, S. 1 ff.)

23 Daher spricht man im Zusammenhang mit diesen Theorien auch von »Differenztheorien«: Nicht »das System« ist Gegenstand der Beobachtung, sondern die Differenz zwischen System und Umwelt, ohne die das System gar nicht denkbar wäre. Damit geht ein im Vergleich zu früheren Systemtheorien völlig veränderter Systembegriff einher: Während die klassische Differenz Systeme unter der Perspektive »Teil und Ganzes« betrachtete, also Systeme als sozusagen ineinander verschachtelt ansah, von der Zelle bis zur Gesellschaft (Miller, 1978), rückt bei der Differenz von System und Umwelt der Prozess in den Vordergrund, über den ein System in Abgrenzung zur Umwelt erst entsteht. Während das erste Bild Systeme als ontologische (existierende) Phänomene sieht, erscheinen sie nun als Prozesse, die erst im Vorgang der Abgrenzung entstehen.

## Erwartungs-Erwartungen

Die Theorie sozialer Systeme setzt an dem Gefüge aus Erwartungen und Erwartungs-Erwartungen an, das die Mitglieder eines sozialen Systems ausgebildet haben: »Erwartungen geben dem System Struktur und sind der Zement, der das System zusammenhält« (Willemse u. von Ameln, 2018, S. 35). *Erwartungs-Erwartung* meint: Nur dadurch, dass jemand eine Erwartung darüber hat, was ein anderer von ihm oder ihr erwartet, wird soziale Existenz möglich: »Ego[24] muss erwarten können, was Alter von ihm erwartet, um sein eigenes Erwarten und Verhalten mit den Erwartungen des anderen abstimmen zu können. [...] die Möglichkeit zu handeln (ergibt) sich überhaupt erst aus der Art und Weise [...], wie Handlungszusammenhänge über Erwartungen von Erwartungen koordiniert werden« (Luhmann, 1984, S. 412 f.). Die soziologische Begrifflichkeit findet ihre Entsprechung in psychologischen Theorien, die davon ausgehen, dass ein Bewusstsein des eigenen Selbst genau diesen Aspekt beinhaltet: Die Fähigkeit der Übernahme der Perspektive des anderen bedeutet, eine »Theory of Mind« zu haben, dem anderen ein Bewusstsein zu unterstellen, das einem selbst ähnlich ist (vgl. das Stichwort »Mentalisieren« in Kapitel 4.1). Sich seiner selbst gewahr zu sein, »stands for the representation we hold of ourselves through the eyes of others« (Rochat, 2009, S. 3; siehe auch Christ, 2011). Ein »Selbst« ist nicht losgelöst vom sozialen Kontext zu denken.

Für Luhmann ist hier der Begriff *doppelte Kontingenz* bedeutsam, ja, dieser Begriff ist der Ausgangspunkt seiner Theorie: Menschen können nie genau wissen, was in dem anderen vor sich geht. Auch eine freundliche Geste könnte ganz anders gemeint sein, sie ist »kontingent«. Menschen sind sich aber dessen bewusst und wissen, dass ihr Gegenüber weiß, dass ihre Geste auch ganz anders gemeint sein könnte, beider Gesten füreinander also »doppelt kontingent« sind. Keiner weiß ganz sicher, was er vom anderen zu erwarten hat, alles könnte auch etwas ganz anderes bedeuten, es könnte jederzeit Überraschendes geschehen.[25] Doppelte Kontingenz kann daher beleben, aber auch unruhig machen. Dies ist der Hintergrund dafür, dass Menschen überhaupt kommunizieren müssen und kommunikative Spiele spielen. Sie beobachten einander sehr genau, sie versuchen, die kommunikativen Signale der anderen zu entschlüsseln, und sie stellen Hypothesen darüber auf, was er oder sie wohl »wirklich« denkt oder fühlt. Was eine Person denkt, was

---

24 »Ego« und »Alter«, also das »Ich« und der »Andere«, stehen hier als allgemeine Begriffe für mögliche Personen.

25 Studierte Psychologinnen müssen wir an dieser Stelle darauf hinweisen, dass Kontingenz hier anders verwendet wird als in der Lerntheorie. Dort ist die Verstärkung eines gewünschten Verhaltens dann kontingent, wenn sie zuverlässig, gleichmäßig und erwartbar verläuft.

ein anderer von ihr erwartet, wie der andere sie sieht und zu ihr steht, beeinflusst ihr Empfinden und ihr Verhalten.

Eine ganze Reihe systemischer Methoden und Techniken zielt genau auf diese Erwartungs-Erwartungen ab, etwa das »zirkuläre Fragen« (Kapitel 15.1): Indem eine Person nicht direkt gefragt wird (etwa: »Warum weinen Sie?«), sondern indem das kommunikative Moment ihres Handelns erfragt wird (»Was glauben Sie, was in Ihrem Sohn vorgeht, wenn er Ihre Frau weinen sieht?«), bekommen die Familienmitglieder eine komplexe Rückmeldung über ihre Erwartungs-Erwartungen. Ähnliches gilt für die sogenannte Arbeit mit der Familienskulptur (Kapitel 16.1), bei der ein Mitglied aufgefordert wird, die Familienbeziehungen im Raum symbolisch darzustellen. Auf diese Weise wird das System dazu gebracht, der eigene »Beobachter« zu werden, eine »Selbstreferenzschleife« wird eingeführt, durch die Rückkoppelung kann jeder die eigenen Erwartungs-Erwartungen überprüfen und gegebenenfalls verändern (»Das hätte ich nie gedacht, dass du unsere Beziehung so siehst!«). So zeigt sich systemische Praxis als »angewandte Erkenntnistheorie« (von Schlippe u. Schweitzer, 2019).

### Drei Systemklassen: Leben, Bewusstsein, Kommunikation

Luhmann (z. B. 1984, 1988a, 1988b) schlägt vor, für das Verständnis menschlicher Wirklichkeit drei Klassen autopoietischer Systeme voneinander zu unterscheiden: *Leben* (biologische Systeme), *Bewusstsein* (psychische Systeme) und *Kommunikation* (soziale Systeme). Diese drei Systeme, so Luhmann, operieren unabhängig voneinander, wenngleich alle drei vielfältig verbunden, »gekoppelt« sind und sich in ihrer Existenz gegenseitig voraussetzen.

Diese konzeptuelle Trennung stellt eine der größten Herausforderungen im Verständnis der Luhmann'schen Theorie dar. Was bedeutet es zu sagen, dass Leben, Bewusstsein und Kommunikation unabhängig voneinander operieren? Das heißt, dass sie nicht zielgerichtet auf das jeweils andere einwirken können. Bewusstsein kann nicht kommunizieren, Kommunikation kann nicht denken oder fühlen. Nur Kommunikation kann Kommunikation erzeugen: »Menschen können nicht kommunizieren, nicht einmal ihre Gehirne können kommunizieren, nicht einmal das Bewusstsein kann kommunizieren. Nur die Kommunikation kann kommunizieren« (Luhmann, 1988b, S. 884). Auch wenn ein psychisches System sich vorstelle, dass es kommuniziere, bleibe dies doch eine interne, gedankliche und keine kommunikative Operation: »Das eigene Bewusstsein tanzt wie ein Irrlicht auf den Worten herum [...]. Selbst während des Redens beschäftigt sich das Bewusstsein unaufhörlich mit Wahrnehmungen« (Luhmann, 2001, S. 60 f.).

Für Luhmann sind diese Überlegungen eine Mahnung, psychische und soziale Pathologien deutlich zu unterscheiden »und vor allem vorsichtig [zu] sein, wenn man die eine als Indikator oder gar als Ursache für die andere ansehen will« (Luhmann, 2001, S. 63), eine klare Absage an frühe Vorstellungen der Familienforschung, die in der Familie die »Ursache« für zum Beispiel die schizophrene Erkrankung eines Mitglieds sah.

Wir wissen doch eigentlich »sowieso«, dass Leben und Bewusstsein weitgehend unabhängig voneinander ablaufen. Das Bewusstsein merkt nur wenig von dem Leben des dazugehörigen Körpers, und alle neurophysiologische Forschung hat bislang keine Erkenntnis darüber erbringen können, was wir unter Bewusstsein verstehen (Velden, 1994). »Das Leben lebt sein Leben, ohne dass ihm Bewusstsein oder Kommunikation hinzugefügt werden könnte« (Luhmann, 1988a, S. 48). Als autopoietische Systeme, die füreinander Umwelten darstellen, können sie sich wechselseitig anstoßen, anregen, aber nicht gezielt beeinflussen. Und da sie eng strukturell gekoppelt sind, tun sie dies intensiv: »Bewusstsein […] hat die privilegierte Position, Kommunikation stören, reizen, irritieren zu können. Bewusstsein kann die Kommunikation nicht *in*struieren, denn die Kommunikation *kon*struiert sich selbst« (Luhmann, 1988b, S. 893).

Dass gerade Bewusstsein und Kommunikation so eng aneinandergekoppelt sind, liegt für Luhmann an einem sehr zentralen Begriff: *Sinn.* Sinn ist für ihn der wesentliche verbindende Baustein sowohl psychischer und sozialer Systeme; sowohl Bewusstsein als auch Kommunikation erzeugen und verarbeiten Sinn. Sinn ist die *aktive Auswahl,* über die aus der »Überfülle des Möglichen« das menschliche Erleben Ordnung herstellt: »Erleben und Handeln ist Selektion nach Sinnkriterien« (Reese-Schäfer, 1992, S. 35).

Und auch das wissen wir »sowieso«: Wie wenig gelingt es uns oft, Aspekte des Lebens ins Bewusstsein zu bringen, beispielsweise Emotionen, körperliche Ereignisse also, bewusst wahrzunehmen, geschweige denn Inhalte unseres Bewusstseins in Kommunikation zu überführen. Für Luhmann ist dieses Phänomen »Kapazitätsüberschuss«.

Wenn beispielsweise zwei Personen sich unterhalten, teilen sie sich viel weniger mit, als in ihrem jeweiligen Bewusstsein in diesem Moment alles vor sich geht – an Gedanken, Gefühlen, Beobachtungen über die eigene Stimmung oder die des anderen, die Gesprächsatmosphäre usw. Was sie sagen wollen, ist so viel mehr als das, was sie schließlich herausbringen. Die bewussten Gedanken begleiten die Beiträge zur Kommunikation, sie »umspielen« sie, ohne dass alles zu kommunikativer Wirklichkeit wird. Das Bewusstsein des einen steht nicht in direktem Kontakt mit dem Bewusstsein des anderen. So etwas wäre vielleicht über eine »Standleitung« von Gehirn zu Gehirn möglich, glücklicherweise bislang undenkbar. Gleichzeitig

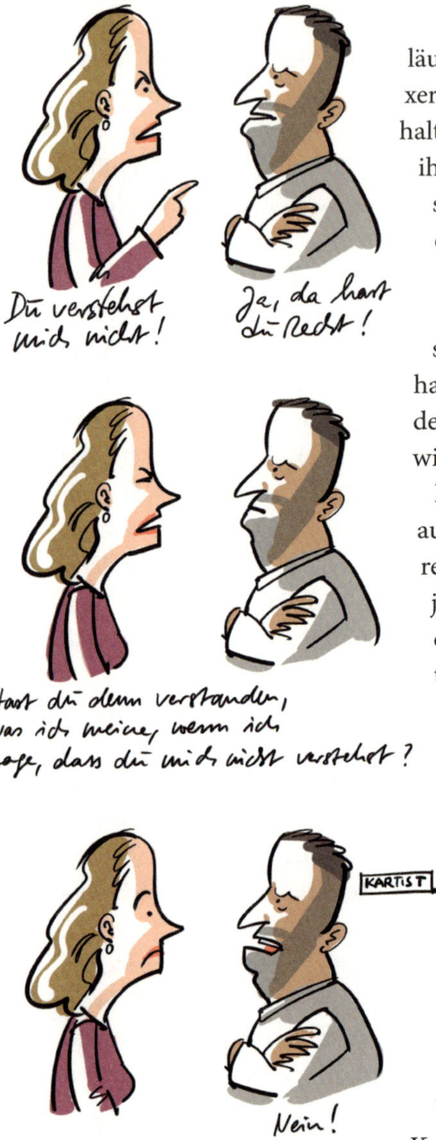
Du verstehst mich nicht!
Ja, da hast du Recht!
Hast du denn verstanden, was ich meine, wenn ich sage, dass du mich nicht verstehst?
KARTIST
Nein!

läuft die Kommunikation schneller und komplexer ab, als dass das Bewusstsein mit ihr stets Schritt halten könnte. Daher kommt es nur begrenzt mit ihr zur Deckung. Und so werden die beiden Personen auch nach Ende ihres Gesprächs noch darüber nachdenken, einzelne Aspekte gedanklich wiederholen usw. – und es wird nur ein kleinerer Teil von dem in ihrem Bewusstsein sein, was vorher in der Kommunikation enthalten war. So sind die »Bewusstseine« der beiden Umwelt für die Kommunikation, und diese wiederum Umwelt für das Bewusstsein.

Das hat auch damit zu tun, dass die Elemente autopoietischer Systeme sich in einem fortwährenden Strom immer wieder neu erzeugen. Das jeweilige Ereignis ist schon wieder verschwunden, kaum ist es entstanden. Es mag Spuren hinterlassen, doch »was erinnert werden soll, muss in den jeweiligen Systemen hochselektiv behandelt werden« (Luhmann, 1988a, S. 51). Das heißt, dass Menschen jeweils aus der Komplexität des Geschehens gezielt das herausnehmen, also erinnern, was zu ihren bevorzugten Sinnkonstruktionsmustern (ihrer Persönlichkeit, ihrem Glaubenssystem, ihrem Lebensskript, ihrem Lebensstil, ihrem Familienregelsystem usw.) passt.

Die drei Systeme Leben, Bewusstsein, Kommunikation sind natürlich ständig aneinander beteiligt. Ohne Leben kämen Bewusstsein und Kommunikation zum Erliegen, ohne Bewusstsein gäbe es keine Kommunikation – und dies gilt wohl auch umgekehrt. Doch kann es bei den drei Systemen nie eine problemlose Deckung geben, wenn sie sich auch partiell überlappen können (Luhmann spricht hier von »Interpenetration«), ja es kann sich eine hohe Kongruenz ergeben. Beispielsweise ist vorstellbar, dass es in einer psychotherapeutischen Interaktion über Sprache möglich wird, einen Bewusstseinsinhalt sehr genau zu kommunizieren, und dass über die Rückmeldung des Therapeuten die Erfahrung gemacht wird, dass der kommunizierte Inhalt auch beim anderen »angekommen« ist. Und doch gibt es keine

Sicherheit. Günther Ortmann denkt nach »über die Unmöglichkeit von Konsens zwischen Ehepaaren und darüber, wie sich die Eheleute gleichwohl zu verstehen *glauben* und sich mit Konsensfiktionen behelfen«; er kommt zum Schluss: »Wir dürfen die Resultate verallgemeinern: Kommunikation scheint unwahrscheinlich und Konsens unmöglich. Beachten Sie, dass keineswegs klar ist, was ›Du verstehst mich nicht‹ bedeutet, Es ist sehr wohl möglich, dass ich nicht verstehe, was du mit ›Du verstehst mich nicht‹ meinst, besonders, wenn du damit recht hast. (Zu schweigen von der Frage, was dann zu tun ist)« (Ortmann, 2011, S. 32 f.).

Das Konzept einer relativen *Autonomie* (Unabhängigkeit) zwischen sozialem, psychischem und biologischem System hat eine Reihe von Implikationen für systemische Therapie:

- *Verstehen ist genau genommen hochgradig unwahrscheinlich:* Zwei Menschen können nicht direkt gegenseitig in ihre Gefühle oder Gedanken hineinsehen. In der Kommunikation wird »nur« ihr eigenes psychisches System und das des anderen angeregt. Im Unterschied zum Informationsaustausch wie etwa zwischen Computern hat bei menschlicher Kommunikation der Angesprochene eine Idee, worum es geht. Doch wir gehen in der Regel davon aus, verstanden zu haben – und das ist ein ernstes Problem! »In dieser Welt gibt es ständig Missverständnisse, aber niemals Verständigungsprobleme. Deutungswut und Kohärenzbegehren geleiten uns durchs Leben« (Ortmann, 2011, S. 34).
- *Erwartungen bedingen das Verstehen:* Man reagiert oft schon auf Andeutungen, halb ausgesprochene Sätze usw., denn die Kommunikation wird stark von Erwartungen bzw. Erwartungsstrukturen bestimmt, die selektiv auf die Aussage des Gegenübers zugreift, das »passende« herausgreift und das andere ignoriert. Man »weiß« ja (bzw. nimmt dies zumindest an), was die Aussage des anderen bedeutet, und man reagiert auf die Bedeutung (genauer: auf die eigenen Bedeutungsunterstellungen, die manchmal hartnäckig gegen jede Richtigstellung sind: »Ach, das sagst du ja jetzt nur, weil …«), nicht auf die Information. Für viele kommunikative Situationen ist dies durchaus vorteilhaft. Tomasello (2014) etwa spricht in diesem Zusammenhang von »geteilter Intentionalität«. Die Fähigkeit, gemeinsame Aufmerksamkeit zu entwickeln und kooperativ darauf zu reagieren, sieht er als den entscheidenden Vorteil der menschlichen Evolution im Vergleich zu Primaten: Wir haben eine Idee von den Erwartungen des anderen und davon, welche Erwartungen dieser an einen selbst hat. Dadurch ist es möglich, sich zu organisieren und zu kooperieren. Für die Kommunikation selbst spielt es erst einmal keine Rolle, ob man dabei falsch oder richtig liegt: So oder so »geht es weiter« – aber manchmal kommt es entsprechend dann eben auch zu Missverständnissen und Konflikten.

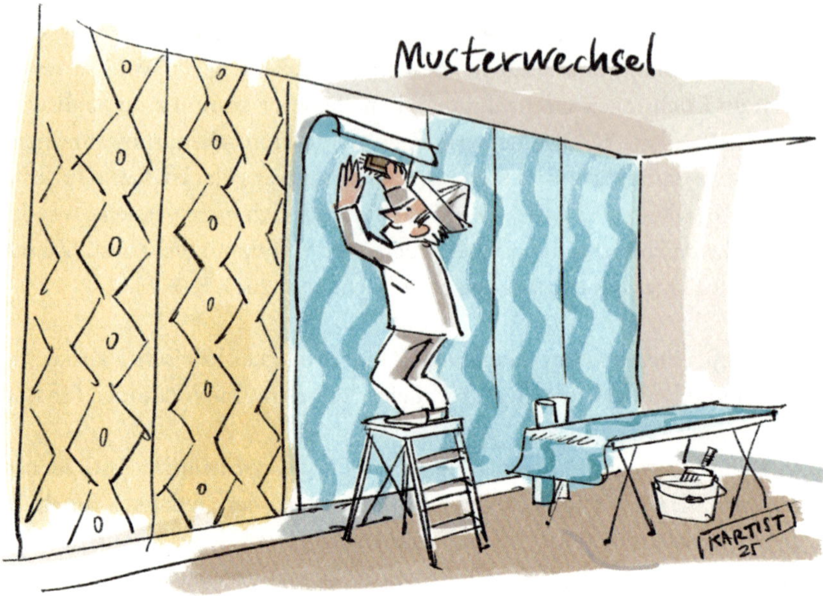


- *Kommunikative Muster, die hier entstehen, sind relativ autonom gegenüber den Gedanken und Gefühlen der Beteiligten:* So lässt sich das »Eigenleben« kommunikativer Muster anschauen, die manchmal völlig anders ablaufen, als es alle Beteiligten wünschen. »Die Fortsetzung von Kommunikation erfordert offensichtlich die Erhaltung einer eigenen Organisation […], die nur so lange fortgesetzt werden kann, als dies der Fall ist« (Luhmann, 1988b, S. 887). Paare etwa kommen nicht selten in die Beratung mit der Feststellung, dass es ihnen trotz aller Bemühung nicht gelingt, aus den kommunikativen Schleifen herauszukommen, in denen sie sich verfangen haben. Das Kommunikationssystem legt eine »eigene Geschichte« an, über die die Beteiligten nicht beliebig verfügen können. Ein systemischer Ansatz sucht hier nach Möglichkeiten, einen Musterwechsel zu initiieren. Dazu kann es hilfreich sein, den Blick auf den Kontext zu richten, in dem die Gesprächspartner sich bewegen und sich nicht zu intensiv auf das jeweilige Erleben des Einzelnen zu konzentrieren.
- *Gefühle sprechen nicht:* Therapie ist nicht der Umgang mit Gefühlen, sondern der Umgang mit Kommunikationen über Gefühle. Es lohnt daher, davon auszugehen (für Klienten wie für Therapeuten), dass sie von der Beobachtung des anderen nie verlässlich auf dessen Bedeutungsgebung schließen (»Ich weiß schon, was Sie jetzt fühlen«), sondern diese immer nur erkunden können.
- *Systemische Therapie kann, wie jegliche kommunikative Therapie, nicht direkt auf die biologische Ebene einwirken, sondern diese lediglich anregen.* Umgekehrt

können Genetik und Stoffwechsel nicht direkt das Verhalten eines Menschen determinieren, sondern lediglich anregen bzw. die Grenzen des Möglichen bestimmen. Das verdeutlicht die Grenzen (systemischer) Therapie bei somatischen Krankheiten und zugleich die Grenzen biologischer Therapien (und die Chancen systemischer Therapie) bei psychiatrischen Krankheiten.

## Die Elemente eines sozialen Systems

> *»Wenn zwei Bewusstseine zusammenkommen, so erzeugen sie […] die Dimension der ›Kommunikation‹, die nicht auf das Denken der Einzelbewusstseine zurückgeführt werden kann. Kommunikation ist also eine Art ›aufspringendes‹ Produkt aus dem […] ›Tanz‹ von mindestens zwei Bewusstseinen« (Bormann, 2005, S. 8).*[26]

In der Sicht der Theorie sozialer Systeme sind die Elemente eines sozialen Systems nicht Menschen, sondern Kommunikationen. Für gewöhnlich ist das beim ersten Lesen oder Hören schwer nachzuvollziehen, da es doch der naiven Anschauung widerspricht, nach der die Elemente eines sozialen Systems selbstverständlich »Menschen« seien – eine Familie »besteht« doch schließlich aus Menschen, oder? Doch bei genauerem Hinsehen ist diese Bestimmung unscharf, man »handelt sich eine Komplexität ein, die jede Modellbildung überfordert« (Simon, 2007b, S. 86). Zum einen liegt es dann nämlich nahe, Erklärungen für das Verhalten eines Menschen durch Rückgriff auf in ihm ablaufende innere Prozesse zu suchen, also sein Verhalten durch Zuschreibung von Motiven (»Das hat A gemacht, weil sie auf B sauer war!«) oder durch Hypothesen über körperliche oder seelische Zustände (»Sie ist krank!«; »Er ist einfach bösartig!«) zu erklären. Zum anderen muss man sich fragen, wie man etwa ein soziales System wie Familie dann eigentlich genau abgrenzen kann: »[…] was heißt das? Heißt das, dass die gesamten Lebensprozesse der Mitglieder bis hin zu dem Molekülaustausch in ihren Zellen Teilprozesse des Familiensystems sind? Oder dass doch wenigstens alles, was an aktueller Gedankenarbeit in den Köpfen der Mitglieder abläuft […] ein Systemprozess ist?« (Luhmann, 2005, S. 189). Interessant etwa wäre die Frage, was es für die Familie als System bedeutet, wenn ein Familienmitglied in der Straßenbahn mit Freunden sitzt, über die Schule plaudert und gerade nicht an Familie denkt. Wo ist dann die Familie? Und ist der Mensch in dem Moment dann Familienmitglied oder Freund oder bei-

26 Link zum Text: http://www.fen.ch/texte/gast_bormann_kommunikation.pdf (letzter Zugriff 18.6.2025).

des? Und wie kann das sein, dass ein Mensch, der als ganzer Mensch Element des einen Systems ist, zugleich »beides« sein kann? Natürlich, wird man sagen, jetzt sitzt er da mit Freunden, zwar immer noch auch als Familienmitglied, aber eben auch als Mitglied eines Freundschaftssystems. Damit hat man aber implizit bereits einen anderen Systembegriff eingeführt! Und zwar einen, der auf Mitgliedschaft bzw. auf Rolle beruht, und damit trennt man bereits den Begriff »Mensch« von dem Begriff »Rolle«. Denn so gesehen sind die Elemente des Systems schon nicht mehr die Menschen, sondern die jeweiligen Rollen, die er oder sie innehaben kann, und in jeder der Rollen ist der Betreffende in unterschiedlichen Systemen Mitglied. Und eigentlich ist der Schritt zum Blick auf Kommunikation als Systemelement dann nicht mehr weit, denn aus der einen Rolle (als Freund) heraus kommuniziert eine Person ja ganz anders als aus der anderen (als Tochter/Sohn). Doch auch der Rollenbegriff könnte noch dazu verleiten, das Verhalten und Sprechen des einzelnen mit inneren Motiven zu erklären und sich damit eine schwer zu handhabende Komplexität einzuhandeln. Für die Theorie sozialer Systeme ist es daher folgerichtig, darauf zu verzichten, sich soziale Systeme »materiell« vorzustellen (das gilt analog auch für psychische Systeme; genauer beschrieben in von Schlippe u. Schweitzer, 2019, Kapitel 2.3).

## 6.9 Polykontexturalität: Die Gleichzeitigkeit der Kontexte

**»Wie denn jetzt?«**

Stellen Sie sich vor, Sie befinden sich in einer Vortragsveranstaltung zu einem systemischen Thema. Der Referent fordert das Auditorium auf: »Bitte stehen Sie einmal auf!« Nachdem fast alle Teilnehmenden aufgestanden sind und er gebeten hat, dass man sich wieder setze, wiederholt er die Aufforderung. Und dann noch ein drittes Mal: »Bitte stehen Sie einmal auf!«

Wie werden Sie wohl reagieren? Vermutlich werden Sie beim ersten Mal gern und neugierig aufstehen, beim zweiten Mal zögernd mit einem Stirnrunzeln und einem unsicheren Lachen, beim dritten Mal bleiben Sie sitzen – so wie wohl die meisten anderen auch, vielleicht sogar mit dem deutlichen Ausdruck von Empörung – was soll das denn jetzt???

Eine interessante Situation: Es wurden dreimal exakt die gleichen Worte gesagt, bewusst mit identischer Betonung, aber sie haben dreimal ganz unterschiedliche Resonanzen hervorgerufen. Wie kann man sich das erklären? Nun, es wurden der Kommunikation des Referenten dreimal unterschiedliche Bedeutungen zugemessen.

Am Anfang haben die meisten vielleicht gedacht: »Ah, eine Übung! Na, mal sehen, was er da vorhat!«, beim zweiten Mal waren sie irritiert: »Nee, das ist jetzt aber komisch, na gut, was soll's?« und beim dritten Mal empört. Die Bedeutungszuweisung zu der Kommunikation war dreimal unterschiedlich, so wie sicher bei allen anderen auch (vielleicht bis auf die, die die Übung kennen: »Ach, das kommt jetzt, kenne ich!« und gleich sitzen geblieben sind). Mit der Veränderung der Bedeutung verändert sich auch der erlebte Kontext. Von einer »interessanten Übung« wird es über eine Verunsicherung: »Was soll das denn jetzt?« zu einer »unerträglichen Verulkung«.
Jeder dieser Kontexte geht mit einer anderen »Kommunikationslogik« einher, die Reaktion ist jeweils ganz anders. In Situation 1 und 3 sind die Logiken klar: Übung – Verulkung! Interessant aber ist die zweite, bei der zwei Logiken gleich stark sind und das Zögern, das ambivalente Verhalten erklären – zwei Kontexte sind möglich, und es ist dem Akteur nicht recht nicht klar, an welchem er/sie sich orientieren soll. Dass solche Situationen nicht nur im Rahmen einer Übung vorkommen, sondern in sozialen Kontexten gar nicht selten sind, wird mit dem Begriff »Polykontexturalität« etwas fassbarer.

## Wie weiß die Kommunikation, wohin sie gehört?

*»Als die Mücke zum ersten Mal den Löwen brüllen hörte, da sprach sie zur Henne: ›Der summt aber komisch.‹ – ›Summen ist gut‹, fand die Henne. ›Sondern?‹, fragte die Mücke. ›Er gackert‹, antwortete die Henne. ›Aber das tut er allerdings komisch‹« (Anders, 1988, S. 7).*[27]

*»Wenn ein Löwe sprechen könnte, wir könnten ihn nicht verstehen« (Wittgenstein, 1984, S. 568).*

Eigentlich ist es ganz einfach: Jedes Lebewesen – nicht nur Tiere – lebt in gewisser Weise in seiner jeweils ganz eigenen Welt (was schon der Begriff der operationalen Geschlossenheit kognitiver Systeme impliziert). Die Schemata, mit denen es jeweils die Welt beobachtet, und die Art, wie es in dieser von ihnen wahrgenommenen Welt kommuniziert, werden im Fall der kleinen Fabel von Günther Anders durch die unterschiedliche Gattung, der beide Tiere entstammen, bestimmt. Man kann sich dabei durchaus auch noch fragen, ob das scheinbare gemeinsame Verstehen der

27 Es sei uns verziehen, dass wir den Einstieg in dieses Kapitel inklusive der kleinen Geschichte von Günter Anders aus einem anderen von uns selbst verfassten Buch entnommen haben (von Schlippe, 2022a, S. 71 ff.).

beiden nicht auch nur auf einer Illusion beruht. Denn die Mücke findet vermutlich, dass die Henne in ihrem Kommentar doch sehr komisch summe, während diese überzeugt ist, dass die Mücke ihrerseits auf ziemlich merkwürdige Weise gackere. Ganz ähnlich ist es mit dem Wittgenstein'schen Löwen, der auf das Prinzip der Kontextualität verweist: Der Löwe könnte uns vermutlich seine Lebenswelt, auch wenn er sprechen könnte, nicht nahebringen,

Wenn wir die Geschichten auf menschliche Wirklichkeit übertragen, können wir sagen: Das Verstehen von Kommunikation hängt davon ab, in welchem Kontext sich die Kommunikation bewegt – und ob die Kontexte von »Sender« und »Empfänger« zumindest so weit passen, dass Verständigung möglich wird. Die Bedeutung einer Kommunikation wird jeweils durch diesen Kontext bestimmt, durch das »Bedeutungsfeld«, in dem sie sich bewegt, in dem sie jeweils geäußert und verstanden wird (Kriz, 2017, S. 180 ff.). Es lohnt sich, sich etwas intensiver mit dem Kontextbegriff zu befassen, wenn man Kommunikation verstehen will. Kommunikation ist immer ein gemeinsamer Prozess der Erzeugung von Sinn und nicht die schlichte »Übertragung« von Information. Beide Parteien müssen sich dabei über diesen Sinn nicht unbedingt einig sein: »Kommunikation [...] arbeitet sich an Wahrscheinlichkeiten von Bedeutungen ab [...]. Der Empfänger empfängt nach eigenen Verarbeitungsregeln, über die der Sender nicht verfügen kann!« (Nassehi, 2017a, S. 117).

Diese Verarbeitungsregeln werden durch den jeweiligen Kontext mitbestimmt, der jeweils die Logik vorgibt, in der die Kommunikation sich bewegt. An einem Satz im Theater wie: »Ich hasse dich, stirb du Schuft!« wird kaum jemand Anstoß nehmen und die Polizei rufen, während derselbe Satz in einer dunklen Gasse von einem völlig Fremden, in der Kneipe aus dem Mund eines Freundes, den man gerade im Schach besiegt hat, oder im Ehebett jeweils ganz andere Konsequenzen hätte. Jede dieser Situationen ist eben durch ganz unterschiedliche Logiken geprägt. Ja, es geht noch weiter, denn wenn wir »Kontexte« nur als irgendwo da draußen verstehen, übersehen wir, dass Menschen auch innerlich in unterschiedlichen Kontexten unterwegs sein können: »Du hast mich beleidigt!«, sagt der eine, »War doch nur Spaß!«, antwortet der andere und gibt damit an, dass er seine Äußerung (welche auch immer, mag sich jeder selbst vorstellen) in einen anderen Kontext stellen möchte.

Kommunikation, und darauf verweisen die anfänglichen Zitate, ist nicht einfach gegeben, sie muss auch eingeordnet werden, um verstanden zu werden – und das Verstehen ist alles andere als selbstverständlich. Luhmann fasste dies einmal mit Bezug auf die familieninterne Kommunikation in der schönen Frage zusammen: »Woran erkennt eine Kommunikation überhaupt, dass sie in die Familie gehört und nicht in die Umwelt?« (2005, S. 192). Wer ausschließlich den eigenen Kontext gelten lässt, wenn es darum geht, den anderen zu verstehen, der versteht den anderen eben nicht – die Kommunikation findet sich nicht zurecht. In der systemischen Praxis geht es genau darum, die Kontexte der jeweils Ratsuchenden zu rekonstruieren, um Verstehen zu ermöglichen. In dem Sinne ist man in der therapeutischen Arbeit dann in gewisser Weise als Ethnologin oder Ethnologe tätig.

## Die Gleichzeitigkeit der Kontexturen

Was es damit genau und praktisch auf sich hat, soll nun am Beispiel einer Familie illustriert werden, die sich im Prozess der Unternehmensnachfolge in einem kleinen Hotel hoffnungslos zerstritten hatte. Seit die Eltern dem Sohn die Nachfolge angeboten hatten, könne man »nicht mehr vernünftig miteinander reden«, es komme sofort zur Eskalation. Im Verlaufe des Beratungsprozesses wird immer wieder deutlich, dass es zwei Szenen gegeben hatte, die Schlüssel für das Dilemma boten: Weihnachten hatten die Eltern dem Sohn und seiner Partnerin das Angebot gemacht, das diese begeistert angenommen hatten. Als sie dann vier Wochen später einen Businessplan vorstellten, hatten die Eltern wiederum tief gekränkt reagiert.

Erst als klar wurde, dass die beiden Szenen exemplarisch für die beiden hier miteinander in Spannung stehenden Kommunikationslogiken der Kontexte »Familie« und »Unternehmen« stehen, ließ sich die Paradoxie der Gleichzeitigkeit zweier ganz verschiedener Logiken verdeutlichen: Es wurden vier Stühle einander gegenübergestellt, die die verschiedenen Kontexturen verdeutlichen sollten. Auf jeder Seite war einer jeweils der »Stuhl der Familienlogik«, auf dem saßen sie als Vater und Sohn, die beiden anderen standen für den »Stuhl der Unternehmenslogik«. Hier saß der Vater als Unternehmer und der Sohn als Nachfolger. Gefragt, auf welchem Stuhl sie innerlich gesessen hatten, als Weihnachten das Angebot zur Nachfolge gemacht wurde, war der Vater entschieden: auf dem Familienstuhl. Sein Angebot hatte er doch als Vater an den Sohn gemacht! Der Sohn dagegen hatte sich innerlich auf dem Nachfolgerstuhl gefühlt, er hatte das Angebot so gehört, als habe es der Vater vom Unternehmerstuhl aus gemacht. Beide hatten dies nicht sehen können, weil beide Personen jeweils als Menschen die gleichen waren und eben nur auf einem Stuhl gesessen hatten. So saßen nun beide auf den Stühlen »schräg« einander gegenüber: Der Vater blickte auf den leeren Sohnstuhl, der Nachfolger auf den leeren Unternehmerstuhl.

Es waren also zwei Menschen im Raum, doch mit Blick auf die Kommunikation lässt sich auf die Präsenz zweier unterschiedlicher Systemkontexte schließen, die jeweils die kommunikativen Angebote bestimmten (von Schlippe, 2018; 2019).

Wenn man – wie es in der Theorie sozialer Systeme geschieht – die Kommunikationen als die Elemente des Systems versteht, sind mit den Kontexten »Familie« und »Unternehmen« zwei verschiedene Systeme im Raum, die – und das macht es für die Betroffenen schwierig – von den gleichen Menschen verkörpert werden. So ist Missverstehen vorprogrammiert: Der Vater bewertete die Aussagen und Handlungen des Sohnes als unverschämt, weil er das System Familie zugrunde legte (das die demütig-liebevolle Akzeptanz des großzügigen Angebots erfordert hätte), der Sohn regte sich über den Vater auf und wies darauf hin, dass er sich doch genau richtig (in Unternehmenslogik) verhalten hätte.

Das Beispiel zeigt, dass unterschiedliche Kontexte (Günther spricht auch von »Kontexturen«[28]) denkbar sind, die jeweils die Kommunikationslogik bestimmen können. Luhmann spricht in dem Zusammenhang von »Verschachtelungsverhältnissen«: »Prozesse können [...] mehreren Systemen zugleich angehören, können sich also an mehreren System-/Umwelt-Referenzen zugleich orientieren. Soziale Systeme sind daher nicht notwendigerweise wechselseitig exklusiv – so wie Dinge im Raum« (Luhmann, 2009b, S. 21 f.).

So können also gleichzeitig mehrere Sozialsysteme präsent sein und es kann unklar sein, welche Systemlogik den Sinn einer Kommunikation bestimmt. Manchmal »weiß die Kommunikation nicht«, wohin sie gehört. Das klingt jetzt komplizierter, als es ist (vgl. von Schlippe und Schweitzer, 2019, S. 35 f.): Wir erleben es gar nicht so selten, dass wir mit unterschiedlichen Verhaltenserwartungen konfrontiert sind, die gleichzeitig an uns gerichtet sind. Wir jonglieren und sortieren die Kommunikationen elegant und gleichzeitig.

Nehmen wir zum Beispiel den komplexen Kontext »Restaurant«, das wir mit Kindern und Freunden besuchen. Wir sprechen formal (mit der Kellnerin), familiär (mit den Kindern) und freundschaftlich mit den Freunden. Bis hin zu Tonlage, Körpersprache usw. kann eine Beobachterin die jeweilige Kommunikation dem jeweiligen Kontext zuweisen.

Doch nicht immer sind die Kontexte so klar trennbar (vgl. den in Kapitel 6.3 behandelten Begriff der »Kontextmarkierung« bei Bateson, der hier gut passt). Polykontexturalität begegnet uns im Alltag häufiger, als wir denken:

28 Kontexturen und Kontexte sind ähnlich, aber nicht gleich: »Wechsle ich von einer Firma in eine andere, so wechsle ich den Kontext, aber bleibe in der Kontextur Wirtschaft« (Emlein, 2020, S. 111).

- In Familien, insbesondere etwa in Patchworkfamilien, muss die Kommunikation sich sortieren: Welche Aussage gehört auf die Elternebene, welche auf die Ebene des getrennten Paares, welche auf die Ebene des Ehepaares (Hess u. Starke, 2018)?
- In Start-ups ohne klare Rollenverteilung ist ebenfalls oft unklar, in welcher Logik sich die Kommunikation bewegt, zwischen freundschaftlicher, professioneller oder organisationaler Kommunikation (Rohrberg u. Hermann, 2019).
- In Unternehmerfamilien kann es schwierig sein, familiäre und unternehmerische Kommunikationslogik auseinanderzuhalten (von Schlippe, 2018; 2019).

Es gibt also viele Möglichkeiten für die Kommunikation, sich zu »verirren«. Es kann zu Missverständnissen kommen, wenn das Bewusstsein dafür fehlt, dass der eine sich auf einen anderen Kontext bezieht als der andere (Emlein, 2020; siehe auch Günther, 1979; Jansen u. Vogd, 2013; Vogd, 2013). Wer es theoretischer mag: »Polykontexturalität heißt, dass unsere sozialen Welten nicht mehr als eine hierarchische (logische) Ordnung begriffen werden können, sondern polyzentrisch, d.h. über mehrere logisch äquivalente Orte und Beobachtungsperspektiven hinweg organisiert sind« (Vogd, 2013, S. 40).

## 6.10 Eine Welt gemeinsam hervorbringen: Zwischen radikalem Konstruktivismus und sozialem Konstruktionismus

### Konstruktivismus

Die meisten der bislang beschriebenen Ansätze, abgesehen von denen, die der Kybernetik erster Ordnung zugerechnet werden, beziehen sich erkenntnistheoretisch auf den Konstruktivismus. Das heißt, sie haben sich von der Beschreibung der Eigenschaften von Systemen eher der Frage zugewandt, wie in sozialen Systemen Wirklichkeit erzeugt wird und wie eine Beraterin sich in diesen Erzeugungsprozess einklinkt, zur »Ko-Konstrukteurin« wird.

Kernthese des Konstruktivismus ist die Subjektabhängigkeit jeder Erkenntnis, jeder Beobachtung (Schmidt, 1988; Pörksen, 2001; von Ameln, 2004; Kriz u. von Schlippe, 2011). Erkennen ist unweigerlich an die Bedingungen des menschlichen Gehirns gebunden (siehe auch Maturana, 1982). Das, *was* wir wissen, ist nicht davon zu trennen, *wie* wir wissen; das vermeintlich »Gefundene« ist etwas »Erfundenes« (Watzlawick, 1981, S. 9). Eine Beobachterin trägt also keine »Abbildung« der Dinge in sich, sondern ein Netzwerk dynamischer Beziehungen zwischen ihren Sinnen und dem, was sie beschreibt (Köck, 1988, S. 363 f.). Aus dieser Perspektive ist es nicht sinnvoll, von einer »objektiven Welt« unabhängig von einem diese Welt jeweils erkennenden System zu sprechen.[29] Wenn der Prozess der Konstruktion dem Konstrukteur nicht bewusst ist, er also davon ausgeht, dass die eigene Konstruktion »richtig« und die des Gegenübers »falsch« ist, handelt er oder sie aus einer Position des Wissens und der Macht heraus, die – im Licht einer systemischen Erkenntnistheorie – gefährlich und potenziell destruktiv zu sehen ist (Bateson, 1981, S. 400 ff.).

Heinz von Foerster (1911–2002) und Ernst von Glasersfeld (1917–2010) gelten als zentrale Denker des Konstruktivismus. Diese philosophische Denkrichtung geht davon aus, dass ein Gegenstand erst vom Betrachter selbst durch den Vorgang des Erkennens konstruiert wird: »Die Umwelt, so wie wir sie wahrnehmen, ist unsere Erfindung« (von Foerster, 1981, S. 40). Der radikale Konstruktivismus bezweifelt die menschliche Fähigkeit, objektive Realität zu erkennen, da Wirklichkeit immer auf der Basis der Erkenntnisinstrumente im eigenen Kopf »konstruiert« werde. Die sensorischen Rezeptoren des Menschen, egal ob sie Druck, Geschmack, Licht, Wärme, Geräusche usw. aufnehmen, können nur die Intensität eines Reizes, nicht aber seine Qualität bestimmen. Die menschlichen Nervenzellen registrieren die Quantität einer Erregung, nicht aber deren Qualität, denn »da draußen gibt es nämlich weder Licht noch Farben, sondern lediglich elektromagnetische Wellen; da draußen gibt es weder Klänge noch Musik, sondern lediglich periodische Druckwellen der Luft; da draußen gibt es keine Wärme und keine Kälte, sondern nur bewegte Moleküle mit größerer oder geringerer durchschnittlicher kinetischer Energie usw.« (von Foerster, 1993, S. 26).

Verlässliches Wissen kann es daher nicht geben, da die Wahrheit jeder gewonnenen Erkenntnis, auch die wissenschaftlicher Befunde, immer wieder durch Beobachter bestätigt werden muss. Es ist aus der Sicht des Konstruktivismus daher nur sinnvoll, Realitäten jeweils auf den Beobachter zu beziehen, der diese erkennt. Statt der Leitunterscheidung »richtig und falsch« spricht der Konstruktivismus von »Viabilität« (der Fähigkeit, einer Beobachtung gangbare Wege zu weisen) oder von einer guten »Passung« einer Beobachtung für die Lebenspraxis des Beobachters. Stark vereinfachend gesagt: Es interessiert nicht, ob die Landkarte richtig ist, sondern ob man mit ihr gut wandern kann (und wenn sie allzu falsch ist, steigt die Wahrscheinlichkeit, dass dies mit ihr nicht gut gelingt). »Die Theorie bestimmt, was wir beobachten können«, so ein populäres, Albert Einstein zugeschriebenes Wort. Die

29 Manchmal wird überspitzend gesagt, dass es diese Welt nicht »gibt«, doch zeigt sich eine solche Aussage in Bezug auf das eigene Gedankengebäude als paradox, da sie eine ontologische Behauptung darüber impliziert, wie die Welt »ist«.

jeweilige theoretische »Optik« oder Voreingenommenheit führt zu bestimmten Fragen und diese zu Erkenntnissen, die jeweils auf die Frage und den Frager bezogen Gültigkeit beanspruchen können. Sie können passen, aber sie beschreiben deshalb nicht zwangsläufig die Wirklichkeit.

Besonders bedeutsam ist der Konstruktivismus für die Beurteilung der Art von »Wirklichkeit«, die *zwischen Menschen* erzeugt wird. Kommunikation kann niemals eine Qualität entwickeln, in der das Gegenüber exakt weiß, was der andere gesagt und vor allem, was er *gemeint* hat:

> »Meiner Ansicht nach ist es unmöglich zu erwarten, dass ein Satz, den ein Mensch sagt, in mir genau jene Gedanken und Begriffsnetze erweckt, die der Sprecher mit seiner Äußerung verbindet. Das heißt: Übertragung, Sendung und Empfänger sind irreführende Metaphern, sofern es sich um den begrifflichen Inhalt handelt. Kommunikation ist nie Transport. Was sich von einem Menschen zum anderen fortbewegt, sind Laute, grafische Gebilde oder, in der Telegrafie, elektrische Impulse – kurz, Schwingungsmuster von Ton, Licht oder Elektrizität. Und wir legen diese Energieveränderungen, die uns da erreichen, notgedrungen aufgrund unserer eigenen Spracherfahrungen aus« (von Glasersfeld, 2001, S. 63).

## Sozialer Konstruktionismus und der narrative Ansatz

Noch stärker als der Konstruktivismus betont der soziale Konstruktionismus, dass der Prozess der Erzeugung von Wirklichkeit nicht ausschließlich der Struktur unseres Gehirns folgt, sondern ein sozialer Prozess ist. Der amerikanische Sozialpsychologe Ken Gergen (*1934) gilt als einer der Hauptvertreter dieser Richtung (Gergen, 1990; 1996; Gergen u. Gergen, 2009). Er legt eine explizit »postmoderne« Theorie vor (vgl. Kapitel 6.10), die versucht, die modernistischen Vorstellungen vom Menschen als Maschine, dessen Handeln einem kalkulierbaren Programm gleicht, zu ersetzen durch ein »Modell vom Menschen als soziale Konstruktion, dessen Handeln in einer komplizierten Weise mit den gesellschaftlichen Prozessen verwoben ist« (Gergen, 1990, S. 191). In dieser Sicht erscheint der Mensch nicht mehr als »faktische Entität«, die von Umwelteinflüssen bestimmt ist, sondern selbst als »eine Art sozialer Konstruktion«: »Er ist so, wie die anderen – und er selbst – ihn sich vorstellen« (S. 195).

Ähnlich wie der Konstruktivismus geht der soziale Konstruktionismus davon aus, dass »Realität « nicht objektiv erfassbar ist. Er kritisiert jedoch, dass im Konstruktivismus und in der Theorie autopoietischer Systeme das Individuum, sein

Gehirn und seine Art, eine Welt zu erschaffen, Ausgangspunkt der Beobachtung sind. Im Gegensatz dazu solle stärker von der sozialen Bezogenheit ausgegangen werden. Menschliche Wirklichkeit wird in Prozessen menschlicher Kommunikation gemeinsam, gesellschaftlich konstruiert, in einem jeweils spezifischen historischen Kontext. Die Bedeutung von Sprache wird zwar ähnlich gesehen wie beim Konstruktivismus, doch konzentriert sich der soziale Konstruktionismus stärker darauf, dass Sprache im Gebrauch zwischen Menschen in Form von Geschichten auftritt. Sprache ist das wichtigste Medium, sie ist »sowohl Produkt als auch ›Produzent‹ menschlicher Wirklichkeit« (Luckmann, 1990, S. 204). Statt an »Menschen, die sprechen«, zu denken, geht es darum, in Texten und Geschichten zu denken, durch die Wirklichkeit unabhängig vom einzelnen Sprecher entsteht (Emergenz).

Während im Konstruktivismus Konstrukte und Wahrnehmungen so gesehen werden, dass sie ihre Form durch das »Anstoßen« des Organismus an seine Umwelt erhalten, sieht der soziale Konstruktionismus Ideen, Bilder und Erinnerungen als etwas, das durch sozialen Austausch hervorgebracht, durch Sprache und durch gemeinsam erzählte Geschichten vermittelt wird: »Alles Wissen [...] erwächst aus dem Raum zwischen den Menschen, aus dem Reich der ›gemeinsamen Welt‹ [...]. Einzig durch eine fortwährende Konversation mit seinen nahestehenden Interaktionspartnern gewinnt das Individuum ein Gefühl für Identität oder eine innere Stimme« (Hoffman-Hennessy, 1992, S. 17). Konversation, der *Dialog,* wird als der Ort gesehen, wo »Wirklichkeit« entsteht, und damit eröffnen sich für die Therapie eine Menge neuer Metaphern (siehe auch Buchholz, 1993). Beraterinnen werden ermutigt, in Begriffen und Konzepten wie »Geschichte«, »Metapher«, »Umgang mit Bedeutung«, »Rhetorik und Verhandlung« zu denken (Deissler, 1994; 2000), also auf die Art zu achten, wie in Systemen gemeinsam Bedeutung geschaffen, hergestellt wird. So wird der soziale Konstruktionismus zu der zentralen Grundlage des *narrativen* Ansatzes in der systemischen Therapie (Straub, 1998; 2019; Jakob et al., 2022).

Wenn Wirklichkeit im Dialog entsteht, besser gesagt im »Multilog«, dann ist es bedeutsam, danach zu suchen, wann bei Personen, die sich als eingeschränkt erleben, der »Multilog« in einen »Monolog« umkippt, vor allem, wenn es ein »kollektiver Monolog« wird, der alle Beteiligten im System gleichermaßen eingrenzt. Der gemeinsame Monolog – eine Art des gemeinsamen Miteinandersprechens, das Perspektiven und Möglichkeiten ausgrenzt – bedeutet eine Festlegung der Wahrnehmung der Wirklichkeit auf eine einzige, starr begrenzte Weise – die »Gefahr einer einzigen Geschichte« thematisiert die nigerianische Autorin Chimamanda Adichie (2022) überzeugend. Hier kommt es darauf an, einen veränderten »Tanz der Bedeutung« anzuregen. In dem expliziten Verzicht auf scheinbar »richtige« Standpunkte zugunsten von *Perspektivenvielfalt* kann eine enorme Kraft liegen.

Der soziale Konstruktionismus ist, wie gesagt, eng verbunden mit dem narrativen Ansatz. Dieser geht nicht vom Systembegriff aus, doch sind seine Aussagen mit systemischen Konzeptionen durchaus kompatibel (Jakob et al., 2022; Straub, 2019). In sozialen Systemen haben wir es mit der »Allgegenwart der Erzählungen« zu tun, die das Zusammenleben in einer Kultur prägt, mit einem Strom kontinuierlicher, sich selbst organisierender Bedeutungserzeugung (Kearney, 2002; Bruner, 1997; 1998; Polkinghorne, 1998). Eine Person ist nicht unabhängig von ihrer sozialen Welt konzipierbar, sondern nur aus der Welt der Bedeutungen heraus verstehbar, in die sie wie alle Menschen unweigerlich eingebunden ist (Bruner, 1997, S. 59). Ein Individuum entsteht in der Praxis des Erzählens, genau wie eine Familie, die ihre Erfahrungen über Generationen hin durch Erzählungen lebendig hält (Bleakney u. Welzer, 2009; von Schlippe, 2022c; Wetzel, 2022), Ähnliches gilt für Organisationen (Müller, 2022; Zwack, 2011), ja auch für Gesellschaften: »Straßen, Häuser und Fabriken kann man in wenigen Jahren wieder neu und sogar schöner bauen. Die Schäden aber, die eine Diktatur in den Seelen anrichtet, verschwinden langsamer. Hass und Hässlichkeiten werden noch in die zweite und dritte Generation vererbt«, sagt Wolf Biermann über die Aufarbeitung der jüngeren deutschen Geschichte.[30] Über die Kanonisierung einer Erzählung (»Dies ist meine Geschichte!«) entsteht Identität. Therapeutische Veränderung bedeutet damit immer auch eine Veränderung der Selbsterzählung (Levold, 2022). Entsprechend wird die Erfahrungswelt einer Familie als gemeinsame Konstruktion beschrieben, die erzählten Geschichten sind auf ein gemeinsames »familienspezifisches internes Erfahrungsmodell« (Schneewind, 2010) bezogen.

Das Leben in der globalisierten Welt der Gegenwart bringt massive Veränderungen auch für intime Formen der Konstruktion mit sich, etwa das Konzept des »Selbst«. Gergen sieht das Selbst des modernen Menschen als eines der »sozialen Sättigung« (1996). Es ist nicht mehr das in der Haut eingeschlossene Individuum, als das es in früherer Zeit erlebt wurde. Dadurch, dass die Person heute in vielfältiger Weise permanent verfügbar (über E-Mail, Handy und soziale Netzwerke) und zugleich global in soziale Kontexte eingebunden ist, kann auch das Selbst nicht mehr ein individuelles Konstrukt sein, sondern vielmehr Ausdruck von Beziehung und Bezogenheit. Menschen werden zunehmend von anderen »besetzt«, werden zu einem Puzzle an Potenzialen, die sich in jeweils unterschiedlichen Beziehungen auch ganz unterschiedlich realisieren. Damit ergeben sich völlig neue Bilder von Identität: Sie ist nicht mehr je nach Kindheit unverbrüchlich gegeben, sondern sie realisiert sich in Beziehungen unterschiedlich.

Welche Konsequenzen ergeben sich aus den Überlegungen? Wenn ein Sachverhalt aus unterschiedlichen Perspektiven unterschiedlich gesehen werden kann und

---

30 Interview in »Die Zeit«, 35/2024, 13.8.2024.

die unterschiedlichen Perspektiven zu unterschiedlichen Konsequenzen, Urteilen, Entscheidungen führen, dann verliert die Sache selbst zunehmend an Bedeutung: »Stattdessen verlagert sich das Interesse auf die Art und Weise, wie soziale Gruppen die Sache sehen, benennen und kategorisieren« (Gergen, 1990, S. 197). Hier ist die Verbindung zum zirkulären Fragen unmittelbar evident. Es wird also weniger danach gefragt, wie etwas ist (»Wann dieser Angstanfall das erste Mal aufgetreten?«), als vielmehr danach, wer es wie sieht (»Wem ist es als Erstes aufgefallen?«), mehr oder weniger dramatisch beschreibt (»Wer macht sich die meisten/wenigsten Sorgen? Wie erklären Sie sich das?«), wer etwas überhaupt als Problem bezeichnet (»Wer leidet am meisten darunter?«) und was sich ändern würde, wenn man eine andere Beschreibung finden würde (»Gesetzt den Fall, es könnte auch eine Chance sein, wofür könnte das gut sein?«) usw. (vgl. Kapitel 15). Auch Gefühle werden anders gesehen als gewohnt, nämlich als Beziehungskomponenten: »Meine Depression ist demnach nicht mehr ein Stück von mir; sie entsteht aus der Art und Weise meiner Beziehung zu anderen. Sie ist vergleichbar mit einer Tanzbewegung zweier Tänzer, die nur aus dem Zusammenhang des komplexen Tanzes heraus Sinn macht. Es ist daher ›unsere Depression‹; ich bin nur ihr Träger« (1990, S. 198).

## 6.11 Das Ende der großen Entwürfe: Postmoderne Philosophien

Die aus der französischen Philosophie kommende Debatte der *Postmoderne* und damit verwandte sprachphilosophische Überlegungen beeinflussen seit Ende der 1980er Jahre auch die systemische Therapie und Beratung. Als einen Startpunkt kann man eine Schrift von Jean François Lyotard (1924–1998) ansehen, die 1979 erschien: »Das postmoderne Wissen«. Darin diagnostiziert Lyotard für das postindustrielle Zeitalter das »Ende der großen Metaerzählungen«, denen heute kein Glaube mehr geschenkt werde. Hierzu gehören die großen Schöpfungsmythen und die heilsversprechenden Zukunftsentwürfe, auch die politischen des letzten Jahrhunderts. Lyotard sieht sie als gefährliche »Sprachspiele« an, sieht in den in ihnen liegenden Erlösungsversprechen eine Anfälligkeit für Totalitarismus (ähnlich spricht etwa Gehmann vom »Mythos der Machbarkeit«, 2022). Viele heterogene Theorien und Entwürfe existieren gleichberechtigt nebeneinander; sie lassen sich nicht mehr auf eine große, integrierende, »bessere und wahrere« Metatheorie zurückführen.

Wolfgang Welsch, ein deutscher Theoretiker, versteht Postmoderne als »Verfassung radikaler Pluralität« (1991, S. 4) auf unterschiedlichsten Ebenen: eine Gesellschaft mit Differenzen auch in den Grundwerten, ein Individuum, das selbst »im Plural lebt«, also auch in sich selbst gegensätzlichste Ideen und Lebensweisen vereinigt, eine Theorie, die zu jeder Behauptung deren Entstehungs- und Gültigkeitskontext gleich mit benennt und die den Sinn jeder Äußerung immer wieder neu zu verschieben bereit ist. In diesem Sinn verabschiedet die Postmoderne die Moderne, die sogenannte Neuzeit und »deren Grundobsession: die Einheitsträume« (S. 6). Postmodernes liegt dort vor, wo ein »grundsätzlicher Pluralismus von Sprachen, Modellen, Verfahrensweisen praktiziert wird, und zwar nicht bloß in verschiedenen Werken nebeneinander, sondern in ein und demselben Werk« (S. 16 f.). Dies geht mit einer grundsätzlich fragenden, neugierigen Haltung auch sich selbst gegenüber einher: »sich selbst gegenüber immer Zweifel behalten, sich nie ganz ernst nehmen« (Richterich, 1993, S. 29). Diese Ideen passen zu kritischen Gesellschaftsdiagnosen etwa in der Soziologie (Beck, 1986) und liefern auch systemischer Beratung ein Argument dafür, mit ganz unterschiedlichen Wirklichkeitsentwürfen in Familien, Gruppen, Organisationen zu spielen (Schweitzer, Retzer u. Fischer, 1992). Damit versteht es sich auch von selbst, offen für Diversität (Hegemann, 2015) und sensibel für Stereotype zu sein (Förster u. Nussbaum, 2022) und keine Perspektive, auch keine sexuelle Orientierung für richtiger als die andere zu halten, ohne dabei gleichzeitig in eine starre »Logik der Orthofonie der political correctness« zu verfallen, vor der Armin Nassehi warnt (Nassehi, 2017b).

Beratung heißt, weitere, zusätzliche Geschichten zu erzählen und damit Komplexität anzubieten, aus denen sich die Ratsuchenden neuen Sinn konstituieren können. In dieser Reduktion von Beratung auf Konversation liegt zwar die Gefahr von Beliebigkeit, doch letztlich entspricht das »wilde Denken«, dem die Postmoderne Vorschub leistet, der Realität psychotherapeutisch Arbeitender, von *vielen* Meistern zu lernen. Der Psychotherapieforscher Orlinsky formulierte dies sogar als spezifisches Modell für Therapie: »Learning from many masters« (1994). In der Gegenwart nutzen viele Therapeutinnen eher die Vielfalt der Möglichkeiten für die Entwicklung eines eigenen Stils, als dass sie sich auf einen einzigen »großen psychotherapeutischen Entwurf« stützen und ausschließlich nach ihm operieren (Schindler u. von Schlippe, 2006). Die Bezugnahme auf verschiedene Modelle, auch auf philosophische Überlegungen, orientiert sich dabei oft eher an dem, was jeweils zu den Anforderungen der Praxis passt.

Vor allem zwei Denker des französischen *Poststrukturalismus* haben der systemischen Diskussion Anstöße gegeben: Michel Foucault (1926–1984) und Jacques Derrida (1930–2004). Die Hoffnung ihrer geistigen Vorgänger, der Strukturalisten (z. B. Lévi-Strauss), über das Studium unbewusster kollektiver Strukturen letztlich auf die Struktur des menschlichen Geistes zu stoßen, war noch getrieben von der Vision eines »großen Entwurfs«. Foucault und Derrida beschäftigten sich vor allem mit der Sprache. Es interessierte sie, welche Strukturen, vor allem welche gesellschaftlichen Machtstrukturen sich hinter der Sprache und unserer Sprachverwendung verbergen. Besonders Foucault gilt als einer der zentralen Denker der Postmoderne. Er hat sich zeitlebens vor allem mit dem Thema »Macht« auseinandergesetzt und wie diese sich in gesellschaftlichen Handlungsvollzügen reproduziert, insbesondere über Sprache und über Wissen. Er suchte nach den impliziten Systemen, die die herrschenden Wirklichkeitskonstruktionen und das alltägliche Verhalten bestimmen. Zur Verfolgung dieses Zieles diente ihm die »archäologische Methode«. Foucault (zit. nach Fink-Eitel, 1989) versuchte zu rekonstruieren, auf welche Weise die Gesellschaft in unterschiedlichen Epochen die Diskurse kontrolliert hat, um daraus Rückschlüsse auf Verschleierungsstrategien der Gegenwart zu ziehen. Er identifizierte drei gesellschaftliche Ausschließungsprozeduren, also gesellschaftliche Konstruktionen von Wirklichkeit, über die sich *Macht* reproduziert:

- das *verbotene Wort,* vor allem im Bereich Politik und Sexualität;
- die Unterscheidung zwischen *Vernunft* und *Wahnsinn;*
- die Unterscheidung zwischen *Wahrem* und *Falschem.*

Foucaults Herkunft als Psychologe klingt in vielen seiner Schriften an. Die Bewusstmachung der unbewussten Bedingungen des Bewusstseins war ihm ein wichtiges Anliegen. Für die systemische Therapie sind vor allem seine Überlegungen wichtig, wie eine Kultur restriktive Rahmenbedingungen der Wirklichkeitserzeugung so festlegt, dass man sich ihrer gar nicht mehr bewusst wird (etwa im selbstverständlichen und kritiklosen Sprechen über psychische »Krankheiten«, vgl. hierzu Watters, 2010). Menschen verlieren ihre Freiheit zum »selbstbestimmten Existenzentwurf«, indem ihnen durch feine Formen sozialer Herrschaft das Wissen darum genommen wird. Hier lässt sich eine Verbindung ziehen zu der systemischen Arbeit mit dem »Möglichkeitssinn« und der Suche nach Ausnahmen bei Michael White, Steve de Shazer und anderen. Der Mensch als »souveränes Subjekt jeder möglichen Erkenntnis« (Foucault, zit. nach Fink-Eitel, 1989, S. 45) trägt die Fähigkeit zur Suche nach alternativem Wissen bereits in sich.

Derrida, ein Schüler Foucaults, Philosoph und Literaturtheoretiker, setzt die Suche nach den Hintergründen dessen fort, was unsere Sicht von Wirklichkeit vorgibt und prägt. Ähnlich wie Foucault geht es ihm weniger darum, ein neues System des Wissens zu entwerfen, als vielmehr Zweifel an den herrschenden Diskursen zu wecken. Für ihn ist Verstehen mit einem Bruch des gewohnten Bezuges (z. B. mit der Vernunft) verbunden. Er vertritt eine »Strategie einschneidender Pluralisierung«. Dazu braucht es »ein neues Schreiben – eines, das mehrere Sprachen zugleich spricht und mehrere Texte zugleich hervorbringt« (zit. nach Welsch, 1991, S. 143).

Derrida gilt als besonderer Vertreter einer »Philosophie der Differenz« (die trotz der Wortähnlichkeit nur wenig mit dem Differenzbegriff bei Spencer-Brown und Luhmann in Kapitel 6.8 zu tun hat): »Die Differenz denken heißt danach: nicht identifizieren, das Andere und das Verschiedenartige nicht zurückführen auf dasselbe und Gleichartige [...] Das Denken der Differenz kann nur selbst different, differierend sein und nicht stets wieder dasselbe« (Kimmerle, 1988, S. 7). Insofern verbietet es sich fast, über Derrida zu schreiben, ihn festzuschreiben, da er sein Ziel stets darin sah, gerade jede Festschreibung aufzulösen. Und so wird auch Derridas zentrale Praxis, die *Dekonstruktion* (Culler, 1988), von ihm explizit nicht als Methode verstanden. Was genau gemeint ist, bleibt vielschichtig, wird jeweils ganz verschieden präsentiert, als philosophische Position, als politische oder intellektuelle Strategie oder als ein bestimmter Modus der Lektüre. Vielleicht lässt sich Dekonstruktion am ehesten als eine bestimmte kritische »Haltung« gegenüber jeglichen bestehenden Beschreibungen verstehen. Der Praktiker der Dekonstruktion arbeitet zwar innerhalb eines Begriffssystems, aber mit der Absicht, es aufzubrechen, mit dem Sinn zu spielen, indem immer wieder neue Verbindungen, Korrelationen und Kontexte bereitgestellt werden

Hier lassen sich Querverbindungen zur Praxis des hypothetischen Fragens in der systemischen Therapie ziehen (Kapitel 15.3 und 15.4), zur Suche nach Ausnahmen und zum Entwickeln ungewöhnlicher alternativer Geschichten (»das Vertraute unvertraut machen«) bei Michael White (Kapitel 15.5). Der alleinige Geltungsanspruch des herrschenden Diskurses soll durch Dekonstruktion aufgebrochen werden. In dieser Haltung steckt eine Skepsis gegenüber der dargestellten Wirklichkeit, eine »Politisierung dessen, was sonst als neutraler Rahmen gilt« (Culler, 1988, S. 174). Bereits die Beschreibung eines Gegenstandes aus mehreren Perspektiven ist Dekonstruktion, aber auch die Suche nach den scheinbar nebensächlichen Details, die einer Geschichte eine andere Wendung geben können: »Etwas Geschriebenes zu ›dekonstruieren‹ bedeutet daher, eine Art strategische Umkehrung einzusetzen, indem man besonders jene nicht beachteten Details aufgreift (wie z. B. beiläufige Metaphern, Fußnoten, zufällige Richtungsänderungen der Argumente), die immer und notwendigerweise von den Interpreten der orthodoxeren Meinungen übergangen werden« (Derrida, zit. nach Jones, 1995, S. 139). Dekonstruktion erlaubt, darüber nachzudenken, welche Geschichte sich *hinter* einer dominierenden Erzählung verbirgt: Wo liegt alternatives Wissen, welche Gesichtspunkte wurden ausgelassen, unterdrückt? Eine weitere mögliche Dekonstruktion liegt im Umdrehen von angebotenen Ursache-Wirkungs-Zusammenhängen – auch hier ergibt sich ein Bezug zur therapeutischen Praxis, wenn etwa vorgeschlagen wird, Kausalitäten einmal umzudrehen – etwa den Satz »Ich bin traurig, weil meine Freundin mich verlassen hat«.

## 6.12 Alles ganz beliebig? Fake News und Wahrheit

> *»Zuweilen wird gegen eine wissenschaftliche Auffassung von der Komplexität der Perspektiven, aus denen Wirklichkeiten betrachtet, konstruiert und bestritten werden können, der Einwand erhoben, damit würde man abwiegeln, wie wichtig dieser Streit ist und wie gefährlich manche Wirklichkeitsauffassung werden kann. Nach meinem Eindruck ist das Gegenteil der Fall. Der Hinweis auf Komplexität ist keine Einladung zur Gleichgültigkeit, sondern zur Wachsamkeit und zur Bereitschaft zur Auseinandersetzung. Dass niemand mehr die Keule der Objektivität schwingen kann, mag ängstlichen Gemütern Furcht einflößen. In Wirklichkeit ist es nur ein Hinweis darauf, dass man sich dem Streit stellen muss, wenn man ihn sucht« (Baecker, 2017, S. 11).*

Das Zitat von Dirk Baecker soll eine nicht ganz unwichtige Nachbemerkung zu diesem Abschnitt einleiten: Wenn »alles« Beschreibung ist, wenn »Objektivität« und »Wahrheit« Fiktionen sind, woran kann man sich dann in Zeiten von »Fake News«, bewusster Verbreitung von Falschmeldungen und Manipulation durch künstliche Intelligenz noch halten (Fischer, 2020)? In einem interessanten Text setzte sich die amerikanische Therapeutin Sheila McNamee (2017) mit dieser Frage auseinander. Sie wählte dazu ein interessantes Beispiel: Als Donald Trump 2016 Barack Obama erstmals als Präsident der USA abgelöst hatte, wurde nach seiner Amtseinführung berichtet, es habe sich um die größte Teilnehmerzahl gehandelt, die es je gegeben habe. Die Diskussion verengte sich schnell am Stichwort »Alternative Fakten« auf die Frage »richtig« oder »falsch«. Es wurden Beweise vorgelegt, dass bei Obamas Einführung weitaus mehr Anwesende zu zählen waren. Vordergründig ergibt sich hier ein Dilemma für konstruktivistische Perspektiven: Der eine hat seine Sicht (seine Konstruktion), die andere eben eine andere, und da es

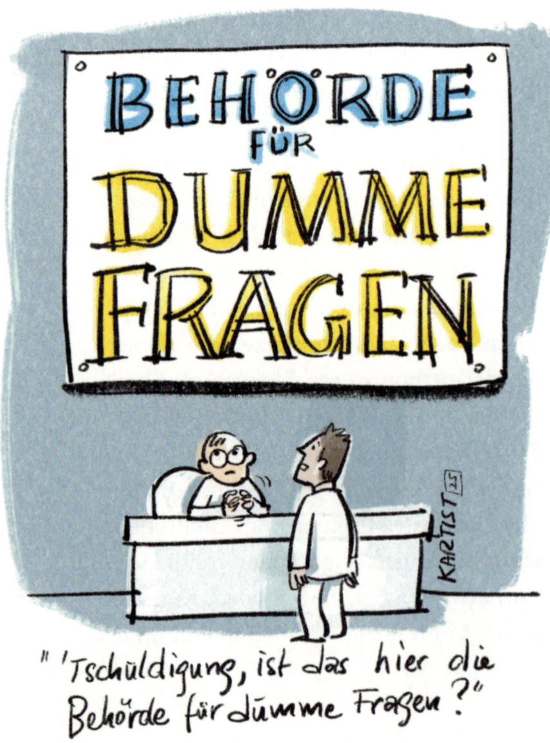
BEHÖRDE FÜR DUMME FRAGEN
KARTIST 25
"'Tschuldigung, ist das hier die Behörde für dumme Fragen?"

keine »Objektivität« gibt, kann es doch konsequenterweise hier keine Entscheidung entlang richtig/falsch geben: Wenn Sinn Ergebnis sozialer Aushandlung ist, dann müsse doch jedes Ergebnis gleichermaßen zählen. Dies ist ein Argument, das oft gegen konstruktivistische und konstruktionistische Positionen angeführt wird; der darin liegende »Relativismus«, so der Vorwurf, mache es unmöglich, Stellung zu beziehen. Doch geht auch eine systemische Perspektive nicht von Beliebigkeit aus. Für McNamee ist klar: Sie würde auch aus konstruktivistischer Sicht »diese Darstellung [...] nicht als Wahrheit stehen lassen«, denn: »Wenn wir davon ausgehen, dass Bedeutung – und damit Realität – dadurch entsteht, dass Menschen miteinander etwas tun, heißt das nicht, und zwar nicht einmal ansatzweise, dass wir uns alles Mögliche über die Welt ausdenken könnten« (McNamee, 2017, S. 241 f.). Eine systemische Erkenntnistheorie geht nicht davon aus, dass es keine materielle Welt »gibt« und wir uns die Welt so ausdenken können, wie wir wollen – das ist ein gefährliches Missverständnis (siehe hierzu auch Kuchler, 2022; Loth, 2022; Tomm, 2019). Es wird aber weniger darüber gestritten, wie die Welt »ist«, als vielmehr auf die sozialen Prozesse geachtet, in denen die Welt »solange in Form von Strukturen Bestand hat, solange Menschen in Übereinstimmung mit dieser Bedeutung handeln« (McNamee, 2017, S. 244). Eine starke Differenz der Beschreibungen sollte dann weniger dazu verleiten, sich auf die Ebene von richtig/falsch zu begeben, als vielmehr nach den Differenzen von Interessengruppen zu fragen. »Es ist nicht die Welt selbst, die richtig oder wahr ist, wir interessieren uns für die Prozesse der Bedeutungsgebung, für die ausgehandelten Vereinbarungen, die Menschen erzeugen, aufrechterhalten und auch ändern« (S. 244). Das hat wenig mit Beliebigkeit zu tun, eher damit, wie gefragt wird und dass man sich gegen eine Behauptung, die einen ideologischen Alleinvertretungsanspruch durchsetzen will, angemessen wehrt, ohne selbst zum »Fundamentalisten« zu werden. Der Fokus verschiebt sich »von einer Rhetorik des Beweisens zu einer der gemeinsamen Betrachtung der Implikationen und möglicherweise unbeabsichtigten Konsequenzen dessen, was wir untersuchen, wie wir es untersuchen und was wir letztlich mit unseren ›Ergebnissen‹ tun« (S. 245). Gerade in Zeiten, in denen die Risiken der Digitalität deutlicher werden, ist es wichtig, hier eine klare Orientierung zu behalten. Denn »auf ein Leben im Wirkungsnetz plötzlich aufschäumender medialer Aufmerksamkeitsexzesse ist niemand wirklich vorbereitet« (Pörksen, 2019, S. 15).

# 7 Soziale Systeme: Familien, Organisationen, Kooperationen und Netzwerke

Dieses Kapitel behandelt Besonderheiten dreier Typen sozialer Systeme, die für die therapeutische und Beratungspraxis wichtig sind: *Familien* für die Paar- und Familientherapie, *Organisationen* für das Coaching und die Team- und Organisationsberatung, schließlich Kooperationen und *Netzwerke* in den ökosystemischen Therapien, im Case-Management und der überbetrieblichen Unternehmensberatung. Zuvor soll aber danach gefragt werden, was soziale Systeme von anderen möglichen Systemen unterscheidet und wie sie sich sinnvoll voneinander abgrenzen lassen.

## 7.1 Typen sozialer Systeme

Worin unterscheiden sich so verschiedenartige Systeme wie ein Thermostat, ein Auto, eine Zelle oder der Blutkreislauf? Thermostat und Auto funktionieren fremdorganisiert. Sie brauchen Steuerung von außen, festgelegte Sollwerte, auf die sie ausgerichtet sind. Zelle und Blutkreislauf als biologische Systeme funktionieren dagegen selbstorganisiert. Man kann sie beeinflussen, aber nicht beliebig ein- und ausschalten. Psychische und soziale Systeme funktionieren ebenfalls selbstorganisiert. Aber für sie ist charakteristisch, dass und wie sie mit *Sinn* umgehen. Das tun sie unterschiedlich: Sinn wird in *psychischen* Systemen in Form von Gedanken, in *sozialen* Systemen in Form von Kommunikation bearbeitet.

Soziale Systeme lassen sich untereinander weiter unterscheiden. Luhmann geht in seiner Theorie von nur drei Formen sozialer Systeme aus: flüchtige Interaktionssysteme, die sich gleich wieder auflösen, wenn man auseinandergeht, Organisationen und Gesellschaften bzw. gesellschaftliche, unpersönliche Funktionssysteme (z. B. Luhmann, 1984, S. 535 ff.; Krause, 1999, S. 40 ff.). Diese Unterscheidung wurde verschiedentlich kritisiert, da sich alle Formen von Sozialsystemen, die verbindlicher sind als ein flüchtiges Interaktionssystem, aber zugleich kleiner und informeller als eine Organisation, nicht in der Dreiteilung wiederfinden lassen – wie etwa Gruppen, aber auch Familien. So schreibt Fuhse (2005, S. 2): »Freundschaften, Intimbeziehungen und informale Zusammenschlüsse lassen sich in dieser Typologie nicht unterbringen«, und Wimmer (2007) stellt fest: »Die besonderen Herausforderungen, denen sich solche Theorieanforderungen zu stellen haben, liegen gerade darin, dass die Form ›Gruppe‹ sowohl zentrale Elemente von Interaktionssystemen (Kommunikation unter Anwesenden) wie auch von Organisationen (Mitgliedschaft, Entscheidungsfähigkeit) miteinander zu einer neuen Systemqualität verbindet« (S. 109; ganz ähnlich argumentiert Kühl, 2014). Abbildung 6 zur Unterscheidung von Typen sozialer Systeme wurde von von Ameln in Anlehnung an Luhmann entwickelt und von uns im Gefolge der beschriebenen Überlegungen erweitert und modifiziert.

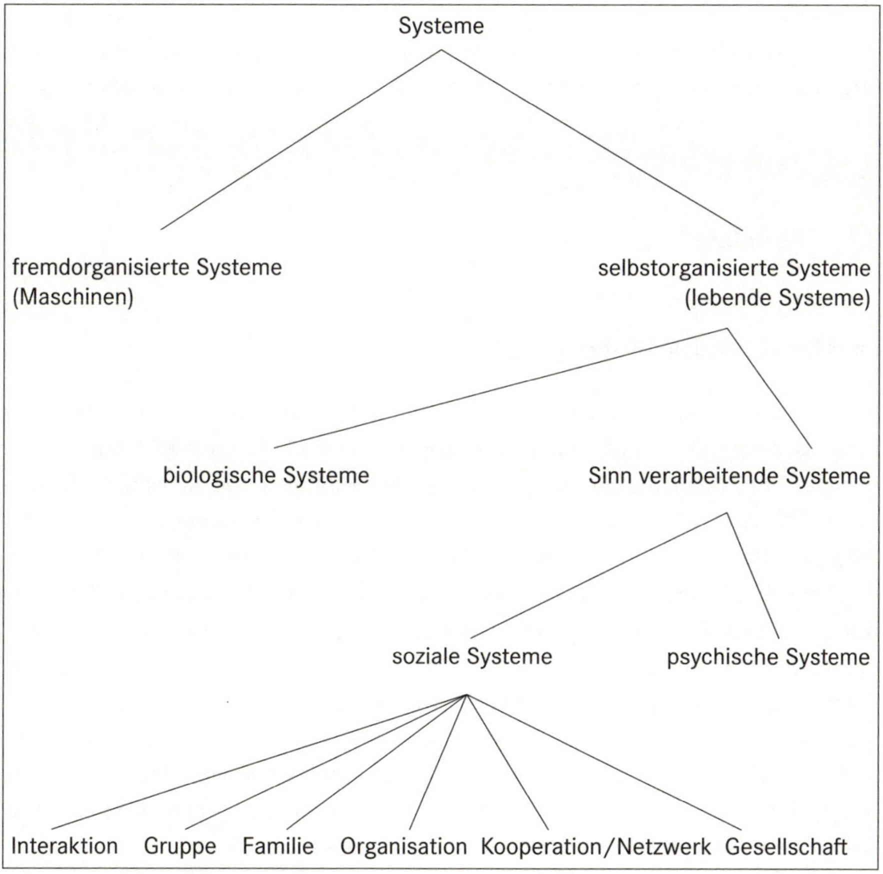


Abbildung 6: Typen sozialer Systeme (eigene Abbildung, in Anlehnung an Luhmann, 1984, S. 16, und von Ameln, 2004, S. 100)

*Interaktionssysteme* sind flüchtig – ein Restaurantbesuch, eine Verabredung im Theaterfoyer, Sitzen im Wartezimmer, Schlange stehen für den Bus oder auch nur Autofahren (Luhmann, 1984, S. 564). Sobald Kommunikation überdauernd weitergeführt werden soll, braucht sie für ihre Mitglieder erkennbare Grenzen. *Organisationen,* aber auch Familien, sind solche Systeme, in denen die Mitgliedschaft relativ klar abgrenzbar ist. *Netzwerke* sind »personelle Brücken« zwischen Funktionssystemen, können aber auch selbst als »höchstpersönliche Sozialsysteme« angesehen werden: Sie entwickeln eine zeitliche Stabilität und zerfallen nicht sofort nach dem Auseinandergehen der interagierenden Personen, wie es bei Interaktionssystemen der Fall ist (Kleve, 2017). Oft entwickeln sich so aus Netzwerken heraus zwischen Organisationen oder Familien *Kooperationen,* das heißt zeitlich kürzere, aber in Mitgliedschaft und Zielsetzung relativ klar begrenzte Beziehungsmuster. Zwischen all diesen Formen sozialer Systeme sind Übergänge möglich: Aus einer flüchtigen Interaktion kann eine Liebesbeziehung und später eine Familie werden, aus einer Familie manchmal ein Familienunternehmen, aus dem Zusammenspiel zweier Familien oder Organisationen oder aus einem lockeren Netzwerk heraus vertiefte Kooperationen.

## 7.2 Familien

### Familien als soziale Systeme

In der Theorie sozialer Systeme sind *Familien* wie alle sozialen Systeme Kommunikationssysteme. Da sie auf Bindung hin ausgerichtet sind, dient die Kommunikation in erster Linie dazu, die Bindungsbeziehung zu bestätigen und zu festigen (bzw. in unglücklichen Partnerschaften und Familien genau darum zu ringen und zu streiten). Natürlich geht es auch um das Übermitteln von Information und das Fällen von Entscheidungen, aber immer wird mitgeführt, was das Thema für die Beziehung bedeutet. Familienmitglieder bestätigen einander wechselseitig ihre Verbundenheit – vom »Begrüßungskuss« bis zum »Gute-Nacht-Sagen«. Gerade der Kuss verdeutlicht, dass es um die Reaktualisierung einer Bindungsbeziehung geht – der Informationswert eines Kusses ist meist gering (es sei denn, es ist der erste), und trotzdem wird nur selten eine geküsste Person zur anderen sagen: »Du, das ist nicht nötig, ich weiß ja, wie sich ein Kuss anfühlt, und dass du mich magst, weiß ich auch. Die Information brauchst du nicht ständig zu wiederholen!«

Ehepartner, Eltern und Kinder stimmen sich eben emotional aufeinander ein, lassen einander am inneren und am äußeren Leben teilhaben (»Stell dir vor, was ich heute erlebt habe ...!«) und erzeugen und erfahren dadurch die Sicherheit und Stabilität, die durch Zusammengehörigkeit entsteht. Durch Bindungskommunikation versichern Familienmitglieder einander, dass ihre Beziehungswelt in Ordnung ist – und genau dafür braucht es die Wiederholung, die Gesten, die Rituale usw. Kinder bestehen oft darauf, dass bestimmte Abläufe immer gleich sind, weil sie als Vergewisserung der Zugehörigkeit ein Gefühl von Sicherheit und Stabilität der Lebenswelt vermitteln. Luhmann sieht das Besondere an Familien darin, dass sie der Ort in der Gesellschaft sind, an dem sich jedes Familienmitglied in seiner Totalität als Person gesehen, angesprochen und als Ganzes fühlen kann, nicht als spezieller Rollenträger, an dem hauptsächlich »nur« sein Funktionieren als Mitarbeiter, Patient, Käufer oder Wähler interessiert (Luhmann, 2005). Dieser »Ganzheitsanspruch« ist das Heilsversprechen des Familienbegriffes, zugleich aber sein größtes Risiko.

In einem psychologisch-soziologischen Verständnis kann eine Vielfalt an Konstellationen als »Familie« gelten (Beck-Gernsheim, 1998; Peukert, 2012; Reich, Kraul u. Cierpka, 2024; Seiffge-Krenke, 2024). Gemeinsam ist ihnen als »intimes Beziehungssystem« der »gemeinschaftliche Lebensvollzug«, der die Familie deutlich von anderen Freundes-, Arbeits- oder Sportgruppen abhebt (Schneewind, 2010, 2012). Daneben werden auch die intergenerationellen Beziehungen als wesentliche

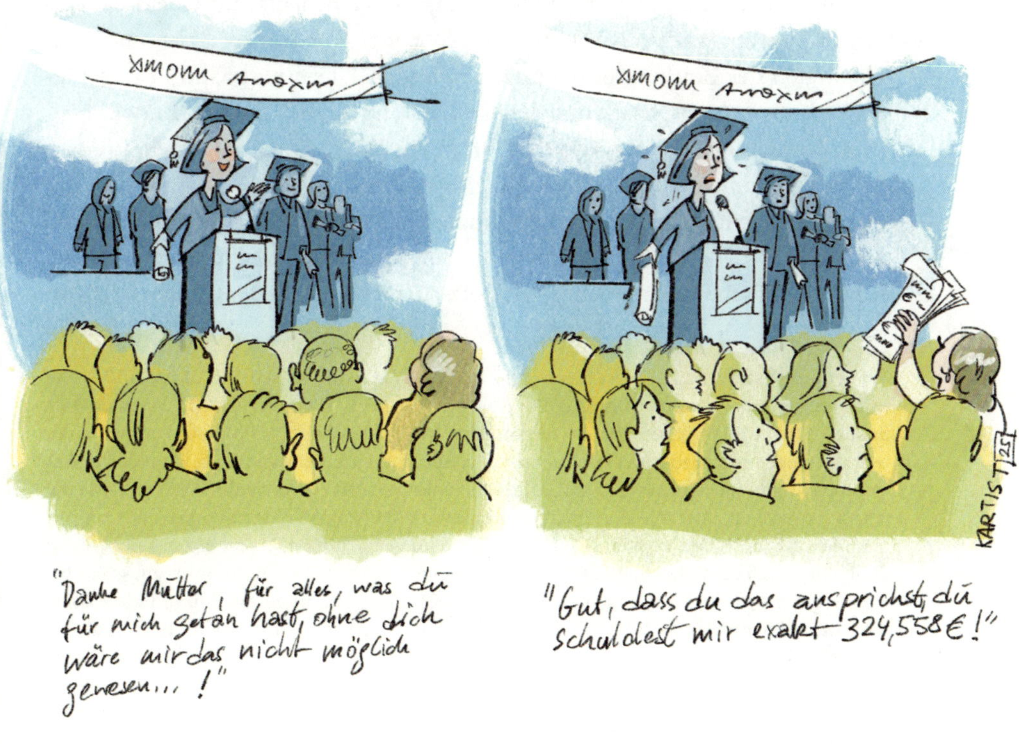
"Danke Mutter, für alles, was du für mich getan hast, ohne dich wäre mir das nicht möglich gewesen... !"
"Gut, dass du das ansprichst, du schuldest mir exakt 324,558 € !"
KARTIST 25

Qualität von Familie genannt (Petzold, 1999; 2002; Jungbauer, 2009). Familie ist also das für einen oder mehrere Menschen existenziell wichtigste Bezugssystem, in dem am stärksten das seelische, körperliche, soziale und materielle Wohlergehen gesucht und gefunden wird (Ochs u. Orban, 2008). In Familien können Subsysteme sinnvoll unterschieden werden – Eltern, Paare, Geschwister, Großeltern etc. Familie kann zudem Teil eines größeren Verwandtschaftsclans sein. »Familie« ist Gegenstand mehrerer Forschungsdisziplinen und Forschungsrichtungen, die wir im Folgenden kurz skizzieren.

## Familienpsychologie, Familiendiagnostik

Seit den 1980er Jahren hat sich die Familienpsychologie als dynamisches Forschungsfeld entwickelt.[31] Es ist interessant, dass Theorie und Praxis der systemischen Familientherapie von der Familienpsychologie durchaus aufmerksam verfolgt werden, die familientherapeutische Literatur aber die Befunde der Familienpsychologie deutlich weniger zur Kenntnis nimmt (Schneewind, 2019). Dabei gibt es in der Familienpsychologie erkennbare »Brücken« zu einem systemischen und systemtheoretischen Verständnis familiärer Prozesse. Viele ihrer Ergebnisse sind auch für die Familientherapie hoch bedeutsam, stellen wissenschaftliche Belege für die Wirksamkeit von Interventionen bereit und zeigen familientherapeutisch bedeutsame Aspekte familialer Sozialisation auf (Walper u. Pekrun, 2001). Wichtige Forschungsthemen sind etwa:

- Qualitäten der Bindungsbeziehungen zwischen Eltern und Kind in verschiedenen Entwicklungsphasen und deren Bedeutung für die kindliche Entwicklung (z. B. Suess, 2001; Gloger-Tippelt, 2002; Berg, 2019; Braches-Czyrek, Röhner, Sünker u. Hopf, 2020);
- frühkindliche Risiko- und Schutzbedingungen (z. B. Scheithauer, Petermann u. Niebank, 2002), Beratung von Eltern mit Säuglingen und Kleinkindern (z. B. von Schlippe, Lösche u. Hawellek, 2001; Borke u. Eickhorst, 2008; Eickhorst, 2019);

---

31 Im deutschsprachigen Raum ist hier insbesondere Schneewind zu nennen (2010; 2012; siehe auch Werneck u. Werneck-Rohrer, 2000; Rollett u. Werneck, 2002; Perrez, 2012; Hantel-Quitmann, 2013; Bodenmann, 2016). Die Ausgabe 2/2012 der Zeitschrift »Familiendynamik« war der Begegnung zwischen Familienpsychologie und Familientherapie gewidmet (herausgegeben von Klaus Schneewind und Arist von Schlippe). Mit einem deutlich stärkeren Bezug zur systemischen Therapie sind noch, zumindest im deutschsprachigen Raum, die Texte zur Familiendiagnostik zu nennen (Cierpka, 2008; Hunger-Schoppe, Grünberg u. Knoll, 2024; Reich et al., 2024; Retzlaff, 2024; Hunger-Schoppe u. Braus, 2025). Zusammenfassend für den englischsprachigen Raum siehe Liddle (1992), Pinsof und Lebow (2005), Liddle, Bray, Levant und Santisteban (2006), Liddle, Santisteban, Levant und Bray (2006), Bray und Stanton (2009).

- die Bedeutung digitaler Medien für das familiäre Leben, Social Media und Beratung (Jaschke, Piekorz u. Wenzel, 2024; Pfetsch, 2018; Rietmann, Sawatzki u. Berg, 2019);
- die Bedeutung verschiedener Formen von Erziehungsstilen für die kindliche Entwicklung (z. B. Maccoby u. Martin, 1983);
- die Rolle von Geschwistern und geschwisterlichen Beziehungen für die menschliche Entwicklung (z. B. Brody, 1998; Petri, 2006; Kasten, 2003; von Schlippe, 2021a; Watzlawik u. von der Lippe, 2025; Wempe, 2025), hier auch die Bedeutung von Stief- und Halbgeschwistern (Brock, 2020; Entleitner-Phleps, Witte u. Walper, 2025) oder riskanten Familienkonstellationen (Walper, Thönissen, Wendt u. Bergau, 2010; Witte, Walper u. Fegert, 2019);
- die Veränderung der Paarbeziehung im Übergang zur Elternschaft (z. B. Fthenakis, Kalicki u. Peitz, 2002; Gloger-Tippelt, 2005; Peukert, 2012);
- der Erbfall, Erben als Risiko, immerhin verlaufen etwa ein Drittel der Erbvorgänge strittig bis hochstrittig (von Schlippe, 2022b; Wempe, 2022; 2023);
- Zusammenhänge zwischen Elternkonflikten, der Qualität der Eltern-Kind-Beziehung und kindlichen Verhaltensauffälligkeiten (Schneewind, 2010; Krishnakumar u. Bühler, 2000);
- der gemeinsame Umgang mit Belastungen in Partnerschaft und Familie: die »binnenfamiliäre Emotionsregulierung«, die sich in »Stimmungspartituren« der Familien ablesen lässt (Perrez, 2000, S. 81); »dyadisches Coping«, eine gemeinsame Belastungsbewältigung des Paares, die mit einer besseren Qualität der Partnerschaft und einer geringeren Scheidungsrate in Beziehung steht (Bodenmann, 2000; 2002);
- die Bedeutung der Verläufe von Trennung und Scheidung für die kindliche Entwicklung (z. B. Schmidt-Denter, 2001; Sander, 2002; Pruett u. Barker, 2009) bzw. Möglichkeiten der Mediation (Montada u. Kals, 2007; Duss-von Werdt, 2011; Lindemann, Mayer u. Usterfeld, 2023; siehe auch Kapitel 20.4.);
- die Rolle der Schule und der Beziehung zwischen Elternhaus und Schule für die kindliche Entwicklung (Pekrun, 2001; Carlson, Funk u. Nguyen, 2009; Rotthaus, 2019);
- die Rolle digitaler Medien in Kindheit und Jugend (Jaschke et al., 2024; Pfetsch, 2018);
- Lebensgestaltung im Rahmen alternativer Lebensformen; Sensibilität für Diskriminierung, etwa für die Bedeutung von Geschlecht und Geschlechtsrollen bzw. weitergehend für Diversität und Stereotypisierungsprozesse (Förster u. Nussbaum, 2022; Kornau, 2025); Armut und deren Bedeutung für die Familie, insbesondere die Kinder (Walper, 2001; Butterwegge, 2021);
- Entwicklungsprozesse im Alter (Lehr, 2006).

Die Kenntnis dieser Befunde kann systemischen Therapeutinnen und Beraterinnen helfen, ihre jeweils speziellen »Fallerfahrungen« im Lichte dieser an größeren Fallzahlen gewonnenen Erfahrungen als mehr oder weniger »normal oder außergewöhnlich« einzuordnen. Sie können auch helfen, »blinde Flecken« der eigenen Praxis wahrzunehmen (»Worauf achte ich selten oder gar nicht?«). Manchmal können sie in diesen Forschungsergebnissen gute und vergewissernde Begründungen finden für das, was sie sowieso tun.

## Familienlebenszyklus

Ein besonderes Augenmerk legt die Familienpsychologie auf die menschliche Entwicklung im Verlauf eines Familienlebens (Carter u. McGoldrick, 1980; Schneewind, 2010; Reich, Kraul u. Cierpka, 2024; Seiffge-Krenke, 2024). Bis in die 1970er Jahre galten Modelle als optimal, die Familien mehr oder minder dieselben »normalen Entwicklungsstufen« durchlaufen sahen: von der Heirat (I) über das Stadium der Klein- (II) und der Vorschulkinder (III), der Familie mit Schulkindern (IV) und Jugendlichen (V) zu der Phase der Ablösung junger Erwachsener von ihrer Herkunftsfamilie (VI), die die Eltern im »empty nest« hinterlässt (VII), an die sich das Alter anschließt (VIII), das den Familienlebenszyklus schließlich mit dem Tod des letzten Partners beschließt (Duvall, 1977, S. 144). Angesichts der heutigen Pluralität der Lebensformen wird mehr in »Verzweigungsmöglichkeiten« gedacht (Carter u. McGoldrick, 1980; Krähenbühl, Jellouschek u. Kohaus-Jellouschek, 2001; Schneewind, 2010). Patchworkfamilien, Scheidung und Wiederverheiratung, Familien mit gleichgeschlechtlichen Eltern, Familien an zwei Wohnorten oder gar in zwei Ländern und andere oft sehr individuelle Formen der Familiengestaltung lassen sich nicht in traditionelle Schemata einfügen. Auch die früher als besonders kritisch beschriebene Lebensphase des »empty nest« ist heutzutage nicht mehr das, was sie früher angeblich war, sie ist oft eher von der Euphorie des Paares getragen, sich neue Räume erschließen zu können, statt von der Depression, ein nutzlos gewordenes Leben noch zu Ende führen oder sich trennen zu müssen.

Kenntnisse der Familienentwicklung können systemischen Therapeutinnen und Beratern helfen, »erwartbare« von »unerwartbaren« Krisen zu unterscheiden, beiden mit größerer Gelassenheit gegenüberzutreten und eine höhere Toleranz und Offenheit für Familien zu entwickeln, die von Entwicklungsstand und Familienform anders sind (zusammengefasst Egidi u. Boxbücher, 1996). Das kann zum Beispiel jungen Therapeutinnen Ende zwanzig im Umgang mit den Eltern jugendlicher und jungerwachsener Kinder, heterosexuellen Therapeuten in ihrer Arbeit mit homosexuellen Elternpaaren, Beraterinnen ohne Scheidungserfahrung im Umgang mit Patchworkfamilien die Arbeit sehr erleichtern.

## Familiensoziologie und Erziehungswissenschaften

Die Familiensoziologie[32] befasst sich, ähnlich wie auch die Erziehungswissenschaften (Ecarius u. Schierbaum, 2022; Matthes, 2018) mit der Funktion der Familie als besondere soziokulturelle Lebenswelt. Die Familie bietet den wichtigsten Rahmen für »Enkulturation«, das heißt, das Kind lernt hier als Erstes kultur- bzw. gruppenspezifische Normen kennen. Konzepte von »Familie« wandeln sich mit der Veränderung der Gesellschaftsform. Die moderne Kleinfamilie ist Resultat und Spiegelbild der modernen Industriegesellschaft, postmoderne Familienformen sind Ausdruck nachindustrieller Gesellschaften. Die biologische Zweielternfamilie, die auf einem romantischen Beziehungsideal beruht, wurde erst im letzten Jahrhundert immer stärker zum »Normalitätsmuster«, als sie begann, die Mehrgenerationenfamilie abzulösen (Gestrich, Krause u. Mitterauer, 2003). Derzeit wird sie nun ihrerseits durch Einelternfamilienstrukturen verdrängt. Die »strukturelle Entmachtung der Familie« führt dazu, dass sie ihre ursprünglichen Sozialisationsfunktionen nicht mehr in dem Maße ausübt, wie dies früher der Fall war: Kindergarten, Schule, vor allem aber die Peergruppe haben vielfach an Einfluss gewonnen. Die Verunsicherung vieler Eltern bezüglich der »richtigen Form« von Erziehung mag auch mit diesen Faktoren zusammenhängen. Zugleich ist die Familie längst nicht mehr die einzige Form, in der Menschen ihr Leben verbringen (Beck-Gernsheim, 1998).

Familiensoziologische Autorinnen warnen davor, den Blick auf Familien auf innerfamiliäre Vorgänge zu verkürzen; familiäre Interaktionen und Konflikte sind nicht allein aus der »affektiven Aufladung« der Familienkommunikation zu erklären, sondern spiegeln Spannungsverhältnisse gesellschaftlicher Rollenmuster wider. Die Soziologie schaut aus der »Helikopterperspektive« auf die Familie von heute und fragt danach, wie Gesellschaften mit der Pluralisierung von Lebensformen umgehen, wie sich elterliche Rollen verändern, was es bedeutet, wenn die Unauflöslichkeit der Ehe heute nicht mehr gilt, wenn Frauen ihre Kinder immer später bekommen und zugleich mit steigender Lebenserwartung die nachelterliche Phase immer länger wird. Familiensoziologische Perspektiven helfen, die

32 Hier zum Beispiel Beck-Gernsheim (1998, 2000), Peukert (2012), Bertram und Bertram (2009), Nave-Herz (2013), Hill und Kopp (2013).

gesellschaftspolitischen Aspekte der eigenen therapeutischen oder beraterischen Arbeit bewusster wahrzunehmen. Es wäre unserer Meinung nach gut, wenn systemische Therapeuten und Berater ihre Erfahrungen stärker in die politischen Auseinandersetzungen der Arbeits-, Sozial-, Familien-, Finanz- und Wirtschaftspolitik einbringen würden.

## 7.3 Organisationen

### Familien und Organisationen: Wichtige Unterschiede

Was »ist« eigentlich eine Organisation? Es sagt sich schnell, dass man »in« einer Organisation ist, weil wir sie uns meist räumlich vorstellen. Doch Räume wechseln, Personen wechseln, Kulturen wechseln. Die traditionsreiche Schule, im 16. Jahrhundert gegründet, existiert immer noch, obwohl Mitglieder, Ort, Gebäude völlig anders sind als vor vierhundert Jahren. Während Familien, wie wir diskutiert haben, vorwiegend Bindungskommunikation prozessieren, geht es in Organisationen um Entscheidungskommunikation (Luhmann, 2000; Groth u. von Schlippe, 2012), sie bestehen aus einem Netzwerk bereits entschiedener Entscheidungsprämissen, die Form der Handlungsmuster überdauert in der Regel den Wechsel des Personals (mehr dazu weiter unten).

Menschen mit ihren Seelen und Körpern sind als Organisationsmitglieder zwar *notwendige Umwelten,* aber *nicht konstituierende Bestandteile* einer Organisation, die, wie jedes soziale System, aus Kommunikationen »besteht« (siehe Kapitel 6.8). Während man in eine Familie nicht einfach »eintreten« und noch schwieriger »austreten« kann (sich von der Familie loszusagen, ist meist eine besonders intensive, wenn auch negative Form von Bindung), sind Organisationsmitglieder zumindest theoretisch leichter auswechselbar. Sie kommen nämlich nicht »als ganze Menschen« in der Organisation vor, sondern »nur« als Personen mit dem Teil, der für die Organisation wichtig ist, ihrer Arbeitsleistung. Sie tun viele Dinge unabhängig davon, ob sie sie persönlich sinnvoll finden (»Indifferenzzone«). Zwischen den individuellen Psychen und Körpern der Mitglieder einerseits und der Kommunikation in der Organisation findet eine starke Informationsselektion statt. Im Denken und Fühlen bleibt das Mitglied frei: Wer nicht sagt, was er meint, braucht in der Organisation keine Sanktionen zu fürchten, solange er tut, was er tun soll. Dadurch braucht die Organisation sich nicht allzu sehr mit dem Privatleben ihrer Mitglieder beschäftigen.

Die schnellere Austauschbarkeit geht für die Mitglieder einer Organisation daher auch oft mit kürzeren Zeithorizonten einher. Die Logik des Ausgleichs von Geben und Nehmen, von Verdienst und Schuld ist in Organisationen ganz anders als in Familien – in der Regel ist man mit der Zahlung des Gehalts »quitt«, während ein Ausgleich in der Familie sich über Jahrzehnte, ja Generationen erstrecken kann und oft in der Form eines Dankes, einer besonderen Wertschätzung erfolgt.

Vor allem im Einzelcoaching mit Mitarbeitenden erleben wir diese Unterscheidung hinsichtlich einer »produktiven Desillusionierung« als hilfreich. Wer sich weniger Illusionen über seine Unersetzlichkeit in der Organisation macht, wer sie weniger mit einer Familie verwechselt (vor allem im Blick auf Ausgleichserwartungen), ist gegen enttäuschende Erfahrungen in seiner Organisation meist besser geschützt (Zwack u. Pannicke, 2009).

## Sind Organisationen immer zweckrational?

Am Anfang entstehen Organisationen, um einen bestimmten Zweck zu verwirklichen: Fußballspiele zu organisieren, Kleider oder Autos herzustellen, Kindern etwas beizubringen, eine politische Forderung durchzusetzen. Dazu entwickeln sie eine innere Operationslogik und Kommunikationsstruktur, die sich, wenn sie einmal geschaffen ist, fortsetzt, auch wenn die ursprüngliche Zielsetzung nicht mehr aktuell oder erreichbar ist. Als strukturdeterminierte und operational geschlossene Sozialsysteme reagieren sie jeweils nur auf ihre inneren Operationen, äußere Prozesse nutzen sie dafür nur als Anstoß. Die Organisation existiert, weil sie existiert. »Sind Organisationen einmal ins Leben gerufen, dann sorgen sie für ihr Weiterbestehen und nutzen die sich bietenden Chancen der für sie relevanten Umwelten, um dies zu tun« (Nagel u. Wimmer, 2014, S. 91). Organisationen werden daher auch als »vagabundierende Lösungen auf der Suche nach passenden Problemen« bezeichnet (Simon, 2007a, S. 28) oder als »organisierte Anarchie […], ohne konsistentes Zielsystem, mit schlecht definierten Zielen, unklaren Entscheidungsregeln, mit für die meisten Menschen unverständlichen Entscheidungsprozessen nach dem Muster ›Versuch und Irrtum‹« (Ortmann, 2011, S. 88), diese Perspektive wird auch als das »garbage can-«, das »Mülleimer-Modell« der Organisation bezeichnet, in den Mülleimer werden Probleme, Theorien, Lösungen und vieles andere mehr »hineingeworfen« (Cohen, March u. Olsen, 1972).

## Organisation und Entscheidung

> *»Schließlich bleibt festzuhalten, dass zwar die Autopoiesis eines Organisationssystems nur durch Kommunikation von Entscheidungen zustande kommt, dass es aber [...] in jeder Organisation auch eine Fülle von darauf bezogenen anderen Kommunikationen gibt, etwa Nachfragen, vorbereitende Gespräche, Hinweise [...] oder auch einfach sozial förderliche Kommunikation, auf die man keinen Wert legen würde, wäre man nicht gemeinsam Mitglied einer Organisation« (Luhmann, 2000, S. 69).*

Organisationen unterscheiden sich von anderen Sozialsystemen durch die Bedeutung von Entscheidungskommunikation. Es ist das Kerngeschäft einer Organisation, im Kontext unbekannter Zukunft und unvorhersagbarer wirtschaftlicher Dynamik (Markt, Wettbewerb usw.) Unsicherheit durch Entscheidungen in (vorläufige) Sicherheit zu verwandeln (»Unsicherheitsabsorption«), um so eine Ausgangslage für weitere Entscheidungen zu bieten.

Um Grundsatzentscheidungen nicht ständig neu fällen zu müssen, werden bestimmte Entscheidungsrahmen gesetzt und (relativ) stabil gehalten, um die Organisation zu entlasten. Die Systemtheorie spricht hier von *Entscheidungsprämissen,* dies sind allgemeine Regeln darüber, welche Arten von Entscheidungen typischerweise auf welche Weise getroffen werden. Vier Arten werden unterschieden (Luhmann, 2000, S. 222 ff.):

- *Programme:* Hier geht es um Entscheidungsregeln. Diese sind entweder sehr stark festgelegt, dann spricht man auch von Konditionalprogrammen. Sie haben die Form: »Wenn ..., dann ...« Die Mitarbeiter wissen dann zum Beispiel genau, ab welchen Grenzwerten bestimmte Prozeduren erforderlich sind. Zweckprogramme folgen dagegen der Form: »Um ... zu ...«, sie legen einen Zweck fest, erlauben aber Spielräume, wie diese Zwecke erreicht werden.
- *Kommunikationswege:* Diese Klasse von Prämissen legt fest, wer jeweils am Entscheidungsprozess beteiligt sein soll (klar, wenn jeder zu jeder Sache seine Meinung sagt, wird nichts Sinnvolles zu erwarten sein). Typisch ist etwa die Hierarchie (»Der Dienstweg ist einzuhalten!«), der Konsens (»Wir verfolgen das nur, wenn eine Mehrheit im Gremium zustimmt«), das Verwaltungsverfahren (»Wer ist zuständig?«) und die Justiz als dritte Gewalt (»Notfalls entscheiden die Richter!«).
- *Personal:* Viele Aufgaben verlangen spezifische Fachkompetenzen, die dafür eingestellten Personen zählen ebenfalls zu den Entscheidungsprämissen. Ihre Entscheidungskompetenz wird ihnen durch die mit der Stelle verbundene zugeschriebene Sachkompetenz zugebilligt. Dazu braucht es besondere Sorg-

falt in Findung, Auswahl, Training, Ermächtigung und Kontrolle dieser Personen. Denn wenn eine Aufgabe nicht im Detail programmierbar ist, sind die Anforderungen an die Person des Entscheiders hoch. Eine Paradoxie ist dabei nicht lösbar: Auch Personalentscheidungen werden durch »Personen-in-Stellen« getroffen, für die ebenfalls gilt, dass an ihnen persönlich die Qualität der getroffenen Entscheidungen hängt.

- *Kultur:* Eine vierte Prämisse ist »nicht entscheidbar«, es ist die Kultur der Organisation. Sie wirkt da leitend, wo die Programme an ihre Grenzen kommen, spielt also oft eine große Rolle. Zugleich kann Kultur nicht gemanagt werden. Denn sie entsteht unreflektiert, *weil* sie entsteht. Sie ist besonders da wichtig, wo Probleme auftauchen, die nicht durch Anweisungen gelöst werden können (Luhmann, 2000, S. 241). Kultur gilt, weil sie schon immer gegolten hat, und ist dabei weder gut noch schlecht, sondern »einfach so«. Der positive Beigeschmack des Wortes »Kultur« sollte dabei entzaubert werden, es gehört beispielsweise auch dazu, »dass man weiß, wie man Vorwürfe formuliert und Schuld zuweist« (Luhmann, 2000, S. 24).

### Kurzer Exkurs: Organisationskultur, die nicht zu managende Entscheidungsprämisse

Organisationskultur betrifft das Gesamt der unausgesprochenen, nirgendwo niedergeschriebenen, weitgehend naturwüchsig entstandenen, den Mitgliedern oft gar nicht bewussten Spielregeln im System. Diese zeigen sich in den gemeinsamen Werthaltungen der Mitarbeiter. Sie sind nicht hinterfragbar, weil sie selbstverständlich sind, sodass sie erst beobachtbar werden, wenn man ihnen nicht folgt (Schein, 2003). Ihre Funktion ist es, das Zusammengehörigkeitsbewusstsein und dessen moralische Anforderungen auszudrücken, ohne dies direkt zum Thema zu machen. Die Kulturen liegen in den Verhaltensregeln, die derjenige einhält, der »dazugehört«, obwohl niemand sagen kann, wie und wann sie einmal entstanden sind. Sie zeigen sich in Symbolen, Ritualen und Geschichten (Hofstede, Neuijen, Ohay u. Sanders, 1990). Als gewachsene Sinnstrukturen einer Firma sind sie nicht direkt durch das Management zu beeinflussen: Kultur kann nicht »gemacht« oder durch Anordnung verändert werden, aber sie kann thematisiert werden und Gegenstand des Gesprächs sein, nicht zuletzt, weil Werte eine große Rolle für die Organisationskultur spielen. So können gerade Rituale und Symbole genutzt werden, um kulturbildende Werte zu vermitteln.

Die Computerfirma Hewlett-Packard nutzte lange das Ritual des »HP-Frühstücks«, um die Bedeutung abteilungsübergreifender Kommunikation zu unterstreichen: Regelmäßig versammelten sich alle Mitarbeiter zu einem zwanglosen gemeinsamen Frühstück auf Kosten der Firma. Deutlich wurde darauf verwiesen, dass dieses Treffen dem aufgabenbezogenen Austausch über Abteilungsgrenzen hinaus dienen sollte. Auch der Sinn von Symbolen war in dieser Firma sehr bewusst: Alle Führungskräfte bis hinauf zur obersten Ebene saßen in Großraumbüros an Schreibtischen derselben Art, es gab keine Statussymbole – auch Mitglieder der obersten Ebene waren so jederzeit ansprechbar (Kieser u. Walgenbach, 2007, S. 131 f.).

In einem großen Familienunternehmen, einem Maschinenbauer, hatte die Unternehmerfamilie beschlossen, eine besondere Art von Weihnachtsfeier einzuführen. Die Fertigungshallen wurden geschmückt, es gab viele Angebote. Das Wichtigste aber war, dass die Kinder der großen Familie den ganzen Abend hindurch die Mitarbeiter bedienten und mit Getränken und Speisen versorgten.

Es kann außerordentlich »ungute« Organisationskulturen geben. Luhmann gilt Organisationskultur als »wichtigstes Hindernis geplanter Innovationen [...]. Der Niedergang einer Organisation mag auch darin eine Erklärung finden, dass das System seiner eigenen Organisationskultur zu viel Aufmerksamkeit schenkt und zu wenig auf Umweltveränderungen achtet« (2000, S. 245 f.). Gerade für die Supervision von Teams in Beratungsstellen, Kliniken bzw. anderen Organisationen gilt, dass eine übermäßige Beschäftigung mit sich selbst eher kontraproduktiv ist: »Wir sind vollauf mit uns beschäftigt, das Einzige, was bei uns stört, sind die Patienten«, sagte ein Mitglied eines hochgradig zerstrittenen Teams einer Kinderpsychiatrie einmal ironisch über die eigene »Mannschaft«.

Das Wissen, dass Organisationskulturen sich nur langsam und ungeplant wandeln, sollte auch von kurzen »Kulturveränderungsworkshops« abhalten. In der systemischen Beratung kann es helfen, den Blick immer wieder auf bestehende Entscheidungsprämissen zu richten und wichtige schon gefällte oder noch zu fällende, auch auf derzeit vielleicht vermiedene oder hinausgeschobene Entscheidungen zu prüfen: Was muss entschieden werden und was nicht? Wer soll es entscheiden, wie soll der Entscheidungsprozess ablaufen, welche Entscheidungsprozesse passen zu dieser Organisation? Welche Auswirkungen wird eine Entscheidung haben? Manchmal können Beratungen der Vermeidung oder Verhinderung einer Entscheidung dienen, das sollten Beraterinnen schnell erkennen und dazu eine Position entwickeln können. Denn: »[W]enn Organisationen zugrunde gehen, dann entweder an zu wenigen oder unklar formulierten Prämissen oder aber am zu starren Festhalten an Prämissen« (Groth, 2017, S. 67).

## Wofür Hierarchie?

Klassische Vorstellungen von Hierarchie sind heute kaum noch haltbar. Chefs haben oft weniger Macht, als die ihnen unterstellten Mitarbeiter vermuten – weil die Mitarbeiter in der Praxis letztendlich entscheiden, was »nach oben kommuniziert wird« (Filterfunktion) und wie sie die Beschlüsse der Spitze »nach unten« umsetzen. Dieses »dialektische Verhältnis« zeigt viel von den Paradoxien der Führung. Die Vorstellung, dass irgendwo zentral geplant und »weiter unten« nur umgesetzt wird, ist schon lange an ihre Grenzen gekommen. Ohne die Verständigungsbereitschaft der verschiedenen Abteilungen, die widersprüchliche Funktionen der Organisation ausbalancieren, ist jede Führung machtlos (Simon, 2007a): »Man muss sich sogar fragen, ob eine Hierarchie, die für den Transport bindender Weisungen von oben nach unten taugt, sich zugleich dazu eignet, im selben Kanal das dazu notwendige Umweltwissen [...] von unten nach oben zu transportieren« (Luhmann, 2000, S. 211 f.).

Hierarchie sorgt für »Unsicherheitsabsorption« (siehe oben) und entlastet die Mitarbeiter, weil es jemanden gibt, dem die Verantwortung einer Entscheidung zugerechnet werden kann. Zugleich ist es eine wichtige Funktion von Führung, Orientierung zu geben, also einen »Rahmen« bereitzustellen, innerhalb dessen sich die Mitarbeiter bewegen können (Wedekind u. Georgi, 2005). Hierarchie kann Kommunikation beschleunigen, wenn es schnell gehen muss, zum Beispiel in chirurgischen oder militärischen Kontexten. Sie ist weniger nützlich, wenn genug Zeit zur Kommunikation gegeben ist. Dann können die Entscheidungen der Organisation oft »intelligenter« sein als die eines Einzelnen (vgl. aber Simon, 2004).

Hierarchien können auch konfliktpräventiv wirken. Formale Hierarchie erfüllt ihre Funktion oft schon dadurch, dass alle wissen, dass es sie gibt (»Besser, wir entscheiden! Wenn der Chef entscheidet, ist es für uns alle schlechter«). Wo Machtstrukturen nicht angezweifelt werden, entstehen oft weniger Machtkämpfe. Hierarchien können aber stets auch zur persönlichen Privilegierung der oberen Ränge missbraucht werden. Wir nutzen diese Überlegungen gern, um Organisationen (die dafür offen sind) zu helfen, die für sie jeweils bestpassenden Formen der Hierarchienutzung zu finden. Im Einzelcoaching von Mitarbeitern in mittleren und unteren Positionen können sie diesen auch helfen, ihre Einflussmöglichkeiten auf die Führungskräfte herauszufinden (»Führung von unten«).

### Wandel in Organisationen

»Wer derselbe bleiben will, muss sich verändern.« Gemäß diesem Paradox muss die Organisation ihre Umwelten daraufhin beobachten, ob sie gegenüber äußeren Veränderungen in sich selbst (intern) Änderungsprozesse vollziehen will (Simon, 2007a). Evolutionärer Wandel in Organisationen erfolgt in einer Abfolge, die der Darwin'schen Dreiteilung von Variation, Selektion und Retention folgt. Unter »Variation« versteht man die zufälligen und spontanen Veränderungen von Abläufen. »Selektion« ist die Auswahl Erfolg versprechender Veränderungen, »Retention« die Beibehaltung dessen, was sich nach einiger Zeit bewährt hat (Weick, 1995; 2001; Groth, 2004). Eine am Ende beibehaltene Veränderung kann in diesem Prozess nachträglich keinem einzelnen Urheber, Entscheider oder Ereignis zugeschrieben werden.

## 7.4 Netzwerke und Kooperationen

Familien und Organisationen als verbindlich abgegrenzte Sozialsysteme lassen sich von Netzwerken unterscheiden, deren Grenzen nicht klar festlegbar sind. In Familien ist das zentrale Kriterium der Grenzziehung die biologische Verwandtschaft bzw. sind es juristische Prozeduren (Eheverträge, Adoptionsregelungen), wenngleich in liberalen Gesellschaften diese Art von Grenze bei modernen Familienformen schon nicht mehr nicht ganz eindeutig ist. In Organisationen gilt der explizite Eintritt als »Grenzübertritt«, nach außen wird die Grenze über den Firmennamen und die »Corporate Identity« gezogen. Familien markieren ihre Grenze nach außen beispielsweise über einen gemeinsamen Familiennamen, über Zeichen und Aufkleber wie »Lukas an Bord«.

*Netzwerke* haben dagegen »keinen Ort«, ihre Grenzen sind diffuser und variabler als die von Familien oder Organisationen. Beispiele sind etwa der Freundeskreis eines Schulkindes, die Nachbarschaft einer Familie, der Tauschkreis eines Briefmarkenfreundes, die internationale Forscherinnengemeinschaft zu einem Fachthema, die Fangemeinde eines Unterhaltungskünstlers. Kern des Netzwerks ist das Geben und Nehmen (Kleve, 2017), solange dies zu beiderseitigem Nutzen läuft, besteht es weiter.

Immer dann, wenn einzelne Mitglieder eines Netzwerkes sich fester, oft vertraglich verbinden, um bestimmte Zwecke miteinander dauerhaft zu verwirklichen, entstehen daraus *Kooperationen.* Diese sind häufig zeitlich befristet, weisen aber relativ klare Grenzen des Dazugehörens auf, sind oft vertraglich geregelt und haben meist ein explizit beschriebenes Ziel, zuweilen auch ein gemeinsames Budget oder Büro. Kooperationen finden sich zum Beispiel zwischen den Mitgliedsorganisationen eines gemeindepsychiatrischen Verbundes, einer Automobilfirma und ihren Zulieferern, einem Paketversand und seinen Annahmestellen,

Die theoretische klare Unterscheidung zwischen Netzwerk und Kooperation wird in der Praxis oft verwischt. Ein »Netzwerk gesunde Städte« mit einer genau definierten Zahl dazugehöriger Städte, eigenem Projektbudget und Vertragsbeziehungen zwischen einer endlichen Zahl von Mitgliedern ist im theoretischen Sinne kein Netzwerk mehr, sondern eine Kooperation, heißt aber meist dennoch Netzwerk. Netzwerke und Kooperationen stehen in einem interessanten Verhältnis zueinander: Klare Kooperationen entwickeln sich oft aus diffusen Netzwerken heraus und diffundieren später nach ihrer Auflösung oft wieder in größere Netzwerke zurück.

## Charakteristika von Netzwerken

Netzwerke sind Gegenstand intensiver Forschungen (siehe zum Beispiel Gleich, 2002; Holzer, 2006). Muster von Beziehungen in Netzwerken können mathematisch oder auch grafisch dargestellt werden. Es kann die Dichte und Qualität der Beziehungen sowie die Nutzung sozialer Netzwerke dargestellt werden, etwa mit einer »Netzwerkkarte«, auf der die wichtigen Personen eingetragen werden (Schwing u. Fryszer, 2009; Kapitel 13.4 und 13.5). Es gibt lose Freundschaftsnetzwerke einander sympathischer Menschen (»Habt ihr nicht Lust, zu meiner Geburtstagsfeier zu kommen?«) und abteilungsübergreifende Netzwerke von Arbeitskollegen (»Wir gehen in die Kantine, kommen Sie mit?«), Logistiknetzwerke in der Wirtschaft, Forschungsverbünde in der Wissenschaft, Bürgerforen in Stadtteilen. Man kann soziale Netzwerke (Freunde, Nachbarn, Bekannte) und institutionelle Netzwerke (Kollegen, Kooperationspartner) unterscheiden (Otto u. Bauer, 2005; Bauer u. Otto, 2005) und Netzwerke mit Kontakt von Angesicht zu Angesicht von rein virtuellen elektronischen Netzwerken.

*Unscharfe Ränder:* »Networks do not have boundaries« (White, 1995), sie haben, wie gesagt, »keinen Ort«, ihre Grenzen sind diffuser und variabler als die von Familien oder Organisationen. Wo fangen sie an, wo hören sie auf? Es gibt in der Regel weder Namen noch Mitgliederliste und die »Mitgliedschaft« ist oft weitaus weniger verbindlich als in Organisationen oder gar in Familien. »Virtuose Nachbarschaftspflege« (Littmann u. Jansen, 2000) gewinnt hier zunehmend an Bedeutung.

Netzwerke sind nicht per se positiv, wie man an Korruptionsnetzwerken wie der Mafia sehen kann. »Netzwerken« (»networking«) ist zu einem Tätigkeitswort geworden, das die bewusste Pflege sozialer Beziehungen meint. Solches Handeln ist nicht selbstlos, es beschert dem Netzwerker auch »Sozialkapital«, etwa wenn er/sie durch die Kontakte eine Vermittlerposition (»broker«) für weitere Kontaktsuchende erlangt, die sich möglicherweise irgendwann auszahlt (»Ich habe Ihnen doch damals jenen Gefallen getan, könnten Sie nicht jetzt mal für mich ...?«).

*Potenzialität:* Ein Netzwerk besteht nicht nur aus *aktuellen,* sondern auch aus potenziellen, das heißt im Bedarfsfall aktualisierbaren Beziehungen. Der Charme von Netzwerken liegt in diesen potenziell aktivierbaren Kontakten – die man nicht nutzen muss, sondern kann, wenn es ansteht. Sie stellen eine ideale »Reserve« an Ressourcen dar – für besonders schlechte Zeiten (»Wir brauchen dringend einen größeren Unterstützerkreis«) und ebenso für besonders gute Zeiten (»Wir sind jetzt richtig im Schwung – noch ein paar Unterstützer mehr und wir schaffen den Durchbruch«). Die modernen Medien erlauben dabei eine enorm schnelle Aktualisierung. Heute, im Zeitalter von elektronischen sozialen Netzwerken, erreicht eine Person im Schnitt 130 andere, die ihrerseits 130 andere ansprechen können, schnell wächst der Kreis der Adressaten in astronomische Höhen und es wird in kürzester Zeit unüberschaubar, wen die Information erreicht und welche aufschaukelnden Dynamiken sich ergeben können (die Zahlen, die Peter Kruse 2004 nannte, liegen heute sicher noch höher, siehe z. B. auf https://de.statista.com/).

Einer Autorengruppe, an der wir beteiligt waren (von Sydow et al., 2007), gelang es auf diesem Weg, über amerikanische, britische, spanische, griechische, koreanische und chinesische Kollegen, die wir selbst überhaupt nicht kannten, Studien zu finden, deren Vorlage im Jahr 2008 wesentlich zur Anerkennung der systemischen Therapie als evidenzbasiertem Psychotherapieverfahren beitrug.

*Starke und schwache Beziehungen:* In der Netzwerktheorie wird zwischen starken und schwachen Beziehungen unterschieden (Granovetter, 1983). Starke Verbindungen sind durch häufige Kontakte und große Nähe gekennzeichnet, es muss nichts mehr »ausgehandelt« werden, man fühlt sich gut »aufgehoben«. Aber man erfährt auch wenig Neues, weil diese Partner oft im Wesentlichen die gleichen Informationen haben wie man selbst. Wenn man zum Beispiel auf Job- oder Wohnungssuche ist, nützen schwache Verbindungen (»weak ties«) oft mehr. Sie bieten als Knotenpunkte mit »Brückenfunktion« eher die Chance, dass der eine einen kennt, der einen kennt, der eventuell weiß, wo gerade eine Stelle frei ist. Die Stärke schwacher Verbindungen, an wichtige fehlende Informationen zu kommen, wird oft unterschätzt. Starke Beziehungen bieten Schutz und Geborgenheit, schwache Beziehungen erleichtern das Auffinden von Neuem.

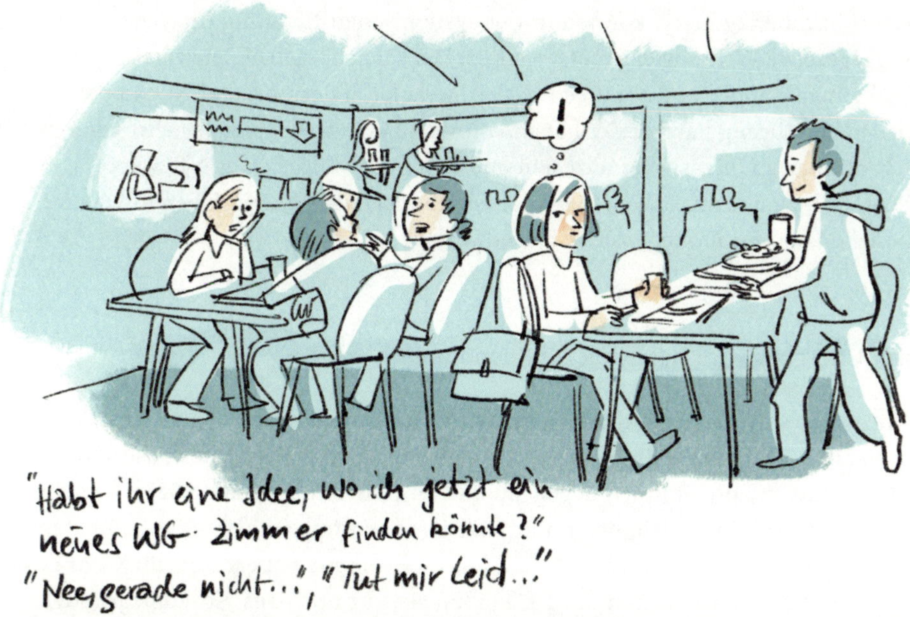
!
"Habt ihr eine Idee, wo ich jetzt ein
neues WG-Zimmer finden könnte?"
"Nee, gerade nicht...", "Tut mir Leid..."

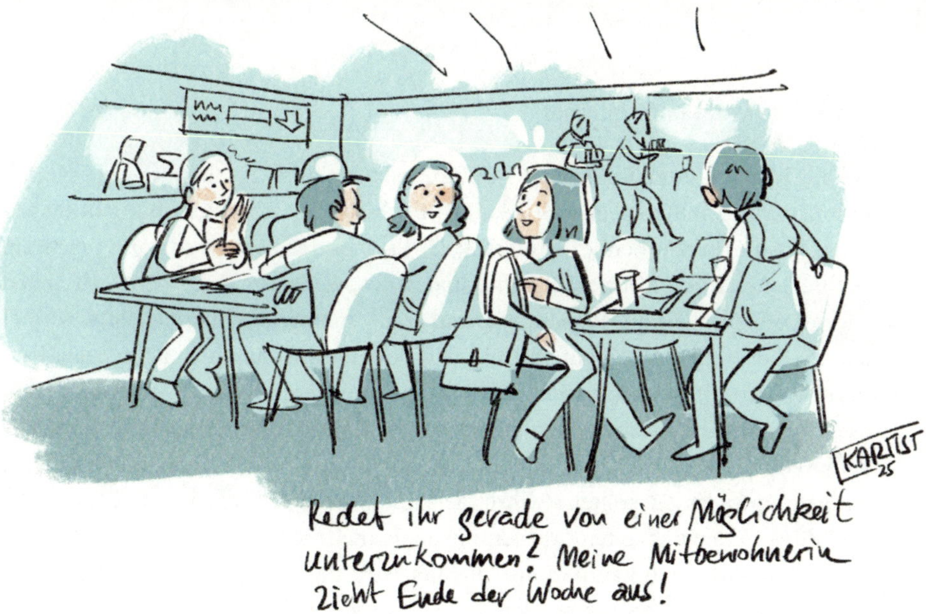
KARTIST 25
Redet ihr gerade von einer Möglichkeit
unterzukommen? Meine Mitbewohnerin
zieht Ende der Woche aus!

Netzwerküberlegungen können in der systemischen Beratung in zweierlei entgegengesetzte Richtungen genutzt werden. Wo Klienten sich als zu isoliert erleben und einen Mangel an Ressourcen beklagen, da kann der Blick auf Netzwerke, zu denen sie Zugang haben oder haben könnten, heraushelfen. Umgekehrt können Klientinnen zu intensiv vernetzt sein und sich in der Pflege eines Netzwerkes von Potenzialitäten verausgaben, hier können Überlegungen zur geringeren Nutzung bestehender Verbindungen erleichternd wirken.

### Der Übergang vom Netzwerk zur Kooperation

Netzwerke sind kaum planbar. Sie ergeben sich eigentlich »von selbst« oder »sind schon da«, aber man kann sie bewusst gestalten und pflegen, um die konstruktiven Möglichkeiten, die in ihnen liegen, zu nutzen (Klein u. Furman, 2021). Je mehr sich Netzwerke intensivieren und formalisieren, Verträge miteinander schließen und ein gemeinsames Budget verwalten, desto mehr nähert sich ihr Charakter dem einer Organisation an. Oft heißen sie nur noch aus Nostalgiegründen »Netzwerk«.

### Die Pflege von Kooperationen

Sobald Kooperationen aufgebaut sind, müssen sie auch gepflegt werden. Kooperationspartner sollten gegenseitig keine »Exklusivität« ihrer Beziehung beanspruchen. Zahlreiche »Außenbeziehungen« der Partner tragen vielmehr zum Reichtum der Beziehung bei. Kooperationen schlafen ein, wenn sie nicht mehr »zu neuen Ufern« unterwegs sind. Regeln, wie und wann man wieder aussteigen wird, helfen, die Zusammenarbeit auf produktive Kooperationsphasen zu begrenzen. Partnerinnen und Partner müssen Zeitdifferenzen untereinander (»Warum trödeln die so?«, »Warum machen die plötzlich so viel Druck?«) verstehen und das eigene Tempo irgendwie darauf abstimmen. Um sich wechselseitig füreinander berechenbar werden zu lassen, sollten sie ihre Ziele und Werte, ihre internen Widersprüche und ihre »Verletzlichkeiten« verdeutlichen. Je mehr jede Partnerin »auch für sich allein durchkommen kann«, umso stabiler wird die Zusammenarbeit. Vertrauen muss oft schnell aufgebaut werden, dazu ist es vor allem zu Beginn hilfreich, einseitige Vorleistungen füreinander zu erbringen. Partnerinnen und Partner können als Lernchance und kostenloses Qualitätsmanagementsystem genutzt werden. Schließlich sollte bei jeder Kooperation »etwas Handfestes herauskommen«, sonst verliert sie ihren Reiz.

Kooperationen zwischen Organisationen (oft institutionelle Netzwerke genannt) müssen zudem auf einige Aspekte besonders intensiv achten: spezielle Ressourcen (Menschen, Zeit, Geld) »nur« in die Netzwerkpflege zu investieren, etwa für Kostenträgerverhandlungen oder für Sponsorenakquisition; Machtfragen anzusprechen und auszubalancieren und möglichst »die richtigen« Akteure dabeizuhaben – solche, die neben ihrer fachlichen und sachlichen Mitgift auch Qualitäten wie Selbstreflexion und Selbstbeschränkung mitbringen.

## Systemische Beratung von Netzwerken und Kooperationen

Kooperationen, in Ausnahmefällen auch diffuse Netzwerke, stellen einen expandierenden Aufgabenbereich für systemische Praktiker dar. Diese werden angefragt, um

- bei der Aktivierung bislang eher »schlafender« Netzwerke zu helfen, oft durch Coaching der Initiatoren und bei »Start-up-Veranstaltungen« in Form aktivierender Großgruppenveranstaltungen (Seliger, 2011);
- beim Aushandeln fairer Abkommen und Prozeduren für Kooperationen dabei zu sein, insbesondere unter noch wenig vertrauten oder sich misstrauisch beäugenden Partnern;
- beim Konfliktlösen in Krisensituationen, wie sie etwa angesichts erlebter Vertrauensbrüche oder negativer Kosten-Nutzen-Abwägungen zustande kommen können (Ballreich u. Glasl, 2025).

Eine besondere Form der Netzwerkberatung kann dann entstehen, wenn eine Beraterin ihre Aufgabe nicht nur darin sieht, Ratsuchende dahin gehend zu beraten, sich selbst und ihre Umgebung anders zu sehen, sondern wenn sie aktiv daran mitarbeitet, Netzwerkstrukturen aufzubauen, die Veränderungsprozesse tragen und unterstützen. In der systemischen Praxis hat dieses Handeln eine lange, wenn auch vielfach vergessene Tradition. Speck und Attneave (1973) versuchten schon in den 1970er Jahren, in großen Netzwerktreffen für isolierte Familien soziale Unterstützung zu generieren. Gegenwärtig ist die Gewinnung von Unterstützernetzwerken im systemischen Elterncoaching im gewaltlosen Widerstand besonders im Fokus (vgl. Kapitel 20.5). Hier geht es darum, mit ratlosen und oft sehr isolierten Eltern (etwa alleinerziehenden Müttern) nach Personen zu suchen, die als Unterstützer das Bemühen der Eltern mittragen, sich den Auffälligkeiten und Gewalttätigkeiten ihrer Kinder gewaltlos entgegenzustellen (Danzeisen, 2007; Ollefs u. von Schlippe, 2007; von Schlippe u. Grabbe, 2007; Ollefs, 2017; Omer u. von Schlippe, 2023; Omer, 2024).

# 8 Wirklichkeit, Ursachensuche und die Erzeugung sozialer Wirklichkeiten

Nach den systemtheoretischen Konzepten sollen nun drei Kernfragen ausführlicher behandelt werden, die zentrale erkenntnistheoretische Prämissen der systemischen Therapie berühren:[33] Was ist wirklich? Wie steht es mit der Kausalität? Und: Welche Rolle spielt die Sprache in diesem Zusammenhang?

## 8.1 Realität: Was ist wirklich?

> *»Ein System ist nicht ein Etwas, das dem Beobachter präsentiert wird, es ist ein Etwas, das von ihm erkannt wird« (Maturana, 1982, S. 175).*

> *»Nicht die Evidenz der Wirklichkeit hilft uns, uns in der Wirklichkeit zu orientieren, sondern die Frage nach der Wirklichkeit. Die Evidenz würde uns nur festnageln im Oh und Ah des jeweiligen Moments. Die Frage gibt uns den Raum, uns hierhin und dorthin zu wenden, uns hierfür und dafür zu interessieren und immer wieder neu Aspekte der Wirklichkeit zu erforschen, zu erproben und zu gestalten […] Die Wirklichkeit ist in schönster Konfusion und radikal komplex zugleich organisch, neuronal, psychisch, sozial und technisch konstituiert und nur für Momente kommt das eine oder das andere darin mit sich zur Deckung« (Baecker, 2017, S. 6 und 10).*

Die beiden diesem Kapitel vorangestellten Zitate umreißen unseres Erachtens gut, worum es hier geht: die Beobachterabhängigkeit jeder Aussage über etwas »Wirkliches« und die Dynamik des »Gegenstands« der Beobachtung, die immer nur

33 Wir hoffen auf einen geduldigen und entspannten Umgang der Leserin, des Lesers mit den inhaltlichen Überschneidungen mit Kapitel 6.10.

Momentaufnahmen erlaubt. Ein System ist nicht als etwas anzusehen, das es »gibt«, sondern als etwas, von dem nur dann sinnvoll gesprochen werden kann, wenn man es in Beziehung zu demjenigen sieht, der es erkennt. Damit wird der Beobachter (und natürlich auch die Beobachterin) in die Theorie eingeführt. Denn er oder sie fällt die Entscheidung darüber, wie potenziell unbegrenzbare Komplexität aufgeteilt werden soll. Wirklichkeit kann nie als von ihrem Betrachter losgelöst gesehen werden. Das heißt nicht, dass es keine Realität »an sich« gibt, sondern dass es sinnlos ist, von ihr zu sprechen, wenn man nicht auch den konstitutiven Prozess der Wechselwirkung zwischen dem *erfahrenden System* (Beobachter) und dem *zu erfahrenden System* berücksichtigt: »Systeme erkennen Systeme« (Schiepek, 1987).

Im Alltagsverständnis betrachten wir die Welt als »naive Realisten« und sind uns selten bewusst, wie sehr wir diese selbst, im Verbund mit anderen, kontinuierlich gemeinsam konstruieren. Die Sehnsucht danach, dass es einfache und erklärbare Sachverhalte in der Welt »gibt«, die man feststellen und als wahr identifizieren kann, ist beträchtlich. Menschen erfahren ihr Leben dann als »kohärent«, wenn sie es als sinnvoll erfahren, wenn sie in ihrer Lebenswelt Ordnung und Vorhersehbarkeit erleben – natürlich nicht jeder für sich allein, sondern eingebettet in eine gemeinsam geteilte Umwelt.

Die Vorstellungen von einer Ordnung, Stabilität und Vorhersagbarkeit, die selbstverständlich in der Alltagswelt vorhanden ist und »entdeckt« werden kann, werden durch ein konstruktivistisches Denken (vgl. Kapitel 3.1 und 6.9) infrage gestellt. Kernfrage des Konstruktivismus ist, auf welche Weise wir aktiv an der Konstruktion unserer eigenen Erfahrungswelt Anteil haben, wie wir also Ordnung, Stabilität und Vorhersehbarkeit der Alltagswelt selbst (mit anderen zusammen) herstellen. Die Ordnung der Welt entsteht aus dieser Sicht erst im Akt des Erkennens, durch das Vornehmen von Unterscheidungen. Wir sind darauf angewiesen, Konzepte, »Landkarten« über die Welt zu entwickeln, die uns das Zurechtfinden erleichtern. Auch bei scheinbar selbstverständlichen Begriffen wie »Seele«, »Körper«, »Krankheit«, »Familie« handelt es sich um solche Konzepte. Diese Konzepte sollte man nicht mit der »Wirklichkeit dort draußen« verwechseln: »Bei unserer Wahrnehmung der Welt vergessen wir alles, was wir dazu beigetragen haben, sie in dieser Weise wahrzunehmen« (Varela, 1981, S. 306). Noch radikaler formuliert es wie bereits erwähnt Heinz von Foerster, für den die Umwelt, so wie wir sie wahrnehmen, »unsere Erfindung« ist (1981, S. 40).

Der Konstruktivismus steht damit in der Tradition der Überlegungen Kants, dass der Verstand seine Gesetze nicht aus der Natur schöpft, sondern sie ihr vorschreibt, dass also jede Theorie immer auch eine Theorie über den Beobachter sein müsse. Auch scheinbar feststehende Säulen der Erkenntnis wie Raum und Zeit müssen statt als Gegebenheit der objektiven Welt als unvermeidliches Begriffsgerüst unserer Vernunft betrachtet werden. Dies bringt eine Verschiebung des Wissensbegriffs mit sich:

> »Wenn Zeit und Raum Koordinaten oder Ordnungsprinzipien unseres Erlebens sind, dann könnten wir uns Dinge jenseits der Erlebenswelt überhaupt nicht vorstellen, denn Form, Struktur, Ablauf von Vorgängen und Anordnung irgendwelcher Art sind ohne dieses Koordinatensystem im wahrsten Sinne des Wortes undenkbar. Was wir Wissen nennen, kann demnach unmöglich Abbild oder Repräsentation einer vom Erleben unberührten ›Realität‹ sein« (von Glasersfeld, 1991, S. 23).

Wirklichkeit ist das Produkt wirksamer Unterscheidungen. Es ist möglich, Weltkomplexität auf ganz verschiedene Weise zu reduzieren. Wir sind in einem hohen Ausmaß persönlich verantwortlich für das, was wir als »wirklich« oder »wahr« ansehen. Die Entscheidung für ein Modell kann nicht aufgrund von »richtig« und »falsch« fallen, sondern nur aufgrund einer bestimmten Vorstellung von richtig und falsch. Deshalb sollte man prüfen, wie angemessen und wie ethisch vertretbar unterschiedliche Sichtweisen von Wirklichkeit sind. Aus einer systemischen Weltsicht folgt daher die Achtung vor *allen* Versuchen, die Komplexität der Welt zu reduzieren und in Konzepte zu fassen, die als Landkarten Handlungsleitlinien bieten.

Im Bereich der zwischenmenschlichen Beziehungen ist es meist leichter möglich, einen Wirklichkeitsbegriff zu akzeptieren, der nur auf den jeweiligen Beobachter bezogen Sinn ergibt. Denn hier haben wir es mit der sogenannten »weichen« oder »Beziehungsrealität« (Stierlin, z. B. 1988) zu tun: Ob mich meine Partnerin »wirklich« liebt oder nur so tut, das wird schwerlich jemand »objektiv« beurteilen können (obwohl es genügend Paare gibt, die genau das versuchen). Aber ob das, worauf ich schreibe, ein Tisch ist oder ein Schnitzel, das ist doch eindeutig – oder? Erst Mitte des letzten Jahrhunderts zeigte sich in der Physik die Relativität auch solcher Aussagen. Selbst das, was wir als fest und unverrückbar erleben, ist ein Prozess, ständig in Bewegung. Die sogenannte »Unschärferelation« fasst die Erfahrung der Physiker zusammen, dass es die Position des Beobachters und die Art seiner Fragen ist, die darüber entscheidet, ob sich ein Teilchen als Teilchen zeigt oder als Welle. Die Forscher der damaligen Zeit berichten von tiefen Erschütterungen, da sie ihr gesamtes Bild einer fest gefügten Wirklichkeit infrage gestellt sahen (Heisenberg, 1955): Stabilität wurde zum eigentlich erklärungsbedürftigen Sonderfall, Veränderung zu dem stets zu erwartenden.

Einem Paar, das nach einer bewegenden Sitzung 14 Tage später wiederkommt und berichtet: »Es hat sich leider gar nichts geändert bei uns!«, könnte also eher die Frage gestellt werden: »Wie haben Sie das denn geschafft?«, als dass die Therapeutin sich weiter bemüht herauszufinden, warum sich nichts ändert.

Wichtig ist, diesen Prozess nicht als individuellen, sondern als gemeinschaftlichen zu verstehen – unsere Wirklichkeit also nicht als Ergebnis eines persönlichen, einsamen Prozesses, sondern als ein Phänomen der Erzeugung von Konsens zu sehen. Was wir als »Wirklichkeit« bezeichnen, entsteht im Dialog, im gemeinsamen Sprechen, oft in einem langen Prozess von Sozialisation und Versprachlichung. Systeme konstruieren gemeinsame Wirklichkeiten als Konsens darüber, wie die Dinge zu sehen sind. Wenn ihnen dies gelingt, fördert das oft das Erleben von Glück und Zufriedenheit. Das bedeutet aber nicht, dass alle Mitglieder einer Familie die gleiche Sicht der Dinge teilen oder teilen sollten. Aus einer konstruktivistischen Sicht sozialer Systeme ist »Verstehen« eher die Ausnahme, sind »Missverständnisse« eher die Regel. Wenn akzeptiert wird, dass es keine Wirklichkeit und keine Objektivität »gibt« (insbesondere keine »objektive Beziehungswirklichkeit«), dann wird die abweichende Perspektive des anderen mit Neugier statt mit Wertung aufgenommen (vgl. Cecchin, 1988): »Wie mag es kommen, dass er/sie die Dinge so anders sieht?«, »Wie könnte das Sinn ergeben?« wären dann passendere Fragen als Aussagen wie: »Der lügt ja, der weiß doch genau, dass das nicht stimmt!«

Eine Warnung zum Schluss des Abschnitts: Die hier skizzierte Position sollte nicht dazu führen, Wirklichkeitskonstruktionen als willkürlich und in der Hand der Betroffenen selbst anzusehen. Manche »Anleitung zum Unglücklichsein« (Watzlawick, 1983) könnte dies missverständlich unterstellen, wenn damit die implizite Botschaft verbunden ist, jeder sei ausschließlich seines eigenen Glückes Schmied. Wirklichkeitskonstruktion ist auch eine Qualität des gesellschaftlichen Umfelds, nicht nur der Familie. Auch weiche Wirklichkeitskonstruktionen können harte Fakten schaffen, das merkt man nicht erst, wenn man nach einer Verurteilung, die aus »weichen Worten« bestand, hinter »harten Gittern« landet. Um entscheiden zu können, ob man schwimmen gehen will oder nicht, muss erst einmal ein Schwimmbad in der Nähe sein und genügend Geld, um den Eintritt zu bezahlen. Die Wirklichkeit einer Frau, ihr Leben als Hausfrau, Mutter und »heldenhafte Stütze« ihres Mannes zu verbringen, wird oft nicht von ihr und ihrem Mann im gemeinsamen Diskurs ausgehandelt (wenngleich dies heutzutage häufiger geschieht als früher). Vorgegebene Strukturen wie fehlende Kindergartenplätze, fehlende Erwerbsarbeitsstellen oder fehlendes eigenes Einkommen erzwingen vielfach diese zwar sozial konstruierten, aber nichtsdestoweniger »harten« Wirklichkeiten.

## 8.2 Kausalität: Was verursacht was?

> *»Mit der Kausalität verhält es sich wie mit einem Parasiten. Sie nistet sich in der Kommunikation ein und ist dort kaum noch loszubekommen [...] Systemisches Arbeiten ist als ein Spiel mit Kausalitäten zu verstehen« (Groth, 2017, S. 34).*

Wenn die Welt nicht in der Weise »ordentlich« ist, wie wir sie gern hätten, sondern wenn Stabilität und Ordnungserfahrung eher als Leistungen des Beobachters zu sehen sind – dann erscheint auch ein im Alltag so gewohntes Konzept wie Kausalität in einem neuen Licht. *Kausalität* ist das Denken in Ursache-Wirkungs-Ketten: »Das eine geschieht, *weil* vorher das andere passierte!« Eine besondere Form ist die *lineare Kausalität:* »Je mehr von dem einen geschieht, desto mehr bewirkt dies von dem anderen.« Die Komplexität der Welt als lineare Ursache- und Wirkungsmechanismen zu beschreiben, ist zwangsläufig eine verkürzende Beschreibung – eine »Landkarte«, die wir nicht mit dem »Gebiet« verwechseln sollten. Bei vielen Sachverhalten kann dies hilfreich sein, ist aber oft und besonders im Bereich zwischenmenschlicher Wirklichkeiten im Ergebnis verwirrend oder sogar schädlich. Denn Kausalität ist eine zwar durchaus mögliche Form der Komplexitätsreduktion, jedoch zugleich eine Vereinfachung: Wir schneiden aus der Komplexität des Wechselwirkungsgefüges der Ereignisse in unserer Umwelt sozusagen ein Stück heraus und interpunktieren die Ereignisfolge: Dies hat das verursacht. Vielfach reicht das auch, wir können damit arbeiten, es ist »viabel«. Wenn wir dieses Prinzip aber bei komplexeren und vor allem strittigen Strukturen anwenden, steigert die Komplexitätsreduktion paradoxerweise die Komplexität: »Alles deine Schuld!« – »Von wegen, wer hat denn angefangen, doch du ...!« – und plötzlich verfängt man sich im komplexen Kausalitätsdschungel, und wenn jeder seine Interpunktion der Ereignisse absolut setzt, steigt der konflikthafte Eskalationspegel schnell an – so entstehen Kriege (siehe von Schlippe, 2022a; Kapitel 5).

Wir stoßen hier (wie auch sonst immer wieder) auf tief in uns angelegte Erkenntnisschemata, deren Wirken uns nur teilweise bewusst zugänglich ist. Daher kann sich auch in familientherapeutisches Denken schnell die Idee einschleichen, die Familie oder ein Familienmitglied sei »die Ursache« der Störung: »Kein Wunder, dass das Kind so ist, bei der Mutter!« Doch in seelischen und sozialen Lebenswelten derartige Vereinfachungen zu verwenden, kann problematische Folgen nach sich ziehen – schon weil die Mutter sich das nicht so einfach gefallen lassen dürfte.

Der von Norbert Wiener, dem Begründer der Kybernetik, geprägte Begriff *zirkuläre Kausalität* wird gern herangezogen, um die Wechselwirkungen in vernetzten Systemen zu fassen. Doch lässt sich auch fragen, ob es nicht sinnvoller sei, gänzlich auf den Kausalitätsbegriff zu verzichten. So schlägt Dell (1986) vor, von der »Koevolution von Mustern« zu sprechen. An die Stelle der Suche nach Ursachen tritt dann die Beschreibung von Mustern, innerhalb derer keiner Größe eine determinierende Stellung zugeordnet werden kann. Der Vorteil des »Muster«-Konzepts ist, dass damit auch der Beobachter einbezogen werden kann.

Die Frage, ob es Kausalität »gibt« oder nicht, beschäftigt Theoretiker und Philosophen schon seit Langem. Fraglos ist es in manchen Bereichen nützlich, mit dem Konzept zu operieren, doch ist es zumindest angeraten, dies reflektiert und mit einer guten Portion Skepsis zu tun. Die Liste der »Zeugen«, die hier kritische Argumente liefern, könnte zu lang werden, daher nur ein paar Stimmen. David Hume stellte schon 1739 die Hypothese auf, Kausalität sei gar nicht in der Natur enthalten, sondern eher »ein Bedürfnis der Seele«, ähnliche Gedanken finden sich bei Kant (siehe Riedl, 1981). Nietzsche sah Kausalität mehr oder weniger als Selbsttäuschung: »Die Grundtatsache der ›inneren Erfahrung‹ ist, dass die Ursache imaginiert wird, nachdem die Wirkung erfolgt ist. [...] Das kausale Schema wird [...] also keine unbezweifelbare Grundlage, sondern das Produkt einer rhetorischen Operation« (zit. nach Culler, 1988, S. 96). Sehr vehement wenden sich spätere Denker gegen das Konzept, wie etwa Wittgenstein: »Der Glaube an den Kausalnexus ist der Aberglaube«, so Wittgenstein im Tractatus Nr. 5.1361 (1968, S. 63), für ihn sind Verwechslungen logischer Typen auch »Denkkrankheiten« (Fischer, 1991a, S. 197). Ähnlich formuliert es Niklas Luhmann: »Wie ein Magnet zieht die Handlung die Blicke des an Kausalität interessierten Beobachters an. Sie bietet eine klare und sichere Verknüpfung von Ursache und Wirkung: Der Wille des Handelnden verursacht die Handlung [...] Aber das ist eine Fiktion« (2000, S. 123). Schließen wir die Aufzählung mit Heinz von Foerster:

> »Denken Sie an die Parabel, das Gleichnis, die Analogie, die Geschichte. Das sind Erklärungsprinzipien, die bedauerlicherweise von der Kausalitätsidee verdrängt wurden, die sich wie ein Krebsschaden überall eingeschlichen hat. Jesus hat niemals von der Kausalität geredet, um seinen Worten Nachdruck und Autorität zu verleihen. Er hat in Bildern gesprochen und keine kausale Beziehung zwischen einem Kamel, das nicht durch ein Nadelöhr kommt, und reichen Männern konstruiert, sondern Analogien verwendet, Parabeln, Geschichten. Und die Menschen haben ihn verstanden« (Pörksen im Gespräch mit Heinz von Foerster, 2015, S. 53).

Wenn man Kausalität als Komplexitätsreduktionsversuch eines Beobachters versteht, verortet man sie in dessen Kopf, und nicht »da draußen«. Zugleich ist der »Erlebensdruck der Kausalität« sehr stark, es ist schwer, sich dem Sog kausaler Erklärung zu entziehen (Kriz, 2017, S. 124 f.; siehe auch von Schlippe 2022a, S. 84 ff.). Es mag Situationen geben, in denen es sinnvoll ist, eine kausale Hypothese zu verfolgen, um daraus Handlungsschritte abzuleiten. Die Gefahr liegt da, wo das Denken uns zu der Idee verführt, dass der gefundene Grund, die »Causa«, »objektiv« *richtig* ist, dies gilt insbesondere für die »vagen Dinge« (Fuchs, 2011), um die es in der Psychotherapie geht, und die eben nicht so scharf bestimmbar sind. Wenn man hier die Idee von Kausalität als vorrangigem Prinzip, die Welt zu verstehen, loslässt, bedeutet das nicht, dass man als Therapeut oder Therapeutin nicht mehr intervenieren kann. Mit allem, was man in einem System tut, wird man Teil eines komplexen Wechselwirkungsgefüges: »Alles, was ich tue, hat eine Wirkung. Doch weder ist die Wirkung meines Handelns präzise berechenbar, noch bin ich allein auf der Welt!«

**Kausalität**

Wer Licht haben möchte und auf den Schalter drückt, hat mithilfe des Kausalitätsdenkens ein passendes Ergebnis erzielt. Komplexere kausalitätstheoretische Vorstellungen würden beim Einschalten eher hinderlich sein. Die Konzepte »Licht« und »Schalter« werden über eine Kausalbeziehung effektiv in Zusammenhang gestellt:

Schalter → Licht

Wenn ich als erkennendes Subjekt einen ähnlichen Kausalzusammenhang zwischen meinen Komplexitätsreduktionen »Körper« und »Störung« oder »Mutter« und »hyperaktives Kind« herstelle, vergesse ich, dass es hier nicht um Dinge geht, sondern um Prozesse, die ich vereinfache (»Kein Wunder, bei der Mutter ...«). Der Biologe Rupert Riedl (1981) spricht hier von »angeborenen Lehrmeistern« die uns einladen, darauf kausale Erkenntnisstrategien anzuwenden:

Mutter → Hyperaktivität

Oder, genauso problematisch:

Familie → Krankheit

Wenn überhaupt, so sind zwischen den Begriffen Milliarden von Interaktionspfeilen zu ziehen, stellvertretend für den Prozess der Transaktionen in einem komplexen Feld, der sich in einer unendlichen Zahl kleiner Sequenzen vollzieht. Es ist nicht falsch, das Geschehen zwischen einer Mutter und ihrem Kind in kleine Ausschnitte von kausalen Teilbeziehungen zu zerlegen: »Weil die Mutter X tut, ist das Kind Y« (oder umgekehrt). Ein solcher Versuch der Komplexitätsreduktion kann hilfreich sein, er ist in unzähligen Beratungsfällen handlungsleitende Landkarte gewesen (und natürlich oft auch erfolgreich). Doch scheint eine Sichtweise, die die betreffenden Personen als Teil eines gemeinsam entwickelten Musters sieht, diesem rekursiven Prozess eher gerecht zu werden und vor allem implizite Schuldvorwürfe zu vermeiden.

Kausalität allgemein, und insbesondere lineare Kausalität, wird in systemischen Zusammenhängen eher selten als ein hilfreiches Erklärungsprinzip angesehen. Während Kausalitätskonstruktionen in anderen Lebensbereichen durchaus weiterhelfen, können sie im zwischenmenschlichen Bereich verhängnisvoll sein, weil sie fast zwangsläufig in Interpunktionen und Schuldzuweisungen hineinführen. Was bringt es, ein Kind als »krank gemacht« oder als »Opfer« der es »ausbeutenden« oder ihrerseits »kranken« Mutter bzw. Eltern anzusehen? Das sind immer Verkürzungen, in therapeutischen Kontexten ist man konstruktiver unterwegs, wenn man von dem Grundsatz ausgeht: *Familie macht nicht krank!* In Familien kann jedes Mitglied vielmehr als Teilnehmer an einem »Beziehungstanz« (Ritscher, 2007, S. 17) gesehen werden, der mit Leid einhergehen kann. Ein Symptom wird eher als Signal verstanden, vielleicht als Hilferuf für die ganze Familie (daher wird der »Patient« in der systemischen Therapie auch oft als »Indexpatient« bezeichnet, der im System etwas »anzeigt«). Und es kann sinnvoll sein, auch die Rolle körperlicher Bedingungen mitzudenken (solange man nicht denkt, damit »die« Ursache gefunden zu haben. Systemische Therapie behandelt nicht in einem einfachen, kausalen, instruktiven Sinn Ursachen, sondern hilft, Beziehungsmuster zu verändern, und nach günstigeren Randbedingungen für Gesundung und Heilung zu suchen. Mit Steve de Shazer, dem Begründer der lösungsorientierten Therapie, könnte man drastisch sagen: »Wenn dir eine Interpretation bzw. Hypothese einfällt, dann setz dich in eine Ecke, nimm ein Aspirin und warte, bis der Anfall vorbei ist« (Kleve, 2010, S. 9). De Shazer kürzte die Frage nach der Ursache von Problemen in der therapeutischen Arbeit gern ab, indem er als Erklärung einfach »Pech« anführte. Wer nach einer Ursache sucht, blickt oft nach »hinten«, in die Vergangenheit. Wer »Pech« gehabt hat, der zuckt die Schultern, schimpft einmal kurz, räumt auf und fängt an, nach Lösungen zu suchen, statt herauszufinden, was denn nun »wirklich« geschehen ist.

Ein Aspekt ist hier wichtig zu betonen. Diese Gedanken bewegen sich auf der Ebene des Nachdenkens über mögliche Zusammenhänge, sie dienen der Hypothesenbildung und der Vermeidung schneller einseitiger Parteinahme. Sie sollten nicht dazu führen, gewalttätiges oder missbräuchliches Verhalten zu entschuldigen. Ein vorsichtiger Umgang mit Kausalitätszuschreibungen bedeutet nicht, dass man keine Verantwortung zuschreiben könnte oder auch manchmal sollte. Wenn jemand destruktiv agiert, trägt er oder sie dafür Verantwortung. Und manchmal kann daher auch die »Landkarte Kausalität« für eine soziale Situation wichtig und hilfreich sein, weil sie eine professionelle Person mit der nötigen Klarheit und Energie zu handeln versorgt. Insbesondere gilt dies, wenn es um Machtausübung und Gewalt geht, etwa im Kinderschutz (Averbeck et al., 2023; Thürnau, 2023) oder in Paarbeziehungen (Goldner, Penn, Sheinberg u. Walker, 1992; Borst u. Lanfranchi, 2011). Wenn es darum geht (und darum muss es immer in erster Linie gehen), dass für bedrohte Menschen ein sicherer Rahmen bereitgestellt wird, sollte man sich nicht in erkenntnistheoretischen Spitzfindigkeiten verlieren:

> »Jeder Prozess der sogenannten ›Wirklichkeit‹ enthält sowohl zirkuläre als auch lineale Aspekte. [...] Unser Eindruck ist, dass die starke Betonung der Zirkularität ein notwendiger Schritt war, um die Beschränktheit linealen Denkens zu überwinden. Die ausschließliche Anwendung eines zirkulären Modells jedoch ersetzt einen Fehler durch einen anderen« (Simon u. Schmidt, 1984, S. 178 f.).

## 8.3 Wie entstehen soziale Wirklichkeiten?

> *»Die Umkehrung der herkömmlichen Sicht besteht darin, dass es die Kultur ist und nicht die Biologie, die das menschliche Leben und den menschlichen Geist formt« (Bruner, 1997, S. 52).*

### Das »Reich der Sprache«

Wenn »Wirklichkeit(en)« als das Ergebnis konsensueller Übereinkünfte gesehen werden können und das Konzept der Kausalität als mögliches Erkenntnisinstrument und nicht als ontologische Kategorie, dann fragt man sich: Wie wird in sozialen Systemen das »hergestellt«, was wir *gemeinsam mit anderen* als Wirklichkeit erleben? Menschen ist das Phänomen der sprachlichen Verhaltenskoordination eigentümlich. Das »Reich der Sprache« (Maturana u. Varela, 1987, S. 226) bringt es mit sich, dass wir unterscheiden zwischen den Dingen und dem Sprechen über die Dinge, also dem, was *zwischen* den Menschen[34] ist: »Der ›Geist ist nicht im Gehirn‹, er liegt in den linguistischen Interaktionen menschlicher Akteure« (Tomm, 1989, S. 201). Wir können keine Erkenntnis über die Welt der Dinge erlangen, ohne uns in die Welt der Beschreibungen zu begeben: »Sprache wurde niemals von jemandem erfunden, nur um damit eine äußere Welt zu internalisieren. Deshalb kann sie nicht als Mittel verwendet werden, mit dem sich eine solche Welt offenbar machen lässt. Es ist vielmehr so, dass der Akt des Erkennens in der Koordination des Verhaltens, welche

34 Daher wird die Theorie sozialer Systeme auch »Differenztheorie« genannt (Luhmann, 1984; siehe auch Kapitel 6.8).

die Sprache konstituiert, eine Welt durch das In-der-Sprache-Sein hervorbringt« (Maturana u. Varela, 1987, S. 253).

Jaynes (1988) beschreibt in einer ausführlichen Arbeit über das Bewusstsein die Sprache als ein »Wahrnehmungsorgan« und nicht einfach nur als »Kommunikationsmittel«. Bewusstsein scheint dabei analog zu funktionieren wie die Wahrnehmung: Da wir kein Bewusstsein von dem haben können, was uns nicht bewusst ist, konstruieren wir eine kontinuierliche und konstante Welt des Erlebens, überbrücken wir »blinde Flecken« des Bewusstseins und stabilisieren so unsere Welt in einem aktiven und selbstorganisierten Prozess:

> »[…] das Gefühl von einem reich und ununterbrochen dahinströmenden Innenleben, einem Strom, der sich bald gemächlich durch träumerische Stimmungen windet, bald reißend in die Schluchten jäher Einsichten hinabstürzt, ein andermal wieder gleichmäßig durch unsere hochgestimmten Tage rauscht – dieses Gefühl ist nichts anderes als […] eine Metapher dafür, wie das subjektive Bewusstsein dem subjektiven Bewusstsein erscheint. […] Und genauso, wie die Löcher in der Raumwahrnehmung, die der blinde Fleck hervorruft, ›gestopft‹ werden, ohne dass die kleinste Lücke hinterbleibt, schließt sich das Bewusstsein über seinen Zeitlöchern und gibt sich den täuschenden Anschein eines Kontinuums« (Jaynes, 1988, S. 37 f.).

Dieser Prozess geschieht nun nicht individuell, sondern sozial-kommunikativ: Wir erzählen uns selbst und uns gegenseitig ständig, wie die Welt ist, und halten sie damit stabil. »Menschen sind unverbesserliche und geschickte Geschichtenerzähler, und sie haben die Angewohnheit, zu den Geschichten zu werden, die sie erzählen. Durch Wiederholung verfestigen sich Geschichten zu Wirklichkeiten, und manchmal halten sie die GeschichtenerzählerInnen innerhalb der Grenzen gefangen, die sie selbst erzeugen halfen« (Efran et al., 1992, S. 115; siehe auch Kapitel 3.3). Menschliches Leben findet in einer Welt der Bedeutungen statt, in Konversation, im Gespräch und im Erzählen: »Das Bewusstsein ist aus solchem Stoff, wie Dichtung ist […], ein Werk der sprachlichen Metaphorik« (Jaynes, 1988, S. 77 f.). Familiensysteme werden in dieser Perspektive nicht mehr als kybernetische Einheiten angesehen, in denen Mitglieder einer Familie wechselseitig ihr Verhalten regulieren, sondern eher als sprachliche Systeme, in denen Mitglieder durch ihre Konversationen Bedeutungen erzeugen und so eine gemeinsame (Darstellung der) Wirklichkeit schaffen.

## Sprache als Ordner, Sprache als Trivialisierung

Die Aufgabe der Sprache sehen wir dann meist darin, Beschreibungen zu liefern, die wahr, objektiv und real sein sollen. Dass und wie sehr Sprache jedoch unsere Erfahrung von Wirklichkeit prägt und nicht (vorrangig) abbildet, müssen wir uns immer wieder ins Bewusstsein rufen. Für Haken, den Begründer der Synergetik, ist die Sprache das Musterbeispiel eines Ordners, der jeden, der sich seiner bedient, »versklavt« (1987, S. 64; vgl. Kapitel 6.5 und 6.6). Noch weitergehend versteht Whorf (zit. nach Mengham, 1995, S. 18) die Sprache als »nahezu eigenständige Intelligenz«, die sich der sprachlichen Kompetenz einzelner Menschen bedient. Der Gründer der Heidelberger Schule, der Familientherapie, Helm Stierlin, sagt hierzu:

> »[...] wollen wir überhaupt aus der Nacht der Sprachlosigkeit heraustreten, [...] dann müssen wir uns den Ordnungskräften, den Regeln und grammatischen Strukturen, die in der Sprache zur Wirkung kommen, unterwerfen. [...] Ursache-Wirkungsketten bzw. Punktuierungen erwachsen gleichsam unreflektiert aus der Weise, wie sich Subjekt und Prädikat zusammenfügen, überhaupt, wie sich Wörter in Sequenzen ordnen, sich daraus Sätze und somit auch Erklärungen ergeben. ›Der Stein zertrümmert die Scheibe. Der Vater drangsaliert die Mutter. Die Treulosigkeit des Mannes bricht der Frau das Herz. Lotte wurde von ihren Schulkameradinnen wegen ihrer Pummeligkeit gehänselt und entwickelte daher eine Magersucht usw.‹ Also: Wenn immer wir überhaupt sprechen, wenn immer wir durch die Sprache bzw. ihre Grammatik vorgegebenen Linien folgen, ergeben sich Ursache-Wirkungsverknüpfungen, Erklärungen, Sinn und Realitätsbezug fast zwangsläufig wie von selbst« (Stierlin, 1990, S. 267 f.).

Hier ist von Foersters Begriff der »Trivialisierung« von Bedeutung. Er ähnelt dem, was Haken als »Ordner« beschreibt. In beiden Fällen wird für die einzelnen Elemente durch die Zugehörigkeit zum System die Zahl der Wahlmöglichkeiten verringert. Lebende Systeme mit einem unendlich großen und niemals vorhersagbaren Repertoire an Möglichkeiten (Verhalten, Erleben) werden im Verlaufe ihrer Zugehörigkeit zu einem System »trivialisiert«, das heißt, es werden Klassen von Verhaltensweisen ausgebildet, die zu den Systemregeln passen, andere werden unterdrückt (von Foerster, 1981). Hierzu ein Beispiel:

Es ist bekannt, dass das Wahrnehmungssystem Neugeborener in der Lage ist, neue Information in vielfältigster Weise zu strukturieren. Säuglinge begleiten bereits kurz nach ihrer Geburt die sprachlichen Angebote ihrer Umwelt durch minimale Körperbewegungen und beginnen auf diese Weise, den kontinuierlichen Sprachfluss, der auf sie einströmt, zu interpunktieren und zu zerlegen – und zwar gleichgültig, ob es sich um Chinesisch, Russisch oder Deutsch handelt (Kriz, Lück u. Heidbrink, 1987, S. 25). Diese universale Fähigkeit geht im Lauf weniger Monate verloren. Dafür wird jedoch die Muttersprache immer eindeutiger in Phoneme zerlegt, das heißt, das Kind versteht diese immer besser auf Kosten der Universalität seines Sprachverständnisses. Es hat also eine Einschränkung stattgefunden, das stimmt. Aber dies stimmt nur zum Teil, denn es ist auch eine Bewältigungsleistung auf einem höheren Niveau erfolgt: das Verständnis einer Sprache. Sprache ist ein System. Der Einstieg in dieses System, die strukturelle Koppelung zwischen dem kognitiven System des Kindes und dem System Sprache, bedeutet eine Reduzierung der Wahlmöglichkeiten und gleichzeitig eine Verbesserung im Umgang mit Weltkomplexität: »Happa, happa« ist keine beliebige Lautfolge mehr, sondern einigermaßen fest vorhersagbar verknüpft mit Nahrung. Lernen ist also Einschränkung und Erweiterung zugleich.

In der Sprache manifestieren sich dabei auch gesellschaftliche Strukturen, die den Spielraum einer Person in der Familie und den der Familie selbst begrenzen: »[...] jeder ist zugleich Opfer und Täter in einem Prozess, der zwar familiäre Sinnprovinzen zulässt, der aber nicht darüber hinwegtäuschen kann, dass auch in der Familie der allergrößte Teil täglicher menschlicher Handlungen Botschaften sind an uns selbst und andere in erster Linie zur Aufrechterhaltung gesellschaftlicher Wirklichkeit« (Kriz, 1990, S. 103; siehe auch Berger u. Luckmann, 1972).

## Rekursivität der Sprache

Sprache bietet eine besondere Qualität: die Möglichkeit der Reflexivität. Wir können über die Art und Weise, wie wir Wirklichkeit schaffen und interpunktieren, sprechend nachdenken – auch wenn, wie Stierlin (1990) betont, es erstaunlich ist, wie wenig bislang alles Hinterfragen gegen die »Ordnungsgewalt der Sprache« auszurichten vermochte. Dass die unreflektierte Verwendung von Sprache nämlich nicht ganz ungefährlich ist, darauf verweist er, wenn er überlegt, wie sich durch Sprache die Vorstellung einer harten und widerspruchsfreien Ordnung durchsetzen kann:

> »Wie das möglich wird, zeigt sich vielleicht am eindrucksvollsten an dem, was wir Abstraktion nennen. Indem uns Sprache von einer konkreten Anschauung und einem gegebenen Kontext zu abstrahieren gestattet, ermöglicht sie letztlich auch einen Reflexionsprozess, der dazu führen kann, die Grenzen und Gefahren unseres Sprachgebrauchs zu erkennen, die Sprache als Ordner zu hinterfragen. Aber Abstraktion – und damit zeigt sie ihr Janusgesicht – bringt auch die Versuchung mit sich, das jeweils Abstrahierte zu verdinglichen. Gerade die Weise,

> wie Sprache Verdinglichungen ermöglicht und legitimiert, erweist sie dann als ›harten Ordner‹. Das gilt nicht zuletzt für […] die deutsche psychologische Fachsprache. […] Sie zeigt sich übersät mit Verdinglichungen wie ›das Unbewusste‹, ›die Depression‹, ›der Trieb‹, ›die Psychose‹, ›der psychische Apparat‹, ›das Selbst‹ oder gar ›das wahre Selbst‹. Es zeigt sich gleichsam eine Sprachlandschaft, die uns an Betonsilos in Satellitenstädten – Wohngebirge der Verdinglichung – denken lässt« (Stierlin, 1990, S. 268).

Die Möglichkeit, Sprache reflexiv auf sich selbst anzuwenden, verweist auch auf unsere Verantwortung für die Weise, wie wir in ihr Wirklichkeiten erzeugen. Ein gutes Beispiel des sorgsamen Umganges mit Sprache findet sich im Umgang mit Schlüsselwörtern.

**Schlüsselwörter**

Schlüsselwörter sind Wörter, die in besonderer Weise geeignet sind, Optionen in einem System, das sich in seinen Wirklichkeitsbeschreibungen festgefahren hat, neu zu öffnen (Bindernagel, Krüger, Rentel u. Winkler, 2010). Manche Schlüsselwörter passen zu vielen Situationen, andere passen nur zu jeweils einer spezifischen Gelegenheit. Je vielfältiger sich neue und ungewohnte Konnotationen an Schlüsselwörter anknüpfen können, desto mehr aktive assoziative Suchprozesse können sie auslösen. Als ein Beispiel führen Boscolo, Bertrando, Fiocco und Palvarini (1993, S. 113 ff.) das Wort »Streik« an. Bei einer Familie, in der sich der Symptomträger weitgehend zurückgezogen hat und zu einem ans Haus gefesselten Einsiedler geworden ist, wäre es möglich, die Familie zu fragen: »Wie erklären Sie sich die Tatsache, dass sie bzw. er in Streik getreten ist?« oder den Betroffenen selbst: »Wann haben Sie beschlossen, in Streik zu treten?« Gerade im Kontext von psychischer Krankheit bietet das Wort eine Fülle von neuen Bedeutungen an, es ist »polysemantisch«: Es ist verknüpft mit der Vorstellung eines freiwilligen, absichtlichen Verhaltens und nicht mit dem Bild, hilflos einer Krankheit ausgeliefert zu sein. Es impliziert eine Beziehung: »Gegen wen oder was streiken Sie?«, es ermöglicht weiteres Nachdenken: Streiks können gerechtfertigt oder ungerechtfertigt sein, *für* jemanden oder *gegen* jemanden ausgerufen werden, sie können darauf abzielen, etwas zu erreichen oder etwas zu verhindern. Schließlich sind Streiks irgendwann zu Ende. Schlüsselwörter erleichtern den Wechsel von einem »Sprachspiel« zu einem anderen, das den Beteiligten mehr Spielraum einräumen sollte als das alte. Ein Schlüsselwort für neue Sprachspiele ist das Wort »Gedanke«. Durch die Frage, wann beispielsweise dem Vater zum ersten Mal der Gedanke kam, er könne seinen Kindern kein guter Vater sein, wird aus dem ontologischen Spiel: »Wer *ist* unfähig?« ein epistemologisches Spiel: »Wer *denkt,* er sei unfähig?«.

## Sprache und Systeme

Sprachliche Koordination dient dazu, einen gemeinsamen Sinn zu konstituieren. Solch ein Sinn, wie »Ehe«, »Familie« oder Ähnliches, kann langfristig angelegt sein. Er kann aber auch kurzfristig angelegt sein wie die Vereinbarung, ein Eis essen zu gehen. Stets bildet sich um ein Drittes (»Ehe« oder »Eis essen«) herum ein spezifisches System. Dieses Dritte kann nun zu einem organisierenden Prinzip werden, um das herum sich ein komplexes und manchmal auch starres Kommunikationssystem aufbaut. Daher wird bei Systemen, die sich um ein Problem organisieren, von »Problemsystemen« oder »problembezogenen Systemen« gesprochen: Menschen erzeugen über ihre Handlungen ein System mit dem Vorsatz, ein Problem zu beseitigen – zugleich sind sie damit aber, ohne es zu wollen, an dessen Konstruktion beteiligt (Ludewig, 1997). Ähnlich kann man bei den Kommunikationen zwischen Autorinnen, Hilfskräften, Kolleginnen, Verlegern, Lektorinnen, die ein Buch herausbringen wollen, von einem »Buchsystem« sprechen, bei der Kommunikation zwischen Lebensmittel-Einzelhändlern, Lieferanten und Kunden von einem »Lebensmittelsystem«. Da es nicht um die Personen selbst geht, sondern um die Kommunikationen zwischen ihnen, steht die Zusammensetzung eines Problemsystems nie von vornherein fest. Mit der Veränderung einer Problemdefinition kann auch sie sich verändern (Anderson u. Goolishian, 1990; Loth, 1991).

Das Gesagte lässt sich ausweiten auf ein systemisches Verständnis von Problemen überhaupt. Probleme sind die sprachliche Organisation um etwas herum, das ohne diese sprachliche Organisation möglicherweise gar nicht bestünde, auf jeden Fall aber völlig anders aussähe: Ein Problem erzeugt ein System, nicht umgekehrt.

# 9 Probleme als Gemeinschaftsleistung

## 9.1 Problemdeterminierte Systeme

Der von Goolishian und Mitarbeitern (Goolishian u. Anderson, 1997) eingeführte Begriff »problemdeterminiertes System« verdeutlicht die Grundidee der Problementstehung aus systemischer Sicht. Nicht ein System (eine Familie, eine Klinik, eine Firma) »hat« das Problem als zu ihm gehörendes Strukturmerkmal. Vielmehr kann man die Dinge auch andersherum betrachten. Um ein wie auch immer – vielleicht sogar einfach nur zufällig – entstandenes Verhalten oder Thema herum entsteht ein besonderes Sozialsystem, das durch die Kommunikationen über das Problem gekennzeichnet ist: *Ein Problem erschafft ein System.* Ein solches Verständnis hat weitreichende Auswirkungen. Probleme müssen nicht als Ausdruck einer inhärenten »Dysfunktionalität« (einer Pathologie) einer Person oder eines sozialen Systems gelten. Vielmehr können sie als Folge einer Verkettung von unglücklichen Umständen und sich daraus entwickelnden Teufelskreisen beschrieben werden. Einstmals prominente, jedoch implizit Schuld zuweisende Konzepte zur Erklärung psychischer Auffälligkeiten wie »elterliche Kommunikationsabweichungen« (Wynne u. Singer, 1965), elterlicher Zwist (»Embroglio«, Selvini Palazzoli, Cirillo u. Selvini, 1991) oder »schizophrenogene Mutter« (Fromm-Reichmann, zit. nach Simon et al., 1999, S. 285) gehören in dieser Sichtweise zu einer überwundenen Theoriegeschichte. Problemsysteme können sich aus ganz verschiedenen Handlungen ganz verschiedener Akteure auf ganz verschiedenen Ebenen zusammensetzen:

- Zum Problemsystem »Psychose« etwa kann gehören, was ein Patient tut, die Kommunikation mit seinem Nachbarn, einem Polizisten, einem Krankenwagenfahrer, verschiedenen Mitarbeitern der Nervenklinik, verbunden mit einer (psychiatrischen) Krankheitslehre und den Handlungen um eine zu erwartende Frührente.
- Das Problemsystem »mangelnde Leistung einer Abteilung« kann verstanden werden über die Interaktionen der fünf Mitarbeiter, des Abteilungsleiters, seines Vorgesetzten und des Betriebsprüfers vor dem Hintergrund einer Konjunkturflaute.

Entsprechend sind Interventionen auf ganz verschiedenen Ebenen möglich und häufig ist eine »Generalsanierung« desjenigen sozialen Systems, in dem das Problem als Erstes bemerkt und beklagt wird, gar nicht erforderlich. Nicht immer soll sich das System »als Ganzes« verändern, sondern nur die Kommunikation rund ums Problem. Ein Problem gilt als gelöst, wenn alle oder zumindest die »wichtigen« Leute meinen, dass das Problem gelöst sei. Diese Idee legt weitreichenden Missionierungsideen unter Beraterinnen und Therapeutinnen gewisse Zügel an.

## 9.2 Was ist ein Problem?

> *»Die Wirklichkeit der Alltagswelt umfasst problematische und unproblematische Ausschnitte, solange das, was als Problem auftaucht, nicht einer ganz anderen Wirklichkeit angehört (der der theoretischen Physik etwa oder der der Alpträume). Solange die Routinewirklichkeit der Alltagswelt nicht zerstört wird, sind ihre Probleme unproblematisch. Aber sogar der unproblematische Teil der Alltagswelt-Wirklichkeit ist nur solange unproblematisch, wie man ihn nicht problematisiert, das heißt, solange seine Kontinuität nicht durch das Auftauchen eines Problems durchbrochen wird […] Das Alltagswelt-Wissen gibt eine Menge von Instruktionen, wie man das machen kann« (Berger u. Luckmann, 1972, S. 27)*

Ein Problem ist etwas, das von jemandem einerseits als unerwünschter und veränderungsbedürftiger Zustand angesehen, andererseits aber auch als prinzipiell veränderbar angesehen wird. Ähnlich definiert Ludewig als Problem »jedes Thema einer Kommunikation, die etwas als unerwünscht und veränderbar wertet« (1992, S. 116). Die Elemente dieser Definition deuten bereits mögliche Lösungswege an:

- *Ein Zustand:* Wenn ein Problem von einer Reihe von Personen als Zustand angesehen wird, ist dies bereits eine Selektionsleistung. Aus vielen gleichzeitigen Prozessen wird einer oder werden einige in den Mittelpunkt der Aufmerksamkeit gerückt, es wird ihnen ein Name gegeben, andere Prozesse treten in den Hintergrund (die passende Frage wäre hier: »Wann haben Sie sich entschieden, xy für ein ›Problem‹ zu halten – oder war dies jemand anderes?«). Und dies geschieht nicht nur einmal! Eine Fülle von Handlungen und Kommunikationen, die von verschiedenen Personen als »immer das Gleiche« oder »Es ändert sich nichts« beschrieben werden, sind nötig, um das aufrechtzuerhalten, was dann schließlich »Zustand« oder »Problem« genannt wird. Wenn etwas überdauernd als »Problem« beschrieben und festgeschrieben wird, arbeiten viele Menschen gemeinsam daran, dass es so bleibt.

- *Von jemandem:* Es sind immer einer oder mehrere Beobachter nötig, die einen Zustand entdecken und beschreiben (»Wem ist es erstmals aufgefallen, dass ...?«). Diese können sich einig sein oder sich darüber streiten, ob etwas ein Problem ist, wo das Problem »wirklich« liegt und was jeder als »die Ursache« identifiziert.
- *Unerwünscht, veränderungsbedürftig:* Der Zustand wird von zumindest einigen der Beschreiber als unerwünscht bzw. veränderungsbedürftig beschrieben (»Wen stört es am meisten/am wenigsten, dass ...?«). Er gilt als »nicht in Ordnung«, deshalb will man ihn ändern oder drängt darauf, dass ihn jemand ändert. An dieser Stelle ist es hilfreich, zwischen »Problem« und »Leiden« zu unterscheiden. Ein Leiden wird erst dann zum Problem, wenn ein Leidender, der subjektiv Leid empfindet, dies einem anderen mitteilt – oder dieser das bei ihm vermutet – und wenn sich daran weitere Kommunikationen anschließen. Wenn zum Beispiel jemand von sich sagt, er leide, und ein anderer reagiert darauf mit: »Das bildest du dir nur ein!«, und sich abwendet, entwickelt sich daraus weder ein Problemsystem noch ein Hilfesystem, es sei denn, es gibt jemanden, der diesen Vorgang sprachlich problematisiert: »Da leidet jemand, und man hilft ihm nicht!« (Loth, 1994; siehe auch Anderson u. Goolishian, 1990).
- *Veränderbar:* Der Zustand gilt als grundsätzlich veränderbar, das heißt, er wird zumindest von einigen am Problemprozess beteiligten Personen (»Mitgliedern«) als veränderbar beschrieben (»Wer glaubt am ehesten, dass man etwas erreichen kann? Wer ist am pessimistischsten?«). Probleme unterscheiden sich vom »Schicksal«, von »Pech«, von »Tragödien« dadurch, dass irgendjemand glaubt, irgendein Beteiligter des Problemsystems (meist ein anderer ...) könne den unerwünschten Zustand wieder beenden. Meist ist der Dissens der verschiedenen Beschreibungen bereits ein Teil des »Problems«: »Du könntest es verändern, wenn du nur wolltest!« – »Nein, es kommt einfach so über mich!«

Das Zusammenwirken dieser vier Aspekte konstituiert das, was schließlich als »Problem« beschrieben wird. Es ist Aufgabe des Beratungsprozesses, die an dem Zustandekommen des »Problemzustands« beteiligten Personen und Kommunikationen zu identifizieren und sie in den Lösungsprozess – leibhaftig oder zumindest in Gedanken – einzubeziehen. Hier zeigen sich problematische Aspekte des Begriffes »Familientherapie«. Er könnte so verstanden werden, als seien an einem klinisch relevanten Problem zwangsläufig jeweils die Familienmitglieder als »Mitverursachende« (Kausalitätskonzept!) beteiligt und zudem auch gleichermaßen als Mitopfer betroffen. Stattdessen wird mit dem Begriff »Problemsystem« versucht, jenes

Ineinandergreifen der verschiedenen Beschreibungen zu fassen, die das hervorbringen, was »Problem« genannt wird (siehe Kasten »Problementstehung«). In jedem Fall lässt sich dann die Frage neu stellen, wer als *Mitglied* (zum Mitgliedschaftsbegriff siehe Ludewig, 1992, S. 110 ff.) eines solchen Problemsystems angesehen werden kann. Es kann nach Ideen gesucht werden, welche Mitgliedschaften außerdem noch möglich sind. So kann jemand, dessen Umgang mit Alkohol als problematisch beschrieben wird, in anderen Systemen durchaus ein anderes, konstruktives Verhalten zeigen, kann beispielsweise Abrechnungen korrekt ausführen oder gut Klavier spielen (Loth, 1994).

Das Ziel, von einem Problemzustand zu einem Nichtproblemzustand zu kommen, kann auf ganz verschiedenen Wegen angesteuert werden: indem man ganz neue Prozesse initiiert (»neue Zustände«), aber auch indem man die bisherigen Prozesse anders bewertet (»positive Umdeutung«) oder indem man deren Unveränderbarkeit akzeptiert und dann überlegt, wie man am besten zurechtkommt mit dem, was man nicht verändern kann (»Akzeptieren des Unveränderbaren«). Es kann auch nicht regelmäßig erwartet werden, dass die Problemlösung im Konsens aller Problembeteiligten erfolgt: Manchmal halten hinterher einige das Problem für gelöst, andere für verschlimmert, Dritte sehen keine Veränderung.

**Problementstehung**

Eine Person beobachtet etwas, das sie als »nicht in Ordnung« beschreibt. So mag beispielsweise eine Lehrerin eine Mutter anrufen und berichten, dass der achtjährige Sohn Michael in der Schule unaufmerksam und abgelenkt sei. Das Klassenziel sei gefährdet. Zudem weise sein Sozialverhalten erhebliche Defizite auf, in den Pausen gebe es ständig Konflikte, so gehe es nicht weiter.

Die Mutter ist aufgeregt, spricht mit ihrem Mann, der sich über die Lehrerin ärgert, darüber geraten sie in Streit, doch sie vertragen sich, es bringt ja nichts, eine Lösung muss gefunden werden. Die Eltern sprechen mit Michael darüber, es findet auch ein gemeinsames Gespräch mit der Lehrerin statt. Eine Lösung ist nicht in Sicht, das Thema zieht sich durch den Tag der Familie. Morgens wird dem Sohn mit auf den Weg gegeben, dass er aufpassen soll. Mittags wird er gefragt, wie es geklappt hat. Die Mutter zuckt bei jedem Klingeln des Telefons zusammen, sie fürchtet, es könnte schon wieder die Lehrerin sein, die sich beschwert. Nachmittags werden die Hausaufgaben verstärkt kontrolliert, Freizeitaktivitäten werden eingeschränkt. So wird auch der gemeinsam geplante Kinobesuch gestrichen. Die Freunde des Sohnes fragen nach, was denn los ist, aber irgendwann bleiben diese Nachfragen aus. Auch die Großeltern fragen besorgt am Telefon nach und erklären, dass sie immer schon der Auffassung waren, dass die Erziehung zu lasch gehandhabt wird, bei ihnen hätte es so etwas nicht gegeben. Abends beim Essen äußern die Eltern ihre Sorge, was denn nur aus Michael werden soll, wenn das mit der Schule nicht klappt und er nicht lernt, sich anständig zu benehmen.

Die Beteiligten suchen dann, wie so oft, nach einer Erklärung für das Problem, die so plausibel ist, dass möglichst viele beteiligte Menschen zustimmen, die aber vor allem den »schwarzen Peter« woanders sieht als bei ihnen selbst. Ein Teufelskreis beginnt, in dem Schuld verteilt und Schuldige gesucht werden. Der Mutter wird vorgeworfen, sie sei in ihrer Erziehung zu nachsichtig, sie findet dagegen, dass der Vater zu selten zu Hause sei und sich nicht um seine Kinder kümmere. Der setzt die Lehrerin auf die Anklagebank, ihr Unterricht sei einfach nicht anregend genug. Dem Sohn wird vorgehalten, dass er immer schon faul und aggressiv gewesen sei und er sich nur endlich Mühe geben müsse, dann würde er das Klassenziel schon erreichen, mit den vielen Freiheiten sei es jetzt vorbei. Es kommt vermehrt zu Auseinandersetzungen, ohne anschließend eine Lösung in der Hand zu halten.

Mehr und mehr verhalten sich alle Beteiligten dauerhaft so, als ob es keinen Weg aus dem Problem gäbe und als ob die Schuld und somit auch die Lösung ausschließlich in der Hand einer einzigen Person (natürlich jeweils einer anderen) liegen würden. Zunehmende Kontrollversuche, zunehmender Druck, zunehmende Einschränkung steigern die Ratlosigkeit, führen zu einer Verschlechterung des Kommunikationsklimas zwischen Elternhaus und Schule sowie innerhalb der Familie. Alle fühlen sich überfordert, nicht verstanden und isoliert. Irgendwann geht Michael innerlich in den Protest und verhält sich zu Hause immer mehr wie ein »kleines« Kind. Die Auseinandersetzungen und gegenseitigen Beschuldigungen, auch zwischen den Eltern, nehmen zu, bis endlich die Mutter den Telefonhörer in die Hand nimmt und in der Beratungsstelle anruft. Wie wird sich dann die Mitarbeiterin dieser Einrichtung wohl in das »Problemsystem« einklinken?

## 9.3 Wie werden Probleme erzeugt?

Zusammengefasst lässt sich die beginnende Erzeugung eines Problems (eines »Problemattraktors« vgl. Kapitel 6.5 und 6.6) so skizzieren:

- *Problementdeckung – Problemerfindung:* Jemand (z.B. ein oder mehrere Familienmitglieder, Lehrer, Vorgesetzte, Polizeibeamte, Berater) kommt beim Beobachten des Verhaltens eines oder mehrerer anderer Menschen (Ehepartner, Familienmitglieder, Schüler, Betriebsabteilung, Tatverdächtige) oder bei der Beobachtung seiner selbst zu der Idee, hier sei »etwas nicht in Ordnung«.

- *Entstehung eines problemdeterminierten Kommunikationssystems:* Diese Idee verbreitet sich in der Kommunikation mit anderen in der Weise, dass das Problem zum hauptsächlichen Inhalt und Mittelpunkt der kommunikativen Beziehungen der beteiligten Menschen wird: Immer mehr Menschen werden einbezogen und zugleich verengt sich deren kollektive Aufmerksamkeit immer mehr auf das, was »nicht in Ordnung ist«.
- *Problemerklärung:* Es wird eine Erklärung für das Problem gesucht, gefunden und ausgehandelt, die einerseits so plausibel ist, dass sie überlebt, die aber andererseits keinen gangbaren Ausweg aus dem Problem, keine Lösungswege anbietet. Einige Arten von Erklärungen mit Ausweglosigkeitscharakter eignen sich dafür besonders.
- *Vergangenheit als Schicksal:* Erklärungen, welche irreversiblen Ereignissen in der Vergangenheit (Fehler, Schuld, frühkindliche Traumatisierung, genetische Defekte, Unfall- oder Vergiftungsfolgen) einen determinierenden, nicht mehr korrigierbaren Einfluss auf das aktuelle Problem zuschreiben, etwa »Er ist an dieser Beziehung zerbrochen«, »Sie ist seelisch vernichtet«.
- *Schuld eines unfähigen oder bösartigen, zur Veränderung nicht fähigen oder willigen Einzelnen:* Erklärungen, die komplexe zwischenmenschliche Probleme zur »Schuld« der individuellen Eigenschaften eines einzelnen Beteiligten versprachlichen, dem gleichzeitig die Fähigkeit oder der Wille zur Lösung der Probleme abgesprochen wird (ein böses Kind – »im Kern schlecht«, das erziehungsunfähige Elternhaus, die unfähige Kollegin, eine schlecht geführte Organisation).
- *»Wir schaffen das nicht«:* Erklärungen, die die Lösungsmacht einer außenstehenden dritten Partei zuschreiben, auf die man aber keinen Einfluss zu haben glaubt – »die da oben«, »die Gesellschaft«, »Gott«, »der KGB bzw. die CIA«, »der Markt«, »Seine Eltern haben ihn immer so im Griff gehabt, dass er heute einfach unfähig ist, sich aus der Umklammerung zu lösen«.
- *Problemstabilisierendes Handeln:* Alle Beteiligten verhalten sich dauerhaft so, als ob es keinen Weg aus dem Problem gäbe oder als läge die Lösung ausschließlich in der Hand irgendeiner anderen Person. Hier zeigt sich besonders deutlich die Kraft von Beschreibungen. Da, wo Sprache dazu verleitet, keine Lösungen – oder nur die eine, leider nicht gangbare – zu sehen, lassen sich auch keine neuen kreativen Wege finden. In problemstabilisierenden Dauerbeziehungen werden darüber hinaus oft besonders stark symmetrische und komplementäre Beziehungsformen eingenommen, die sich wechselseitig verstärken und stabilisieren.
- *Problemlösung:* Probleme legen nahe, dass es sich um zu lösende Aufgaben handelt. Vielfach aber gilt: »Problemlösung? Näher besehen: Problemverschiebung« (Ortmann, 2013, S. 147). Manchmal sind die Akteure so von der Notwendigkeit der Lösung überzeugt, dass ihnen nicht bewusst ist, wie sehr die Probleme von

heute »Lösungen« von gestern sind und entsprechend die Lösungen von heute die Probleme von morgen (in der NLP-Veränderungsarbeit ist daher ein »Ökologiecheck« ein wichtiger Schritt, sich also zu fragen, welche Folgeprobleme sich aus einer Lösung im Feld ergeben könnten).

## 9.4 Können Probleme nützlich sein?

In der älteren Systemtheorie-Rezeption wird eine Erklärung angeboten, warum Probleme in Systemen erzeugt und aufrechterhalten werden: weil sie nützlich seien für die Erhaltung des aktuellen Gleichgewichts, für die »Homöostase des Systems« angesichts von bedrohlich erlebten Veränderungen seiner inneren oder äußeren Umwelt. Im familiären Lebenszyklus kommt es aufgrund der biologischen Reifung der Mitglieder und aufgrund der Weiterentwicklung der sozialen Umwelt nach längeren Stabilitätsphasen immer wieder zu »kritischen Übergängen«: Geburt eines Kindes, Tod eines Ehepartners oder Scheidung, Pensionierung, Arbeitslosigkeit. Diese können als Herausforderung erlebt werden, weil sie bisherige Routinen und Abläufe infrage stellen (besonders wird dies bei der Geburt des ersten Kindes erlebt), manchmal mag sogar die Identität des Systems auf dem Spiel stehen (Seiffge-Krenke, 2024). Eine Strategie, damit umzugehen, ist der Versuch, das alte Gleichgewicht wiederherzustellen. Jackson (1957) formulierte erstmals die Idee, dass Symptome eines Familienmitglieds genau diesem Ziel dienen können und dass sich deshalb manche Symptome stabilisieren. Seither hypothetisieren Familientherapeuten über »die Funktion des Symptoms«. Einige Funktionshypothesen sind besonders populär geworden: Familien mit einem schizophrenen Mitglied wollen nicht aus ihrem »psychotischen Spiel« aussteigen (Selvini Palazzoli et al., 1991); ein Kind, das die konflikthafte Paarbeziehung der Eltern beobachtet, entwickelt Symptome, die die Eltern von ihrem Konflikt ablenken (Minuchin, 1977); ein Mensch in einer Paarbeziehung, der sich vom anderen Liebe wünscht, aber nicht glaubt, dass er sie bekommt, wird Liebesangebote nicht zur Kenntnis nehmen, weil sie sein Glaubenssystem durcheinanderbringen würden; Jugendliche lassen ihr Leben scheitern, weil sie aufgrund einer entsprechenden elterlichen Delegation (Stierlin, 1978) diesen keine Trennung aufbürden oder nicht zumuten wollen, dass ihr Kind erfolgreicher oder glücklicher ist als sie selbst.

Die Gefahr in dieser Art von Hypothesen liegt in der möglicherweise impliziten Zuschreibung von Schuld. Dies wird mit dem Begriff der »funktionalen Analyse« vermieden (Luhmann, 1984, S. 83 ff.), der eher ein neutrales Denkwerkzeug anbietet: Gegebenes ist immer unter Umständen entstanden und so kann danach gefragt werden, wofür es nützlich sein (oder gewesen sein) mag. Das gilt auch für Kommunikationsmuster – Probleme von heute sind vielleicht die Lösungsversuche von gestern. Ein solches Denkwerkzeug dreht die Logik, mit der eine Klage betrachtet wird, erst einmal um: Man »sieht sich also ihren Gegenstand als eine Lösung an, bezieht diese Lösung auf systemrelevante Probleme und entdeckt dabei Alternativen auf beiden Seiten. Diese Relationierung ermöglicht es dem Beobachter, Einzelereignisse als Systemereignisse aufzufassen« (Nassehi, 2012, S. 83). Für Therapie und Beratung heißt dies, nach einer Perspektive zu suchen, unter der ein psychisches oder soziales Phänomen Sinn ergeben könnte. Wofür könnte es nützlich sein (oder gewesen sein)? Es kann hilfreich sein, von diesem Blick aus sich nicht zu schnell zu einem Motor der Veränderung zu machen, sondern diese zunächst einmal vorsichtig zu bedenken. Die (der Wunderfrage ähnliche) Frage danach, wer es am ehesten vielleicht sogar bedauern würde, wenn das »Problem« plötzlich verschwände, kann hier interessant sein.

Doch die damit schnell zu verbindende Unterstellung, das Problem würde gewissermaßen »gebraucht«, ist nicht unbedenklich. Zu leicht ist die Kurzschlussidee impliziert, dass die Verhaltensstörungen des Kindes verschwinden würden, wenn sich die Eltern nur einig wären – oder dass schizophrene Symptome verflögen, wenn die Familie den Indexpatienten nur endlich »losließe«.

In einem anderen Sinn kann allerdings diese Perspektive nützlich sein. Sie kann helfen, eine Position freundlicher Skepsis einzunehmen, die die Therapeutin aus der schwierigen Aufgabe befreit, dass sie das größte Interesse haben müsse, dass das Symptom verschwindet. Sie kann stattdessen den für die Familie verblüffenden skeptischen Rahmen anbieten, dass sie selbst aktuell noch gar nicht so sicher sei, ob das Symptom jetzt schon verschwinden *sollte.* Vielleicht sei sogar davor zu warnen, weil möglicherweise das Familiengleichgewicht zu sehr aus den Fugen geraten könnte. Dies kann dann dazu überleiten, sich vor dem Beginn von eventuell übereilten Veränderungsaktionen mögliche positive Aspekte der jetzigen Situation vor Augen zu führen. Dasselbe gilt in Organisationen: Es kann lohnen zu überlegen, welche anderen Probleme durch einen hohen Krankenstand, eine geringe Produktivität oder durch faule Führungskräfte gelöst werden oder welche Vorteile diese »Probleme« für wen in der Organisation haben. Wichtig ist dabei, dass diese Bedenken ohne jeden Zynismus geäußert werden.

## 9.5 Krankheit als Problem

> *»Von hier aus gesehen, kann man sich zunächst gar nicht vorstellen, dass es um definierte Krankheitsbilder geht. Deswegen kommt es mir seltsam vor, dass die Psychotherapie so intensiv daran arbeitet, bei Krankenkassen zugelassen zu werden. Dann stünden in den Praxen Computer herum, in die man Nummern eingibt, die bestimmte Krankheitsbilder symbolisieren. Dann hat man plötzlich die Defektologie […] die Verpflichtung zu Schubladendenken« (Fuchs, 2011, S. 30).*

Während systemisches Denken an viele Diskurse in Pädagogik, Jugendhilfe und Organisationsentwicklung recht problemlos anschlussfähig ist, tun sich im Gesundheitswesen viele Fachleute schwer mit den erkenntnistheoretischen Implikationen der systemischen Therapie: »Krankheit« ist doch schließlich ein Faktum, das es »gibt«, und nicht einfach ein »Problem«, das von jemandem »benannt« wird! Mit der Zulassung der systemischen Therapie im deutschen System der Gesundheitsversorgung entstehen hier neue Herausforderungen (Lieb, 2014b; 2014a; 2015).[35] Hier muss nun mit eindeutigen Diagnosen gearbeitet werden, die die therapeutisch Handelnden in die Logik eines medizinischen Verständnisses psychischer und sozialer Phänomene stellen, sprich: Sie sind gezwungen, mit dem Begriff »seelische Krankheit« zu operieren (Borst, 2018b).

In der Tat war die Einführung des Krankheitsbegriffs (in der Psychiatrie erst nach 1800, in der Suchttherapie erst in den 1960er Jahren) in einigen Disziplinen ein großer Fortschritt und zugleich eine große Verunsicherung (Schwertl, Emlein, Staubach u. Zwingmann, 1998; siehe auch Klein, 2014; 2021). Zuvor galten psychiatrische Störungen und schwer süchtiges Verhalten als Zeichen moralisch schlechter, sündiger Lebensführung; sie wurden mit Strafen, Freiheitseinschränkungen, Abwertung oder religiösen Ritualen bis hin zu exorzistischen Praktiken »behandelt«. Die erkenntnistheoretisch begründete Neigung systemischer Therapeuten, Krankheitskonzepte, insbesondere chronifizierte, zu kontextualisieren, zu relativieren und damit den Begriff »Krankheit« für den Bereich seelischen Erlebens selbst zumindest vorsichtig infrage zu stellen (eine besonders pointierte Position findet sich hierzu bei Gergen, Hoffmann u. Anderson, 1997), löst deshalb nachvollziehbarerweise Sorge und Befremden bei all jenen aus, die die Zuschreibung von Krankheitswert für einen wichtigen zivilisatorischen Fortschritt halten. Auch wenn hier nicht der Ort ist, das Thema in aller Tiefe zu behandeln, ist es unseres Erachtens durchaus

---

35 Gemeinsam mit Wilhelm Rotthaus gibt Hans Lieb im Carl-Auer Verlag die Reihe »Störungen systemisch behandeln« heraus.

angemessen, die Prämissen des gängigen Krankheitsverständnisses bei seelischen Vorgängen zu hinterfragen. Inwieweit ist es sinnvoll, mit medizinischen Begriffen Phänomene zu belegen, die ohne unsere Verwendung von Sprache, ohne soziale Prozesse, ohne Interaktionsgeschichte schwer zu denken sind? Die Begrifflichkeit der Medizin wurde zu einer Zeit auf das Feld seelischen Leidens übertragen, als noch nicht erkennbar war, dass dieses einer grundsätzlich anderen Grammatik folgt als körperliche Prozesse (was man schon daran erkennt, dass die »Diagnostik« völlig anders erfolgt). Klar, es ist mühsam, immer die Anführungszeichen mitzusprechen, wenn es um Phänomene geht, die ohne die Art und Weise, wie wir Sprache benutzen und wie wir in soziale Bezüge eingebettet sind, nicht vorstellbar sind. Doch warum suchen wir eigentlich nicht einen anderen Begriff als »Krankheit«?

Die Orientierung am medizinischen Krankheitsmodell ist jedenfalls auch außerhalb der systemischen Diskurse umstritten (Frances, 2013; 2016; Weinmann, 2019; Levold, 2021). Für Weinmann muss die Konzentration auf die physische Seite seelischen Krankseins »am sozialen Subjekt vollständig vorbeizielen und selbst zum schädigenden Agens werden« (2019, S. 15), denn die wesentlichen Determinanten sind sozialer Natur und liegen »außerhalb der Psychiatrie und reinen Medizin« (S. 229). Allen Frances, der selbst aktiv an der Entwicklung von DSM III und IV beteiligt war, ist in seiner Kritik weniger radikal, er richtet sich vor allem gegen die »umfassende Pathologisierung der Normalität«. Für ihn ist der unersättliche »Hunger nach Neuprägungen psychischer Störungen« das Problem (2013, S. 44), die Tendenz einer übermäßigen Psychiatrisierung der Gesellschaft also, die für alles und jedes nach einer Diagnose sucht. Er stellt dem die Aussage gegenüber: »Unser Gehirn und unsere sozialen Strukturen sind imstande, mit den widrigsten Umständen zurechtzukommen; wir sind absolut in der Lage, die meisten Probleme des Lebens zu lösen, ohne dass die Medizin sich einmischt, zumal sie oft nur Chaos stiftet und die Situation schlimmer macht« (2013, S. 21).

Aus systemischer Sicht gilt für den Umgang mit psychischen »Krankheiten« im Kontext des Gesundheitswesens und seinen Spielregeln, was auch für den Umgang mit Klientensystemen gilt: »Respektiere das, was ist. Wenn es nicht für irgendetwas sinnvoll wäre, wäre es nicht mehr! Aber bleibe zugleich skeptisch gegenüber jeder Beschreibung – auch der eigenen!« Das Krankheitskonzept und seine Manifestationen (Diagnostik und Diagnosen, Aufnahme- und Entlassungsbriefe, medizinische Praktiken und Umgangsformen) können als vorläufig bestmögliche Regelung eines bislang noch nicht besser auf breiter Ebene lösbaren Problems der Wiederherstellung von Gesundheit anerkannt werden (Baumann u. Epple, 2013; Levold, 2021; Hunger-Schoppe et al., 2024; Retzlaff, 2024). Auf dieser Basis kann mit beteiligten Patienten, Angehörigen, Behandlern und Finanziers überlegt werden, wie sie die Spielregeln des Krankheitskonzepts so nutzen können, dass es den oft sehr unterschiedlichen lebensweltlichen Interessen der Beteiligten bestmöglich gerecht werden kann.

So informiert ein Ratgeber »Selbstbewusster Umgang mit Ärzten und Medikamenten« darüber, nach welchen Regeln Ärzte bei der Psychopharmakaverschreibung »funktionieren« und wie Patienten im Gespräch mit ihren Ärzten die gewünschte Verschreibung mitbeeinflussen können (Greve, Osterfeld u. Diekmann, 2007). Er beschreibt, wie Patienten sich ihren Ärzten gegenüber verhalten können, wenn diese eine kurzfristige stationäre Aufnahme oder eine Verlängerung eines stationären Aufenthaltes dieser Patienten den Krankenkassen gegenüber legitimieren sollen (»Wie können Sie dem Arzt helfen, seinen Job gut zu tun? Was denken Sie, was er bräuchte, um eine eindeutige Entscheidung nicht nur treffen, sondern auch vertreten zu können?«). Im Rahmen des »SYMPA-Konzepts«[36] (Schweitzer u. Nicolai 2010, S. 112–115) wird mit psychiatrischen Patienten vor der Entlassung diskutiert, wem sie zu Hause die Entlassungsdiagnose der Klinik mitteilen wollen und wem nicht, und ob sie sich selbst eine alternative »nicht amtliche« Privatdiagnose stellen wollen, die ihnen selbst mehr Zukunftsoptimismus gibt.

Hilfreich ist für ein nützliches und differenziertes Umgehen mit Krankheitskonzepten eine Unterscheidung aus der englischen Sprache, die das Konzept »Krankheit« aus seiner festschreibenden »Krank-nicht-krank-Dichotomie« herausholt. Im Englischen gibt es für das deutsche Wort »Krankheit« drei Übersetzungen: »disease« als biomedizinische, »illness« als erlebte und »sickness« als sozial anerkannte Krankheit – dies passt gut zu Luhmanns Differenzierung in biologisches, psychisches und soziales System (Eder, 2006). Wir können also immer wieder danach fragen, welcher Aspekt der Krankheit unseren Gesprächspartnern der Wichtige ist: das, was in Blutbild oder Röntgenaufnahme abgebildet ist, das, was die Patientin in Kopf, Rücken oder Beinen unangenehm spürt, oder die Krankschreibung und die Erlaubnis, einige Tage im Bett zu bleiben?

> In der Weiterbildung von Psychiatrieteams hat sich als Übung sehr bewährt, Mitarbeiter für den Doppelcharakter von Krankheitsdiagnosen als zugleich »richtig oder falsch« oder »nützlich oder schädlich« zu sensibilisieren (Schweitzer u. Nicolai, 2010): Jeder Mitarbeiter bekommt einen Zettel mit einer Diagnose, einem Alter und einem Geschlecht. Alle stellen sich an einer Linie auf, vor der viel Platz ist. Nun werden allen Teilnehmern dieselben Fragen gestellt, die mit Ja oder Nein beantwortet werden können. Wer Ja sagen kann, darf »ein Feld vorrücken«. Nun ist interessant zu beobachten, wer auf die

36 Bei SYMPA (Schweitzer u. Nicolai, 2010) handelt es sich um ein Behandlungs- und Forschungsprogramm, das systemtherapeutische Methoden als Standardangebot in psychiatrischen Fachkrankenhäusern implementiert und evaluiert.

Fragen: »Der örtliche Tennisklub möchte Sie als Ehrenmitglied aufnehmen«, »In Ihrer Familie werden Sie bei wichtigen Entscheidungen um Rat gefragt« oder »Auf dem Liebesmarkt haben Sie gute Aussichten«, aber auch: »Eine Frühverrentung ist für Sie leicht durchzusetzen« oder: »Auf ein günstiges Zimmer im betreuten Wohnen haben Sie gute Aussichten« jeweils um ein Feld nach vorn rückt. Am Ende tauschen sich alle Teilnehmer über ihre Erlebnisse aus und bemerken, welche Lebensoptionen ihnen von ihrer Diagnose eher erleichtert und welche eher erschwert werden.

Um diesen Gedanken abzuschließen, sei noch auf einen letzten wichtigen Aspekt verwiesen. In den letzten Jahrzehnten ist im systemischen Feld ein recht umfangreicher Fundus an störungs- und problemspezifischem Wissen entstanden. Nicht zuletzt war es für die Anerkennung wichtig, dass diese Therapieform ihre Leistungsfähigkeit in verschiedenen Feldern und mit zahlreichen Störungsbildern unter Beweis stellte (von Sydow et al., 2007; von Sydow, 2012; 2018). Dieses gesammelte Praxiswissen ist inzwischen in einer ganzen Reihe von Publikationen zugänglich gemacht worden, sehr prägnant in den verschiedenen Titeln der bereits erwähnten Reihe »Störungen systemisch behandeln«, die von Lieb und Rotthaus herausgegeben wird (siehe auch Borcsa u. Wilms, 2024; Lieb, 2014a; Schweitzer u. von Schlippe, 2006; von Sydow u. Borst, 2018b). In einem ausführlichen und kritischen Text hat sich Wolfgang Loth mit der Thematik auseinandergesetzt. Seine Mahnung, dass systemische Therapie sich nicht als Expertise für »Störungsbilder« verstehen möge, soll diesen Abschnitt beenden: »Das Besondere Systemischer Therapie besteht m. E. nicht darin, dass sie auch (oder womöglich: besser) etwas zu ›Störungen‹ (als Verstörtheiten, Ungereimtheiten, Irritationen, Leidensgeschichten) sagen kann, sondern dass sie sich in besonderem Maße darin bewährt, zu diesen Themen flexibel mit Binnen- und Außenperspektiven umzugehen. Dies ist ein anspruchsvolles Unternehmen« (Loth, 2007, S. 82).

## 9.6 Diagnostik: Was und wozu erkennen?

Diagnostik besteht im klassischen Sinn aus der Aktivität einer Person, die über Definitionsmacht verfügt und die Befunde erhebt, die sie zu einem komplexeren Syndrom zusammenführt, das auf eine Ursache hindeutet. Wie im letzten Kapitel bereits deutlich gemacht, stehen wir als Vertreter systemischer Praxis diesem Verständnis kritisch gegenüber, vor allem wenn es darum geht, im Kontext eines »starren psychiatrischen Störungsmodells« (Martín, 2020, S. 345), »Krankheiten«

möglichst objektiv in Kategorien festzuschreiben. Eine systemische Diagnostik versteht sich demgegenüber eher als eine Art von Konsultation. Therapeut und Familie erarbeiten gemeinsam eine Sicht auf das Problem, mehr noch auf die Ressourcen, auf die zugegriffen werden kann, und auf mögliche Lösungswege (hierzu ausführlich Cierpka, 2008, bzw. Reich et al., 2024;[37] siehe auch Retzlaff, 2024).

Aus unserer Sicht sind dabei für den »therapeutischen Hinterkopf« Überlegungen wichtig wie:

- *Kontext und/oder Causa?* Da das zirkuläre Denken davon ausgeht, dass eine aktuelle Problemsituation nie *eine* Ursache »hat«, sondern angemessener als Teil eines Wechselwirkungskreislaufs zu sehen ist, wird weniger versucht, »in die Tiefe« zu gehen (wo die Ursache vermutet wird), als vielmehr »in die Breite« – also verschiedene Prozesse zu identifizieren, in die die aktuelle Problemsituation eingebettet ist. Es wird also vorwiegend nicht nach »Gründen, die verursachen«, gesucht, sondern nach »Mustern, die aufrechterhalten«.
- *Richtig und/oder nützlich?* Eine konstruktivistische Position steht ohnehin der Suche nach der wahren Ursache skeptisch gegenüber (siehe z. B. von Schlippe, 2022a, S. 86 f.). Dem »Erlebensdruck der Kausalität« (Kriz, 2017, S. 71; siehe auch Kapitel 8.2) standzuhalten, ist schwer, doch sollten wir uns immer bewusst bleiben, dass Kausalität im Licht einer systemischen Erkenntnistheorie eher als »Schema eines Beobachters« erscheint, als »Medium, in dem ein Beobachter Formen bildet« (Luhmann, 2000, S. 180) und nicht als ein objektiv zu beobachtendes Phänomen. Es ist daher zu empfehlen, Diagnosen eher in Form offener Hypothesen zu formulieren (»Es könnte so sein«) und ihnen gegenüber eine eher neutrale Position einzunehmen (»Es könnte auch anders sein«). Dies gilt auch für die in Kapitel 13.3 beschriebene Art der »Prozessdiagnostik« der Familiensituation. Jede Diagnose lässt sich danach bewerten, welche Folgen sie hat, wenn man ihr folgt, also wie nützlich, belanglos oder schädlich sie sich auf die Lebenspraxis der Beteiligten auswirkt. Es ist aufschlussreich zu fragen, wie sich das Leben ändern würde, wenn man der Diagnose glauben oder sie in Zweifel ziehen würde. Es ist interessant zu fragen, wer aus welcher Perspektive die Diagnose stellt, vertritt, bezweifelt, diskutiert und welche Interessen sich mit übereinstimmenden und konfligierenden Diagnosen verbinden lassen.
- *Ist-Situation und/oder Möglichkeiten:* Ebenso intensiv wie für aktuelle Symptome, Probleme, Zusammenhänge interessiert sich eine systemische Diagnostik für noch nicht verwirklichte, aber künftig denkbare Möglichkeitszustände

37 Es handelt sich bei beiden Angaben um das »Handbuch der Familiendiagnostik«, das 2003 von Manfred Cierpka (1950–2017) und Mitarbeitern herausgegeben und 2024 von Günter Reich und anderen gründlich überarbeitet wurde. Da in 2024 einige Texte aus Cierpka (2008) herausgefallen sind, zitieren wir beide Werke.

(»Was könnte passieren, falls …«). Dazu gehört auch das intensive Fragen nach körperlichen, psychischen, sozialen und materiellen Ressourcen, die der Klient zur Problemlösung nutzen kann (Schweitzer u. Ochs, 2008; Hunger-Schoppe et al., 2024).

– *Diagnostik = Intervention = Diagnostik:* Gemäß einem Bonmot von Kurt Lewin, dass man ein soziales System am gründlichsten dann erkennen kann, wenn man es zu verändern versucht, geht hier die Diagnostik der Intervention meist nur wenige Schritte voraus. Die Reaktionen des Klientensystems auf die Intervention helfen, weitere diagnostische Hinweise zu sammeln.

Systemische Therapeutinnen können und sollen nach unserer Auffassung auch mit solchen Diagnosen respektvoll umgehen, die sie für therapeutisch wenig nützlich halten (die Frage ist immer, welches Problem mit einer Diagnose gelöst werden soll, siehe Levold u. Lieb, 2017). Dazu gehören solche, die eindeutige Ursache-Wirkungs-Zusammenhänge postulieren; die nach den Regeln des jeweiligen Diagnoseschlüssels »richtig«, aber für die Lebenspraxis wenig nützlich erscheinen; die den Istzustand ausführlich abbilden, ohne neue Möglichkeiten aufzuzeigen, und die schließlich ohne Bezug zu einer Intervention erhoben wurden. Alle Professionen haben fachspezifische Regeln des sorgfältigen, fachlich »richtigen« Diagnostizierens (und nachfolgend: Dokumentierens) aufgebaut, die nicht ohne negative Folgen missachtet werden können (siehe auch Kasten »Diagnosestellung«).

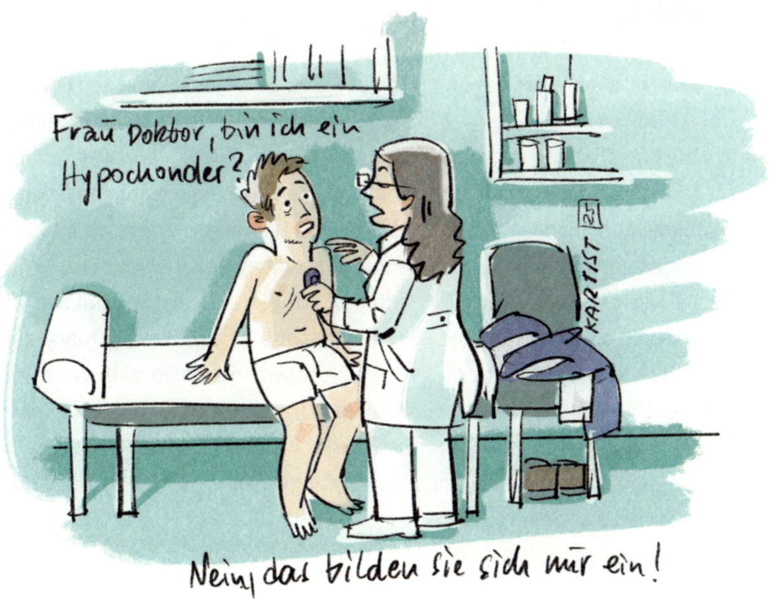

Hier bewährt sich eine Sowohl-als-auch-Haltung – nämlich Diagnosen sowohl fachgerecht »richtig« zu erstellen als auch sie zugleich nach ihrem Entstehungs- und Verwendungskontext, ihrer Nützlichkeit bzw. Schädlichkeit für die Lebenspraxis und den in ihnen impliziten künftigen Möglichkeiten zu hinterfragen. Mit dieser »doppelten Brille« lassen sich dann nützliche Gespräche führen:

> In einer psychiatrischen Fallkonferenz berichtet ein junger Patient ärgerlich, er wehre sich gegen die »Schizo-Diagnosen«. Er sei einfach nur misstrauisch, weil er in seinem Leben schon so viele schlechte Erfahrungen mit Menschen gemacht habe. Auf Nachfragen berichtet die daneben sitzende Stationsärztin, man habe früher wegen paranoid anmutender Berichte eine schizophrene Psychose diskutiert, sich aber nach längerer Beobachtung für eine schizoid akzentuierte Persönlichkeit nach frühen traumatischen Belastungen entschieden. Als ich (J. S.) ihm aus der ICD vorlese, dass damit ein »Rückzug von Kontakten« und eine »in sich gekehrte Zurückhaltung« gemeint ist, stimmt er zu: »Ja genau, so ist das bei mir!« und erklärt auf Nachfrage, wo sich diese Zurückhaltung für ihn schon alles bewährt habe. Wir diskutieren dann weiter, in welchen Lebenssituationen er künftig zurückhaltend bleiben und wo er mehr aus sich herausgehen möchte. Am Ende empfehle ich ihm, das Wort »schizoid« als eine Kurzbezeichnung seiner Fähigkeit zu cleverer, gut ausgewählter Zurückhaltung in Erinnerung zu behalten.

Auch Diagnosen in der Organisationswelt können im systemischen Coaching mit dieser doppelten Brille von »richtig und falsch« sowie »nützlich und schädlich« betrachtet werden.

> Ein Leiter einer großen Organisation berichtet mir (J. S.) ärgerlich von den Ergebnissen eines »360-Grad-Feedback«, bei dem ihn alle Mitarbeiter anonym zu beurteilen hatten. Er erlebt viele Einschätzungen als unfaires »Abwatschen« – vor allem von nur begrenzt fähigen Mitarbeitern, die er im letzten Jahr mit gutem Grund häufig habe kritisieren müssen. Ich schlage ihm nach längerem Anhören seines Ärgers vor, dass wir im Gespräch zunächst einmal annehmen könnten, die Einschätzungen seien objektiv so falsch und unberechtigt, wie er denkt, aber wir könnten überlegen, aus der Perspektive welcher Mitarbeiter sie von deren Standpunkt aus nachvollziehbar sein könnten. Hierzu fällt ihm viel ein: wen er wie gekränkt oder verletzt, wen er wie in seinem Selbstwert bedroht haben könnte. Dann überlegen wir, wie er diese Information nützen könnte, und fokussieren schließlich auf drei besonders »schwierige« Mitarbeiter und die Frage, wie er die nächsten Jahresgespräche mit diesen kränkungsärmer führen könnte, ohne dabei kritischen Punkten aus dem Wege zu gehen.

**Diagnosestellung**

*Systemisches Sprechen und Verhandeln über Diagnosen – ein möglicher Gesprächsaufbau (nach Schweitzer u. Nicolai, 2010, S. 119)*

*Wer stellt welche Diagnosen? – Wirklichkeitsfragen*

- Wie diagnostiziert der Patient (Klient, Schüler, Mandant ...) sich selbst und wie gut oder schlecht bekommt ihm diese Selbstdiagnose?
- Welche Gedanken, Hoffnungen, Befürchtungen, welche Empörung löst die Diagnose des Arztes (Lehrers, Psychologen, Unternehmensberaters ...) beim Patienten (Klienten, Schüler, Mandanten ...) aus?
- Wie harmonieren oder konfligieren die Diagnosen von Diagnostiker und Patient miteinander?

*Über Diagnosen sprechen oder schweigen? – Zirkuläres Fragen:*

- Inwiefern kann der Patient (Klient, Schüler, Mandant ...) mit der Entscheidung des Diagnostikers gut leben?
- Was soll der Diagnostiker wem (nicht) mitteilen?
- Was will der Patient (Klient, Schüler, Mandant ...) wem (nicht) mitteilen?
- Wozu nützen und was behindern Diagnosen (Problem- und Lösungsfragen)?
- Welche positiven Nebenwirkungen hat die Diagnose (neue Chancen)?
- Welche negativen Nebenwirkungen hat sie (Einschränkungen, Stigma)?
- Angenommen, die Diagnose könnte verändert werden, welche kleine Veränderung würde sie für die Patientin »lebbarer« machen?

*Was tun mit der Diagnose? – Bilanz*

- Können sich Diagnostikerin und Patient (Klient, Schüler, Mandant ...) verständigen über a) den Namen der Diagnose und b) deren Handlungsfolgen?
- Soweit die Antwort Ja lautet: Was wollen sie nun übereinstimmend veranlassen?
- Soweit die Antwort Nein lautet: Wie wollen sie mit ihrer Nichtübereinstimmung als Nächstes umgehen?

## 9.7 Wie chronifiziert man ein Problem? Eine Anleitung

Lebende Systeme befinden sich ständig im Übergang. Ein lebendes System (ob Körperzelle, Haustier, Psychologe oder Psychiatriepatient) kann sich *nicht nicht* verändern. Und doch arbeitet Therapie oft an der Frage, wie Veränderung möglich sei. Viel interessanter ist aus systemischer Sicht jedoch die umgekehrte Frage: Wie schaffen es manche Menschen, sich *nicht* zu verändern oder zumindest den Eindruck zu erwecken, sie veränderten sich nicht? Und vor allem: Wie sind die Kommunikationen so um ein Problem herum organisiert, dass sich dieses nicht nach einiger Zeit wieder auflöst, sondern dauerhaft wird? Es gehört eine gewisse Fähigkeit dazu, sich als »Probleminhaber« gemeinsam mit anderen rund um das eigene Problem ein chronisches Zeiterleben zu konstruieren – mit unendlicher Vergangenheit, einer Gegenwart im Schneckentempo und einer nicht mehr vorhandenen Zukunft. Jeder von uns kann in sich einen chronifizierten Erlebenszustand erzeugen. Anregungen dazu haben wir in einem »Problembaukasten« dargestellt (siehe die folgenden Kästen).

Die Chronifizierung von Problemen lässt sich, wie gesagt, nur schwer im Alleingang bewerkstelligen. Am Beispiel psychiatrischer Krankenkarrieren lässt sich zeigen, wie die kommunikativen Handlungen vieler Beteiligter ineinandergreifen und Chronizität erzeugen: die der Angehörigen, des psychiatrischen Fachpersonals, der verschiedenen Versorgungssysteme, der Medien, der Wissenschaft, vieler sozialrechtlicher Bestimmungen usw. Anfangs entlastet in der Familie die Definition eines Mitglieds als »psychisch krank« dieses zunächst von belastender Verantwortung dafür, sein Verhalten erwartungskonform zu verändern. Nicht er oder sie selbst als Inhaber eines freien Willens ist schuld, sondern die Krankheit. Dies erleichtert es den Angehörigen, sich nicht gegen den Patienten, sondern gegen seine Krankheit zusammenzuschließen. Zugleich werden auch Schuldgefühle bei den Angehörigen gelindert. All dies macht das Konzept »psychiatrische Krankheit« in Familien so attraktiv. Allerdings entspricht der »Schuldlosigkeit« aller Beteiligten auch eine weitgehende Einflusslosigkeit. Was kann man bei genetisch oder frühkindlich erworbenen Krankheiten schon tun, außer Pflege, Fürsorge und Abschirmung des Kranken von Eigenverantwortung?

Die unterschiedlichen Vorstellungen vom Wesen psychischer, insbesondere psychiatrischer Krankheiten haben zu unterschiedlichen Arbeitsformen geführt. Häufig geht Angehörigenarbeit (auch: psychoedukative Therapie) von der Vorstellung aus, die Verletzlichkeit für psychiatrische Krankheiten sei biologisch oder durch frühe Kindheitsprozesse determiniert und müsse fortlaufend bewältigt werden, etwa indem der Kranke und seine Angehörigen lernen, auf Auslöser zu achten und mit Schüben konstruktiv umzugehen (z. B. Rabovsky u. Stoppe, 2009). Aus systemischer Sicht steht hier die Sorge im Raum, dass dieses Vorgehen im Sinne einer unerwünschten Nebenwirkung die Krankenrollen eher verfestigen und einen allmählichen Abschied daraus behindern könnte. Zugleich sollte aber auch gesehen werden, dass die Unterstützung, mit sich selbst kompetenter umzugehen, natürlich ebenfalls eine angemessene Intervention darstellt.

Psychiatrische Versorgungssysteme sind oft als »therapeutische Ketten« organisiert, in denen der Ausgang des Patienten aus einer Behandlungseinrichtung oft zugleich der Eingang in eine weitere ist: aus der Klinik in ein Wohnheim, aus dem Wohnheim in die Obhut des Sozialpsychiatrischen Dienstes, aus der Arbeitstherapie in die gemeindenahe Werkstatt für Behinderte. Dies fördert die Bildung von Patientensubkulturen mit gemeinsamem Krankenschicksal. Schließlich sorgen sozialrechtliche Bestimmungen dafür, dass es gerade für wirtschaftlich gefährdete Personen ein Überlebensmuster werden kann, einmal vorhandene Probleme zu konservieren (vgl. Schweitzer u. Schumacher, 1995). Steuerfinanzierte sozialstaatliche Wohlfahrtssysteme sind meist auf dem Prinzip der Bedürftigkeit aufgebaut: Wer nichts hat, bekommt wenigstens ein Existenzminimum an Leistungen (Rehabilitationsmaßnahmen, Anschlussheilbehandlungen, Frühberentung), wenn er ein hinreichend schweres und hinreichend chronifiziertes Problem vorweisen kann. Dies macht den Ausstieg aus einer langweiligen, aber stressarmen Patientenkarriere in eine perspektivenarme Konkurrenzgesellschaft riskant.

## Do it yourself: Tipps zur Chronifizierung eines Problems

**Tipps zur Chronifizierung eines Problems – Grundkurs**

1. Vermeiden Sie es, Unterschiede im Zeitverlauf wahrzunehmen. Richten Sie daher Ihre Aufmerksamkeit auf das, was gleich geblieben ist, beachten Sie nicht, was sich verändert hat.
2. Vermeiden Sie es, Veränderungen in Ihrem Leben, wenn sie sich schon nicht umgehen lassen, durch Übergangsrituale deutlich zu markieren. Feiern Sie weder Geburtstage noch bestandene Prüfungen, weder Ihre Hochzeit noch Ihre Pensionierung, gehen Sie weder zu Jubiläen noch zu Begräbnissen.
3. Betrachten Sie sich grundsätzlich als Opfer, nie als Täter oder Akteur vergangener Geschehnisse. Analysieren Sie möglichst ausführlich, wie und warum Ihre lieblosen oder überfürsorglichen Eltern, Ihre unterdrückerischen Lehrer, Mitschüler, Chefs und Kollegen, Ihre Krankheit oder die gesellschaftlichen Verhältnisse Ihnen noch nie eine Wahlmöglichkeit gegeben haben.
4. Wenn Sie sich so eine stabile Problemvergangenheit geschaffen haben: Lassen Sie sich nicht von der Idee irritieren, Sie könnten es sich heute vielleicht besser

gehen lassen als damals. Gehen Sie von der Devise aus: »Meine Vergangenheit ist mein Schicksal.«

5. Beschreiben Sie sich Ihr gegenwärtiges Verhalten möglichst als Ausdruck von Defiziten, nie etwa als sinnvolle oder gar kreative Reaktion auf gegebene Umstände. Betrachten Sie Ihr Verhalten und das anderer Menschen nie in seinem Kontext, sondern als Ausdruck ewig gleich bleibender Eigenschaften oder Defekte.
6. Vermeiden Sie es, sich die Zukunft detailliert auszumalen, allenfalls global als ein finsteres oder leeres Loch. Falls es Ihnen derzeit schlecht geht: Vermeiden Sie vor allem, sich genau zu vergegenwärtigen, was Sie anders als heute tun würden, wenn es Ihnen wieder besser ginge.

Wenn dies mental geschafft ist, müssen Sie sich nur noch entsprechend verhalten, und Sie haben ein stabil chronifiziertes inneres problemdeterminierendes Erlebensmuster. Hilfreich ist nun, wenn wichtige Menschen um Sie herum diese Ansichten teilen, Sie darin bestärken und Sie entsprechend wie einen »hilflosen armen Wurm« behandeln.

**Tipps zur Chronifizierung speziell psychiatrischer Probleme – Aufbaukurs**
Um eine psychiatrische Chronifizierung zu erreichen, bedarf es noch einiger Handlungen mehr – und auch noch »freundlicher Hilfestellung« durch die Umgebung:

7. Vermeiden Sie es, Ihr Verhalten so darzustellen, dass die Umgebung es als verständlich und einfühlbar wahrnehmen könnte (sonst erreichen Sie »nur« eine neurotische Chronifizierung).
8. Verhindern Sie aber auch, dass Ihre Umgebung den Eindruck bekommt, das Ganze würde Ihnen Spaß machen oder wäre von Ihnen gewollt (sonst besteht die Chance, dass das Ganze unter der Rubrik »Persönlichkeitsstörung« oder »Delinquenz« verläuft, das bringt viel Streit und offenen Konflikt mit der Umgebung mit sich).
9. Ermöglichen Sie es unbedingt, dass man Sie in einer psychiatrischen Einrichtung vorstellt, denn ohne Diagnose werden Sie nicht als krank anerkannt. Ohne offiziellen »Krankenstatus« wird aber Ihre Umgebung immer wieder im Zweifel sein, ob Ihr Verhalten ausschließlich Ausdruck Ihrer »Geisteskrankheit« oder nicht doch auch Ihrer Lust und Unlust, Ihrer Vorlieben und Entscheidungen ist. Sie brauchen die Bestätigung Ihrer Weltsicht durch Ärzte, Pflegepersonal, Sozialarbeiter und Psychologen.
10. Bauen Sie nun Ihre »Minussymptomatik« oder Ihre »produktiven Symptome« weiter aus. Dann können Sie mit etwas Hilfe die Voraussetzungen erreichen, um sozialrechtlich als erwerbsgemindert, als dauerhaft psychisch behindert oder Frührentner anerkannt zu werden.
11. Verändern Sie systematisch Ihren Bekanntenkreis. Halten Sie sich in Kliniken, Tagesstätten, Patientenklubs, beschützenden Einrichtungen auf, bis Ihr Freundeskreis vorwiegend aus Menschen besteht, die die Welt ähnlich sehen wie Sie.

12. Spätestens jetzt haben Sie es geschafft. Es existiert eine Krankenakte, die unabhängig von Ihnen selbst ein Eigenleben führt und laufend vervollständigt wird.

*Achtung – Risiken und Nebenwirkungen dieses »Baukastens«:* Ab Punkt 9 ist der Prozess nicht mehr aus eigener Kraft umkehrbar. Sie laufen Gefahr, dass jeder Versuch, sich wieder »normal« zu verhalten (z. B. durch offensive Veränderung Ihrer gegenwärtigen Lage), als Beweis Ihrer Verrücktheit gegen Sie gekehrt wird (z. B. als »beginnender Schub«)!

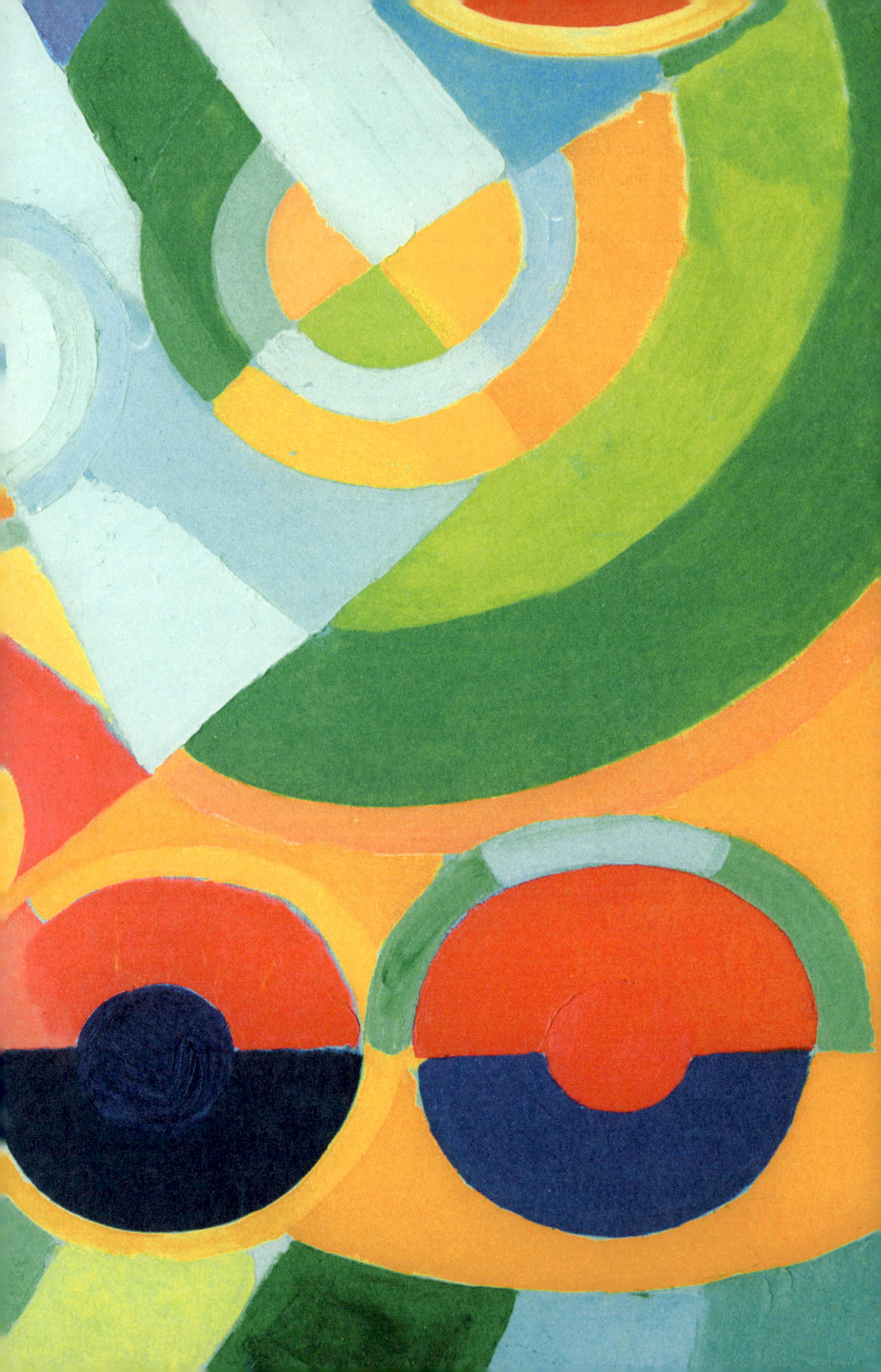

# III Praxis: Grundlagen

> *»Wie kann ein Berater, eine Beraterin mit einem Klienten einen sinngebenden Dialog erzeugen, der für den Klienten einen Unterschied darstellt: zu seinem bisherigen Selbstverständnis, zur gewohnheitsmäßig erzählten Geschichte seines Lebens, zu den bisherigen Wirklichkeitskonstruktionen und seinen Handlungsoptionen? Hierzu ein Beispiel: ein Klient kommt mit der Aussage, er sei ängstlich und habe das Ziel, sein Leben selbstbewusster, anzupacken. Als Systemiker werden wir uns zunächst kundig machen, was er unter ängstlich versteht, woran sich dies zeigt und welche Vorstellungen er mitbringt, wie er ein Leben gestalten würde, wenn er selbstbewusster wäre, vielleicht auch, wo es ihm im Ansatz bereits gelingt. Wir entfalten somit den Kosmos der Wirklichkeit des Klienten. Möglicherweise […] [beginnt] der Klient bereits durch unser sorgfältiges Fragen, Impulse und Anregungen, bestimmte Aspekte näher und aus anderem Blickwinkel zu betrachten. Dann kann der Berater solchen Pfaden folgen. Aber nicht zwangsläufig führt jeder vom Klienten selbst gefundene Weg zum Ziel. Wenn nicht, helfen Steuerungskonzepte: welche Fragestellungen gäbe es mit welchen Alternativen noch, die bei Bedarf aufgegriffen werden könnten? Nicht jede, dem Klienten und dem Berater zunächst Sinn gebend erscheinende Hypothese muss relevant sein. So stellt sich der Beratungsprozess als ein Weg mit vielen Ausgangspunkten, Horizonten und Weggabelungen dar« (Kannicht u. Schmid, 2015, S. 10).*

Psychotherapie ist alles andere als ein einfaches Geschäft. Gerade als Anfänger ist man schnell überwältigt von den vielen möglichen und nicht selten widersprüchlichen Beschreibungen aufseiten der Ratsuchenden und der ebenfalls großen Fülle von Perspektiven, Zugangsmöglichkeiten und Ansatzpunkten auf therapeutischer Seite. Die Frage, wann es angemessen ist, »A« zu sagen oder zu tun (was für eine Aussage oder Handlung auch immer es ist) oder doch besser »B« oder »C«, ist selten exakt zu beantworten; leichter ist es festzustellen, dass man einen Fehler gemacht hat, doch liegt es in der Natur der Dinge, dass es dann auch meist etwas schwieriger wird (»Das war jetzt gerade nicht so gut …!«). Wann genau ist denn eine Skulptur angemessen, wann eine zirkuläre Frage, wann passt ein Reframing, wann eine Reflexionsrunde, und wann vielleicht jeweils gerade nicht? Wir kennen Theorien, Ausdrucksformen, Methoden und Routinen, doch wann ist welche Methode angemessen? Es kommt dazu, dass die eine Aussage bei der einen Person vielleicht passt, während die andere auf die gleiche Äußerung säuerlich reagiert. Und vielleicht stößt die Aussage vom Mittwoch bei derselben Person am Freitag auf wenig Gegenliebe. So ist zwar der systemische Werkzeugkasten reich ausgestattet, doch die Frage, ob und wann welche Intervention angemessen auszuwählen ist, ist nicht in der Logik eines Manuals vorgegeben (ein Dilemma, das sich auch nicht durch die Forderung beheben lassen dürfte, nur »evidence based methods« zuzulassen). Da es objektive Kriterien für den jeweils »richtigen Moment« nicht gibt, ist jede Beraterin und jeder Berater darauf angewiesen, Professionalität und Intuition miteinander zu verbinden und zu lernen, »sich selbst zu steuern« (Kannicht u. Schmid, 2015, S. 9). Jede Therapeutin entwickelt im Laufe der Zeit einen ganz eigenen Stil, auf Menschen zuzugehen. Landkarten, Haltungen, Theorien und Methoden werden in konkrete Handlungen überführt. Wie Buchholz (1999) schreibt, ist Psychotherapie eben keine Wissenschaft, sondern eine Profession, die sich im Kontext Wissenschaft bewegt. Sie lässt sich wissenschaftlich überprüfen, hinterfragen, aber sie »ist« nicht Wissenschaft. Professionelles Wissen umfasst implizites, verkörpertes und nicht unmittelbar zugängliches »stilles Wissen« (sogenanntes »tacit knowledge«, siehe Polanyi, 2005) zu erwerben, dies geschieht über Selbsterfahrung, eigene Therapie und supervidierte Praxis. Dieses Wissen ist immer umfassender als seine wissenschaftliche Rekonstruktion und es lässt sich nur unzureichend über Bücher vermitteln, doch, um uns nicht selbst das Wasser abzugraben, sei betont: Bücher wie unseres können professionelles Lernen unterstützen.

In den nächsten drei Buchteilen geht es um Praxis, die wir aufteilen in III: »Grundlagen«, IV: »Methoden« und V: »Settings«. Unter »Grundlagen« skizzieren wir eine Reihe möglicher Eckpunkte, die helfen können, mit Menschen ins Gespräch zu kommen, die Rat und Unterstützung suchen. Wir beginnen in Kapitel 10 mit dem klassischen, aber wenig beachteten Entwurf einer Theorie familiärer Beziehungsprozesse von David Kantor und William Lehr (1977). Wir denken, dass Varianten dieser Struktur auch für andere soziale Systeme wie Nachbarschaften, Vereine und Arbeitsteams »passen«. Das Kapitel 11 widmet sich der Frage, mit welcher Haltung therapeutisch auf Menschen und Probleme zugegangen werden kann, Kapitel 12 behandelt Kompetenz und therapeutische Beziehung.

# 10 Eine Landkarte für die Arbeit mit sozialen Systemen

David Kantor und William Lehr entwickelten ein eingängiges und nützliches Konzept, das einen Rahmen anbietet, mit dem Familien bzw. Ratsuchende schrittweise in »langsam stürmischer werdende Gewässer« begleitet werden können. Dieser Rahmen ermöglicht es, sich zu orientieren und sich mit den Gesprächspartnern »einzugrooven«. Kantor und Lehr unterscheiden hier drei von ihnen so genannte Zugangsdimensionen (Zeit, Raum, Energie) und drei »Zieldimensionen« (Wirksamkeit/Macht, Sinn, Gefühle/Bindung). Über die ersten drei Dimensionen kann meist leichter gesprochen werden:

1. *Zeit* (»time«): Wie Menschen ihre Zeit aufteilen, ihre Handlungen untereinander koordinieren, wie sie mit plötzlichen und allmählichen Umbrüchen umgehen, was sie gleichzeitig und was sie nacheinander tun.
2. *Raum* (»space«): Wie viel Platz sie einnehmen, wie sie begrenzten Raum untereinander aufteilen, wie sie sich im Raum zueinander platzieren.
3. *Energie* (»energy«): Was sie antreibt und am Laufen hält.

Über die Zieldimensionen zu sprechen, ist schon schwieriger, da geht es dann um

1. *Wirksamkeit* (»power«): Wie können die Anliegen der Mitglieder verwirklicht, manchmal vielleicht auch durchgesetzt werden? Es geht hier um Themen von Selbstwirksamkeit, Entscheidungen, Macht- und Hierarchieverteilung.
2. *Sinn* (»meaning«): Wie werden die eigenen Werte und Überzeugungen mit der Lebenspraxis in Übereinstimmung gebracht? Hier wird also nach Glaubensüberzeugungen und Weltanschauungen gefragt, aber auch nach dem, was dem Leben (gemeinsamen) Sinn gibt, bis hin zu spiritueller Bedeutungsgebung.
3. *Bindung* (»affect«): Wie wird das Bewusstsein und vor allem das Gefühl von Verbundenheit erfahren? Hier geht es um Fragen, die die Bindung und das emotionale Klima untereinander betreffen.

All diese Dimensionen spielen für Kantor und Lehr in Beratungsprozesse hinein. Über die *Zugangsdimensionen* ist es leichter (oberflächlicher, unkomplizierter, konfliktärmer), sich die Lebenswelt des sozialen Systems, mit dem man zu tun hat, zu erschließen und dort erste, kleinere Veränderungen anzustreben, während Veränderungen auf den *Zieldimensionen* als die »am Ende« wirklich bedeutsamen Veränderungen erlebt werden. Wir wollen daher bei den Zugangsdimensionen beginnen und dann später zu den Zieldimensionen kommen.

Wir verstehen die Dimensionen jeweils als eine Art von Landkarte, eine Möglichkeit, leichter mit Menschen, mit Familien ins Gespräch zu kommen und dabei schrittweise mehr Tiefgang im Gespräch zu erreichen: Zu Zeit, Raum und Energie ist viel zu sagen, den »heißeren Eisen« Wirksamkeit, Sinn und Bindung kann man sich zugleich langsam annähern.

## 10.1 Die Zugangsdimensionen

### Zeit: Wie wir uns koordinieren

Zeit und Raum gehören zu den von Kant als »Antinomien« bezeichneten Phänomenen: Wir können uns weder vorstellen, dass Zeit und Raum irgendwann begonnen haben (»Was war denn vorher?«), noch dass sie unendlich sind (»Irgendwann muss es doch einmal aufhören! Hm, aber was kommt danach?«). Als »Formen der Anschauung« sind Zeit und Raum nicht denkbar, nicht sinnvoll vorstellbar ohne Beobachter. Zeitvorstellungen sind vielfältig. Zugleich werden wir durch die Zeit unerbittlich mit Vergänglichkeit konfrontiert: »Zeit ist das Äquivalent für das Evolutionäre und Irreversible unserer Existenz. Wir erfassen und beschreiben als Zeit das nicht umkehrbare und unwiederbringliche Nacheinander und seine Dauer, die uns als Aufeinanderfolge bestimmter Veränderungen und Ereignisse bewusst wird« (Weber, 1988, S. 41). An dieser Stelle tiefer einzusteigen, würde den Rahmen sprengen. Es gehört zu den Grundbedingungen unserer Existenz, dass wir mit Zeit (wie auch mit Raum und Energie) umgehen müssen. Man mag zu viel oder zu wenig davon haben, mal kann man sich ärgern, dass man sie »aus dem Fenster« geworfen hat, oder genießen, dass man gerade einmal viel davon zur Verfügung hat. Und man hat, wenn es um den eigenen Rahmen von Zeit geht, immer auch mit den anderen zu tun. Es ist eine Qualität der Zugangsdimensionen, dass sie Menschen schnell miteinander in Kontakt bringen. Man kann die Dimension Zeit im therapeutischen Setting (siehe auch Kasten »Fragen zur Dimension ›Zeit‹«) verdeutlichen über:

- Fragen nach dem Alter der einzelnen Mitglieder, auch im Hinblick auf die darin zum Ausdruck kommende Lebenserfahrung (siehe hierzu die kleine Episode mit Virginia Satir in Kapitel 13.2).
- Ein »Zeitkuchen« kann deutlich werden lassen, wie die für Einzelne oder die Gemeinschaft verfügbare Zeit ungefähr prozentual aufgeteilt wird, eine ähnliche Funktion können Tages- oder Wochenpläne haben.
- Ein gemeinsam erarbeitetes Genogramm für die Zeit in einer Mehrgenerationenperspektive: Jedes Mitglied der Familie hat/hatte seine und ihre Zeit (vgl. Kapitel 13.4).
- Lebenslinien und -panoramen können gemalt und besprochen werden (ein schöner Text hierzu, bezogen auf die Arbeit mit alten Menschen, findet sich bei Petzold, 1985).
- Zeitliche Metaphern können helfen, geduldig mit dem Umgang verschiedener Leute mit Zeit zu werden: »Sie haben einfach verschiedene Uhren«, »Der eine fährt mit dem Auto, der andere ist mit dem Flugzeug unterwegs.«

Einer von uns Autoren kommentierte die Neigung seines Sohnes, bis tief in die Nacht wach zu bleiben, nach endlosen Auseinandersetzungen darüber mit der Aussage: »Jetzt habe ich was verstanden: Du bist ganz in Ordnung, nur zufällig auf der falschen Seite der Erde geboren, eigentlich bist du ein Australier!« Das Verschieben von »Zeit« in den »Raum« und das Lachen über das damit verbundene Reframing blieb eine dauerhafte Ressource, die den Streit ums Zubettgehen minimieren half.

**Fragen zur Dimension »Zeit«**

*Fragen, die sich anbieten, um die Zugangsdimension »Zeit« zu erschließen*

- Welche Zeit nehmen sich Einzelne, nehmen sich Subgruppen, die Familie bzw. das Team jeweils für sich?
- Wer bestimmt über, wer sorgt für die Zeit?
- Wer und was beansprucht Zeit in der Familie?
- Welches Zeitgefühl herrscht vor?
- Wie sieht es mit Spannungs-, wie mit Entspannungszeiten aus? Sind diese angemessen verteilt?
- Wie viel Raum nimmt das Sprechen über Zeit, das Koordinieren von Zeit ein?
- Welche Zeiten gelten als problemfrei, welche als problematisch?
- Kennen Sie Sprichwörter über Zeit, wie werden sie bewertet?
- Wie erleben Sie den Umgang mit Zeit hier im Gespräch?

Bei allen Fragen kann jeweils auch darauf geschaut werden, wie zufrieden/unzufrieden die Einzelnen sind und was sie anders machen würden wollen, wenn sie selbst frei entscheiden könnten.

*Vorschläge zum Umgang und zur Verdeutlichung*
- Alter der Mitglieder in einem ersten kleinen Genogramm aufschreiben und besprechen
- Zeitkuchen malen lassen: Welche Aktivitäten nehmen wie viel Zeit?
- Tages- oder Wochenpläne vorstellen lassen
- Wie sehen zeitliche Verabredungen aus, wie verbindlich sind sie?
- Lebenslinien, -panoramen erstellen lassen, Höhe- und Tiefpunkte
- Metaphern zu »Zeit« finden, die für die Familie/für Einzelne passen
- Welches Reise-Fortbewegungsmittel würde jeder wählen?
- Welche Zeit-Sprichwörter fallen Ihnen ein und wie werden sie bewertet?

## Wohin man blicken kann: Vergangenheiten, Gegenwarten, Zukünfte

Die Aufmerksamkeit kann sich auf Vergangenes, Gegenwärtiges oder Zukünftiges richten. Damit wird es Menschen zum Beispiel möglich, Erinnerungsarbeit zu leisten, spontan im Hier und Jetzt zu leben oder fantasievoll und systematisch Zukunftsplanungen vorzunehmen. Manchmal gerät man aber auch in Konflikte untereinander oder mit der Außenwelt.

So halten in Immigrantenfamilien oft einzelne Mitglieder die Erinnerung an das Herkunftsland wach, trauern ihm nach, halten Kontakt dorthin, pflegen Sprache oder Religion. Andere erlernen schnell die Gebräuche des Aufnahmelandes, erhalten Jobs, bringen neue Freunde in die Familie. Im guten Fall wird dies wertgeschätzt, etwa wenn die Kinder auf dem Amt übersetzen können oder die Enkel sich für die Geschichten der Großmutter interessieren. Es kann aber auch zu Konflikten führen: wenn in einer traditionellen Familie die Frau schneller als der Mann eine Arbeit findet und der Mann damit hadert oder wenn die Tochter aus Sicht der Eltern »unmoralische« Gewohnheiten des Gastlandes übernimmt und diese sie dafür bestrafen.

Eine gute Balance zwischen den Blicken auf verschiedene Zeitperspektiven finden zu helfen, ist eine wichtige Aufgabe systemischer Beratung, besonders wenn Konflikte darum toben oder absehbar sind.

> Auf der Leitungsklausur eines Betriebes tagen 16 Abteilungsleiter mit ihrem neuen Chef. Er ist der fünfte Chef innerhalb kurzer Zeit, ganz frisch im Amt und plant, »diesen verknöcherten Betrieb endlich auf die Höhe der Zeit zu führen«. Eine »Zeitreise« (vgl. Kapitel 16.5) durch die Geschichte der Firma seit Eintritt des dienstältesten Mitarbeiters macht deutlich, dass die vier letzten Chefs immer wieder mit radikalen Umstellungsideen angefangen hatten, von denen drei nach kürzester Zeit wieder gingen und der vierte sich deshalb »hielt«, weil er sich nach kurzer Zeit mit geschätzten Traditionen des Betriebs anfreundete. Was bräuchten die Mitarbeitenden, was bräuchte der »Neue«, damit es ihm besser ergeht als den vier Vorhergehenden?

Das breite Spektrum von Ansätzen und Methoden der systemischen Therapie macht ein Balancieren zwischen Vergangenheiten, Gegenwarten und Zukünften leicht (Borst u. Hildenbrand, 2012). Besonders bieten sich hier Skulpturen (vorher – nachher) oder zirkuläre Fragen an.

### Entwicklung von Systemen in der Zeit: Ständig im Übergang

Stabilität lässt sich, wie bereits erwähnt, als der eigentlich erklärungsbedürftige Sonderzustand eines lebenden Systems ansehen, Veränderung als der zu erwartende Regelfall. Die Entwicklungspsychologie bietet zahlreiche Modelle, den Entwicklungsverlauf des Kindes bis ins Erwachsenenalter bzw. bis zum Tod zu beschreiben (z. B. Berk, 2011). Für Familien ist bis heute das Konzept des Familienlebenszyklus von Duvall (1977, aktualisiert durch Carter u. Goldrick, 1980, siehe auch McGoldrick u. Shibusawa, 2012) nutzbar, das wir schon in Kapitel 7.2 angesprochen haben (siehe auch Hunger-Schoppe et al., 2024). Jedes Stadium konfrontiert die Familie mit der Notwendigkeit einer »Veränderung zweiter Ordnung«, also einer Veränderung der eigenen Regeln und der Notwendigkeit für jeden Einzelnen, diese Prozesse auch seelisch zu integrieren. Für die Entwicklung von Organisationen haben Glasl und Lievegoed (2004) eine typische Abfolge von vier Phasen vorgeschlagen, zwischen deren Übergangszeiten typischerweise erwartbare Krisen auftreten. Nach einer *Pionierphase,* meist von dynamisch und unbürokratisch agierenden Gründern geprägt, wird mit dem Altern der Gründer oder mit dem Wachstum der Organisation eine funktionale Differenzierung zum Beispiel in Spezialistenrollen und Abteilungen erforderlich. Konflikte im Übergang in diese *Differenzierungsphase* betreffen die oft mühselig verlaufenden Nachfolgeprozesse (Breuer, 2008; von Schlippe, 2009a). Wenn durch zu viel Abgrenzung zwischen Spezialisten und Abteilungen die Informationen nur noch unzureichend fließen und »Fachidiotentum« und »Abteilungsegoismen« überhandnehmen, führen Krisen über in eine *Integrationsphase.* In dieser werden, oft aus der Perspektive der Nutzer oder Kunden, Fachabteilungen wieder aufgelöst zugunsten von Produkt- oder Regionalgruppen.

Zu den erwartbaren, auch »normativ« genannten Krisen gesellen sich unerwartbare, »nicht normative« Krisen wie in Familien etwa Scheidungen, vorzeitige Todesfälle, Unfälle, Katastrophen, schwere chronische Krankheiten eines Kindes oder Elternteils und Ähnliches. Für normative Übergänge hält unsere Kultur haltgebende Rituale bereit (Einschulungsfeier, Konfirmation, Hochzeitsfeier, Antrittsbesuch, Regierungserklärung, Nachfolgeverhandlung, Beerdigung, siehe auch Kapitel 18.6). Bei nicht normativen Krisen fehlen solche Rituale, sodass die Betroffenen es schwerer haben, diese zu verarbeiten – eine »Scheidungsfete« wird eben meist nicht gefeiert. Weil es keine vorgeprägten Verarbeitungsmodelle gibt, fühlen sich Nahestehende unsicher, was die Betroffenen mit größerer Wahrscheinlichkeit in die Isolation treibt (Stoltze, 2018).

Zwei Beispiele derartiger nicht normativer Krisen:

- Kontaktabbrüche, »Funkstille« zwischen Eltern und erwachsenen Kindern können das Familienleben stark überschatten (Jendrich, 2022). Die Gefühle aller Beteiligten – Scham, Wut und Verzweiflung – können sehr intensiv sein. Doch gerade das macht es schwierig, darüber zu sprechen, geschweige denn, an der belastenden Situation etwas zu ändern.
- Bereits vor einigen Jahren ist das Phänomen des »uneindeutigen Verlusts« (»ambiguous loss«) explizit von Boss (2002) beschrieben worden. Cohen (1999) illustriert dieses Thema am Beispiel von Familien mit einem erwachsenen Alzheimer- bzw. Demenzpatienten: Hier stehen die Angehörigen vor der Situation, den lieben Menschen emotional bereits zu einem Teil »verloren« zu haben, obwohl er noch lebt. Er mag noch physisch präsent sein oder durch andauernde Hospitalisierung zwar nicht mehr im Hause, aber doch »da«. Psychologisch ist also bereits »Abschiedsarbeit« zu leisten, zugleich darf dies eigentlich noch nicht sein, es wird als Verrat am geliebten Menschen erlebt. Die Uneindeutigkeit setzt mit den damit verbundenen Gefühlen von Zerrissenheit die Familie massiv unter Stress. Gerade hier kann die Erarbeitung von Ritualen eine wichtige Stütze sein (Boss, 2002; vgl. Kapitel 18.6). Zudem gibt es Ansätze, die Demenzkranken aus der Situation der »Exkommunikation« zurückzuholen und sie wieder in die Interaktion – auf neue Weise – einzubinden (Müller u. Gladis, 2023).

## Konfliktlösung in der Zeit: Diachrone und synchrone Muster

Hinsichtlich ihrer zeitlichen Abfolge können Systemprozesse auf zweierlei Weise beschrieben werden: Das eine geschieht gleichzeitig (synchron), das andere in zeitlicher Abfolge »eines nach dem anderen« (diachron). Allzu synchron gestaltete Zeitabfolgen werden als Chaos und Überforderung erlebt (»zu viel auf einmal!«), allzu diachron gestaltete Zeitabfolgen als Langeweile. Luigi Boscolo hat einmal gesagt, dass man getrost die widersprüchlichsten Dinge im selben Leben tun könne, nur besser nicht alle gleichzeitig. Die Mailänder Gruppe hat diesen Satz umgesetzt in die Schlussintervention der geraden und ungeraden Tage. Dabei wird einem überwiegend synchron operierenden Klientensystem empfohlen, seine widersprüchlichen Wünsche und Tendenzen einmal zu »diachronisieren«, indem man an geraden Tagen der einen, an ungeraden Tagen der entgegengesetzten Tendenz folgt. In Familien, in denen sich die Mitglieder paradoxer Kommunikation ausgesetzt sehen, über die unvereinbare Verhaltenserwartungen an den jeweils anderen gerichtet werden, kann die Einführung von Zeit entparadoxierend wirken: Die Paradoxie wird zu einer »normalen Ambivalenz« (Simon, 1988).

Man kann in Erziehungsfragen zerstrittenen Eltern empfehlen, für eine gewisse Zeit ihr Kind montags nach den Richtlinien der Mutter, dienstags nach denen des Vaters, am Mittwoch nach denen der Mutter etc. zu erziehen – konfuser als derzeit sei dies auch nicht. Und man kann verunsicherten Familien mit einem psychiatrischen auffälligen Mitglied empfehlen, diesen montags als kompetenten jungen Mann, dienstags als psychisch beeinträchtigt, mittwochs als kompetenten jungen Mann, donnerstags wieder als beeinträchtigt usw. zu behandeln, um zu prüfen, wie bekömmlich beide Sichtweisen für das Zusammenleben sind.

In einem Fall stritt ein Unternehmerpaar ausdauernd darüber, dass der Sohn sich von seinem Vater, dem Gründer des Betriebes, nicht genug abgrenze. Er soll, so die Ehefrau, dem Alten endlich den Stuhl vor die Tür setzen. Der Sohn, inzwischen selbst Eigentümer, tolerierte viele »Macken« des Vaters, um ihm nicht das Gefühl zu geben, abgeschoben zu werden. Für die Frau war dies ein Zeichen, dass er sich noch »wie ein Kind« verhalte, so forderte sie umso stärker, dass er sich »erwachsen« durchsetzen solle. Die Beschreibungen »Er ist erwachsen, er kann das!« und »Er ist von Kind auf so gehalten worden, er kann es einfach nicht!« standen unverrückbar nebeneinander. Die Aufforderung, in den nächsten Wochen in einer Woche die eine, in der anderen Woche die andere Beschreibung »zu glauben«, führte zu einer interessanten Erfahrung. Zum einen wurden ihre Auseinandersetzungen härter und konfrontativer, zum anderen erlebten sie auch entspanntere und ruhigere Phasen. Für beide Partner war überraschend, dass die Paarbeziehung in den nachfolgenden Wochen intensiver erlebt wurde, und zwar unabhängig davon, welche der Wochen es jeweils war. Vorher war die Frau zwischen ihrer Wut und ihrer Sorge, ihren Partner zu überfordern, hin und her gependelt, sodass sie ihn ständig zugleich kritisiert und geschont hatte. Nun konnte sie ihn kraftvoll konfrontieren oder ihn auch mit dem Thema in Ruhe lassen, beides tat ihnen gemeinsam gut.

Das gleiche Prinzip lässt sich vorausschauend auf mehrjährige Zukunftszeiträume anwenden. Konflikte über den besten Zeitpunkt für künftige Veränderungen können gelöst werden, wenn beide Anliegen wertgeschätzt werden und dann durch Zukunftsfragen (Kapitel 15.3) oder mit einer Zeitlinienreise (Kapitel 16.5) eine »mentale Wanderung« durch die nächsten Jahre stattfindet, bei der für beide Anliegen ein bestmöglicher Zeitpunkt gesucht und geprüft wird.

Ein bikulturelles Ehepaar will seinen Lebensunterhalt weiterhin in dem Heimatland eines Partners verdienen, aber große Teile des Jahres in dem ärmeren, aber faszinierenderen Land des anderen leben. Darüber sind sich beide einig, nicht aber über Tempo und Zeitpunkte dieser Teilumsiedlung. Auf einer langen Zeitlinienreise durchlaufen beide die bevorstehenden vier Jahre, verdeutlichen sich Charme und Stress häufiger Reisen zwischen beiden Ländern, erproben in der Vorstellung zeitweilige Trennungen (sie verdient im Industrieland das Geld, er baut im ärmeren Land ein Haus), spielen mögliche Besuche bei den Kindern an deren Studienorten durch und schauen von einem vorläufigen »Endpunkt« dieser Reise, vier Jahre entfernt vom Heute, auf diese Übergangszeit zurück. Sie finden heraus, dass ihr Plan machbar sein kann, wenn sie langsamer voranschreiten, als anfangs beabsichtigt, und wenn sie mehr Trennungszeiten einplanen, als anfangs vorgestellt. »So könnte es gehen«, sagen beide am Schluss übereinstimmend. Zwei Jahre später bekommt der Berater eine Einladung, die beiden einmal auf der Baustelle des neuen Holzhauses zu besuchen.

### Raum: Wie wir zueinander stehen

Metaphern des Raumes sind uns allen intuitiv vertraut, räumlich drückt sich in ihnen eine Art von Sprache aus, die universell verstanden wird – »Wir stehen uns nahe«, »Wir fühlen uns fern voneinander«, »Wir können mit einem Lächeln Distanzen überwinden«. Es werden Grenzen ausgedrückt, nah und fern wird unterschieden und Bindungsthemen werden verdeutlicht. Die Dimension der Höhe, also »oben« und »unten«, macht es möglich, Wirksamkeitsthemen wie Macht, Einfluss, Eigenständigkeit und ihre Gegenbegriffe auszudrücken. Die Raummetapher betont mehr das, was jetzt ist, weniger das, was künftig sein wird. Sie spricht eher von »Strukturen« als von »Prozessen«. Räumliche Metaphern finden sich daher insbesondere in den strukturellen und strategischen Therapien (Kapitel 2) und in der Skulpturarbeit (Kapitel 16.1).

Möglichkeiten zur Verdeutlichung der Dimension Raum (siehe auch Kasten »Fragen zur Dimension ›Raum‹«):

- *Unmittelbare Inszenierung:* Mehr noch als die Zeit erlaubt die Dimension Raum, die Fakten und die erlebte Beziehung unmittelbar in Szene zu setzen: »Wie viel Raum hat jeder für sich? Gibt es eigene Zimmer, Schlüssel?« und: »Wenn Sie einander einmal anschauen, passt die Beziehung zwischen Ihnen gerade so im Moment? Wer hätte mehr Wunsch nach Nähe, wer nach Distanz? Wenn Sie jetzt ein Stück zurückgehen würden, würden Sie (der andere) eher nachrücken oder auch in Distanz gehen?«
- *Familienskulpturen:* Wie viel Raum nimmt jeder ein, wie viel Platz braucht jeder, wer kann von seinem Platz aus wen sehen, wen nicht? Passt das zum Erleben des Alltags?
- *Symbol- und Objektskulpturen:* Hier gibt es viele Möglichkeiten, mit Geldstücken, Bauklötzen, Steinen, Stühlen usw. beiläufig kleine bis große Szenarien aufzubauen (Frohn, 2010).
- *Fragen zu räumlichen Metaphern der Beziehung:* »Wie nahe stehen sich Ihrer Meinung nach Ihre Tochter und Ihre Schwiegermutter?«, »Was glauben Sie, wer sich am weitesten vom Großvater entfernt sieht?«, »Wer denkt am ehesten, dass Ihr Neffe sich in der Wohnung ganz schön breitmacht?«
- *Gemeinsam im Gespräch erarbeitete oder gezeichnete Formen des Zusammenlebens/Pläne:* Sitzordnung am Esstisch (gibt es überhaupt gemeinsame Mahlzeiten?) bzw. am Konferenztisch, Wohnungsgrundrisse, innere Räume, imaginäre Räume.
- *Metaphern:* Wer lenkt das Auto, wer fährt auf dem Rücksitz? Wer steuert die Familieneisenbahn, wer sitzt in welcher Klasse, wer heizt, wer bedient usw.? Wer ist damit zufrieden, wer nicht?
- *Verschiedene Materialien:* Damit (z. B. mit Schnüren) kann der eigene Raum, die eigene Grenze sichtbar gemacht werden (Bleckwedel, 2008; Lauterbach, 2007).

**Fragen zur Dimension »Raum«**

*Fragen, die sich anbieten, um die Zugangsdimension »Raum« zu erschließen*

- Wie viel Raum haben Sie gemeinsam zur Verfügung – jeder für sich, wer nimmt welchen Raum für sich in Anspruch?
- Wer gestaltet die Räume?

- Wo befinden sich die Lebensräume (Wohnort, Stadtteil, Mietshaus, Eigenheim, Zimmer ...)?
- Wie viel Platz gibt es für äußere und »innere« Räume?
- Wer setzt wie Grenzen? Wie werden Räume bewertet (Rückzug, Flucht, Schutz ...)? Ist es möglich, sich zurückzuziehen, abzuschließen?
- Wie wird die Überschreitung von Grenzen gehandhabt, wird zum Beispiel angeklopft? Wer sorgt selbst für seinen Raum und wer lässt sorgen?
- Gibt es imaginäre Räume und wozu dienen sie?

## Grenzen und Verbindungen

Nähe und Distanz sind ständig in Bewegung, sie können sich zudem nicht gleichmäßig zwischen allen Mitgliedern ergeben. Die Idee »Wir stehen uns alle gleich nah« kann zudem auch gefährlich sein, wenn sie zu einem Dogma wird, das Distanz verbietet. Kantor und Lehr (1977) schlagen vor, die alltägliche Raumnutzung in Familien unter drei Aspekten anzuschauen.

- *Grenzziehung:* Wie definiert und erhält eine Familie ihr »Territorium«, indem sie »den hineingehenden und hinausgehenden Verkehr reguliert«? Wie entwickeln sie Landkarten ihrer Räume in der Außenwelt (Wo darf die Tochter abends ohne Begleitung hingehen?) und Pfade, auf denen die Mitglieder sich bewegen (z. B. Heimwege von der Schule oder von der Arbeit)? Wie sichten und filtern sie Materialien (Videospiele, Zeitschriften) und Menschen (Versicherungsvertreter, Freunde der Kinder) auf Gefährlichkeit oder Unbedenklichkeit, um sie danach hereinzulassen oder ihnen den Zutritt zu verbieten? Und Familien prüfen an »Checkpoints«, ob all dies auch eingehalten wird.
- *Dichte des Raumes:* Dominiert ein großes kollektives Wohnzimmer oder gibt es nur die Privaträume und keinen Gemeinschaftsraum? Wo trifft man sich? Gibt es Türen in der Wohnung, sind diese häufig geschlossen? Gibt es einen gemeinsamen Fernseher (PC, Radio, Spieleschrank ...) oder hat jeder eine eigene Ausrüstung in seinem Zimmer? Wozu wird die Küche genutzt?
- *Verknüpfung:* Wie werden die Personen im familiären Binnenraum miteinander verbunden oder voneinander getrennt? Gemeinsame Unterhaltungen oder Aktivitäten »bauen Brücken«; wer ihnen fernbleibt, »geht auf Abstand«. Personen können aus gemeinsamen Aktivitäten »ausgeschlossen« werden, ihre Bewegungen in eine bestimmte Richtung »kanalisiert werden«. Das Anerkennen und Benennen all dieser Prozesse und der daran beteiligten Menschen ist wichtig, damit alle Mitglieder sich »gesehen« und »anerkannt« fühlen können.

- *Zentrierung:* Dies dient dem Ziel, sich über das eigene Sinnverständnis der Familie klar zu werden. Dazu werden Spielregeln für die »Verkehrswegegestaltung« innerhalb der Familie und nach draußen entwickelt, aufrechterhalten und weitervermittelt. Familien machen Bestandsaufnahmen, was gut und was schlecht läuft. Auf Versammlungen werden diese Spielregeln verkündet und festgeklopft oder infrage gestellt und neu ausgehandelt. Wünschbare Zielvorstellungen werden formuliert, arrangieren sich dann aber mit dem, was möglich ist.

### Energie und Information: Was uns antreibt und am Laufen hält

Unter der Energieperspektive wird danach gefragt, was Menschen motiviert, »antreibt« und »am Laufen hält«, wo sie »Kraft tanken« oder was sie »austrocknen« lässt. Oft wird ein erster Zugang gut durch die Frage möglich, wie man mit Energie umgeht, wie »voll die Batterie ist«, wo Energie ausgetauscht, gewonnen, verausgabt oder auch verloren wird.

**Fragen zur Dimension »Energie«**

*Fragen, die sich anbieten, um die Zugangsdimension »Energie« zu erschließen*

- Wer hat die Energie aufgebracht, die Familie/das Team zur Beratung zu bringen?
- Wie wird mit Energie umgegangen, wer oder was zieht Energie ab, woher kommt neue Kraft, gibt es »Freiräume« zum Auftanken?
- Wer bemerkt Energieverluste am ehesten?
- Wie wird Energie bewertet?
- Wo sind Konfliktplätze und wo Erholungsplätze?
- Wie fühlt sich Energie an, wo ist sie zu spüren – und wie ist es bei Energieverlust? Welche Metaphern lassen sich finden oder werden schon benutzt (z. B. Blitz, Batterie, mein Benzin, Strom, Traubenzucker, Krafttiere o. Ä.)?
- Wie gewinnen Sie Energie (z. B. Pausen, Körperübungen, Atemübungen, gemeinsame Formen des »Auftankens«)?
- Wie sieht der »Energiekuchen« aus? Wie viel Prozent der Energie geht wohin? Was bringt, was kostet Energie?
- Wo sind »Tankstellen« – was macht Spaß? Ist zum Beispiel Sport eine Last oder eine Ressource?
- Wie geht jeder mit Energie um (z. B. Nahrung, Geld, Freizeit, Wachen und Schlafen, Arbeit)?

## »Handfeste« Ressourcen (oder deren Fehlen) als Aspekte von Energie

Die systemische Therapie und Beratung hat die »weichen Faktoren« von Kommunikation und Beziehung oft mehr beachtet als die »harten Fakten« wie etwa Geld, Ausstattung des sozialen Lebensraums, Arbeitsplatz usw., die im Leben von Familien eine Rolle spielen können. Herausgefordert wurde diese Sicht vor allem in drei Arbeitsfeldern:

- In der *systemischen Sozialen Arbeit* durch die Kritik, ein auf Kommunikation und soziale Konstruktion fokussierter systemischer Ansatz übersehe die handfeste Armut und Benachteiligung vieler Klienten (Kapitel 5.3).
- In der *Familientherapie* durch die Beobachtung, dass Kleinfamilien bzw. Alleinerziehende immer weniger Ressourcen bereitstellen können, die noch aktiviert werden könnten.
- In der *Unternehmensberatung* durch die Zusammenführung von systemischer Prozess- und Expertenberatung in der »Komplementärberatung«.[38]

Handfeste Ressourcen sind oft stofflich: Haus, Kleidung, Geräte, Nahrung, Verkehrsmittel – was eben Menschen zum Leben und Arbeiten alles brauchen. Oft sind sie auch nicht stofflich, aber dennoch käuflich, zum Beispiel Bildung und Kinderbetreuung, wo diese nicht vom Staat zur Verfügung gestellt werden. Es empfiehlt sich auch für systemische Therapeutinnen, diese Seite der menschlichen Lebenswelt zur Kenntnis und in den Blick zu nehmen. Es ist nicht »alles« Kommunikation, es gibt auch handfeste materielle Kontextbedingungen, die konstruktive Kommunikation sehr stark erleichtern oder erschweren können.

## »Money makes the world go round«

Geld als »symbolisch generalisiertes Kommunikationsmedium« (Luhmann, 1984) ist ein Sonderfall von »Energie«. Eine Euromünze schmeckt nicht, man kann sich mit ihr nicht kleiden und sie nicht als Decke nutzen. Man kann sie aber für Ressourcen wie Lebensmittel, Kleidung oder Möbel eintauschen. Dass man für Geld zwar nicht alles, aber sehr vieles kaufen kann – in dieser universellen Tauschbarkeit besteht seine Attraktivität –, macht Geld zum Stoff zahlloser sozialer Konflikte.

---

38 Gemeint ist hier die Kombination von zwei verschiedenen Ansätzen der Unternehmensberatung: Die sachbezogene Expertenberatung richtet sich auf Umstrukturierung und strategische Orientierung. Sie wird kombiniert mit einer eher »weichen« Prozessberatung, in der es um Austausch und Beziehungsklärung geht (Königswieser, Sonuc, Gebhard u. Hillebrand, 2008; Königswieser et al., 2015).

Geldverdienen kann zum Sport werden und zum Indikator sportlicher Leistungsfähigkeit jenseits praktischer Bedürfnisbefriedigung. Der Kampf um die persönliche Kontrolle über Geld kann heftig werden (»Du hast wieder ohne meine Zustimmung Geld von unserem Konto abgehoben!«).

Der Umgang und die Verfügung über Geld ist insbesondere in Partnerschaften ein Thema, über das oft nicht entspannt gesprochen wird (z. B. Goldner, 1988; Haubl, 2004). Als Teil der Dimension »Energie« geht es symbolisch gesprochen um die Frage, wer den »Hahn auf- bzw. zudrehen« kann, wie über die verfügbaren Geldmittel entschieden wird, wie Abhängigkeit und Unabhängigkeit in Bezug auf Geld gehandhabt werden: Wer hat die Verfügungsrechte über das Konto bzw. die Konten? Wie wurde das entschieden? Sind die Partner damit einverstanden? Wie wird mit der Entscheidung über größere Anschaffungen umgegangen?

## 10.2 Zieldimensionen

### Wirksamkeit: Etwas erreichen

Diese Dimension (im Original bei Kantor und Lehr: »power«) beinhaltet existenzielle Fragen von Macht und Ohnmacht, Einfluss und Einflusslosigkeit und Fremdbestimmtheit. Auf der individuellen Ebene geht es um die Erfahrung von *Selbstwirksamkeit* (Bandura, 1997) als ein wesentliches Moment psychischer Stabilität. Es geht um die Erfahrung, etwas zu vermögen, Einfluss (»agency«) nehmen zu können, auch wenn dies Grenzen haben mag – genau in dem Spiel zwischen den Polen lernen Menschen, Kinder wie Erwachsene, den Umgang mit zentralen Themen des Lebens mit anderen: Den schönen Satz von Ruth Cohn »Ich bin nicht allmächtig und ich bin nicht ohnmächtig!« hatten wir bereits in Kapitel 6.4 erwähnt, er passt auch hier. Wer hat »das Sagen«, wer entscheidet und welchen Spielraum hat der Einzelne, die eigene Position einzubringen?

In einer aufgeklärten Gesellschaft ist eine demokratische Teilung von Machtbefugnissen zumindest in der Familie selbstverständlich. Und doch gibt es viele Differenzierungen, die diese Prinzipien nicht so einfach umsetzbar sein lassen. Die Idee, dass die Kinder genauso viel zu sagen haben sollten wie die Eltern und eigentlich deren »besten Freunde« seien, kann diese überfordern.

Ähnliches gilt für die Kultur in manchen Unternehmen, in denen es der Führungskraft schwerfällt, ihre Führungsfunktion auszufüllen. Nicht selten ist es etwa in Einrichtungen sozialer Träger sogar verpönt, eine »Leitung« zu haben (erkennbar an Formulierungen wie: »Judith macht das nur formal, tatsächlich sind wir alle gleichgestellt!«) – eine Konstruktion, die verdeckte und manchmal destruktive Hierarchien im Untergrund wachsen lässt (Rohrberg u. Hermann, 2019).

Die Herausforderung liegt für systemische Berater darin, sensibel mit eigenen Vorstellungen davon umzugehen, wie ein »richtiger Umgang mit Macht« aussehen müsste. Es würde systemischer Haltung widersprechen, Macht- und Wirksamkeitsthemen mit Mitteln von Macht und Kontrolle zu handhaben. Zugleich ist es eine grundlegende Überzeugung in der systemischen Praxis, dass Menschen ihr Zusammenleben so gestalten, dass jede Stimme Raum hat, jede Stimme gehört wird, unabhängig von Alter, Geschlecht und Zugehörigkeit. Je weniger dies der Fall ist, desto autoritärer und offen oder verdeckt gewalttätiger zeigt sich ein soziales System – in krasser Form bei Misshandlung oder Missbrauch. Diese Situationen gehören zu den schwierigsten professionellen Herausforderungen (nicht nur) systemischer Tätigkeit. Hier geht es vor jeder Therapie um eine sorgsam gehandhabte Balance von Beobachten, Unterstützen und Kontrollieren. Es ist klar, dass die Schutzbedürftigkeit an erster Stelle steht (Averbeck et al., 2023; Thürnau, 2023).

### Sinn: Wie können wir die sein, die wir sein wollen?

Die zweite Zieldimension ist mit dem Begriff »Sinn« benannt. Darüber könnten wir problemlos ein ganzes Buch schreiben. Haltungen und Werte, Weltanschauungen, Glaubenssysteme, Ideologien, Sinnfragen, Spiritualität – all dies beschreibt, was von Menschen als wichtig erlebt wird, was sie als richtig oder falsch, gut oder böse empfinden und worüber sie oft existenziell streiten. Eine Vielzahl von theoretischen Konzepten befasst sich mit der Frage, welche Bedeutung »Sinn« für Menschen hat.

- In der Theorie sozialer Systeme ist Sinn die zentrale Kategorie, die psychische und soziale Systeme miteinander verbindet (vgl. Kapitel 7.1).
- »Sensemaking« ist in der Organisationstheorie Karl Weicks (1995) sehr zentral (im Sinne einer nachträglichen »guten Geschichte«, die man für das erfindet, was in der Organisation geschehen ist).
- »Sinnattraktoren« sind ein Herzstück der »personzentrierten Systemtheorie« (Kriz, 2004; 2017; 2025b).
- Sinn wird im symbolischen Interaktionismus als elementarer Bestandteil von Gesellschaften gesehen, etwa wenn Mead (1980, S. 117) schreibt, dass der »Mechanismus des Sinns« eine Gesellschaft sogar *vor* dem Bewusstsein von Sinn konstituiere.

- Selbstbewusstsein, also das reflexive Bewusstsein des Menschen über sich selbst, über die Entwicklung signifikanter Gesten oder Symbole, entsteht über die Übernahme von Rollen und deren Generalisierung, die »gesellschaftliche Konstruktion von Wirklichkeit« (Berger u. Luckmann, 1972).
- In der humanistischen Psychologie/Psychotherapie ist der Sinnbegriff eine zentrale Kategorie (Kriz, 2023b), ja, das eigene Leben mit Sinn zu erfüllen, ist die existenziellste Aufgabe eines jeden Menschen (Frankl, 1987).

Jenseits dieser »großen« Begriffe lassen sich mit dem Sinnbegriff zahlreiche weitere Aspekte verbinden:
- Das »semantische Gedächtnis« enthält unser Wissen über Fakten, Begriffe und Wortbedeutungen, aber auch generalisierte (und manchmal wenig realitätsangemessene) Überzeugungen, wie zum Beispiel unbedingt und jederzeit der Beste sein zu müssen, um nicht wertlos zu sein usw.
- Das menschliche Bewusstsein organisiert sich über solche »Glaubens- oder Überzeugungssysteme« (»belief systems«) oder »mentalen Modelle« (Johnson-Laird, 1983; Seel, 1991).[39] Diese Theorien gehen davon aus, dass Personen ihr Wissen in Form von inneren Modellen (also größeren »Bedeutungspaketen«) organisieren, man spricht oft auch von »Schemata«, die, wenn sie einmal entstanden sind, die Wahrnehmung der Welt stark beeinflussen.
- Populär wurde das Schemakonzept in der Theorie der Depression von Beck, der die negativen Grundüberzeugungen depressiver Patienten beschrieb, die zu einer Verzerrung der Wahrnehmung, des Gedächtnisses und des Denkens führen.
- Die von Jochen Schweitzer entwickelte »Sprechchortechnik« (Kapitel 16.6) kann helfen, festgefahrene problemerzeugende Glaubenssysteme sowohl Einzelner als auch ganzer Familien, Gruppen oder Teams auf eine wertschätzende und nicht instruktive Art nachhaltig zu verstören.

Auch die Erfahrungswelten von Familien lassen sich als Konstruktionen betrachten, die auf gemeinsame Überzeugungssysteme rückführbar sind. Reiss und Olivieri (1982) sprechen in diesem Zusammenhang von »Familienparadigma« oder »Familienkonstrukt«, Stierlin (1988) nennt den Satz gemeinsam geteilter basaler Überzeugungen über die Welt wie bereits erwähnt »Familiencredo«. Schneewind (2010) hat hierzu den Begriff des »familienspezifischen internen Erfahrungsmodells« vorgeschlagen, in das das subjektive Wissen des Einzelnen von der Familienrealität einfließt. In allen Fällen wird beschrieben, wie die Wirklichkeits-

39 Dass die verschiedenen Begriffe sich überschneiden und zum Teil verwirrend unterschiedlich verwendet werden, soll an dieser Stelle nur erwähnt, aber nicht vertieft werden.

sichten, Erfahrungen und basalen Überzeugungen der einzelnen Familienmitglieder zu miteinander verbundenen Konstruktionen von »Wirklichkeiten« ineinanderfließen und stabil gehalten werden. Gemeint ist dabei nicht, dass die Wirklichkeitserfahrungen der einzelnen Familienmitglieder homogen sind. Oft ist das Gegenteil der Fall, vielen Konflikten in Familien liegen ja als unvereinbar erlebte Gegensätze auf der Ebene der Bedeutungen zugrunde.

> Ein plakatives Beispiel: Eine Familie kann sich nicht einigen, wie Weihnachten gefeiert werden soll. Die Mutter stammt aus einer Familie, in der Weihnachtsmusik selbstverständlich elektronisch zu hören war, während in der Familienkultur des Vaters dies als »kitschig« galt, man singt doch selbst! Ein unlösbarer Gegensatz, zumindest solange zusätzlich bestimmte gemeinsam geteilte Prämissen gelten: Weihnachten muss gemeinsam gefeiert werden, man muss den Traditionen der Herkunftsfamilien treu bleiben, es darf bei uns keinen Dissens geben, Kompromisse sind nicht möglich. Sobald diese Prämissen benannt und infrage gestellt werden, können sich Lösungen finden – zum Beispiel wochenweise zu wechseln, gerade und ungerade Tage zu unterscheiden oder gemeinsam etwas ganz Neues zu erfinden.

## Systemlogiken: Ausgleich und Gerechtigkeit

Eine besondere Bedeutung auf der Sinnebene kommt dem Verständnis davon zu, was in Systemen als gerecht und ungerecht erfahren wird und wie Logiken des Ausgleichs gestaltet werden können. Gerechtigkeit ist eine existenzielle Grundkategorie (Stierlin, 2005), die entscheidend dafür ist, wie sich die Menschen in ihrem jeweiligen Bezugssystem fühlen. Verletztes Gerechtigkeitsgefühl wird sehr dramatisch erlebt. Die klassische psychologische »Theorie sozialer Vergleichsprozesse« (Festinger, 1954) geht davon aus, dass Menschen sich stets mit anderen in ihrem jeweiligen sozialen Bezugsfeld vergleichen. In Bezug auf Familien haben sich Ivan Boszormenyi-Nagy (1920–2007) und Helm Stierlin (1926–2021) besonders mit diesem Thema befasst (Boszormenyi-Nagy u. Spark, 1981; Stierlin, 1997; 2005). Kern ihrer Theorie ist, dass die Mitglieder in jeder Familie »Beziehungskonten« führen. Diese werden im Lebensverlauf jeweils »gegeneinander verrechnet«. Jeder führt intuitiv einen inneren Kontostand von dem, was er oder sie für die Familie getan hat (z. B. Pflege der Eltern) oder schuldig blieb (z. B. Belastung oder berufliches Versagen). Wenn die Balance von Geben und Nehmen verloren geht, wenn langfristig ein »Konten- und Gerechtigkeitsausgleich« versagt bleibt (da gibt es »natürlich« immer den, der den Eltern sowieso ständig auf der Tasche liegt und auf die Nerven geht und der nun mit neuen Forderungen kommt …), dann steht die Stabilität der Beziehungen auf dem Spiel. Derartige Auseinandersetzungen um Beziehungsgerechtigkeit sind für die Beteiligten oft sehr belastend, das Familiensystem gerät unter Dauerstress. Besonders prägnant lässt sich dies anhand von Auseinandersetzungen über das Erbe erkennen (von Schlippe, 2022b; Wempe, 2022). Spätestens hier ist es nicht mehr möglich, die »Konsensfiktion« aufrechtzuerhalten, dass sich alle im Grunde schon einig werden würden (Hahn, 1983). Nicht die abstrakte Höhe etwa eines Erbteils ist übrigens dabei bedeutsam, sondern ob man selbst *mehr* oder *weniger* als der andere bekommen hat. Dies ist es, was das Selbstwertgefühl bestimmt und dafür steht, ob man eine Lösung als gerecht oder als ungerecht erlebt.

Leo Montada vermutet, dass jedem Konflikt ein verletztes Gerechtigkeitsempfinden zugrunde liegt (Montada, 2003; 2014; siehe ausführlich dazu auch von Schlippe, 2022a, S. 59 ff.). In Familien- und vor allem auch in Paartherapien geht es entsprechend oft um die Frage, wie erfahrene Kränkungen und Ungerechtigkeiten wieder ausgeglichen werden können. Gerade in Paarbeziehungen droht das lebendige Miteinander verloren zu gehen, wenn ein Partner dem anderen Leid zugefügt hat und beide in den Positionen von Täter (Schuld, Schuldgefühl) und Opfer (Verletztheit, Kränkung) erstarren: Das »Opfer« befindet sich in der »moralisch besseren Position«, »zahlt« aber für diese Form der »Macht« mit der Fortdauer des Gefühls von Verletzung, der »Täter« lebt mit dem schlechten Gewissen, eine Empfindung, die keine Gleichwertigkeit beider Partner möglich macht. Rituale, die in einer solchen Situation einen Ausgleich herstellen, ermöglichen es den Betroffenen, wieder in einer Beziehung zu leben, in der die Balance von Geben und Nehmen wiederhergestellt ist (siehe auch Kasten »Ausgleichsritual«).

Ulrich Clement (2002, S. 130) beschreibt drei mögliche Formen der Ausgleichshandlungen:

- das »evangelische« Modell: »Entschuldigung«,
- das »katholische« Modell: »Buße« und
- das »geschäftliche« Modell: Schadensausgleich.

In der »evangelischen Logik« kann man manchmal in Paradoxien geraten, denn eine »echte Entschuldigung« setzt ja voraus, dass der Bittende es »wirklich« so meint: »Ja, wenn du es einsiehst und ehrlich um Verzeihung bittest!« Hm, wie kann der andere aber sicher sein, dass der Partner es wirklich so meint? In der »katholischen Logik« ist es leichter. Hier braucht Versöhnung ein Angebot, und dann sollen auch Taten folgen. Buße tun ist ein Verhalten, das der Logik im Geschäftsverkehr ähnelt: Dass man es so meint, ist nicht unbedingt Voraussetzung, um Buße zu tun, es genügt, dass es wehtut (»Das wird teuer, mein Lieber!«). Clement beschreibt Schritte auf dem Weg zu einem Ausgleichsritual in einer Paarbeziehung, in der ein Partner eine begangene und in einem »Schuldgeständnis« anerkannte Schuld dem anderen gegenüber in Form eines Rituals ausgleichen kann (siehe Kasten »Ausgleichsritual«), sofern die mögliche Ambivalenz des anderen Partners dem Ausgleich nicht entgegensteht (etwa weil es einen verdeckten Gewinn bringt, der »Unschuldige« zu sein).

**Ausgleichsritual** (nach Clement, 2002, S. 135 ff., vereinfacht)

1. Ein Verständnis erarbeiten, worin die Schuld besteht, für die ein Ausgleich geschehen soll: Was ist das »verletzte Gut«?
2. Prüfen, ob die Zeit für diesen Ausgleich schon »reif« ist, was geht durch einen Ausgleich eventuell verloren?
3. Verabreden, dass dieser Ausgleich ohne Gegenaufrechnung geschieht.
4. Bei gegenseitigen Vorwürfen beginnt einer, sein Bedauern auszudrücken und um Entschuldigung nachzusuchen (ggf. Münzwurf).
5. Nicht alle während einer Beziehung »aufgelaufenen« Schulden, sondern nur eine »typische« Schuld sind Gegenstand des Ausgleichsrituals.
6. Der Beschuldigende schlägt vor, wie der Ausgleich geschehen kann: »Was bräuchten Sie von ihm/ihr, um den Ärger/die Verbitterung loszulassen?«
7. Den Schuldausgleich so aushandeln, dass er realistisch (weder »zu billig« noch »zu teuer«) angesetzt wird.
8. Noch einmal prüfen, ob das Ausgleichsritual wirklich durchgeführt werden soll. Probeweise auf 2. zurückgehen und gegebenenfalls Ambivalenzen prüfen: »Überlegen Sie es sich gut, es könnte Nachteile haben, wenn Sie sich nicht mehr auf X berufen können!«
9. Nun wird mit den Partnern Zeit, Ort und Form besprochen. Dieser Punkt ist nicht zu unterschätzen, es geht um die »Ästhetik der Dramaturgie«. Hier eher verlangsamen: Das Ritual soll zu einem bestimmten Zeitpunkt und in einer bestimmten Inszenierung durchgeführt werden, und zwar nur einmal. Wiederholungen machen Ausgleichsrituale schwach oder gar wirkungslos.
10. Nach dem Ritual ist kein Nachverhandeln, keine »Berufung« möglich.

## Mythen, Heilsgeschichten, Rituale: Praktiken der Sinngebung

Gemeinschaften gewährleisten ihren Zusammenhalt oft durch zwei ergänzende Mechanismen: durch kollektiv geteilte Erzählungen über das Woher (Schöpfungsmythen, Heldengeschichten) und das Wohin (Heilsgeschichten) ihrer Gemeinschaft sowie durch Rituale (gemeinschaftliche sinnstiftende Handlungen) und rituelle Verhaltensweisen. Indem diese beständig weitergegeben und ausgeübt werden, pflanzen sich die Traditionen dieser Gemeinschaften fort. Umgekehrt gehen bedeutsame Veränderungen oft damit einher, dass die Mythen und Heilsgeschichten infrage gestellt oder umerzählt und die Rituale aufgegeben oder ganz anders praktiziert werden. Mythen, Heilsgeschichten und Rituale beeinflussen auch das Leben von Familien, Organisationen, ja auch von Gesellschaften und bieten Ansatzpunkte für – oft einschneidende – Veränderungen (siehe Kapitel 3.3; eine Zusammenfassung findet sich bei Jakob et al., 2022).

Ob eine Familie von Tagelöhnern oder vom Adel abstammt, ob Vorfahren im letzten Jahrhundert »für eine gute Sache kämpften« oder »Teil einer bösen Unterdrückungsmaschine« waren, ob sie schon immer »ganz vorn« oder »ohne Chance« waren, sich »durchgekämpft« haben oder »kleingehalten« wurden – diese Geschichten beeinflussen die vorgestellten Möglichkeitsräume der Nachgeborenen erheblich. Familiäre Heilsgeschichten prägen das Selbstgefühl der Mitglieder unterschiedlich, je nachdem, ob sie »Gesundheit und langes Leben«, »Bankkonten und Immobilienbesitz« oder »viele aufregende Erlebnisse« als Lohn richtigen Lebens in Aussicht stellen und ob sie in den Geschichten der früheren Familienmitglieder Arbeit oder Muße, ernste Aufopferung oder lustvolles Genießen als Weg dorthin versprechen.

Geschichten sind die Formen des Gedächtnisses sozialer Systeme. Das, was geschehen ist, ist weniger wichtig (genauer: niemals exakt zu fassen) als die Geschichte, die darüber erzählt wird. Das bereits erwähnte Bonmot von Bruner, dass dem Gedächtnis verloren geht, was nicht narrativ strukturiert wird, macht deutlich, dass wir es nie mit der unmittelbaren Erfahrung zu tun haben, sondern immer nur mit deren Rekonstruktion – und die ist unausweichlich selektiv (Kapitel 3.3, siehe dort auch die Abbildung von Zwack und von Schlippe). Überspritzt gesagt: »Erzählen schafft Erinnerung« (von Schlippe, 2022c). Damit sind Geschichten aber auch der Stoff, um den sich Macht- und Verteilungskonflikte ranken können, besonders um das *Eigentum an den Geschichten:* Wer erzählt die »wahre« Geschichte, wenn es mehrere konkurrierende Erzählungen gibt? Wer darf sie berechtigterweise verbreiten? – und *zwischen herrschenden und unterdrückten Geschichten:* Welche Geschichten setzen sich durch? Welche Verhaltensmöglichkeiten erlauben und welche behindern sie? Gibt es unterdrückte Alternativerzählungen zu den herrschenden Geschichten (Adichie, 2022)? Das Erkunden und gegebenenfalls Infragestellen solcher Geschichten ist die Domäne narrativer Therapie- und Beratungsansätze (Jakob et al., 2022) und der wertschätzenden Befragung (»appreciative inquiry«, Bonsen u. Maleh, 2001). Rituale sind die praktischen, handlungsorientierten Geschwister der Mythen und Heilsgeschichten. In ihnen wird der Symbolgehalt der Geschichten im gemeinsamen Tun zum Ausdruck gebracht. Das praktische Arbeiten mit Ritualen ist Gegenstand von Kapitel 18.6.

## Gefühle und Bindung: Verbindendes und Trennendes

Das Bild der Familie als Solidargemeinschaft, die ihren Mitgliedern Sicherheit und Bindung bietet und sie gegen die harte Arbeitswelt in Schutz nimmt, ist historisch gesehen recht neu (Peukert, 2012, S. 593 ff.). Bindung (»affect«) ist die Zieldimension, die eng mit Emotionen verbunden ist. Wie man in das enge eigene Sozialsystem eingebunden ist, wie man sich wertgeschätzt und geliebt fühlt, ist zumindest in unserer Kultur hoch bedeutsam. Entsprechend turbulent sind die Gefühle, wenn die Bindung infrage gestellt oder ambivalent ist. Der Versuch, Bindungsthemen sprachlich auf den Punkt zu bringen, sie in Worte zu übersetzen, kann »absturzgefährdet« sein: »Was bedeutet es schon, wenn jemand sagt: ›Ich liebe dich!‹? Viele der Konflikte, die das Zusammenleben von Menschen zur Hölle machen können, entstehen dadurch, dass jeder oder jede denkt, er oder sie wüsste, was solch ein Satz *objektiv* bedeutet: genau das, was er für ihn oder sie subjektiv bedeutet« (Simon, 1990, S. 160).

Gefühle sind wesentlicher Bestandteil des Bindungssystems, so wie Bindungsthemen wesentlicher Bestandteil von Gefühlen sind (Grossmann u. Grossmann, 2003; 2008). Sie sorgen dafür, dass Menschen sich miteinander gebunden fühlen. Das widersprüchliche Oszillieren enger existenzieller Beziehungen zwischen Nähe und Distanz mit ihren Extrempolen Bindung/Verschmelzung und Ausstoßung hat die Familientherapie seit ihren Anfängen fasziniert. Von daher steht es außer Zweifel, dass es ein großer Fortschritt an Vertrauen ist, wenn es möglich wird, diese Zieldimension in den Blick zu nehmen und Bindungsthemen anzusprechen (im Wissen darum, wie prekär dieses Thema ist).[40] Denn Mitgliedschaft stellt sich zuweilen sehr verwickelt und widersprüchlich dar – besonders eindrücklich in Familien mit Jugendlichen, die sich allzu früh und abrupt oder aber allzu spät oder gar nicht, aber selten »rechtzeitig« (wer wüsste auch, wann das ist ...) von ihren Eltern ablösen (Stierlin, 1980). Wo allzu einseitig der Bindungsmodus vorherrscht, da scheinen Befriedigung und Sicherheit nur innerhalb der Familie möglich, da erscheint die Welt außerhalb feindlich und abschreckend. Intensive Bindung kann eher affektiv (»Fühle, was auch ich fühle!«), kognitiv (»Denke, was auch ich denke!«) oder auf der Loyalitätsebene (»Wolle, was auch ich will!«) verortet sein oder auf all diesen Ebenen zugleich. Wo allzu einseitig der Ausstoßungsmodus vorherrscht, werden emotionale Bedürfnisse, insbesondere Abhängigkeitswünsche, wechselseitig nicht befriedigt, werden Kinder und Jugendliche zu allzu früher Selbstständigkeit gedrängt. Ausstoßung zeigt sich affektiv in einer kühlen und versagenden Atmosphäre, kognitiv in geringem Interesse an den Gedanken des anderen, zu Loyali-

40 Das ganze Kapitel 17 beschreibt Formen des Umganges mit Gefühlen in Paar- und Familientherapien.

tätsbindungen kommt es wenig oder gar nicht. Und manchmal gibt es Themen, deren Emotionalität die Bindungskapazitäten von Menschen stark strapazieren. Die Corona-Krise (ca. 2020–2022) war ein solches Ereignis, das viele Bindungssysteme strapazierte. Hier ist es eine zentrale Aufgabe für Familienberatung, die Isolation zu überwinden, in die derartige äußere Ereignisse Familien hineinzwingen, und sie wieder an gesellschaftliche Funktionssysteme rückanzubinden und zugleich auf höheren politischen Ebenen für konstruktive Veränderungen zu kämpfen (Oelkers-Ax, Ax u. Zwack, 2020, S. 270).

## Atmosphären

Atmosphären (»Familienklima[41]«, »Betriebsklima«) als die Gesamtheit der Stimmungen, die in einem sozialen System zu einem Zeitpunkt anzutreffen sind, sind noch diffuser und weniger greifbar als Emotionen. Der Philosoph Hermann Schmitz nennt Gefühle »räumlich ergossene Atmosphären« (2007, S. 26). Sie beschreiben ein meist diffuses, kollektiv geteiltes, anhaltendes kollektives Erleben der aktuellen Gesamtsituation im System. Metaphern wie »Schönwetterperiode«, »Eiszeit«, »frischer Wind« oder »bleierne Lähmung« charakterisieren solche Atmosphären. In der Selbstbeobachtung sind sie körperlich erlebbar: Es wird einem heiß oder kalt, man fühlt sich beengt oder frei, unruhig oder entspannt. Als Beobachter kann man sie ablesen an der Mimik und Gestik, der Sprache und den Interaktionsstilen der Mitglieder.

Der Soziologe Raimund Schöll (2007, S. 329) und der Philosoph Matthias Ohler (2011) beschreiben Atmosphären, die durch die affektiv unterschiedlich gefärbten zwischenmenschlichen Beziehungen in Unternehmen entstehen können, in Polaritäten: »aufgekratzt-hektisch«, »kämpferisch-hitzig«, »niedergeschlagen-ohnmächtig«, »freundlich-gelassen«, »kühl-distanziert« und »abwertend-dämonisierend«.

In einer atmosphärenbezogenen Familien-, Team- oder Organisationsberatung empfiehlt Schöll, als Erstes aktuell anzutreffende Atmosphären zu bemerken und gemeinsam anzusprechen: »Wie erleben Sie derzeit die Situation hier? Wie würden Sie die derzeitige Stimmung einschätzen auf einer Skala von eins bis zehn? Was würden Ihre Nachbarn über die Atmosphäre hier berichten? Welcher Filmtitel wäre eine passende Beschreibung?« Aus diesen lassen sich Hypothesen ableiten und schließlich ein »atmosphärischer Masterplan« für zukünftige Ortsnutzungen, Raumgestaltungen, Situationschoreografien und Kommunikationsformen entwickeln und umsetzen.

---

41 Vgl. unsere Ausführungen im vorangehenden Abschnitt über das »Familienparadigma«.

## 10.3 Zur Bedeutung der Dimensionen

Das Kapitel ist nun recht lang geworden. Wir haben dem Modell von Kantor und Lehr viel Raum eingeräumt, da man unseres Erachtens über das »Doppelpack« der Zugangs- und Zieldimensionen viele Themen erreicht, die in und für Familien bedeutsam sind. So bieten diese eine Art von Orientierung, wenn es darum geht, bedeutsame Gespräche zu initiieren. Man hat als Therapeutin die Möglichkeit, die zu »heißen« Themen ein wenig abzukühlen, indem man zunächst auf die Zugangsdimensionen kommt, also Raum, Zeit und Energie, oder aber einem »unterkühlten« Gespräch zu helfen, intensiver zu werden, indem man sich mehr auf die Zieldimensionen bezieht, also Fragen, die mehr »ans Eingemachte« gehen (Wie stehen wir zueinander, was gibt unserem Leben Sinn, was trennt uns, was verbindet uns, welche Handlungsspielräume erlebt jeder von uns?).

# 11 Systemische Haltung(en)

Die Vorstellungen, wie und mit welchen Beziehungsangeboten man im Kontext systemischer Arbeit ratsuchenden Personen begegnen sollte, und damit natürlich, wie die Beziehung zu definieren sei, unterscheiden sich sehr. Zum einen spiegeln sich in der Art, wie die Gründerinnen und Gründer der Ansätze mit ratsuchenden Personen in Kontakt traten, immer auch deren implizite Menschenbilder, die nur begrenzt bewusst sind (Herzog, 1984). Das beginnt schon bei der Frage, ob man von Patientinnen, Klientinnen oder Kundinnen spricht oder ganz andere Begriffe benutzt. Zum anderen ist systemische Praxis nicht als direkte Umsetzung systemtheoretischer Konzepte beschreibbar und auch (und schon gar) nicht als konsistenter handwerklicher Satz von Techniken. Die Person der systemischen Praktikerin und die Beziehung zwischen ihr und dem Ratsuchenden spielt eine Rolle, ebenso der Kontext, in dem systemisch gearbeitet wird. Alles zusammen wird verbunden durch eine Reihe von grundlegenden, das konkrete Handeln inspirierenden Prämissen und Haltungen (Loth u. von Schlippe, 2004; Barthelmess, 2016; Erpenbeck, 2017; Herwig-Lempp, 2022; von Schlippe, 2021b; Zwack u. Zwack, 2023; Förster, 2024b).

## 11.1 Kooperation und Beziehung

Die Vorstellung von der Bedeutung der Beziehung hat sich in der systemischen Therapie im Laufe der Jahre erheblich gewandelt (vgl. Reiter et al., 1997). Die Frühphase der Familientherapie ist gekennzeichnet durch eine Haltung, die der Familie die existenzielle Erfahrung einer »Heilung durch Begegnung« anbot (Stierlin, Rücker-Embden, Wetzel u. Wirsching, 1977; Satir, 2016; Satir u. Baldwin, 1988; Welter-Enderlin u. Hildenbrand, 1996). Der Rahmen bestand in einer kongruenten und offenen Beziehung, die auch eine Konfrontation mit vermiedenen Themen aus der Familiengeschichte miteinschloss. Etwa ab Mitte der 1970er Jahre wurden im

Gefolge des »radikal« kybernetischen Ansatzes der Mailänder Schule Aspekte wie Kongruenz und Empathie eher skeptisch betrachtet, sie galten als ein mögliches Zeichen, dass derjenige, der sich emotional einlässt, die therapeutische Position verlässt und das »Spiel« der Familie mitspielte (also von der »T-Position« in die »F-Position« wechselte, die Perspektive der Familie übernahm – und so unwirksam wurde). Dazu wurde eine Strategie der Undurchschaubarkeit vertreten: Neutralität bedeutete, dass am Ende einer Sitzung kein Familienmitglied sagen konnte, auf wessen Seite die Therapeutin gestanden habe (Selvini Palazzoli et al., 1981, S. 137). Eine persönliche oder gar liebevolle Beziehung zu den Familienmitgliedern auf Augenhöhe passte nicht in die Konzeption dieser Modelle. Stierlin et al. (1977) bezeichneten sie im Kontrast zu den Begegnungsmodellen als Konzepte der »Heilung durch Systemveränderung«: Ziel der Praxis war es, das Spiel der Familie unmöglich zu machen (siehe etwa die drastische Intervention Selvini Palazzolis am Ende von Kapitel 2.4). Klassische Vorstellungen über die therapeutische Beziehung wurden vielfach skeptisch bis spöttisch kommentiert, Manipulation als Instrument ausdrücklich gebilligt (z. B. Watzlawick, 1977, S. 14).

Im Laufe der Jahre wurden die implizit mit solch einem manipulativen Vorgehen verbundenen Momente struktureller Macht zunehmend hinterfragt, die sich darin ausgedrückt hatten, dass ...

- die Ratsuchenden von Personen hinter dem Spiegel beobachtet wurden, ohne dass sie sie ihrerseits sehen konnten;
- sie nach Beratungen, an denen sie nicht teilhaben durften, mit paradoxen, »orakelhaften« Schlussverschreibungen heimgeschickt wurden, die sie oft nur teilweise verstehen konnten;
- ihre eigenen Aussagen von den Therapeuten kritisch beobachtet und als »vorgetäuscht« wahrgenommen wurden (Selvini Palazzoli et al., 1977, S. 33 f.)
- und sie eher als strategisch zu behandelnde »Gegner« denn als Kooperationspartner angesehen wurden.

In einer selbstkritischen Reflexion hinterfragten Boscolo und Cecchin nach ihrer Trennung von Selvini Palazzoli (Boscolo et al., 1988; vgl. auch Kapitel 2.4) die Orientierung an einer Metaphorik des Kalten Kriegs, in der es vor allem darum ging, die »Manöver«, »Schachzüge« und »Strategien« der Klienten strategisch zu »durchkreuzen«.[42] Sie stellten neben das »Begegnungs-« und das »Systemveränderungsmodell« ein drittes, das »Kooperationsmodell«, so etwas wie eine »demokratische Wende«: Therapie und darüber hinaus jede systemische Praxis wird als *gemeinsame* Suche nach guten Beschreibungen angesehen, die auf einem möglichst

42 Schnell denkt man hier an einen impliziten »Mythos der Machbarkeit« (Gehmann, 2022).

genauen Verstehen der Wünsche und Bedürfnisse der Ratsuchenden und der kreativen Suche nach neuen Perspektiven aufbaut.

Moderne Selbstorganisationstheorien rückten einen weiteren Aspekt in den Vordergrund (z. B. Kriz, 1999): Therapie regt in selbstorganisierten Systemen »Ordnungs-Ordnungs-Übergänge« an: Es wird daran gearbeitet, gewohnte Ordnungen infrage zu stellen und neue Ordnungszustände aufzusuchen. Dies geht notwendig mit einer Labilisierung und Chaotisierung gewohnter Muster einher (Rufer u. Schiepek, 2014; Schiepek et al., 2013). Um dies angemessen zu begleiten, braucht es das stabilisierende Fundament einer wertschätzenden und vertrauensvollen Beziehung (Beermann u. Pinkall, 2020). Das Beziehungsangebot einer freundlich-sorgenden »affektiven Rahmung« der Situation (Welter-Enderlin u. Hildenbrand, 1998) wird als Grundlage dafür angesehen, dass es Ratsuchende – Einzelpersonen, Paare, Familien oder Teams – wagen, sich mit für sie bedrohlichen Inhalten und Herausforderungen zur Veränderung auseinandersetzen. Für das Kooperationsmodell ist die Basis einer wertschätzenden, oft auch freundlich-humorvollen Beziehung essenziell (Levold, 1997; Rufer, 2012).

## 11.2 Chancen für den Möglichkeitsraum

Im weitesten Sinne ist es das Anliegen systemischer Praxis, Beschreibungen zu hinterfragen, die die Lebenswirklichkeit als problematisch erfahren lassen. Ein Beratungsgespräch kann man so als einen »engagierten Austausch von Wirklichkeitsbeschreibungen« verstehen (von Schlippe, Braun-Brönneke u. Schröder, 1998; von Schlippe u. Schweitzer, 2019, S. 88 ff.). Eine systemische Haltung richtet sich in diesem Zusammenhang weniger an dem aus, was nicht gut funktioniert, problematisch oder schwierig ist. Es wird eher nach Beschreibungen gesucht, die Möglichkeitsräume erschließen oder erweitern. Heinz von Foerster (1988) beschrieb die Zielrichtung systemischen Denkens und Handelns mit dem Imperativ: »Handle stets so, dass du die Anzahl der Möglichkeiten vergrößerst!« Dieser hat erkennbare Konsequenzen in der systemischen Praxis: Es wird sorgfältig überlegt, welche Beschreibungen eher geeignet sind, das Bewusstsein für Möglichkeiten zu vergrößern. So ist beispielsweise ein deutlicher Unterschied, ob man eine Frage beginnt mit »Wann ist Ihr Sohn krank geworden?« oder »Wann hat sich Ihr Sohn entschieden, in den Streik zu treten?« (vgl. »Das Arbeiten mit Schlüsselwörtern« in Kapitel 8.3).

Der »Möglichkeitssinn« (Simon u. Weber, 2004) lässt sich auch durch zukunftsorientierte und hypothetische Fragen erwecken. Freundliche Fragen in der Form:

»Was wäre denn, wenn ...?« oder »Vermutlich haben Sie selbst schon einmal daran gedacht, ob nicht vielleicht ...!« können eher Denkräume eröffnen als festschreibende Diagnosen und chronifizierende Bezeichnungen, die Opfer- oder Krankenrollen »betonieren« könnten (Levold, 1994). Die Routine des Hinterfragens und das Spiel mit der »Möglichkeit es Andersseins«[43] können systemisches Denken zwar in Konflikt mit fundamentalistischen Religions- und Moralvorstellungen und mit kanonisierten Wissenschaftstraditionen bringen. Es macht aber (meist) den Beteiligten mehr Spaß.

## 11.3 Autonomie als Schlüsselwort

*Angenommen, Sie haben als Beraterin oder Berater getan, was Sie konnten, um jemanden in einer schwierigen Lebenssituation zu unterstützen. Sie haben all Ihr Wissen, Ihre Erfahrung und alle Möglichkeiten des Umfelds genutzt, die zur Verfügung standen. Nun erfahren Sie, dass es der Person auch tatsächlich besser geht. Noch während Sie sich darüber freuen, erfahren Sie beiläufig, dass diese Person die Besserung damit begründet, sie habe ihre Ernährung umgestellt – ein Thema, von dem, da sind Sie sich sicher, in den Gesprächen nicht die Rede war. Haben Sie das Gefühl, hilfreich gewesen zu sein?*

Ob etwas geholfen hat und was, entscheiden diejenigen, denen geholfen werden sollte. Hier kommen wir auf eine spannungsgeladene Unterscheidung. Einerseits gilt es anzuerkennen, dass Menschen Sinn – also Anschlussbereitschaft und Anschlussfähigkeit – nur aus sich selbst heraus schaffen, andererseits ist gleichzeitig zu berücksichtigen, dass sie von anderen abhängig sind, um aus sich selbst heraus wirken zu können (Loth u. von Schlippe, 2004). Ein Schritt, dieses Dilemma zu lösen (siehe hierzu auch Kapitel 11.11), besteht darin, Hilfesuchende konsequent als autonom, als nicht instruierbar und als Experten ihres eigenen Lebens anzusehen. Es wird zugleich versucht, im therapeutischen Dialog wertschätzende Beschreibungen auch für Störungen und Symptome zu finden, Blockaden bei der Nutzung potenziell bereits vorhandener Ressourcen zu überwinden und diese (wieder) neu zu entdecken und zu nutzen. So kann auch ein Symptom in seiner Bedeutung für das

43 In diesem Begriff steckt der Hinweis auf ein Buch von Watzlawick (1977): »Die Möglichkeit des Andersseins«, siehe auch die bereits erwähnte These im »Tractatus« bei Wittgenstein: »Alles, was wir überhaupt beschreiben können, könnte auch anders sein« (1994, S. 91).

Überleben in einem bestimmten Kontext gewürdigt werden. Gleichzeitig müssen die Voraussetzungen gesehen werden, die dies überhaupt ermöglichen. Ökonomisch-soziale Probleme sollten, wie bereits mehrfach gesagt, nicht psychologisiert werden: Das Verhalten einer fünfköpfigen Familie in der Zwei-Zimmer-Wohnung mit dem Begriff »mangelnde Frustrationstoleranz« zu beschreiben, ist zynisch (siehe z. B. Herwig-Lempp, 2022, S. 166 f.).

Die Frage von Autonomie und Kontrolle stellt sich anders als gewohnt: Autonomie ist der Ausgangspunkt (quasi die Unterstellung im Vorhinein) therapeutischer Bemühungen, nicht (zwangsläufig) ihr Ziel. Dies bedeutet den Verzicht auf jegliche manipulative oder autoritäre Einflussnahme – auch den Verzicht darauf, Klienten »autonomer machen« zu wollen. Veränderungen »gehören« nicht der Therapeutin oder der Methode, geschweige denn der Therapieschule, sondern den Ratsuchenden selbst. Das systemische Selbstverständnis besteht darin, professionell angemessene Rahmenbedingungen für konstruktive Veränderungen bereitzustellen und zugleich auf die Idee gezielter und planbarer Veränderung zu verzichten. Therapeutische Professionalität besteht darin, die eigene Expertise *beizusteuern.* »Beisteuern« heißt, zwar selbst präsent zu ein und sensibel für den Gesprächsrahmen zu sorgen, aber zugleich nicht besser zu wissen, wo Klientinnen »eigentlich« hinsollten (Loth, 2017). So sind Therapeutinnen eher »teilnehmende Beobachter«, die Raum für konstruktive Gespräche schaffen.

## 11.4 Die andere Seite der Ethik: Verhindern und Begrenzen

Systemische Therapie und Beratung versteht sich in erster Linie als »Ermöglichungsarbeit«. Doch in vielen professionellen Kontexten ist »Verhindern« – also die Handlungsmöglichkeiten anderer Menschen einzuschränken – eine Herausforderung für professionelle Akteurinnen und Akteure, therapeutische, diagnostische und kontrollierende Funktionen bewusst zu handhaben.

- Jugendamtsmitarbeiterinnen sehen sich mit dem Auftrag konfrontiert, Gewalt und Missbrauch zu unterbinden.
- Suizidgefährdete Menschen müssen von psychosozialen und medizinischen Fachkräften unterstützt und zeitweise davon abgehalten werden, sich das Leben zu nehmen (Omer u. Brunstein-Klomek, 2025).
- Vorgesetzte (auch wenn sie ausgebildete systemische Beraterinnen sind) müssen im Rahmen ihrer Aufgaben lernen, Mitarbeiter angemessen zu führen und zu kontrollieren.

Je freiheitlicher eine Gesellschaft, umso höher wird in ihr das Ermöglichen wertgeschätzt. Dies kann eine Reihe problematischer Interaktionen in Gang setzen. Als Vorgesetzter, Jugendamtsmitarbeiter oder Psychiater mag man die Kontroll- und Verhinderungsaufgaben der eigenen Berufsrolle nicht wahrnehmen, was besondere paradoxe Konstellationen mit sich bringen kann (etwa wenn, wie oft in Start-ups, die Dimension Macht ausgeklammert wird, siehe Rohrberg u. Hermann, 2019).

Etwas, das als inakzeptabel angesehen, aber nicht verhindert wird, kann zudem gegen Ethikrichtlinien verstoßen. Diese Richtlinien bestimmen in der Praxis oft vor allem, was nicht geschehen darf, zum Beispiel keine sexuellen Beziehungen, keine Form von Züchtigung, kein Mobbing, keine Aufforderung zu ungesetzlichen Handlungen und anderes mehr. Hier ist es wichtig, klar zu differenzieren, in welchem Kontext man sich bewegt. Psychotherapie bewegt sich in Bereichen, die dadurch gekennzeichnet sind, dass sie nicht vorab voll bestimmbar sind: »Psychische Prozesse ereignen sich im Medium Sinn, d. h., sie sind nicht in irgendeinem Raum zu lokalisieren und weisen keine Materialität auf, sondern sind lediglich als Operationen zu beobachten« (Simon im Vorwort zu Fuchs, 2011, S. 7). Ganz anders ist die Lage, wenn man einen gesellschaftlichen Kontrollauftrag zu erfüllen hat. Hier geht es um harte, im Zweifelsfall gerichtsfeste Fakten. Daher kann der Betreffende, der eine Tat (Gewalthandlung, Missbrauch o. Ä.) aufzuklären hat, nicht zugleich therapeutisch handeln, ohne Paradoxien zu erzeugen (Cecchin, 1988). Die klare Markierung einer moralischen Grenze (»Unter diesen Bedingungen kann und werde ich mit Ihnen nicht therapeutisch arbeiten!«) und die Formulierung von eindeutigen Bedingungen (»Solange nicht gewährleistet ist, dass …, bin ich verpflichtet …«) kann helfen, mit dem Dilemma umzugehen. Denn ehe man therapeutisch handeln kann, muss gewährleistet sein, dass etwa Gewalttätigkeit nicht fortgesetzt wird, sexuelle Übergriffe aufgehört haben – und zwar klar überprüfbar. Erst wenn die Rahmenbedingungen für therapeutisches Arbeiten gewährleistet sind, kann der entsprechende Kontext eröffnet werden: »Nun, nachdem dies geklärt ist, haben wir einen gemeinsamen Boden, auf dem wir darüber sprechen können, wie Sie in Zukunft miteinander umgehen wollen.« Im Arbeitskontext kann es sinnvoll sein, auf prägnante Weise eine »präsente« Position (Omer u. von Schlippe, 2023) zu beziehen, die das nicht tolerierbare Verhalten benennt und begrenzt.

In anderen Situationen kann es darum gehen, zu verhandeln. Ziel ist es, unter Sicherstellung der erforderlichen Normen eine in den gesetzten Grenzen größtmögliche Handlungsfreiheit zu ermöglichen. Dies kann beispielsweise bei der Vermutung bedeutsam werden, dass das Gegenüber erwägt, sich das Leben zu nehmen. Dann kann das erforderliche Handeln darin bestehen, die mögliche Suizidalität anzusprechen und mit dem/der Betroffenen so kooperativ wie möglich zu klären, wie akut er oder sie die Gefahr aktuell einschätzt. Das Problem ist, dass hier nicht immer offen kommuniziert wird. Die Sicherstellung des Überlebens hat oberste Priorität (Hepp, 2018). Zugleich braucht es sehr viel Fingerspitzengefühl bei Fragen der möglichen Einschränkung des Selbstbestimmungsrechts (Ethikrat, 2018). Gerade bei möglicher Suizidalität im Jugendalter sind der Appellcharakter, die Unterstützungsbedürftigkeit und manchmal auch eine gewisse Manipulationsneigung einzurechnen, in der Regel sollte die Person mit Entscheidungsverantwortung hier nicht alleinstehen (Omer u. Dolberger, 2015; Rotthaus, 2016, Omer u. Brunstein-Klomek, 2025).

In psychiatrischen Kontexten ist systemisches Verhandeln über die Themen Medikation, Diagnose, Freiheitseinschränkungen sorgfältig beschrieben worden (Keller, 2002; Greve et al., 2007; Schweitzer u. Nicolai, 2010). In der aufsuchenden Familientherapie in Jugendamtskontexten spielt das klare Aufzeigen möglicherweise erforderlicher Kontrollmaßnahmen des Jugendamtes eine zentrale Rolle für die Therapiemotivierung (vgl. Kapitel 14.4, siehe auch Liechti, 2013; Epple, 2018).

## 11.5 Hypothesenbildung

Aus einer systemischen Sicht wird lieber von Hypothesen gesprochen als von Diagnosen (Schwing u. Fryszer, 2009, S. 130 f.). Eine Hypothese dient in der systemischen Therapie nicht dazu, sich schrittweise der »Wahrheit« anzunähern. Vielmehr wird *Hypothetisieren* seit Selvini Palazzoli et al. (1981) so verstanden, dass immer wieder danach gefragt wird, ob eine Hypothese jeweils *nützlich* ist, Veränderung anzuregen. Ihre Nützlichkeit misst sich an

- ihrer *Ordnungsfunktion:* Sie soll die vielen Informationen im Familiengespräch sortieren in Bedeutsames und Irrelevantes und so (ähnlich wie im vorangegangenen Kapitel) einen Weg zum besseren Verstehen bahnen, der nächste Schritte ermöglicht.
- ihrer *Anregungsfunktion:* Hypothesen sollen alle Beteiligten (auch die Therapeutinnen) zu neuen Sichtweisen anregen. Es soll nicht nur das überprüft werden, was alle ohnehin schon denken, sondern neue Möglichkeiten aufwerfen und untersuchen. Gerade wenn »immer wieder dasselbe abläuft«, fördern Hypothesen mit Überraschungsgehalt das Unerwartete und Unwahrscheinliche – »So habe ich das noch nie gesehen!«

Folglich geht es nicht darum, *die eine* richtige Hypothese zu finden, sie wird auch nicht festlegend und diagnostizierend gestellt (»X ist so!«), sondern fragend, »konjunktivisch« (»Könnte es sein, dass X zumindest zeitweise so ist?«). Zudem führt gerade die Vielfalt der Hypothesen zu einer Vielfalt von Perspektiven und Möglichkeiten (Rieforth, 2025). Es ist also vertretbar, »linear-kausale« Hypothesen aufzustellen, sofern man sich dafür offenhält, dass es » alles auch ganz anders« beschrieben werden kann. Vielfach bieten Hypothesen, die den gewohnten Beschreibungen entgegenstehen, neue und überraschende Erkenntnisse (manchmal kann man kausale Vermutungen spielerisch auch bewusst umdrehen). Furman und Ahola (1995) sprechen davon, dass es gerade die ungewöhnlichen, einfallsreichen Erklärungen sind, die für Problemlösungen gute Katalysatoren darstellen. Man müsse sich nur von der Vorstellung lösen, es gebe *die* eine richtige. So fragen sie gelegentlich nach der »unwahrscheinlichsten und abstrusesten Erklärung« für ein Problem, die dem Klienten einfällt (siehe auch Furman, 2008). Dafür können auch Problemerklärungen herangezogen werden, die völlig abwegig sind und doch dazu dienen können, die Aufmerksamkeit auf neue Lösungswege zu richten.

> Furman und Ahola (1995, S. 102 f.) berichten von einer Frau, die wegen heftiger Streitigkeiten mit ihrem Mann eine Beratung suchte. Fast täglich gebe es wegen einer Schranktür Streit, die sie meist offenstehen ließ, während ihr Mann darauf bestehe, dass sie geschlossen sei. Nach der Diskussion mit dem Team erhielt sie den Auftrag, dem Mann mitzuteilen, das Team sei der Ansicht, dass das Offenlassen des Schrankes eine »unbewusste, vielleicht sogar vorbewusste Geste« sei, mit der die Frau ihre Bereitschaft signalisiere, mit ihm zu schlafen. Drei Wochen später berichtete sie lachend, es habe überhaupt keinen Streit mehr gegeben, ihr Mann habe gesagt, dies sei das Verrückteste, was er je gehört habe – und die Tür mache er nun immer selbst zu.

Das Gegenteil sind dagegen Beschreibungen und Diagnosen, die das Gegenüber festlegen. Wie Schwing und Fryszer mahnen, sollten auch zum Beispiel »Tiefenhypothesen« vermieden werden, die ein Phänomen, das man sich nicht erklären kann, durch ein anderes »dahinterliegendes« Phänomen erklären, das allerdings dadurch ebenfalls nicht erklärt wird. Man hat nur ein »weil« ge- (oder er-)funden, und das beruhigt. Bateson spricht hier auch von »dormitiven«, also einschläfernden Prinzipien, die das Bedürfnis nach Kausalität befriedigen, ohne einen Erkenntnisgewinn zu bringen (Bateson, 1975). Eine Hypothese ist aus Sicht der systemischen Therapie umso passender und nützlicher, je mehr »Aha«-Erlebnisse sie mit sich bringt, je mehr Mitglieder eines Problemsystems sie umfasst und je mehr sie in der Lage ist, die Handlungen der verschiedenen Akteure in wertschätzender Weise zu verbinden. Eine Hypothese sollte möglichst so formuliert sein, dass sie entweder *gute Absichten* mit unbeabsichtigten *negativen Folgen* oder umgekehrt das *Leiden* an einem Problem mit *positiven Nebenwirkungen* des Problems verknüpft (genauer zu »Reframing« siehe Kapitel 18.2).

Eine schöne Zusammenstellung, in welche thematischen Bereiche man bei der Suche nach Hypothesen hineinfragen kann, findet sich bei Schwing und Fryszer (2009, S. 133 ff.):

- Lebensumfeld: Lassen sich die aktuellen Auffälligkeiten durch Reaktionen auf Ereignisse im Umfeld des Lebens der Ratsuchenden besser verstehen?
- Anpassungsanforderungen durch außerordentliche Ereignisse (»nicht normative Ereignisse«) wie plötzlicher Tod, Krankheit, Umzüge usw.
- Lebenszyklus (»normative Ereignisse«) wie Geburt, Schuleintritt, Heirat usw.
- Zeitliche Verläufe: Problemgeschichte, Lösungsversuche, gegebenenfalls schrittweise Eskalationsschritte.
- Biografische Verläufe und Mehrgenerationenperspektive (Blick auf die Beziehung mehrerer Generationen, welche Themen ziehen sich durch, welche Aufträge, Regelsysteme, unerledigte Themen usw.)?
- Interaktions- und Verhaltensmuster.
- Strukturen wie Grenzen, Subsysteme, Formen von Führung.
- Stimmung, Eindrücke, eigene emotionale und körperliche Reaktionsmuster.

## 11.6 Zirkularität

> *»Stellen Sie sich einen Baum und einen Mann mit einer Axt vor. Wir beobachten, dass die Axt durch die Luft saust und bestimmte Arten von Einschnitten in einer schon existierenden Kerbe an der Seite des Baums hinterlässt. Wenn wir nun diese Menge von Phänomenen erklären wollen, werden wir es mit Unterschieden an der Schnittseite des Baumes, [...] auf der Retina des Mannes, [...] in seinem Zentralnervensystem [...] in seinen nach außen gehenden nervlichen Mitteilungen, [...] im Verhalten seiner Muskeln, [...] in der Flugbahn der Axt bis hin zu den Unterschieden zu tun haben, welche die Axt dann an der Seite des Baums hinterlässt. Unsere Erklärung wird (zu bestimmten Zwecken) immer wieder diesen Kreislauf durchlaufen. Wenn man irgendetwas im menschlichen Verhalten erklären oder verstehen will, dann hat man es im Prinzip immer mit [...] vollständigen Kreisläufen zu tun« (Bateson, 1981, S. 589).*

Nehmen wir diese Aussage von Bateson ernst, so bedeutet sie eigentlich eine Revolution unserer Wahrnehmung und unseres Denkens. Die uns angeborenen Erkenntnisinstrumente legen uns im Kontext Zeit nahe, Ereignisse in »vorher« und »nachher« zu zerlegen (Riedl, 1981). So ist es für uns selbstverständlich, uns die Dinge so zu beschreiben, wie wir sie sehen: Das eine passiert und das andere, das eine ist die Ursache des anderen. Vor allem, wenn es um unsere Erfahrungen geht, wird »die Verursachung durch den anderen [...] meist unmittelbar erlebt« (Kriz, 2017, S. 67). Aus einer anderen, einer systemischen Perspektive können wir die Dinge als wechselseitig aufeinander bezogen beschreiben, wie Abbildung 7 verdeutlichen soll: A und B erleben jeweils den anderen als den Grund für das eigene »Auslegen« des Segelbootes. Erst von außen wird die Zirkularität ihres Bemühens beschreibbar (vgl. Kapitel 8.2 zu unserem Umgang mit Kausalität).

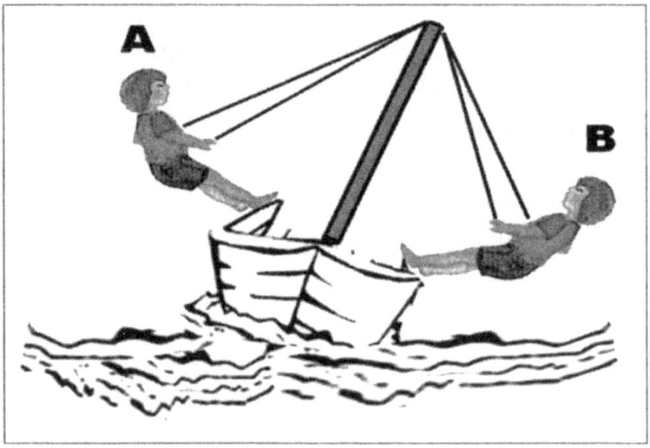


Abbildung 7: Linear erlebte Kausalität und systemische, zirkuläre Sicht (aus: Kriz, 2017, S. 65)

Zirkuläres Denken ist der Versuch, das Verhalten von Menschen, die in ein System kommunikativ eingebunden sind, als Regelkreis so zu beschreiben, dass die Eingebundenheit dieses Verhaltens sichtbar wird. In der Praxis geschieht dies, indem einzelne Ursache-Wirkungs-Hypothesen zusammengefügt werden. So kann aus der Wechselwirkung der Ideen »Die Schüler sind unmotiviert, weil sie schlechte Pädagogen haben« und »Die Pädagogen sind frustriert, weil ihre Schüler unmotiviert sind« zunächst die Idee entstehen: »Schüler und Pädagogen frustrieren und demotivieren sich gegenseitig.« Weitere Kreisläufe können etwa gesellschaftliche Zusammenhänge miteinbeziehen: »Die Schulpflicht und ihre Umsetzung machen die individuelle Motiviertheit von Schülern und Lehrern für das Überleben der Institution Schule entbehrlich; entsprechend motivieren unmotivierte Schüler und frustrierte Pädagogen den Staat immer wieder dazu, die gesetzliche Schulpflicht in der bisherigen

Form aufrechtzuerhalten.« Die methodische Anwendung zirkulären Denkens wird in Kapitel 15 ausführlich behandelt.

## 11.7 Allparteilichkeit, Neutralität, Neugier

»Allparteilichkeit« (Boszormenyi-Nagy u. Spark, 1981; Stierlin et al., 1977) ist die Fähigkeit, für alle Familienmitglieder gleichermaßen Partei zu ergreifen, die Verdienste jedes Familienmitglieds anzuerkennen und sich mit beiden Seiten ambivalenter Beziehungen identifizieren zu können (Ausnahmen sind natürlich Missbrauch und Gewalt). Eng damit verwandt ist das Konzept der Neutralität (Selvini Palazzoli et al., 1981). Neutralität ist dabei nicht von der Überzeugung her gemeint, sondern wird von der Wirkung her verstanden. Wenn den Teilnehmerinnen einer systemischen Beratung hinterher unklar ist, auf wessen Seite der Berater mehr gestanden hat, welche der vertretenen Ideen er favorisiert und wie er zum Problem steht – dann war der Berater »neutral«.

Neutralität ist ein häufig missverstandener Begriff. Neutralität heißt nicht, keine eigene Meinung zu haben, sondern lediglich, diese nicht in einer doktrinären Form einzubringen wie: »So sollten Sie sein und so nicht!« (vgl. Cecchin, 1988). Eine Beraterin kann sehr wohl die eigene Meinung sagen und Neutralität wiedergewinnen, indem sie deutlich macht, dass diese Meinung für das Klientensystem möglicherweise überhaupt nicht passt. Neutralität meint auch nicht kühle Distanziertheit. Im Gegenteil, ein emotionslos unpersönlicher Stil, wie er dem frühen Mailänder Modell oft vorgeworfen wurde, wird heute eher kritisch gesehen. Auch in der systemischen Therapie, so zeigen Untersuchungen (z. B. Green u. Herget, 1991), ist der Aufbau einer warmen, empathischen Beziehung eine bedeutsame Grundlage für die Kooperation im Therapieverlauf. Das heißt, dass die Beraterin durchaus Anteil nehmen und sich phasenweise im Gespräch stark mit einzelnen Mitgliedern engagieren kann, ja sogar muss, »um zu versuchen, die Bedeutung sogar hinter den widerwärtigsten Handlungen oder Ereignissen zu finden« (Hoffman, 1996, S. 67). So kann sie ein nicht wertendes Verhalten auch mit einer Konfrontation verbinden wie: »Ich bin erschrocken, das zu hören, und frage mich, was Sie (ihn/sie) wohl dazu bringt, das so zu sagen/zu tun/sich so zu verhalten?« Die damit verbundene Überlegung ist, dass bei allem, was existiert, nach einer möglichen Bedeutung gesucht werden kann (in Kapitel 9.4 wurde dies bei dem Stichwort »funktionale Analyse« thematisiert). Gerade weil systemische Praxis gegenüber Lösungsorientierung aufgeschlossen ist, ist es wichtig, sich nicht mit dem Ziel der Veränderung zu »verheiraten«, sondern skeptisch zu bleiben. Es lassen sich verschiedene Arten unterscheiden, auf die Neutralität gerichtet werden kann (wir folgen hier im Wesentlichen einer Auflistung von Reinert Hanswille (2016a, S. 26–69; siehe auch Lindemann, 2023, S. 72 ff.):

- *Neutralität gegenüber Personen (»Beziehungsneutralität«):* Eine systemische Haltung verlangt ein gleichbleibendes, freundlich-sachliches Beziehungsangebot zu jeder Person im Raum. Neutralität bedeutet dementsprechend, dass unklar bleiben sollte, auf wessen Seite der Berater steht – er ergreift nicht für eine Person Partei. Das macht es leichter, nicht in Konflikte zwischen den Mitgliedern verwickelt zu werden. Es ermöglicht zudem eine produktive »innere Distanz« zu den Einzelnen und erleichtert es, den Fokus der Aufmerksamkeit auf das Dazwischen zu richten: »Was ist hier eigentlich los?« Diese Art von Neutralität verbietet, wie bereits betont, nicht, sich auch Einzelnen wertschätzend und empathisch gegenüber zuzuwenden. Es ist allerdings dabei wichtig, wahrzunehmen, ob sich dritte Personen möglicherweise ausgeschlossen fühlen,
- *Neutralität gegenüber den Problemen oder Symptomen:* »Problem-« und »Konstruktneutralität« lassen offen, ob die Beraterin das Symptom bzw. Problem eigentlich für etwas Gutes oder Schlechtes hält – ob sie es gut oder eher schlecht findet, wenn ein Jugendlicher von zu Hause abhaut, wenn die Oma in Mamas Erziehungspraktiken eingreift, wenn Papa nur selten zu Hause ist, wenn der Opa säuft, wenn Mama Valium nimmt, wenn jemand eine Straftat begeht (Grenze sind auch hier Missbrauch und Gewalt). Auch Erklärungen und Begründungen werden freundlich-neugierig aufgegriffen und fragend behandelt, Entwertungen verbieten sich von selbst. Schwierig kann dies werden, wenn eine Begründung sehr zulasten einer anderen Person geht, die zur »Ursache allen Übels« erklärt wird (»Sein Charakter«, »Da hört man direkt ihre Mutter, die aus ihr spricht«, »Ich weiß nicht, er war schon immer anders!«). Auch dies kann mit einem freundlichen »Ah ja, so sehen Sie es!« aufgegriffen werden und dann in Frageform an den Nächsten weitergegeben werden: »Sehen Sie das ähnlich oder anders?«
- *Neutralität gegenüber Lösungsideen und Werthaltungen:* »Veränderungsneutralität« lässt offen, wie man gegenüber den im Gespräch vertretenen Problemerklärungen, Lösungsideen und Meinungen steht. Es bleibt unklar, ob man es richtig findet, dass Kinder mit vierzig Jahren noch bei den Eltern wohnen oder schon mit 14 von zu Hause ausziehen wollen, ob eine Wohnung täglich oder nur einmal im Jahr geputzt werden sollte und ob Sexualität sadomasochistisch oder platonisch praktiziert wird, solange es beiden gefällt. Dadurch wird der Beratungsprozess offengehalten für andere und eventuell bessere Ideen als die des Beraters.

Gleichzeitig bedeutet Neutralität in diesem Sinn nicht völlige Abstinenz! Es können durchaus auch kritische Aspekte, eigene Meinungen oder Wissen über seelische und soziale Prozesse eingebracht werden. Allerdings geschieht dies ohne Wertung oder Verurteilung. Man kann beispielsweise in eine Beobachterperspektive einladen, am besten eignet sich dazu die Frageform: »Ich könnte mir denken, dass Sie sich auch selbst schon einmal gefragt haben, ob das die beste Lösung ist …«, »Andere Leute könnten nun möglicherweise kritisch sagen … Was würden Sie ihm entgegnen?«, »Wer in Ihrer Familie würde denn am ehesten sagen: Das reicht jetzt aber?«

Und noch ein Wort der Vorsicht in diesem Zusammenhang: Es wäre ein besorgniserregendes Zeichen von Berufskrankheit, würden Systemikerinnen und Systemiker sich allerorten und jederzeit neutral verhalten. Wir sehen Neutralität als eine professionelle Haltung für spezielle Beratungskontexte. Sie taugt nicht (zumindest oft nicht) für den Umgang mit eigenen Kindern, Liebhabern, Kollegen und Kolleginnen. Sie taugt auch nicht für professionelle Situationen, in denen Empörung, Fürsorge oder soziale Kontrolle angezeigt sind. Es empfiehlt sich vielmehr, sich jeweils bewusst zu sein, in welchem Kontext es als sinnvoll anzusehen ist, Stellung zu beziehen. Es lassen sich gute Gründe dafür finden, auch in der systemischen Beratung eine neutrale Haltung bewusst aufzugeben.

Cecchin schlug 1988 vor, die Prinzipien der Neutralität unter dem Gesichtspunkt der Neugier neu zu begründen. Die Haltung respektvoller, nicht invasiver Neugier trifft besser, worum es geht: um den Gegensatz zur Gewissheit der Kausalität und zu einer moralischen Position »von oben herab«. Die Idee, man habe die eine »richtige« Beschreibung gefunden, verhindert das weitere Nachdenken. Neugier hingegen bleibt ständig auf der Suche. Die Idee der liebevollen Neugier als systemischer Grundhaltung hat mehrere Implikationen (Schwing, 2025). Sie steht einer »Reparaturlogik« entgegen. Systemische Neugier interessiert sich für die jedem System immanente Eigenlogik, die als weder gut noch schlecht, sondern als eine, die sich für dieses System offensichtlich bislang als gangbar erwiesen hat – wenn vielleicht auch zu einem hohen Preis »Wofür wäre es gut, weiterhin das Haus nicht zu verlassen? Welcher Lösungsversuch verbirgt sich darin? Lohnt es sich, nach Alternativen zu suchen, oder besser nicht?« Solange wir nicht überzeugt sind zu wissen, was für ein System gut oder schlecht ist, steht Neugier auch im Gegensatz zu sozialer Kontrolle. Neugier impliziert darüber hinaus eine Haltung, die das in Kapitel 11.10 weiter zu behandelnde therapeutische »Nichtwissen« umfasst, dessen vorrangiges Ziel es ist, vorschnelle, übereilte Erkenntnis zu verhindern.

## 11.8 Respektlosigkeit gegenüber Ideen, Respekt gegenüber Menschen

Cecchin, Lane und Ray (1992; 1993) empfehlen systemischen Therapeuten und Therapeutinnen Respektlosigkeit gegenüber jeglichen Gewissheiten. Damit wird systemische Praxis mit einem »Sicherungsmechanismus« gegen zu viel Gewissheit versehen, und zwar auch, wenn sie sich selbst betrifft. Damit ist im systemischen Konzept eine Korrektur mit »eingebaut«, die vor zu großer (Selbst-)Sicherheit schützt. Denn interessant ist natürlich auch die Frage, wann es angemessen ist, auch systemischen Überlegungen kritisch gegenüberzustehen, ihnen gerade nicht zu folgen und zum Beispiel bewusst lineare Hypothesen zu suchen, sich bewusst nicht neutral zu zeigen, Schuldzuweisungen vorzunehmen usw.

> In einer Therapiesitzung im Mailänder Familientherapieinstitut verspürte einer der Therapeuten den Wunsch, einer Mutter Erziehungsinstruktionen zu geben. Die Kollegen lehnten dies als nutzlos ab. Schließlich entschloss man sich, die kontroverse Debatte zu nutzen. Der Therapeut sagte zur Mutter: »Sie haben mich erfolgreich überzeugt, dass Sie inkompetent sind. Ich glaube Ihnen und meine, ich sollte Ihnen ein paar Instruktionen geben. Meine Kollegen hinter dem Spiegel sagen, Instruktionen zu geben, sei nutzlos. Sie haben eine systemische Theorie, die es ihnen nicht erlaubt, so zu denken. Deshalb habe ich mit meinen Kollegen ein Übereinkommen getroffen. Sie gaben mir die Erlaubnis zu glauben, dass Sie inkompetent sind. Allerdings nur für die nächsten drei Monate, und für diese Überzeugung soll ich auch die Konsequenzen tragen. In drei Monaten werden wir wieder darüber diskutieren.« Der Therapeut gab ihr dann einige einfache Instruktionen. Drei Monate später hatte die Mutter die Instruktionen befolgt und das Verhalten der Patientin hatte sich gebessert. Der Therapeut sagte: »Meine Kollegen wollen gern wissen, weshalb Sie meine Instruktionen befolgt haben. In der systemischen Theorie gehorchen Menschen nicht. Warum haben Sie gehorcht?« Sie antwortete: »Ich habe Ihre Anweisungen befolgt, weil ich Sie besser leiden kann als die Leute hinter dem Spiegel« (nach Cecchin et al., 1992, S. 11 f.).

Es scheint so, als ob gerade die Flexibilität im Umgang auch mit eigenen Glaubenssätzen das innovative Potenzial freilegt bzw. freihält, das in Therapie und Beratung nötig ist. Von Milton Erickson, dem »Urvater« der Kurztherapie, wird erzählt, er habe über zwei Jahre lang jeden Abend einen schizophrenen Patienten zum Fernsehen empfangen. Eckard Sperling, ein Pionier der psychoanalytischen Familientherapie, nahm schwer gestörte Patienten zeitweise in seine Familie auf, ja, er nahm sogar einmal eine magersüchtige Patientin mit in den Familienurlaub: »Ich werde nie vergessen, wie sie zum ersten Mal schmecken lernte, als wir ein Muschelgericht in St. Maries de la Mer aßen« (in Hosemann, Kriz u. von Schlippe, 1993, S. 122). Von ihm stammt auch die erfrischende Aussage: »Ich glaube keiner Theorie, sondern ich benutze sie nur. Ich benutze von der Theorie jeweils das Teilstück, das mir hilft, [...] solange es mir hilft« (S. 127).

## 11.9 Ressourcenorientierung, Lösungsorientierung, Kundenorientierung

Diese drei Begriffe hängen eng miteinander zusammen. Sie bezeichnen typische Grundhaltungen systemischer Praxis: von den Ressourcen her zu denken, auf konkrete Lösungen zuzugehen und sich konsequent an den Interessen des jeweiligen Gegenübers, den »Kunden« zu orientieren. Das Prinzip der Lösungsorientierung ist von der Gruppe um Steve de Shazer (vgl. Kapitel 3.2) besonders akzentuiert worden. Zentral ist hier die Annahme, dass ein System oft bereits über die Ressourcen verfügt, die es zur Lösung der eigenen Probleme benötigt – die es nur derzeit nicht nutzt. Um die Ressourcen aufzufinden, braucht man sich also nicht (bzw. nicht zu intensiv) mit dem Problem zu beschäftigen, der Fokus liegt von vornherein auf der Konstruktion von Lösungen.

Aus lösungsbezogener Perspektive ist nicht die Frage, ob es Probleme und Defizite »gibt« oder »nicht gibt«, sondern welche Optionen sich den Betroffenen eröffnen oder verschließen, wenn man sich intensiv damit befasst. Als soziale Konstruktionen interessieren vor allem die Nützlichkeit oder Schädlichkeit von dem, was wir in der Alltagspraxis tun. Und es erweist sich therapeutisch oft als nützlicher, davon auszugehen, Menschen verfügten an jedem Punkt ihrer Entwicklung über eine Vielzahl von Möglichkeiten, sie entschieden sich aber – aus subjektiv respektablen Gründen –, vieles von dem, was sie tun könnten, zumindest vorläufig noch nicht (oder nur manchmal) zu tun.

Kundenorientierung stammt als Idee ursprünglich aus dem Wirtschaftsbereich: Das Angebot soll genau auf die Nachfrage abgestimmt werden (Loth, 1998). Andererseits verweist das Wort »Kunde« in seinem Wortstamm auf einen, der sich auskennt, der selbst Bescheid weiß. Beide Ideen lassen sich gut im Konzept der »Kundenorientierung als systemischer Dienstleistungsphilosophie« (Schweitzer, 1995) verbinden. Es bedeutet, dass Leistungserbringer möglichst genau das anbieten, was ihre Kunden subjektiv haben wollen, und nicht das, was sie nach Meinung der Fachleute »brauchen«. Professionelle Interventionen richten sich nicht nach »objektiver Indikation« oder »Bedürftigkeit«, sondern nach dem subjektiven »Bedarf« der Kunden. Kundenorientierung bietet zahlreiche Anregungen sowohl zur Gestaltung ganzer institutioneller Dienstleistungspakete, zur Themenwahl in Therapiegesprächen, für Interventionsentscheidungen beispielsweise in einem Jugendamt oder zur Supervision stagnierender Behandlungen und Beratungen.

Kundenorientierung hilft, unnötige Arbeit dort zu vermeiden, wo man (oft überrascht) feststellt, dass man eigentlich von niemandem einen Auftrag bekommen hat. Scheinbar »unkooperative«, »unmotivierte« oder »schwierige« Klienten, Angehörige oder Fachleute zeigen sich in dieser Perspektive einfach als Nichtkunden, die keinen Bedarf äußern. Andererseits können damit aber auch Versorgungslücken deutlich werden: Die Kunden wollen schon etwas, aber nicht das, von dem die Fachleute bisher dachten, dass die Kunden es wollten.

In vielen Arbeitsbereichen erweist sich die genaue Klärung der Kundenwünsche als ein Weg, unnützen Verschleiß von Zeit, Geld und Energie dadurch zu vermeiden, dass man nichts anbietet, was auf keine Nachfrage trifft. Andererseits ist diese Klärung etwa in öffentlichen Gesundheits- und Sozialdiensten, insbesondere solchen für ärmere Klienten und mit hoheitlichen Kontrollaufgaben, aus mehreren Gründen keineswegs einfach:

- Institutionen sind nicht nur ihren Patienten oder Klienten verpflichtet. Eine psychiatrische Klinik etwa liefert wesentliche Dienstleistungen für erschöpfte Angehörige und Nachbarn, für Polizei und Gerichte. Und in ihr arbeiten Fachleute, die ihre eigenen Ideale und Zielvorstellungen in der Arbeit mit Patienten realisieren wollen; diese müssen mit dem subjektiven Bedarf der Patienten nicht übereinstimmen.
- Kundenaufträge sind in diesen Bereichen nur selten klar formuliert. Häufig wollen Menschen aus verständlichen Gründen nicht so gern sich und anderen klarlegen, was sie eigentlich wollen: Manche bevorzugen das Klagen gegenüber dem Wünschen. Sie gehen davon aus, dass andere ohnehin nicht das tun, was sie möchten, und haben sich das Äußern von Wünschen daher gänzlich abgewöhnt. Manche haben sich aus der Kommunikation mit anderen verabschiedet. Um zu verhindern, dass andere sie verstehen, kommunizieren sie manchmal so unklar, dass man sie auf nichts festnageln kann. Manche sagen oft aus Gründen sozialer Erwünschtheit nicht das, was sie wollen, sondern das, von dem sie denken, dass es der andere hören will.

Kundenorientierung erfordert daher als Erstes eine ausführliche Klärung, wer alles zu den Auftraggebern gehört und was diese jeweils genau wollen. Die Grundfragen solcher Auftragsklärung sind: Wer will was? Von wem? Wie viel? Ab wann?

Bis wann? Wozu? Gegen wen? Die Praxis kundenorientierter Auftragsklärung beschreiben wir in Kapitel 14.

## 11.10 Mache das Nichtwissen zu deinem Partner

> *»Das gute Leben aber ist mehr als eine möglichst hohe Summe von Glücksmomenten … Es ist das Ergebnis einer Weltbeziehung, die durch die Etablierung und Erhaltung stabiler Resonanzachsen gekennzeichnet ist, welche es Subjekten erlauben und ermöglichen, sich in einer antwortenden, entgegenkommenden Welt getragen und geborgen zu fühlen« (Rosa, 2018, S. 59).*

Ein besonderer Aspekt von Expertentum, der in der systemischen Praxis immer wieder hervorgehoben wird, ist die Fähigkeit, aktiv auf die Idee sicheren »Wissens« zu verzichten oder gar Nichtwissen »zum Partner zu machen«. Das Bonmot für die Überschrift »Mache das Nichtwissen zu deinem Partner« haben wir bei Torsten Groth gefunden (2017, S. 150). Das innere Leben eines Menschen ist unverfügbar (Rosa, 2018) und so ist die Beratungsarbeit, nicht nur die systemische, mit der Paradoxie konfrontiert, handeln zu müssen, ohne voraussagen zu können, was das eigene Handeln beim anderen bewirken wird (Bachmann, 2025; Elbert, 2025; Schmidt-Lellek, 2025). Es ist ein klassisches »Therapeutendilemma […] dennoch wird immer wieder versucht, Psychotherapie mit Hilfe von methodischen Vorgaben, die auf den physikalischen Umgang mit Billardkugeln ausgerichtet sind, zu erforschen und zu verstehen« (Ludewig, 2000, S. 460; siehe auch Kriz, 2008). In der systemischen Therapie wird dieses Dilemma nicht als Störung gesehen, sondern als Ausgangspunkt.

Die Position des »Nichtwissens« ist etwas anderes als Ignoranz (Anderson u. Goolishian, 1992a; 1992b). Im Gegenteil, man muss in der Lage sein, gut mit sich umzugehen (siehe Kapitel 12.3), man muss Unsicherheit aushalten und durchaus vieles wissen, um zu wissen, was man nicht weiß. Die Initiierung therapeutischer Prozesse erfordert ja, dass man in der Lage ist, viele »Perspektivenscheinwerfer« einzuschalten, ohne sich in einen so zu versteigen, dass man meint, zu wissen, was mit dem Gegenüber los ist. Wenn man von der Unmöglichkeit »instruktiver Interaktion« ausgeht (Maturana, 1982; Cecchin, 1988), also überzeugt ist, in psychologischen Fragen Menschen nicht zu etwas bringen zu können, dem sie nicht zustimmen, ist das der Schlüssel zu dieser Form der Expertise.

Noch etwas weiter schlüsselt Barthelmess (2016) diese auf, indem er neben das

Nichtwissen das Nichtverstehen stellt und beiden Begriffen jeweils einen positiven Begriff gegenübersetzt (siehe Abbildung 8).

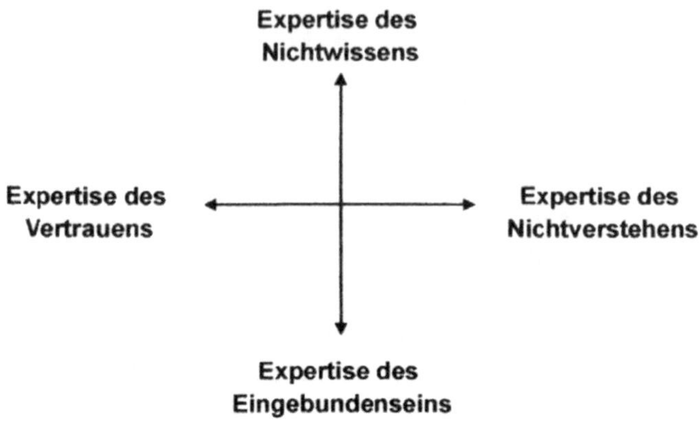


Abbildung 8: Nichtwissen und Nichtverstehen (aus: Barthelmess, 2016, S. 24)

Jedem der Pole wird eine »Leitlinie« zugeschrieben, die die jeweilige Haltung prägt, die eine Methode prägt (zusammengefasst Barthelmess, 2016, S. 88):

- Haltung des Nichtwissens
  Leitlinie: Wissenskonstruktionen relativieren, Methode: Konstrukte »verflüssigen«
- Haltung des Nichtverstehens
  Leitlinie: Selbst-Verstehen des Klienten anregen, Methode: Nachfragen
- Haltung des Eingebundenseins
  Leitlinie: »Widerstand gibt es nicht«, Methode: Gegenübertragungsanalyse[44]
- Haltung des Vertrauens
  Leitlinie: Sich am Prozess orientieren, Methode: Lösungsfokussierte Techniken

Die beiden positiv formulierten Begriffe des Vertrauens und des Eingebundenseins passen sehr gut zu dem Zitat von Hartmut Rosa vom Anfang des Abschnitts. In der psychotherapeutischen Praxis braucht es genau diese Qualitäten, um Selbstorganisationsprozesse zu begleiten und zu ermöglichen. Erinnern wir uns an die Überlegung von Luhmann über die Unwahrscheinlichkeit von Kommunikation, so

44 Der Begriff wird bei uns nicht weiter behandelt, daher nur eine Bemerkung dazu: Die Aufgabe ist hier, sich der eigenen Empfindungen in der therapeutischen Beziehung bewusst zu sein, »die eigenen Gefühle, die Rolle und die Wirkung seiner Interventionen zu reflektieren sowie zu überlegen, warum man so und nicht anders handelt« (Barthelmess, 2016, S. 124), kurz: sich über die eigene Selektivität im therapeutischen Prozess sorgfältig bewusst zu werden.

ist die Steigerung der Wahrscheinlichkeit konstruktiver Anschlusskommunikation das in jedem therapeutischen Schritt anzustrebende Ziel.

## 11.11 So what?

Auch dieses ist ein langes Kapitel geworden. Was könnte die Quintessenz sein? Vielleicht dass es bei »Haltung« basal um ein freundliches, humorvolles und reflektiertes Beziehungsangebot geht, das ratsuchenden Menschen angeboten wird. Interessanterweise wird übrigens in praktisch allen Ansätzen, darauf macht Jens Förster aufmerksam, »Haltung« diskutiert und definiert, ohne danach zu fragen, wie eigentlich die Perspektiven der Kundinnen selbst aussehen (auch bei uns). Es wird selbstverständlich vermutet, dass das, was man anbietet, auch für das Gegenüber nützlich sein wird (Förster, 2024b). In einem Gedankenspiel lädt er in seinem Text dazu ein, einmal zu überlegen, wie es aussehen würde, wenn »Haltung« von Klientenseite aus bestimmt werden würde. Seine Argumentation wird teils durch Rückmeldungen aus Interviews untermauert, teils entstammen die Formulierungen auch den Erfahrungen mit der von ihm entwickelten »Black-Box-Methode« (Förster, 2024a). In dieser wird therapeutisch gearbeitet, ohne den Inhalt zu kennen: »Beim verdeckten Arbeiten kann ich nicht analysieren, nicht übergriffig bewerten, […] keine Ratschläge geben, kann nicht einmal Hypothesen entwickeln« (Förster, 2024a, S. 123).

Eine Auflistung der Wünsche an die Haltungen der Gesprächspartner in der systemischen Praxis soll dieses Kapitel beschließen. Aus Sicht der Ratsuchenden werden sie als Erwartungen an ihre Rechte formuliert.

Es geht um das Recht,
- die Kontrolle über den Prozess zu haben,
- nicht überredet und manipuliert zu werden,
- nicht bewertet oder manipuliert zu werden,
- sich nicht schämen zu müssen,
- sich nicht für irgendjemanden verstellen zu müssen,
- alles denken zu dürfen,
- sich nicht verständlich machen zu müssen,

und auf ein Recht auf
- Widerstände,
- einen co-kreativen Raum.

# 12 Systemische Kompetenz und therapeutische Beziehung

Mit den Praxiskapiteln, insbesondere im Methodenteil (IV), wollen wir praxisnahe Anleitung bieten, zugleich aber vermeiden, kontextunabhängige invariante Rezepte »auszustellen«. Daher soll vorab noch diskutiert werden, was *Techniken* in systemischen Praxisfeldern überhaupt zu leisten vermögen, wie man diese und einige weitere eher »basale« Kompetenzen in einer mehrjährigen Entwicklung in die eigene Persönlichkeit und den eigenen Stil integrieren und trotzdem Flexibilität im Umgang mit Methoden erhalten kann. Denn die Methode ist nur ein Teil erfolgreichen systemischen Arbeitens – und vermutlich nicht einmal der bedeutsamste. »Systemkompetenz« bedeutet, eine Fülle von komplexen Fertigkeiten und Qualitäten zu balancieren (Manteufel u. Schiepek, 1998; Schiepek, 1999, S. 417 ff.; Kriz, 2000; von Sydow, Borst u. Geyenhofer, 2018).

**Systemkompetenz** (eigene Zusammenstellung, angelehnt an die soeben zitierte Literatur und verschiedene Kapitel in diesem Buch)

Systemische Praktikerinnen und Praktiker, die in den unterschiedlichsten Kontexten – egal ob in Therapie, Beratung, Management, Pädagogik oder Sozialer Arbeit – tätig sind, können sich als »systemkompetent« ansehen, wenn sie (neben allgemeinen Fähigkeiten wie Gesprächsführung, Beziehungsaufbau, Selbstreflexion)

a. über grundlegendes Wissen verfügen
   - über systemtheoretische Konzepte über das Verständnis psychischer und sozialer Dynamiken.
   - über erkenntnistheoretische Prämissen der systemischen Praxis: Landkarte und Landschaft auseinanderhalten.
   - über die Beobachterabhängigkeit jeder Aussage über Tatsachen: »Alles, was gesagt wird, wird von einem Beobachter gesagt.«
   - über den Erlebensdruck der Kausalität, dem man auch selbst nur schwer entkommt.

- über unterschiedliche systemische und systemtherapeutische Ansätze, ihren jeweiligen Beitrag zum praktischen Handeln und ihre spezifischen Impulse zu Veränderung.

b. und in der Praxis in der Lage sind
- auf der Basis einer systemischen Haltung kontaktfähig und belastbar zu sein, vertrauensvolle und Sicherheit vermittelnde Beziehungen aufzubauen und auch unter Belastung zu halten. Dazu gehören eine grundlegende Freundlichkeit, verständliche (und durchaus auch klare) Sprache, Sensibilität für die Aufnahmebereitschaft des Gegenübers und für fremde Sprachen, Regeln, Umgangsformen und Operationsweisen, schließlich die Fähigkeit, über Disziplingrenzen hinweg zusammenzuarbeiten.
- den Gesprächsrahmen zu führen, ohne die Ratsuchenden zu dirigieren, Raum zu geben und Grenzen zu setzen.
- seelische und soziale Phänomene in ihren jeweiligen Kontexten wahrzunehmen. Dazu gehört, relevante Bezugspersonen und soziale (Helfer-)Netzwerke einzubeziehen.
- Probleme als Beschreibungen zu verstehen und sie in den jeweiligen Zuweisungskonten zu sehen.
- sich aus eigenen »Problemhypnosen« zu befreien, indem ein funktionaler Blick auf die Frage eingenommen wird, wozu das, was passiert und beklagt wird, sinnvoll, funktional sein kann.
- mit Kausalitäten zu spielen, sie zu »verflüssigen«, statt als etwas Festgefügtes anzusehen.
- so zu handeln, dass der Raum der Möglichkeiten vergrößert wird. Dazu gehört die Fähigkeit, individualisierende Zuschreibungen von Ursachen auf Einzelne zu vermeiden, pathologisierenden Sichtweisen klar zu widersprechen und mit Konzepten psychischer »Krankheiten« flexibel umzugehen.
- prozessbezogen zu arbeiten: eher auf das »Wie« als auf das »Was« zu schauen.
- Erwartungen, Aufträge, Ressourcen, Rollen, Spielregeln zu erfassen, mit ihnen zu arbeiten oder sie gezielt zu thematisieren.
- Reflexionsprozesse und Bewusstheit anzustoßen, Reflexivität auch selbst zu praktizieren, etwa durch kollegiale Zusammenarbeit und Supervision.
- mit Zeit gut umzugehen: die zeitliche Eigendynamik von Systemen zu achten, günstige Momente für Veränderung zu erspüren, zu nutzen und zu fördern.
- auf eigene Gefühle und die des Gegenübers zu achten, sie zu respektieren und fürsorglich zu reflektieren, sie also explizit oder implizit zu mentalisieren und auf Selbstfürsorge zu achten.
- Widersprüche und Paradoxien auszuhalten.
- die Bandbreite systemischer Methodik zu kennen und flexibel zu nutzen.

- und dabei experimentierfreudig und fehlerfreundlich zu sein: »Wenn etwas nicht funktioniert, mache etwas anderes!« (es sei denn, es geht um Üben!).[45]

Diese Systemkompetenzen können nicht nur von einzelnen Personen, sondern als »emergente Kompetenzen« auch in kleinen und großen Mehrpersonensystemen (Familien, Teams, Organisationen etc.) schon vorhanden sein oder zusätzlich trainiert werden. Von Teamkompetenz wird gesprochen, wenn es darum geht, dass eine Gruppe von kollegial zusammenarbeitenden Personen ihre Rollen und Beziehungen jeweils situationsangemessen auf die Arbeitsbedingungen ausrichten kann (Kriz u. Nöbauer, 2008).

## 12.1 Was macht Therapie und Beratung erfolgreich?

*»Eines der konsistentesten Resultate der Psychotherapieforschung ist, dass unterschiedliche Indikatoren einer kollaborativen Arbeitsbeziehung im positiven Zusammenhang mit dem Therapieerfolg stehen« (Flückiger, Willutzki, Grosse Holtforth u. Wampold, 2024, S. 35).*

*»Es zeigt sich überall, dass die Vergleiche zwischen verschiedenen Therapietechniken beziehungsweise -methoden weit weniger groß sind als die Unterschiede innerhalb derselben Schulen, aber zwischen den verschiedenen Therapeuten. Und es zeigt sich, dass jene Therapeuten die besseren Erfolge haben, die nicht auf Technik setzen, sondern auf den Kontakt; die nicht eine quasibiologische, sondern eine psychologische Hypothese verfolgen, die nicht glauben, das Problem sei durch Psycho-Technik rasch zu lösen, sondern die von Anfang an wissen, dass psychische Entwicklung Zeit braucht und verbraucht« (Buchholz, 2003, S. 675).*

Psychotherapieforschung bewegte sich über Jahrzehnte hinweg vor dem Hintergrund zweier unterschiedlicher, zum Teil auch gegensätzlicher »Metamodelle«, die das Denken der Forscherinnen und Forscher prägten. Sie lassen sich einander gegenüberstellen als das eher an effektorientierter Wirklogik ausgerichtete »Medizi-

---

45 Beim Lesen dieser Liste wird schnell klar, dass die hier formulierten Anforderungen ein Ideal darstellen, das man nur als grobe Richtschnur behandeln kann und sollte.

nische Modell«, das psychische Abweichungen und Auffälligkeiten medizinanalog als »Krankheiten« beschreibt, und als das eher an psychologischer Logik orientierte »Kontextuelle Modell« (Wampold, 2013; Wampold, Ahn u. Coleman, 2001; Wampold, Imel u. Flückiger, 2018), das davon ausgeht, dass wir es hier mit »vagen Dingen« (Fuchs, 2011) zu tun haben, mit »Unschärfeproblemen« und Widersprüchen (siehe Kasten »Metamodelle zur Psychotherapieforschung im Vergleich«).[46] Beide sind nicht »richtig« oder »falsch«, aber sie richten die Aufmerksamkeit sehr grundlegend auf unterschiedliche Dinge aus, beeinflussen das jeweilige Handeln und neigen dazu, dass die Vertreterinnen und Vertreter leider nicht selten einander entwerten oder gar bekämpfen.

**Metamodelle zur Psychotherapieforschung im Vergleich**

*Das Medizinische Modell*

- Ein Patient (oder Klient) hat eine Krankheit (ein Problem, eine Beschwerde), deren Symptome als Zeichen einer zugrunde liegenden Störung gelesen werden, die möglichst effektiv zu beseitigen ist.
- Die Krankheit kann und sollte in eine diagnostische Taxonomie möglichst klar eingeordnet werden.
- Sie wird durch eine psychologische oder psychophysiologische Hypothese erklärt.
- Der »Mechanismus« der Veränderung oder Heilung wird dem speziellen psychotherapeutischen Ansatz zugerechnet und leitet sich aus der Diagnose ab.
- Für jeden therapeutischen Ansatz eignen sich spezifische therapeutische Ingredienzien.
- Es gibt einen spezifischen Faktor des therapeutischen Ansatzes, der für eine spezielle Störung als wirksam identifiziert und letztlich in einer manualisierten Form beschrieben werden kann.
- Veränderung ist eine Folge der Intervention. Heilung ist eine Konsequenz der Wirkfaktoren, die sich aus der Theorie heraus ergeben.

---

46 Bruce Wampold gilt als einer der prominentesten internationalen Psychotherapieforscher. Er hat sich nicht nur auf die Wirkung und den Effekt von Behandlungen bezogen, sondern viele weitere Beiträge zur Erforschung psychotherapeutischer Prozesse geleistet, die von Bedeutung für die Aufklärung von Therapieeffekten sind. Sein ursprünglich 2001 erschienenes Buch über die »große Psychotherapie-Debatte« kam 2013 unter Mitarbeit von Zac Imel neu heraus und wurde 2018 in einer von Christoph Flückiger übersetzten und überarbeiteten deutschsprachigen Variante mit den beiden Co-Autoren veröffentlicht (Wampold, 2013; Wampold et al., 2018).

*Das Kontextuelle Modell*

- Es wird geht von drei wesentlichen Wirkmechanismen aus:
  - Die Therapeut-Patient-Beziehung: Psychotherapie wird als emotional besetztes Geschehen angesehen: Eine Hilfe suchende Person geht mit einer professionell handelnden Person eine positiv gefärbte Arbeitsallianz ein, es entsteht eine Qualität von Zugehörigkeit und Verbindung.
  - Es werden positiv getönte Erwartungen über die gegenwärtige Lage und die Möglichkeiten der Veränderung geschaffen. Die Patientin glaubt – und diese Überzeugung bzw. Hoffnung wird nicht zerstört –, dass der Therapeut tatsächlich hilfreich handelt. Dies mag eine Art Plan oder Schema sein, vielleicht sogar ein Mythos, der eine plausible Erklärung für die Probleme liefert.
  - Im Prozessverlauf steht das Verstehen der Erlebenswelt des Ratsuchenden in seinem jeweiligen Kontext im Vordergrund. Es entsteht ein gemeinsames Bild über die Aufgaben und Ziele der Therapie als Grundlage der gemeinsamen Arbeit. Veränderung ist eine Folge des Verstehens im Rahmen der therapeutischen Beziehung.
- Die Faktoren, die dabei wirksam sind, sind eher übergreifend (»common factors«) und nicht wirkspezifisch.

Nach Wampold sind die Modellbedingungen auf die Beziehung zweier Personen bezogen, lassen sich aber auch auf soziale Systeme erweitern (Hunger-Schoppe, 2021, S. 52).

Unschwer lässt sich erkennen, dass es zwei sehr unterschiedliche Zugänge zu seelischen und sozialen Welten sind – auf der einen Seite wird eine eher technische Sprache benutzt, es geht um »Störungen«, »Interventionen« und »Outcome«, die Vorstellung ist, dass Therapie gelingt, wenn die jeweilige empirisch überprüfte Methodik sauber eingehalten wird. Auf der anderen Seite liegt der Schwerpunkt auf der Beziehung, auf dem »Dazwischen«: Therapie wird als emotionales Geschehen gesehen, in dem das Vertrauen in die professionelle Person essenziell ist. Neben der Beziehungsseite gehören hierzu auch das Vertrauen in die Kompetenz und ein gemeinsam erarbeitetes Bild von dem, was hilfreich ist – der gemeinsame Blick auf ein gemeinsames Ziel (»goal alignment«) spielt eine große Rolle, entsprechend werden die Therapeuteneffekte im Vergleich zur korrekten Anwendung der Methodik ausfallen. Etwas überspitzt kann man sagen, dass das eine Modell die Person der Therapeutin »hinter der Methode«, das andere zunächst die Methode »hinter der Person« sieht, natürlich in beiden Fällen im Kontext von Professionalität. Laut Wampold et al. zeigt sich das kontextuelle dem medizinischen Modell empirisch überlegen, er bezieht sich dabei auf zahlreiche Metaanalysen, die er überblickt und zum Teil selbst durchgeführt hatte. Noch prägnanter sind Aussagen, dass eine medizinanaloge Auffassung für eine sich professionell verstehende Psychotherapie sogar eher schädlich sei (Buchholz, 2018). Flückiger, Willutzki, Grosse Holtforth und Wampold (2044, S. 35) sehen »robuste metaanalytische Belege für die Erfolgsrelevanz transtheoretischer Prinzipien« und darin das Potenzial, frustrierende Schulenstreitigkeiten zu überwinden.

Nach wie vor beziehen sich viele berufspolitische Auseinandersetzungen über Therapie (und die entsprechende Zuweisung zu Mitteln) auf die Logik des medizinischen Modells. Man fragt danach, welche Methode »evidenzbasiert« effektiver ist, welche Aspekte von Interventionen bessere Ergebnisse generieren und welche weniger (hierzu sehr kritisch: Kriz, 2014). Inzwischen mehren sich die Stimmen, die davon ausgehen, dass Psychotherapie sich »über verschiedene Herangehensweisen hinweg erstaunlich gut und stabil wirksam« erweist (Flückiger et al., 2024, S. 33). Auch wenn die einzelne Technik selbst nicht als so prominent angesehen wird, ist es nicht unwichtig, wer die Behandlung durchführt, im Gegenteil, die »seltsam personenlose« Orientierung der Psychotherapieforschung, die sich auf angewendete Methoden konzentriert, stellt sich anders dar, wenn man die Person der Therapeutin in den Blick nimmt. Die erwähnten Texte von Wampold, Flückiger und anderen betonen, ganz in der Logik des kontextuellen Modells, die Qualität der Arbeitsbeziehung, der »Allianz«, zwischen Therapeut und Patientin als zentralem Wirkmechanismus. Es geht darum, ein gemeinsames Bild von der zu behandelnden Beeinträchtigung zu entwickeln und sich auf einen gemeinsamen Weg hin auszurichten (»goal alignment«). Auf dieser Grundlage ist dann die Wirkung eher durch die Qualität der Beziehung geprägt (als Faustregel gilt die empirische Erkenntnis, wonach es einem Großteil der Therapeutinnen, etwa 80 Prozent, gelingt, in eine erfolgreiche Arbeitsbeziehung zu kommen). Eine kleine Gruppe von professionell Agierenden erreicht sogar eine überdurchschnittlich gute Beziehung, und bei ebenfalls einer anderen kleineren Gruppe ist dies eher nicht der Fall. Die konkrete menschliche Begegnung sollte im therapeutischen Prozess daher stärker beachtet werden als die eingesetzten Techniken.

Hubble, Duncan und Miller (2001) ziehen aus vielen Forschungsergebnissen den Schluss, dass die Klienten die wahren Heldinnen und Helden auf der therapeutischen Bühne sind. Worauf es ihrer Meinung nach ankommt, sind ihre Ressourcen, ihre Mitwirkung, ihre Beurteilung des therapeutischen Bündnisses, ihre Wahrnehmungen des Problems und seiner Auflösung. Techniken, so zeigt es sich, sind nur hilfreich, wenn die Klientinnen sie jeweils als relevant und glaubwürdig ansehen, Therapeutinnen können demgegenüber zu den beschriebenen Erfolgsfaktoren Folgendes beitragen:

- Sie können sich auf die Wahrnehmung und Diskussion von Veränderung statt von pathologischer Stagnation konzentrieren: »Haben Sie bemerkt, dass sich schon zwischen der Anmeldung und dem heutigen Erstgespräch etwas zum Positiven verändert hat? Falls ja: Wie können wir dies für unsere weitere Arbeit nützlich machen?«
- Sie können sich für hilfreiche Ressourcen im sozialen Netzwerk ihrer Klienten interessieren und deren Nutzung ermuntern und bewundern: »Wer ist Ihnen in Ihrem Alltagsleben hilfreich? Wie holen Sie sich diese Hilfe? Welche Unterstützung haben Sie sich in der Vergangenheit holen können und wie haben Sie das bisher geschafft?«
- Sie können sich auf die in unterschiedlichen Phasen sehr unterschiedlichen Motivationen ihrer Klienten einstellen. Solange diese noch gar kein Problem sehen oder es zwar sehen, sich aber noch nicht für eine Therapie entschieden haben, können sie mit ihnen Vor- und Nachteile einer Veränderung abwägen, ihre Ambivalenz wertschätzen und sich selbst von jeglichen Veränderungsempfehlungen fernhalten. Erst in späteren Phasen (»Vorbereitung«, »Aktion« und »Aufrechterhaltung des Gewonnenen«) sind aktivere Vorgehensweisen sinnvoll.
- Sie können ihre Vorgehensweise möglichst genau und flexibel auf die Vorstellungen ihrer Klienten von einem guten therapeutischen Bündnis einstellen: »Was versprechen Sie sich davon, hierherzukommen? Was und wie sollen unsere Gespräche dazu beitragen? Woran werden Sie selbst Fortschritte erkennen? Wie direktiv oder wie zurückhaltend wünschen Sie sich meinen Beitrag dazu?«
- Sie können Hoffnungen und positive Erfolgserwartungen fördern. Zum einen geschieht dies durch eine methodische und organisierte Strukturierung der therapeutischen Situation (ob dies die Couch ist, die systematische Desensibilisierung, der Einwegspiegel, das reflektierende Team, die Schlussintervention oder etwas anderes), von deren Erfolg die Therapeutin selbst überzeugt ist – und dies vermittelt. Zum anderen wird eine bessere Zukunft immer wieder möglichst konkret ins Auge gefasst: »Was wird ganz konkret anders sein, nachdem Sie das Trinken reduziert oder gar beendet haben? Was wird der erste Hinweis sein, dass das kurz bevorsteht? Wer wird die erste Person sein, die bemerkt, dass Sie etwas verändert haben?«
- Spezielle therapeutische Techniken haben hierbei nach Hubble et al. (2001) vor allem zwei Funktionen. Sie helfen, einen möglichst klaren Fokus in der Therapie besonders konzentriert zu bearbeiten (z. B. die Übertragungsanalyse, die Desensibilisierung, das zirkuläre Erfragen von Beziehungsmustern). Und sie können Klienten, die von anderen Therapierichtungen nicht profitiert haben, mit dem Andersartigen ihres Ansatzes Mut für einen neuen Versuch machen.

## 12.2 Forschung für Systemiker

Viele Erkenntnisse und Fortschritte der systemischen Therapie und Beratung sind seit deren Anfängen in Forschungskontexten entstanden. Zumindest im deutschen Sprachraum hat diese Forschung, insbesondere die empirisch-hypothesenprüfende Forschung, die Praxis lange Jahre allerdings nur punktuell beeinflusst. Das änderte sich erst langsam im neuen Jahrtausend (Ochs, 2025). Es entstand ein Bedarf nach Wirksamkeitsforschung vor allem im Gesundheitswesen, um eine Aufnahme in den Kreis krankenkassenfinanzierter Verfahren zu erreichen. Mehrere von Jochen Schweitzer seit 1998 und gemeinsam mit Matthias Ochs seit 2010 organisierte Heidelberger systemische Forschungstagungen (Schweitzer u. Ochs, 2020) brachten zunächst im deutschsprachigen Raum, ab 2014 auch international systemische Forschende und Praktikerinnen in Austausch miteinander. Damit wurde das breite Spektrum der Forschungsmöglichkeiten einem großen Kreis von forschend wie praktisch Tätigen zugänglich gemacht. Die Erträge der Tagungen sind in zwei Sammelbänden zusammengefasst (Ochs, Borcsa u. Schweitzer, 2020; Ochs u. Schweitzer, 2012).

Zwischen einer Theorie, deren wissenschaftlicher Beforschung und der therapeutisch/beraterischen Praxis gibt es keine einfachen Ursache-Wirkungs-Zusammenhänge (Flückiger u. Rufer, 2019). Forschung vermag weder, eine einzige richtige Art des Findens oder Überprüfens von Theorien festzulegen, noch eine einzige »richtige« Art von Praxis zu bestimmen. Aber Forschung vermag, bestimmte Ideen »in die Welt zu bringen«, manche schon diskutierte Ideen in ihrem Überzeugungsgehalt zu stärken und andere darin zu schwächen. Insbesondere wenn es ihr gelingt, bestimmte bisherige »Lieblingsideen« von Praktikerinnen, Praktikern oder Forschenden infrage zu stellen, erweist sich ihr Wert. Negativer Nebeneffekt dieser Infragestellung ist, dass Forschungsergebnisse schnell veralten, oft schon kurz nachdem sie formuliert wurden.

### Mit welchen Forschungsansätzen wird systemische Therapie untersucht – was können sie leisten und was nicht? Ein kurzer Überblick

Generell können wir bei der Anlage wissenschaftlicher Studien hypothesen*generierende* (»in die Welt bringende«) von hypothesen*prüfenden* (»ihren Wahrheitsgehalt kritisch infrage stellenden«) Forschungsdesigns unterscheiden. Bei deren Erhebung und Auswertung unterscheiden wir zwischen qualitativen (»in Sprache ausgedrückten«) und quantitativen (»in Zahlen ausgedrückten«) Methoden. Während sich die qualitative Forschung als rekonstruierend und theoriegenerierend versteht (Mey u. Mruck, 2010), ist es das Ziel der quantitativen Forschung, theoretische Zusammenhänge zu prüfen und zu beweisen (Raithel, 2008). Nicht selten hängen beide Zugangsformen zusammen, etwa wenn qualitative Studien Hypothesen generieren und quantitative Studien sie überprüfen (Jäckle, 2017). Qualitative Studien sind offen gegenüber Unvorhergesehenem im Forschungsprozess, es geht ja um die explorative Entwicklung von Theorie, die Ergebnisse sind entsprechend vorläufig, oft vieldeutig und mit einem geringeren Anspruch an Universalität versehen, zugleich aber oft nah am erlebten Alltag der Befragten (also von »ökologischer Validität«). In quantitativen Studien ist die Theorie die Grundlage, gefordert ist ein akribisches Abarbeiten vorab definierter Schritte der Hypothesenprüfung. Kritisch wird hier oft gesehen, dass sich die in komplexen mathematischen Modellen prozessierten Zahlen manchmal weit von der Erfahrung der Untersuchten entfernen und so ihre Bedeutung für die Praxis schwerer darstellbar ist.[47]

Die meisten Forschungsmethoden können auch für die Bearbeitung von Fragen der systemischen Praxis genutzt werden, einige aber sind speziell dafür geeignet bzw. entwickelt.

### Qualitative Methoden (Auswahl)

– Die Inhaltsanalyse ist ein klassisch zu nennender qualitativer Zugang zu jeder Art von Text (z. B. Interviewprotokolle, Beobachtungsprotokolle, Gesprächsaufzeichnungen o. Ä.). Es lassen sich die zusammenfassende qualitative Inhaltsanalyse (Abstraktion), die explizierende qualitative Inhaltsanalyse (unter Einbeziehung zusätzlichen Materials) und die strukturierende qualitative Inhaltsanalyse unterscheiden (Mayring, 2015). Ihnen gemeinsam ist, dass der Text in Sinneinheiten zerlegt wird, die dann in einer Reihe von definierten Verdichtungsschritten jeweils einer oder mehreren Kategorien zugewiesen werden. In jüngerer Zeit sind die Möglichkeiten der computerunterstützten Auswertung immer besser geworden: Auf Knopfdruck wird es möglich, die verschiedenen Zitate zu einer Kategorie zusammenzufassen, mit anderen Kategorien zu kontrastieren und so das empirische Material auf alle möglichen Fragestellungen hin zu untersuchen.

47 Dieses sogenannte »Rigor«- versus »Relevance«-Paradox zu balancieren, ist eine Herausforderung für die Forschung: Je präziser die Ergebnisse gefasst sind (Rigor), als desto weniger relevant werden sie oft in der Praxis erlebt und je praxisrelevanter sie sind, desto weniger genügen sie Anforderungen an methodische Genauigkeit. In einer Zeit, in der die Qualität von Forschung oft danach bemessen wird, in welchem akademisch anerkannten (»gerankten«) Journal sie publiziert wird, ist die Gefahr dieser Spannung unseres Erachtens eher größer als kleiner geworden.

- Die Grounded Theory baut auf dem Theorieansatz des Symbolischen Interaktionismus auf (Glaser u. Strauss, 2017). Sie versteht sich als grundlegend theoriebildend (»grounded«) und wird damit ein »Entdeckungsverfahren«, in dem Texte anfangs Zeile für Zeile inhaltsanalytisch codiert werden. Später werden die daraus entstandenen komplexeren Codiersysteme wiederum neu codiert, bis am Ende nur noch eine oder wenige zentrale, neuartige theoretische Ergebnisse (»Konstrukte«) festgehalten werden.
- Die Fallrekonstruktive Familienforschung, entwickelt von Bruno Hildenbrand (Hildenbrand, 2004; 2018), geht der langfristigen Entwicklung einer Familie oft über mehrere Generationen nach, unter Zuhilfenahme eines ausführlichen Familieninterviews und eines ebenso ausführlichen Genogramminterviews. Interpretiert werden beide separat vom Erhebungsprozess in gesonderten Rekonstruktionsseminaren von Wissenschaftlerinnen und Studierenden.
- Eine besondere Form der Forschung ist die Aktionsforschung. Hier verstehen sich die forschende und die beforschte Partei gemeinsam als Teilnehmer einer Lernreise mit dem Ziel, mehr über eine komplexe Fragestellung zu erfahren (Burns, 2007; Moser, 1989). Es ist dabei ein erklärtes Ziel, dass sich der »Forschungsgegenstand« während der Untersuchung verändert (während in der Logik objektiver Untersuchung dieser gerade invariant bleiben soll).

Ein Beispiel: Zur Frage der Langlebigkeit von Familienunternehmern trafen sich Forscher der Universität Witten/Herdecke mit den Vertretern von zwölf Familien, deren Unternehmen mindestens seit vier Generationen im Besitz der Familie waren. In einer Reihe gemeinsamer Workshops stellten die Familien den anderen jeweils ihre spezifische Familienstrategie vor, diese konnten ihre eigenen Strategien damit kontrastieren und weiterentwickeln. Das Ergebnis war ein Ansatz einer ausformulierten Theorie der Unternehmerfamilie (von Schlippe, Groth u. Rüsen, 2017). Viele der beteiligten Familien überarbeiteten und veränderten im Nachgang zu dem Projekt ihre Familienstrategie.

- Zu den sprachwissenschaftlich inspirierten Verfahren gehören die Konversations-, Narrations-, Metaphern-, Diskurs- und dialogischen Analysemethoden, die an Texten (Interviews, Dokumentationen) ansetzen (Buchholz, 1993). Sie durchforsten diese beispielsweise nach Sprachbildern, Argumentationsabfolgen und nach dem Gelingen oder Misslingen von Dialogen und Multilogen. Narrative Forschungsdesigns nehmen Erzählungen als wissenschaftliche Basis, vergleichen Perspektiven in von verschiedenen Gesprächspartnern erzählten Geschichten und kontrastieren sie, um Wirklichkeitskonstruktionen in sozialen Systemen zu verstehen (Lucius-Hoene u. Deppermann, 2002; Lucius-Hoene u. Scheidt, 2022).

## Quantitative Methoden (Auswahl)

Alle quantitativen Methoden setzen voraus, dass Fragestellungen in Zahlen übersetzt werden (können) und den Vergleich unterschiedlicher Zahlen oder Zahlenreihen im Blick auf die Fragestellung ermöglichen.

- Bekanntestes Design ist in den Therapie- und Beratungswissenschaften das randomisiert-kontrollierte Experiment (RCT), also eine Form der Studie, in der die Behandlungsform nach Zufall auf die Klienten verteilt wird (was bei Psychotherapie schon nicht unproblematisch ist). Sie gelten insbesondere in der Medizin als die beste Form, die Effektivität und Effizienz von Behandlungen zu beweisen. Liegen zahlreiche Studien zu einer Frage vor, so können diese in einer Metaanalyse statistisch aufsummiert werden zu Befunden mit höherer Verlässlichkeit. RCT-Studien gelten derzeit als Goldstandard, sind aber sehr aufwendig und von begrenzter Übertragbarkeit in den Alltag. Vor allem, wenn es um therapeutische Prozesse geht, die sich im Vergleich zu etwa der Vergabe von Medikamenten durch höhere Komplexität der Kontextbedingungen auszeichnen, wird der alleinige Bezug auf RCT-Studien durchaus kritisch gesehen (Kriz, 2014). Als Alternative steht die evidenzbasierte fortlaufende Praxis zur Verfügung, bei der jeder neue Behandlungsversuch ungefiltert in die Studie eingeschlossen wird, ohne dass eine Zufallsaufteilung auf Interventions- und Kontrollgruppe erfolgt.
- Prominente Erhebungsmethoden sind zum einen die strukturierte Beobachtung sozialer Interaktionen, meist mithilfe von Ratingverfahren (Einschätzskalen), bei denen ein bestimmter Aspekt der Beobachtung (z. B. »Wer unterbricht wen?«, »Wer stimmt wem zu?«) durch die Vergabe von Zahlen (je nach Vorhandensein dieses Merkmals) ausgedrückt wird.
- Die wohl häufigste, weil ökonomischste, quantitative Erhebungsmethode sind zum anderen Fragebögen, die von den untersuchten Personen ausgefüllt werden. Diese schätzen die eigenen Interaktionsmuster, von denen sie ein Teil sind, auf vorgegebenen Skalen (»Dimensionen«) durch anzukreuzende Zahlenwerte ein. Drei Fragebögen, deren Entwicklung wir verfolgt oder mitgestaltet haben, sind die europäische Gemeinschaftsentwicklung SCORE (Stratton, Carr u. Schepisi, 2020) sowie die in Heidelberg entstandenen, theoriebasierten kurzen Fragebögen EVOS (»Evaluation of Social Systems«, siehe Aguilar-Raab, Grevenstein u. Schweitzer, 2015) und EXIS (»Experience in Personal Social Systems Questionnaire«, siehe Hunger et al., 2017; zusammengefasst dargestellt in Schweitzer, Aguilar-Raab u. Hunger, 2014).

### Empirische Methoden aus systemischen Theoriezusammenhängen (Auswahl)

- Das von Günter Schiepek entwickelte Synergetische Navigationssystem (SNS) ist ein quantitatives, internetbasiertes Rückmeldesystem. Klienten und Therapeutinnen füllen in hoher Frequenz (zuweilen zweimal pro Tag) denselben, für die eigenen Fragestellungen oft selbst entwickelten Fragebogen aus. Aus dieser Datenfülle entstehen Zeitreihen, in denen mit feiner Auflösung »kritische Momente« des Therapieverlaufs sichtbar werden können (Schiepek et al., 2022). Klienten und Berater/Therapeuten können nach der Rückmeldung anhand dieser Zeitreihen auch den eigenen Therapiefortschritt miteinander diskutieren.
- Wolfgang Tschacher und Kollegen untersuchen mit ähnlichen Methoden den »gegenwärtigen Moment« (Tschacher, Ramseyer u. Pfammatter, 2020). Das ist ein therapeutisch wichtiger »dichter« Moment, in dem sich Therapeut und Klient »sychronisieren«, das heißt, in dem ihre biologischen, psychischen und sozialen Prozesse für einen kurzen Moment sehr ähnlich werden – zum Beispiel ihre physiologischen Prozesse oder ihre Körperbewegungen zueinander hin oder voneinander weg.
- Eine finnische Arbeitsgruppe um Jaakko Seikkula, die sich einer »dialogischen Therapie« verpflichtet sieht, hat in einer aufwendigen Fallstudie eine Paartherapie untersucht (Nyman-Salonen et al., 2020). Von allen vier Beteiligten (zwei Therapeuten, zwei Mitglieder des Paares) wurden zahlreiche Daten zeitgleich erhoben: der hautgalvanische Widerstand als psychophysiologisches Erregungsmaß; die Körperbewegungen der Beteiligten im Video; die Themen und die dialogische Qualität des Gesprächs. Hinterher wurden in einem »stimulated recall interview« die inneren Dialoge der vier Beteiligten (also ihre Selbstgespräche) erfragt. Die Ergebnisse sind bislang noch nicht eindeutig, aber der Forschungsansatz ist in seiner Komplexität sehr spannend.

### Mixed Methods

Zunehmend populär wird die Kombination qualitativer und quantitativer Ansätze, insbesondere um (1) sonst schwer verständliche quantitativ gewonnene Ergebnisse erklären zu können und um (2) die Wirksamkeit eines Vorgehens sowohl qualitativ zu beschreiben wie auch quantitativ zu belegen. Die Kombination einer einfachen Statistik aus Zahlen, wie sie im Alltag ohnehin erhoben werden, mit der theoretisch reflektierten Beschreibung sozialer Interaktionsprozesse und daraus sich entwickelnder stabiler Interaktionsmuster bietet sich insbesondere dann an, wenn Praktiker ihre eigene Praxis selbst beforschen wollen (Ochs et al., 2020).

## Wie wirksam und wie (un-)schädlich ist systemische Therapie?

Vorausgeschickt sei: In der amerikanischen Forschungsszene ist die wesentliche Unterscheidung nicht die zwischen systemischen und anderen Therapieschulen. Vielmehr werden hier Paar- und Familientherapie (Mehrpersonentherapie) der Einzeltherapie gegenübergestellt. Die theoretische Orientierung spielt dabei eine nachgeordnete Rolle.

Zur Frage der Wirksamkeit von Paar- und Familientherapie ziehen Alan Carr, Martin Pinquart und Markus W. Haun (2020) aus dem Forschungsstand im Jahr 2020 folgende Schlüsse:

1. *Wie effektiv ist systemische Therapie?*
   Systemische Therapie (in den Studien meist in Form von Familientherapie) zeigt sich in Metaanalysen zumindest gleich wirksam wie verschiedene Formen von Individualtherapie und für einige Probleme effektiver. Dies gilt zumindest bei Erwachsenen mit Angst- und Zwangsstörungen, Depressionen, Essstörungen und Schizophrenie und bei Kindern und Jugendlichen für Zwangsstörungen, Depressionen, Essstörungen und Suchterkrankungen (S. 319 ff.).
2. *Welche Art von systemischer Therapie hilft bei bestimmten klinischen Problemen?*
   Hier gibt es besonders viel Wirksamkeitsforschung mit positiven Ergebnissen über fünf spezielle Ansätze, die vorwiegend auf der strukturellen Familientherapie Salvador Minuchins (siehe Kapitel 2.2) und der strategischen Familientherapie Jay Haleys (siehe Kapitel 2.3) aufbauen. Sie arbeiten über kurze Zeiträume mit hoher Sitzungsdosis in Therapeutentandems, behandeln vorwiegend Jugendliche mit Drogenproblemen und Delinquenz ambulant (genauer dazu Kapitel 21.2 und 21.4) und wurden vorwiegend in den USA beforscht: die Brief Strategic Family Therapy (BSFT), die Functional Family Therapy (FFT), die Multidimensional Family Therapy (MDFT) und die Multisystemic Therapy (MST) und die auf der lösungsorientierten Therapie nach de Shazer und Kim Berg aufbauende Solution Focused Brief Therapy (SBFT). Ihre Ergebnisse ähneln sich sehr; für MDFT, MST und SBFT sind sie geringfügig günstiger als für BSFT und FFT (S. 324 ff.).
3. *Ist systemische Therapie kostengünstig?*
   Hierzu hat eine Forschergruppe um Russell Crane im amerikanischen Mormonenstaat Utah über zwanzig Jahre hinweg 22 Studien mit den Daten sogenannter »Managed Care Companies« vorgelegt (eine genaue Tabelle über diese 22 Studien ist in Carr et al., 2020, S. 328–332 abgedruckt) – das sind Krankenversicherungen mit eigenen Behandlungseinrichtungen und (zusammengefasst) Millionen von »gläsernen Patienten«, was den Zugang zu deren Behandlungsdaten leicht macht. Mehr als 250.000 Patienten fanden Eingang in diese Kostenstudien. Das Ergebnis: Familientherapie ist kostengünstiger als Individualtherapie, weil sie Zahl

und Kosten nachfolgender medizinischer Behandlungen unterschiedlichster Art reduziert (S. 327 ff.).

4. *(Wie) kann systemische Therapie auch schaden?*
   Jede Psychotherapie kann auch schaden – Schätzungen gehen von 5–10 Prozent »Verschlechterungen nach Therapie« aus und davon, dass einer von zwanzig britischen Patienten dortiger Psychologischer Dienste von »dauerhaften schlechten Effekten der Behandlung« berichtet. Dadurch werde »ungenügende Information über die Natur der jeweiligen Psychotherapie bzw. die Zielsetzungen der Behandlung« gefördert, dies sei von der Zahl der Sitzungen unabhängig. Crawford et al. (2016) berichten folgende therapieschulenbezogene Verschlechterungen: 3 Prozent für humanistische, je 4 Prozent für kognitiv-behaviorale und verhaltenstherapeutische, 9 Prozent für psychodynamische Therapien. Von Verschlechterungen in systemischen Therapien sei bislang noch nicht berichtet worden. Die Abbruchrate in systemischer Therapie (15 Prozent vs. 23 Prozent) sei signifikant niedriger als in anderen untersuchten Therapieansätzen (Carr et al., 2020, S. 338 ff.).

## 12.3 Die Nutzung des Selbst für die therapeutische Beziehung

Die »therapeutische Beziehung« und die »Selbsterfahrung« der Therapeutin/des Therapeuten sind in der Praxis der systemischen Therapie immer wieder thematisiert worden, spielten aber lange konzeptionell eine deutlich geringere Rolle als etwa in den psychoanalytischen und humanistischen Traditionen der Psychotherapie. Im Zuge der kritischen Diskussionen aus verschiedenen Richtungen (sozialkonstruktionistisch, narrativ, kultursensitiv, feministisch u. a.) ab Mitte der 1980er Jahre veränderte sich viel in der systemischen Therapie; Transparenz und das Bemühen um gleichrangige Beziehungen mit den Ratsuchenden brachten es mit sich, dass auch die Reflexion über das Selbst von Therapeutinnen stärker diskutiert wurde (z. B. Ludewig, 1999; Levold, 1999; Molter, 1999). Diese Entwicklung ist etwa bei Flaskas (2005) bzw. bei Flaskas, Mason und Perlesz (2005) eindrücklich beschrieben.

Die Kenntnis des eigenen Selbst ist wichtig, um empathisch Leid und Freud der Klienten nachempfinden zu können, zugleich aber frei von eigenen biografischen Beschränkungen auf Beziehungseinladungen der Klienten so reagieren und intervenieren zu können, dass es der Weiterentwicklung des Klientensystems dient. Dabei wird im systemischen Denken nicht von einem »wahren Selbst«, sondern eher von »vielen Selbsten« ausgegangen (z. B. Schwartz u. Sweezy, 2021), die in verschiedenen

Kontexten unterschiedlich stark aktiviert werden und die deshalb immer »so«, aber auch »anders« sein könnten.[48]

Man lernt seine vielen Selbste kennen, indem man achtsam, neugierig und wertschätzend auf die Suche geht – nach eigenen besonders ausgeprägten Fähigkeiten und Verletzlichkeiten, nach eigenen »Skripten« oder »Vorurteilen«, nach bevorzugten Rollen in der eigenen Herkunftsfamilie, in der aktuellen Familie oder in den Arbeitskontexten und danach, wie diese erlebten Qualitäten wohl aus den Perspektiven wichtiger anderer gesehen werden (Rivett u. Street, 2009). Dies kann nicht nur in klassischen Selbsterfahrungssettings (wie persönlicher Therapie, Genogrammarbeit, Familienrekonstruktionsseminaren, Aufstellungsseminaren etc.), sondern auch im kollegialen Teamcoaching geschehen (Schley u. Schley, 2010). Die Gruppenmitglieder können sich beispielsweise gegenseitig über ihre eigenen Familien interviewen und so Polarisierungen und Konflikte im Team leichter verstehen (Rivett u. Street, 2009).

Es geht darum, in der Therapie- oder Beratungssituation innerlich präsent, frei von inneren Zwängen und kultursensibel gegenüber der »Andersartigkeit« der jeweiligen Klienten zu sein (Rivett u. Street, 2009, S. 221 ff.), das eigene Expertenwissen nicht den Klienten »aufzudrücken« (Anderson, 2007, S. 49) und »Selbstenthüllung« nur so weit zu praktizieren, wie es für den Fortschritt des Klientensystems gut ist – aber auch nicht weniger (Roberts, 2005). Die genannten Autoren beschreiben Übungen, mit denen Achtsamkeit und Präsenz, Kultursensibilität, eine Haltung des bewussten Nichtwissens und ein gut dosierter Umgang mit Erzählungen aus dem eigenen Leben gefördert werden können (siehe auch Lauterbach, 2018).

## 12.4 Gut Ding will Weile haben

Die zentrale Herausforderung in jeder Weiterbildung zur systemischen Beraterin oder Therapeutin liegt darin, parallele Kompetenzen in mehreren Bereichen stimmig so zu entwickeln und miteinander zu verknüpfen, dass sie sich »wie aus einem Guss« anfühlen: theoretische und methodische Kenntnisse, Haltungen, die Erfahrung eigener »Selbste in Kontexten« und Wissen um komplexe Prozessgestaltungen.[49]

---

48 Diese Überlegungen stehen in enger Beziehung zur Humanistischen Psychologie, in der ein dynamisches Selbst auch nur »in Aktion« im Kontakt mit einem Gegenüber »entsteht«.

49 Die britische »Association of Family Therapy« hat begonnen, detailliert Kompetenzen zu beschreiben, die eine systemische Familientherapeutin entwickeln sollte (nachzulesen bei Stratton, Reibstein, Lask, Singh u. Asen, 2011).

Ein Risiko jeder professionellen Ausbildung liegt darin, dass einzelne Techniken losgelöst von den dahinterstehenden Grundhaltungen vermittelt werden, was diese dann zuweilen als »mechanisch«, »hölzern«, »unverbunden«, »nach Schema F« oder »ohne im Kontakt zum Gegenüber« erscheinen lässt. Wir ermuntern unsere Weiterbildungsteilnehmer daher, in ihrer frühen professionellen Entwicklung Selbsterfahrung, Theorieaneignung und technisches Handwerkszeug möglichst eng aufeinander zu beziehen (und dies in der konkreten Praxis dann »zu vergessen«, sprich, in der therapeutischen Begegnung entspannt zu agieren).

Die Grundhaltung gegenüber Klienten ist häufig die Basis für Konzepte und Hypothesen, die durch den Therapeuten gebildet werden. Sie beeinflusst, welche Interventionen ausgewählt oder auch intuitiv angewendet werden (Madsen, 1998). So erscheinen aus einer ressourcenorientierten Grundhaltung heraus Fragen nach den Fähigkeiten und Stärken eines Sozialsystems und nach Ausnahmen von Problemen ganz selbstverständlich. Auch die Überzeugung, dass Klienten Experten für die Lösung ihrer Probleme sind und dass Therapeuten »so viel Unterstützung wie nötig, aber so wenig wie möglich« geben sollten, führt zwanglos dazu, dass Methoden und Fragetechniken zum Einsatz kommen, die die Abgabe von Verantwortung an die Klienten zum Ziel haben. So werden »Columbo-Fragen« (Jankowski, 1998), die im Stil des berühmten Detektivs der eigenen Verwirrung Ausdruck verleihen (»Ich bin gerade ganz durcheinander, ich bin mir nicht sicher, ob ich das richtig verstanden habe, können Sie mir noch mal helfen, ich stehe wohl gerade ganz schön auf dem Schlauch«), unpassend und aufgesetzt erscheinen, wenn der Therapeut ansonsten vermittelt, er müsse stets allwissender Experte sein.

Manche Menschen gehen von Anfang an geschickt mit vielen dieser Herausforderungen um. Oft haben sie in ihrem bisherigen Leben günstige Bedingungen gehabt, diese Kompetenzen in ihrer Familie, ihrem Freundeskreis oder im Rahmen ihrer Arbeit zu erwerben. Eine ganze Reihe dieser Kompetenzen kann man beim Leben mit Kindern oder in einer Paarbeziehung, beim Moderieren eines Kindergeburtstages, einer Jugendfreizeit, Proben mit einer Musikband, Leiten einer Abteilungskonferenz oder einer Stationsübergabe üben. Deshalb arbeiten sich Menschen mit viel Lebens- oder Berufserfahrung überraschend schnell in die systemische Gesprächsführung ein. Man lernt im übenden Tun, unterstützt durch Selbsterfahrung (»Welche Kompetenzen für mein Agieren in sozialen Systemen habe ich in meinem Repertoire?«), durch eine praxisorientierte Theorieaneignung (»Was bedeuten Konzepte wie Selbstorganisation, Komplexitätsreduktion oder Dekonstruktion für mein praktisches therapeutisches Vorgehen?«) sowie durch Selbstermunterung und soziale Unterstützung von Ausbildern, Supervisoren und Kollegen.

Unsere Erfahrung ist aber auch, dass systemische Therapie – ähnlich wie Musik, Sport, Mathematik – nicht jedem liegt. Wer sich in Mehrpersonensituationen und bei Konfliktspannungen zwischen Menschen schnell unbehaglich fühlt, wer ungern Führungsrollen übernimmt, wem eine lösungs- und ressourcenorientierte Sichtweise fremd bleibt, wer gern auf die Suche nach den Ursachen geht und wer sich ungern auf ein vages »Möglichkeitsdenken« einlässt, wird sich vermutlich in anderen therapeutischen Orientierungen besser am Platz fühlen.

Mit Patterson, Williams, Edwards, Chamow und Grauf-Grounds (2009) lässt sich vermuten, dass Therapeuten in der Anfangszeit zumeist als Erstes konkrete therapeutische Fähigkeiten üben und sich »daran festklammern«, diese dann allmählich theoretisch im Sinne differenzierterer Hypothesenbildung verfeinern und in einer dritten Phase zunehmend selbstbewusster ihre persönlichen Stile, Stärken und Lebenserfahrungen in ihren Therapien nutzen. Dazu braucht es Zeit. Patterson et al. schätzen, dass es fünf bis sieben Praxisjahre oder 5.000 bis 7.000 Behandlungsstunden braucht, bis Familientherapeutinnen sich in ihrer Arbeit vollständig sicher fühlen. Aber ihre Erfahrung ist auch, dass wichtige Schritte zunehmender Sicherheit bereits nach einem Monat erlebt werden, dass nach 500 bis 700 Behandlungsstunden die Hypothesen bereits sehr klar sind, auch wenn das Vorgehen noch nicht so sicher scheint, und dass die meisten Therapeuten nach 1.000 bis 1.500 Stunden nur noch außerhalb von Routinesituationen, bei besonders schwierigen Fällen oder unvertrauten Themen Unsicherheit erleben.

## 12.5 Gesprächsführungskompetenzen

Speziellere Kompetenzen braucht es für eine systemische Gesprächsführung (Lindemann, 2023), insbesondere mit mehreren Gesprächsteilnehmern. Hier muss die systemische Gesprächsleiterin aktiv die Prozessführung übernehmen und die Mitarbeit der Beteiligten gewinnen. Das erfordert ein gutes Maß an Selbstermächtigung, verbunden mit den in Kapitel 11 beschriebenen Haltungen und den in Kapitel 1 bis 10 beschriebenen systemtheoretischen Kenntnissen.

**Gesprächsführungskompetenzen**

- *Selbstermächtigung* zur Führung des Gesprächs – sich selbst bewusst zu machen, dass man in der Lage und berechtigt ist, das Gespräch aktiv zu leiten.
- *Praktizierte Allparteilichkeit* (siehe Kapitel 11.7) – alle Teilnehmer ähnlich und ähnlich häufig ansehen, ansprechen, Langredner freundlich unterbrechen, allen ähnlich wertschätzend die eigene Ansicht zubilligen.

- *Verknüpfen* – die Äußerungen der Teilnehmer zueinander in Bezug setzen: »Wie denken Sie als Ehefrau über die Sichtweise Ihres Mannes? Stimmen Sie als Tochter eher der Mutter oder dem Vater zu?«
- *Achten auf Beziehungsmuster* – sich für das interessieren, was sich in den Interaktionen und Erzählungen dauernd zu wiederholen oder alle am stärksten zu beschäftigen scheint, und sich weniger von Details gefangen nehmen lassen.
- *Aushalten von Konfliktspannungen* in der Therapie – der optimistische Realismus, Konflikte als etwas Normales, Erwartbares und häufig Lösbares anzusehen und ihnen daher im Gespräch nicht aus dem Weg zu gehen, sondern sie eher aktiv anzusprechen (Weeks, Odell u. Methven, 2005, S. 145).
- *Beiläufiges Fragen* – die Hypothesen, die einem durch den Kopf gehen, lassen sich in Fragen verwandeln, die man meist auch gleich stellen kann, in einer Weise, die vermittelt, dass man jede Antwort darauf akzeptieren wird.
- Behutsam dosiertes *Infragestellen scheinbarer Gewissheiten:* »Bisher scheint es so, dass ... Sehen das denn alle hier so?«, »Ich bin mir nicht sicher, ob Ihre Übereinstimmung hierüber so groß ist, wie es bisher erschien ...«, »Erlauben Sie hier mal eine ganz andere Sicht ...« usw.
- *Zusammenfassen,* zwischendurch und am Gesprächsende, was man als Therapeutin verstanden zu haben glaubt, und die Zustimmung bzw. Ablehnung hierzu erfragen: »Sehe ich es richtig, dass Sie in den meisten Themen übereinstimmen außer in ...?«
- *Entschiedenheit,* eine klare Prozesssteuerung nicht nur für das einzelne Gespräch zu übernehmen, sondern auch für einen längeren Beratungsprozess – durch das Vorschlagen eines Zeitplans, einer Sitzungsabfolge, wer nächstes Mal kommen soll und von Experimenten und Hausaufgaben bis zum nächsten Gespräch – im Prozess geht es um (Bei-)Steuern (im Sinn von Kapitel 11.3).

## 12.6 Vielfalt respektieren: Kultursensible systemische Praxis

Vor allem in den englischsprachigen Einwandererländern (USA, Kanada, Australien, Großbritannien) sieht sich die systemische Haltung eines allparteilichen Verständnisses sozialer Systeme mit einer scheinbar gegenläufigen Forderung konfrontiert. Kultursensibilität erfordere es nicht nur, »diversity«, also Vielfalt und Verschiedenheit, zu akzeptieren, sondern auch die oft verschleierten Macht- und Ausbeutungsverhältnisse wahrzunehmen, die sich im Verhältnis zwischen dominanten Mehrheiten und spezifischen Minderheiten finden und die sich in Familien und Organisationen widerspiegeln. In anderen Ländern finden sich diese Diskurse bislang noch weit seltener, wenn auch hier seit einigen Jahren das Stichwort »Diversität« als Begriff für den Umgang mit Vielfalt bedeutsamer geworden ist (Handerer, 2024; Förster u. Nussbaum, 2022). Vor allem im Organisationskontext wird »Diversity Management« als Weg diskutiert, Potenzial und Kreativität im Zusammenspiel kulturell sehr unterschiedlicher Personengruppen nutzbar zu machen (z. B. Ely u. Thomas, 2001; Pauser u. Wondrak, 2011; Hegemann, 2015). In der familientherapeutischen Arbeit geht es dann darum, die spezifischen Herausforderungen zu verstehen, denen sich Familien gegenübersehen, die sich im Kontext von Diversität bewegeg (s. z. B. Mazziotta, McCann u. Möller-Kallista, 2025).

Wichtige kulturelle Unterschiede sind beispielsweise (zur Übersicht McGoldrick u. Hardy, 2008; Winek, 2010, S. 29–58; Walsh, 2003):

- *Gender:* das Verhältnis von Frauen und Männern (ausführlich hierzu Walters, Carter, Papp u. Silverstein, 1991; Hosemann, Krüll, Massing u. Welter-Enderlin, 1987; Goldner, 1988; Hennecke u. Schuchardt-Hain, 2011);
- *sexuelle Orientierungen:* Umgang mit Hetero-, Homo-, Bi- und Transsexualität (z. B. Bigner u. Gottlieb, 2006; Laird, 2003);
- *soziale Klassen:* die Spannung zwischen Arm und Reich (z. B. Boyd-Franklin, 2003; Walper, 2001; Walper, Gerhard, Schwarz u. Gödde, 2001);
- *Rassismus:* alltäglicher Rassismus, zum einen durch verstärkte Einwanderung, zum anderen durch eine Verschärfung der innergesellschaftlichen Spannungen (z. B. Gold u. Mmari, 2024; Mmari, Gold u. Rohr, 2023; Hunger-Schoppe, 2024);
- *Religion:* Diversität zwischen Muslimen, Juden, Christen, Buddhisten und Atheisten (Walsh, 2009);
- *Machtthemen:* Unterdrückungsmechanismen und Ausgrenzungen (z. B. McAdams-Mahmoud, 2008);
- *Fähigkeiten:* Menschen mit oder ohne von einer Gesellschaft als bedeutsam angesehene physische oder geistige Behinderungen (z. B. Tsirigotis, 2011);
- *Unterschiede in den Familienformen* (z. B. Ochs u. Orban, 2008): Zwei- versus Einelternfamilien, Familien nach Scheidung (z. B. Greene, Anderson, Hetherington, Forgatch u. DeGarmo, 2003) und nach Wiederverheiratung (z. B. Visher, Visher u. Pasley, 2003), Adoptionsfamilien (z. B. Rampage, Eovaldi, Cassandra u. Weigel-Foy, 2003);
- *Alter:* Junge versus Alte (z. B. Richardson, Gilleard, Lieberman u. Pieler, 1994; Lehr, 2003; Johannsen, 2008; Friedrich-Hett, 2011);
- *Hautfarbe* und *Ethnizität* (z. B. Daniels, 1998; Hardy, 2008; Dolan-del Vecchio, 2008; Singh u. Dutta, 2010);
- *Unterschiede je nach Immigrationsstatus* (z. B. Falicov, 2003; 2008): Freiwillige oder erzwungene, legalisierte oder illegale Migration, Rückkehroption oder

nicht (Sluzki, 1979; 2008) unterscheiden sich sehr (Walter, 2024, S. 204 f.). Die Dynamik einer Flucht ist mit der einer Arbeitsmigration oder einer Migration durch Heirat nicht zu vergleichen. Leider fehlt hier der Raum, dieses Thema ausführlich zu behandeln (siehe hierzu beispielsweise Gallisch, von Schlippe u. El Hachimi, 2002; von Schlippe, El Hachimi u. Jürgens, 2003; Radice von Wogau, Eimmermacher u. Lanfranchi, 2004; Hegemann u. Oestereich, 2009; Lanfranchi, 2018; Walter, 2024).

Die Wurzeln der systemischen Konzepte, die auf die verschiedenen Facetten von Kultur eingehen, sind vielfältig. Um 1980 begann eine zunehmende Kritik am Systemdenken der damaligen Familientherapie, zunächst aus feministischer Sicht (Hare-Mustin, 1978; Welter-Enderlin, 1987; Rücker-Embden-Jonasch u. Ebbecke-Nohlen, 1992). Kritisiert wurde, dass zirkuläre Kausalität (z. B. in einer Paarbeziehung) mit einem gleichstarken Beitrag aller Beteiligten zum Problemkreislauf gleichgesetzt werde – dass also zum Beispiel die geschlagene Frau oder die sexuell missbrauchte Tochter als den Problemzyklus gleich stark verursachend angesehen würden und damit »das Opfer zum Mitschuldigen« erklärt werde. Es wurde auch erst 1973 Homosexualität von der Liste psychiatrischer Störungen der »American Psychiatric Association« gestrichen und es dauerte noch viele Jahre, bis die Besonderheiten schwuler und lesbischer Familien in den Aufmerksamkeitsfokus rückten, insbesondere die Beratung beim Coming-out gegenüber der Herkunftsfamilie und gegenüber den eigenen Kindern (Bigner u. Gottlieb, 2006; Green, 2008). Etwas früher schon (McGoldrick, Giordano u. Preto, 2005; McGoldrick, Gerson u. Petri, 2009) wurden *ethnozentrische* Sichtweisen in der Familientherapie beklagt und Interesse und Respekt für unterschiedliche mitbegründete Familienstile und -rollenverteilungen in Familien aus unterschiedlichen Einwandererländern eingefordert – etwa den unterschiedlichen Männer- und Frauenrollen, Erziehungspraktiken, Formen des emotionalen Austausches untereinander und des Sichöffnens gegenüber (meist weißen) Therapeuten in afroamerikanischen (Hines u. Boyd-Franklin, 1996), latinoamerikanischen (Garcia Preto, 2005) und asiatisch-amerikanischen Familien (Lee u. Mock, 2005). Zu diesem Themenfeld liegen mittlerweile zahlreiche deutschsprachige Veröffentlichungen vor (z. B. von Schlippe et al., 2003; Radice von Wogau et al., 2004; Hegemann u. Oestereich, 2009). Saied Pirmoradi (2012) hat eine Einführung in die interkulturelle Familientherapie und -beratung aus systemischer Perspektive vorgelegt.

**Kultursensibilität**

Was bedeutet es, kultursensibel zu arbeiten? Singh und Dutta (2010) haben eine Fundgrube zahlreicher kurzer wie ausführlicher Übungen zusammengestellt, mit denen in Therapie- und Beratungsausbildungen solche Unterschiede im eigenen Erleben der Teilnehmer erfahren und reflektiert werden können:

- *Namensspiel* (10–40 Minuten): Partner befragen einander, was ihr Name bedeutet, wer ihn ausgesucht hat und wie die Entscheidung fiel, was dieser Name seiner Trägerin bedeutet und wie er ihr Leben beeinflusst hat.
- *Wer bin ich?* (10–20 Minuten): Zwei Partner berichten einander, wie sie sich unterschiedlich in der Arbeit, zu Hause, im Ausland und einem Fremden gegenüber vorstellen.
- *Kulturelles Genogramm* (2–3 Stunden): Anhand ihrer Genogramme befragen zwei Partner einander, aus welchen Herkunftskulturen sie stammen und welche Aspekte dieser Kultur sie heute negativ oder positiv finden. Das wird dann feiner differenziert: Wie sehen in diesen Kulturen die Rollen von Männern und Frauen oder Alten und Jungen aus? Wie wurden Migrationen verarbeitet oder interkulturelle Ehen ausgehandelt? Welche Stereotype oder Vorurteile pflegt man in dieser Herkunftskultur über andere, welchen Vorurteilen erlebt man sich als Mitglied dieser Herkunftskultur ausgesetzt?
- *Checkliste von Privilegien* (15–30 Minuten): Teilnehmer beantworten 20 Statements mit ja oder nein und diskutieren das Erlebnis hinterher, wie: »Im Fernsehen sehe ich Mitglieder meiner Kultur stark repräsentiert«, »Wenn ich eine Kreditkarte vorzeige, kann ich sicher sein, dass meine Hautfarbe meiner Kreditwürdigkeit nicht im Wege steht«, »Ich kann einen begehrten Job haben, ohne verdächtigt zu werden, ich hätte ihn einer Gleichbehandlungsquote zuliebe bekommen«, »Ich kann eine schwierige Aufgabe erfüllen, ohne gelobt zu werden, ich sei ein Schmuckstück für meine Kultur«.

## 12.7 Intuition und Improvisation: Den »richtigen Moment« nutzen

*Psychotherapie hat mit »vagen Dingen« zu tun, die sich weitgehend der »Codierbarkeit« entziehen: »Das Vage ist systematisch und systemisch Gegenstand der Arbeit von Psychotherapeuten. Sie dürfen sich in der Bemeisterung von Vagheiten, die psychisch auftreten, als kompetent darstellen. Und inkompetent wäre dann genau die Forderung nach codifizierten Befunden. Sie läge grotesk daneben« (Fuchs, 2011, S. 33).*

Zuweilen sind es kleine wichtige Details und kurze Momente, in denen sich Systemdynamiken besonders klar zeigen und intuitiv aufgegriffen werden können (Keeney, 1991; Rufer, 2012, Nemetschek, 2011; Gigerenzer, 2008; Loth, 2025). Hier geht es dann darum, der »Intuition zu vertrauen«. Vorsorglich sei gesagt, dass es hier um eine Gratwanderung geht, denn Intuition muss nicht immer recht haben – nicht zuletzt kann es ein Problem sein, wenn sie als Begründung für Handeln ohne Verantwortung herangezogen wird. Gleichzeitig entstehen aus intuitiven Momenten oft therapeutische Chancen. Der britische Kinder- und Familientherapeut Jim Wilson (2003; 2006; 2010; 2023) zeigt das an vielen Fallbeispielen. Einige (persönlich erlebte) Szenen sollen hier verdeutlichen, wie optisch eindrucksvolle Szenen erfasst und inszeniert werden können.

Ein zehnjähriger Junge, der seine Mutter ebenso wie seine Lehrer bedroht hat, kommt zur fünften Therapiesitzung überraschenderweise erstmals mit seinem geschiedenen Vater. Die Mutter hat angerufen, sie habe die Nase voll vom Sohn und der Therapie und könne heute einfach nicht mehr, deshalb muss ihn der geschiedene Vater bringen. Der Vater (ein Bulle von einem Mann) und der Sohn (bei dem man ahnen kann, dass er einmal ähnlich bullig werden könnte) sitzen beide, sehr wohlbeleibt, nebeneinander auf einem für sie zu kleinen Sofa. Der Vater hat den Arm um seinen Sohn gelegt, der Sohn schaut dankbar oder stolz von unten links zu ihm hinauf, während beide bedauernd übereinstimmend berichten, wie viel die Mutter falsch mache. Ein Beobachter der Sitzung weist schließlich Vater und Sohn darauf hin, wie kraftvoll, vertrauensvoll und einmütig sie beide auf ihrem Sofa sitzen: »Wahrscheinlich kann Mutter tatsächlich die Probleme nicht lösen – wahrscheinlich sind Sie beide *das Team,* das allein die Probleme lösen kann.« Ab hier gerät der Vater unter anhaltenden, aber zunehmend produktiven Druck – sein Leben ist nicht darauf eingerichtet, sich alltäglich um den Sohn zu kümmern, er müsste mancherlei in seiner Lebenssituation dafür ändern und er beginnt in dieser Sitzung, darüber nachzudenken, wie er dies tun könnte.

Jamie, zwölf Jahre alt, Sohn einer vierfachen Mutter Ende dreißig mit einem »Gangstervater« (der Therapeut hat ihn schon einmal im Gefängnis besucht), lässt mehr Unterrichtstage ausfallen, als er wahrnimmt. Dem Therapeuten ist es gelungen, ein Unterstützernetzwerk für Jamies Schulbesuch aufzubauen, zu dem in dieser Sitzung neben der Mutter und der Freundin des ältesten Halbbruders von Jamie auch dessen Sonderschullehrer gehört. Das Gespräch widmet sich vielen praktischen Fragen, wer Jamie wie dabei unterstützen könnte, in der nächsten Woche an den meisten Tagen in die Schule zu gehen. Jamie will sich am Gespräch nicht beteiligen, »arbeitet« in einer Ecke des Raums etwas hektisch an verschiedenen Legogebäuden. Er wird immer wieder indirekt einbezogen (»Jamie, du musst da jetzt gar nichts dazu sagen, aber ich höre von deinem

Lehrer ein Bild kleinster, aber gut erkennbarer Verbesserungen!«). Allmählich beginnt Jamie, sich um seinen etwa zehn Monate alten Neffen (den Sohn seines Halbbruders) zu kümmern, wird dabei allmählich ruhiger, bis er später auf das größte Sofa im Raum zwischen seine Mutter und die Freundin seines Halbbruders rutscht und sich an seine Mutter ankuschelt, dabei weit vertrauensvoller in den Raum blickt als zuvor. Dieses Bild gefällt dem Beobachter so gut, dass er fragt, ob er ein Foto des ganzen Netzwerkes machen dürfe, mit Jamie zwischen Mutter und »Schwägerin«, seinem Neffen auf dem Schoß und Therapeut und Lehrer drumherum.

Improvisation kann auch bedeuten, das Setting kurzfristig zu verändern, wenn sich dafür günstige Momente ergeben – zum Beispiel, wenn längere Zeit abwesende Familienmitglieder plötzlich wieder auftauchen.

Der zehnjährige Luis und die achtjährige Susan sind nach der Scheidung der Eltern vom neuen Lebenspartner der Mutter sexuell missbraucht worden und seitdem offensichtlich traumatisiert. Der leibliche Vater ist als LKW-Fahrer viel unterwegs und zudem wegen paranoid-schizophrener Symptomatik in wiederholter stationärer Behandlung, daher liegt das Sorgerecht bei den väterlichen Großeltern. Der Therapeut hat diese eingeladen, bei einer Spielsitzung mit beiden Kindern beobachtend hinter der Scheibe zuzuhören, während er (und der Besucher) mit beiden Kindern auf dem Fußboden spielen. Er lässt also sich von den Klienten beobachten, statt wie oft umgekehrt. In dieser lebendigen Spielsitzung erzählt Luis, dass der Vater jetzt wieder aufgetaucht sei, aber vielleicht nur, weil er bei seiner neuen Freundin aus der Wohnung geflogen sei, und er wisse gar nicht, ob der Vater bleiben werde – am besten wäre er weggeblieben, wenn er sich doch nicht richtig kümmere. Der Therapeut hat für den darauffolgenden Tag einen »Erwachsenentermin« mit den Großeltern und deren Tochter Julia vereinbart und beschließt nach dem Gespräch sehr kurzfristig, den Vater einzuladen. Der kommt auch tatsächlich und zeigt sich erfreut. Es kommt nun zu einer Unterhaltung, wie man auch als »Vater auf Besuch«, der immer nur kurzfristig zu Hause sein kann, ein genügend guter Vater sein könne, auch wenn man von quälenden Stimmen dabei oft sehr behindert werde.

An dieser Stelle soll der am Anfang dieses Abschnitts angesprochene kritische Gedanke noch einmal aufgegriffen werden: Intuition ist nicht unfehlbar, der Umgang mit ihr erfordert Verantwortungsbewusstsein. Denn Intuition kann als beliebige Begründung herangezogen werden, um eigenes Handeln zu rechtfertigen. Dies kann dann gefährlich werden, wenn Intuition im Medium von Macht zur Legitimierung genutzt wird: »Im Kontext ungleich verteilter, ungleich zugeschriebener Macht kann nun Intuition zum Instrument werden, das demjenigen, dem Macht zugeschrieben wird, einen Selektionsvorteil für eine dominante Wirklichkeitskonstruktion sichert« (von Schlippe, Fischer u. Borst, 2015, S. 104). Und doch soll dieser Abschnitt eine Ermutigung für Beraterinnen und Berater sein, auf eigene Resonanzen zu vertrauen und sie verantwortungsvoll zu nutzen. In dem soeben zitierten Text hatten wir vorgeschlagen, auf den Begriff »Intuition« zu verzichten und stattdessen von »Vermutung« zu sprechen – auch aus einer Vermutung heraus kann man »intuitiv« handeln, allerdings bleibt man sich bewusst, dass es auch »alles ganz anders« sein kann.

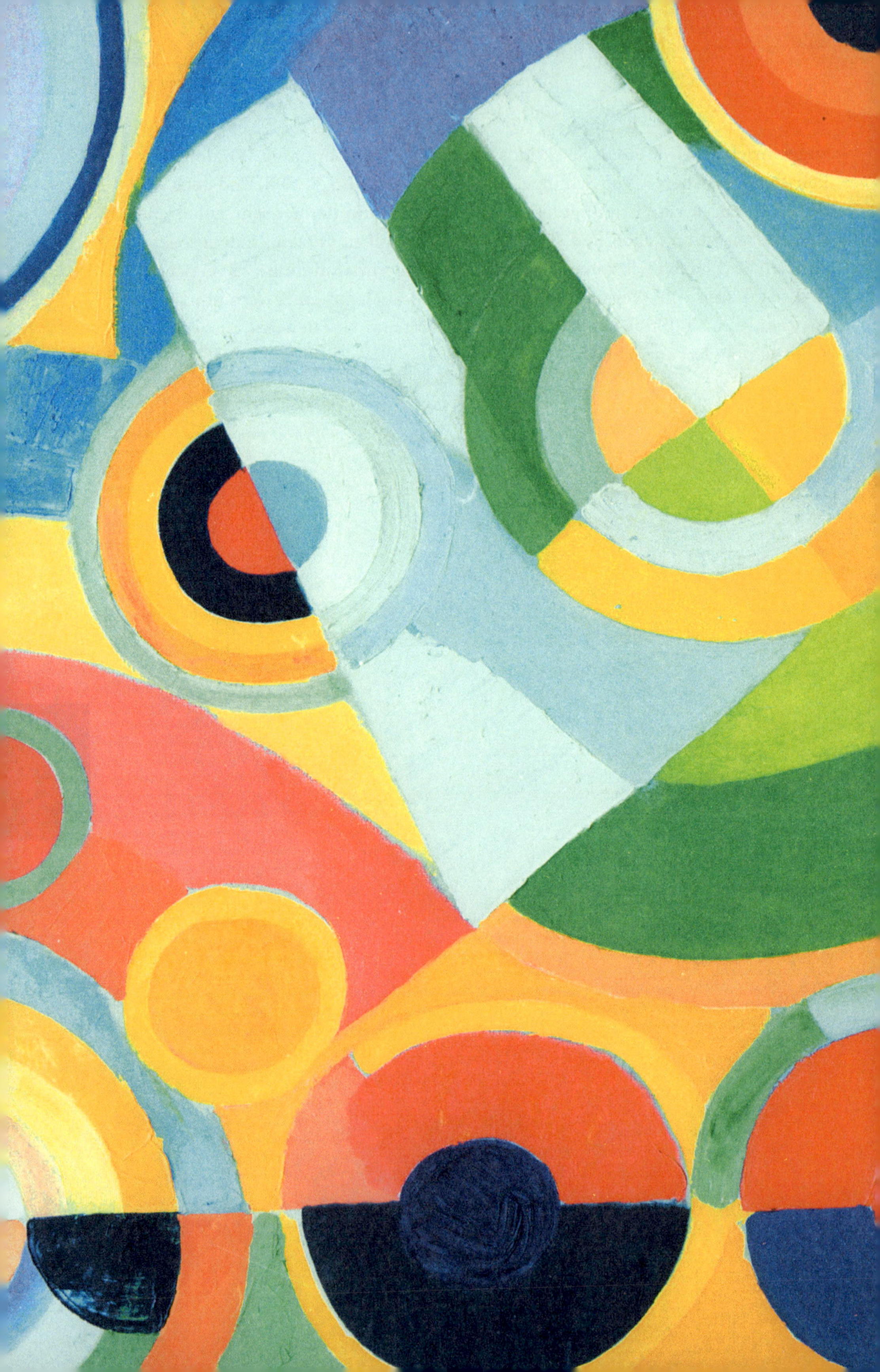

# IV Praxis: Methoden

Nun kommen wir zu dem reichhaltigen Fundus praktischer Methoden im systemischen Ansatz. Dabei folgen wir im Groben dem Ablauf einer Therapie- und Beratungssitzung: Wir beginnen mit Kontaktaufnahme und anfänglicher Hypothesenbildung (Kapitel 13) sowie mit dem Klären und Aushandeln von Erwartungen und Aufträgen (Kapitel 14). Den größten Raum nehmen das Fragen (Kapitel 15) und die symbolisch-handlungsorientierten Interventionen ein (Kapitel 16). Einen Exkurs widmen wir dem Sprechen über Gefühle (Kapitel 17). Wir schließen diesen Methodenteil mit all dem, was Therapeutinnen und Berater den Ratsuchenden explizit als Eindrücke, Meinungen und Anregungen während oder am Ende der Sitzung mitteilen (Kapitel 18), und widmen dabei der Philosophie und Methodik des reflektierenden Teams ein eigenes Kapitel (Kapitel 19).

# 13 Erste Zugänge

Jede Beratung – und so auch eine systemische – beginnt mit einer Kontaktaufnahme, in der Klientin und Beraterin sich (meist vorsichtig und stufenweise) miteinander bekannt und vertraut machen. Das Herstellen einer vertrauensvollen Arbeitsbeziehung steht im Vordergrund, dazu gehört zunächst die Herstellung eines sicheren Rahmens, innerhalb dessen die Ratsuchenden die Möglichkeit haben, Beschreibungen über ihr Anliegen mitzuteilen und darin ernst genommen zu werden (Ernstnehmen und Normalisieren als Aufgabe des Erstkontakts, siehe Lang, 2022, S. 214). Zugleich sucht man auf Beraterinnenseite Ideen über den weiteren Kontext der Klagen und entwickelt erste Vermutungen über die Entstehungs- und Aufrechthaltungskontexte und über bisherige Lösungsversuche. Diese Aufgaben der Startphase laufen in der Praxis meist parallel ab, auch wenn sie hier nacheinander besprochen werden.

## 13.1 Es geht los, bevor es losgeht – erste Informationen, Vorkontakt

Generell lohnt es sich, dem allerersten Kontakt bzw. den ersten Kontakten vor dem Erstgespräch, sei es per Telefon, E-Mail oder wie auch immer, Aufmerksamkeit zu widmen (Hargens, 2004; Prior, 2010). Wenn, wie häufig, eine Sekretariatskraft die erste Ansprechperson ist, empfiehlt es sich, mit dieser den Kontaktaufbau durchzusprechen und festzulegen, welche Informationen sie erfragen sollte und wie sie dem/der Betroffenen einen freundlichen Rahmen bieten kann, der »Ernstnehmen« und »Begrenzung« beinhaltet; neben sachlichen Informationen sollten auch erste »weiche« Beobachtungen über die emotionale Lage des Betreffenden bemerkt und notiert werden.

Der erste, meist telefonische Kontakt mit der Therapeutin/Beraterin wird dann neben den notwendigen Informationen immer auch schon den ersten Überlegungen zu Hypothesen gewidmet sein (Cierpka u. Walter, 2024, S. 44 f.; Retzlaff, 2024). Neben sachlichen Fragen über die Personen, die als wichtig beschrieben werden (und anderen, die sich evtl. noch erfragen lassen, wie Großeltern, Mitbewohner, aber auch wichtige externe Figuren wie Lehrer, Ärzte, Behördenvertreter u. a.) geht es natürlich auch darum, Raum zu geben, die Problematik zu schildern. Neben der Sachseite lassen sich hier erste Prozessbeobachtungen machen: Wer ist es, der den ersten Kontakt herstellt, was war der unmittelbare Anlass, wie wird »das Problem« dargestellt, wie wirkt die betreffende Person dabei, scheint sie eher aus eigenem Interesse motiviert oder sieht sie sich eher durch Dritte (wen?) gedrängt? Eine wichtige Frage gilt der eventuell zuweisenden externen Person (Selvini Palazzoli et al., 1983), wie ist das Interesse dieser Person einzuschätzen? Weitere, sondierende Fragen über Problemsystem und mögliche Auftragskonstellation können das Bild ergänzen: Wen rechnet der/die Anrufende zu den wichtigen Personen, wie lässt sich Freiwilligkeit/Unfreiwilligkeit der verschiedenen Akteure einschätzen (ausführlicher dazu Kapitel 14)? Schließlich geht es in diesem Vorkontakt um die Rahmenbedingungen des ersten offiziellen Gesprächs: Teilnehmerkreis, institutionelle Bedingungen und Ähnliches.

## 13.2 Joining: Kennenlernen, Aufbau eines Rahmens, Vertrauensbildung

Im ersten Gespräch lernt man sich meist erstmals »face-to-face« kennen, dieses »Erstgespräch« kann manchmal auch mehrere Termine umfassen (Stierlin et al., 1977; Riehl-Emde, 2024). Ganz zu Beginn steht die Aufgabe im Raum, einen Gesprächsrahmen zu bieten, der dafür sorgt, dass alle Teilnehmer sich der freundlichen Wertschätzung der einladenden Beraterin sicher sind. Es geht um Orientierung, Sicherheit und Spannungsregulation (Schwing, 2014a, S. 160).

**Alle ins Boot holen – Beispiel von Virginia Satir**

Gerade derjenige, der als »Symptomträger« oder »Identifizierter Patient« (IP) vorgestellt wird (in der Familientherapie meist ein Kind), steht oft zu Beginn des Gesprächs unter großer Spannung (was hat sie oder er wohl vorher schon alles zu hören bekommen?). Eine kleine Geschichte zeigt, wie brillant Virginia Satir diese Situation entspannen konnte:[50] Zu Beginn stellt sie sich an die Flipchart und beginnt, ein erstes kleines

50 Persönliche Erfahrung AvS, keine wörtliche Wiedergabe.

Genogramm aufzuzeichnen: »Ich möchte Sie zu Beginn einmal kennenlernen, mögen Sie mir Ihre Vornamen sagen?« Sie schreibt sie auf und bittet dann, auch nach dem Alter fragen zu dürfen, die jeweilige Zahl schreibt sie neben den Namen. Dann fügt sie ihren eigenen Vornamen und ihr Alter dazu. Zum Erstaunen der Familie beginnt sie dann, die Jahreszahlen der Personen zusammenzurechnen: »195 Jahre Lebenserfahrung bringen wir hier gemeinsam zusammen! Damit haben wir doch eine sehr gute Grundlage, gemeinsam Schritte für die Lösung der Probleme zu finden, die Sie heute hierherführen!«

Vor vielen Jahren schon wurde der Begriff »Joining« in der Familientherapie durch Minuchin (1977) geprägt. Er bezeichnet den Prozess, sich inhaltlich und emotional, verbal und para- bzw. nonverbal auf das Klientensystem einzustimmen, mit jedem einzelnen in einen guten Kontakt zu kommen, Augenhöhe einzuführen, zugleich aber auch eine Leitungsrolle für den Prozess einzunehmen und zugesprochen zu bekommen. Die Kunst besteht darin, zum einen inhaltlich »hinter« den Klientinnen herzugehen, denn sie sind es, deren Anliegen bearbeitet werden, und zum anderen vom Prozess her Klarheit und Orientierung zu vermitteln, sodass die Ratsuchenden sich sicher fühlen, dass ihre Anliegen hier auf eine gute Weise behandelt werden. Im Joining wird diese Art von therapeutischer Beziehung (Loth u. von Schlippe, 2004) vorbereitet.

Joining heißt wörtlich: sich verbinden, sich anschließen, ankoppeln. Zum Joining gehören Interaktionsversuche wie »Kontakt herstellen«, »die Klienten dort abholen, wo sie stehen«, »miteinander warm werden«, »einen Zugang finden« (Schwing u. Fryszer, 2009). In der Sprache der Erickson'schen Hypnotherapie hat Joining zwei Teile: »Pacing«, sich an das Tempo und die Gewohnheiten der Klienten anzupassen, und danach zunehmend »Leading«, selbst das Tempo und die Spielregeln der Therapie herauszufordern und neu zu bestimmen. Joining dient dazu, dass die Klienten in der Beratungssituation »innerlich ankommen«, die Anfangsnervosität überwinden und Vertrauen in die Gesprächssituation und zur Therapeutin oder Beraterin entwickeln.

**Joining** (nach Schwing u. Fryszer, 2009, S. 34 f.)

- Einige Minuten Small Talk: »Wie war der Weg zu uns? Haben Sie uns leicht gefunden? Ja, ich stand auch heute Morgen im Stau!«
- Die Familie (oder auch z. B. das Team) nicht als Erstes über die Probleme, sondern über ihre Interessen und Ressourcen kennenlernen: »Was ist Ihr Beruf? Was macht Ihnen daran Spaß? Wie machen Sie das mit der Kinderbetreuung? Welche

Hobbys haben die Familienmitglieder?« Bei Kindern kann man fragen: »Was ist dein Lieblingsfach in der Schule? Was ist dein Lieblingsspiel, deine Lieblingsmusik? Wer ist dein bester Freund?«

- Eine kurze Vorstellung des Beraters und seiner Institution: wie lange er bzw. sie schon hier arbeitet, was das Besondere dieser Einrichtung ist, worin sie ihre Hauptaufgaben sieht, allgemeine Rahmung (zeitlicher Rahmen einer Sitzung, Abstände zwischen den Sitzungen, durchschnittliche Dauer der gemeinsamen Arbeit, gegebenenfalls finanzielle Bedingungen, Schweigepflicht usw.).

## 13.3 Erste Eindrücke verarbeiten: Man kann nicht nicht hypothetisieren

Eine Anfangsübung zu Beginn eines systemischen Weiterbildungskurses[51] lässt den ersten Tag damit beginnen, dass vier einander noch unbekannte Teilnehmerinnen gebeten werden, im Wechsel fünf Minuten lang ohne nennenswerte Vorinformationen übereinander zu spekulieren. Dabei setzen sich jeweils drei zusammen und sprechen über die vierte Person, die nur zuhört:

> »Was ist das für ein Mensch? Was hat sie wohl studiert, in welchem Kontext arbeitet sie, wie viel arbeitet sie? In welchen Beziehungen lebt sie? War sie eher Einzelkind oder ältestes, mittleres, jüngstes Geschwister? Was sind ihre wichtigsten Hobbys, Fähigkeiten, persönlichen Werte und Abneigungen? Wie verhält sie sich in Zweierbeziehungen, Freundesgruppen, Arbeitsteams?«

Die vierte Person hört schweigend zu und darf danach eine Minute lang zu allem Gehörten protestierend, zustimmend, korrigierend oder ergänzend Stellung nehmen, bevor die Runde zum nächsten Mitglied weitergeht. Die Teilnehmer stellen immer wieder erstaunt fest, welche Fülle von Vermutungen über die vierte Person ihnen allein auf der kargen Informationsbasis des Aussehens und ersten Auftretens dieser Personen in den Sinn kommen. Offensichtlich reichen diese aus, um eine Fülle erster Hypothesen anzuregen – von denen die vierte Person oft einen erstaunlich großen Teil bestätigt, vieles aber auch ablehnt und widerlegt. Vermutungen, Vorurteile, Stereotype, Hypothesen – es fällt uns in sozialen Kontakten offenbar schwer, sie *nicht* zu entwickeln.

---

51 Sie stammt aus dem Helm Stierlin Institut, Heidelberg.

Gianfranco Cecchin und Luigi Boscolo, die genialen Vorreiter des »Hypothetisierens«, haben vorgeschlagen, solche »Vorurteile« als Ideengenerator für die Entwicklung zunehmend feinerer und anregender Hypothesen in der systemischen Praxis zu nutzen. Das erfordert zunächst einmal, alle frühen optischen, akustischen, taktilen Eindrücke über Personen (Mimik, Gestik, Körperbau), Interaktionen (Begrüßungen, Sitzordnungen) und Kontexte (Architektur, Mobiliar, Beleuchtung usw.) offen wahr- und anzunehmen.

> Wenn man als Organisationsberaterin zu einem Vorgespräch in die Organisation kommt: Betritt man einen gemütlichen Altbau, einen modernen Glaspalast oder eine lärmige Fabrikhalle? Wird man warten gelassen oder am Eingang des Firmengeländes abgeholt? Sehen die Gesprächspartner angespannt oder frisch, verbittert oder strahlend aus, sind sie formell oder informell angezogen? Nicken sie zu den Ausführungen ihrer Kollegen oder senden sie dabei entnervte Blicke himmelwärts?

> Wenn man als aufsuchender Familientherapeut das Wohnzimmer betritt: Wirkt das Treppenhaus gepflegt oder heruntergekommen, sind die Zimmertüren in der Wohnung offen oder verschlossen, ist das Wohnzimmer aufgeräumt oder unordentlich? Bleiben die Familienmitglieder unter sich oder kommen dauernd und ungefragt Nachbarn herein? Herrscht gespannte Stille oder läuft im Hintergrund der Fernseher? Sitzen die Eltern nebeneinander oder die Kinder zwischen ihnen?

Ähnlich lohnend ist es, die eigenen Reaktionen in der Anfangssituation (wie z. B. Verunsicherung, Müdigkeit, Entspanntheit, Zu- oder Abneigungen) als wichtige Information zu bemerken.

> Wie ist das eigene Erleben – sicher oder irritiert? Möchte man bleiben oder lieber gleich wieder gehen? Was sagt das über die Atmosphäre des Raumes, den man betritt? Wer ist auf den ersten Eindruck sympathisch, wer nicht? Bleibt man wach oder von bleierner Müdigkeit überfallen? Fühle ich mich als Therapeutin oder Berater motiviert und herausgefordert oder eher von vornherein skeptisch und hoffnungslos?

Diese ersten Eindrücke gilt es, unter der jeweiligen therapeutisch-beraterischen Leitfrage miteinander zu vorläufigen Hypothesen zu verknüpfen. Solche Hypothesen sollten möglichst bald durch Fragen überprüft werden – und bereitwillig wieder verworfen, sobald komplexere oder plausiblere Hypothesen attraktiver erscheinen. Cecchin und Boscolo rieten sehr dazu, die eigenen Hypothesen niemals zu »heiraten«.

## 13.4 Genogramme und Organigramme

### Das Genogramm

Genogramme und Organigramme gehören zu den bekanntesten Formen der übersichtlichen Darstellung von sozialen Systemen (weitere Formen werden in 13.5 vorgestellt). Sie bieten einen Überblick über komplexe Systemstrukturen, vor allem über mehrgenerationale Familiensysteme (vgl. McGoldrick, Gerson u. Petri, 2009; McGoldrick, 2025; siehe auch Hildenbrand, 2007; 2021; Reich et al., 2024; von der Recke u. von Schlippe, 2021; Borcsa u. Daure, 2025). Es haben sich dazu Symbole eingebürgert, die in Abbildung 9 zusammengefasst sind. Ein Familien-Genogramm umfasst je nach Gesprächsverlauf meist drei Generationen. Was dort aufgelistet wird, ist von der jeweiligen Situation abhängig, es geht ja nicht um »objektive Diagnosen«, sondern um eine gemeinsame Landkarte der Personen und Themen, die als nötig angesehen werden, um mit der Familie zu arbeiten.[52] Ausgangspunkt ist in der Regel die Herkunftsfamilie bzw. die Familie des Indexpatienten. In das Bild lassen sich dann Fakten einschreiben, die als wichtig erachtet werden:

- Das erste »Who is Who« der Familie: Name, Vorname, Alter bzw. Geburtsdatum, eventuelle Todesdaten; wer lebt noch mit im Haushalt?
- Manchmal werden bereits an dieser Stelle kritische Punkte deutlich, wenn sich etwa Patchworkkonstellationen als nicht ganz einfach beschreibbar erweisen, Pflege- und Adoptivverhältnisse unter Umständen nicht offen und selbstverständlich sind oder Worte gesucht werden, um »Regenbogenfamilien« (z. B. homosexuelle Partnerschaften) darzustellen, in denen Kinder leben (Reich, Kraul u. Cierpka, 2024, S. 180).
- Das Genogramm kann sich über mehrere Sitzungen hinziehen, weil Details zu Einzelnen je nach Vertrautheitsgrad mehr oder weniger intensiv behandelt werden. Hier kann es um als besonders erlebte Verhaltensweisen oder Auffälligkeiten gehen, etwa die besondere sexuelle Orientierung eines Mitglieds. Monica McGoldrick schlägt beispielsweise vor, Transgeschlechtlichkeit dadurch zu symbolisieren, dass jeweils das erlebte Geschlecht als Kreis oder Quadrat in das biologische Geschlecht eingezeichnet wird, während ein auf der Spitze stehendes Dreieck bedeutet, dass die Person eine andere, nicht-traditionelle sexuelle Orien-

52 Eine Software für leicht zu erstellende Genogramme wurde an der Universität Köln entwickelt (Rohr, Winter, Kullack, Schulz, Lütters u. Geldermann, 2015; siehe auch Rohr, Spath u. Aschermann, 2022).

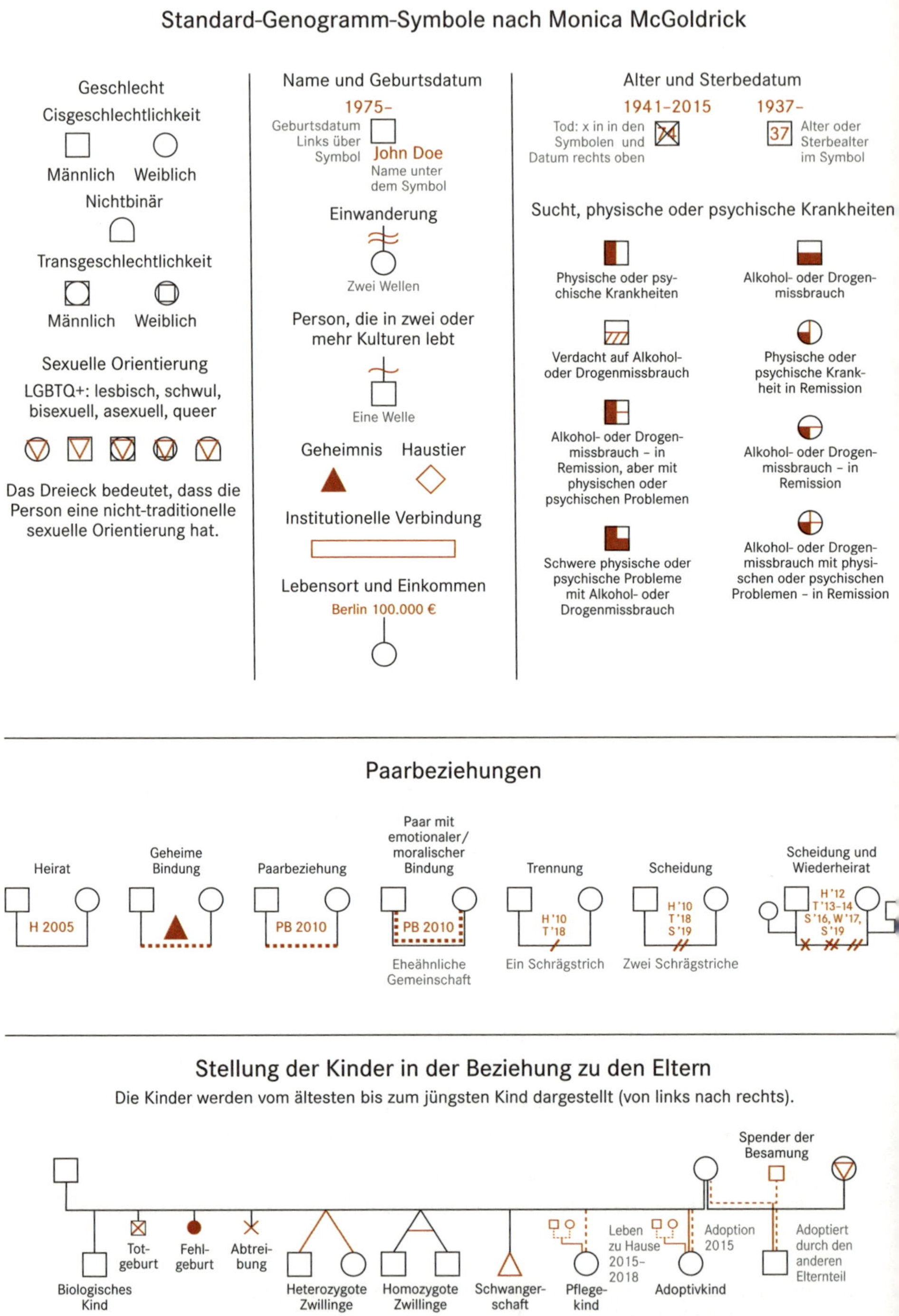


Abbildung 9: Standard-Genogrammzeichen (nach McGoldrick in: Borcsa u. Daure, 2025, S. 11 f.)

## Symbolische Darstellung zwischenmenschlicher Interaktionsmuster

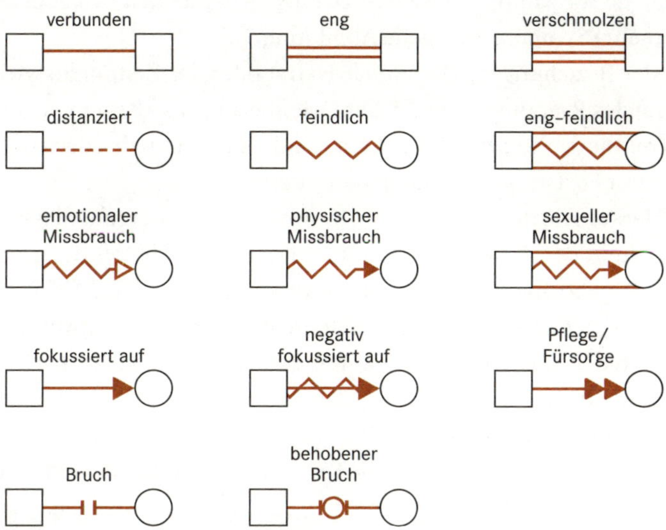


## Haushalt, Schlüsselinformationen und Position der Familienmitglieder

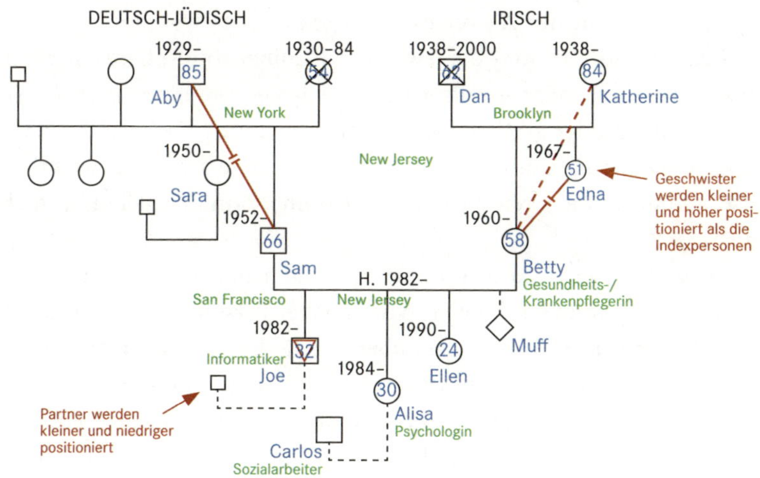

tierung lebt (McGoldrick, 2025, S. 11 ff.). In der von ihr vorgestellten Symbolskizze schlägt sie für zahlreiche weitere Details (Krankheiten, Alkoholabusus und andere mehr) Symbole vor (siehe Abbildung 9).
- Darstellung der Beziehungen: Datum der Heirat oder des Zeitpunkts, den ein nicht verheiratetes Paar unterschiedlicher Orientierung als »Beginn« definiert, Daten von Trennung und Scheidung. Diese sind natürlich in der Beratung von Scheidungs- und Fortsetzungsfamilien besonders wichtig.
- Wohnorte, Herkunftsorte der Familie, Ortswechsel und deren Anlässe (z. B. Flucht). Gerade in der Arbeit mit Migrantenfamilien ist die oft die grafische Darstellung eine enorme Erleichterung: Man kann einfach auf die Symbole zeigen und muss nicht erklären, dass es sich um den Schwager der Mutter handelt, der noch in der Türkei lebt (vgl. Lanfranchi, 2018; Walter, 2024; Thümmler u. Sindlinger, 2023).
- Krankheiten, schwere Symptome, Todesursachen: Das Genogramm kann als familienärztliche Basisdokumentation die Krankheiten verschiedener Familienmitglieder in ihrem zeitlichen Zusammenhang schnell verdeutlichen.
- Berufe und Positionen und vieles andere mehr.

Von Bedeutung können zusätzlich auch »weiche« Informationen sein, die Anlass für Gespräche geben können (nicht alles muss dabei Platz im Genogramm finden):
- Drei Eigenschaften, die der Person jeweils zugeschrieben werden.
- Ein Begriff zur Kennzeichnung der jeweiligen Familienatmosphäre einer Kernfamilie: »harmonisch« oder »streitsüchtig«. Ziehen bestimmte Muster sich eher durch die Familien oder gibt es bewusste Abgrenzungen (»Wegen des ständigen Streits in meiner Herkunftsfamilie ist mir Harmonie besonders wichtig!«)?
- Hinweise auf bestimmte Streitfragen in der Familie, zum Beispiel »Eifersucht« oder »Erbschaft«.
- Tabus, Geheimnisse und Informationsbrüche kann man manchmal aus »weißen Stellen« im Genogramm erschließen: Von welcher Person, welcher Vorfahrenlinie ist nichts überliefert? Über wen, über welche Ereignisse fehlen Informationen? Solche Geheimnisse können das emotionale Klima in Familien stark beeinträchtigen, ohne dass klar ist, was eigentlich los ist, es können »doppelte Wirklichkeiten« entstehen (Reich, Massing u. Cierpka, 2024, S. 251 f.), die diejenigen, die Bescheid wissen, und die anderen voneinander trennen. Man muss zudem dem Geheimen ständig ein »Blindes Auge« zuwenden, denn man ist sich des Geheimnisses ständig gewahr (Boothe u. Walter, 2024, S. 374).

Es ist möglich, bestimmte Teile des Genogramms farbig hervorzuheben oder es um besondere familiäre Ereignisse, Einflüsse oder transgenerationelle Muster zu ergänzen. Familienfotos oder Gegenstände (z. B. ein Werkzeug des Großvaters) können dazu beitragen, die »Kreise und Kästchen« mit Leben zu füllen. Im Kontext von Gruppenarbeit, etwa in der Familienrekonstruktion (siehe Kapitel 20.8) oder Biografiearbeit (Röhrbein, 2019; Markert u. Schollas, 2022), werden die Genogramme oft detailliert ausgearbeitet. Das Wichtigste bleiben jedoch die Geschichten, die zu den Genogrammdaten erzählt werden (Heinl, 1988; Deissler, 2006; Beushausen, 2012; von Schlippe, 2022c). Sie bilden den Hintergrund für ein neues Verständnis der Gegenwart.

Die Arbeit mit dem Genogramm bietet viele Ansatzpunkte für weiterführende systemische Fragen (Beushausen, 2012; Hildenbrand, 2005; 2018). Es geht nicht um das »Aufdecken von Ereignissen«, sondern auch darum, Bilder über familiäre Vergangenheiten wieder zu verflüssigen und für die Konstruktion besserer Zukunftsbilder zu nutzen.

- So können Probleme, die in der Genogrammarbeit deutlich werden, externalisiert werden: »Wenn ich das Genogramm betrachte, scheint der Alkohol in Ihrer Familie schon lange ein unerwünschter Gast zu sein. Wer hat sich denn mit ihm besonders auseinandergesetzt oder tut es noch?«
- Fragen nach Ausnahmen, Ressourcen und Einflussmöglichkeiten können verschüttete Schätze innerhalb der Familie (wieder) sichtbar werden lassen: »Wer hat das ›Familienerbe‹ Alkohol nicht angetreten? Wie hat sie bzw. er das geschafft? Wer hat dabei geholfen?«
- Möglicher Sinn von Problemen: »Wer in Ihrer Familie würde das Problem eher als Chance beschreiben? Wofür könnte es gut sein?« Gunther Schmidt nennt Symptome manchmal »Leibwächter« – »Wofür könnte Ihr Problem ein Leibwächter sein?«
- Fragen nach positiven Veränderungen über die Generationen hinweg können das Wiederkäuen von dem, was immer noch schlecht ist, unterbrechen und den Fokus auf eigene (kleine) Erfolge in der Gegenwart richten: »Was, denken Sie, machen Sie anders als Ihre Eltern bzw. macht Ihr Bruder anders als Ihre Eltern?« – »Wenn Sie auf das Genogramm schauen, wo sehen Sie wichtige Unterschiede zwischen Ihnen und Ihren Eltern und Großeltern?« – »Wie schaffen Sie es, all dies anders zu machen?«
- Fragen, die sich mit einer hypothetischen Erweiterung des Genogramms beschäftigen, ermöglichen das Erfinden von Zukünften. »Wenn Sie sich vorstellen, Ihre Kinder sind erwachsen – werden die wohl Kinder haben?« – »Wenn Sie sich vorstellen, dass Sie einmal als Großmutter in den Familien Ihrer Kinder oder gar Enkelkinder zu Besuch sind, wie wird das Familienleben dort wohl aussehen?«

Insbesondere bei Klientensystemen, die mit umfangreichen Helfer- und/oder Kontrollsystemen zu tun haben, empfiehlt es sich, über die Familie hinaus auch die informellen Helfersysteme wie Nachbarn, Freunde oder Kollegen und die formellen Helfer- und Kontrollsysteme wie Schulen, Ärzte und Kliniken, Soziale Dienste, Gerichte und Polizei sowie Psychotherapeuten mit im Blick zu haben. Eine »Familie-Helfer-Map« (Schwing u. Fryszer, 2009) gruppiert um ein Genogramm oder eine Minuchin'sche Strukturzeichnung (siehe Kapitel 13.5) der Familie herum die aktuellen professionellen Helfer und unterhalb einer gestrichelten Linie am unteren Rand die ehemals tätigen Helfer.

## Das Organigramm

Eine Beratung von Institutionen geht meist von dem formalen Organigramm aus. In vielen Institutionen existiert ein solches bereits, sonst ist seine Erstellung zumindest bei größeren Organisationen früh im Beratungsprozess sinnvoll. Das Organigramm beschreibt die meist hierarchische Strukturierung der Entscheidungs- und Organisationsabläufe (Abbildung 10).

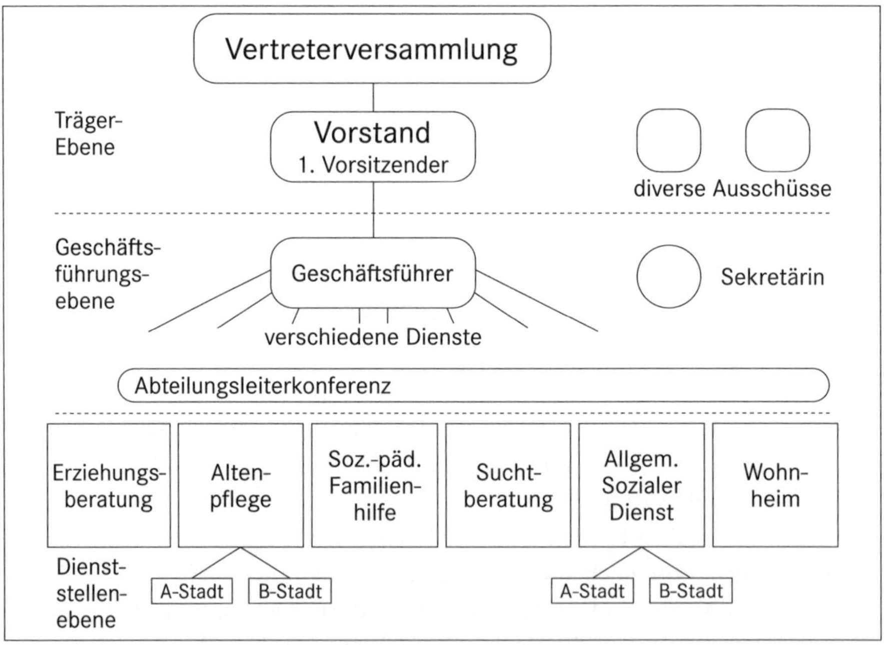


Abbildung 10: Organigramm eines großen sozialen Verbandes

Jeweils gleichberechtigte Mitarbeiter oder Abteilungen werden nebeneinander gezeichnet, bei größeren Firmen werden nur die jeweiligen Führungsebenen aufgelistet. Stabsstellen (z. B. Sekretärin) werden oft nicht offiziell aufgezeichnet, es empfiehlt sich jedoch, sie von vorneherein miteinzubeziehen, denn ähnlich wie beim Genogramm dient auch das Organigramm vor allem der Initiierung bedeutsamer Gespräche über die Arbeitsbeziehungen, und dabei spielen Sekretäre oft eine besonders wichtige Rolle.

Dies führt dann zu den meist viel interessanteren »informellen Organigrammen«. Malik (1989, z. B. S. 492) unterscheidet zwischen der Oberflächen- und der Tiefenstruktur von Organigrammen. Die Tiefenstruktur spiegelt die Beziehungsmuster wider, ihre Erarbeitung ist oft Teil oder gar Kern des Beratungsprozesses. Die Erarbeitung der Unterschiede zwischen formalem und informellem Organigramm liefert wichtige Hypothesen zu Koalitions- und Machtfragen in der Einrichtung.

Fragen, die an das Organigramm gestellt werden können:

- Wer besetzt welche formelle, wer welche informelle Position? Wer nimmt informelle Leitungsfunktionen wahr? Wer ist informeller Informationsknotenpunkt, in wessen Zimmer finden die Kaffeepausen statt usw.?
- Wer ist wie lange schon Mitglied des Systems?
- Wo lassen sich Konfliktlinien, Koalitionen und Allianzen erkennen?
- Wo gibt es »Gespenster«, also Leute, die »dazugehören«, obwohl sie das System schon verlassen haben, zum Beispiel besonders beliebte verstorbene Vorgesetzte, gegen deren Nimbus der Nachfolger nur mühsam ankommt, oder, in karitativen Einrichtungen nicht selten, engagierte emeritierte Geschäftsführer, die als Rentner im Vorstand des Vereins sitzen und so ihren Nachfolger kontrollieren?
- Wo liegen die »Leichen im Keller«? Durch welche Geschehnisse sind Personen eventuell schicksalhaft miteinander verbunden? Wer ist zum Beispiel durch wen an welche Position gekommen bzw. hat sie verloren?
- Unterschiede bei Vollzeitkräften, Teilzeitkräften, in der Bezahlung, in der Gehaltsstufe und so weiter: Welche Arbeit wird mehr bzw. weniger geschätzt?
- Die »Schatzkiste« des Systems: Welche vergangenen Ressourcenerfahrungen werden beschrieben?

## 13.5 Informationen sammeln, abbilden, besprechen: Systeme visualisieren

Um den Ratsuchenden zu helfen, komplexe Zusammenhänge zu verstehen und daraus Ideen für Lösungen sichtbar werden zu lassen, braucht es viele Informationen, und diese müssen dann auf Kernbegriffe oder visuelle Landkarten so zusammengefasst werden, dass die Komplexität handhabbar wird.

Vor der Beratung und in ihrer Anfangsphase wird man neben Informationen über Anliegen und Aufträge (Kapitel 14) zunächst vor allem Informationen über *Fakten* sammeln, dann zunehmend mehr Informationen über *Sichtweisen.* »Fakten« sind nach einer Unterscheidung von Schwing und Fryszer (2009, S. 29) Informationen, die von den Mitgliedern des Klientensystems mit hoher Wahrscheinlichkeit bestätigt werden. »Sichtweisen« sind demzufolge individuell unterschiedlichere, eventuell umstrittenere Informationen. Fakten können sein: Wer gehört als Mitglied dazu? Wie alt sind die einzelnen Mitglieder und seit wann sind sie dabei? Was waren wichtige Ereignisse und große Veränderungen in der Geschichte dieses Systems? Wie haben sie versucht, damit fertig zu werden? Wer versucht derzeit, dabei zu helfen? Wie sehen die Erklärungen der Einzelnen über das Zustandekommen der berichteten Schwierigkeiten aus? Man ahnt schon, dass die Übergänge von den Fakten zu den Sichtweisen oft fließend sein werden.

Einige der eher »faktischen« Informationen werden anfangs schon aus Anmeldetelefonaten oder Anmeldebögen, aus Überweisungen, Akten, Selbstbeschreibungen im Internet, aus Erstgesprächen oder ersten Beobachtungen gesammelt (Cierpka u. Walter, 2024; Riehl-Emde, 2024; Stierlin et al., 1977). Im Folgenden beschreiben wir die geläufigen Formen für die Sammlung und Neuordnung solcher Systeminformationen. Diese Darstellungsformen haben keinen Wert an sich, sondern sind Ausgangspunkt für Hypothesenbildung und Gesprächsführung.

### Systemzeichnungen

Die meist etwas knapperen Systemzeichnungen können aus einem Genogramm (Kapitel 13.4) heraus entstehen oder in ein solches münden. Sie entstammen der Tradition der strukturellen Familientherapie. Minuchin (1977) hat hier eine bestimmte Form der »Kurzschrift« vorgeschlagen (Abbildung 11).

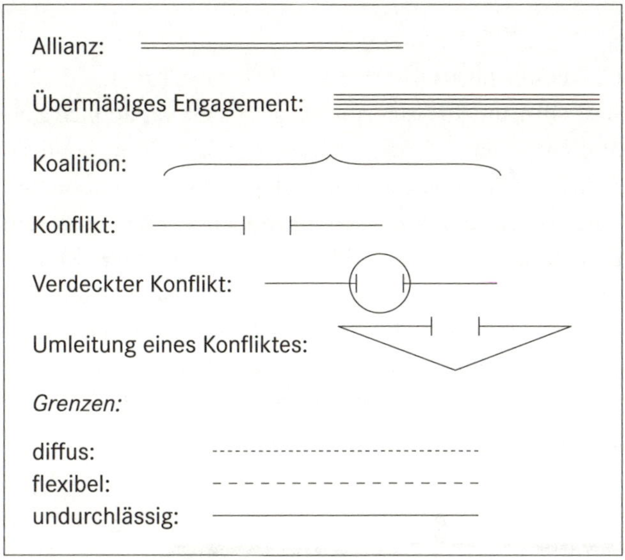


Abbildung 11: Symbole für Systemzeichnungen

Mit ihr können am Ende eines Familiengesprächs die vorläufigen Hypothesen schnell skizziert werden. Wichtig: Es sind Skizzen, die sich von Gespräch zu Gespräch ändern können, keine »Systemdiagnosen«. Ausgehend von den für das Problemsystem als bedeutsam angesehenen Personen können verschiedene Systemaspekte in die Zeichnungen eingehen (es kann sinnvoll sein, ggf. mehrere anzufertigen, je nach Aspekt, den man verdeutlichen möchte):

- *Allianzen:* Damit wird eine Beziehung bezeichnet, die eng ist, sich aber nicht gegen einen Dritten richtet.
- *Koalitionen* stellen anders als die Allianzen ein (oft nicht offen behandeltes) Bündnis zweier gegen einen Dritten dar, und zwar über die Grenzen mindestens zweier Generationen hinweg.
- *Offene oder verdeckte Konflikte:* Diese gehen vielfach mit Koalitionen einher, die dann eine Umleitung eines Konflikts bedeuten. Wenn ein Kind in eine Beziehung zwischen den Eltern einbezogen ist, spricht man von Triangulation (Retzlaff, 2024, S. 222). Verdeckt wird ein Konflikt dann genannt, wenn für einen Beobachter viele Anzeichen wie inkongruente Kommunikation, Andeutungen, plötzliches Schweigen usw. dafürsprechen, der Konflikt aber von den Beteiligten negiert oder auch nicht explizit angesprochen wird.

## VIP-Karte

Herwig-Lempp (2004; 2025) empfiehlt als Instrument der Sozialen Arbeit die »VIP-Karte«. Die Umsetzung dieses Instruments ist formal einfach, viele Variationen sind denkbar. Das Ziel besteht nicht in einer Festschreibung des Status quo, sondern darin, die betreffende Person besser kennenzulernen, Belastungen und Ressourcen einschätzen zu können und das Gespräch schnell persönlich werden zu lassen: Nach der freundlichen Einladung und der Einwilligung des Gegenübers werden um den Namen der ratsuchenden Person herum in die vier Felder »Familie«, »Freunde/Bekannte«, »Arbeit/Schule« und »Professionelle Helfer« alle für sie wichtigen Personen eingetragen. Je aktuell wichtiger für die Klientin, umso näher trägt sie diese auf dem Papier ein. So entsteht eine Art Soziogramm, das die aktuelle soziale Lebenswelt einer Person wiedergibt (Abbildung 12).

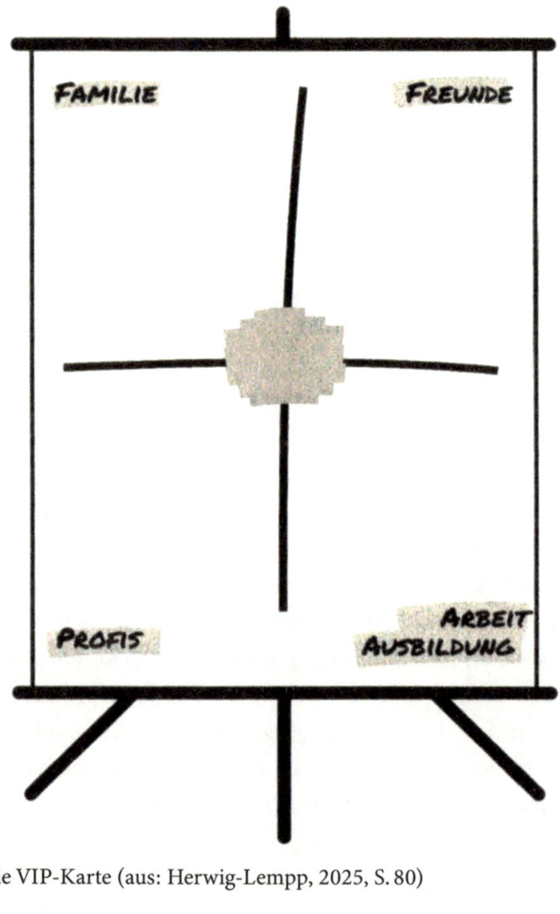


Abbildung 12: Die VIP-Karte (aus: Herwig-Lempp, 2025, S. 80)

## Zeitstrahl – chronologische Karten

Will man die historische Gleichzeitigkeit familiärer Prozesse herausarbeiten, bietet sich eine »chronologische Karte« an. Dabei wird, beginnend mit dem Kennenlernen der Eltern des Ausfüllenden, für jedes Familienmitglied (Reihen) in jedem Jahr (Spalten) ausgefüllt, was an besonders Wichtigem geschah, und mit zeitgeschichtlichen Ereignissen verglichen, für die es ebenfalls eine Spalte gibt. Eine solche Chronologie braucht viel Zeit, fördert aber oft überraschende Zusammenhänge zutage.

Schneller und leichter kann dem Genogramm eine kurze Problemchronologie angefügt werden, in der in zeitlicher Abfolge hintereinander die Daten der Ersterkrankung, der ersten Diagnosestellung, bisheriger Krankenhausaufenthalte und ambulanter Psychotherapien aufgelistet werden. Dies hilft, Zusammenhänge von Problemkarriere und Familienentwicklung deutlich werden zu lassen. Schwing und Fryszer (2009) bringen diese Aspekte der Systemgeschichte in einem einzigen Zeitstrahl zusammen: die Geschichte der Problem- oder Symptomentwicklung, die Geschichte der bisherigen Lösungsversuche. Als intensiver angelegte »Zeitlinie« oder »Lebensflussarbeit« wird uns dieser Zugang in Kapitel 16.5 noch einmal begegnen.

## Wohnungsgrundriss

Die räumliche Entsprechung der Chronologie ist der »Wohnungsgrundriss«. Hier kann jedem Familienmitglied oder Einzelnen die Aufgabe gegeben werden, den Grundriss der Familienwohnung einmal aufzuzeichnen. Aus den Unterschieden der einzelnen Zeichnungen können Hinweise auf das unterschiedliche Erleben des Raumes durch die Familienmitglieder gezogen werden. Besonderheiten (etwa das Fehlen von Türen und Wänden, extrem unterschiedliche Größen für verschiedene Kinderzimmer usw.), Änderungen durch den Tod des Opas, die Hineinnahme des Pflegebetts für die kranke Tante oder den Auszug eines Elternteils infolge von Trennungen können Anlass zu interessanten Reflexionen sein – wie sah die Wohnung vorher aus, wie ist es jetzt? »Im Lauf der Entwicklung müssen […] immer wieder und immer mehr Türen geschlossen werden, damit die nächste Generation autonom werden kann. Dieser Prozess ist schmerzhaft, begleitet von Verlusten. Dieser Schmerz wird fühlbar, wenn in der Therapie von Türen die Rede ist« (Hubschmid, 1983, S. 229).

# 14 Contracting: Erwartungen und Aufträge klären und aushandeln

## 14.1 »Dick aufgetragen?« – Auftragsklärung

*»Die fröhliche Einladung zum Scheitern« (Joseph Rieforth)*[53]

Eine gründliche Klärung der jeweiligen Erwartungen kann viel Zeit und Energie sparen (Prior, 2010). Sie beginnt, wie in 13.1 angesprochen, bereits im Vorfeld: Wer beklagt was, wer hat welche Interessen? Inhaltlich geht es hier zunächst um die Klärung, später auch um ein Verhandeln der oft vielfältigen und widersprüchlichen Erwartungen. Erwartungen können explizit, oft aber auch unausgesprochen sein. Und die Erwartungen, die »Aufträge« verschiedener beteiligter Parteien können sehr unterschiedlich sein (Bebenburg, 2023; von Schlippe, 2014; Barthelmess, 2016; Borst, 2018a; Fischer, von Schlippe u. Borst, 2015; Wenzel u. Jaschke, 2025) – manchmal kommt man sich vor wie ein Taxifahrer, zu dem drei Leute zugleich ins Auto steigen, der eine will zum Flughafen, der zweite zum Bahnhof und der dritte in die Oper. Dann kann es sein, dass man erst einmal das Angebot macht, über die Unterschiedlichkeit der Erwartungen zu sprechen und so vielleicht zu einem gemeinsamen Ziel zu kommen, zu einem »kleinsten gemeinsamen Nenner«. Die Kernfrage der Mediation kann hier hilfreich sein, indem man jeden danach fragt, wofür ihm/ihr das wichtig ist: Was ist das *persönliche Interesse* hinter der geäußerten Position (Fisher, Ury u. Patton, 2019)?

---

53 Dieses kleine Bonmot ist Joseph Rieforth aus Oldenburg gewidmet, der es gern benutzte, wenn es um die Klärung von Erwartungen ging. Er verstarb viel zu früh im Herbst 2024 mit 65 Jahren.

## Die Erwartungen der Anwesenden

Wenn der Kontext der Beratung geklärt ist, rücken die Erwartungen der Anwesenden in den Blick und die Frage, inwieweit diese übereinstimmen. Oft liegen sie weit auseinander. Ein Vater möchte den schon erwachsenen Sohn endlich aus dem Haus bekommen, die Mutter ihn zu Hause besser integrieren, dieser selbst »hat keine Meinung« und wartet ab, wie das »Duell« der Eltern wohl ausgeht. Der Ehemann möchte mittels der Paartherapie eine Trennung noch abwenden, die Frau im Gegensatz dazu ihren Mann vom Sinn der Scheidung überzeugen.

Für die Klärung der unterschiedlichen Erwartungen bieten sich systemische Fragen an (wichtig ist immer: Sie müssen zeitlich und zur Situation passen!), im Beispiel einer Paartherapie etwa die folgenden:

- Was denken Sie, verspricht Ihre Frau sich von diesem Gespräch? Denken Sie, Ihre Wünsche und die Ihrer Frau stimmen überein, oder wie unterscheiden sie sich?
- Was müsste ich heute tun, um die Erwartungen Ihrer Frau zu erfüllen? – Was könnte ich tun, damit das Gespräch aus der Sicht Ihres Mannes ein Misserfolg wird?
- Woran würden Sie merken, dass diese Beratung ihr Ziel erreicht hätte? Was würden Sie dann anders tun als heute und was würde Ihre Frau anders machen?
- Angenommen, diese Paartherapie würde zeigen, dass Sie beide nicht oder nicht mehr zusammenpassen: Wer von Ihnen wäre darüber eher schockiert, wer eher erleichtert?

## Die Erwartungen nicht anwesender Dritter

Erwartungen haben oft auch »unsichtbare Dritte«. Personen, die aktuell gar nicht dabei sind, haben eventuell das Gespräch veranlasst: Der Jugendrichter schickt einen straffälligen Jugendlichen im Rahmen einer Bewährungsauflage zur Psychotherapeutin, die Hausärztin überweist einen Patienten mitsamt Familie an einen Familientherapeuten, der Personalchef schickt seine zerstrittenen Abteilungsleiterinnen oder Sekretäre zu einem »Kommunikationsseminar« in die firmeneigene Abteilung für Organisationsentwicklung. Oft sind die Erwartungen zwischen den Klienten und den anwesenden oder nicht anwesenden Überweisern unterschiedlich und kontrovers. Diese Diskrepanzen müssen als Erstes geklärt und ausgehandelt werden – andernfalls gerät der Berater in Zwickmühlen, wenn er mit unlösbaren Aufträgen konfrontiert ist (hierauf haben erstmals Selvini Palazzoli et al., 1983, verwiesen).

Die Rolle abwesender, überweisender Personen oder Institutionen kann erkundet werden mit Fragen wie:

- Wer hatte die Idee zu diesem Kontakt? Wer hat uns empfohlen?
- Was verspricht sich diese Person davon? Woran würde sie merken, dass das Problem, so wie sie es sieht, gelöst ist?
- Warum hat sie Sie wohl gerade zu mir geschickt? Sind Sie eigentlich damit einverstanden?
- Was müsste hier geschehen, damit sie dann hinterher sagt: Das hat sich gelohnt bzw. das hat sich nicht gelohnt?

Die Antworten auf diese Fragen verdeutlichen die Eigen- oder Fremdmotiviertheit der Klienten, deren spezifisches Eingestimmtsein und ihre Vorinformation über die systemische Beratung. Sie geben auch Hinweise, welche Funktion die systemische Beratung in der Beziehung zwischen Klienten und Überweisern hat, welche Dienstleistungen eigentlich »wirklich« gewünscht und vor allem auch: nicht gewünscht werden. All diese Kenntnisse können dem Berater helfen, unnötiges Überengagement zu vermeiden – und durch ein »triadisches Contracting« (Kapitel 14.4) die Bedingungen für eine gute und kooperative Balance zwischen den direkten und den indirekten Auftraggebern zu bewahren.

> Einem jugendlichen Ersttäter ist »Familientherapie« als Teil einer Bewährungsauflage verordnet worden. Am Ende eines ersten Familiengesprächs empfehlen wir, mit dem Bewährungshelfer zu klären, welche »Dosis« an Familientherapie denn zur Erfüllung der Bewährungsauflage ausreichend wäre: eine Sitzung, zehn Sitzungen, mehr als dies? In der zweiten Sitzung berichtet er, es gebe vom Bewährungshelfer keine »Mengenvorgabe«, formal könne es auch bei einer Sitzung bleiben. Ab da können wir uns den konkreten Anliegen der Familie zuwenden.

> Eine 15-Jährige mit der Diagnose eines selektiven Mutismus – sie spricht nur mit einer einzigen Person, nämlich ihrer alleinerziehenden Mutter – kommt mit dieser zum Erstgespräch. Schnell zeigt sich, dass mindestens zwölf professionelle Helfer, von der Heil- und Reitpädagogin über eine Hausaufgabenhilfe-Zusatzlehrerin und die Pflegefamilie bis zum Neurologen, mit dem Schicksal des Mädchens betraut sind. Den beiden Fachleuten wird klar, dass sie »Nr. 13 und 14« in diesem Helfersystem werden könnten. Die Frage an die Mutter: »Was würde mit all den Helfern und zwischen Mutter und Tochter geschehen, wenn die Tochter beginnen würde, wieder zu sprechen?« löst ein lebhaftes Gespräch zwischen Mutter und Helfern aus, die Tochter hört interessiert zu.

> Ein Fachdienst in einer großen Einrichtung bekommt die lange gewünschte Supervision finanziert. Allerdings soll diese Supervision seitens der Geschäftsführung offiziell der Beschleunigung einer Organisationsreform dienen, die von der Mehrzahl der Fachdienst-

mitarbeiter gerade abgelehnt wird. Der Supervisor lädt daher zum Erstgespräch den Geschäftsführer hinzu und erkundet, inwiefern beider Erwartungen sich decken oder widersprechen. Dabei zeigt sich, dass die Geschäftsführung einfach einen Beitrag zur Befriedung dieser rebellischen Mitarbeitergruppe leisten wollte, die Finanzierung aber nur vertreten konnte, wenn diese Supervision dem genannten, von den Mitarbeitern eigentlich abgelehnten Reformziel dient. Damit sind alle zufrieden und die weitere Supervision wendet sich den Problemen und Wünschen des Teams zu.

## Wer will was, vom wem, wann, wie viel, wozu?

Je mehr qualitativ unterschiedliche und unterschiedlich stark dosierte Angebote eine Dienstleistungseinrichtung ihren Klientinnen machen kann, desto genauer gilt es zu klären, was von all diesen Angeboten auch klientenseitig gewünscht wird und was nicht. Möglicherweise sind zusätzliche Gespräche mit Institutionenvertreterinnen nötig?

Das betrifft die Fragen danach,

- *was* genau gewünscht wird: Soll die sozialpädagogische Familienhelferin nur den Kindern bei den Hausaufgaben helfen oder auch die Mutter in ihrem Liebeskummer beraten? Soll das Kind in der Kinder- und Jugendpsychiatrie nur Psychotherapie oder auch Medikamente bekommen?
- *von wem* es gewünscht wird: Würde eine jüngere oder eine ältere Familienhelferin, eine Frau oder ein Mann bevorzugt? Soll der Jugendliche auf der geschlossenen Akutstation oder der offenen Psychotherapiestation behandelt werden? Insbesondere ist hier zu klären, wie viel Verhandlungsspielraum im Kontext von Zwangsbehandlung bleibt.
- *wie viel* gewünscht wird: Soll die Familienhelferin dreimal die Woche kommen oder nur einmal alle 14 Tage? Soll das Kind drei Monate in der Kinder- und Jugendpsychiatrie bleiben oder nur 14 Tage?
- *wann* es gewünscht wird: Soll die Familienhilfe oder der stationäre Aufenthalt jetzt schon beginnen oder soll damit erst in oder nach den Sommerferien begonnen werden?
- *wozu* es gewünscht wird: Ist die Familienhilfe eher ein »letzter Versuch, um nichts unversucht zu lassen«, vor drastischeren Maßnahmen wie etwa Heimeinweisung oder Sorgerechtsentzug? Würde ein 58-jähriger Herzinfarktpatient nach der kardiologischen Rehabilitation lieber in die Rente oder zurück in die bisherige Arbeit gehen?

Sorgfältige Auftragsklärung erleichtert eine »systemisch begründete Faulheit«: nichts oder nur selten etwas zu tun, was nicht gewünscht und daher mit hoher Wahrscheinlichkeit auch nicht erfolgreich sein wird.

## 14.2 Anlass, Anliegen, Auftrag und Kontrakt differenzieren

Die zunehmend genauere Klärung, worum genau es in einer Beratung oder Therapie gehen soll, lässt sich gut anhand eines Ablaufplans beschreiben. In Anlehnung an Loth (1998) sollten die Begriffe »Anlass«, »Anliegen«, »Auftrag« und »Kontrakt« in einer logischen Buchhaltung sauber voneinander getrennt werden. Hier kann man sich selbst im Laufe des Gesprächs still für sich oder auch ausgesprochen die folgenden Fragen stellen:

- *Weiß ich, was der Anlass ist, der den Ratsuchenden zu mir bringt?* Meist ist es ein konkretes Ereignis, das den Ausschlag gab. Aber das muss noch keine hinreichende Basis für die gemeinsame Arbeit sein, auch wenn es vielleicht so drastisch ist, dass man als Beraterin unwillkürlich denkt, hier müsse Abhilfe geschaffen werden (erkennbar daran, dass man schnell Ideen entwickelt, wie das Problem angegangen werden könnte oder gar müsste).
- *Weiß ich, was das konkrete Anliegen ist, das mein Gegenüber verwirklichen möchte?* Diese Fragerichtung hilft, genauer zu spezifizieren, in welche Richtung die Hoffnungen und Sehnsüchte, aber auch die Befürchtungen des Gegenübers gehen. In ihnen drückt sich implizit auch seine bzw. ihre Alltagstheorie über das Zustandekommen des Problems aus, das daher an dieser Stelle erfragt werden sollte (ebenso wie die möglichen Anliegen anderer bedeutsamer Personen).
- *Weiß ich, was genau mein Gegenüber sich dabei von mir wünscht?* Diese Frage zu stellen, kostet manchmal einiges an Überwindung: Der Gesprächspartner hat doch schon gesagt, was er bzw. sie möchte! Doch ist diese Frage zentral, da sie beinhaltet, welche Rolle der Gesprächspartner sich für die Beraterin im Geschehen genau vorstellt. Erst wenn dies klar ist, kann man entscheiden, ob man sich auf das Geschehen einlassen will.
- *Bin ich bereit und in der Lage, genau dies zu bieten?* Das ist dann sehr genau zu prüfen: Was von dem, was mein Gegenüber wünscht, kann ich leisten, was will ich, wozu bin ich bereit? Gegebenenfalls ist es möglich, an dieser Stelle einen guten Vorschlag auszuarbeiten, der die Möglichkeiten und Grenzen beinhaltet. Wird dieser Vorschlag angenommen, entwickelt sich daraus eine gemeinsame Vereinbarung, die das gewünschte Ergebnis und die dafür voraussichtlich nötige Gesamt-

dauer und Zahl der Sitzungen sowie den Ort der Therapie oder Beratung und die daran zu beteiligenden Personen definiert. Ziele, Dauer, Orte und Beteiligte können sich im weiteren Verlauf ändern und werden immer wieder aufs Neue zu überprüfen sein (siehe auch Loth, 1998). Kontrakt und Zielvereinbarung beeinflussen damit auch schon, wann die Therapie oder Beratung zu Ende sein wird: wenn die Klienten oder ein wichtiger Teil der Klienten sagen, dass »Schluss ist« (Hargens, 2007), weil die Ziele entweder erreicht wurden oder an ihre Realisierung mithilfe dieser Therapie oder Beratung nicht mehr geglaubt wird.

Der folgende Kasten »Auftragsklärung« skizziert einen Weg im Gespräch vom Anlass über das Anliegen und den Auftrag zum Kontrakt – der in der Praxis natürlich nicht starr eingehalten, sondern beweglich »umspielt« wird.

**Auftragsklärung**
Die »4+1 As« der Auftragsklärung
(nach von Schlippe u. Schweitzer, 2009, S. 21 f.; Loth, 1998)

1. *Anlass: Was führt Sie her?*
- Was führt Sie her, gab es einen Auslöser, einen aktuellen Anlass?
- Warum wünschen Sie gerade jetzt Beratung? Was wäre anders, wenn Sie vor oder in einem halben Jahr gekommen wären bzw. kommen würden?

2. *Anliegen: Was möchten Sie hier erreichen?*
- Was soll heute hier geschehen?
- Was soll am Ende der heutigen Sitzung, was sollte am Ende der gesamten Beratung geschehen sein, damit Sie sagen können (oder: jeder sagen kann): Es hat sich gelohnt?
- Problemdefinition, Problemerklärung und Anliegen der Anwesenden erfragen, bei mehreren Gesprächspartnern gegebenenfalls von jedem. Auch nicht Anwesende (vor allem Überweisende) sollten miteinbezogen werden.

Mögliche Fragen ...
- zur Problemerklärung: Was vermuten Sie (bzw. ein anderer), wo das beklagte Problem liegt? Was glauben Sie, warum das Problem so ist, wie es ist?
- zu Katastrophenfantasien: Was ist Ihre schlimmste Befürchtung? Wie erklären Sie es sich, dass es nicht schlimmer ist?
- zu bisherigen Lösungsversuchen: Was haben Sie bislang versucht? Gab es Ausnahmezeiten, in denen das Problem nicht auftrat? Was war da anders?

- zu aktuellen Lösungsideen: Was sollte Ihrer Meinung nach jetzt passieren?

3. *Auftrag: Was wollen Sie von mir?*
- Was genau wollen Sie dabei von mir?
- Womit würde ich Sie enttäuschen?
- Wer sonst von den Anwesenden oder nicht Anwesenden möchte etwas von mir – und was genau? Möchten Sie das auch? Wie gehen wir mit möglichen Diskrepanzen der Interessen um?

4. *Abmachung, Kontrakt: Was biete ich an?*
- Das habe ich verstanden (zusammenfassen): ...
- Wertschätzung aller Beteiligten: Jeder hat ein gutes Motiv!
- Kooperationsbasis finden über:
  a. Passung und Abgrenzung: Das kann ich mit meinen Mitteln, können wir hier in der Institution leisten, das – zumindest in dieser Form – nicht, aber ...
  b. Angebot: Das kann ich Ihnen anbieten ...
- Gestaltung des äußeren Rahmens (vorläufige Sitzungsanzahl, Ort, Geld usw.).

5. *Arbeitsbeginn, das »fünfte A« – (Zwischen-)Bilanz: Wo stehen wir jetzt? Wie fangen wir an?*
- War es bisher ein guter Weg? Sind Sie zufrieden, sprechen wir hier in einer Weise miteinander, dass wir einer Lösung näherkommen?
- Bin ich zufrieden?
- Aufnahme neuer Ideen, Wünsche, gegebenenfalls modifizierter Kontrakt.

Die Strukturierung der Auftragssituation mithilfe der »4+1 As« wird häufig von Beratern als hilfreich erlebt. Es besteht dabei keine Notwendigkeit, die Punkte konsequent hintereinander zu ordnen. »In der Regel entspricht es eher einem organischen Gesprächsverlauf, Anlässe und Anliegen hin- und herzubewegen, mal mehr auf der einen, mal mehr auf der anderen Seite der Medaille« (Loth, 2005, S. 39). Methoden der ausführlicheren Erarbeitung der Kontrakte können formal und inhaltlich gestaltet werden und eine mehr oder weniger detaillierte Festlegung auf vereinbarte Ziele beinhalten. Einigkeit besteht darin, dass diese Ziele, auch wenn sie explizit formuliert worden sind, so ausgelegt werden sollten, dass sie ein »Nachjustieren« ermöglichen. Daher ist eigentlich das englische »Contracting« vorzuziehen, das den Prozesscharakter besser ausdrückt als das statische deutsche »Kontrakt«.

In der klaren Formulierung anregender und gut realisierbarer Zielvorstellungen sehen besonders lösungsorientierte und hypnosystemische Therapeuten die Grundvoraussetzung für ihre Arbeit. Ziele helfen aus dieser Sicht durch ihre imaginative Kraft, vom Problemzustand zu einem Lösungszustand zu kommen. Auf der anderen Seite sehen wir die Sorge, dass Ziele das ratsuchende System »trivialisieren«, das freie Spiel mit Möglichkeiten eher einengen oder verhindern (siehe auch hierzu von Foerster, 1988b, S. 123). Persönlich hat daher der eine oder die andere eine gewisse (und nachvollziehbare) Aversion gegen das Wort »Ziel«. Ziele (oder welchen »weicheren« Begriff auch immer man dafür nimmt) haben eine doppelte Funktion für die Fokussierung von Therapie- und Beratungsprozessen. Zu Beginn markieren sie eine grobe Übersicht, wie intensiv welche Mitglieder sich welche größeren Veränderungen wünschen. Dies ermöglicht eine anfängliche Abschätzung des Umfanges der erwünschten Veränderungen und der Veränderungsmotivation sowie der Einigkeit oder Uneinigkeit der Mitglieder hierüber. Über die Frage »Was soll heute hier geschehen, dass Sie am Ende sagen: Das war eine gute Sitzung?« besteht im weiteren Therapieverlauf zu jedem Zeitpunkt die Möglichkeit, dass der Kompass wieder neu justiert wird.

## 14.3 Contracting in formellen und größeren Systemen

Während in kleineren Systemen (Einzelne, Familien und Paare) die Auftragsklärung im ersten gemeinsamen Gespräch erfolgen kann, sollte sie nach unserer Erfahrung in formellen und hierarchisch strukturierten Systemen, zum Beispiel in der Organisationsberatung, bereits im Vorfeld erfolgen. Zu Beginn der ersten Beratungssitzung sollten alle Anwesenden über die Ideen für Ziele und über den groben Ablauf derselben informiert sein. Man sollte als Berater nicht darauf vertrauen, dass dies durch den Auftraggeber schon geleistet wurde, sondern dies selbst sicherstellen. Es ist auch anzuraten, nicht darauf zu vertrauen, dass eine Beratungsanfrage gut durchdacht ist und eine beiderseits erfolgversprechende Kooperation bereits sichergestellt ist. Eine gute Auftragsklärung kann zuweilen dazu führen, dass eine angedachte, aber unsinnige Organisationsberatungsmaßnahme nicht stattfindet. Für eine sorgfältige Auftragsklärung in Organisationen hat sich folgender Ablauf bewährt:

- Telefonische oder schriftliche Vorabklärung des Anliegens sowie der äußeren Rahmenbedingungen (z. B. zeitlicher Umfang, Ort, Honorar).
- In einem intensiven persönlichen Auftragsklärungsgespräch mit der Person oder Steuerungsgruppe, die den Beratungsimpuls vertritt (»Auftraggeber«), geht es um:

  - *Ziele* und methodische *Vorstellungen* des Auftraggebers.
  - *Beteiligte:* Wer ist für diese Ziele wichtig? Wer soll eingeladen werden? Wer soll nicht eingeladen werden, und warum nicht? Soll die Teilnahme verbindlich oder freiwillig sein, und warum?
  - *Euphorie, Skepsis und Einladungspolitik:* Mutmaßliche Haltung der Eingeladenen wie der nicht Eingeladenen zu der vorgesehenen Beratung; Überprüfung, ob das Vorgehen sinnvoll erscheint.
  - *Vorerfahrungen:* Gibt es bereits Erfahrungen mit Organisationsberatung? Als wie erfolgreich oder erfolglos werden diese erinnert? An welche davon sollte man anknüpfen, an welche nicht?
  - *Ablauf:* Welche Themen sollten in welcher Reihenfolge und in welcher Form behandelt werden? Welche Beratungsformen wären für die Eingeladenen »allzu langweilig«, welche »allzu experimentell«, welche »anregend« und welche »genau passend«?
  - *Bilanz:* Lohnt sich nach den Ergebnissen des Auftragsklärungsgesprächs die vorgesehene Beratung überhaupt? Soll es bei dem Plan bleiben oder haben sich andere, eventuell erfolgversprechendere Handlungsideen entwickelt? Wie sähen diese aus?
- Eventuell ist nun die geplante Beratung schon beendet, bevor sie anfing. Erscheint sie weiter sinnvoll, entwickeln die Beraterinnen einen Vorschlag für einen Ablaufplan, der Ziele, Themen, Arbeitsformen, Zeitplan und Ort der Beratung beschreibt. Je weniger erfahrene Teilnehmer dabei sind, desto genauer sollte dieser Plan sein. Transparenz reduziert einen Teil der Befürchtungen über die Unvorhersehbarkeit des Beratungsprozesses.
- Dieser Ablaufplan wird allen vorgesehenen Teilnehmern zugeschickt – mit der Bitte, noch vor Beginn eine Rückmeldung zu geben. Idealerweise wird diese Rückmeldung auch »persönlich« abgeholt, zum Beispiel in Form kurzer Besuche einer routinemäßigen Abteilungskonferenz oder in einer kurzen Telefonkonferenz mit den Vertretern wichtiger Teilnehmergruppen (z. B. Betriebsrat, Außendienstmitarbeiter, Pflegedienst).

Es empfiehlt sich, sich daran zu gewöhnen, regelmäßig die Arbeit an dem vereinbarten Contracting und die bislang erarbeiteten Zwischenergebnisse zu evaluieren. Hargens (2005) schlägt vor, etwa jede siebte Frage so zu formulieren: »Wenn wir so darüber reden und an Ihrem Anliegen arbeiten, kommen Sie dann Ihrem Ziel näher oder nicht?«

## 14.4 Kein eigenes Anliegen: Unfreiwilligkeit und Dreieckskontrakte

Nicht selten wird durch eine Klärung des Auftragskontextes deutlich, dass die direkten Gesprächspartner an dem Gespräch eigentlich gar nicht interessiert sind und nur kommen, weil sie keine Wahl haben oder dies annehmen (siehe z. B. Conen, 2002; 2011; 2015; Hunger-Schoppe et al., 2024, S. 133). In einem solchen Fall ist eine externe Partei/Person, die das primäre Interesse hat, oft in einer Machtposition und kann daher etwa durch Sanktionsandrohungen entsprechend Druck ausüben, so dass ein »Zwangskontext« entsteht. Typische Situationen hierfür sind: Eine Familie wird vom Jugendamt geschickt, diese möchte den Verlust des Sorgerechtes vermeiden; Jugendliche erleben sich von ihren »nervenden« Eltern in eine Familientherapie »mitgeschleppt« (Liechti, 2013); ein bereits auf Trennung orientierter Partner geht nur noch zu einer Paartherapie mit, um sich hinterher nichts vorwerfen zu müssen; Eltern »unterziehen« sich einer aufsuchenden oder Multifamilientherapie (Epple, 2018; Asen, 2009; Asen u. Scholz, 2012; Behme-Matthiessen u. Pletsch, 2020); ein Abteilungsleiter macht ein Führungscoaching, weil ihm andernfalls nach zahlreichen Beschwerden der Verlust seiner Leitungsposition droht; eine Abteilung soll bei einem Changemanagement-Projekt mitwirken, von dem sie vorwiegend Nachteile erwartet.

Hier ist die Fähigkeit besonders gefragt, eine Kooperationsbeziehung aufzubauen. Der Schlüssel liegt darin, Unfreiwilligkeit (Kooperationsverweigerung) als eine Form von *Lösungsverhalten* anzusehen (Conen, 2015; Conen u. Cecchin, 2007). Das bedeutet die Bereitschaft, mögliche Bedeutungen unfreiwilligen Verhaltens zu verstehen und darin liegende Kooperationspotenziale zu erschließen. So kann unfreiwilliges Verhalten ein Hinweis darauf sein, dass die Problem- oder Beziehungsdefinition einer dritten Person (»Es liegt an diesem Abteilungsleiter!«, »Sie ist einfach erziehungsunfähig«) abgelehnt wird – und somit eine wichtige Ressource für die Identität des Betroffenen darstellen: In der Verweigerung liegt seine ganze Kraft und der Schlüssel zu seinem persönlichen Selbstwertgefühl. Wenn diese Qualität anerkannt wird, kann das schon ein wichtiger Schritt in Richtung mehr Kooperation sein. Es ist daher wichtig, einen Machtkampf über die »richtige« Problemdefinition zu vermeiden. Stattdessen sollte untersucht werden, wie die konkrete Situation genutzt werden kann. In dem »unmöglichen Dreieck« zwischen einer Kontrollinstitution, die Druck oder gar Zwang ausübt, einem Klientensystem, das kein Problem benennt oder das Problem völlig anders verortet, und einer Beraterin, die eine minimale Eigenmotivation als Grundlage der Kooperation erwartet, bietet sich ein Kontraktangebot der Form an: »Wie kann ich Ihnen helfen, dass die anderen Sie in Ruhe lassen, dass die anderen nicht mehr denken, dass Sie ..., dass Sie mich so schnell wie möglich wieder loswerden?«

**Unfreiwilligkeit**

*Fragen zum Contracting im Kontext von Unfreiwilligkeit*

- Wessen Idee ist es, dass Sie hierherkommen?
- Was möchte derjenige, was hier geschehen soll? Wie erklärt er sich das Problem?
- Ist das etwas, was auch Sie wollen? Sind Sie damit einverstanden? Wenn ja, kann ein Kontrakt entwickelt werden.

Bei einem Nein können verschiedene Fragerichtungen wichtig sein, zum Beispiel:

- Was möchten Sie durch Ihr Kommen erreichen? (Es ist sinnvoll, davon auszugehen, dass bereits das Kommen ein Minimum an Kooperationsbereitschaft beinhaltet - und sei es, um den Dritten zufriedenzustellen.)
- Wissen Sie, was der Dritte von Ihnen konkret an Veränderung möchte? (An dieser Stelle kann dann gegebenenfalls entschieden werden, zu einem Gespräch zu dritt einzuladen oder die Klientin zu bitten, diese Frage mit dem Dritten abzuklären.)
- Haben Sie eine Vorstellung davon, was das Minimum sein könnte, was der Dritte wünscht? Was würde es für Sie bedeuten, darauf einzugehen? Wie viel Zeit würde er/sie dafür geben?
- Welche Konsequenzen entstehen, wenn Sie nicht zu den Sitzungen kommen? Was sind Sie bereit zu tun, um die Konsequenzen zu vermeiden?

Wenn es nicht gelingt, zu einem Kooperationsansatz zu kommen, sollte nach einer Möglichkeit gesucht werden, das Verhalten des Gesprächspartners wertschätzend zu beschreiben, indem etwa die Bereitschaft betont wird, sehr viel zu investieren und auch zu riskieren, um aufrichtig zu bleiben und sich nicht verbiegen zu lassen. Das Gespräch kann beendet werden mit der Möglichkeit, sich wieder zu melden, oder es sollten Bedingungen formuliert werden, unter denen die Beraterin zu weiterer Kooperation bereit ist (vgl. Walter u. Peller, 1994).

## Dreieckskontrakte

Eng mit dem Thema Unfreiwilligkeit verbunden ist das Thema, wie ein Dritter, der nicht unmittelbar in die Situation einbezogen ist, trotzdem als Vertragspartner angesehen werden kann. Ein Dreieckskontrakt, auch »triadisches Contracting«

genannt, um den Prozesscharakter des Geschehens stärker zu betonen, ist in allen Fällen angezeigt, in denen man es mit mehr als einem Auftraggeber zu tun hat. Beispielsweise kann der »ambivalente Anliegeninhaber« A eine Einzelperson, ein Team oder eine Familie sein, die »Beraterin« B hat es neben A auch noch mit einer Person C zu tun, mit einem Geschäftsführer, einer Geldgeberin, einer Behörde, dem Lehrer des Kindes – es kann aber auch die eigene Institution sein, die bestimmte Regeln oder Beschränkungen setzt.[54] C hat jedenfalls ein wie auch immer motiviertes Interesse, dass A kooperiert, während A selbst eher abwartend ist.

Generell gilt: Die Rolle des Dritten muss gut abgeklärt sein. Die Frage danach, was der Dritte für eine Vorstellung davon hat, was in der Beratung passiert, sollte unbedingt gestellt werden. Falls der Anliegeninhaber A nicht weiß, was C, die dritte Person, von ihm in der Beratungssituation erwartet, kann er, ähnlich wie bei dem Kontext von Unfreiwilligkeit, noch einmal gebeten werden, die Ziele abzuklären, oder es erfolgt eine anfängliche Sitzung mit allen drei Parteien. Wenn A und C keine gemeinsamen Ziele finden können, ist zu besprechen, ob A zu minimaler Kooperation bereit ist, um C zufriedenzustellen (das ist dann sein Interesse).

Dreieckskontrakte als »Grundraster für Rollenklarheit« (Kallabis, 1992) regeln das Interaktionsgefüge und schaffen Transparenz und Verbindlichkeit. Sie sollten vor allem in der Supervision oder im Coaching dann geschlossen werden, wenn C die Maßnahme bezahlt, wenn C (z. B. als Vorgesetzter) angeordnet hat, dass A in die Beratung geht, oder wenn C in anderer Form in einer Machtposition gegenüber A steht und das Beratungsergebnis Auswirkungen auf diese Beziehung hat (z. B. eine Vorgesetzte, die droht, einem Mitarbeiter zu kündigen, wenn nicht bestimmte Coachingziele erreicht werden). Neben den formalen Aspekten (Teilnehmerkreis, Zeit, Geld, Absageregelung und Umgang mit ausgefallenen Sitzungen) sollte eine Vereinbarung darüber getroffen werden, was Sinn und Zweck des Vorgehens ist, wie eine Berichterstattung an C gegebenenfalls aussehen könnte. Wichtig ist an dieser Stelle eine Klärung von Schweigepflichtregeln bzw. allgemein von Vertraulichkeit. So kann zum Beispiel ein regelmäßiger Bericht über die allgemeine Entwicklung eines Teams und die behandelten Themenfelder Teil der Vereinbarung sein, ohne dass dort inhaltliche Einzelheiten bekannt gegeben werden. In vielen Fällen ist anzuraten, diese Vereinbarungen schriftlich zu fixieren.

54 Dann allerdings ist die Dynamik eine andere, hier geht es eher um die Spielräume von B und die Beziehung von B und C. Ein Beispiel: Eine kirchlich getragene Beratungsstelle verlangt, dass eine Eheberatung nicht in eine Scheidungsvereinbarung mündet. Diese Konstellation braucht eine sorgfältige Reflexion, um die beraterischen Spielräume auszuloten.

## 14.5 Wann aufhören? Den Abschluss klären

Wann ist eine systemische Beratung zu Ende? Die einfachste Antwort lautet: »Schluss ist, wenn die Klienten es sagen« (Hargens, 2007) – also, wenn aus Sicht der Ratsuchenden das beklagte Problem hinreichend gelöst ist bzw. sich gebessert hat oder man die Hoffnung aufgegeben hat, es mittels dieser Beratung zu lösen. In jedem Fall wird die Beratung beendet, wenn auch mit sehr unterschiedlichen Empfindungen.[55] Eine weitere Möglichkeit ist, dass ein von dritter Seite (z. B. Krankenkasse) bewilligtes Kontingent an Sitzungen erschöpft ist, dann müssen die Beteiligten aushandeln, wie sie mit dieser Begrenzung bestmöglich umgehen können.

In der Praxis sind sich allerdings nicht unbedingt alle Betroffenen darüber einig, wann Schluss sein soll. Einzelne Mitglieder widersprechen, ein Überweisender ist nicht einverstanden oder auch die Beraterin selbst meint, eigentlich seien noch therapeutische Schritte notwendig. Hilfreich kann es daher sein, in Zwischenbilanzen immer wieder einmal Erreichtes und gewünschte Ziele einander gegenüberzustellen, um zu vermeiden, dass Idealbilder davon, was therapeutische Erfolge ausmachen könnte, die erfolgten Schritte entwerten. Uneinigkeit im ratsuchenden System kann mithilfe zirkulärer oder hypothetischer Fragen geklärt werden:

- »Angenommen, Ihr Mann ist mit dem Ergebnis der Paartherapie zufrieden, Sie aber nicht: Werden Sie ihn erfolgreich zu weiteren Sitzungen bewegen können? Wenn nein: Würden Sie dann allein zu weiteren Gesprächen kommen wollen? Wenn ja: Würde er das eher begrüßen, sich darüber ärgern und dann doch mitkommen oder nicht? Angenommen, Sie bleiben sich uneinig: Wird das Auswirkungen haben auf Ihre Entscheidung, ob Sie zusammenbleiben?«
- »Wenn wir einmal die schlimmste Situation, die Sie sich vorstellen könnten, mit ›0‹ bezeichnen und die beste aller Möglichkeiten mit ›10‹ – welche Zahl geben Sie dem Zeitpunkt, an dem unsere Arbeit begonnen hat? Und welche geben Sie ihm jetzt?« Am besten jeder getrennt für sich, sodass man danach über die Differenzen der Zahlen sprechen kann. »Wenn wir mal davon ausgehen, dass ›10‹ ein nicht auf Dauer zu haltender Idealzustand wäre: Welcher Wert wäre denn realistisch und ermöglichte Ihnen, die nächsten Schritte allein zu gehen?« Je nachdem, wie groß die Diskre-

55 Der israelische Psychologe Haim Omer empfiehlt, dass man hier als beratende Person die Verantwortung übernimmt. Er geht davon aus, dass sich eine misslingende Therapie »aus einer negativen komplementären Beziehung entwickelt, in der das Vorgehen des Therapeuten die Nichtkooperation des Klienten in einer sich selbst aufrechterhaltenden Schleife steigert und umgekehrt«, und schlägt ein Briefformat für einen versöhnlichen Abschluss vor (Omer, 2000, S. 159; zum Umgang mit Behandlungsabbrüchen siehe auch Wirsching, 2014).

panz ist, kann sich ein Gespräch darüber anschließen, welche Themen und Aspekte noch bearbeitet werden müssten, um die angestrebte Ziffer erreichen zu können.
- In vielen Fällen zeigen sich Mitglieder des ratsuchenden Systems auch noch unsicher und meinen, noch weiter Unterstützung zu benötigen. Hier können Fragen helfen, die den Abschluss der Therapie imaginieren: »Woran werden Sie bemerken, dass Sie uns nicht mehr brauchen?«

Glücklicherweise erfolgt der Abschluss vielfach doch auch einvernehmlich, erwartet und beiderseits mit dem Blick auf eine befriedigend verlaufene Arbeit, auch wenn manche Ziele vielleicht nicht erreicht wurden. Er braucht in jedem Fall eine Vorbereitung (Schwing, 2014a, S. 175 f.; Nemetschek, 2011, S. 195 ff.): In der Abschlusssitzung wird meist im Rückblick eine Bilanz gezogen, in der noch einmal der Bogen von den Beschwerden und Erwartungen des Erstgesprächs geschlagen wird zu den erreichten Veränderungen. Interessant ist auch die Frage danach, was aus Sicht des Klientensystems wirksam war und wer aus dem Umfeld der Ratsuchenden Veränderungen bemerkt hat und wie sich andere ihrerseits nun anders verhalten. Persönliche Rückmeldungen der Beraterin, ein symbolisches Geschenk oder Ähnliches können das Abschiedsritual bereichern.

Aus der Gruppenarbeit ist ein Ritual aus drei Schritten bekannt, die, gut vorbereitet, mit einer gewissen Feierlichkeit vollzogen werden können, ohne diskutiert zu werden. Falls der Kontext als angemessen erlebt wird, kann es einen guten Abschluss bedeuten:
- Das habe ich hier bekommen, das nehme ich mit …
- Das habe ich hier nicht bekommen oder auch: Das lasse ich hier …
- Nun lasse ich los und gehe meinen Weg allein weiter.

In Organisationen oder Familien, in denen im Modus »Keine Zeit! Wir müssen gleich weiter!« ein Veränderungsprojekt das nächste jagt, in denen im Modus »Uns gelingt ja doch nie etwas richtig Gutes!« erfolgreiche Veränderungen nicht wahrgenommen werden oder in denen umgekehrt im Modus »Wir nehmen nur Erfolge zur Kenntnis« Misserfolge unter den Teppich gekehrt werden, spielen wir gern mit der Metapher des »Erntedankfestes«: sich miteinander über die eingefahrene Ernte zu freuen, dabei einander und dem Schicksal für das günstige Zusammenspiel zu danken, sich bei guten Ernten das Bild der vollen Scheune für schlechtere Zeiten zu merken oder sich umgekehrt bei schlechten Ernten illusionslos auf einen harten Winter einzustellen und für diesen vorzuplanen.

**Umgang mit Aufträgen – zehn Imperative**[56]

*Betrachte Aufträge als Beschreibungen!*
Aufträge sind, wie Probleme auch, keine »Dinge«, sondern *Beschreibungen.* Prägnant sagt dazu Wittgenstein in seinem »Tractatus« (5.634): »Alles, was wir sehen, könnte auch anders sein. Alles, was wir überhaupt beschreiben können, könnte auch anders sein« (1994, S. 91). Dies gilt auch für Aufträge. Statt zu fragen: »Was ist das Problem?«, bietet es sich an, eher zu fragen: »Wer sieht das Problem wie?«, »Wer würde es anders beschreiben?«

*Sei vorsichtig, wenn du zu schnell verstehst!*
Verstehen ist eigentlich ein Sonderfall der Kommunikation, Missverstehen ist zu erwarten. Wichtig ist dabei auch die Klärung der »logischen Buchhaltung« des Prozesses der Auftragsgewinnung, die »4+1 As«.

*Sei dir der Erwartungen bewusst, die in den Aufträgen stecken!*
Wenn man mit einem, der Rat sucht, in Kontakt kommt, schließt man sich an ein »Feld aus Erwartungen« an, das sich mit den eigenen »Erwartungs-Erwartungen« (vgl. Kapitel 6.8) verbindet. Man steht also immer im Zentrum eines »Auftrags- bzw. Erwartungskarussells«.

*Suche nach Strukturen statt nach Sündenböcken!*
Probleme werden gern durch Zuschreibungen auf Personen beschrieben: »Wenn X sich anders verhielte, wäre alles okay!« Gehe freundlich damit um, aber akzeptiere diese Beschreibungen nicht. Suche stattdessen danach, wie Strukturen und Erfahrungen aussehen können, die Menschen dazu bringen, sich in der beklagten Weise zu verhalten.

*Akzeptiere Aufträge nicht zu schnell!*
Probleme sind (auch) Lösungen bzw. können als solche gesehen werden. Eine systemische Grundfrage lautet, wofür ein beklagtes Problem momentan eine Lösung sein könnte. Wenn man die Problembeschreibung zu schnell übernimmt, kann es sein, dass man die »ausgeschriebene freie Stelle« im System akzeptiert. Dann könnte man aber auch gleich bei den Ratsuchenden »einziehen«, weil man dem System nicht hilft, die offene Stelle selbst zu besetzen. Entsprechend geht es darum, mit einer »gesunden Skepsis« als Grundhaltung in das Gespräch zu gehen.

56 Wir danken Susanne Quistorp, Zürich, für zahlreiche Anregungen zu dieser Auflistung.

*Achte auf die »Problemökologie«!*
Aufträge können auf unterschiedlichen Ebenen jeweils anders aussehen. Aus dem vorhergehenden Imperativ ergibt sich, dass Aufträge manchmal auch Probleme lösen sollen, die auf einer ganz anderen Ebene liegen können: Ein Teamentwicklungsauftrag kann ein Versuch sein, ein Führungsproblem zu lösen, das aber so nicht zu lösen ist; eine Lösung an einer Stelle der Organisation kann ein Problem an einer anderen Stelle schaffen usw. (im Sinn der »Logik des Misslingens«, wie sie von Dörner, 1992, formuliert wurde). Auch hier hilft eine skeptische Grundhaltung, immer wieder nachzufragen und zu prüfen, wie die vorgeschlagenen Lösungswege, die auf einer Ebene angemessen erscheinen, sich auf einer anderen Ebene darstellen – und ob sie eventuell sogar geeignet sind, ein Problem zu chronifizieren.

*Achte auf Ambivalenzen, suche nach dem Punkt der Entschiedenheit!*
Anliegen und auch Aufträge können halbherzig sein. Vielfach stehen sie im Zeichen von Ambivalenz, die angestrebte Lösung wird vielleicht als Möglichkeit in Betracht gezogen. Manchmal merkt man, wenn es in Richtung Veränderung geht, welche Beharrungskräfte zugleich noch am Werk sind. Frage also dich selbst und vor allem dein Gegenüber, wie viel Veränderungsbereitschaft und Commitment er oder sie (oder das Team) für die angestrebte Lösung zu investieren bereit ist (Skalierungsfrage von 0 bis 100 Prozent). Mache dich im Zweifelsfall eher zum »Anwalt der Ambivalenz«, der vor zu schneller Veränderung warnt (auf die Weise hat es das Gegenüber leichter, den Impuls zum Beginn der Änderung in die eigene Hand zu nehmen).

*Bleib offen dafür, dass Aufträge »im Prozess« sind!*
Kooperieren setzt kontinuierliche Selbstreflexion voraus. Mikro-Contracting heißt, dass die Bedingungen der Zusammenarbeit kontinuierlich überprüft werden: »Erleben Sie es als hilfreich, wie wir zusammenarbeiten?«

*Sei sensibel dafür, was unterschiedliche Personen insbesondere von unterschiedlichen hierarchischen Ebenen aus erwarten!*
Frage genau danach, wer was von wem will und wer nicht. Frage nach den Erwartungen von anderen, von Außenstehenden, Vorgesetzten und (sehr wichtig) Geldgebern, organisiere im Zweifelsfall *Dreieckskontrakte.* Beachte dabei auch die Besonderheit des Contracting im *Kontext von Unfreiwilligkeit:* Wenn der, der dir gegenübersitzt, nichts will oder etwas anderes, als der offizielle Auftrag vorschreibt, schätze seine Offenheit und frage, wie du ihm helfen kannst, dass er dich schnellstmöglich wieder loswird!

*Stelle deine eigene Beweglichkeit sicher! Sei dir deiner inneren Auftraggeber bewusst!* Erwartungen von außen, ausgesprochene und unausgesprochene, koppeln sich an eigene innere Themen und können blockieren. Lerne deine »bevorzugten inneren Auftraggeber« kennen und sei dir auch deines »inneren Unterstützungssystems« bewusst, falls du in eine Sackgasse gerätst (Baumann, 2018).

# 15 Systemisches Fragen

Fragen zu stellen, ist nicht nur eine Art der Informationsgewinnung, vielmehr entsteht immer gleichzeitig auch neue Information. Denn in jeder Frage versteckt sich eine implizite Aussage, die die gewohnte Art, wie die Dinge bisher gesehen wurden, potenziell verstören kann. Und umgekehrt wird auch in jeder Antwort ein implizites Angebot gemacht, wie die Dinge gesehen werden können. Beraterinnen und Klienten befinden sich also in einem ständigen wechselseitigen »engagierten Austausch von Wirklichkeitsbeschreibungen« (von Schlippe et al., 1998). Sich dies in Bezug auf Fragen bewusst zu machen, ist besonders wichtig, denn diese erscheinen erst einmal oft harmlos, man »fragt ja nur …«.

Der Einfachheit halber soll dies an einem idealtypischen Beispiel so expliziert werden, als sei es ein einseitiges Geschehen, in dem die Therapeutin dem Klientensystem Angebote der Wirklichkeitsbeschreibung macht.

Nehmen wir ein Beispiel: Eine Mutter kommt mit ihrem Kind zur Therapie und legt ihre Wirklichkeitssicht dar: »Mein Junge ist aggressiv, genau wie sein Vater!«. Sie bietet mit dem Wort »ist« das Bild einer fest mit dem Kind und ihrem Mann verbundenen Eigenschaft an: Er »ist« so.[57] Bereits die Frage »Was tut Ihr Sohn denn, wenn er das macht, was Sie aggressiv nennen?« bietet eine neue Beschreibung an: Es ist ein »Verhalten«, und zwar ein »von jemandem benanntes Verhalten« statt einer Eigenschaft. Mit der Frage danach, wie andere Personen in der Familie auf dieses Verhalten reagieren, wird ein weiterer Unterschied in die »monolithische« Aussage eingeführt: Man kann so oder so reagieren. Wenn nun weiter gefragt wird: »Wann genau zeigt der Junge sich denn so?«, wird die Beschreibung zeitlich weiter heruntergebrochen: Das Verhalten taucht eventuell nur zu bestimmten Zeiten auf. Und mit der Frage: »Sagt Ihr Mann/

57 Diese Art von Aussage kann für jede Form der personenbezogenen Zurechnung gelten: Die Komplexität eines psychosozialen Geschehens wird reduziert auf eine in dem Betreffenden liegende Eigenschaft. Die Arbeit daran, diese Form der Zurechnung »aufzuweichen«, ist ein wesentlicher Kern systemischer Arbeit (ausführlich hierzu siehe von Schlippe u. Schweitzer, 2019, S. 88 ff.).

Ihre Schwiegermutter/Ihre Freundin/der Hausarzt auch, dass er ›aggressiv‹ sei, oder nennt er/sie die Situation anders?« würde der Kontext erweitert. In ihren Antworten könnte jeweils – und das ist wichtig – die Mutter den Vorschlag leicht zurückweisen: »Mein Sohn benimmt sich ständig so!« – von der Eigenschaftsbeschreibung ist sie dann jedoch bereits abgerückt. Sie könnte aber auch sagen: »Weiß nicht, er *ist* einfach aggressiv!«, und damit alle Angebote verwerfen.

Nun wäre es möglich, systemisch weiter zu fragen: »War das eher vor oder nach dem Tode der Großmutter, dass Ihr Sohn entschieden hat, sich öfter ›aggressiv‹ zu verhalten?« oder: »Wer in der Familie regt sich darüber am meisten auf?« (Angebot: sich »aggressiv« zu verhalten, ist eine Entscheidung des Sohnes – für die gibt es Hintergründe – und diese Entscheidung steht mit Beziehungen im Zusammenhang und in diesen gibt es Differenzierungen.) »Angenommen, Ihr Sohn würde sich entscheiden, sich weniger aggressiv zu zeigen, würden Sie und Ihr Mann dann weniger oder mehr streiten?« (Angebot: »Aggressiv« ist nicht nur eine Entscheidung, sondern auch veränderbar; und es steht vielleicht mit der Beziehung der Eltern im Zusammenhang.) »Wenn ich Sie bitten würde, Ihren Sohn oder Ihren Mann jetzt dazu zu bringen, dass er sich aggressiv verhält, wüssten Sie, wie Sie das machen könnten?« (Angebot: Es gibt für »aggressiv« bestimmte Kontextbedingungen, und diese liegen zumindest teilweise auch in Mutters Hand.)

In jedem Fall können die in den Fragen implizit enthaltenen Angebote, die Dinge ein wenig anders zu sehen, von der Mutter leicht und ohne Gesichtsverlust abgelehnt werden (anders als etwa eine Deutung oder Interpretation). Es ist ein wichtiger Bestandteil des Therapieprozesses, kreativ so lange zu suchen, bis ein Angebot gefunden wurde, das als sinnvolle Änderung in die Landkarte der Familie integriert werden kann. Die Leichtigkeit, mit der die Mutter die Implikationen ablehnen kann, schützt vor Blockierung durch zu starke Widerstände: Sie muss ja gar nicht widersprechen, sie gibt lediglich eine Antwort auf eine Frage. So entsteht, natürlich idealtypisch beschrieben, ein lebendiges Bild, in dem mit spielerischer Leichtigkeit im Prinzip von Versuch und Irrtum nach neuen Beschreibungen gesucht wird (aus von Schlippe et al., 1998, S. 71 f.).

In Fragen sind also vielfach auch implizite »Angebote« versteckt, wie Wirklichkeit (auch) gesehen werden kann. In der Frage »Ist Ihre Angst stärker, wenn Sie allein sind oder wenn Ihr Mann da ist?« steckt implizit das Angebot, das Symptom als Beziehungsphänomen zu sehen und nicht als individuelles Problem. Wenn die Frage dadurch beantwortet wird, dass ein Unterschied beschrieben wird (»allein« oder »wenn mein Mann da ist«), dann ist das implizite Angebot der Wirklichkeitsbeschreibung angenommen – bei der Antwort »Da gibt es keinen Unterschied!« ist es auf leichte Weise abgelehnt. Auch in Fragen wie »Wann hat Ihre Tochter sich entschieden, nicht mehr zu essen?« oder »Gesetzt den Fall, Herbert hätte damals den depressiven Gefühlen erfolgreich widerstanden, wie hätte sich der Streit zwischen Ihrer Frau und Ihrer Mutter weiterentwickelt?« sind »Sinnpakete« versteckt, die implizit ein systemisches Bild von »Krankheit als Phänomen im Kontext« transportieren. Wie auch immer die Antwort auf die letzte Frage lautet – »Es wäre besser geworden!«, »Der Streit hätte sich verschlimmert!« –, sie bestätigt die Implikation, dass Herbert die Option gehabt hätte zu widerstehen, dass seine »Krankheit« also etwas ist, das zumindest in Grenzen in seiner Kontrolle steht, es sei denn, der Klient oder die Klientin verwirft die Frage vollständig (»Was soll denn die blöde Frage, ich konnte doch gar nicht anders! Quatsch!«).

Die Kraft der Intervention durch Fragen sollte nicht unterschätzt werden. Es ist praktisch unmöglich, Fragen zu stellen, ohne damit zugleich bei den befragten Personen eigene Ideen anzustoßen, egal welche Antwort sie geben. Schmidt (1985) beschreibt entsprechend die systemische Therapie auch als eine Form der Hypnotherapie: Durch die Fragen werden implizite Botschaften übermittelt, derer man sich als Therapeut bewusst sein sollte. Da systemische Therapie und Beratung vielfach mit mehreren Personen gleichzeitig geschieht, potenziert sich natürlich auch die Wirkung der Fragen – es tauchen nicht nur neue Informationen für den auf, dem die Frage gestellt wurde, sondern auch für die anderen Zuhörer des Gesprächs. Umso wichtiger ist es, sich als Therapeutin nie auf nur eine Seite der Ambivalenz des Klienten/der Klientin zu stellen. Je mehr man sich auf die eine Seite stellt (etwa die der Veränderung), umso eher wird das Gegenüber dazu tendieren, auf die andere Seite zu gehen. Eine gute Portion freundlicher Skepsis, eine Haltung, »Anwalt der Ambivalenz« zu sein (von Schlippe u. Schweitzer, 2019, S. 106 ff.), ist hier anzuraten.

Eine ganze Reihe von spezifischen Frageformen und -möglichkeiten lässt sich unter dem Begriff »systemisches Fragen« zusammenfassen. Es sind Fragen, die anders gestellt werden als gewöhnlich. Sie fragen nicht nach den »Dingen«, sondern nach dem Beobachten der Dinge, sie fragen nicht nach »Eigenschaften«, sondern nach Beschreibungen und Verhaltensunterschieden (»wer mehr, wer weniger?«), sie fragen nicht danach, was »ist«, sondern was beschrieben wird und was mögliche andere Beschreibungen sein könnten. Das zirkuläre Fragen ist dabei ein wesentlicher Bestandteil systemischer Fragetechniken. Gelegentlich, und das kann verwirrend sein, wird auch der Begriff »zirkuläres Fragen« als Oberbegriff für das systemische Fragen insgesamt verwendet. Im Folgenden sollen verschiedene Aspekte systemischen Fragens aufgelistet werden. Es gibt eine ganze Reihe anderer Möglichkeiten, die Komplexität systemischer Fragen zu strukturieren (z. B. Penn, 1983; Kim Berg u. de Shazer, 1993; Simon u. Rech-Simon, 1999; Schwing u. Fryszer, 2009; Hansen, 2022; Bleckwedel, 2008; Kindl-Beilfuß, 2024; 2025).

## 15.1 Zirkuläres Fragen

> *»Man kann direkt fragen […]: ›Wie fühlst du dich?‹ Wir tun das nicht […], wir fragen jemand anderen: ›Was denkst du, wie deine Schwester sich fühlt?‹ Ein Gefühl ist eine Botschaft an einen anderen. Und so fragen wir den, der die Botschaft empfängt, nicht den, der sie sendet. Und auch bei einer Beziehung […] fragen wir einen anderen: ›Wie siehst du diese Beziehung? Weil auch eine Beziehung eine Botschaft an einen anderen ist« (Cecchin, Diskussionsbeitrag in von Schlippe u. Kriz, 1987, S. 39).*

> *»Da das Verhalten von Menschen nicht von dem bestimmt wird, was andere Leute tatsächlich denken, sondern von dem, was sie denken, was die anderen denken, empfiehlt es sich, ganz direkt und ungeniert nach Vermutungen und Spekulationen über andere zu fragen« (Simon u. Rech-Simon, 1999, S. 21).*

Am Anfang stand in der systemischen Therapie das *zirkuläre Fragen* (Selvini Palazzoli et al., 1981, Abbildung 13a–e: Zirkuläres Fragen, © Arist von Schlippe). Die grundlegende Überlegung dieser Methode ist, dass in einem sozialen System alles gezeigte Verhalten immer (auch) als *kommunikatives Angebot* verstanden werden kann: Verhaltensweisen, Symptome, aber auch die unterschiedlichen Formen von Gefühlsausdruck sind nicht nur als im Menschen ablaufende Ereignisse zu sehen, sondern sie haben außerdem immer eine Funktion in den wechselseitigen Beziehungsdefinitionen und Erwartungs-Erwartungen (vgl. Kapitel 6.8). Es kann interessanter sein, diese kommunikativen Bedeutungen sichtbar zu machen, als den betreffenden Menschen ausführlich nach seinen eigenen Empfindungen zu befragen. Konsequenterweise steht daher auch bei Fragen bezüglich der Symptome im Zentrum, wie jedes Familienmitglied diese versteht, welche Erwartungen und Beobachtungen damit verbunden sind und wie auf »das Symptom als Kommunikation« reagiert wird.

Helmut weint:

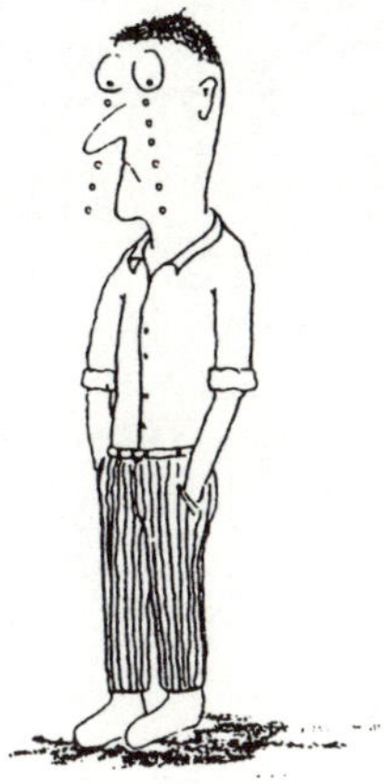

Abbildung 13a

In anderen therapeutischen Orientierungen sind wir gewohnt, so zu fragen:

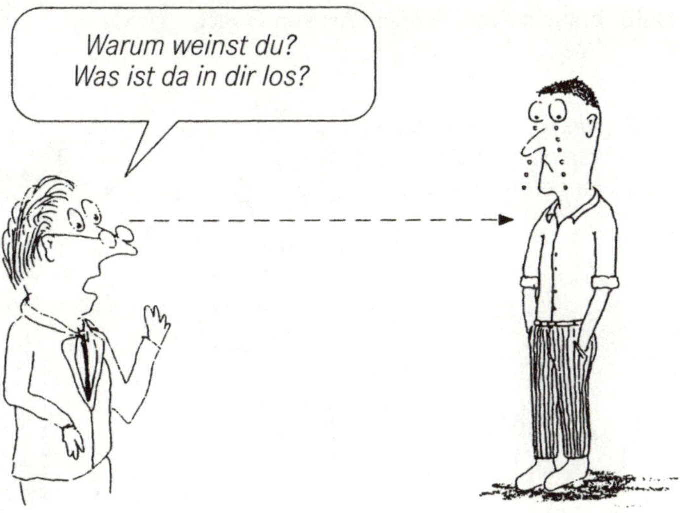


Abbildung 13b

Eine solche Perspektive ist wichtig. Gefühle können als Ausdruck der Existenz einer Person wahrgenommen und wertgeschätzt werden. In dem Wort »Ausdruck« steckt jedoch bereits mehr: Jedes Gefühl wird ausgedrückt – und kann dann auch auf jemand anderen einen Eindruck machen und dann als Botschaft *von jemandem an jemanden* verstanden werden:

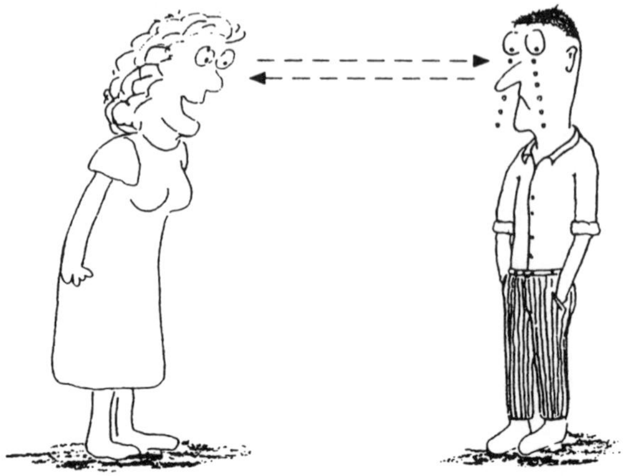

Abbildung 13c

Helmut weint. Hannelore nimmt dies wahr und Helmut *weiß*, dass Hannelore dies wahrnimmt. Dieser *kommunikative Aspekt* wird in der üblichen Frage nicht berücksichtigt. Dafür braucht es eine andere Art von Frage:

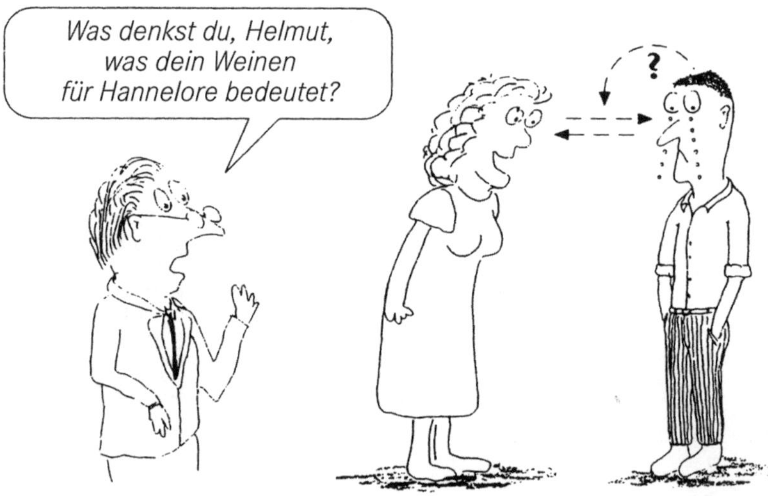
Was denkst du, Helmut, was dein Weinen für Hannelore bedeutet?
?

Abbildung 13d

Und es gibt immer Dritte, die auf die Beziehungen von zwei anderen schauen:

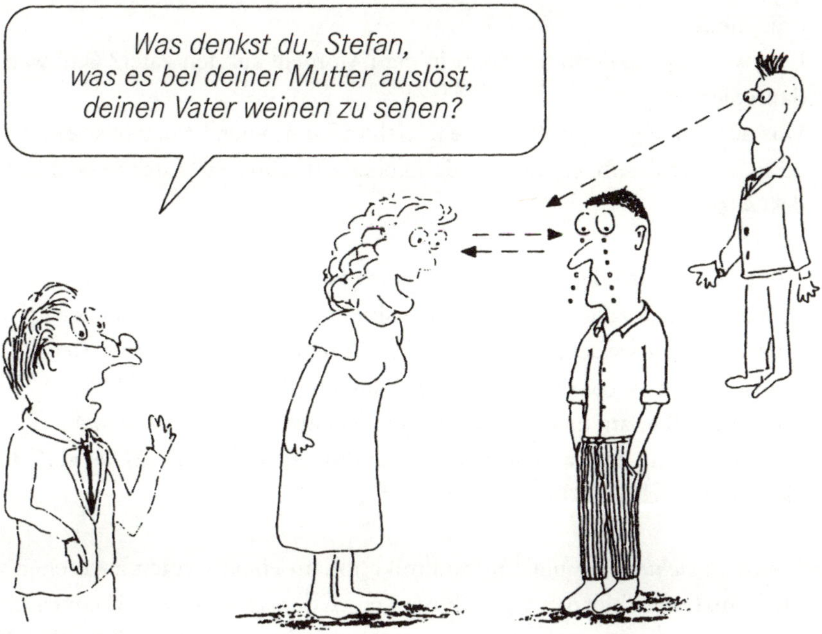
Was denkst du, Stefan,
was es bei deiner Mutter auslöst,
deinen Vater weinen zu sehen?

Abbildung 13e

Mit dieser Fragetechnik entsteht *neue Information* im System. *Helmut* erhält eine Information über die mögliche Bedeutung seines Weinens für Hannelore, *Hannelore* erfährt etwas (vielleicht etwas Neues) über die möglichen Intentionen von Helmut und *beide* erhalten eine Rückmeldung über ihre Beziehung aus der Sicht von Stefan. Bei allen Beteiligten werden so neue Sichtweisen und Denkprozesse angeregt. »Menschen denken ständig über andere nach und darüber, was andere über sie denken und was andere denken, das sie über andere denken usf. Man fragt sich, was nun in den anderen vorgehe, man wünscht oder fürchtet, dass andere Leute wissen könnten, was in einem selbst vorgeht« (Laing, Phillipson u. Lee, 1973, S. 37). Eine solche Art der Informationssammlung fragt nach *Beschreibungen* und nach *Mustern,* nicht nach Dingen. Ein Symptom, ein Problem, eine Krankheit sind keine Dinge, sondern *Prozesse,* gebildet durch Handlungen und Kommunikationen verschiedener Personen:

- Ich habe verstanden, dass Sie beide das Verhalten Ihres Sohnes sehr anders beschreiben. Was sagt denn Ihr Mann, wenn Ihr Sohn das tut, was Sie verhaltensgestört nennen?

- Fühlen Sie sich dann eher unterstützt oder kritisiert? Glauben Sie, Ihr Mann weiß das? Was würde er wohl sagen, was er denkt, was Sie in so einem Moment brauchen?
- Und wie reagiert denn der Sohn in dem Moment auf den Vater? Und was tun dann Sie?
- Was denken Sie, wie Ihr Sohn die Beziehung von Ihnen beiden in so einer Situation erlebt? Glaubt er, dass Sie dann eher auf seiner Seite stehen oder auf der des Vaters?

Auf diese Weise wird das, was etwa mit dem Begriff »psychische Krankheit« verfestigt wurde, entdinglicht, »verflüssigt« (Simon u. Weber, 2004), und es wird möglich, die Verhaltensweisen, die sie bilden, in Beziehungskontexte zu stellen:
- Für wen ist denn das, was Ihre Tochter tut, ein Problem?
- Wer ist darüber am meisten beunruhigt, wer am zweitmeisten usw.?
- Wer merkt es in der Familie zuerst, wenn das auftritt, was Dr. Meier als Schizophrenie bezeichnet? Und woran wird das deutlich?

Auch eine *Beziehung* kann als Kommunikation an einen Dritten angesehen werden. Informationen hierzu werden durch Fragen danach erzeugt, wie ein Familienmitglied die Beziehung zwischen zwei anderen sieht. Man nennt dies auch »Tratschen über Anwesende«:
- Was denken Sie, wie Ihre Frau die Beziehung zwischen Ihnen und Ihrem Vater einschätzt? Sieht Ihre Schwiegermutter das wohl so ähnlich oder ganz anders?
- Angenommen, ich würde Ihre Tochter fragen, ob ihre Eltern sich noch lieben, was glauben Sie, was sie antworten würde?

Auf diese Weise wird Information sowohl gesammelt als auch sichtbar gemacht, sind Frage und Intervention kaum noch zu trennen. *Beziehungsmuster* werden deutlich, ohne dass man sich in inhaltliche Auseinandersetzungen verwickelt. Mit jeder zirkulären Frage wird auch ein Angebot zum Einnehmen einer Außenperspektive auf das eigene soziale System gemacht. Das Klientensystem wird damit zum einen herausgefordert, die »Wirklichkeit« nicht in den gewohnten Interpunktionsmustern zu beschreiben (Zwack, 2025). Zum anderen geben die Familienmitglieder einander in ihren Antworten indirekt Rückmeldung und klären auf diese Weise ihre Vermutungen übereinander ab (ihre »Erwartungs-Erwartungen«). Manche Menschen setzen sich, wie Laing et al. (1971, S. 45) schreiben, extremen Qualen aus, weil sie anderen beharrlich eine viel größere Fähigkeit unterstellen, zu wissen, was in ihnen vorgeht, als diese anderen tatsächlich haben. Hier kann das zirkuläre Fragen wohltuend helfen, Missverständnisse übereinander aufzuklären.

Ein Wort zur Vorsicht, ehe wir in diese Methode tiefer einsteigen: Im Folgenden stellen wir weitere Aspekte vor, wie systemische Fragen gestellt werden können. Sie sind nur in einer didaktischen Abhandlung wie dieser trennbar, im Gespräch aber werden sie sich beständig mischen. Die Zusammenfassung sollte auch nicht so verstanden werden, dass man die Ratsuchenden permanent mit systemischen Fragen »zutexten« sollte (was die kompakte Zusammenstellung ab Kapitel 15.2 nahelegen könnte). Das Instrument dieser Art Fragen ist zwar interessant, aber eben auch nur ein möglicher Ansatz von vielen. Je schematischer man sich daran versucht, desto langweiliger werden sie möglicherweise (erkennbar z. B. an Widerständen wie: »Warum fragen Sie meinen Mann nicht selbst, er sitzt doch da …?«). Von daher sollten die ganzen Kapitel als Anregungen verstanden werden. Es empfiehlt sich auch, sie nicht so »formal« zu stellen, sondern sie ins Gespräch einzukleiden, etwa mit kleinen »Wegbereitern« wie: »Wissen Sie, was ich noch nicht ganz verstehe: Warum macht er/sie das denn so, was will er damit bezwecken?«; »Jetzt habe ich noch einmal eine Frage, die Ihnen vielleicht komisch vorkommt …«; »Okay, so sehen Sie das. Jetzt mal angenommen, es gäbe einen ganz anderen Grund, welcher könnte das sein? – Und wenn Sie keine Idee haben, was würde denn wohl Ihre Tochter sagen, wenn ich sie fragen würde?«

## 15.2 Frageformen, die Unterschiede verdeutlichen

Eine besondere Form zirkulären Fragens besteht in der Herstellung und Verdeutlichung von Unterschieden (siehe auch Zwack, 2025).

*Skalierung und Rangreihen:*
Skalierungsfragen arbeiten Unterschiede in den Sichtweisen und Beziehungen besonders intensiv und deutlich heraus, indem sie diese in eine Rangreihe bringen:
- Auf einer Skala von 1 bis 10, wo würden Sie Ihre Zufriedenheit über die Arbeitsleistung des Teams einschätzen?
- Angenommen, hier würde jemand kündigen: Wer wäre der Erste?
- Wer freut sich über den Einzug der Schwiegermutter in den Haushalt am meisten, wer am wenigsten?
- Wer ist heute mit dem meisten Optimismus hergekommen, wer ist am skeptischsten?
- Bitte schätzen Sie einmal unabhängig voneinander ein, wie groß Ihre Bereitschaft ist, die Paarbeziehung weiterzuführen, und wie groß Sie die Bereitschaft

Ihres Partners/Ihrer Partnerin einschätzen. (Anschließend kann man über die Differenzen der Skalenwerte 0–10 oder 0–100 sprechen.)

Diese Art von Fragen kann auch besonders leicht in Aktion umgesetzt werden: »Skalen in Aktion« (Bleckwedel, 2008, S. 223 f.):

- Wenn Sie sich vorstellen, diese Seite des Raumes steht für »perfekte Ordnung« und diese für die »totale Unordnung« – wo würden Sie Ihren Platz zwischen diesen beiden Polen suchen? Was hat Sie veranlasst, sich hierhin zu stellen? Sind Sie erstaunt, dass Ihr Mann/Ihr Kind dort steht? Was hätten Sie gedacht?

*Prozentfragen:*
Prozentfragen laden dazu ein, Ideen, Überzeugungen, Stimmungen, Krankheitskonzepte, Meinungen übereinander genauer zu differenzieren (»Zu wie viel Prozent halten Sie dies für möglich und zu wie viel Prozent hingegen für unmöglich?«). Sie vermögen insbesondere Ambivalenzen, widersprüchliche Strebungen zu verdeutlichen und zu »verflüssigen«.

- Zu wie viel Prozent halten Sie Ihr Verhalten für den Ausdruck einer Stoffwechselerkrankung, zu wie viel Prozent für den Ausdruck Ihres Lebensstils? Wenn Sie es noch stärker als Stoffwechselerkrankung betrachten würden: Würde Ihr Leben dadurch leichter oder komplizierter, angenehmer oder trostloser?
- Wenn Sie sich vorstellen, dass es bei Ihrer Frau zwei Seiten gäbe – eine will sich von ihrem Mann trennen, eine will bei ihm bleiben –, was denken Sie: Wie viel Prozent des Herzens Ihrer Frau möchten sich derzeit von Ihnen trennen? Wie viel Prozent möchten bei Ihnen bleiben? – Und: Hätten Sie das von ihm erwartet, Frau X?
- Wenn man Mutters ganze Energie in einem runden Kuchen darstellen könnte: Wie viel Prozent davon werden derzeit dadurch verbraucht, dass sie sich mit den Schulschwierigkeiten der Kinder herumschlägt? Was, glauben Sie, wird Mutter sagen, wenn sie gefragt werden würde, wie viel Energie sie noch für sich selbst hat?
- Für wie felsenfest halten Sie auf einer Skala von 0 bis 100 Prozent die Kündigungsabsicht der Kollegin Schmidt? Und wie hoch schätzen Sie auf dieser Skala die Kündigungsabsichten der anderen Kolleginnen ein? Denken Sie, dass der Abteilungsleiter ähnliche Zahlen nennen würde? Wie erklären Sie sich den Unterschied?

Auch hier kann es – gerade im Gespräch mit Kindern – angezeigt sein, die Frage durch symbolische Hilfsmittel zu illustrieren:

- Hier habe ich ein Maßband von 0 bis 100 Zentimeter. Wenn du dir vorstellst, 100 wäre »total wütend« und 0 »ganz ruhig«. Was denkst du, wenn ihr, deine Schwester und du, Streit habt, wer ist dann wo? Und wer von den Eltern wäre dann wo? Warum regt sich denn Papa wohl so viel mehr auf?

*Übereinstimmungsfragen:*
Übereinstimmungsfragen (»Sehen Sie das genauso oder anders?«) nach der Zustimmung oder Ablehnung zu Antworten auf vorausgegangene Fragen geben zum einen Hinweise auf das »Wer mit wem?«, also auf Koalitionen und Bündnisse. Zum anderen ermöglichen sie nach einer längeren Phase des zirkulären Fragens denen eine Stellungnahme, über die zuvor gesprochen wurde.

- Sehen Sie das genauso wie Ihre Kollegin oder würden Sie ihr da eher widersprechen?
- Der Unternehmensvorstand hält die Krise Ihrer Firma für konjunkturbedingt, der Personalrat führt sie auf Managementfehler zurück. Welcher Sicht neigen Sie als Aufsichtsrat eher zu?
- Papa hält dich für »Mamas Kind« – siehst du das auch so oder hältst du dich eher für »Papas Kind«?

*Subsystemvergleiche:*
Man kann Dritte einladen, die Intensität verschiedener dyadischer oder triadischer Beziehungen miteinander zu vergleichen. Noch direkter als die Übereinstimmungsfragen verdeutlichen die Antworten darauf, wer mit wem »besser kann«.

- Wie sehen Sie das als Sohn und Bruder: Hat Ihr Vater zurzeit eine engere Beziehung zu seiner Frau oder zu seiner Tochter?
- Wie sehen Sie das als Kirchenälteste: Sympathisiert der Gemeindepfarrer stärker mit den traditionsbewussteren Kirchenmitgliedern oder stärker mit den moderneren?

Gerade wenn Unterschiedlichkeit angstbesetzt ist, können solche Frageformen ein wichtiger therapeutischer Schritt sein. Sie vermitteln, dass Unterschiede und Veränderungen akzeptierbar, zu erwarten, eigentlich selbstverständlich sind. So kann man leicht und relativ bald vermeintliche Tabuthemen anschneiden – denn man unterstellt (deutet) nichts, man fragt ja nur. Man muss nicht darauf warten, dass solche Themen von den Teilnehmern selbst angesprochen werden, sondern kann alle Hinweise, Hypothesen, Spekulationen, Vermutungen, Intuitionen sofort in solche Fragen übersetzen.

## 15.3 Wirklichkeits- und Möglichkeitskonstruktionen

Mit systemischen Fragen kann man auf zwei Themenfelder besonders schauen: auf das, was ist, und auf das, was sein könnte. Entsprechend unterscheiden wir Fragen zur *Wirklichkeitskonstruktion* und Fragen zur *Möglichkeitskonstruktion* (Tabelle 2 und 3). Erstere sollen den *aktuellen Kontext* erhellen, die zweiten *neue Möglichkeiten* in den Blick rücken. Zwischen beiden gut hin und her wechseln zu können, macht viel von der Kunst systemischer Interviewführung aus: Man geht sozusagen durch innere »Räume« und lotet ihre Dimensionen aus (eine Erweiterung dieser Überlegungen zur Gesprächsgestaltung »als Spaziergang durch Wirklichkeits- und Möglichkeitsräume« beschreiben Nöcker, Molter, Rüsen u. von Schlippe, 2012).

Tabelle 2: Fragen zur Wirklichkeitskonstruktion

| **Fragen, die aktuelle Beziehungsmuster deutlich machen** |
|---|
| 1 Fragen zum Auftragskontext<br>*Den Überweisungskontext erfragen:*<br>- Wer hatte die Idee zu diesem Kontakt?<br>- Was möchte er/sie, was hier passieren soll?<br>- Warum gerade zu mir, warum gerade jetzt?<br>*Die Erwartungen erfragen:*<br>- Wer will hier was von wem (von mir, von uns)?<br>- Wer ist optimistisch, wer skeptisch?<br>- Was müsste ich (müssten wir) tun, um die Erwartungen zu erfüllen?<br>- Was müsste ich (müssten wir) tun, damit Sie oder Ihr Sohn enttäuscht wären? |
| 2 Fragen zum Problemkontext<br>*Das Problempaket aufpacken:*<br>- Aus welchen Verhaltensweisen besteht »das Problem«?<br>- Wem wird dieses Problemverhalten gezeigt, wem nicht?<br>- Wo wird es gezeigt, wo nicht?<br>- Wann wird es gezeigt, wann nicht?<br>- Woran würden Sie erkennen, dass es gelöst ist?<br>*Die Beschreibungen rund ums Problem erfragen:*<br>- Wer hat es zuerst als Problem bezeichnet?<br>- Wer würde am ehesten bestreiten, dass es sich überhaupt um ein Problem handelt?<br>- Was genau meint Dr. X, wenn er oder sie »verhaltensgestört« sagt?<br>*Den Tanz um das Problem erfragen:*<br>- Wer reagiert am meisten auf das Problemverhalten, wer weniger? Wen stört es, wen nicht?<br>- Wie reagieren welche anderen darauf?<br>- Wie reagiert das »Problemkind« auf die Reaktionen der anderen?<br>- Wie reagieren die anderen auf die Reaktionen des »Problemkindes« (bis ein Kreislauf deutlich wird)? |

| Fragen, die aktuelle Beziehungsmuster deutlich machen |
|---|
| *Erklärungen für das Problem erfragen:*<br>- Wie erklären Sie sich, dass das Problem entstanden ist, wie, dass es einmal auftritt und ein anderes Mal nicht? Welche Folgen haben diese Erklärungen?<br>*Bedeutung des Problems für die Beziehungen erfragen:*<br>- Was hat sich in den Beziehungen verändert, als das Problem begann?<br>- Was würde sich in den Beziehungen verändern, wenn das Problem wieder aufhören würde? |

Tabelle 3: Fragen zur Möglichkeitskonstruktion

| Fragen, die bisher noch nicht verwirklichte Beziehungsmöglichkeiten durchspielen |
|---|
| 1 Lösungsorientierte Fragen (»Verbesserungsfragen«)<br>*Fragen nach Ausnahmen vom Problem:*<br>- Wie oft (wie lange, wann) ist das Problem nicht aufgetreten?<br>- Was haben Sie und andere in diesen Zeiten anders gemacht?<br>- Wie haben Sie es geschafft, in diesen Zeiten das Problem nicht auftreten zu lassen?<br>*Fragen nach Ressourcen – unabhängig vom Problem:*<br>- Was möchten Sie in Ihrem Leben gern bewahren, wie es ist?<br>- Was machen Sie gern, gut?<br>- Was müssten Sie tun, um mehr/weniger davon zu machen?<br>*Die Wunderfrage:*<br>- Wenn das Problem plötzlich weg wäre (weil eine Fee Sie geküsst hat, nach einer Operation, durch Gottes Wirken oder aus sonstigen Gründen): Was würden Sie am Morgen danach als Erstes anders machen? Was danach?<br>- Wer wäre am meisten überrascht davon?<br>- Was würden Sie am meisten vermissen in Ihrem Leben, wenn das Problem plötzlich weg wäre? |
| 2 Problemorientierte Fragen (»Verschlimmerungsfragen«)<br>- Was müssten Sie tun, um Ihr Problem zu behalten oder zu verewigen oder zu verschlimmern? Was könnte ich/könnten wir tun, um Sie dabei zu unterstützen?<br>- Wie könnten Sie sich so richtig unglücklich machen, wenn Sie dies wollten?<br>- Wie könnten die anderen Sie dabei unterstützen? Wie könnten die anderen Sie dazu einladen, es sich schlecht gehen zu lassen? |
| 3 Kombination lösungsorientierter und problemorientierter Fragen<br>*Fragen nach dem Nutzen, das Problem (vorläufig) noch zu behalten:*<br>- Wofür wäre es gut, das Problem noch eine Weile zu behalten oder es gelegentlich noch einmal einzuladen?<br>- Was würde schlechter, wenn das Problem weg wäre?<br>*Zukunftszeitpläne:*<br>- Wie lange werden Sie Ihrem Problem noch einen Platz in Ihrer Wohnung gewähren? Wann werden Sie es vor die Tür setzen? Wie lange wäre es dafür noch zu früh?<br>- Fragen nach einem »bewussten Rückfall«<br>- Wenn Sie Ihr Problem schon längst verabschiedet hätten, es aber noch einmal »einladen« wollten: Wie könnten Sie das tun? |
| *»Als-ob«-Fragen*<br>- Wenn Sie gegenüber anderen nur so tun wollten, als ob Ihr Problem wieder zurückgekehrt wäre, ohne dass es da ist, wie müssten Sie sich verhalten?<br>- Würden die anderen erkennen, ob Ihr Problem tatsächlich wieder da ist oder ob Sie nur so tun als ob? |

### Wirklichkeitskonstruktion: Wie werden die Dinge beschrieben?

Fragen zur Wirklichkeitskonstruktion oder Gegenwartsfragen dienen dazu, aktuelle Beziehungsmuster deutlich zu machen. Sie befassen sich neben dem Kontext des Auftrags (Kapitel 14.1) vor allem mit dem Kontext des präsentierten Problems bzw. den vielen verschiedenen Perspektiven, die zusammengenommen dieses erst konstituieren.

- Das Problempaket auspacken: Globale Problembeschreibungen sollten zunächst differenziert werden, um das Problem einzugrenzen und bearbeitbar zu machen. Dabei empfiehlt es sich, zunächst zu fragen, aus welchen Verhaltensweisen und Beschreibungen das Problem aus der Sicht der Gesprächsteilnehmer besteht.
- Was geht Ihnen durch den Sinn, wenn Sie sich depressiv fühlen/sich für eine schlechte Mutter halten/sich an Ihrem Arbeitsplatz überfordert fühlen/an Ihren Führungsqualitäten zweifeln?
- Was ist es, was Ihr Sohn tut, wenn er das macht, was Dr. X »verhaltensgestört« nennt? Und würden Sie, Ihr Mann, die Lehrerin eher zustimmen oder ein anderes Wort wählen?

Dann sollte weiter differenziert werden, wem, wo und wann dieses Problemverhalten gezeigt wird und – wieder wichtig – wem, wo und wann es nicht gezeigt wird:

- *Wem?* Haben Sie diese Wutanfälle bei beiden Kindern oder nur beim Sohn oder bei der Tochter? Zeigen Sie sich auch Ihren Kollegen gegenüber antriebsgemindert oder nur gegenüber Ihrer Frau?
- *Wo?* Erleben Sie diese Angstgefühle nur, wenn Sie in der Konferenz sitzen, oder auch im Einzelgespräch mit Ihren Mitarbeitern oder zu Hause? Gibt es einen Unterschied, ob der Chef dabei ist oder nicht?
- *Wann?* Zeigen Sie sexuelles Interesse gegenüber Ihrer Frau eher, wenn sie ihr Interesse deutlich zeigt oder wenn sie Sie eher in Ruhe lässt? Geben Sie den Mitarbeitern eher ein kritisches Feedback, wenn sie eigenständig handeln oder wenn sie Sie jeweils genau fragen, was sie tun sollen?

*Die Beschreibungen rund um das Problem erfragen:* Neben der bereits erwähnten »Entdinglichung« geht es hier darum, gemeinsam mit der Familie Unterschiede über die Art herzustellen, wie das Problem von den verschiedenen Personen gesehen wird. Klassifikationsfragen (»Wer mehr, wer weniger?«) oder Prozentfragen können hier hilfreich sein, um Nuancen zu verdeutlichen. Auch das Thema »Auftragsklärung« hat hier seinen Platz, denn es geht ja um die verschiedenen Perspektiven über die Problembeschreibung, Problemerklärung und die sich daraus ableitenden Überlegungen, wie am besten geholfen werden kann.

- Für wen ist das Problem größer, für Sie oder Ihren Freund?
- Wer hat es als Erster als Problem bezeichnet? Warum? Wie erklärt er bzw. sie sich das Problem?
- Was denken Sie, warum Dr. X empfohlen hat, hierherzukommen? Was möchte er bzw. sie, was hier geschehen soll?
- Wer ist am ehesten zuversichtlich, dass Sie im nächsten Jahr auf diese Zeit zurückblicken und sagen: Das war eine wichtige Erfahrung, wir haben geschafft, was wir uns vorgenommen haben? – Sagen wir mal, 10 bedeutet, Sie sind sehr zuversichtlich, wo würden Sie sich auf einer Skala von 1 bis 10 einordnen? – Und wo würden Sie Dr. X einordnen?
- Was denken Sie, welche Verhaltensweisen von Ihrer Frau beunruhigen Ihre Tochter am meisten?
- Sie sagen, es sei für Sie beide gleich wichtig, hierherzukommen, überlegen Sie einmal – für wen denn ein kleines bisschen mehr, sagen wir 51 Prozent, für wen eher 49 Prozent?
- Ab wie viel Prozent Besserung würden Sie sagen, dass unsere Gespräche erfolgreich waren?

*Den Tanz um das Problem erfragen:* Nachdem das Problemverhalten und die Kontexte, in denen es bevorzugt gezeigt wird, differenziert sind, lassen sich die Interaktionskreisläufe, in die es eingebettet ist und die das Problemverhalten am Laufen halten, erkunden. Dabei muss zwar zwangsläufig zunächst bei einer Seite angefangen werden; am Ende sollte aber deutlich werden, wie jeder der Beteiligten zugleich »Täter« und »Opfer« in diesem Kreislauf ist. Auch hier geht es um Unterschiede, zunächst in der Intensität der Reaktion auf ein Verhalten: Wer reagiert heftiger, wer reagiert überhaupt nicht? Wen stört es, wen nicht?
- Nehmen auch Ihre Arbeitskollegen an Ihrem Verhalten Anstoß oder nur Ihre Kunden? Wer fühlt sich denn am meisten davon gestört und warum?
- Wenn der Vater so schnell wütend wird: Wer in der Familie ist darüber am meisten erschrocken, erstaunt, verärgert?

Dann interessiert die Art der Reaktion der anderen:
- Wenn Sie morgens bis elf Uhr im Bett liegen – wie verhält sich dann Ihre Mutter? Zeigt sie eher Verständnis, eher Sorge oder eher Ärger? Und wie reagiert dann der Vater?
- Wenn Sie Ihrem Mitarbeiter mit einer Abmahnung drohen – wie verhält er sich danach? Und was sagen die Kolleginnen dazu?

Nachdem die Reaktion der anderen genauer beschrieben ist, kann man zur anderen Seite des Kreislaufs zurückkehren, nämlich zur Reaktion des »als Problem Identifizierten« auf die Reaktionen der anderen:

- Stehen Sie morgens um elf eher aus dem Bett auf, wenn Ihre Mutter mit Ihnen schimpft oder wenn sie Sie sorgenvoll bemitleidet? Was würden Sie tun, wenn sie sich entscheiden würde, ganz gleichgültig zu werden? Und wie würde Ihr Vater dann handeln?
- Angenommen, Sie drohen Ihrem Mitarbeiter regelmäßig mit Kündigung, aber der arbeitet danach genauso wenig wie vorher – lassen Sie sich dann eher etwas Neues einfallen oder verstärken Sie dann die Drohung?

Entscheidend ist bei diesen Fragen, dass die Teilnehmer dabei sich selbst als Teil von immer wieder ähnlich ablaufenden Kreisläufen sehen können und insbesondere die Konsequenzen ihres Handelns in den Antworten deutlich werden.

*Erklärungen für das Problem erfragen:* Ähnlich wichtig sind mit den Kreisläufen verbundene Ideen, und zwar insbesondere die, mit denen die Teilnehmer sich das Problem erklären. Jede Erklärung erweitert oder beschränkt den Raum möglicher Problemlösungen. Es ist daher interessant, wer welche Erklärungen für das Problem hat, wie die Unterschiede der Perspektiven aussehen und welche Handlungsfolgen wiederum diese Erklärungen haben.

- Wie erklären Sie sich, dass Ihre Mutter sich scheiden lassen will/Ihr Sohn sich heute für psychisch gesünder hält als vor vier Wochen/Ihr Mann nicht mehr trinkt?
- Was haben Sie für eine Vermutung, warum sich Ihr Mitarbeiter regelmäßig krankmeldet? Denken Sie, er wird das genauso erklären, oder hat er eine andere Vermutung?
- Angenommen, es gäbe einen Zusammenhang zwischen dem depressiven Verhalten Ihrer Tante und der Entscheidung der Großmutter, nach Kanada zu gehen, wie könnte ich mir den vorstellen?

> Ein Sozialwissenschaftler wird wegen »paranoid-halluzinatorischer Psychose« in eine psychiatrische Klinik eingewiesen und während der Behandlung dort über seine »biologisch bedingte Vulnerabilität« aufgeklärt. Danach kommt er mit seiner Frau zu einer systemischen Paartherapie. Im Therapieverlauf schwankt er immer wieder zwischen zwei Krankheitskonzepten: »Ich bin und bleibe Psychotiker« und »Ich erlebe und verhalte mich gelegentlich psychotisch, das ist aber nichts Dauerhaftes und zu mir Gehöriges«. Es wird deutlich, dass er beide Krankheitskonzepte je nach Situation einsetzt: Bei der Genehmigung von Kuraufenthalten durch seinen Arbeitgeber und zur Erleichterung

der Entscheidung, seiner Familie zuliebe einen anstrengenden Pendlerjob nicht anzunehmen, betont er sein »Psychotiker-Sein«; im Alltag mit Frau und kleinem Sohn, mit denen er das Zusammenleben sehr genießt, vergisst er dies häufig oder gerät ins Zweifeln an seiner Diagnose.

Ein weiteres Beispiel:

In einer Genogrammarbeit (vgl. Kapitel 13.4) mit Lisa, einer als manisch-depressiv beschriebenen Klientin, entwickelt sich ein Gespräch, in dem die Unterschiede in der Krankheitserklärung als Teil eines größeren familiären Konfliktmusters deutlich werden:

Therapeut: Das ist interessant, also die Katrin (Schwester) ist jemand, die sagt: »Das kommt von den ganzen Streitigkeiten, vor allem zwischen Walter (Bruder) und dem Vater. Da hat die Lisa das von gekriegt und ich habe auch Angst, dass ich das selbst kriege.«

Klientin: Ja.

Therapeut: Und die Oma, die könnte eher denken: »Das ist 'ne Stoffwechselstörung, das hat was mit dem Gehirn zu tun«, ja?

Klientin: Die ist da sehr aufgeschlossen, also sie versteht den organischen Grund.

Therapeut: Jetzt würde mich noch interessieren, wenn wir den Vater fragen würden: »Wie kommt das, dass Lisa ›krank‹ geworden ist?«, was würde der dazu sagen?

Klientin: Der würde das auch als organische Krankheit ansehen.

Therapeut: »Das ist organisch«, würde der sagen.

Klientin: »Das ist organisch«, und meine Mutter würde sagen »psychisch«.

Therapeut (notiert im Genogramm, wer die »Krankheit« als organisch und wer sie als psychisch bezeichnen würde): Also der Wilhelm (Vater) würde sagen »organisch«, Maria (Mutter) würde sagen »psychisch« ... Und was würden Sie selbst am ehesten sagen?

Klientin (zögert): Psychisch.

*Bedeutung des Problems für die Beziehungen erfragen:* Hypothesen zum Sinn oder dem »Nutzen« des Problems in den Beziehungen der Systemmitglieder lassen sich entwickeln, indem durch Fragen der Anfang und das (hypothetische) Ende des Problems mit Beziehungsveränderungen der Mitglieder in Zusammenhang gebracht werden. Symptome werden im systemischen Modell vielfach im Kontext von Übergängen im Lebenszyklus der Familie gesehen. Hier können zirkuläre Fragen helfen, die Veränderungen, die mit bestimmten Ereignissen in Zusammenhang stehen, zu verstehen.

- Haben sich Ihre Kinder vor der Einschulung von X besser verstanden oder danach?

- War das Verhalten, das Sie als Mobbing erleben, vor dem Wechsel der Geschäftsführung stärker als heute?

Es ist auch möglich, Fragen nach dem Vergleich der An- oder Abwesenheit von Personen zu stellen.
- Ist der Streit zwischen Ihrem Sohn und Ihrer Schwiegertochter heftiger, wenn Ihre Enkelin im Hause ist, oder nicht?
- Verstehen Sie sich besser mit Ihrer Schwester, wenn der Vater in der Firma ist oder wenn er unterwegs ist?

Entsprechend interessant kann die Frage danach sein, was sich in den Beziehungen wieder verändern würde, wenn das Problem wieder aufhörte.

> Ein 14-Jähriger wird wegen oft wiederkehrender Hyperventilationstetanien in eine Kinderklinik eingewiesen. Die Antworten auf die bereits eingeführten Fragen zeigen, dass die geplanten Scheidungsverhandlungen zwischen den Eltern der Auslöser sind: Immer wenn der Vater, der schon ausgezogen ist, kommt, um mit der Mutter über den Verkauf des Hauses zu verhandeln, wovor es allen graust, beginnt der Junge zu hecheln, fällt um, die Mutter greift zum Telefon, der Sanitätswagen kommt, Junge und Mutter fahren ins Krankenhaus, die Verhandlung ist wieder einmal hinausgeschoben.

### Möglichkeitskonstruktion und hypothetisches Fragen: Wie könnten die Dinge sein?

Fragen zur Möglichkeitskonstruktion wecken den »Möglichkeitssinn«, die »Konjunktivitis« (Simon u. Weber, 2004). Therapeuten und Berater sind häufig empathisch dem *Leid* der Menschen gegenüber, mit denen sie arbeiten. Doch sollten sie nicht mindestens genauso empathisch gegenüber den *Lösungen* sein, die diese Menschen bislang gefunden haben, und vor allem gegenüber den *Möglichkeiten,* die für die Betroffenen noch offenstehen? Genau dafür bieten sich die Fragen an, die den Möglichkeitsraum erschließen helfen.

Mit ihnen können zirkulär kreative neue Möglichkeiten eingeführt werden. Da man ein System nicht zu neuen Lösungen zwingen kann, ist diese Form der Frage auch ein Mittel, um spielerisch neue Wege anzubieten. Diese müssen nicht realistisch, ja nicht einmal realisierbar sein. In jedem Fall aber fügen sie ein neues Element hinzu: »Angenommen, dass …«, »Gesetzt den Fall, dass …«, »Was wäre, wenn …« und: »Wer würde dann wie reagieren?« Und es ist möglich, gegebenenfalls schnell wieder zurückzugehen: »Es war ja nur eine Frage, kein Vorschlag oder gar eine Hausaufgabe ...« Die Fragen ermöglichen somit ein unbedrohliches Probehandeln und wirken daher der Angst vor Veränderung entgegen. Das hypothetische Fragen ermöglicht dabei, »frecher« zu sein als sonst. Es wird eine »Als-ob-Realität« entworfen, die keine festlegende Antwort erfordert – es wird ja nur überlegt, ob ...

- Wenn Sie sich vorstellen, die Entscheidung Ihrer Tochter, mit dem Essen aufzuhören, wäre eine Art von Protest – wogegen könnte sich dieser Protest am ehesten richten?
- Angenommen, Ihr Mann würde sich entscheiden, seiner Mutter zu sagen, dass er nicht mehr möchte, dass sie ihm jeden Morgen die Brote für die Arbeit schmiert, was denken Sie, wie sie reagieren wird?
- Was wäre, wenn Ihr Sohn entscheiden würde, die Schule völlig aufzugeben und den Rest seines Lebens zu Hause bei Ihnen zu verbringen?
- Stellen Sie sich einmal vor, ein Wettbewerber bringt ein fast identisches Produkt auf den Markt, nur viel preisgünstiger. Wie würde sich diese Verschärfung auf die Konfliktsituation zwischen der Produktions- und Vertriebsabteilung des Unternehmens auswirken?
- Angenommen, Ihr Vater würde sich entscheiden, das Familienunternehmen bereits jetzt weiterzugeben – was vermuten Sie, wen er sich als Nachfolger wünschen würde?
- Gesetzt den Fall, Ihre Frau würde sich entscheiden, all die Probleme aus der Vergangenheit in einen großen Umschlag zu packen, zuzukleben und in eine Schublade zu legen, würden Sie sich dann eher besser oder schlechter verstehen als jetzt?
- Angenommen, Sie wollten es jetzt darauf anlegen, dass Ihre Tochter das symptomatische Verhalten wieder zeigt. Was müssten Sie tun? Und wenn Ihre Frau das wollte, müsste sie etwas anderes tun oder dasselbe?
- Sie sagen, Ihr Sohn kann nicht für sich sorgen: Angenommen, er würde bei einem Schiffsunglück an den Strand einer unbewohnten Insel gespült werden, würde er überleben – und wie? Was meinen Sie (an den Sohn gerichtet) selbst?
- Wenn jetzt Mama krank werden würde und einige Zeit ins Krankenhaus käme: Wie würde sich das auf die Beziehung zwischen Vater und Kindern auswirken?
- Wenn ich die Mittel hätte und Ihnen ermöglichen würde, in Ihrer Abteilung eine neue Stelle einzurichten unter der Bedingung, dass der neue Mitarbeiter etwas in den Arbeitsalltag hineinbringt, was es bisher noch nicht gab, was für eine Persönlichkeit wäre das?

Fragen zur Möglichkeitskonstruktion können auch nach dem möglichen Sinn von Symptomen fragen, ein Reframing (vgl. Kapitel 18.2) darstellen und gleichzeitig Alternativen ins Spiel bringen. Es folgt ein Beispiel, in dem die Möglichkeitskonstruktion in der Vergangenheit gesucht wird: Was wäre gewesen, wenn ...?

In einem Gespräch im Rahmen eines Fallseminars mit einem Patienten, Herbert, wird statt des Begriffs »Krankheit« der Buchstabe »X« verwendet. »X« hatte sich zum ersten Mal in der Pubertät gezeigt, in einer Zeit, in der mehrere belastende Familienereignisse kulminierten.

Therapeut: Manchmal wählt man ja solche »Xe«, um seinen Protest auszudrücken. Gerade wenn man so mit 14 in einer bewegenden Umbruchszeit ist, alles geht drunter und drüber, und dann wird noch ein Bruder geboren, der auch noch krank ist, zwischen den Eltern ist Stress ... Ich stelle mir einmal vor, Sie hätten da offen, vehement, massiv protestiert, auf den Tisch gehauen: »Ich habe keine Lust mehr!« Denken Sie, dass Sie dann mehr oder weniger »X« gebraucht hätten?

Klient: Weniger.

Therapeut: Ah ja, das heißt, das war damals auch ein Stück einer Lösung, lieber ein bisschen X und ein bisschen weniger auf den Tisch hauen?

Klient: Ja, genau.

Therapeut: Gilt das heute auch?

Klient: Manchmal schon, wenn ich keine Kraft für Auseinandersetzungen habe.

Therapeut: Wer würde sich denn am meisten wundern, wenn Sie heute einmal Ihre Wut ganz offen und deutlich ausdrücken würden? Und würde der sich eher freuen oder das nicht gut finden?

Klient: Oh, ich glaube, meine Schwester wäre ziemlich erstaunt, ja, und freuen würde sie sich auch!

## Varianten des hypothetischen Fragens

*Rolle des Therapeuten:*

- Gesetzt den Fall, es gäbe keine Therapeuten auf der Welt, was würden Sie dann tun, um Ihr Problem zu lösen?
- Gesetzt den Fall, wir würden Ihnen mitteilen, dass Ihr Problem unlösbar ist. Wie würden Sie bzw. Ihr Mann darauf reagieren?

*Fragen in die Zukunft* (»feed-forward«, Penn, 1986):

- Stellen Sie sich einmal vor, es wären fünf Jahre vergangen: Welches der Kinder wird als Erstes das Haus verlassen? Für wen wäre der Trennungsprozess am schwierigsten?
- Wie werden eure Eltern ihr Leben gestalten, wenn ihr Kinder das Haus verlassen haben werdet?

*Ganz unmögliche Ereignisse, »existenzielle« Fragen* (Boscolo et al., 1988):

- Wenn Sie sich einmal vorstellen, Ihr Sohn wäre nicht geboren worden, Sie hätten ihn gar nicht gehabt, wie sähe Ihre Beziehung dann aus?
- Wenn du statt als Junge als Mädchen geboren worden wärest, würdest du dann auch dagegen protestieren, dass dein Vater unbedingt will, dass du Abitur machst? Und in welcher Form? Oder würde es dann bei euch um andere Themen gehen? Wie würde denn dann die Beziehung zwischen dir und deiner Mutter anders aussehen?

*Neue Ideen über die Vergangenheit:*

- Wenn Sie Ihre Idee »Meine Mutter hat mich nie geliebt« verändern würden und sich die Geschichte so erklären würden: »Sie hat mich schon geliebt, sie hat es sich nur nicht zu zeigen getraut« – was würde dadurch für Sie anders?
- Angenommen, Sie würden auf Ihre miserable Kindheit anders schauen als bisher und Sie würden eher (vielleicht sogar ein wenig stolz) hervorheben, welche Schwierigkeiten Sie überstanden und bewältigt haben, statt wie bisher zu sagen, dass Ihr Leben verpfuscht wurde: Wie würde sich das auf den Umgang mit Ihren Kindern auswirken?
- Angenommen, Sie stellen Ihres Vaters Diagnose infrage, dass Sie hochbegabt sind: Würde Sie das eher deprimieren oder eher erleichtern?

Eine wichtige Anmerkung an dieser Stelle: Einige der Fragen könnten vom Gegenüber als implizite Kritik oder als verdeckte Aufforderung verstanden werden (etwa in dem Sinn von: »Entscheiden Sie sich doch einfach, Ihre Kindheit nicht mehr als miserabel anzusehen!«). Es sollte darauf geachtet werden, dass dies vermieden wird. Die Fragen sollten freundlich in alle möglichen Richtungen gestellt werden und das Gegenüber zwar nachdenklich machen, aber keine negativen Gefühle erwecken.

## 15.4 Problem- und Lösungsszenarien

Systemische Fragen können in viele Bereiche hinein gerichtet werden. Gerade hypothetische Szenarien bieten sich an, weil sie ein spielerisches Überlegen neuer Möglichkeiten ermöglichen. Dabei ist es allerdings wichtig, neutral in Bezug auf das Ergebnis zu sein: Es ist nicht Aufgabe der Therapeutin, daran zu arbeiten, dass es den Klienten besser geht, sondern dass sie für sich eine Richtung finden, die sie wollen (meistens geht es ihnen dann auch besser, aber das ist dann von ihnen selbst erarbeitet). Daher empfiehlt es sich, hypothetische Szenarien nicht auf eine Lösung hin zu entwickeln, sondern bewusst auch in die andere Richtung zu balancieren. Szenarien werden vorbereitet durch entsprechende Fragen.

## Lösungsorientierte Fragen (»Verbesserungsfragen«)

Ratsuchende schildern meist als Erstes ihr Problem. Darauf ist ihr Fokus schon seit Langem gerichtet; sonst wären sie ja auch nicht gekommen. Aber je länger sich der Blickwinkel auf das Problem konzentriert und allmählich verengt hat, umso mehr ist das, was gut ist, aus dem Blickfeld geraten. Gerade das könnte aber Hinweise geben für die Konstruktion von Lösungen. Deshalb lohnt es, sei es nach einer anfänglichen Phase der Problembeschreibung oder auch sofort, auf die Suche nach Erfahrungen oder Ideen zu gehen, die neue Möglichkeiten jenseits des Problems eröffnen.

*Fragen nach Ausnahmen vom Problem:*
Vergleicht man Problemzeiten mit Nichtproblemzeiten, so werden die Bedingungen dieser Unterschiede deutlich. Dazu bieten sich drei aneinander anschließende Fragen an:
- Wie oft (wie lange, wann, wo) ist das Problem nicht aufgetreten?
- Was haben Sie und andere in diesen Zeiten anders gemacht?
- Wie erklären Sie es sich, dass das Problem da nicht auftrat?
- Wie könnten Sie mehr von dem machen, was Sie in Nichtproblemzeiten gemacht haben?

*Fragen nach Ressourcen – unabhängig vom Problem:*
Wenn jemand in einer Situation »alles« als schrecklich erlebt, und dies schon lange, kann es nützlich sein, sich darüber hinaus nach Lebensbereichen zu erkundigen, mit denen man zufrieden ist, in denen sie sich wohl oder kompetent fühlt – nicht nur im Vergleich mit den Problemsituationen. Man kann beispielsweise fragen:
- Was möchten Sie in Ihrem Leben gern so bewahren, wie es ist?
- Was gefällt Ihnen an sich selbst (an Ihrem Partner, Ihrer Familie)? Was glauben Sie, was andere da über Sie sagen würden?

*Solche Fragen können auch als Hausaufgabe mitgegeben werden:*
- Bitte besprechen Sie vor dem zweiten Gespräch miteinander, was Sie gern so lassen möchten, wie es ist, was Sie also gerade nicht verändern wollen. Und teilen Sie uns dies beim nächsten Mal mit, damit wir hier nicht an Dingen herumdoktern, die eigentlich bewahrt werden sollten.

*Die Wunderfrage:*
Manche Klientensysteme wissen keine Ausnahmen zu berichten, »nichts« gefällt ihnen mehr an sich, »alles« ist furchtbar, keinerlei Ausnahmesituationen können ausgebaut werden. Da bleibt allenfalls noch ein Wunder ... Die Wunderfrage aus der Tradition der lösungsorientierten Therapie (Kapitel 3.2) erkundigt sich genau danach:
- Wenn das Problem durch ein Wunder über Nacht weg wäre: Woran könnte man erkennen, dass es passiert ist?

Wichtig ist, das, was nach dem Wunder geschieht, genau zu erfragen:
- Wer würde als Erstes erkennen, dass das Wunder über Nacht geschehen ist, und woran?
- Was würden Sie danach als Erstes anders machen? Was als Zweites?
- Was würden die Menschen um Sie herum danach anders machen?
- Wenn Sie etwas anders machen würden – wie würden die Menschen um Sie herum darauf reagieren?
- Wer wäre am meisten überrascht davon?
- Wie sähe wohl die Beziehung zwischen Ihnen einen Monat (ein Vierteljahr, ein Jahr, fünf Jahre) nach dem Wunder aus?

Die Wunderfrage erzeugt zwei Effekte. Zum einen ist sie so unverbindlich (für ein Wunder kann man ja nichts), dass man Veränderungen fantasieren kann, ohne sich gleich schon für deren Herstellung verantwortlich fühlen zu müssen. Zum anderen stellt man häufig fest, dass das, was man nach dem »Wunder« tun würde, nichts Übernatürliches ist, sondern recht schlichte, handfeste Tätigkeiten. Hat man zuvor schon über Ausnahmen vom Problem gesprochen, entdeckt man oft, dass man nach dem Wunder einfach mehr von dem tun würde, was man heute schon in Ausnahmen hier und da macht – dass also das Repertoire für die Zeit nach dem Wunder heute schon vorhanden ist. Je nach Situation ist es dann denkbar, beispielsweise mit einem Klienten abzusprechen, sich für einen bestimmten Zeitraum einmal so zu verhalten, als sei das Wunder bereits passiert (z. B. für zehn Minuten am Tag).

### Problemorientierte Fragen (»Verschlimmerungsfragen«)

Lösungsfragen sollten unseres Erachtens vorsichtig eingesetzt werden. Jede Frage ist, wie anfangs verdeutlicht, immer auch eine Intervention, die implizit eine bestimmte Sicht von Wirklichkeit anbietet. Wenn man viele Fragen nach Lösungen stellt, könnte das implizit unterstellen, dass ein Problem eigentlich gelöst werden *sollte.* Aber wenn Probleme auch als *nützlich* angesehen werden *können,* zum Beispiel als

eine kreative Lösung für ein Dilemma, dann kann es auch und gerade um die Entwicklung wertschätzender Perspektiven für »das Problem« gehen und darum, jede Form der Normsetzung zu vermeiden (auch die der schnellen Effizienz!). Daher empfiehlt es sich, den Lösungsfragen immer wieder auch »Verschlimmerungsfragen« gegenüberzustellen. Diese führen auf entgegengesetztem Weg zu einem ähnlichen Ergebnis wie Verbesserungsfragen: Durch sie wird deutlich, wie Probleme aktiv erzeugt und aufrechterhalten werden, und dabei wird im Umkehrschluss deutlich, was man unterlassen könnte, wollte man das Problem loswerden:
- Was könnten Sie tun – angenommen, Sie nähmen sich dies vor –, um Ihr Problem absichtlich zu verschlimmern, zu behalten oder zu verewigen?

Im Anschluss daran werden die Interaktionspartner einbezogen:
- Wie könnten die anderen Ihnen dabei helfen, Ihr Problem zu behalten? Wie könnten die anderen Sie dazu einladen, es sich schlecht gehen zu lassen?

Wenn sowohl Lösungsideen als auch Ideen zur Problemerzeugung im Gespräch entwickelt worden sind, also ein »Know-how« für gegensätzliche Veränderungsrichtungen vorliegt, dann kann man beide als Möglichkeiten sehen und verschiedene Szenarien durchspielen.

### Fragen nach dem Nutzen, das Problem noch zu behalten

Man kann mit den Klienten überlegen, wofür es gut wäre, das Problem noch eine Weile zu behalten oder es gelegentlich noch einmal »einzuladen«. Dazu kann man etwa fragen:
- Wenn das Wunder eingetreten wäre: Was wäre dann für Sie besser und was wäre für Sie schlechter?
- Würde Ihr Mann (Ihr Chef, Ihre Kollegen, Ihre Kinder) über den Zustand nach dem Wunder vielleicht auch etwas vermissen? Was könnte das sein?

### Zukunftszeitpläne

Man kann erkunden, welche »Zukunftschancen« der Beziehung zwischen den Klienten und ihrem Problem eingeräumt werden:
- Wie lange werden Sie Ihrem Problem noch einen Platz in Ihrer Wohnung gewähren? Hat es überhaupt schon ein eigenes Zimmer? Werden Sie es irgendwann vor die Tür setzen? Wann wäre dies frühestens?

- Werden Sie mit Ihrer Depression Ihr Leben lang zusammenbleiben wollen oder sehen Sie diese Beziehung eher als »Ehe auf Zeit«?
- Wie lange werden Sie (als magersüchtige junge Frau) es noch schaffen, Ihre gelegentlich aufkeimende Lust auf gutes Essen durch Einsatz Ihres starken Willens in Schach zu halten? Wann wäre frühestens ein Durchbruch Ihrer Lebenslust zu befürchten?
- Wir haben verstanden, dass du auf deine Eltern wütend bist und sie bestrafen willst: Was denkst du, wann du sie genug bestraft hast – in einem Jahr, in zwei Jahren oder schon in einigen Monaten?

### Fragen zu einem »bewussten Rückfall«

Eine therapeutisch besonders wirksame Frage ist die nach einem »absichtlichen Rückfall« in schon vergangene Problemverhaltensweisen:
- Wenn Sie Ihr Problem schon längst verabschiedet hätten, es aber noch einmal einladen wollten: Wie könnten Sie das besonders charmant und wirkungsvoll tun?

### »Als-ob«-Fragen

Wenn im Gespräch der Nutzen eines Problems (einer Krankheit, eines Konflikts, einer Leistungsschwäche) besonders deutlich geworden ist, stellt sich die Frage, ob man diesen Nutzen nicht auch mit weniger Aufwand und geringerer Selbstschädigung erreichen könnte. Dazu kann man durch Fragen einen Unterschied zwischen dem Problem selbst und dem Präsentieren des Problems, dem »So-tun-als-ob«, konstruieren (vgl. dazu Madanes, 1980):
- Angenommen, Sie würden Ihrem Partner gegenüber nur so tun, als hätten Sie Kopfweh – würde er sich dann genauso rücksichtsvoll verhalten?
- Würde es Ihrem Chef genügen, wenn Sie als Ergebnis des Coachings sich nur anders verhalten würden (und wie?), oder erwartet er eine vollständige und auch innere »Umkehr« von Ihnen?

### Aus einzelnen Fragen zum ganzen Gespräch: »Ich und meine schlechte Eigenschaft«

Der folgende Gesprächsleitfaden verbindet viele der bislang beschriebenen Fragetypen zu einer Unterhaltung über das Thema »Ich und meine schlechte Eigenschaft«.

Der Leitfaden eignet sich für Beratungen und Therapien, aber auch als Partnerübung in der systemischen Weiterbildung. Läuft das Gespräch gut, dann ist hinterher die Beziehung der interviewten Person zu ihrer »schlechten Eigenschaft« irgendwie anders geworden – manchmal freundlicher oder gar liebevoll, manchmal distanzierter, oft zeigt sie sich danach nur noch als Teilzeit- oder Lebensabschnittsbeziehung, fast immer ist sie danach facettenreicher und flexibler. Eine Einschränkung gilt leider für diesen Gesprächsleitfaden: Er eignet sich nur für Menschen, die bei sich selbst überhaupt eine schlechte Eigenschaft zu finden vermögen.

**Schlechte Eigenschaften**

*Gesprächsleitfaden: »Ich und meine schlechte Eigenschaft«*

(Ebbecke-Nohlen u. Schweitzer, 1989)

- Wie nennst du deine schlechte Eigenschaft?
- Wie ist jetzt, zu Beginn unseres Gesprächs, dein Verhältnis zu dieser Eigenschaft?
- Was tust du konkret, wenn du diese Eigenschaft zeigst?
- Wem gegenüber zeigst du dieses Verhalten? (Wem gegenüber nicht?)
- Seit wann hast du dich entschieden, dies für ein Problem zu halten? (Wer hält das am wenigsten für ein Problem?)
- Wann zeigst du (gelegentlich) dieses Verhalten nicht? (Wie reagiert dein Umfeld dann anders?)
- Welche guten Gründe gibt es für dein Verhalten? Oder: Welche guten Nebenwirkungen hat dein Verhalten?
- Wie könntest du dein Verhalten auf die Spitze treiben?
- Angenommen, du würdest dich entscheiden, deine Eigenschaft aufzugeben und dieses Verhalten nicht mehr zu zeigen:
  - Wann wird das sein (in fünf Wochen, fünf Monaten, fünf Jahren)?
  - Was wirst du dann stattdessen tun?
  - Welche Folgen wird das haben, wie wirst du diese bewerten?
  - Wie gut wirst du hinterher die Aufgabeentscheidung finden?
- Am Ende unseres Gesprächs: Wie ist jetzt dein Verhältnis zu dieser Eigenschaft?

## 15.5 Die Externalisierung von Problemen und dekonstruktives Fragen

*»Nachdem die jeweilige Geschichte über das, was passiert ist, von den Beteiligten erzählt und entsprechend gehört wurde, beginnt die Mediatorin als dritte Partei über den Konflikt zu sprechen und vermeidet dabei eine enge Identifikation mit einer der streitenden Parteien. Dies hat zur Folge, dass der Konflikt grammatikalisch in der dritten Person verortet wird. ›Er‹ tut ihnen etwas. ›Er‹ hat ein Eigenleben und ist von den Beteiligten aktuell zu unterscheiden. Wenn der Konflikt personifiziert und ausgesprochen wird, als wäre er eine dritte Partei, ergeben sich neue Möglichkeiten, den Konflikt zu adressieren. Eines der Dinge, die durch Externalisierung ermöglicht werden, ist, dass ein wenig Distanz zum Problem geschaffen wird, so dass die Beteiligten eine größere Klarheit über die Auswirkungen des Konflikts auf sich selbst bekommen und vielleicht auch darüber, wie er gewisse Aspekte ihres Lebens verdrängt« (Winslade u. Monk, 2011, S. 208).*

Die Externalisierung ist eine besondere Fragetechnik, die von dem australischen Familientherapeuten Michael White entwickelt wurde (z. B. 1992, 2010; White u. Epston, 1992; Dahm-Mory, 2021). So kann, das Zitat vom Beginn dieses Abschnitts aufgreifend, über den Konflikt (oder das Symptom usw.) so gefragt werden, als sei »es« ein eigenständiges Wesen (man kann dem »es« dann auch ggf. einen Spitznamen geben wie »Frau Angst«, »der Panikmacher«, »der kleine Terrorist« oder auch nur »das Muster« o. Ä.). Mögliche Fragen:

- Wie lange gibt »es« das schon? Wann ist »es« das erste Mal aufgetreten?
- Wie sehr hat »es« Sie beide gerade im Griff?
- Wenn »es« die Dinge schlimmer machen würde, wie würde sich das in sechs Monaten darstellen? In zwei Jahren?
- Sind Sie damit einverstanden oder würden Sie sich »ihm« entgegenstellen?

Das in das Problem einladende Wesen, das »es« wird so externalisiert. Nun kann man weiterfragen: was einem das »es« zumutet:

- Was tut »es« Ihnen jeweils an und wie wirkt »es« auf die Beziehung?
- Welche Qualitäten Ihrer Beziehung werden durch »es« verschüttet oder können sich gar nicht entfalten? Wer könnten Sie beide sein ohne »es«?
- Wo lässt »es« Sie wider besseres Wissen handeln? Wie geht es Ihnen damit, diesem »Es« so unterworfen zu sein?
- Wann haben Sie sich »ihm« denn das letzte Mal aktiv widersetzt, obwohl es Sie intensiv eingeladen hat? Wie ist Ihnen das gelungen?

Zugleich geht es um mehr als die externalisierende Frageform allein. Der Versuch einer komplexen »Dekonstruktion« (White, 1992, 2010) der gewohnten Geschichte lädt dazu ein, eine ganz neue »Erzählung« über das beklagte Problem zu schreiben. So steht diese Methode auch in der Tradition narrativer Therapie (siehe Kapitel 3.3; Jakob et al., 2022), in der ein »Neuerzählen der eigenen Geschichte« angeboten wird, also die Suche nach den Geschichten, die man über sich auch noch erzählen *könnte,* und die Lebenserfahrungen besonders zu betonen, die durch die derzeit dominierende Geschichte verdeckt werden. Wie »Archäologen« graben Ratsuchende und Therapeuten im Prozess dekonstruktiven Fragens langsam und geduldig Fähigkeiten und Qualitäten aus, die übergangen, verloren oder vergessen wurden (Dallos, 1997; Freeman et al., 2000; Tootell, 2002; Vetere u. Dowling, 2008).

Durch die Fragen gelingt es dabei, diese Geschichte den Ratsuchenden nicht einfach überzustülpen, sondern mit ihnen gemeinsam neu zu erzählen. Über einen sorgsamen Umgang mit Sprache wird versucht, ein Problem und die persönliche Identität eines Patienten zu unterscheiden und damit die Muster der Beschreibungen zu verstören, über die das Problem aufrechterhalten und stabilisiert wird. In der herkömmlichen Sprachtradition neigt ein Problem dazu, »auf die Identität oder Persönlichkeit eines Patienten ›herabzufallen‹. […] Dies geschieht aufgrund des ›gesunden Menschenverstandes‹, der sagt, ›die Person, die das Problem hat, ist das Problem‹. Das medizinische Modell und DSM-III nähren diese Annahme: ›Die Störung ist in der Person‹« (Tomm, 1989, S. 202). Mit der Externalisierung wird genau dies rückgängig gemacht.

Die Methode entwickelte White in seiner Arbeit mit Kindern. Er fand heraus, dass Kinder viel leichter kooperierten, wenn sie nicht als »das ungezogene Kind« bezeichnet wurden. Stattdessen fragte er sie in einer Weise, die sie selbst nicht mit dem Problem gleichsetzte. So wurden sie danach gefragt, wann denn »der Schlingel« sie wohl wieder einladen würde, Unsinn zu machen, und wie sie darauf reagierten, ob sie dieser Einladung immer folgten oder nur manchmal und wie es dann sei, wenn sie dem »Schlingel« widersprächen usw. Eine schöne Fallstudie, in der eine alternative »Selbsterzählung« unter anderem mit Hilfe von Externalisierung erarbeitet wurde, findet sich bei Tootell (2002).

> Der elfjährige Dylan wurde als depressiv beschrieben, ihm fehle Selbstvertrauen, er sei unfähig, Freunde zu finden, und zudem nicht gut in Sport. Die Mutter war besonders besorgt um seinen emotionalen Zustand (»viele Tränen und keine Freunde«). Nach dem Erstgespräch schrieb der Therapeut Mutter und Sohn einen Brief, in dem er neben verschiedene Reframings (vgl. Kapitel 18.2) eine Reihe externalisierender Fragen stellte: »[…] unser Treffen heute hat mir Freude gemacht. […] Dylan, du hast gesagt, es war ›hart‹, Freunde zu finden, und dass du dich manchmal ausgeschlossen fühltest. Ich

wunderte mich, ob dieses Gefühl, ausgeschlossen zu sein, in dir den Glauben ausgelöst hat, dass mit dir etwas nicht stimme? Du [...] erzähltest mir, du machst dir Sorgen, dass du ›komisch aussiehst‹ oder dich ›komisch verhältst‹ und dass du ›ungewöhnlich‹ bist. Für mich sah es nicht so aus, dass du komisch aussiehst oder dich komisch verhältst, aber ich begann zu begreifen, dass du in vielerlei Hinsicht ein ungewöhnlicher Junge mit einzigartigem und positivem Verhalten bist. Als ich dich fragte, ›wie Kinder Freunde finden‹, sagtest du, ›manchen fällt es leichter als anderen Kindern‹, indem sie sich wie alle anderen verhalten. Aber für dich, Dylan, ist es wichtiger, dass du deine eigene Persönlichkeit bist. Deine Mutter und ich stimmten darin überein, dass du ein starker Junge sein musst, um deine eigene Persönlichkeit sein zu können und dich nicht wie jeder andere zu verhalten. Ihr erzähltet mir außerdem von einigen deiner anderen ungewöhnlichen Fähigkeiten: Ein starkes Gespür für Fairness, du magst es nicht, wenn Leute schroff oder unfair behandelt werden; du magst keine Kämpfe und Schikanen; du magst kein Geschrei. Ich wundere mich darüber, wie viel Mut es für einen Jungen braucht, so ungewöhnlich zu sein und nicht mit Kämpfen und Aggressionen einverstanden zu sein, was doch meistens für Jungen gilt, wenn sie zusammen spielen.« In der zweiten Sitzung wurde das Problem auf den Namen »die Verlegenheit« getauft. Es wurden ihre Tricks besprochen, mit denen sie üblicherweise Dylan beeinflusste. Dabei wurden auch die Gelegenheiten gefunden, bei denen er sich nicht hatte abhalten lassen, am Leben in der Schule teilzunehmen. Gemeinsam fanden sie auch heraus, dass die »Verlegenheit« ziemlich geschickt sein muss, weil ziemlich viele Leute davon betroffen sind. In einem zweiten Brief nach dieser Sitzung schrieb der Therapeut unter anderem: »Lieber Dylan, ich hatte ein gutes Gefühl, von dir zu hören, wie du dich weiter bemühst, deine eigene Persönlichkeit zu sein. [...] Wir haben auch entdeckt, welche Rolle die ›Verlegenheit‹ so lange in deinem Leben gespielt hat. Das lässt sich vielleicht daran fest machen, dass du auf der Grundschule wegen deiner Sommersprossen gehänselt wurdest. Damit scheint jetzt Schluss zu sein, weil Elfjährige von Sommersprossen nicht so viel Notiz nehmen. Wie auch immer, die ›Verlegenheit‹ versucht jetzt, dich in den Glauben hineinzureden, dass dein Körper ›ziemlich sehnig‹ ist und dass alle Jungen und Mädchen auf deinen Körper starren, wenn du in der Badehose im Schwimmbad bist. Die ›Verlegenheit‹ möchte dich zu dem Glauben zwingen, dass sie dich auslachen und hänseln. Das hält dich davon ab, zu schwimmen, obwohl wir wissen, dass du ein guter Schwimmer bist! Die ›Verlegenheit‹ macht auch einen Übergriff auf das Tanzen mit Mädchen. Ich denke, die ›Verlegenheit‹ möchte dich glauben machen, dass die Mädchen auf keinen Fall denken, dass du ein gut aussehender Junge bist. [...] Du hast erzählt, du weißt, wann die ›Verlegenheit‹ da ist, weil du dann rot wirst [...] und du dich eingeschlossen fühlst. Was denkst du, welche Pläne die ›Verlegenheit‹ für dein Leben macht, wenn du glaubst, was sie dir einredet? Denkst du, die ›Verlegenheit‹ möchte dich isolieren und von Freunden abschneiden? [...] Kannst du nun die Dinge, die in der Vergangenheit gegen die Tricks der ›Verlegenheit‹ gearbeitet haben, dazu benutzen, sie zu stoppen, um besser im Schwimmen und Tanzen zu werden? Wie kannst du auf dein Selbstvertrauen zurückgreifen, um gegen die ›Verlegenheit‹ zu kämpfen? Ich unterstütze dich im Kampf gegen ›Verlegenheit‹, dein …«. In der Folge setzte sich der Junge verstärkt mit seiner »Verlegenheit« auseinander, es half ihm, sich bewusst zu machen, dass auch viele andere Kinder ihr Opfer waren. Unterstützt wurde dies durch Fragen in einem weiteren Brief wie: »Denkst du, das betrifft viele Kinder in deinem Alter? Warum machen wir uns so viel Sorgen, wie wir aussehen? Warum sind Leute so verletzlich, wenn sie in ›Verlegenheit‹ sind? Was nährt die ›Verlegenheit‹ und gibt ihr so viel Einfluss auf Leute?« Parallel dazu begann Dylan, immer mehr an gute Erfahrungen anzuknüpfen, an die er sich erinnerte, ehe die »Verlegenheit« in sein Leben getreten war. Dies ermöglichte, die Beratung nach vier Sitzungen zu beenden, im letzten Gespräch wurde Dylan in einer rituellen Zeremonie das Zertifikat »Befreiung von der Verlegenheit« überreicht. Mit einem Brief, der viele Erfolge gegen die »Verlegenheit« beschrieb, verabschiedete sich der Junge vier Monate später vom Therapeuten (zusammengefasst und gekürzt aus Tootell, 2002, S. 5 ff.).

Eine Gefahr der Externalisierung in der Form, wie sie hier verwendet wird, liegt darin, dass sie dem Problem nicht neutral gegenübersteht, sondern es einseitig negativ konnotiert. Zwar wird das Problem von der Person abgelöst. Aber das Problem selbst wird als etwas nur Negatives, Schlechtes, Böses, zu Überwindendes beschrieben – es soll eben beseitigt werden. Dies widerspricht dem Selbstverständnis systemischer Therapie und Beratung, alle Phänomene in einem System als zumindest in einer gewissen Zeit, in einem bestimmten Kontext auch sinnvoll für dessen Selbstorganisation anzusehen. Gerade eine Beschreibung, die niemanden entwertet, die danach fragt, was man bedauern würde, wenn es sang- und klanglos verschwände, was möglicherweise sogar dafür spräche, das beklagte Problem noch beizubehalten, eröffnet oft neue Bewegungsspielräume.

Die Externalisierung ist gleichwohl eine interessante Intervention. Sie steht wie gesagt in der Tradition des narrativ-systemischen Ansatzes (White, 2010). Die Person wird dem Symptom oder dem Problem gegenübergestellt und entwickelt Kraft, indem sie sich gegen dessen Herausforderungen durchsetzt (Retzlaff, 2008). So lassen sich auch »Geschichten« selbst externalisieren: Was tun sie mit dem Erzähler, wozu veranlassen sie ihn, welches Selbstgefühl geht damit einher? Für die Dekonstruktion herrschender, quälender Geschichten kann man folgendem von uns zusammengestellten Leitfaden folgen.

**Dekonstruktive Fragen – eine Übung zur Selbsterfahrung des narrativen Ansatzes**

- Welche Geschichten über dich selbst – darüber, »wie du bist« – erzählst du dir, wenn du daran leidest? In welcher Weise regieren diese Geschichten dein Leben? Wozu bringen sie dich, wovon halten sie dich ab?
- Wo hast du diese Geschichten erstmals gehört? Wer hat sie dir anfangs erzählt? Wie kamst du dazu, ihnen zu glauben? Wer bestärkt dich darin? Wann hast du angefangen, diesen Geschichten in deinem Leben Macht zu geben?
- Können diese Geschichten Teil einer Unterdrückung sein, die nicht nur dich betrifft, sondern auch andere Menschen mit ähnlichen Merkmalen?
- Wann hast du gelegentlich, in Ausnahmesituationen, der Einladung widerstanden, diese Geschichten zu glauben? Welche Erfahrungen hast du damit gemacht?
- Welche anderen, alternativen Geschichten zum selben Thema wurden auch schon erzählt? Wie beeinflussen diese dein Leben? Wie gefallen sie dir? Wie könntest du ihnen mehr Raum geben? Wer könnte dich dabei unterstützen? Wie sähe dein Leben dann anders aus?
- Wenn du beginnen würdest, diesen alternativen Geschichten mehr zu glauben: Wann und wie würdest du dich von den bisherigen quälenden Geschichten verabschieden? Wie wirst du den neuen Geschichten einen festen Platz in deinem Leben geben? Wem wirst du sie erzählen? Wirst du sie aufschreiben oder gar öffentlich kundtun?
- Wie wird dein Leben anders sein, wenn du den alternativen Geschichten mehr Raum eingeräumt haben wirst?

## 15.6 Reflexive Fragen zur therapeutischen Beziehung

Therapien und Beratungen können kollaborativ mit dem Klientensystem gemeinsam »gesteuert« werden, nicht nur in den großen Linien, sondern auch in vielen Details (grundlegend dazu Schmidt-Lellek, 2006). Es empfiehlt sich, zur gemeinsamen Reflexion der therapeutischen Beziehung immer wieder einmal zu fragen, wie die therapeutische Beziehung gerade erlebt wird und was eventuell geändert werden sollte, um die Kooperation zu verbessern (Tomm, 2004).

- Wie geht es Ihnen mit unserer Zusammenarbeit? Haben Sie das Gefühl, dass wir vorankommen? Sprechen wir über die Fragen, die Ihnen wichtig sind? Sprechen wir darüber in einer für Sie nützlichen Weise?

- Was von dem, was heute Sie selbst oder jemand anders gesagt hat, könnte für Sie nützlich oder wichtig werden? Wenn die Sitzung jetzt aufhören würde – welche wichtigen Anliegen wären dann jetzt schon gelöst, und woran hätten wir noch weiter arbeiten sollen?
- Ich bin jetzt nicht sicher, ob ich meine Frage mit »wenn« oder mit »falls« beginnen soll: Wenn, oder falls, die Veränderungen, die Sie anstreben, tatsächlich geschähen, wie sähe Ihr Leben dann anders aus als heute?
- Wenn Sie diese Geschichte aus Ihrer letzten Ehe berichten, sagen Sie, dass Sie sehr ärgerlich seien. Würden Sie sich wünschen, dass ich ähnlich ärgerlich darauf reagiere, oder wäre es eher gut, wenn ich anders darauf reagieren würde?
- Ich habe bemerkt, dass Sie häufig eine Aussage Ihrer Frau verändern oder klarstellen möchten (Klient stimmt zu). Möchten Sie eher, dass ich das so geschehen lasse, oder ist es für Sie eher gut, dass ich Sie dabei unterbreche, zum Beispiel indem ich Ihren Arm berühre, wenn Sie es gerade wieder tun?

Zu einer therapeutischen Beziehung gehört Vertrauen, aber auch die Bereitschaft, durch ungewöhnliche Fragen Risiken einzugehen. Hier kann es hilfreich sein, die Ratsuchenden direkt zu fragen, wie behutsam oder wie risikofreudig sie behandelt werden möchten (Mason, 2005).

- Angenommen, ich sollte ein wenig risikofreudiger mit Ihnen arbeiten. Welchen Rat würden Sie mir geben, wie ich mit Ihnen über Themen sprechen könnte, die zwar unangenehm, aber möglicherweise auch nützlich zu besprechen sind?
- Wenn ich Sie zu dem, was Sie gerade sagten, herausfordern sollte – was wäre das Nützlichste, was ich sagen könnte, selbst wenn es sich für Sie unbehaglich anfühlen könnte?
- Wenn Sie mich herausfordern wollten in der Art, wie ich mit Ihnen arbeite – was würden Sie zu mir sagen, das für mich vielleicht unbequem, aber sehr nützlich für meine Arbeit mit Ihnen wäre?
- Wenn ich mit Ihnen sehr behutsam arbeiten würde und Sie hätten das Gefühl, es sei angenehm, aber nicht sehr effektiv – wie würde das aussehen, was würde ich dann machen?
- Wenn Sie behutsam sind in Ihren Beziehungen, aber damit unzufrieden, wie gehen Sie damit um? Wäre es eher gut so oder würden Sie gern etwas daran ändern?

## 15.7 »Das Salz in der Suppe«, kein Dogma

Gerade zu Beginn wirkt zirkuläres Fragen oft unvertraut, anstrengend, manchmal auch langweilig. Es braucht eine gewisse Zeit, bis einem diese Art des Fragens leichter fällt und sie nicht mehr als Technik erlebt wird, abgesehen davon sollte es, wie schon gesagt, auch nicht überhöht werden. Es empfiehlt sich also, systemische Fragen mit anderen Fragen zwanglos zu mischen. Es geht nicht darum, Meister der Form zu werden, sondern in einen nachdenklich-suchenden Gesprächsgang einzuladen, bislang nicht genutzte Perspektiven einzunehmen und dabei »angemessen ungewöhnlich« (Andersen, 1990) zu sein. Gerade als Anfänger empfiehlt es sich, gelegentlich einfache systemische Fragen einfließen zu lassen. Diese Fragen sind »das Salz in der Suppe«: Wohldosiert macht es die Speise schmackhaft (Hanswille, 2024).

### Zirkuläres und direktes Fragen

Auch zirkuläre Fragen sollten sich am Tempo der Klienten orientieren, sich an kritische Themen allmählich herantasten und nicht »mit der Tür ins Haus fallen«. Diese Fragen sind, wie gesagt, kein Selbstzweck. Sie sind nur dann nützlicher, wenn sie andere und neuere Perspektiven einbringen als direkte Fragen. In der Praxis werden sie sich mit diesen Fragen ablösen und manchmal auch seltener als diese formuliert werden. Fragen müssen außerdem zum Sprachverhalten des Klientensystems passen. Ein Fehler liegt oft darin, im elaborierten »Mittelschichtscode« zu sprechen: »Reagiert deiner Meinung nach die Mutter stärker auf das, was sie für großmütterliche Einmischungsversuche hält, oder stärker auf das, was sie für Vaters typisch männliche Unterdrückungsstrategien hält?« – statt schlicht zu fragen: »Was glaubst du, wer nervt die Mama mehr: die Oma oder der Papa?«

### Fragen als Ausdruck von Haltungen

Die systemischen Grundhaltungen beeinflussen auch, wie gefragt werden kann und was man sich zu fragen traut. Wer Neugier für legitim hält, wird sich beinahe alles zu fragen trauen, was ihn oder sie interessiert, von sexuellen Fantasien bis zu Suizidgedanken (und wird akzeptieren, wenn die Gesprächspartner ihm nichts darüber erzählen wollen). Wer die Haltung des Nichtwissens verinnerlicht, wird sich kränkungsfrei Formulierungen erlauben können wie: »Für mich ist das alles Neuland. Erzählen Sie mir mehr davon!« Wer Vorurteile für eine wichtige Informationsquelle hält, wird seine vagen Ahnungen schneller in Fragen umsetzen: »Mir kam eben gerade der Gedanke: Ist für Sie eine Scheidung etwas völlig Undenkbares, oder haben Sie daran schon einmal gedacht?«

- Wer eine Haltung von Allparteilichkeit zwischen Menschen einnimmt, kann leichter sagen: »Ihre Haltung (des Mannes) leuchtet mir sehr ein – (dreht sich zur Frau) aber ich vermute, Sie werden mir eine ganz andere berichten, die mir vielleicht ganz genauso einleuchten wird.« Wer sich um »respektlose Neutralität« gegenüber jedweder Idee bemüht, der kann eine abstrus erscheinende Aussage leicht aufgreifen: »Das klingt sehr interessant, aber auch höchst ungewöhnlich. Wie kommen Sie auf eine solche Idee?«
- Wer den Perspektivenwechsel mag, der kann in kurzem Wechsel dasselbe Thema aus ganz entgegengesetzten Blickwinkeln erfragen: »Ist das, was Sie mir gerade erzählen, eher ein Problem oder eher dessen Lösung? Wem gefällt das denn, wer leidet darunter? Ist das erst heute so, oder war das früher schon genauso?«
- Eine Selbstreflexion der eigenen Fragen kann helfen, die eigene Haltung hinter den Fragen besser zu verstehen. Wenn man sich etwa beim Hören der Ton- oder Videoaufzeichnungen einer Sitzung bewusst wird, dass man Fragen immer wieder mit einer besonderen Tendenz stellt, kann die kritische Analyse auch zu Veränderung führen – wenn man sich beispielsweise bewusst wird, dass man immer wieder verzweifelt versucht, positive Lösungsszenarien zu entwerfen, und sich damit so weit von der düsteren Erlebenswelt der Klienten entfernt, dass man droht, diese zu verlieren.

### Was gut nacheinander gefragt werden kann: Beschreibungen, Bewertungen, Erklärungen

Wenn Klienten nach ihrer *Beschreibung* belastender Ereignisse (»Was ist da geschehen?«) oder anstrengender Interaktionen gefragt werden (»Wie läuft das bei Ihnen immer ab?«), steigt normalerweise ihre emotionale Erregung. Dann ist es gut, anschließend diese Erregung durch stärker distanzierende Fragen »abzukühlen«. Dabei kann es helfen, zunächst nach der *Bewertung* zu fragen (»Fanden Sie das nur schlecht oder hat Ihnen auch etwas daran gefallen? Wer von Ihnen fand das am schlimmsten, wen hat das weniger belastet?«) und oft auch dann nach der *Erklärung* (»Wie erklären Sie es sich, dass das gerade Ihnen schon zum wiederholten Male passiert ist?«). Beides lädt zu einem etwas anderen, distanzierteren Blick auf die anfangs berichteten Ereignisse ein.

## Wie gesprochen wird: Mimik, Gestik, Tonfall

So wie »der Ton die Musik macht«, so wird die Wirkung von Fragen sehr vom Tonfall und der begleitenden Mimik und Gestik mitbeeinflusst. Je konfrontativer und provokativer Fragen formuliert werden, desto wichtiger ist, dass sie von einem freundlichen Schmunzeln und einer zugewandten Körpersprache begleitet werden. Je heikler die angesprochenen Themen, desto wichtiger ist es, dass die Stimme der Therapeutin Sicherheit und Zuversicht ausstrahlt. Je herausfordernder die in einer Frage enthaltenen Ideen sind, desto mehr sollten sie in einfachen Worten ausgedrückt werden. Diese Art von »Rahmensteuerung« ermöglicht es den Ratsuchenden, sich im Kontext einer sicheren und vertrauensvoll-wohlwollenden Beziehung auf die kritische Infragestellung der eigenen Wirklichkeitsbeschreibungen und die damit einhergehenden Gefühlen von Verunsicherung einzulassen.

## Minimale Sprachvariationen

In seinem Buch »Minimax-Interventionen« empfiehlt Manfred Prior (2005) 15 »minimale Interventionen mit maximaler Wirkung«. Es sind unscheinbare kleine Sprachvariationen, die in einem minimalistischen Stil Ressourcen und Lösungsideen anregen sollen. Sie entspringen der hypnosystemisch-lösungsorientierten Tradition (Kapitel 3.2) und bestehen oft nur aus ein bis vier Worten. Zu den vorgestellten Minimax-Interventionen, die sich leicht miteinander kombinieren lassen, gehören unter anderem die folgenden (2005, S. 17 ff.):

- Sprechen Sie über Schwächen und Symptome eher in der Vergangenheitsform, weil das die Idee unterstellt, das bisherige Leiden könnte sich seinem Ende zuneigen: »Bisher hatten Sie oft Schuldgefühle …«, »In der Vergangenheit litten Sie unter …«
- Meist geht es ohne »ob« – fragen Sie lieber »wie«, »was« und »welche«. Es ist hilfreicher zu fragen, welche Lösungsideen ein Patient hat, als zu fragen, *ob* er welche hat – denn die Antwort auf die »Ob«-Frage wird mit hoher Wahrscheinlichkeit ein Nein sein. Auch auf die Frage »welche« kann eine Negation kommen, etwa »keine«. Doch hier lässt sich dann immer noch darauf »Ah, bislang ist Ihnen noch keine bewusst geworden!« reagieren, was eine Einladung zur gemeinsamen Suche sein kann.
- Verwenden Sie bei Problembeschreibungen statt des Wortes »nicht« häufiger die Kombination »noch nicht«. Sprechen Sie also von »noch nicht« erreichten Zielen, »noch nicht« gefundenen Lösungen, »noch nicht« veränderten Beschwerden. Denn, so Prior: »Schwächen sind Noch-Nicht-Stärken; Unfähigkeit ist eine Noch-Nicht-Fähigkeit« (S. 62).

- »Angenommen, Sie würden …« – bieten Sie dem Patienten die verführerischen Fragen nach zwei oder mehr wünschenswerten Alternativen an. »Angenommen, Sie würden in ganz neuer Richtung suchen, würden Sie dann eher auf das achten, was Ihr Inneres an Ideen entwickelt, oder würden Sie eher verstärkt mit anderen sprechen und besonders auf das achten, was sich daraus an Nützlichem ergibt?«
- »Nichtvorschläge« mit positiven Suggestionen können wirksamer sein als Vorschläge mit denselben: »Sie brauchen sich jetzt noch nicht zu erlauben, dass … Und es muss jetzt noch nicht so sein, dass …«, »In der nächsten Zeit brauchen Sie sich nicht immer bewusst die Frage zu stellen: ›Was ist Ihr Ziel?‹ Denn diese Frage kann Sie einfach innerlich, eher untergründig beschäftigen.«

# 16 Symbolisch-handlungsorientierte Interventionen

Eine ganze Klasse von Werkzeugen systemischer Therapie und Beratung hat mit symbolischen Inszenierungen zu tun. Das folgende Kapitel beschreibt solche Inszenierungen, über die Beziehungsprozesse unmittelbar im Beratungsraum ausgedrückt werden können. Ihnen gemeinsam ist, dass sie die Gleichzeitigkeit systemischen Geschehens abbilden können und durch das In-Szene-Setzen nicht mehr nur über die Themen gesprochen wird, vielmehr sind sie direkt im Sprechzimmer präsent. Über weitere Formen wie Theater, Spielen, Malen oder Zaubern wird im Kapitel 20.7 über die systemischen Therapiesettings in der Kinder- und Jugendlichentherapie berichtet.

## 16.1 Beziehungen räumlich verstehen: Die Arbeit mit der Familienskulptur

Die Technik der Skulptur gehört sicher zu den interessantesten erlebnisintensivierenden Methoden, die die Familientherapie entwickelte. Über die Aufgabe, die Beziehungen der Familie in Haltung und Position darzustellen, wird ein ganzheitlicher Zugang zu dem komplexen System »Familie« auf unterschiedlichen Ebenen ermöglicht (Duhl, Kantor u. Duhl, 1973; Schweitzer u. Weber, 1982; Duhl, 1992; Kleve, 2014; Molter u. Strecker, 2020). Die auf diese Weise geschaffene symbolische Repräsentation der Familienbeziehungen geschieht ohne Rückgriff auf die Sprache und wird daher meist sehr schnell verstanden. Damit bietet sich die Skulptur als Technik an, die in ihrer Handlungssymbolik unabhängig von der jeweiligen Altersstufe, der Schichtzugehörigkeit und den damit verbundenen Sprachproblemen sowie unabhängig von der jeweiligen Problematik einsetzbar ist. Sie umgeht Rationalisierungen und führt daher oft schneller zu den wesentlichen Themen der Familie. Gleichzeitig ist die Skulptur eine Technik, die es ermöglicht, familiäre Abläufe in ihrer Gleichzeitigkeit und gegenseitigen Bezogen- und Bedingtheit der Teilprozesse darzustellen. Dazu bedarf es oft nicht einmal eines besonders großen Aufwands, was eine kleine Episode von Virginia Satir (eigene Erfahrung A. v. S.) zeigt:

> In einem Familiengespräch im Rahmen des Seminars beginnt die Mutter, sich über die Tochter zu beklagen und diese anzugreifen. Satir unterbricht: »Ich möchte Ihnen einmal zeigen, was ich gesehen habe, darf ich?« Sie nimmt die Hand der Mutter und fordert sie auf, mit ausgestrecktem Finger auf die Tochter zu zeigen. Auf die Frage an die Tochter, was sie tue, wenn die Mutter sich so verhalte, dreht diese der Mutter den Rücken zu. »Ist es das, was Sie erreichen wollen?«, fragt Satir die Mutter. Diese verneint, Satir lässt die Mutter das Bild stellen, was ihr vorschwebt: Die Tochter steht ihr gegenüber und blickt ihr offen ins Gesicht. »Wie können Sie erreichen, dass Ihre Tochter das tut?« Die Mutter denkt lange nach und verwandelt schließlich den anklagenden Finger in die offene Hand – und es wird möglich, über Bedürfnisse, Wünsche und Sehnsüchte zu sprechen.

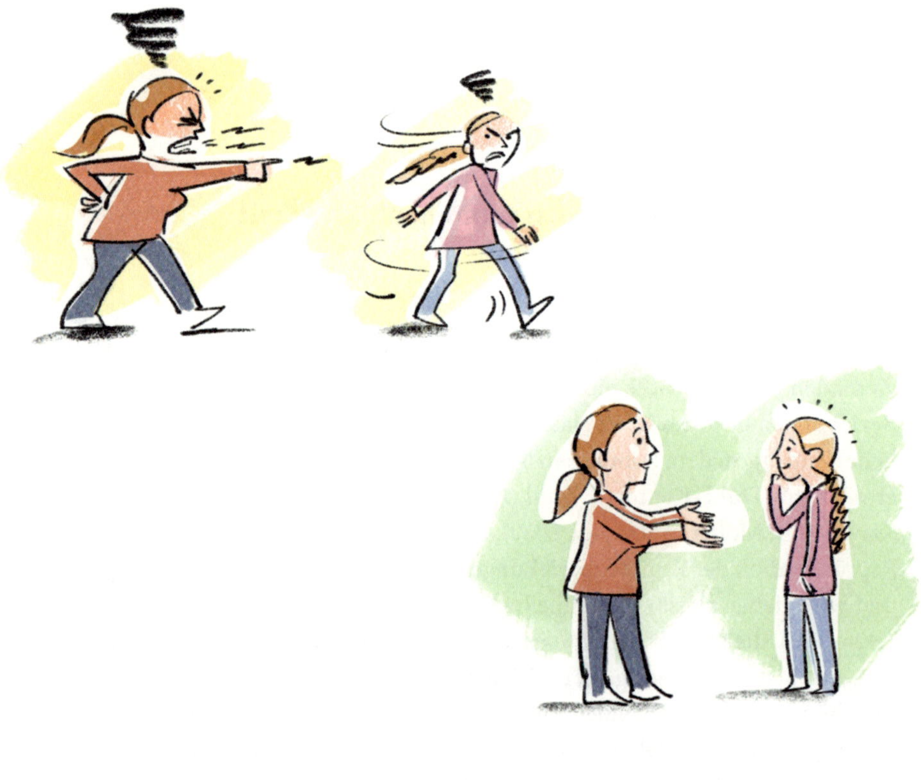

Gerade zu Beginn der Beratungsarbeit lassen sich leicht »nebenbei« einmal Skulpturelemente verwenden – zum Beispiel über die Distanz der Stühle das Ausmaß von Nähe und Abstand zu bestimmen oder eine bestimmte Körperhaltung einnehmen zu lassen.

In der ursprünglichen Form der Familienskulptur wird ein Familienmitglied aufgefordert, die Familienmitglieder in Haltung und Position so aufzustellen, wie er oder sie sie erlebt (z. B. durch die Aufforderung: »Stellen Sie sich vor, Sie wären ein Künstler, der die Aufgabe hätte, eine Skulptur von Ihrer Familie in Ihrem Garten aufzubauen!«). Doch recht häufig wird auch eine Beraterin die Möglichkeit nutzen, die Familie mit einem eigenen Bild zu konfrontieren. Beides bietet sich analog in der Arbeit mit Teams oder anderen sozialen Systemen an.

Die Skulptur unterscheidet sich als Methode scheinbar sehr vom zirkulären Fragen. Doch wenn man darauf schaut, was auf der Ebene der Erwartungs-Erwartungen geschieht, zeigen sich deutliche Gemeinsamkeiten: Die Systemmitglieder bekommen eine komplexe Rückmeldung darüber, wie ein anderer die Beziehungen sieht. Die Frage »Was glauben Sie, Frau Müller, wie Ihr Kind die Beziehung von Ihnen und Ihrem Mann sieht?« hat ihre Entsprechung in der Aufforderung an das Kind, einmal die Familie als Skulptur zu stellen. Das entstandene Bild zeigt den Eltern, wie das Kind ihre Beziehung zueinander wahrnimmt.

Es ist ein interessantes Phänomen, dass zum einen die Familienmitglieder beim Aufbau einer Skulptur (wie bei den im folgenden Abschnitt vorgestellten »Aufstellungen« auch) offenbar eine sehr genaue äußere Repräsentation ihres inneren Bildes darstellen können, mit einer gut erkennbaren Körpersprache, wenn das Bild »passt« (»Nein, Sie müssten noch ein bisschen weiter nach rechts und den Kopf bitte dahin drehen! Ja, genau! So stimmt's!«). Zum anderen spiegeln die Rückmeldungen der Mitglieder und oft sogar die der Rollenspieler ein hohes Maß an subjektiv erlebter Gültigkeit wieder (»Genauso fühle ich mich oft!«). Trotz aller Faszination bleibt es dabei wichtig, den subjektiven und hypothesenbildenden Charakter der Skulpturarbeit im Blick zu behalten: Dieses Instrument dient als Möglichkeit der Intensivierung des Gesprächs oder der Bildung von Hypothesen und nicht als »Abbild« der Wirklichkeit (eine Aussage, die ebenso für die Aufstellungsarbeit gilt!).

Schweitzer und Weber (1982) geben einige Grundelemente für die Skulpturarbeit an, der Berater kann durch entsprechende Fragen das stellende Mitglied unterstützen:

- *Räumlicher Abstand* als Symbol für emotionale Nähe: Wer steht wem wie nah, wie fern?
- *Oben und unten* als Symbol der hierarchischen Strukturierung: Wer setzt sich am stärksten durch, steht vielleicht gar auf einem Podest?

- Wer steht ganz unten in der Entscheidungshierarchie, sitzt vielleicht auf einem Stuhl oder gar auf dem Boden?
- *Mimik und Gestik* als Ausdruck differenzierter Strukturen: Wer fasst wen an? Wer guckt wohin? Wer steht eventuell gebeugt und mit geballten Fäusten da, wer gerade mit offenen Händen? Wer rüttelt heimlich am Fuß des »auf dem Podest« stehenden Vorgesetzten?

Der »Bildhauer« wird ermutigt, all diese Grundelemente zu verwenden, auszuprobieren und zu verändern, bis er oder sie zufrieden ist. Anschließend werden alle Mitglieder aufgefordert, in der Position zu verharren und die damit verbundenen Empfindungen wahrzunehmen. Die geäußerten Gefühle, Änderungswünsche und Alternativbilder können Gegenstand intensiver Gespräche sein. Hier bieten sich eine Reihe von Fragen an:
- Was ist es für ein Gefühl, in dieser Position zu sein? Passt es zu den Gefühlen, die die anderen im Alltag mit diesem Menschen erleben?
- Wussten Sie, dass der »Bildhauer« das System so sieht?
- Stimmen Sie mit dem Bild überein? Was sollte geändert werden?
- Welche Veränderungen wünscht sich jede/r, um sich besser zu fühlen?

Gerade wegen der vielfältigen Möglichkeiten ist auch Vorsicht beim Einsatz der Skulptur angebracht: Beraterinnen könnten sich verleiten lassen, zu schnell zu viel in der Skulptur unterzubringen oder eine problematische Skulptur nicht auszuhalten und zu früh zu einer Lösung hinzutreiben. Zudem erfordert es Mut, die Beteiligten zu solchen ungewöhnlichen Handlungen zu bewegen. Doch kann ein leichter und selbstverständlicher Umgang mit der Skulptur auch Aktivität, Spaß und Freude in die Arbeit bringen. Spielerisch kann auf diese Weise eine systemische Sichtweise nahegebracht werden: die Zirkularität von Verhalten in sozialen Systemen, eine Mehrgenerationenperspektive, die positive Bedeutung und der Sinn von Symptomen und anderes mehr. Es ist jedoch nicht nur diese Seite, die in der Skulptur deutlich wird, oft zeigt sie den Betroffenen auch überdeutlich, wo sie stehen. Diese Konfrontation muss der Berater gemeinsam mit den Beteiligten aushalten, wenn sie wirksam sein soll. Zum Standardvorgehen sind Erweiterungen und Differenzierungen möglich:
- Neben dem Stellen der Skulptur durch ein Systemmitglied (die *Inside-out-Perspektive*) kann die Beraterin wie gesagt eine *Outside-in-Perspektive* einführen, wenn sie dem System eine Rückmeldung geben möchte, wie sie dieses im Moment erlebt: »Ich möchte Ihnen einmal ein Bild zeigen, das mir gerade in den Sinn kommt …«
- Eine Simultanskulptur entsteht, wenn jedes Mitglied aufgefordert wird, sich im Raum so zu platzieren, wie es im Moment seine Beziehung zu den anderen erlebt.

- Der Austausch eines in der Skulptur stehenden Mitglieds durch eine andere Person, zum Beispiel den Co-Berater, macht es möglich, dass dieser die mit der Position verbundenen Empfindungen und Impulse unbefangener aussprechen kann.
- Auch nicht Anwesende können spielerisch miteinbezogen werden, zum Beispiel durch Möbelstücke und Symbole.
- Die Aufforderung an alle Mitglieder, sich eine Überschrift oder Metapher für die Skulptur auszudenken, kann die Atmosphäre noch einmal verdichten. In ähnlicher Weise kann der Einsatz von Gegenständen den Grad der Involvierung steigern – zum Beispiel die Verwendung von Bändern und Schnüren, die den Personen um Hand oder Fuß gebunden werden, um starke Bindungen deutlich zu machen. Schnüre lassen sich auch einsetzen, um den persönlichen Raum zu markieren, den eine Person für sich beansprucht.
- Wichtige Aufschlüsse ergeben sich aus Skulpturen vor und nach bestimmten gravierenden Ereignissen (z. B. dem Tod des Firmengründers). Hierdurch wird deutlich, wie sich Beziehungen durch äußere Veränderungen neu konstellieren. Entsprechendes gilt für zu erwartende Zukunftsereignisse – wie die zu erwartende Pensionierung oder Ähnliches.
- Bedeutsam für die Suche nach Ressourcen kann die Aufforderung sein, innerhalb der Skulptur eine Haltung, einen Platz zu suchen, der einer größeren Zufriedenheit entsprechen würde, oder die Aufforderung, eine Wunschskulptur zu stellen.
- Eine Variante stellt die Möglichkeit dar, die Skulptur »lebendig« werden zu lassen, indem Bewegungsabläufe gespielt werden: Entweder werden bestimmte Verhaltenssequenzen mehrfach wiederholt oder jeder Einzelne soll in Slow Motion seinen Impulsen nachgeben und gleichzeitig auf die Veränderung der anderen Mitglieder reagieren.
- In ähnlicher Weise kann auch der Zustand vor und nach einem Symptom gestellt werden. Wie war es damals, wie könnte es aussehen, wenn es nicht mehr da wäre? In Familien, in denen ein bestimmtes Thema zum »organisierenden Prinzip« geworden ist (sei es eine chronische Krankheit oder Sucht), kann auch dieses selbst als Person oder Gegenstand in die Skulptur eingebaut werden: Was passiert beispielsweise, wenn die Krankheit (symbolisiert durch einen Gegenstand), auf die alle gebannt starren, nicht mehr so nah bei der Mutter steht wie bisher?
- Ähnlich wie ritualisierte Bewegungen können auch Worte oder Sätze ritualisiert und wiederholt werden. Dieses Vorgehen schafft eine konfrontative Dichte, die viele Emotionen auslösen kann.

Bei einem geschiedenen Paar, das um ein Kind kämpft, stellt die Therapeutin eine Skulptur, in der beide Eltern am Kind zerren. Die Skulptur wird in Bewegung gesetzt: Das Kind lässt sich einmal zu der einen, dann zu der anderen Seite ziehen.

Schließlich bekommen beide Eltern Sätze: »Nur bei mir bist du sicher!« und: »Du willst doch eigentlich zu mir!« Das mehrfache Durchspielen der Bewegung und die Wiederholung der Sätze konfrontiert das Muster der Einbeziehung des Kindes in den Paarkonflikt.

- Eine Skulptur kann auch in der Einzelberatung eingesetzt werden, etwa über leere Stühle, die Personen symbolisieren. Dadurch, dass die Klientin sich in jeden Stuhl setzt, kann sie einen Teil der Gefühle in der jeweiligen Position nachempfinden.
- In Ausbildung und Supervision ist die Skulptur schließlich eine wichtige Technik zur Hypothesenbildung und zur Analyse der Position des Beraters im System. Hier stellt meist dieser selbst sein Bild, wie er die Familie sieht, und bekommt aus den Rückmeldungen der Rollenspielteilnehmer entsprechende Hinweise.

Im Rahmen eines Fallseminars berichtete die Patientin Claudia, eine junge Frau von etwa 28 Jahren, über ihre Familiengeschichte: Die Mutter hatte sie als uneheliches Kind geboren, zwischen der Mutter und deren Mutter (der Großmutter der Patientin), einer fanatisch religiösen Frau, bestand ein erheblicher Konflikt, der nach der Geburt kulminierte. Die Mutter, so beschrieb Claudia, wurde von der Großmutter ständig entwertet, und Claudia sah sich schnell ins Zentrum dieses Konflikts einbezogen – so war ein immer wieder von der Oma wiederholter Ausspruch: »Du armes Kind kannst ja nichts dafür, Gott liebt auch die Bastarde!« Sie selbst erlebte es als »Schmach und Schande«, überhaupt auf der Welt zu sein. In einer Skulptur, mit den Studierenden als Rollenspielern, stand die Großmutter hinter der Mutter und hatte diese »fest im Griff«, Claudia stand abseits, ihr unehelicher Vater stand am Rand des Raums und blickte die Mutter an, ohne dass diese seinem Blick begegnete. In diesem Bild dominierte der Großmutter-Mutter-Konflikt alle anderen Prozesse im System. Um auszuprobieren, welche unentdeckten Möglichkeiten in der Konstellation denkbar sein könnten, nimmt der Therapeut die Großmutter aus der Skulptur heraus (»Sie haben jetzt gerade einmal frei!«). Was geschieht? Mutter und Mann blicken sich an, lächeln, es »knistert«, ein neues Bild entsteht: »Du bist ein Kind der Liebe!« – diese Liebe durfte wegen des alten Konflikts nicht lebendig sein, aber es gab sie. Die Patientin nahm aus diesem Seminar ein Ressourcenbild mit, der Satz »Ich bin ein Kind der Liebe« begleitete sie bis zu ihrer Entlassung in vielen Therapiegesprächen.

### Variationen der Skulpturarbeit: Familienbrett und symbolische Darstellungen

Die Varianten der Skulpturarbeit sind sehr zahlreich, von simulierten Familiensystemen in der Supervision über die Arbeit mit Figuren und Klötzchen, zum Beispiel mit dem Familienbrett nach Ludewig, Pflieger, Wilken und Jacobskötter (1983) oder mit dem Familien-System-Test FAST (Gehring, 1993). Die metaphorische Arbeit mit Systemdarstellungen ist nicht abhängig davon, dass alle Mitglieder »leibhaftig« aufgebaut werden. Systemische Visualisierungstechniken können mit Püppchen, Lego- oder Playmobilmännchen und »Mensch-ärgere-dich-nicht«-Steinen (Frohn, 2010) sowie Tierfiguren gestellt werden (Natho, 2009). Steinhübel (2005) schlägt die Methode des »Zirkus Systema« als Coachinginstrument vor: Ausgehend von einem Satz von Zirkusfiguren (etwa dem Playmobilzirkus oder einer ähnlichen Zusammenstellung) werden Klienten aufgefordert, ihre Organisation sowie die Positionen der einzelnen wichtigen Personen innerhalb ihrer Organisation in Form einer Analogie zum Zirkus zu erkunden.

Interessant ist vielfach, Klienten aufzufordern, ein Symbol zu wählen – etwa für eine bedeutsame Person, mit der sie sich gerade beschäftigen – und diese zu platzieren: Erleben sie sie vor sich, hinter sich, seitlich? Und wie fühlen sich Änderungen an? Ähnlich kann auch ein Konflikt, ein Problem, eine Sorge symbolisiert und so externalisiert werden: Was ist in der Beziehung zweier Kolleginnen anders, wenn das Thema »Konkurrenz«, für das ein dicker schwarzer Stein als gemeinsames Symbol gewählt wurde, auf den Flur gebracht wird (»Der hat jetzt einmal Urlaub!«) und plötzlich nicht mehr dazwischensteht: Welche Qualität der Beziehung könnte erkennbar werden, die bislang keine Chance hatte, sich zu entfalten?

## 16.2 Menschen rasch in Kontakt bringen: Die Who-is-who-Skulptur oder Positionsskulptur

Sowohl in der Teamentwicklung (bei der Supervision oder einer neuen Zusammenstellung größerer Arbeitsteams) wie in Workshops zur regionalen Kooperation zwischen unterschiedlichen Organisationen beginnen wir gern mit einer Arbeitsform, die wir »Who-is-who-Skulptur« oder »Positionsskulptur« nennen. Diese leistet mehreres:

- Alle Teilnehmer bekommen einen Überblick: »Was verbindet mich hier mit wem, und was unterscheidet mich von wem?« Dies orientiert und erspart oder verkürzt zumindest viele lange Vorstellungsrunden.

- Man kommt mit vielen verschiedenen Teilnehmern gleich zu Beginn schnell in einen zwar kurzen, aber bedeutungsvollen Kontakt.
- Die Gruppe wird schneller »miteinander warm«. Dass die Übung im Gehen und im Stehen geschieht, macht auch physiologisch klar, dass hier etwas »in Bewegung kommt«.
- Die Fragen führen schnell von rein äußerlichen Dingen hin zur inhaltlichen Thematik der Veranstaltung.

Die Teilnehmer werden gebeten, sich entlang bestimmter Fragen nahe zu denen zu stellen, mit denen sie ein Merkmal teilen, und weit weg von denen, denen sie diesbezüglich unähnlich sind. Wir beginnen zunächst mit eher äußerlichen Merkmalen, die auszudrücken unkompliziert ist, zum Beispiel:
- der Geburtsort oder der Wohnort auf einer im Raum vorgestellten Landkarte (ganz Deutschland oder eine Region): Wer steht wo, wem nahe, von wem weit entfernt?);
- das Verkehrsmittel, mit dem sie zur Veranstaltung gekommen sind (zu Fuß, per Fahrrad, per Auto, per Zug oder Bus);
- die Berufsausbildung (Einzelne melden sich und es finden sich andere, die sich zuordnen – wo gibt es Gruppen, wer steht eventuell allein da und verkörpert eine Kompetenz, die niemand sonst hat?);
- die Institution, in der sie früher arbeiteten oder derzeit arbeiten.

Die weiteren Fragen nähern sich dann allmählich dem speziellen Thema der Veranstaltung an (Männer/Frauen/ggf. auch nonbinäre Personen; Voll- und Teilzeitkräfte; Länge der Zugehörigkeit zur Institution u.Ä.). Hier bitten wir im Anschluss an das »Zusammenstellen« darum, sich mit denen, die neben einem stehen, kurz für circa zwei Minuten auszutauschen. Geht es um regionale Zusammenarbeit, könnten die Instruktionen zum Beispiel lauten: »Stellen Sie sich bitte mit den Kollegen anderer Einrichtungen nah zusammen, mit denen Sie im Alltag mehr zu tun haben als mit anderen, und diskutieren Sie … (z.B. Ihr bislang bestes Erlebnis in der Zusammenarbeit). Suchen Sie sich danach eine Kollegin, mit der Sie noch nie oder nur selten zusammengearbeitet haben, und tauschen Sie sich darüber aus … (z.B. warum dies bislang auch nicht nötig war).«

Dient die Veranstaltung der Diskussion konflikthafter Themen, können diese eventuell schon in der Positionsskulptur angesprochen werden:
- Suchen Sie sich diejenigen Kollegen, mit denen Sie über das Thema unserer Veranstaltung bisher am meisten gesprochen haben, und tauschen Sie sich darüber aus … (z.B. welche Themen Sie heute aus dieser Veranstaltung heraushalten möchten).

- Suchen Sie sich nun eine Kollegin, mit der Sie über das heutige Thema noch gar nicht gesprochen haben, und erzählen Sie ihr … (z. B. was Ihr größter Wunsch für diese Veranstaltung ist).

Positionsskulpturen empfehlen sich bei Gruppengrößen von minimal 10, besser von 15 Teilnehmern aufwärts; darunter ist die Variation der Merkmale zu gering, der verbale Austausch gelingt schneller. Nach oben setzen die Raumgröße und die Verfügbarkeit eines Mikrofons für die Moderatorin Grenzen.

## 16.3 Beziehungen räumlich neu ordnen: Familien- und Organisationsaufstellungen

Aufstellungen sind mit der Familienskulptur (Kapitel 16.1) und auch mit dem Psychodrama verwandt (König, 2004). Wie in Kapitel 4.4 bereits beschrieben, waren sie lange umstritten. Heute, nach Weiterentwicklungen vor allem von Weber (2023; Weber et al., 2005), Sparrer und Varga von Kibéd (z. B. 2000; 2010), König (2004) und anderen, werden sie im Kontext systemischer Arbeit als Instrument eingesetzt, um gemeinsam mit dem Ratsuchenden Hypothesen über Zusammenhänge zu entwickeln und nach Lösungsbildern zu suchen.

Im Unterschied zur Familienskulptur werden Aufstellungen in der Regel nicht mit den Mitgliedern des betroffenen Systems erarbeitet. Vielmehr dienen sie der Gewinnung einer neuen Perspektive auf das eigene System für eine Einzelperson, manchmal auch für Ehepaare (dann steht die Herkunftsfamilie eines Partners im Vordergrund, der andere nimmt beobachtend teil).

Die Grundstruktur ist einfach: Zu Beginn werden nur wenige, vor allem strukturelle Informationen erfragt, also zum System gehörende Personen, mögliche bedeutsame Ereignisse aus der Vergangenheit, bei Familienaufstellungen etwa Todesfälle, schwere Erkrankungen, Scheidungen, Fehl- oder Totgeburten, bei Organisationsaufstellungen ungerechtfertigte Kündigungen, Mobbing, drastische Konflikte oder die Rolle der Firma während des Dritten Reiches (vgl. Sander, 2005). Dann wird der Ratsuchende aufgefordert, für die bedeutsamen Personen des Systems aus der Gruppe Stellvertreter (Repräsentanten) auszusuchen und diese schweigend und ohne Begründungen im Raum zu positionieren, »so wie es passt«, also jedem einen Platz zu geben und dabei ganz und gar der eigenen Intuition zu folgen (wie bei Skulpturen ist dies auch mit Spielfiguren oder Symbolen möglich). Anschließend befragt der Aufstellungsleiter die Aufgestellten nach ihren Wahrnehmungen, Körperempfindungen, Gefühlen, Impulsen. Die Stellvertreter stellen, möglichst ohne eigene Hypothesen zu verfolgen, einfach nur ihre (Körper-)Wahrnehmung zur Verfügung und berichten über ihre Gefühle und Impulse: Durch die Aufstellung im Raum können sich bei den Repräsentanten zum Teil heftige körperliche und gefühlsmäßige Zustände entwickeln, die sich deutlich von den eigenen – vor Übernahme der Rolle empfundenen – unterscheiden. So können unangenehme Körpergefühle bis zu Schmerzen in verschiedenen Körperteilen auftreten, die man noch nie zuvor empfunden hat, es entwickeln sich plötzlich Sympathien oder Antipathien gegenüber anderen Stellvertretern im System oder Impulse, weit weg gehen oder jemandem ganz nah sein zu wollen. Der Ratsuchende beobachtet das Geschehen, während die Beraterin mehr oder weniger stark im System interveniert und auf der Basis von spezifischen Heuristiken (siehe den folgenden Abschnitt) nach möglichen Lösungsbildern und lösenden Sätzen bzw. Formeln sucht. Manchmal wird die Klientin am Ende der Aufstellung aufgefordert, den Platz mit dem Rollenspieler zu tauschen, um eine gefundene Lösungskonstellation nicht nur zu sehen, sondern auch zu spüren. Ziel der Aufstellung in der klassischen Form ist es, den Ratsuchenden so ein »inneres Lösungsbild« anzubieten, das in ihnen arbeiten und reifen kann. Die dahinter liegende Idee ist, dass ein solches Bild eine eigene »Kraft« hat und im Alltag eine gute Wirkung entfalten wird.

### Lösungsheuristiken

Die Aufstellerin verfolgt in der Suche nach einem »guten Bild«, das sie dem Ratsuchenden anbieten kann, einige Heuristiken (also einen Satz von »Pfadfinderegeln«), die im Folgenden kurz dargestellt werden. Wir sehen sie in dieser Funktion als hilfreich an, als Feststellung einer – von wem auch immer »aufgedeckten« – »Wahrheit« sind sie eher gefährlich. Insbesondere gilt dies für die impliziten Kausalverknüpfungen, von denen die Aufstellungssemantik durchzogen ist. Groth kritisiert hier, dass die meisten Aufsteller die Kausalität nicht infrage stellen, sondern nur darauf verweisen, dass es »bislang noch« keine Erklärung für die Wirkmechanismen gebe (2004, S. 174). Nicht oft genug kann daher betont werden, dass wir es als unabdingbar ansehen, dass die Arbeit in einem experimentellen, hypothesengenerierenden Sinn erfolgt. Jeder Rückgriff auf vereinfachende Kausalitätsschemata verletzt elementare Prinzipien systemischen Denkens: Psychische und soziale Systeme folgen eigenen, nicht beobachtbaren Gesetzmäßigkeiten, die nie eindeutig auf Ursachen zurückzuführen sind (siehe hierzu Kapitel 8.2). Eine »gute Lösung« kann also in einer Form, einem Satz oder einer Geste zwar vorgeschlagen, aber nicht vorgegeben werden, die wichtigste Instanz bleibt der/die Betroffene. Wenn er/sie spürt, dass die Geste guttut, dann kann das zum Ausgangspunkt einer guten neuen Geschichte werden. Statt jemanden, der die eigene Familie aufstellt, zu Verbeugungen zu zwingen, wie es immer wieder geschieht, kann er eingeladen werden, etwas auszuprobieren und zu spüren, wie es ihm/ihr damit geht. Genau hier zeigt sich der feine Unterschied zwischen einer systemisch verstandenen Aufstellung und einer, die eine »verborgene Ordnung ans Licht bringen« will.

### Ursprungsordnung und Anmaßung

Die »Ursprungsordnung« wurde in Kapitel 4.4 bereits erwähnt. Sie richtet sich nach dem Zeitpunkt des Eintritts in ein System: Ein Systemmitglied, das früher Mitglied des Systems wurde, hat einen höheren »Rang« als eines, das später gekommen ist, Verdrehungen können mit Problemen einhergehen, auch in Organisationen kann es da Schwierigkeiten geben, wo später gekommene Personen den länger im System Lebenden Achtung und Respekt verweigern. Bei der Suche nach einem Lösungsbild können also die Stellvertreter im Sinne der Ursprungsordnung umgestellt werden, bis sich ein »gutes Bild« ergibt (erkennbar daran, dass die Rollenspieler ihre Erleichterung ausdrücken). Diese Bilder können dann durch Lösungssätze unterstützt werden, in denen die betreffenden Personen die Anerkennung der Position des Gegenübers zum Ausdruck bringen (»Ich bin das Kind, du bist die Mutter!«, »Ich wertschätze dich!«, »Ich achte dich als jemanden, der vor mir da gewesen ist!«).

Der Leiter einer Beratungseinrichtung, die von einem Trägerverein betrieben wird, berichtet, dass er sich in einer schwierigen Lage befinde: Er ist seit etwa einem halben Jahr im Amt, seine engste Mitarbeiterin sei gleichzeitig Vorsitzende des Trägervereins, den sie vor Jahren mit ihrem Mann gegründet habe, und somit auch seine Vorgesetzte. Sie habe ihren Mann als Geschäftsführer eingesetzt, den er überhaupt nicht akzeptiere, denn diese Position sei laut Satzung gar nicht vorgesehen. Er überlege, eine »Palastrevolution« zu veranstalten und den Geschäftsführer gerichtlich zu zwingen, seinen Platz zu räumen oder zu kündigen. Doch ist er sehr interessiert an einer Aufstellung, die ihm einen »guten Platz« zeigen könne. Er wird aufgefordert, das recht große Team der Ursprungsordnung gemäß aufzubauen. Beginnend mit der Vorsitzenden stellt er die Mitglieder von rechts nach links nacheinander in einen Halbkreis, er selbst steht an vorletzter Stelle. Gefragt, ob er zu einem »schweren Schritt« bereit sei, bejaht er. Nun wird er aufgefordert, sich vor den einzelnen Mitgliedern des Systems zu verneigen, und zwar der Zahl der Jahre, die diese vor ihm da sind, entsprechend. Er lässt sich auf den Prozess ein, verneigt sich lange vor der Gründerin, geht dann zu deren Mann, dem er nur ein Kopfnicken schenkt. Der Berater erinnert ihn an den »Vertrag«: Er hat zugesagt, sich auf etwas Schweres einzulassen – er ist bereit, es zu versuchen. So steht er dann auch lange vor dem Stellvertreter des Mannes der Gründerin, ehe er sich auch vor diesem verneigt. Nachdem er die Runde gemacht hat, schlägt der Berater vor, sich in die Mitte des Halbkreises zu stellen und als Lösungssatz zu sagen: »Mit all dem Respekt, den ich vor euch als denen habe, die vor mir gekommen sind, nehme ich jetzt meine Position als Leitungskraft und Vorgesetzter ein!« Zum Abschluss dieses hier sehr gerafften Prozesses (der etwas mehr als eine Stunde in Anspruch nahm) berichtet der Klient von einer deutlich reduzierten Spannung gegenüber den Personen in der Organisation, die sich auch mehrere Wochen später in einem gelasseneren Verhältnis zu ihnen äußerte. Er fühle sich klarer, habe ein deutlicheres Bewusstsein seines eigenen »Platzes«, die Kämpfe mit dem Geschäftsführer haben aufgehört.

### Ausschluss, Zugehörigkeit und Bindungsliebe

Zugehörigkeit ist eines der zentralsten und bedeutsamsten Themen für einen Menschen. In der konkreten Aufstellungsarbeit wird daher meist intensiv nach Personen gefragt, die ausgeblendet wurden, frühere Partner der Eltern etwa, frühe Tode, vor allem verstorbene Kinder usw. Auch wenn es in Organisationen zu schuldhaften und ungerechtfertigten Ausschlüssen (durch Intrigen oder durch Übergehen in der Erbfolge) kommt, wird dies in der Aufstellung berücksichtigt. Spätere Systemmitglieder versuchen oft, so die Überlegung, die ausgeschlossenen Mitglieder zu »ersetzen«, doch ist dies ein vergeblicher Versuch, der seine Wurzeln in »blinder Bindungsliebe« hat. Man kann nichts für einen anderen lösen (vgl. Kapitel 4.4). Als wohltuend wird es hier erlebt, den Ausgeschlossenen in einer Haltung »sehender Bindungsliebe« anzuschauen, zu würdigen und ihm »einen Platz im Herzen« zu geben. Derjenige, der in diesem Prozess ein Gefühl in der Dynamik der Bindungsliebe übernommen hat, kann es in einem Ritual wieder an den bis dato ausgeschlossenen Stellvertreter zurückgeben.

### Ausgleich von Geben und Nehmen

Eine wichtige Heuristik für die Suche nach Lösungen hängt mit dem Ausgleich von Geben und Nehmen zusammen. Wie in Kapitel 4.4 ausgeführt, hat dies direkt mit der Erfahrung von Schuld und Unschuld zu tun: Wer nimmt, macht sich »schuldig«. In der Aufstellung wird nach einer Form gesucht, in der durch Haltung und ritualisierte Sätze eine fehlende Ausgleichsdynamik wieder neu balanciert wird, etwa durch einen Dank oder durch eine Verbeugung.

## 16.4 Logische Möglichkeiten inszenieren: Strukturaufstellungen

Eine interessante Variante der Aufstellungsarbeit, die weniger mit der Versuchung einhergeht, ein verborgenes Wissen ans Licht zu bringen, ist die von Sparrer und Varga von Kibéd (2001; 2000; 2006; 2010) vorgestellte Form der Strukturaufstellungen, die sie als »systemisch-konstruktivistisches Verfahren zur Simulation von Systemen« bezeichnen, wobei der Körper als Wahrnehmungsorgan genutzt wird. Hier wird so weit wie möglich von Inhalten abgesehen, es werden nur Strukturen aufgestellt (Beermann, 2020; 2025; Müller-Christ u. Pijetlovic, 2018).

### Das Tetralemma

Das Tetralemma zum Beispiel ist eine Form der Aufstellung, die darauf abzielt, eine Erstarrung im Denken in Dilemmasituationen zu überwinden (Kleve, 2011). Wie schon der Name vorgibt (»tetra« ist das griechische Wort für »Vier«), lassen sich hier vier Positionen beschreiben. Die für einen Ambivalenzkonflikt kennzeichnenden gegensätzlichen Pole für »das Eine« oder »das Andere«, werden um zwei weitere Positionen erweitert: »Beides« und »Keines von beiden«. Sie werden später noch um eine fünfte ergänzt, die außerhalb des Rahmens steht (siehe Abbildung 14). Die Aufstellung erfolgt in einer Gruppe durch Stellvertreter, in der Einzelberatung können aber auch Figuren oder Stühle aufgestellt werden, auf die sich die Ratsuchende nacheinander setzt, um die Positionen zu erspüren.

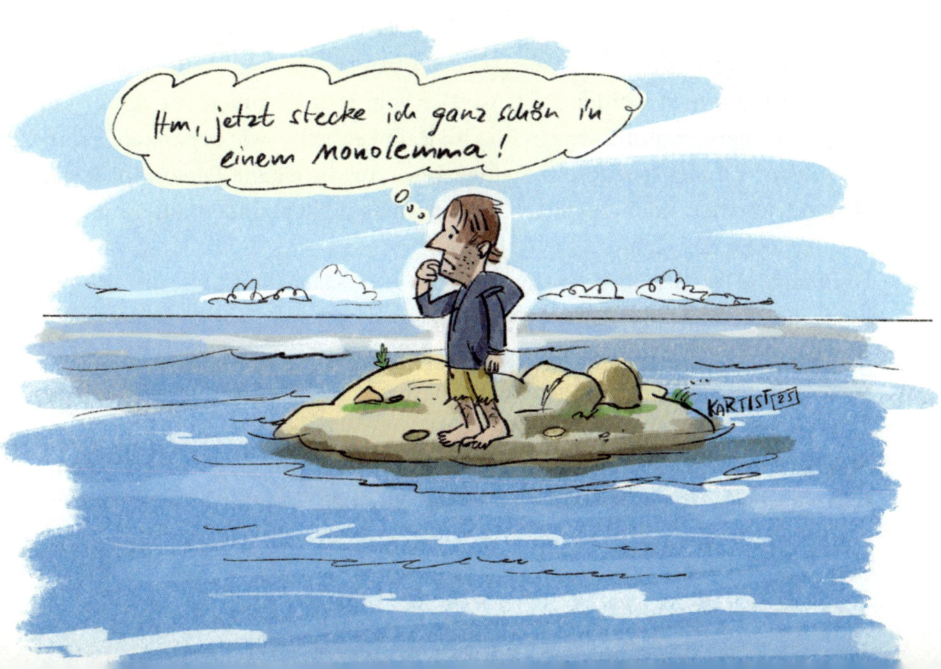
Hm, jetzt stecke ich ganz schön in einem Monolemma!
KARTIST 25

Es mag schwierig sein, sich den Prozess beim Lesen vorzustellen, doch kommt es bei dieser Art der Arbeit oft zu erstaunlichen Phänomenen und zumindest zu der emotionalen Vorbereitung von Lösungen, die als hilfreich erlebt werden. Es empfiehlt sich, mit dieser Struktur im Rahmen einer Kleingruppe zu experimentieren (es könnten dann gut auch Figuren oder Symbole passen). Wie in der Familienaufstellung sind das Gespräch, der Austausch und das spielerische Nachempfinden der unterschiedlichen Orte zentral, um die Aufstellung mit Leben zu füllen und den Orten Bedeutung zuzuweisen.

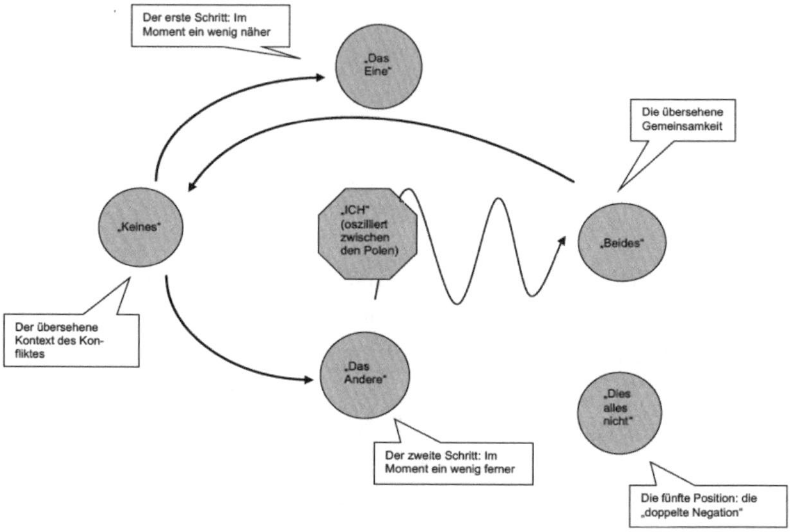


Abbildung 14: Das Tetralemma (eigene Darstellung)

Für die fünf Positionen werden Rollenspieler vom Ratsuchenden wie in der Aufstellung nacheinander intuitiv in ein Bild im Raum gestellt, »wie es passt«. Es sind:

- *Der Fokus:* Zunächst wird ein Stellvertreter für die eigene Person im Raum platziert, also der- oder diejenige, der sich im Konflikt befindet und nach einer Lösung sucht, das »Ich«.
- *Position 1:* »Das Eine« ist die eine Seite des Ambivalenzkonflikts, die, die derzeit vielleicht ein wenig näher liegt.
- *Position 2:* »Das Andere« kommt als Gegenposition ins Spiel, es ist die andere Seite, hier die, die vielleicht gerade im Moment ein wenig ferner liegt als »das Eine«.
- *Position 3:* »Beides« ist die Position, in der bisher nicht gesehene Vereinbarkeiten ausprobiert werden. Dies kann auf vielfältige Art und Weise geschehen,

etwa durch Kompromisse, mit denen die Verbindung beider Gegensätze gelingt, durch abwechselndes Einnehmen beider Positionen oder indem der Respekt und die Achtung für den anderen Pol in die Entscheidung für den einen Pol hineingenommen wird.

- *Position 4:* »Keines von beiden« distanziert vom Konflikt. Sie kann den Blick erweitern für die Frage, wofür der Konflikt bislang gestanden hat: Was wird vielleicht an Aufgaben erkennbar, wenn es nicht ständig um die Oszillation zwischen A oder B geht? (Beispiel: Wenn ich mich von der Frage löse, mit welchem der beiden Menschen, zwischen denen ich ständig hin und her schwanke, ich leben will, wird deutlich, dass meine lang anstehende Masterarbeit dringend darauf wartet, angegangen zu werden).
- Interessant wird diese Art von Aufstellung dann durch die Hineinnahme der fünften Position, die den gesamten Kontext – und sich selbst – infrage stellt: »Nichts von alledem – und auch das nicht!« Der Stellvertreter, der diese Position übernimmt, darf sich im Gegensatz zu den anderen ohne Aufforderung bewegen und hat vom ersten Moment an die Aufgabe, sich ausschließlich um sein Wohlergehen zu kümmern.

## Weitere Strukturaufstellungen

Neben dem Tetralemma werden auch noch andere Strukturaufstellungen beschrieben (Sparrer u. Varga von Kibéd, 2000, beschreiben insgesamt 24 Formen, siehe auch 2010), hier eine Auswahl:

- Die *Problemaufstellung* geht davon aus, dass es neben dem Fokus (dem »Ich« in der Aufstellung) ein »Ziel« gibt. Denn ohne Ausrichtung darauf wäre man ja mit dem gegenwärtigen Zustand zufrieden. Und dann werden (meist ein bis drei) »ehrenwerte Hindernisse« aufgestellt, die den direkten Weg zum Ziel verunmöglichen (sie können im Verlauf der Arbeit zu »Schutzwällen« und »Helfern« werden). Außerdem kommen noch ein bis zwei bislang nicht genutzte Ressourcen dazu. Ein wichtiger weiterer Teil ist der »verdeckte Gewinn«, der für den Nutzen des bisherigen Problems steht. Und schließlich braucht es noch das, was nach dem Erreichen des Ziels kommt.
- Die *Aufstellung des ausgeblendeten Themas* eignet sich besonders gut für Organisationen. Hier werden neben dem Fokus nur zwei weitere Teile aufgestellt: das offizielle Thema und das ausgeblendete Thema: »das, worum es hier auch noch geht«.
- In der *Glaubenspolaritätenaufstellung* werden drei Pole als »Orte« in einem Dreieck aufgestellt. Es sind dies A: »Pflicht, Ordnung, Handlung«, B: »Vertrauen,

Liebe, Empathie« und C: »Wissen, Klarheit, Erkenntnis«. Der »Fokus« (also die Person, die das Anliegen hat) wird in das Dreieck dieser Orte hineingestellt.

- Die Vielfalt der Möglichkeiten, die vor allem verwirren kann, wenn man das Verfahren überhaupt nicht kennt, zeigt sich in solchen Aufstellungsmöglichkeiten wie etwa *Körperaufstellungen* oder in *sprachlichen Oberflächenstrukturaufstellungen*. Bei Ersteren geht es um die Frage, zu welchen Teilen oder Organen der Kontakt gestört ist. Hierzu werden Körperteile durch Repräsentanten aufgestellt, in diese Aufstellung können auch Familienmitglieder oder Medikamente integriert werden. Die zweite Form nutzt die Satzteile eines zentralen Satzes aus der Problembeschreibung, die in den Raum gestellt werden.

Immer geht es um das Finden eines »guten Bildes«, das sich ergibt, indem die Rollenspieler (die »Teile«) an einen anderen Platz verschoben werden und zumindest eine deutliche Verbesserung im Vergleich zum alten Platz erleben, manchmal werden auch neue Teile gesucht (etwa eine weitere Ressource, die einem bislang noch gar nicht bewusst war). Die Beraterin sucht gemeinsam mit den Repräsentanten und der Ratsuchenden nach einer Form von Gleichgewicht. Nicht selten endet die Strukturaufstellung mit einem Bild, bei dem man zwar nicht weiß, welche Verhaltenskonsequenz denn nun daraus folgen soll, weil die »Lösung« so wenig eindeutig zu sein scheint, doch kann auch dann, wenn man sich nicht voll bewusst ist, was da geschieht, das »Unbewusste« Lösungen entstehen lassen (Sparrer u. Varga von Kibéd, 2010, S. 179). So beschreiben Betroffene nicht selten, dass sich in ihrem Erleben der Konfliktsituation etwas verändert hat, sie optimistischer darauf schauen und »das Gefühl haben«, der Lösung einen Schritt näher gekommen zu sein.

## 16.5 Reisen auf der Zeitlinie: Aus der Zukunft auf das Heute zurückschauen

Die Zeitlinienarbeit stammt in ihren Ursprüngen wohl aus dem Psychodrama und wurde in der systemischen Therapie weiterentwickelt (Grabbe, 2003; Nicolai, 2018; Schindler, 2024). Ein Buch mit vielen Beispielen wurde von Peter Nemetschek vorgelegt (2011), er spricht dabei auch von »Lebensflussmodellen«.

Gemeinsam ist allen Vorgehensweisen, dass man im Beratungsraum eine Zeitachse festlegt: »Wenn das, wo wir gerade stehen, die Gegenwart ist, wo soll die Zukunft, wo die Vergangenheit sein?« Diese wird als Zeitlinie symbolisch dargestellt, etwa durch eine lange Schnur (es können auch mehrere sein, etwa wenn man mit einem Paar die beiden Zeitlinien, die vorher allein gelaufen sind, zusammenführt, der Kreativität sind keine Grenzen gesetzt). Anschließend werden Ereignisse aus der Vergangenheit, aber auch künftige Erwartungen an dieser Linie entlanggelegt. Ähnlich wie in der Problemaufstellung (siehe voriger Absatz) ist es dabei möglich, auch »Ereignisse nach Ereignissen« hinzulegen (also: »Was wird sein, wenn Sie Ihr Symptom nicht mehr haben, Ihre Prüfung abgeschlossen haben?« usw.). Wenn diese Linie aufgebaut ist, kann man an ihr entlanggehen und sich auf die Ereignisse beziehen, die dort symbolisiert sind.

Die Praxis einer solchen Zeitlinienreise soll am Beispiel der Elternberatung zur Überprüfung elterlicher Zukunftsängste (Schweitzer, 2006) vorgestellt werden. Man denkt sich mit den Eltern auf dem Fußboden des Beratungszimmers eine Linie, die aus der Vergangenheit in die Zukunft verläuft. Ein Punkt wird als »Jetzt« definiert, Therapeut und Eltern stellen sich gemeinsam an diese Stelle, den Blick in die Zukunft gerichtet. Welche Stimmungen kommen bei diesem Blick in die Zukunft auf? Die Angst machenden Zukunftsereignisse werden auf der Zeitlinie da markiert, wo sie sich ereignen würden. Gemeinsam gehen Therapeut und Eltern in langsamen Schritten (z. B. Monat für Monat oder Jahr für Jahr) diesem Angstereignis entgegen, vergewissern sich der Zwischenschritte und stehen schließlich direkt davor. Nun – und das ist entscheidend – bleiben sie aber nicht stehen, sondern gehen weiter: in das Angstereignis hinein und durch es hindurch, auch durch sein Ende hindurch, um schließlich aus angemessenem Abstand (z. B. Monate oder Jahre später) darauf zurückzuschauen. Auf die Frage »Wie fühlt es sich an, das nun hinter sich gebracht zu haben?« werden oft sehr veränderte Wahrnehmungen berichtet. »Es war nicht so schlimm wie befürchtet« oder: »Ich habe es gut durchgestanden!« oder: »Ich habe im langsamen Herangehen an diese Situation viele Lösungsideen entwickelt, die ich gut einsetzen konnte.« Mit diesen Erfahrungen im Gepäck geht es dann an den Ausgangspunkt (in die »Jetztzeit«) zurück. Dort wird gefragt, ob diese Zeitlinienreise zu neuen Ideen angeregt hat, die vorher noch nicht da waren, man kann auch noch einmal zurückschauen, welche Erfahrungen einem geholfen haben, die Schritte gut zu bewältigen. Oft formulieren die Eltern abschließend, dass sie zuversichtlicher sind, dass ihr Kind aus dieser Krise heil herauskommen wird oder dass sie ihm mehr helfen können als gedacht.

Die Methode kann auch in der Beratung größere Gruppen in Bewegung bringen (Schweitzer, 2005; siehe auch Lauterbach, 2007; von Ameln u. Kramer, 2007; Bleckwedel, 2008; Klein, 2010). Viele Eigentümlichkeiten einer Organisation werden verständlich, wenn man deren Geschichte kennenlernt, insbesondere die »kritischen Perioden« und die Muster, wie diese verarbeitet wurden. Mitarbeiter mit kurzen und langen Betriebszugehörigkeiten vermögen die jeweiligen Eigenheiten der »Alten« und der »Jungen« besser einzuschätzen, wenn ihnen deren je nach

Betriebszugehörigkeitsdauer sehr unterschiedlicher Blick auf die aktuelle Lage verständlich wird.

Hierzu kann man im Beisein aller Mitarbeiter mit zum Beispiel einem Gründungsmitglied eine Zeitlinienwanderung durch die Jahre und Jahrzehnte der Organisation unternehmen, gegebenenfalls wählt man hier nur eine Abteilung und einen Zeitraum aus, der durch ein Seil oder Ähnliches markiert, wo etwa welches der vielen Kalenderjahre auf dieser Linie liegt. Nun bittet man alle jüngeren Mitarbeiter, sich rechts und links von dieser Zeitlinie jeweils bei dem Jahr aufzustellen, in dem sie in den Betrieb eintraten. Durch das so entstehende Spalier wandert die Moderatorin gemeinsam mit dem Gründungsmitglied langsam im Zeitlupentempo hindurch. Immer wieder hält sie inne und befragt zunächst den »Dienstältesten«, danach die rechts und links stehenden »Neueingetretenen« danach, was in jenem Jahr für das Unternehmen besonders gewesen ist. So entsteht für alle ein Bewusstsein für die Veränderungen. Insbesondere wird verständlich, warum die Alten sich vielleicht über ganz andere Dinge freuen und an ganz anderen Dingen leiden als die Jungen und umgekehrt.

> Die Mitarbeiter eines Amtes entdeckten, wie viele Veränderungsprozesse sie eigentlich schon hinter sich haben, die zu positiv bewerteten Veränderungen der Arbeitsweise führten. Dies löste eine gewisse Entspannung aus. Andererseits machten die die instabileren Arbeitsverhältnisse (Zeitverträge) der jüngeren Kolleginnen und Kollegen den Dienstälteren mit ihren Dauerverträgen verständlicher, warum sich die Jüngeren auf manches weniger einließen.

> Den Mitarbeitern einer Krankenhausstation wird vor Augen geführt, dass es zwei »traumatisierende« Erlebnisse in der Stationsgeschichte gegeben hatte. Dies löst eine Diskussion aus, ob die Wirkungen noch anhalten und die Beratung sich diesen zuwenden sollte. Als dies nach längerem Überlegen verneint wird, geht das Team mit größerem Schwung an Zukunftsaufgaben.

Zeitlinienreisen brauchen Zeit, sie werden hinterher mit allen Beteiligten sprachlich ausgewertet. Benötigt werden lediglich eine möglichst lange freie Strecke im Raum sowie einige Objekte wie Aktentaschen, Bücher oder beschriebene Blätter bzw. Karten zum Markieren bestimmter Zeitpunkte auf dieser Strecke. Die Übung kann mit farbigen Seilen sowie mit symbolisch aussagekräftigen Zeitpunktmarkierern ästhetisch aufgewertet werden.

## 16.6 Sprechchöre: Glaubenssysteme ins Swingen bringen

Im Verlauf einer Beratung können bei einer Einzelperson oder auch bei einem sozialen System sehr prägnante negative Überzeugungen erkennbar werden, die damit einhergehen, dass es den Betroffenen schlecht geht. Es sind »Glaubenssysteme« (mentale Modelle, Kognitionen), mit denen man sich selbst in eine »Problemtrance« hineinbringt. Erkennbar sind sie an Sätzen,

- in denen man sich selbst beschuldigt oder anklagt;
- die emotional hoch besetzt, aber nicht unbedingt explizit sind;
- mit denen man sich mutlos, resigniert oder ängstlich macht.

Hinter vielen individuellen und kollektiven Phänomenen von Selbstwertzweifel, Selbstüberlastung, Selbsteinschränkungen, Burn-out und leichten und mittleren Depressionen finden sich solche negativen »Mindsets«. Im Gespräch kann es gelingen, sie in prägnante Sätze zu fassen. Mit der Sprechchortechnik (Schweitzer, 2006) kann man diese »Sätze« in mehreren Schritten so lange »externalisieren« (vgl. Kapitel 15.5) und mit ihnen neue Erfahrungen machen, bis die in den Sätzen ausgedrückten Einstellungen gründlich infrage gestellt, neue Ideen entstanden und die damit verbundenen belastenden Emotionen in Bewegung geraten sind (und damit entsprechend die Chance zu einer »Lösungstrance« gegeben ist). Sprechchorarbeit lässt sich am leichtesten in größeren Beratungssystemen nutzen, insbesondere in Gruppentherapien und in Teamsupervisionen. Je kleiner das Therapie- bzw. Beratungssystem ist, desto mehr muss die Therapeutin zugleich als Dirigentin und Chor dienen.

**Sprechchorarbeit in einer Teamberatung** (Zeitbedarf ca. 1,5 Stunden)

- Alle Teilnehmer notieren individuell ihre Antworten auf die Fragen: »Was finde ich an der Arbeit unserer Organisation schlecht? Wer ist schuld daran? Wie viel können wir daran verändern? Was müssten wir zu uns sagen, was müssten wir tun, damit es noch schlimmer wird?« (Problemtrance-Sätze) und »Was könnten wir zu uns sagen, was könnten wir tun, damit es besser wird?« (Lösungstrance-Sätze).
- Austausch in Gruppen zu dritt oder viert.
- An einer Flipchart werden die Problemtrance- und die Lösungstrance-Sätze aufgeschrieben. Die Sätze, die für die meisten Teilnehmer ein besonders »herunterziehendes« oder »stimulierendes« Potenzial haben, werden gemeinsam bestimmt.
- Es werden zwei große Sprechchöre gegründet. Der »Problemchor« intoniert die prägnantesten »Problemtrance-Sätze«, danach der »Lösungschor« die prägnan-

testen »Lösungstrance-Sätze«. Die Chöre singen für jeweils einen ausgesuchten Kollegen (»Zuhörer«). Dieser stellt sich mit dem »Dirigenten« (Therapeut, Berater) vor den Chor und lässt sich »seinen« Satz vorsingen oder vorsprechen.

- »Problemtrance-Sätze« werden so lange gesungen, bis sich bei dem »Zuhörer« neue Reaktionen einstellen. Dies können Ärger auf sich selbst (»Warum quäle ich mich mit so einem Satz«), differenzierende Ideen (»Das stimmt nicht immer«), Neubewertungen des Glaubenssatzes (»Es ist viel gesünder, nicht immer an der Spitze zu stehen«), neue Handlungsideen (»Ich würde gern etwas Neues probieren«) oder neue Haltungsideen sein (Lachen oder: »Probier's mal mit Gemütlichkeit!«). Die neuen Impulse werden als neuer Satz in den Chor eingeführt. Die Mehrheit der Sänger singt den alten Satz weiter, eine Minderheit im Wechsel dazu den neuen. In einem Sängerwettstreit treten nun diese widerstreitenden Sätze gegeneinander an. Beim Zuhörer entstehen dann oft dritte (später vierte, fünfte ...) Ideen, die als jeweils neue Stimme, von immer differenzierter werdenden Teilchören vorgetragen, in das Konzert integriert werden. Der Prozess endet, wenn der Zuhörer den Eindruck gewonnen hat, das veränderte Konzert gebe ihm Kraft, Energie oder zumindest Ruhe, statt ihn herunterzuziehen.
- Lösungstrance-Sätze werden kürzer intoniert. Ihr Hören stellt eine »Feierstunde« dar. Zu lange »durchgenudelt« verlieren sie ihre Wirkung. Wenn der Zuhörer ein »inneres Tonband aufgenommen« hat, das er mit nach Hause nimmt, hört der Chor auf.
- Die Übung wird nachbesprochen. Es können Hausaufgaben im Sinne einer »geistigen Gymnastik« gegeben werden: sich einmal pro Tag drei Minuten (nicht länger!) erst die Problemtrance-Sätze, dann die Lösungstrance-Sätze individuell (das geht einfach) oder kollektiv immer wieder aufzusagen.

## 16.7 Das Auftrags- oder Erwartungskarussell

Das »Auftragskarussell hilft, sich selbst über die eigenen Erwartungs-Erwartungen (Kapitel 6.8) klarer zu werden, also darüber, was man denkt, was wohl andere von einem selbst erwarten mögen. Diese Vermutungen werden oft intuitiv erschlossen und steuern unser Handeln, ohne dass wir uns des Prozesses des »impliziten Mentalisierens« (mehr dazu in Kapitel 17.2) bewusst sind. Das Konzept bietet in der Supervisionsarbeit eine Möglichkeit, sich schnell einen Überblick über die Auftragskonstellation zu verschaffen, in der man sich bewegt (siehe auch Abbildung 15). Es eignet sich für eine Fülle unterschiedlicher Kontexte, schwerpunktmäßig in der Supervision oder im Coaching, wenn man sich über die eigene Lage in einer komplexen Erwartungskonstellation klar werden möchte – als Therapeut oder Beraterin, als Familien- oder Teammitglied, als Führungskraft oder Unternehmensnachfolgerin (von Schlippe, 2009a; 2014; siehe auch Fischer, von Schlippe u. Borst, 2015). Die Form ist einfach, man denkt darüber nach, welche Auftraggeber in dem jeweiligen Kontext man als bedeutsam erlebt. Wer gehört alles dazu? Dann fragt man sich, welche »inneren Auftraggeber« hier wohl beteiligt sind, und stellt Vermutungen über die offenen und verdeckten Erwartungen an, die man von den jeweiligen Figuren erlebt. Dies kann man für sich allein tun oder im Kontext einer Gruppe, man durchläuft dabei verschiedene Schritte:

- Die Person mit einem Anliegen nimmt auf einen Stuhl in der Mitte Platz. Sie legt für jede Person, die ihr in den Sinn kommt, einen Zettel um sich herum, sodass sie von den Personen, von denen sie Erwartungen spürt, umgeben wird. Wichtig ist es dabei, sich nicht nur der direkten Gesprächspartner bewusst zu werden, sondern auch weiter um sich zu blicken: Welche nicht direkt anwesenden Personen könnten noch Erwartungen haben? (Beispiel: ein Geschäftsführer, der die Teamsupervision bezahlt, aber nicht anwesend ist, siehe hierzu auch das Kapitel 14.4 über Dreieckskontrakte).
- Eine besondere Rolle spielen dann die »inneren Auftraggeber«, also innere Stimmen, von denen man sich in der eigenen Beweglichkeit begrenzt erlebt. Oft sind es gut bekannte Stimmen, die in dem jeweiligen Kontext, in dem man arbeitet, aktiviert werden (»Den musst du jetzt retten, das kann kein anderer!«, »Hier musst du auf jeden Fall erfolgreich sein!«, »Lass dir nichts gefallen!«). Man kann ihnen einen Namen geben (»Mein innerer Leistungsanspruch«, »Die Krankenschwester« oder auch »Meine innere Feministin«).
- Im nächsten Schritt identifiziert man die persönlich wichtigsten äußeren und inneren Auftraggeber, also die, die einen am stärksten beschäftigen und emotional belasten. Das Gefühl der Belastung wird oft deutlich als körperlich erlebt. Es ist sozusagen der Kompass, der hilft, den Weg zu finden. Hier sollten drei bis maximal fünf ausgesucht werden, die man sich näher anschauen möchte, in der Regel gehören ein bis zwei innere Stimmen mit dazu.
- Gemeinsam mit einem Gesprächspartner (Coach, ein anderes Mitglied der Gruppe) wird nun danach gesucht, wie sich die einzelne, jeweils als »Auftrag« empfundene Erwartung möglichst prägnant mit einem Satz zusammenfassen lässt (»Halt die mir vom Hals!«; »Sag klar, dass der andere die Schuld hat!«; »Zeige, dass du der Beste bist!«; »Du musst den Kollegen/das Kind/die Ehe/die Familie retten!« usw.).
- Anschließend werden, zurück auf dem eigenen Stuhl, diese Aufträge jeweils einzeln angeschaut und geprüft: Will ich diesen Auftrag annehmen? Lehne ich

ihn ab (was meist den Abbruch der Kooperation bedeutet und daher eher die Ausnahme ist)? Oder: Mache ich ein Alternativangebot: »So nehme ich den Auftrag nicht an, aber ich schlage Folgendes vor …«?. Maßgabe sind dabei zwei Überlegungen: a) Keiner kann mich nach Abschaffung der Sklaverei zu etwas zwingen, was ich nicht will (zumindest in unserer Kultur). Vielleicht ist der Preis hoch (z. B. eine Kündigung, eine Trennung), aber ich bin es, der überlegen kann, ob ich ihn zahle oder nicht! b) Die Erwartungen sind oft so kraftvoll, weil wir intuitiv versuchen, ihnen allen zugleich gerecht zu werden. Wenn wir sie nacheinander konfrontieren, können wir klarer sagen, ob wir sie annehmen wollen oder nicht. Sich klar mit einer eigenen Entscheidung (»So nicht, aber das bin ich bereit, einzubringen!«) zu positionieren, bringt oft eine neue Klarheit in unübersichtliche Konstellationen – auch wenn es ein anderer von einem erwartet, ist man nicht verpflichtet, das so zu erfüllen.

– Eine ganz besondere Rolle spielen die inneren »Auftraggeber«, also Erwartungen, die man bereits mitbringt und die sich vielfach mit Personen in der äußeren Welt »verbünden« (ein leistungsfordernder Chef trifft vielleicht auf eine innere Stimme, die fordert, man müsse immer Höchstleistungen bringen o. Ä.). Manchmal sind gerade sie hartnäckig und widersprüchlich, und es ist nicht leicht, sich ihnen gegenüber klar zu positionieren. Eines kommt dazu, diese Erwartungen können nicht rundweg abgelehnt werden, denn sie gehören ja zu einem selbst (und das Eigene, gegen das man sich wehrt oder das man bekämpft, wird dadurch nur noch stärker). Die Auseinandersetzung kann herausfordernd sein, die Grenzen ins Therapeutische sind fließend. Einem »inneren Perfektionisten« kann man ja nicht einfach den Mund verbieten. Hier lässt sich das Konzept der Arbeit mit »inneren Anteilen« nutzen (z. B. Schulz von Thun, 1998; Schwartz u. Sweezy, 2021; Waterholter, 2008; ausführlich siehe Kapitel 20.6): Das »Selbst« beansprucht den Platz in der Mitte, es gibt von dort aus dem jeweiligen Anteil, der inneren Stimme eine Wertschätzung für das, was sie für das Selbst sicherstellen will: »Du hast mir, lieber innerer Perfektionist, in meinem Leben schon oft beigestanden, mich in kritischen Situationen dazu gebracht, doch noch einmal nachzuprüfen, Dinge zu hinterfragen und zu verbessern. Da bist du mit wichtig und als Berater(in) höre ich deine Vorschläge gern an. Sei sicher: Auch wenn ich mich anders entscheide, als du vorschlägst, habe ich gehört und ernst genommen, was du mir sagen willst, und es in meiner Entscheidung abgewogen!« Eine solche Verbindung von Wertschätzung und Abgrenzung kann helfen, auch bei hartnäckigen inneren Stimmen in einen versöhnlicheren Umgang zu kommen.

**Eine kleine Übung: Meine bevorzugten »inneren Auftraggeber«**

- Nehmen Sie sich einen ruhigen Ort und geben Sie sich etwas Zeit: Welche »inneren Auftraggeber«, welche inneren Erwartungen kennen Sie bei sich?
- Wer fällt Ihnen ein, wie sehen sie aus, sind sie eher weiblich oder männlich? Können Sie ihm/ihr jeweils einen Namen geben (ggf. auch einen Fantasienamen)?
- Entscheiden Sie sich nun, einen (oder auch schrittweise mehrere nacheinander) besonders in den Blick zu nehmen, vermutlich ist es ein Anteil, der Ihnen eher zu schaffen macht ...
- Wann meldet er/sie sich typischerweise, in welchen Situationen?
- Wozu will er/sie Sie veranlassen? Was ist sein Ziel für Sie?
- Was nervt Sie an ihm/ihr, was ist es, was den Kontakt so schwer macht und belastet?
- Jetzt einmal andersherum gefragt: Was würde Ihnen fehlen, wenn es ihn/sie nicht gäbe? Lassen Sie sich Zeit bei der Frage und schärfen Sie sie dann noch ein wenig mehr:
- Was ist die besondere Kraft, der gute Sinn, den er/sie für Sie bereitstellen möchte? Vermutlich kennen Sie ihn ja schon länger – in welchen Situationen war er/sie hilfreich und unterstützend für Sie?
- Vielleicht hat er immer wieder mit Ihnen über die Führung gerangelt. Wie wäre das Bild, dass Sie den Platz des »Selbst« nun ganz klar einnehmen und den inneren Teil von dort aus als Berater/Beraterinwillkommen heißen?
- Fällt es Ihnen leicht oder schwer, diese Stimme als inneren Berater in das eigene innere Team aufzunehmen? Gehen Sie einmal bewusst in die Position des Selbst in der Mitte (auf den Stuhl in der Mitte, in eine entsprechende Körperhaltung) und geben Sie dem »inneren Auftraggeber« von dort aus ein Signal der Zustimmung (wenn das schwerfällt, kann es auch eine Botschaft der Neugier sein, ihn/sie noch näher kennenzulernen).
- Welche Veränderung in ihrer Beziehung zu ihm/ihr erleben Sie nun?
- Wie können Sie diesen Teil einladen, wenn Sie ihn einmal nötig brauchen könnten?

- Wenn dieser Prozess durchlaufen wurde, erleben viele Personen ein Empfinden von mehr Beweglichkeit und Spielraum in ihrer Arbeit. In jüngerer Zeit sprechen wir dabei eher vom »Erwartungskarussell«, denn Aufträge sind ja Sonderform einer Erwartung. Erwartungen sind die Grundlage aller Sozialität (Kapitel 6.8) – so kann jede komplexe Situation auch mit diesem Instrument untersucht werden, auch wenn es nicht explizit um »Aufträge« geht, aber durchaus um als belastend erlebte Erwartungen, zum Beispiel im Coaching. So eignet sich dieses Instrument für alle Personen, die sich komplexen und widersprüchlichen

Erwartungskonstellationen ausgesetzt sehen, etwa Führungskräfte verschiedener Ebenen oder Unternehmensnachfolger (von Schlippe u. Jansen, 2020).

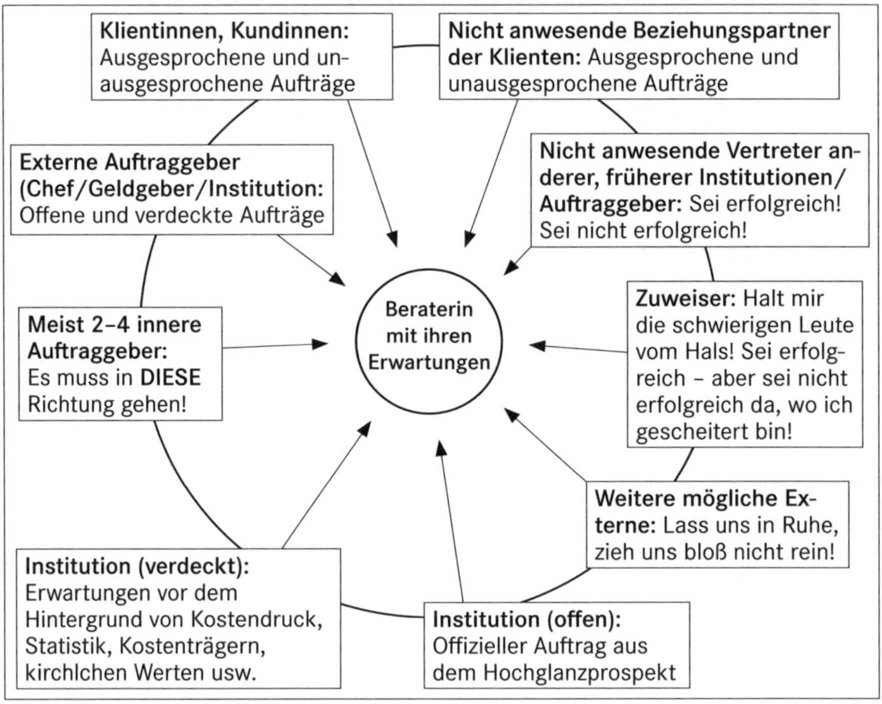


Abbildung 15: Auftragskarussell

# 17 Über Gefühle sprechen

Nachdem Gefühle lange Zeit eine untergeordnete Rolle im systemischen Ansatz gespielt hatten (und nur unter dem Gesichtspunkt Kommunikation gesehen wurden), sind sie bereits seit einiger Zeit »rehabilitiert« (Welter-Enderlin u. Hildenbrand, 1998; von Schlippe, 2022a, S. 54 ff.). Die gestiegene Rolle bindungs- und emotionstheoretischer Überlegungen im Kontext systemischer Therapie wurde in Kapitel 4.1 hervorgehoben. In der jüngsten Zeit sind verschiedene systemische Ansätze entstanden, die sich explizit auf diese theoretischen Überlegungen beziehen (vgl. von Sydow, 2008; Asen u. Fonagy, 2014; Asen, 2021). Sie sollen im Folgenden kurz exemplarisch vorgestellt werden: die narrative Bindungstherapie, die mentalisierungsbasierte Familientherapie, die bindungsorientierte Familientherapie und die emotionsfokussierte Paartherapie.

## 17.1 Eine sichere Basis schaffen: Über Bindung sprechen

Rudi Dallos und Arlene Vetere (Dallos, 2006; Dallos u. Vetere, 2009) wollten den Fokus der systemischen Therapie um Aspekte von narrativer und Bindungstheorie erweitern. Der Blick auf Interaktionssequenzen und deren narrative Weiterentwicklung im Geschichtenerzählen soll durch bindungstheoretische Anregungen ergänzt werden. Sie schlagen vor, in der systemischen Praxis besonders auf folgende Aspekte zu achten:

- Wie viel »Bindungssicherheit« brauchen Ratsuchende, um sich anfangs in der Therapie überhaupt öffnen zu können – und um das Gesagte aufnehmen und nutzen zu können? Bindungssicherheit ist die Grundlage, durch die affektive Kommunikation der Partner möglich wird: die »Verbindung von Selbst zu Selbst« (Catherall, 2022).

- Mit welchen Gefühlen sind die Geschichten »durchtränkt«, die in Familien (und natürlich auch in Teams, Organisationen usw.) erzählt werden?
- Wie lässt sich ein im Familiengespräch erarbeitetes gemeinsames Verständnis der Bindungsgeschichte der Eltern nutzen, um die sich daraus ergebenden Eigentümlichkeiten im Hier und Jetzt gut zu handhaben?

Von diesen Fragen ausgehend sieht die Praxis in verschiedenen Phasen folgendermaßen aus (kurz gefasst aus Dallos, 2006, S. 135 ff.):

*Schaffen einer sicheren Basis* – hier wird geklärt,
- worüber es sicher ist zu sprechen und worüber derzeit noch nicht gesprochen werden sollte;
- dass alle Äußerungen gleichermaßen akzeptiert sind, dass Schuldvorwürfe kurz gehalten werden und der Prozess so langsam wie erforderlich laufen wird;
- dass die Therapeutin stabil genug ist, auch schmerzhafte Gefühle und Erzählungen auszuhalten;
- dass der Therapeut sich auf die Familie einstimmt, dass er widerspiegelt, inwieweit er die Hintergründe des Familienstresses versteht, dass er zeigt, wie weit er sich empathisch einzufühlen vermag.

*Explorieren des Problems in seinen Kontexten* – hier wird unter anderem danach gefragt,
- wie alle Mitglieder in schwierigen Situationen Trost und Sicherheit suchen und wo sie ihn finden oder nicht finden;
- wie die Bindungsmuster der Erwachsenen in ihren Herkunftsfamilien aussehen (inklusive Erinnerung an traumatische Erfahrungen);
- wie diese Bindungserfahrungen in Herkunftsfamilien das Verhalten in der heutigen Familie beeinflussen.

*Erkunden von Alternativen und Veränderungsmöglichkeiten* – hierbei werden
- »replikative Skripten« (»Was war in meiner Kindheit gut und was möchte ich weitergeben?«) ebenso wie »korrektive Skripten« (»Was war in meiner Kindheit schrecklich und was möchte ich als Erwachsener anders machen?«) auf ihre heutige Brauchbarkeit hin untersucht;
- unterschiedliche Bindungsstile möglichst offen und neutral angesprochen und es wird überlegt, wie man mit den Unterschieden so umgehen kann, dass möglichst viel Sicherheit für alle entsteht.

*Integrieren und Kontakthalten* – hier wird ausgewertet,
- welche Bindungserfahrungen dieser Therapieprozess vermittelt hat;
- wie bei zukünftigen Rückfällen die affektive Kommunikation in der Familie aussehen könnte;
- wie einerseits die Therapie klar beendet, aber auch eine Rückkehrmöglichkeit offen gehalten werden kann.

## 17.2 »Ich vermute, du fühlst …«: Gemeinsam mentalisieren

Dieser Ansatz entstand aus der psychodynamischen Therapie von sogenannten Borderline-Patienten (Bateman u. Fonagy, 2015). Das Konzept wurde später in Kooperation zwischen Peter Fonagy und Eia Asen in London für Mehrpersonensysteme weiterentwickelt, und zwar spezifisch da, wo in der Kommunikation ein so hohes Aufregungsniveau entsteht, dass es zu destruktiven Aussagen oder gar Handlungen kommt.

»Mentalisieren« ist ein Begriff für die Fähigkeit, das eigene Verhalten und das anderer Menschen durch Zuschreiben mentaler Zustände interpretieren zu können (Christ, 2011; Taubner, 2016; Weinblatt, 2018; Asen u. Fonagy, 2023; siehe auch Kapitel 4.1), also sich zum einen sich selbst von außen, zum anderen sich andere von innen vorzustellen. Das ist nötig, um den eigenen Verhaltensweisen und denen des Gegenübers Gründe und Motive zuzuschreiben. Hierzu braucht es eine »Theory of Mind«, also eine Idee darüber, wie man sich Verhalten von anderen erklären kann, und zu sehen, dass auch andere sich das Verhalten, das man selbst zeigt, erklären (Fonagy et al., 2000; vgl. auch das Konzept der »Erwartungs-Erwartungen« in Kapitel 6.8). Erst in diesem Stadium ist soziale Perspektivübernahme möglich (Liebsch, 1984). Diese Fähigkeit ist damit ein wesentlicher Entwicklungsschritt des Selbst: Eine Haltung, die Welt auch aus den Perspektiven, der Bedürfnis- und Gefühlslage der anderen zu betrachten, erfordert, sich in die Position der anderen hineinzuversetzen, deren Bedürfnisse von den eigenen zu unterscheiden (was auch heißt: die eigenen klar genug zu kennen) und schließlich sich fragend rückzuversichern, ob man die anderen auch richtig verstanden hat (Fonagy, Gergely, Jurist u. Target, 2004). Mentalisierungsfähigkeit ist zum einen an entwicklungspsychologische Gesetzmäßigkeiten gebunden (Liebsch, 1984), zum anderen entsteht sie in frühen Bindungserfahrungen (Suess, 2001). Zwischen beiden besteht eine zirkuläre Beziehung: Je besser ein Kind von seinen Eltern verstanden wird, umso besser wird es seine Eltern verstehen und umso leichter werden die Eltern die daraus resultierenden Interaktionen verstehen und wiederum die Mentalisierungskapazitäten ihres Kindes fördern können.[58]

Es wird zwischen explizitem und implizitem Mentalisieren unterschieden: Explizit ist »ein bewusstes Nachdenken darüber, welche Gefühle, Motive, Gedanken, Absichten dem Verhalten anderer wie auch dem eigenen Verhalten zugrunde liegen [...] Implizites Mentalisieren ist ein nicht ins abwägende Urteilen vordringendes, schnelles, intuitives, gewohnheitsmäßiges Zuordnen von inneren Zuständen bei anderen und sich selbst« (Rottländer, 2024, S. 345). Im »Normalbetrieb« hilft intuitives Mentalisieren im Alltag, man erkennt den Zustand des anderen und reagiert darauf (etwa eine Mutter, die mitbekommt, was ihr Kind gerade braucht). Bei hoher Anspannung aber kann das implizite Mentalisieren fehleranfällig werden, Zuschreibungen und Motivunterstellungen nehmen jedenfalls in Konflikten zu (von Schlippe, 2022a, S. 120 f.).

Mentalisieren geht mit Fähigkeiten und Haltungen einher wie

- Offenheit für Entdeckungen – Neugier auf die Gedanken und Gefühle der anderen;
- Wissen darüber, dass man nur vermuten, aber nie genau feststellen kann, was andere Menschen denken;
- Fähigkeit der Perspektivenübernahme;
- der Erfahrung, dass ein Phänomen von verschiedenen Menschen ganz unterschiedlich erlebt werden kann;
- vergeben können – weil man den Motivhintergrund der anderen besser versteht;
- Bewusstsein für die Auswirkungen der eigenen Gedanken, Gefühle und Verhaltensweisen auf andere;
- eine im Grundsatz vertrauensvolle Haltung gegenüber anderen;
- Bescheidenheit bezüglich der eigenen Verstehensmöglichkeiten;
- Verspieltheit und ein Humor, der erlaubt, über sich selbst zu schmunzeln;
- der Glaube an die Änderungsmöglichkeiten von sich selbst und anderen;
- Verantwortungsübernahme für die eigenen Reaktionen als von den eigenen Gedanken, Gefühlen, Wünschen, Glaubenssätzen und Bedürfnissen gesteuert.

58 Diese Überlegungen spielen in der systemischen Entwicklungsberatung (Babysprechstunde, Borke u. Eickhorst, 2008) und in der Marte-Meo-Methode (Bünder et al., 2009; Hawellek, 2011) eine große Rolle: Eltern werden darin unterstützt, ihren Kindern eine »Landkarte« eigener und fremder Gefühle zu vermitteln, indem diese in verschiedenen Situationen expliziert werden: »Na, das macht dir jetzt richtig Spaß, was?«, »Oh, schau mal, deine Schwester ist jetzt ganz traurig!« usw. Da diese Form der Beratungsarbeit im Lehrbuch II ausgiebig vorgestellt wurde (Schweitzer u. von Schlippe, 2006, S. 251 ff.), wird das Vorgehen hier nicht weiter ausgeführt.

In der systemischen Praxis (vor allem in der Familientherapie) wird dieses Wissen so umgesetzt, dass die Beraterinnen selbst aktiv mentalisieren, indem sie innere Vorgänge offenlegen (»Ich denke jetzt gerade darüber nach, …«, »Bei dem, was Sie gesagt haben, habe ich ein gutes Gefühl, weil …«), sich genauer nach den Gedanken und Gefühlen des Gegenübers erkundigen und immer wieder überprüfen, ob sie diese richtig verstanden haben. Dies kann in einer Abfolge von *Unterbrechen* (»Entschuldigen Sie, darf ich an dieser Stelle mal unterbrechen und genauer nachfragen?«), *Rückwärtsspulen* (»Sie sagten vor Kurzem …«), *Erkunden* (»Wie haben Sie sich gefühlt, als Sie das vorhin sagten?«) und *Reflektieren* (»Was passierte danach bei Ihnen und bei den anderen?«) geschehen. In einer sogenannten »Mentalisierungsschleife« können Therapeuten fünf unterschiedliche Akzente setzen (Beispiel aus Asen u. Fonagy, 2023):

- *Punktuieren:* »Ich bemerke, dass der Sohn, immer wenn der Vater spricht, ängstlich zur Mutter schaut – hat das außer mir noch jemand bemerkt?«
- *Überprüfen:* »Oder bilde ich mir das ein?«
- *Den Moment mentalisieren – und gleichzeitig die Interaktionsabfolgen verlangsamen:* (zum Vater gerichtet) »Was, vermuten Sie, fühlt der Sohn gerade, das ihn so ängstlich zur Mutter schauen lässt? Wie fühlt es sich für Sie als Vater an, wenn der Sohn so zur Mutter schaut? Wenn man Sprechblasen aus dem Kopf Ihrer Frau aufsteigen sähe – was stünde darin in diesem Moment wohl über ihre Gefühle?«
- *Verallgemeinern:* »Wir haben jetzt gehört, dass die Mutter, wenn der Vater spricht, sich ängstlich fühlt und der Sohn dies aufgreift. Vielleicht ist es das einzige Mal, wo dies so je passiert ist, aber vielleicht auch nicht. Können Sie sich darüber unterhalten, ob etwas Ähnliches auch zu Hause oder bei anderen Gelegenheiten passiert?«
- *Rückblick:* »Welchen Reim machen Sie sich auf das, was heute hier geschehen ist? Können Sie darüber sprechen, was dies für jeden Einzelnen und für Sie alle gemeinsam bedeutet hat? Können Sie daraus irgendwelche Schlussfolgerungen ziehen?«

**Mentalisierungsbasierte Familientherapie**

Zum Manual der MBFT (Mentalisation-Based Family Therapy (Asen u. Fonagy, 2014; Cordes u. Schultz-Venrath, 2015) gehören, besonders wenn Kinder beteiligt sind, auch einzelne »Mentalisierungsspiele oder -aufgaben«:

- Im *Rollentausch* werden Eltern gebeten, sich eine kritische Situation wie das Erledigen von Haushaltsarbeiten oder Schulaufgaben vorzustellen und zu erzählen, wie es ihnen als Kind dabei gehen würde. Das Kind hört den Eltern dabei zu und berät sie, was sie in ihrer Rolle denken, sagen oder fühlen könnten.

- Beim *Gefühlefinderspiel* erzählt ein Familienmitglied eine Geschichte, in der es selbst emotional sehr beteiligt war. An bedeutsamen Momenten in der Geschichte sagt die Erzählerin: »Und dann fühlte ich mich …«, worauf das Kind mit einem passenden Gesichtsausdruck oder einem Wort diese emotionale Reaktion darstellen soll. Danach erzählt die Erzählerin dem Kind, was sie tatsächlich gefühlt hat. Immer wenn das Kind dieselbe Antwort gibt wie die Erzählerin, rückt es um eine Stufe auf einem Spielbrett weiter.
- Im *Gedankenpausenknopf-Spiel* spielt die Familie eine problembeladene Szene des Familienalltags. Immer bevor das Kind die problematische Aktion darstellt, drückt es den Pausenknopf. Dann übernimmt ein Elternteil die Rolle des Kindes, dieses entfernt sich ein wenig, um »eine Pause zu machen und nachzudenken«. Vom anderen Platz aus benennt das Kind so viele Gründe, wie ihm einfallen, diese Handlung nicht auszuführen. Dennoch sagen die Eltern immer wieder »Jetzt mache ich es!«, woraufhin das Kind »Nein, mach eine Pause und denk nach!« ruft. Am Ende zählt das Kind noch einmal alle Gründe auf, diese Handlung nicht auszuführen, und erntet dafür von den Eltern Anerkennung.
- Das *Gehirnscanner-Spiel* beginnt damit, dass alle Mitglieder ein Hirnschnittbild-Diagramm mit zehn größeren und kleineren Ventrikeln mit folgender Instruktion bekommen: »Stell dir vor, dies ist das Gehirn deiner Mutter (deines Vaters, deiner Schwester usw.). Schreibe in die freien Stellen all die Gedanken und Gefühle, die sie deiner Meinung nach in diesem Moment gerade hat. Setz die großen Gedanken und Gefühle in die großen Bereiche, die kleineren oder die geheimnisvollen in die kleineren Felder.« Wenn jeder nach fünf Minuten die Aufgabe beendet hat, werden die verschiedenen »Gehirnscanbilder« miteinander angeschaut und diskutiert, wie genau jeder die mentalen Zustände des anderen gelesen hat (Asen u. Fonagy, 2014, S. 246 ff.).

## 17.3 »Übrigens, damals …«: Beschädigte Bindungen wieder festigen

Für suizidale, zugleich oft depressive Jugendliche aus innerstädtischen armen Familien mit vielen traumatischen Alltagserfahrungen entwickelten Guy Diamond und Mitarbeiter in Philadelphia (Diamond u. Levy, 2010; Diamond et al., 2010) eine auf dem strukturellen Ansatz (Kapitel 2.2) beruhende bindungsbasierte Familientherapie. Sie zielt darauf, unterbrochene und beschädigte Eltern-Kind-Bindungen im emotionalen Austausch zwischen diesen wieder zu reparieren. Diese zwar in einem Therapiemanual beschriebene, aber zugleich sehr flexible Vorgehensweise rechnet mit einer Therapiedauer von circa drei Monaten mit meist wöchentlichen Therapiesitzungen. Sie betont fünf zentrale Therapieschritte.

In einem ersten Familiengespräch zur *Neudeutung der Beziehungen* wird die Stärkung der Beziehungen als wichtigstes Therapieziel erarbeitet. Die Frage »Als du dich so depressiv gefühlt hast oder dich umbringen wolltest – warum hast du dich nicht an deine Eltern gewendet, um dir Hilfe zu holen?« lenkt das Gespräch auf Kommunikationsblockaden und Vertrauensbarrieren. Dabei muss Mitgefühl für die Enttäuschung der Eltern, dass sie ihrem Teenager nicht helfen konnten, ebenso gezeigt werden wie für die Verletzlichkeit und die Wut des Jugendlichen: »Ich weiß zwar, dass du wütend bist, ich frage mich aber, ob deine Mutter auch weiß, wie traurig du bist?« Auf dem Höhepunkt dieser Sitzung wird die Hoffnung ausgedrückt, dass eine Wiederherstellung der Eltern-Jugendlichen-Beziehung bei künftigen depressiven oder suizidalen Gedanken ein Gefühl von Unterstützung und Geborgenheit geben kann.

Beim *Herstellen einer Beziehung mit dem Jugendlichen* (ein bis zwei Gespräche) wird mit diesem besprochen, ob und welche Familienkonflikte mit dem Suizidversuch in Zusammenhang stehen: »Wissen das deine Eltern, verstehen sie, wie sehr du leidest? Was ist in der Vergangenheit geschehen, das die Vertrauensbasis zwischen dir und deinen Eltern beeinträchtigt hat?« Häufig wird der Jugendliche von Misshandlungen oder gar Missbrauch, Vernachlässigung oder Verlassenwerden, von übermäßiger Kritik oder Kontrolle erzählen. Mit der Frage »Hast du irgendwann einmal schon mit deinen Eltern über diese Probleme gesprochen?« beginnt die Therapeutin, für ein solches Gespräch zu werben (»Deine Stimme sollte gehört werden! Ich helfe dir, dass deine Eltern dir diesmal zuhören«), sofern sie die Rahmenbedingungen entsprechend einschätzt. Wenn der Jugendliche zögert, wird besprochen, welche Unterstützung und gegebenenfalls welcher Schutz durch die Therapeutin nötig ist.

In der *Aufnahme einer Beziehung zu den Eltern* (in der Praxis sehr oft mit einer alleinerziehenden Mutter, ein bis zwei Gespräche) trifft sich die Therapeutin mit diesen zunächst allein. Sie erklärt, dass sie den Eltern am besten helfen könne, ihrem Jugendlichen zu helfen, wenn sie die Eltern etwas besser kennenlerne. Häufig berichten Eltern eine eigene Geschichte ähnlich misslungener Bindungserfahrungen und von aktuellen psychischen, körperlichen, finanziellen oder Beziehungsproblemen. Hier wird versucht, diese Verlusterfahrungen zu würdigen, sie (ohne anklagenden Unterton) in Zusammenhang mit dem depressiven oder suizidalen Verhalten des Jugendlichen zu bringen und schließlich Hoffnung auf eine Wiederherstellung der Bindung zu erzeugen. Die Therapeutin eröffnet keine eigenständige Einzeltherapie der Eltern. Sie hilft nun auch den Eltern, sich auf das gemeinsame Gespräch über emotionsgeladene Themen vorzubereiten.

Dann kommt die Familie wieder zusammen, um in einem *Neubindungsversuch* (»reattachment task«) in drei bis vier weiteren Gesprächen neue Möglichkeiten der affektiven Kommunikation zu erproben. Die Therapeutin reguliert das Gespräch so stark wie erforderlich, hilft dem Jugendlichen, sich zu offenbaren, und den Eltern, möglichst verständnisvoll und nicht defensiv darauf zu reagieren. Zuweilen entschuldigen sich die Eltern; ansonsten hilft die Anerkennung der Gefühle und Wahrnehmungen des Jugendlichen, Zorn und Misstrauen aufzulösen. Wenn sich die Bindung wieder verstärkt hat, geht es in einer abschließenden Kompetenzphase darum, die Autonomie des Jugendlichen und sein Zurechtkommen in Schule und Peergruppe parallel mit der wieder gewonnenen familiären Verbundenheit zu fördern.

## 17.4 »Ich fühle mich …«: Emotionsfokussierung[59]

»Ich weiß, es ist nicht hilfreich, mich selbst so abzuwerten, ich sollte mich freundlicher behandeln – aber es *fühlt* sich einfach so *an.*« In diesen Worten scheint eine Erfahrung auf, die zwischenzeitlich auch neurobiologisch gut untermauert ist: Wir Menschen sind sehr wesentlich emotional organisierte Wesen. So beliebt die Vorstellung auch ist, dass man sich selbst rational »steuern« könne, so sehr müssen wir »akzeptieren, dass ein beachtlicher Teil vitaler Bedeutungen vor aller Begrifflichkeit liegt«, und wir sollten nicht übersehen, »dass die ›Sprache der Affekte‹ nicht die der rationalen Logik und formaler Operationen ist« (Kriz, 2017, S. 45; siehe auch Ciompi, 2019). Wenn wir also Verhalten und Gedanken verändern wollen, gelingt dies dauerhaft nur dort, wo wir Klientinnen auch emotional erreichen. Evolutionär betrachtet sind Emotionen ein wesentlicher Teil unseres Informationsverarbeitungssystems. Sie ermöglichen auf vorbewusster Ebene blitzschnelle Situationseinschätzungen (»Bin ich hier sicher? Wird dies angenehm oder unangenehm?«) und richten unser Handeln aus (»Hierbleiben? Weggehen? Flüchten?«). Emotionen sind Informanten über unsere zentralen Bedürfnisse, sie lassen uns spüren, wenn diese bedroht sind und bilden ein Kommunikationssystem, mit dessen Hilfe auch andere Menschen sehen können, was wir (nicht) brauchen. Unser emotionales Verarbeitungssystem ist dabei grundlegend darauf ausgerichtet, unser Wohlbefinden

59 Wir danken Julika Zwack für diesen Gastbeitrag.

zu sichern, unsere körperliche und seelische Integrität zu schützen – Fuchs spricht von der »Immunfunktion der Emotionen«.

Dennoch sind Gefühle nicht unfehlbar (Fuchs, 2004), sie können uns in die Irre leiten, in ihrer Intensität lähmend oder destruktiv wirken. Auch wenn Emotionen wesentliche Informationen bereitstellen und Handlungstendenzen mobilisieren können, sollten wir nicht vergessen, dass Gefühle und Denken eng miteinander verbunden sind (Ciompi, 2019). So wird beispielsweise Empörung wie ein Gefühl erlebt (von Schlippe, 2022a) und führt eventuell zu sehr destruktiven Handlungen (»Weil ich so wütend war, musste ich einfach zuschlagen – das hat er sich selbst zuzuschreiben!«).

Emotionen spielen insbesondere in humanistisch geprägten Ansätzen der systemischen Therapie eine gewichtige Rolle. So geht Satir (2016) davon aus, dass beobachtbare Kommunikationsmuster Versuche darstellen, den eigenen Selbstwert zu schützen. Sie lädt deshalb ein, stärker auf die emotionale Funktion des Gesagten als auf das Gesagte selbst zu fokussieren. In hypnosystemischen Ansätzen (Schmidt, 2004) geht es wesentlich darum, über zielgerichtete Aufmerksamkeitsfokussierung Zugang zu positiven Gefühlen zu schaffen. Arbeit mit Gefühlen ist in der systemischen Therapie jedoch häufig dadurch charakterisiert, dass wir *über* sie reden, statt bei ihnen anzukommen – insbesondere dann, wenn sie negativ gefärbt sind. Hier eröffnet die emotionsfokussierte Therapie (Auszra, Hermann u. Greenberg, 2016; Greenberg, 2015) weitere Perspektiven für Musterunterbrechungen (zu einem Vergleich zwischen emotionsfokussierter und systemischer Therapie siehe auch Zwack u. Greenberg, 2020; Wagner u. Russinger, 2016).

Greenberg (2015) unterscheidet folgende vier Emotionsqualitäten:
1. adaptive Primärgefühle;
2. maladaptive Primärgefühle;
3. Sekundärgefühle;
4. instrumentelle Gefühle.

*Adaptive Primärgefühle* sind emotionale Erstreaktionen, deren Qualität, Intensität und mobilisierte Handlungstendenz zur jeweiligen Situation passen. Dazu gehören beispielsweise Trauer im Angesicht von Verlust, Ärger bei Grenzüberschreitungen, Scham bei Verletzung wichtiger sozialer Normen.

*Maladaptive Primärgefühle* sind ebenfalls unmittelbare emotionale Erstreaktionen. Anders als adaptive Primärgefühle sind sie in Qualität, Intensität und Handlungsbereitschaft jedoch eher ein Spiegel früherer Erfahrungen als eine stimmige Antwort im Hier und Jetzt. So fühlen sich einige Klienten für Außenstehende kaum nachvollziehbar rasch bedroht, einige fundamental verlassen und hilflos, andere wieder wertlos und beschämt. Bei genauerer Betrachtung zeigt sich: Auch wenn das Gefühl in seiner Qualität und/oder Intensität nicht zur aktuellen Situation passt, so macht es als Reaktion auf biografische Ereignisse der Vergangenheit durchaus Sinn. Maladaptive Gefühle sind damit wie alte, schlecht verheilte Wunden, die bei Berührung neu aufreißen.

*Sekundärgefühle* wirken als Schutzschild gegen (allzu) schmerzliche Primärgefühle. Wer zum Beispiel in seinem Leben wiederkehrend erfahren hat, dass Trauer und Verletzlichkeit zu zeigen bedeutet, beschämt und zurückgewiesen zu werden, mag diese Gefühle hinter Ärger oder Resignation verbergen. Sekundärgefühle stellen damit sowohl auf der intrapsychischen als auch der interpersonellen Ebene Lösungsversuche im Umgang mit bedrohlichen Erfahrungen dar.

*Instrumentelle Gefühle* wiederum sind erlernte Ausdrucksweisen, die bewusst oder unbewusst dazu genutzt werden, andere zu beeinflussen. Hierzu gehören »Krokodilstränen« ebenso wie betont submissives Verhalten zur Konfliktvermeidung oder manipulativ ausgeübte Kälte.

Seelische Gesundheit und befriedigende Beziehungen setzen voraus, dass die Beteiligten Kontakt zu ihren Primärgefühlen haben bzw. sich diese erschließen können (Greenberg, 2015). Für Therapie und Beratung bedeutet dies, Klientinnen Zugang hierzu zu eröffnen und sich nicht von Sekundärgefühlen auf unproduktive Nebengleise lenken zu lassen. Die Unterscheidung zwischen primären und sekundären Gefühlen ist dabei nicht inhaltlich, sondern funktional. *Alle* Gefühle können sowohl primär als sekundär sein. Die Unterscheidung bleibt dem Beobachter überlassen und kann letztlich nur hypothetisch unter Einbeziehung der eigenen Resonanz erfolgen (»Geschieht hier etwas Neues oder ist es die hundertste Neuauflage der immer gleichen Geschichte? Passt das Gefühl zur Situation? Macht es handlungsfähig?«). Der Zugang zu adaptiven Primärgefühlen geht einher mit der spürbaren Erfahrung: Hier geschieht etwas Neues, Relevantes, Orientierendes.

Für die systemische Einzel-, Paar- und Familientherapie eröffnet ein emotionsfokussierter Blick Zugang zu der »inneren Musik«, die den »interaktionellen Tanz« antreibt. Was wir tun und sagen, folgt einer emotionalen Logik, die zu erkennen und zu versprachlichen neuen Gestaltungsraum eröffnet. Die oben skizzierten Unterscheidungen regen für die Praxis an:

1. *Vorder- und Hinterbühne zu differenzieren:* Was nach außen hin aggressiv und abwertend anmutet, kann sich innerlich verletzlich und unsicher anfühlen und umgekehrt.
2. *Stärker auf die Emotion als auf den Inhalt zu fokussieren:* »Was passiert in Ihnen, wenn Sie hören, was Ihre Partnerin sagt?«, »Wie fühlt es sich an, Ihren Partner darum zu bitten?« statt: »Würden Sie Ihrem Partner zustimmen? Warum (nicht)?«

3. *Sensibel zu sein für nonverbal und paraverbal Mitkommuniziertes:* »Sie sagen, es ist in Ordnung so. Gleichzeitig klingt da auch etwas anderes an, etwas Trauriges, vielleicht auch Resigniertes – stimmt das?«
4. *Nicht nur über Gefühle zu reden, sondern diese im Hier und Jetzt zu aktualisieren:* »Was passiert in Ihnen, jetzt, wo sie von dieser Situation erzählen?«

Methodisch erfordert die Arbeit mit Gefühlen oft ein Vorgehen aus der humanistischen Psychologie, das sich stärker an empathischer Exploration (Rogers, 2009) als an Fragen orientiert und das auch Formen der Teilearbeit aufgreift, wie sie aus der Gestalttherapie oder der Ego-State-Therapie (Fritzsche u. Hartman, 2023) bekannt sind.

Die Frage »Seit wann kennen Sie dieses Gefühl?« mag ein Eintrittstor in eine relevante Erinnerungswelt sein. Um das Gefühl jedoch zu verändern, bedarf es Interventionen, die nicht nur auf deklarativ verfügbare Kognitionen zielen, sondern die Aufmerksamkeit auf vorsprachliches Erleben, Körperempfinden und emotionale Prozesse lenken. Hierzu gehört das von Eugine Gendlin entwickelte Focusing (Gendlin u. Wiltschko, 2007) ebenso wie Spielarten empathischer Begleitung. Auszra et al. (2016) unterscheiden hierbei:
- Empathisches Spiegeln des Gesagten: »Und das hat Sie verletzt …«
- Empathisches Bestätigen: »Kein Wunder, dass Sie sich so gefühlt haben. Das muss sehr wehgetan haben.«
- Exploratives Spiegeln: »Das war unerwartet und auch irgendwie …?«
- Empathisches Evozieren: »Und dann standen Sie ganz allein, und keiner hat Ihnen geholfen, und das war, als ob die Welt untergeht …«
- Empathisches Vermuten: »Da ist dieser Ärger und gleichzeitig dieses Gefühl, … so unwichtig zu sein, richtig?«, »Es klingt, als ob Sie sagen, …«
- Empathisches Zurückfokussieren: »Da sind all diese Themen … und mittendrin diese bittere Erfahrung …«

Für auf Neutralität und Neugier geeichte Systemikerinnen und Systemiker mögen diese Formen empathischer Begleitung suggestiv erscheinen. Ihr Sinn besteht jedoch nicht darin, vorgefertigte Deutungen an den Mann/die Frau zu bringen (»Hinter dem Ärger steckt doch Angst«), sondern Klientinnen in Kontakt zu bringen mit ihren handlungsleitenden Affektlogiken (Ciompi, 2019). Über die Stimmigkeit dieser empathischen Angebote entscheidet weiterhin der Klient.

Herausfordernder, aber oft äußerst lohnend sind empathische Explorationsprozesse in Mehrpersonengesprächen. Diese erfordern vom Therapeuten ein entschlossenes, sequenzielles »Raumschaffen« (»Ich würde mir gern einen Moment nehmen, um genauer zu verstehen, wie es sich für Sie, Herr Müller, *anfühlt,* in dieser

Situation zu stecken. Danach möchte ich gern besser begreifen, welche Gefühle Sie, Frau Müller, durchleben.«). Die Therapeutin leistet dabei etwas, was das Paar derzeit nicht mehr füreinander aufbringen kann: wertschätzend-neugierige Erkundung in einem geschützten Raum. Gelingt dies, werden häufig verletzlichere Primärgefühle hinter verletzenden Sekundärgefühlen sichtbar (»Ich sehe, wie traurig du bist, vorher habe ich nur die Attacke wahrgenommen«), die eine Unterbrechung destruktiver kommunikativer Muster erleichtern können (vgl. hierzu ausführlich Greenberg u. Goldmann, 2008; Johnson, 2004; Johnson u. Campisi, 2021). Da empathische Exploration darauf abzielt, verletzliche Empfindungen wahrzunehmen, zu benennen und zu zeigen, ist sie nicht in Mehrpersonensettings indiziert, in denen missbräuchliche, massiv grenzüberschreitende Verhältnisse vorherrschen.

Indem wir nicht nur *über* Gefühle reden, sondern diese im Hier und Jetzt aktualisieren und vertiefen, eröffnen sich oft »Bottom-up-Zugänge« zu resilienten Empfindungen, die in der Ursprungssituation nicht verfügbar waren, zum Beispiel selbstbehauptender Ärger, legitime Trauer, mitfühlende Zuwendung und andere. Diese wiederum helfen dabei, neue Narrative zu entwickeln, die nicht nur gut klingen, sondern auch als »stimmig« erlebt werden. Angewandt auf den Ausgangssatz dieses Kapitels könnte das beispielsweise so lauten: »Ich kann *fühlen,* was es für mich heißt, mit meiner Selbstabwertung zu leben. Und das zu fühlen, macht mich wütend. Ich hab es satt, mir das anzutun.«

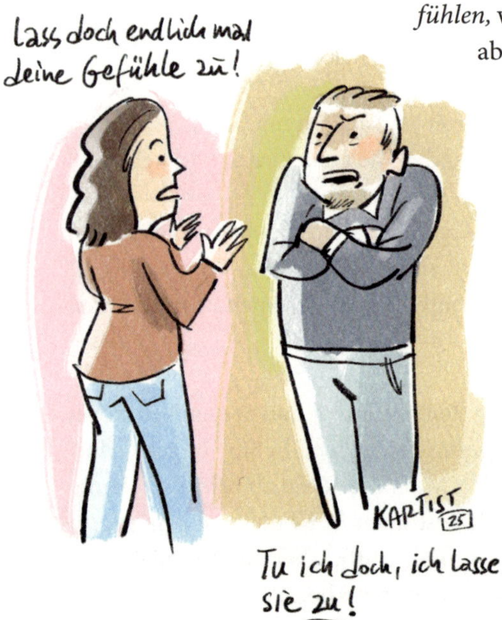
Lass doch endlich mal deine Gefühle zu!
Tu ich doch, ich lasse sie zu!
KARTIST 25

# 18 Kommentare im und nach dem Gespräch

Die Bedeutung der Sprache zeigt sich besonders in der Art, wie Berater die Problembeschreibungen der Klienten kommentieren. Die »große« Schlussintervention ist dabei nur eine Form des Kommentars, wenngleich eine besondere. Aber auch fast jede kleinere Äußerung stellt einen Kommentar dar, ein sprachliches Angebot, die »Wirklichkeit« auf eine bestimmte Weise wahrzunehmen. Wir wollen hier drei solche Formen näher beschreiben: die *positive* oder besser noch *wertschätzende Konnotation,* das *Reframing* und die Möglichkeit, dass die Therapeuten sich zum Anwalt der Ambivalenz machen – das *Splitting* der Therapeuten.

## 18.1 Anerkennung, Kompliment, wertschätzende Konnotation

Eine freundliche, von Wertschätzung getragene Atmosphäre zu schaffen, ist so etwas wie das grundlegende Fundament systemischer Praxis: Wo es darum geht, sich mit eigenen Problembereichen auseinanderzusetzen, sich durch Interventionen »verstören« und infrage stellen zu lassen, braucht es einen stabilen Rahmen. Die Beraterin ist herausgefordert, eine Perspektive zu finden, aus der heraus auch ein Verhalten, das sie zunächst kritisch erlebt, wertschätzend beschreiben kann.

> Beispielsweise kann ein Ratsuchender, der erkennbar unwillig im Raum sitzt, in einer Weise angesprochen werden, in der sein Engagement anerkannt wird, das in seinem Kommen allein liegt: » Sie sagen, Sie seien heute nur Ihrer Frau zuliebe gekommen und dass Sie sich von dieser Beratung nichts versprechen. Für mich ist das ein Zeichen, wie viel Sie für das Wohlergehen Ihrer Partnerschaft zu tun bereit sind – selbst in Situationen, wo Sie gar nicht glauben, dass es nützt.«

Die Technik der *positiven Konnotation* wurde ursprünglich im Mailänder Modell entwickelt (Kapitel 2.4). Ihre Vertreter versuchten, sich von der »sprachlichen Konditionierung« zu befreien, in die unsere Beschreibungen uns hineinzwingen: Die Sprache kann nicht anders, als die Komplexität der sozialen Wirklichkeit in ein lineares Nacheinander zu überführen und damit kontinuierlich linear Ursache-Wirkungs-Ketten zu erzeugen und Täter-Opfer-Aufspaltungen zu interpunktieren (Kapitel 8.2): »Der Stein zertrümmert die Scheibe. Der Vater drangsaliert die Mutter. Die Treulosigkeit des Mannes bricht der Frau das Herz ... Wenn immer wir überhaupt sprechen, wenn immer wir den durch die Sprache bzw. ihre Grammatik vorgegebenen Linien folgen, ergeben sich Ursache-Wirkungsverknüpfungen, Erklärungen, Sinn und Realitätsbezug fast zwangsläufig« (Stierlin, 1990, S. 268). Dieser Zwangsläufigkeit versuchten die Mailänder, durch die *grundsätzlich positive Beurteilung* aller Verhaltensweisen in der Familie zu entgehen. Die Kunst liegt darin, der Versuchung zu widerstehen, das Problem mit dem Verhalten oder gar Persönlichkeitseigenschaften anderer Familienmitglieder linear zu verknüpfen (»Der eine verhält sich so, *weil* der andere so stark gestört ist«). Untrügliches Indiz dafür, dass der Therapeut oder die Therapeutin im inneren Dialog einer feststehenden Interpunktion aufsitzt, ist, wenn sich bei ihm oder ihr Ärger oder Empörung über einen oder mehrere in der Familie entwickeln. Die Familie wird dann aufgeteilt in »gute« und »böse« Mitglieder, es wird schwer, das Zusammenspiel des Ganzen zu sehen.

Die positive Konnotation arbeitet dieser Tendenz entgegen: Man zwingt sich, konsequent eine systemische Sicht der Familie beizubehalten und jede Verhaltensweise als konstruktiven Beitrag des entsprechenden Familienmitglieds anzusehen, die Einheit und Kohäsion der Familie zu erhalten, auch wenn es äußerlich anders aussieht.[60] Allerdings kann es auch als Beleidigung erlebt werden, wenn unter allen Umständen Dinge positiv beschrieben werden – so könnte ein Klient sich fragen, für wie dumm oder stützungsbedürftig er von den Therapeuten gehalten wird, oder eine Familie kann das Gefühl bekommen, dass die traurige und ernste Situation überhaupt nicht verstanden wurde. Daher ist unserer Meinung nach der Begriff »wertschätzende Konnotation« besser geeignet. Nicht jedes Verhalten muss unbedingt positiv gewertet werden, doch kann eine wertschätzende Haltung deutlich machen, dass man sich bemüht, die subjektiven Hintergründe für jedes Verhalten nachzuvollziehen, sich »in die Schuhe« des jeweiligen Menschen hineinzustellen und danach zu suchen, welche Bedeutung sein Verhalten im Kontext des Gesamtsystems

---

60 Diese Haltung hat natürlich Grenzen. Missbrauch und Misshandlung können nicht positiv konnotiert werden (siehe Kapitel 11.8). Allerdings ist es wichtig, dann klar zu markieren, wann der Bereich »Therapie« oder »Beratung« verlassen wird und eine Therapeutin eher im Kontext rechtlicher Rahmenbedingungen handeln muss (Greber u. Kranich Schneiter, 2011), bzw. so früh wie möglich andere Formen der Hilfe und Intervention zu suchen (Asen, 2011).

haben mag. Ein Beispiel dafür, wie über eine zirkuläre Frage Zugang zu einer wertschätzenden Konnotation gefunden werden kann:

> Ein Ehepaar kam in Therapie, nachdem die Frau circa ein halbes Jahr zuvor entdeckt hatte, dass ihr Mann seit Jahren eine Freundin hatte. Zwischen beiden hatte sich in der Folge ein Muster von Anklage und Rückzug, eine festgefahrene Geschichtsschreibung entwickelt, die sich auch in den Gesprächen fortsetzte. Beide Partner beschrieben sich gegenseitig als »immer schon schwierig«, der Mann meinte, seine Frau habe immer nur an ihm herumgenörgelt, während er sich aufgeopfert habe, um der Familie ein gutes Leben zu ermöglichen, die Frau sah sich von ihm als Stütze seiner Karriere und Erzieherin seiner Kinder ausgebeutet. Es war für den Therapeuten schwer, sich dem Sog, Partei zu ergreifen, zu entziehen, die Schwere, mit der das Problem geschildert wurde, ließ eine »positive Konnotation« nicht ohne Weiteres zu. Erst durch eine besondere zirkuläre Frage wurde hier eine Öffnung möglich: »Was Sie erzählt haben, geht weit über Sie beide als Mann und Frau hinaus. Es berührt Fragen, wie in unserer Gesellschaft Rollen von Männern und Frauen definiert sind. Was ich weiß, ist, dass hier ein wenig Frieden möglich ist, wenn Mann und Frau sich gegenseitig Anerkennung vermitteln können dafür, welche Leistung sie vollbracht haben, diese zugewiesenen Rollen mit Leben zu füllen. Und ich würde daher jetzt gern jedem von Ihnen die gleiche Frage stellen: Wer, denken Sie, kann von Ihnen beiden diese Leistung beim anderen besser anerkennen? Ihr Mann bei Ihnen oder Ihre Frau bei Ihnen?« Diese Frage rief bei beiden Verblüffung hervor, und nachdem sie sich darauf eingelassen hatten, beantworteten sie sie. Es wurde in einem tränenreichen Gespräch deutlich, wie wenig sie sich bislang für diese Seiten gegenseitig anerkannt hatten. Dadurch konnten sie sich im nächsten Schritt auf ein Ritual einlassen, das es ihnen ermöglichte, lange ungesagten Dank aneinander auszusprechen.

Die wertschätzende Konnotation lag hier in der Struktur der Frage begründet. Wie auch immer sie beantwortet wird, sie führt zu einer wertschätzenden Beschreibung des anderen, ob nun einer der beiden gesagt hätte: »Ich kann meinen Partner besser anerkennen!« oder: »Mein Partner kann es besser!«

## 18.2 Umdeutung, Reframing

> *»Jemand rühmte den Mut des Sokrates, der in einer Schlacht, in der die Athener besiegt worden waren, ganz auf sich allein gestellt einen ehrenhaften Rückzug angetreten hatte, wohingegen die anderen wie die Hasen flohen. Als Sokrates*

*diese Lobrede hörte, lachte er und sagte: ›Du hältst mich für mutig, in Wirklichkeit war ich es an diesem Tage weniger als all die, die flohen. Denn ich schätze, dass man eine stolze Verachtung der Gefahr aufbringen muss, um seine Waffen wegzuwerfen, wenn man vom Feind bedrängt wird und ihm seinen Rücken darbietet wie eine Zielscheibe; ich dagegen, als ich denen, die mich verfolgten, die Stirn bot, die Augen weit aufriss […] und mich zum Kampf stellte, war, scheint mir, von Furcht getrieben; und ich sehe nicht, inwiefern derjenige, der sich, so gut er kann, hinter seinem Schild versteckt, […] mutiger sein soll als der, der sich mit geschlossenen Augen in die Flucht stürzt. […] Ich sehe nur, dass der eine der beiden findiger ist als der andere.‹ Als sie diese seltsame Rede über den Mut hörten, waren die jungen Leute, die dabeisaßen, wie erstarrt; es schien ihnen, als seien all ihre vertrauten Begriffe aus ihren Köpfen davongeflogen. Das war die Wirkung, die Sokrates durch seine spitzfindigen Reden fast immer erzielte. Daher hatte man ihm den Beinamen Zitterrochen gegeben« (Alain, 1994, S. 14).*

Eng verwandt mit der im letzten Abschnitt beschriebenen wertschätzenden Beschreibung sind die positiven Umdeutungen (»Reframings«). Sie gehören zu den wichtigsten systemischen Interventionen. Ein Reframing ist eine Neubewertung einzelner, bislang als negativ bewerteter, störender Verhaltensweisen, Erlebnisweisen oder größerer Interaktionsmuster (»Probleme«, »Störungen«, »Symptome«) vor dem Hintergrund eines systemischen Bezugsrahmens. Mit positiven Umdeutungen wird in der systemischen Praxis versucht, bisherige Muster von negativen Beschreibungen, von Selbstanklage und Kritik zu unterbrechen, indem etwa auf bislang unbemerkte »gute Nebenwirkungen« dieser Störungen hingewiesen wird, manchmal sogar ein »Problem« eventuell als (derzeit noch) bestmögliche »Lösung« zu sehen, wie es etwa in einer Maurice Chevalier zugeschriebenen Aussage über das Altern zu finden ist: »Altwerden ist gar nicht so schlecht, wenn man die Alternativen bedenkt.«

Im Reframing wird einem Geschehen dadurch ein neuer Sinn gegeben, dass es, in einen anderen *Rahmen* (»frame«) gestellt, die *Bedeutung* des Geschehens verändert. Eine Geschichte ändert ihren Sinn, wenn man sie in einem anderen Licht erzählt: Nicht zu fliehen, ist die »eigentliche Feigheit«, während der »Mut der Flüchtenden« von Sokrates gerühmt wird. Wie schon in Kapitel 6.3 beschrieben, war es Gregory Bateson, der darauf hingewiesen hat, dass die Bedeutung einer Information von *Kontextmarkierungen* abhängt – Kennzeichen, die zeigen, wie eine Aussage zu verstehen ist. Kontextmarkierungen qualifizieren den *sozialen Sinn* der Kommunikation. Dieser soziale Sinn ist der Rahmen, der bestimmt, wie eine Äußerung zu verstehen ist. Ein veränderter Rahmen verändert die komplette Bedeutung einer Kommunikation, auch wenn deren Inhalt selbst sich nicht ändert. Ein Beispiel (aus von Schlippe u. Schweitzer, 2009, S. 78):

In einem Gespräch klagt der Vater über seine beiden Töchter: »Ich finde es unerträglich, sie haben ständig Streit! Die Türen knallen und wie die miteinander reden, furchtbar!« – »Wie war das bei Ihnen zu Hause?« – »Oh, da gab es das nicht. Mein Vater war so streng, er hat uns hart geschlagen, mein Bruder und ich mussten uns verbünden und fest zusammenstehen! Darum finde ich das ja auch so schlimm, dass die beiden so anders sind.« – »Sie waren damals also so eine Art Notgemeinschaft. Sind Sie denn auch so streng?« – »Nein, ich weiß, wie es ist, geschlagen zu werden, und darum habe ich mir geschworen, meine Kinder nie zu schlagen, und das habe ich auch geschafft.« – »Dann könnte man ja fast sagen, dass es ein ›Kompliment‹ ist, wenn Ihre Töchter sich ständig streiten. Sie zeigen, dass sie jedenfalls keine Notgemeinschaft bilden müssen, sondern dass sie in Ruhe lernen können, wie man harte Auseinandersetzungen führt.« Der Gesichtsausdruck des Vaters »kippt« um in Verblüffung: »So habe ich das noch nie gesehen – ja, stimmt, es ist ein Kompliment an mich, ein Kompliment!«

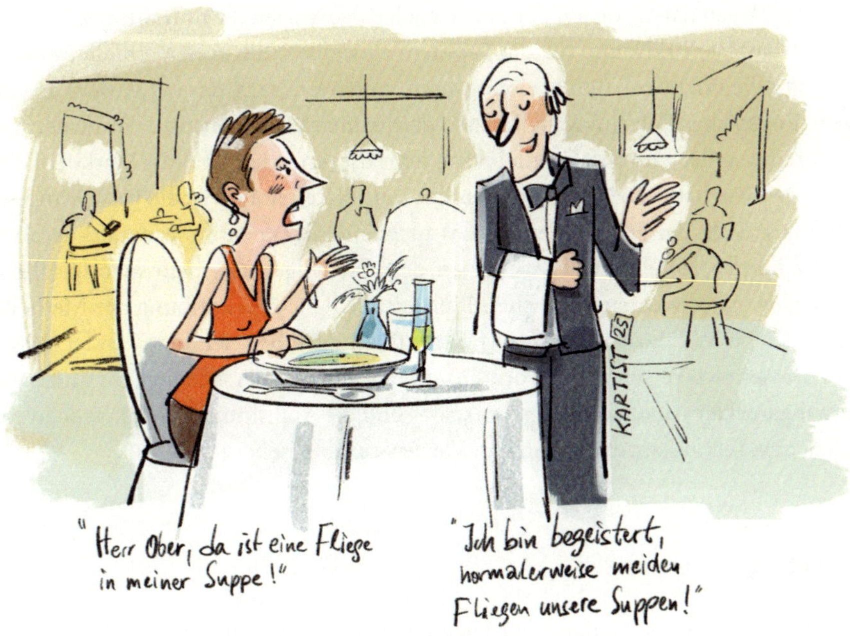
KARTIST 25
"Herr Ober, da ist eine Fliege in meiner Suppe!"
"Ich bin begeistert, normalerweise meiden Fliegen unsere Suppen!"

Ein Reframing ist nicht automatisch positiv. Entwertungen können ebenfalls die Form eines Reframings haben, etwa wenn eine Entschuldigung, man habe zu wenig Zeit zum Lernen gehabt, beantwortet wird mit einer Aussage wie: »Das bringt doch nichts, du kannst so lange lernen, wie du willst, du bist einfach dumm!« Der eine Kontext »Zeit« wird durch den Kontext »Unfähigkeit« ersetzt. Eine schwere und existenziell erschütternde Form der Veränderung des Rahmens, unter dem die Wirklichkeit erlebt wird, kann es sein, wenn etwa ein Ehepartner dem anderen in einer Krise sagt: »Wenn ich ehrlich bin, hatte ich schon bei unserer Hochzeit Zweifel, wirklich geliebt habe ich dich nie!« oder wenn herauskommt, dass ein Partner eine langjährige Beziehung neben der Ehe hatte. Dann nämlich wird rückwirkend die ganze Vergangenheit in ein anderes, negatives Licht gestellt, man schaut zum Beispiel die Fotoalben der Urlaube an: »Da hat sie schon an den anderen gedacht ...« Reframing kann also auch heißen, einen positiven Rahmen durch einen negativen zu ersetzen. Und die Frames, in denen Menschen leben, die in die Therapie kommen, sind meist eher solche negativen: Das, was gut gelingt, wird schnell als Ausnahme geframt, ein Misserfolg als »mal wieder typisch für mich« beschrieben.

Im Folgenden nutzen wir den Begriff für die Form des Reframings als systemische Intervention, in der eine Klage in einen anderen Kontext gestellt wird, der einen besseren Zugang zu den eigenen Ressourcen erlaubt. Furman und Ahola (1995, S. 116) schlagen dabei vor, auf der Suche nach Erklärungen die unwahrscheinlichste und abstruseste Erklärung für ein Problem zu suchen, die einem einfalle, weil es nicht um die »richtige« Beschreibung geht, sondern darum, das »Querdenken« zu üben. Ein solches Reframing stellt einen prägnanten Unterschied zu der bisherigen Beschreibung her und ruft Zweifel wach über die Art, wie man »die Wirklichkeit« bisher gesehen hatte. Die wichtigste Funktion eines Reframings ist die Verstörung der bisherigen Sicht der Dinge. Wenn »alles auch anders sein« könnte, anders gesehen werden könnte, ist schon viel dafür getan, dass die Dinge nicht mehr so festgefahren und rigide erlebt werden wie bisher. Eine ausführliche Beschreibung der Methode findet sich bei Watzlawick et al. (1974, S. 118 ff.) und bei Bandler und Grinder (1985).

Es lassen sich verschiedene Formen von Reframing unterscheiden, sie sind nicht immer ganz klar voneinander abgrenzbar – und die Auflistung sollte nicht dazu verleiten, den Technikaspekt zu sehr im Vordergrund zu sehen.

### Bedeutungsreframing

Eine Möglichkeit besteht darin, die zugeschriebene Bedeutung eines beklagten Verhaltens zu verändern: Welche mögliche andere Bedeutung kann man überlegen, die das Licht, in dem die Geschichte erzählt wird, verändert?

> Im Streit steckt vielleicht auch das Bemühen, eine gute Form von Nähe und Distanz zu finden, eine Arbeitsstörung ist auch eine Form, in der der Körper sich vor Überforderung zu schützen versucht, hyperaktives Verhalten ist eine »Fähigkeit, für die unsere Gesellschaft keinen Kontext bereitstellt«, ein schönes Reframing von Baerwolff (2003). Jeman-

dem, der einen sehr offen angreift, kann man sagen, dass man die Deutlichkeit schätzt, in der er mit nichts hinterm Berg hält, sodass man stets weiß, woran man bei ihm ist.[61]

**Bedeutungsreframing**

**Tabelle 4:** Einige Beispiele für Bedeutungsreframings (nach Retzlaff, 2008, S. 186)

| Klage | Reframing |
|---|---|
| aggressives Verhalten | Man fordert Grenzen ein, zwingt die Mutter, stark zu sein. |
| bequem | Man weiß, wie man andere auf Trab halten kann. |
| empfindlich | Man hat feine Antennen. |
| impulsiv | Man ist temperamentvoll. |
| quengelig | Man kann seinen Wunsch nach Beachtung deutlich zeigen. |
| überfürsorglich | Man zeigt deutlich Engagement für das Kind. |
| wertet sich ab | Man ist bescheiden, ermöglicht dem anderen, sich gut zu fühlen. |
| tagträumen | Man hat eine reiche Innenwelt. |
| verstrickt | Man ist toll verdrahtet, hat auf jeden Fall viel Nähe. |
| weinen | Man zeigt die eigenen Gefühle ganz offen. |

## Kontextreframing

Hier kann man fragen, welcher Kontext denkbar wäre, unter dem das Problem sinnvoll wäre, ja vielleicht sogar die beste Lösung darstellen würde. Wenn man die zwischenmenschliche Wirklichkeit unter dem Gesichtspunkt ansieht, dass es nur Fähigkeiten gibt, dann ergeben sich Probleme manchmal daraus, dass Kontext und Fähigkeit nicht optimal zueinander passen.

Ein aggressiver Kollege etwa dürfte in einer Auseinandersetzung mit einem sehr schwierigen Kunden keine Probleme haben, sich durchzusetzen, im Gegenteil, da könnte seine Aggressivität sogar ausgesprochen nützlich sein. Wenn ein Partner ständig fremdgeht, braucht man zumindest kein schlechtes Gewissen zu haben, wenn man selbst einmal in Versuchung gerät. Und auch ein schillernder TV-Moderator war vielleicht einmal ein hyperaktives Kind, das das Glück hatte, genau den richtigen Job für seine »Störung« zu bekommen (Baerwolff, 2003).

61 Bei all diesen konstruierten Beispielen geht es nur um die Form, sie ist nicht stumpf auf alle Situationen übertragbar. Es sind viele Kontexte denkbar, in denen eine solche Aussage gerade nicht passt.

## Inhaltsreframing

Hier wird versucht, das beklagte Verhalten und die dahinter liegende »gute Absicht« zu trennen. Auch für ein schwieriges Verhalten kann eine Perspektive gefunden werden, unter der es einen Sinn ergibt, und sei es, indem es für eine Person oder für ein soziales System etwas gewährleistet. Anders als bei den anderen beiden Formen wird hier die negative Beschreibung des beklagten Problems beibehalten. Man konzentriert sich auf den möglicherweise positiven (oder positiv gemeinten) Effekt und versucht, darüber nachzudenken, wie man diesen »billiger« bekommen kann.

> »Ich verstehe, Ihr Kind hat mit seiner aggressiven Art ziemliche Schwierigkeiten in der Klasse. Wäre es eine gute Idee, darüber nachzudenken, wie Sie es unterstützen könnten, sich auf eine andere Weise Respekt zu verschaffen, eine, die weniger riskant ist?« Ähnlich mag auch der Streit der Ehepartner als eine Form zu sehen sein, Nähe und Distanz zu regulieren, aber vielleicht gibt es Formen, die weniger verletzend sind? Die Konfliktvermeidung im Team führt dazu, dass es keine offenen und lauten Konflikte gibt und man »friedlich und höflich« miteinander umgeht – vielleicht lassen sich Formen finden, kultiviert miteinander über Differenzen zu sprechen?

Positive Umdeutungen überzeugen und wirken nicht immer. Sie wirken nur, wenn sie auf der Basis einer guten Beziehung ausgedrückt werden, wenn die Beraterin es selbst auch »ernst« meint, was sie sagt (selbst wenn sie wegen der Absurdität der Situation zugleich auch schmunzelt), und wenn im Gespräch die dafür wichtigen Informationen gesammelt wurden (siehe auch Kasten »Fragen, die positive Umdeutungen vorbereiten«). Zudem gilt es, einige Risiken zu vermeiden: Eine unzureichende Anerkennung des Leids eines Menschen und ein unzureichendes Mitgefühl kann eine positive Umdeutung ins Gegenteil verkehren. Wenn man zu wenig Kenntnis davon hat, wofür das Problem bzw. Scheitern gut sein könnte, kann eine Umdeutung zu schematisch sein. Man sollte sich selbst bewusst sein, ob man in der Form nicht eine verdeckte aggressive Botschaft übermittelt oder vielleicht auch die Schwere einer Situation nicht auszuhalten meint. Wenn der Hintergrund einfach darin besteht, dass man Angst hat, seine Meinung zu sagen, Positionen zu beziehen, wenn es nicht viel mehr ist als eine gute Taktik, sich nicht zeigen zu müssen, dann sollte man im Zweifelsfall einer direkten »unsystemischen« Aussage den Vorzug geben.

**Fragen, die positive Umdeutungen vorbereiten**

*Erfahrungen am eigenen Beispiel – zwei Personen interviewen einander entlang des folgenden Leitfadens:*

Was ist das Beste, was dir in den letzten Wochen beruflich oder privat gelungen ist?
Wie hast du selbst dazu beigetragen?
Wie hast du die Hilfe anderer dazu nutzen können?
Wie hast du dir selbst dazu gratuliert?
Wie hast du dir von anderen dazu gratulieren lassen?

Nimm ein wichtiges Anliegen, dessen Verwirklichung dir in den letzten Wochen misslungen ist: Aus welchem guten Grund hast du das zu verwirklichen versucht?
Einem anderen Menschen oder einer Organisation zuliebe?
Um einem dir wichtigen Wert oder Motiv gerecht zu werden?
Um ein anderes Problem zu lösen oder einen Schaden abzuwenden?

Zum selben »misslungenen« Anliegen: Welche Kontextbedingungen haben der Verwirklichung entgegengestanden?
War die Zeit reif dafür?
Wie groß bzw. klein waren deine Einflussmöglichkeiten?

Zum selben »misslungenen Anliegen«: Wofür könnte es gut sein, dass es nicht gelungen ist?
Welche möglichen »guten Nebenwirkungen« lassen sich finden?
Hat jemand anders etwas davon?
Hat es gute Nebenwirkungen für dich?
War es eine künftig nutzbare Lernerfahrung für dich?

Ein abschließendes Wort zu Reframing: Die Schilderung legt nahe, dies im Wesentlichen als eine fakultativ einzusetzende Methode zu sehen. In einem weiteren Sinn ist jedoch vermutlich jede Therapie als komplexes Reframing anzusehen, dessen Erarbeitung manchmal eine längere Zeit braucht.

Über eine längere Zeit hin setzte sich eine Klientin mit ihrer Bulimie auseinander. Sie konnte diese Seite in sich nicht akzeptieren und hasste sich dafür. Es dauerte eine lange Zeit, bis sie im therapeutischen Kontext die Symptomatik verstand: Wann immer sie in ihrem sehr strengen Elternhaus gezwungenermaßen »Ja« sagen musste, brachte die Symptomatik sie dazu, verdeckt, auf der Toilette »Nein« zu sagen und all das »Geschluckte« wieder von sich zu geben (natürlich waren Prozess und Ergebnis komplexer als hier kurz skizziert). Sie fand schließlich für sich die Formel: »Mein Symptom ist mein kreativer Weg zwischen ›Ja‹ und ›Nein‹!«, ein Satz, der sie sehr mit sich selbst versöhnte. Bis auf sehr seltene Episoden lösten sich die bulimischen Anfälle auf. Bei einem Nachgespräch mehrere Jahre nach der Therapie berichtete sie: »Ein- bis zweimal im Jahr gehe ich noch den Weg des Symptoms. Und dann begrüße ich es und sage: ›Gut, dass du dich noch mal zeigst, ich weiß, dass du eine meiner Möglichkeiten bist, mit Ja und Nein umzugehen!‹«

## 18.3 Splitting: Das Team ist sich uneinig

Ambivalenz, Unentschiedenheit, Konflikte gehören zum menschlichen Leben ganz allgemein dazu. In Systemen, die sich über Probleme definieren, wird oft nur die eine Seite der Ambivalenz formuliert: Das Problem soll weg! Die andere Seite, etwa die Frage, wofür es sinnvoll sein mag, dass das Problem genauso da ist, wie es sich in diesem Kontext entwickelt hat, wird oft nicht ausgesprochen, denn die Familienmitglieder erleben sich ambivalenzfrei auf der einen Seite, die beiden Seiten eines Konflikts sind zwischen den beteiligten Parteien aufgeteilt: »Alles wäre gut, wenn die 28-jährige Tochter endlich aus dem Haus ausziehen würde!« In vielen Fällen lassen sich Therapeuten dann verführen, sich auf eine (meist die laut vorgetragene) Seite der Ambivalenz zu stellen: »Ja, was könnten Sie denn tun, dass es Ihnen besser ginge?«, »Vielleicht sollten wir es einmal mit einer beschützten Wohngemeinschaft versuchen, um Ihnen zur Selbstständigkeit zu verhelfen?« Doch alle guten Vorschläge funktionieren nicht, denn die andere Seite der Ambivalenz (»Oh je, mein Mann und ich allein zu Haus …«) greift und mit ihr steigt eventuell die Angst (das ist das Grundmuster der Kollusion, vgl. Kapitel 20.2). So wächst dann die Ratlosigkeit des Therapeuten, der zunehmend die Seite der Änderung gegen die »Widerstände« der Familie oder des Teams allein vertritt.

Das »systemische Hebelgesetz« besagt, dass der am längeren Hebel sitzt, der weniger Interesse an Veränderung hat. Wenn also viel Änderungsdruck im Raum ist, ist die systemische Beraterin beweglicher, wenn sie sich als »Anwältin der Ambivalenz« verhält, eine »gesunde Skepsis« vertritt und die positiven Seiten des Status quo hervorhebt. Ein *Splitting* kann eine Möglichkeit sein, mit diesen Ambivalenzen noch stärker zu spielen. Man kann dabei die Ambivalenz selbst in sich erzeugen:

»Ich hatte neulich eine Familie hier im Gespräch, denen habe ich ... empfohlen. Ich bin fast versucht, dies bei Ihnen auch zu tun, doch habe ich das starke Gefühl, dass es für Sie vielleicht nicht passen könnte ...«
»Ich bin gar nicht sicher, ob ich Ihnen im Moment empfehlen könnte, etwas zu ändern!«

Oder das Team übernimmt die verschiedenen Seiten der Ambivalenz im Teamsplitting:

»Wir haben intensiv über das vorgestellte Problem gesprochen. Wir konnten uns nicht einigen. Einige Kollegen meinten, dass es für Sie vielleicht doch keine Alternative zur Trennung gibt, weil der Groll aufeinander so groß sei. Die anderen wieder meinten, dass gerade dieser Groll Zeichen Ihrer intensiven Liebe und Zuneigung ist, die Sie sich zurzeit nur auf diese Weise zeigen können, sodass dies gerade ein Zeichen ist, dass Sie zusammenbleiben sollten. Ich selbst merke auch, dass ich sehr unschlüssig bin und gar nicht weiß, was ich Ihnen empfehlen soll.«

Das Splitting ermöglicht so, die Fallen des »Entweder-oder« zu umgehen. Wie auch immer die Familie beim nächsten Mal wiederkommt, es kann eine Bestätigung für die eine oder die andere Seite sein (oder auch gerade nicht ...).

## 18.4 Metaphern, analoge Geschichten, Witze, Cartoons

»Puzzlesteine«, »Lebensfluss« und »Bärenhunger« – Metaphern sind für Menschen schon immer ein Mittel der »rhetorischen Geste« gewesen, ja der größte Teil unseres alltäglichen Konzeptsystems ist metaphorisch angelegt (Lakoff u. Johnson, 1998; Levold, 2003a, 2022). Die Metaphern, die wir verwenden, sind entscheidend an der Konstruktion unserer Wirklichkeiten beteiligt und eingebettet in Geschichten, Narrationen sind Teil unseres individuellen und sozialen Gedächtnisses (vgl. Kapitel 3.3). Metaphern beschreiben das Erleben von Menschen – vor allem da, wo genaue Beschreibungen nicht greifen, gerade bei körpernahen Empfindungen. Gefühle etwa werden oft in Bildern ausgedrückt (eine Einleitung in die systemische Arbeit mit Metaphern inklusive einer Online-Sammlung mit über 20.000 Sprachbildern und Redewendungen findet sich bei Lindemann, 2025). Aber Metaphern wirken auch auf das Erleben zurück: Sie können als Bausteine verfestigender Geschichten dazu beitragen, dass Menschen den Zugang zu ihren potenziellen Möglichkeiten stark begrenzen (Efran et al., 1992; vgl. Kapitel 8.3). Wer die Liebe als »Schlachtfeld« beschreibt (»love is a battlefield«), wird sich, vor allem, wenn ihm dies »in Fleisch und Blut übergegangen« ist, in einer »zu Herzen gehenden« Beziehung anders fühlen als der, für den der »Himmel voller Geigen« hängt. So ist es wichtig, auf die Metaphorik zu achten, mit denen Menschen ihre Wirklichkeit strukturieren, und sich darin auf eine Weise zu bewegen (auch dies ist übrigens eine metaphorische Formulierung!), dass der Zugang (!) zu ihrem Erleben erleichtert wird. Schon immer sind in Therapie und Beratung Metaphern, metaphorische Rituale, Witze, Cartoons oder Geschichten, die scheinbar mit dem Problem nichts zu tun haben, genutzt worden.

> Als Meister der Verwirrung galt Milton Erickson (siehe z. B. Rosen, 1990), der häufig mit Klienten über die Lösung ganz anderer als der präsentierten Probleme diskutierte. So besprach er mit einem Ehepaar mit Sexualproblemen ausgiebig die Gestaltung eines festlichen Abendessens mit Vorspeise, Hauptgang und Dessert, mit viel Muße und Zeit während und zwischen den einzelnen Gängen, mit dem genussvollen Schmecken der einzelnen Bestandteile, mit Kerzen und romantischer Hintergrundmusik, ohne je explizit ein Wort über Sexualität zu verlieren.

> Lankton und Lankton (1994) konstruieren mit Klienten metaphorische Rituale, etwa morgens um fünf Uhr auf einen Berg zu steigen und im Sonnenaufgang dort oben einen bestimmten Stein meditativ zu betrachten. Dies hat zunächst nichts mit dem Problem zu tun, doch setzt die Aufgabe intensive Sinnfindungsprozesse in Gang: Warum wohl hat der Therapeut mir diesen Auftrag gegeben? Es ist bekannt, dass viele kreative Lösungen sich gerade dann einfinden, wenn die Pfade eingefahrener Denkbahnen und quälender scheinbarer Gewissheiten verlassen werden.

> In einer Paartherapie berichtet der Mann, sein Taufspruch aus dem Johannesevangelium sei gewesen: »Du bist der gute Hirte.« Daraufhin fragte der Therapeut die Frau: »Wenn er Ihr guter Hirte ist: Sind Sie dann sein Schaf?« Als sie bejaht, fragt er etwas später: »Wenn er nun anbietet, Sie zu ›behirten‹, lassen Sie dann eher ein erfreutes ›Määh‹ oder ein genervtes ›Bääh‹ erklingen?« Aus der Unterhaltung entwickelt sich später die beide belustigende Idee, seine entsprechenden Versuche in der nächsten Zeit je nach Wohlgefallen mit einem der beiden Laute zu kommentieren.

Die Bildhaftigkeit der Metapher erlaubt es, in der therapeutischen Arbeit komplexe Themen in ihrer Gleichzeitigkeit darzustellen (Hammel, 2011; Rohr, Heimann, Ghahari u. Scholz, 2023). Bleckwedel schlägt vor, von Klienten geäußerte Bilder und

Metaphern »in Aktion« zu bringen – es entsteht schnell eine psychodramatische Szene, wenn etwa die »Anklagebank«, auf der sich einer fühlt, aufgebaut wird oder alle »gehetzt« durch den Raum laufen (2008, S. 234 f.). Von ihm stammt auch der Vorschlag, das Sprechen in Metaphern anzuregen, etwa über die Frage, wer denn in der Familie welche Figur aus dem »Dschungelbuch« sein könnte. Trenkle (1994, 2010) bietet eine ganze Fundgrube therapeutisch nutzbarer Witze, Skynner und Cleese (1995) schrieben ein humorvolles Buch für Familien mit vielen Cartoons, ebenfalls eine Fülle gut nutzbarer Cartoons veröffentlichten die Brüder Björn und Arist von Schlippe (2016, 2020).

**Kleiner Metaphern-Baukasten**

Metaphern kommen im Regelfall von den Klienten und werden von den Beratern aufgegriffen, doch können zuweilen auch Metaphern aus dem eigenem »Vorrat« nützlich sein. Einige von uns gern genutzte Sprachbilder:

- »Starke Abwehr, schwacher Sturm« – eine Formulierung aus der Fußballersprache, die in Paartherapien oder zwischen misstrauischen Geschäftspartnern das Bedürfnis beschreibt, »nur kein Tor hereingeschossen zu bekommen«, selbst wenn man selbst kaum vorankommt.
- Wenn zwei Segler ein Boot auf zwei Seiten gleichzeitig auszubalancieren versuchen, werden beide zunehmend denken, der andere sei das Problem.
- Eltern können sich in der Erziehung uneinig sein, der eine übernimmt immer mehr die Position des »Tigers«, während der andere zunehmend zur »Antilope« wird: Ich muss ja nur die eine Position nehmen, weil du die andere hast!
- Es spricht nichts dagegen, »mit der Luftmatratze auf dem See herumzudümpeln« oder genau »auf Kurs« zu fahren, man sollte nur wissen, wann man wozu was macht.
- Wenn »störrische Esel« sich »auf die Hinterbeine stellen«, wird ein anderer vergeblich an ihnen ziehen. Das könnte so etwas sein wie die »perfekte Sackgasse« (nur »oben« müsste noch zugemacht werden ...).
- »Du hast keine Chance, aber nutze sie!« charakterisiert die Arbeitssituation vieler abhängig Beschäftigter oder Erwerbsloser.
- »Supervision als Opium fürs Volk« kann man Supervisionsansätze nennen, die ausschließlich der Entlastung von aufgestautem Ärger dienen – bis in 14 Tagen dann ...
- Nach dem Tempo ihrer Aktionen kann man »Marathonläufer« von »Sprintern« unterscheiden – und dann ein aus einem Marathonläufer und einer Sprinterin bestehendes Paar fragen, wo sie denn Start und Ziel ihrer gemeinsamen Laufstrecke vermuten.

- »Fahren Sie mich irgendwo hin – Hauptsache, Sie überholen die anderen!« (oder: »Ich werde überall gebraucht!«): Diese Aufforderung an einen Taxifahrer kann Klienten zum Grübeln anregen, ob sie ihre Energien weiterhin »überall« einsetzen oder stärker konzentrieren wollen.
- In Mobbingsituationen in stark hierarchisierten Betrieben kann die Aussage »Das klingt wie an einem Fürstenhof – erleben Sie sich als Lakai?« und dann die Frage »Haben Sie schon einmal an gewaltfreien Widerstand à la Gandhi gedacht?« gesunde Selbstverteidigungstendenzen anregen.

## 18.5 Schlussinterventionen

Unter »Schlussintervention« soll hier jede Form von Intervention verstanden werden, die der Familie »etwas mit auf den Weg gibt«, seien es zusammenfassende Resümees am Ende des Gesprächs, seien es paradoxe oder nicht paradoxe Handlungsvorschläge oder Aufgaben. Schlussinterventionen werden meist mündlich gegeben, doch nutzen auch viele Therapeuten die schriftliche Form zum Beispiel durch Briefe. Die Prinzipien der im vorherigen Kapitel diskutierten Kommentare (Anmerkung, Kompliment, wertschätzende Konnotation, Reframing, Splitting) passen auch in die Schlussintervention hinein. Sie sollten ein ausgewogenes Verhältnis von Vertrautem und Neuem enthalten – also zugleich »anschlussfähig« (bestätigend) und »verstörend« (herausfordernd) sein, im Sinne Andersens (1990) »angemessen ungewöhnlich«, indem sie

- möglichst nur aufgreifen, worüber gesprochen wurde oder was ganz deutlich wahrnehmbar war;
- die Metaphorik der Klienten aufgreifen und weiterführend nutzen;
- Bekanntes, Neues und Verwirrendes miteinander kombinieren (jeweils zu etwa einem Drittel), um Nachdenken und Auseinandersetzung anzuregen;
- möglichst deutlich, anschaulich und durchaus auch drastisch sind;
- bei Handlungsvorschlägen stets eine zeitliche Begrenzung implizieren: Es ist ein »Experiment«, es ist befristet bis zur nächsten Sitzung oder es wird auch nur »vorläufig« empfohlen, noch nichts zu ändern, da es gerade im Moment »zu früh« zu sein scheint.

Genauso wichtig ist, dass die Schlussintervention zum institutionellen Kontext der Beraterin passt, sie also nicht in Schwierigkeiten bringt:

Ein Schulpsychologe im staatlichen Schulamt sollte sich möglicherweise hüten, das Schulschwänzen eines Schülers mit noch so guten Begründungen zu empfehlen. Ein katholischer Priester wird vorsichtig sein, bei einer Paarberatung Abtreibung oder Scheidung als Möglichkeit im Schlusskommentar einzubeziehen. Beide würden möglicherweise ihren Ruf bei ihren Klienten gefährden, insbesondere aber ihren Arbeitgeber drastisch verstören.

In der Schlussintervention geht es darum, sprunghafte Änderungen (»Phasenübergänge«) zu provozieren (Brunner u. Lenz, 1993). Dazu braucht es eine Phase der Instabilität, die naturgemäß mit Unsicherheit verbunden ist. Schlussinterventionen können in dieser Unsicherheit einen Sinnrahmen bieten, innerhalb dessen die Familienmitglieder für einige Zeit füreinander unvorhersagbar werden: Die gewohnte Art, miteinander umzugehen, ist verlegt. Durch eine zeitliche Begrenzung wird gleichzeitig vermittelt: Diese Phase wird nicht der neue Dauerzustand sein. Schlussinterventionen können eindrücklicher erlebt werden, wenn sie nach einer kurzen Gesprächspause erfolgen. Den Therapeuten hilft die Pause, inneren Abstand zu gewinnen und sich zu sammeln. Die Pause erzeugt auch bei den Klienten gespannte Erwartung: Was danach gesagt wird, wird besonders aufmerksam aufgenommen.

Schlussinterventionen als Instrument der systemischen Beratung sind nicht unumstritten. Sie erlebten eine Hochphase zwischen 1970 und 1990, besonders in den Ansätzen des MRI (Mental Research Institute), der strategischen Therapie und der Mailänder Gruppe, und werden seither seltener genutzt. Zum einen wird seither das Interview, der Dialog stärker selbst als Intervention gesehen, weniger als bloße Vorbereitung einer Intervention. Besonders die »Möglichkeitsfragen« erlauben in der Interviewgestaltung viel »Neuigkeitserzeugung«. Ein gutes Interview hat in Frageform – und damit weniger massiv – schon vieles von dem vorweggenommen, was in der Schlussintervention wiederholt wird. Zum anderen wurde der Orakelspruch-Charakter von Schlussinterventionen kritisiert, die in Beratungen mit einem Team hinter einer Einwegscheibe entstanden. Nach Beratungen im Off, jenem undurchsichtigen Raum hinter der Scheibe, wie ein »Deus ex Machina« ins Beratungszimmer getragen, förderten sie – so die Kritik vor allem um 1990 herum – autoritäre, nicht partnerschaftliche Beziehungsmuster.

Diese Kritik führte zum einen zur Entwicklung des reflektierenden Teams (siehe Kapitel 19). Zum anderen formulieren erfahrene systemische Therapeuten ihre Schlussinterventionen oft unmittelbar aus der Sitzung heraus im Gespräch mit der Familie und ohne eine spezielle Beratungspause.

## Kommentare und Handlungsvorschläge

Zur Illustration soll hier ausführlich ein Fallbeispiel vorgestellt werden.

Drei Generationen leben auf einem früheren Bauernhof unter einem Dach. Eltern und Kinder klagen in der Familientherapie über die schrecklichen Großeltern: Diese würden die Familie »ausbeuten« sowie Eltern und Kinder »spalten«. Die zirkulären Fragen führen zu einer anderen Beschreibung der »Ausbeutung«, dass sich nämlich die Eltern (besonders der Vater, der »eingeheiratete Schwiegersohn«) unter starkem innerem Druck fühlen, »diese alten Leute nicht zu vernachlässigen«. Sie vermuten dauernd, dass die Großeltern etwas von ihnen wollen könnten, und tun dies dann schon vorausschauend, wenngleich mit großem innerem Ressentiment. Ein zweites geschildertes Problem in dieser Familie ist das Verhalten der Tochter. Seit einer psychiatrischen Episode vor einem Jahr verhält sie sich nach Meinung der Eltern noch sehr »kindlich«, erzählt der Mutter dauernd nicht nur alles Wichtige, sondern auch viel Unwichtiges. Leider plappert sie auch im Dorf alles Mögliche über die Familie aus, was der Mutter überhaupt nicht recht ist. Andererseits hängen die Eltern sehr an der Tochter und sehen deren Erwachsenwerden mit sehr gemischten Gefühlen entgegen. Der Schlusskommentar lautet folgendermaßen:

- »In Ihrer Familie gilt nach unserem Eindruck die Leitlinie: Anteil nehmen, füreinander da sein, sich übereinander den Kopf zerbrechen. Das scheint einerseits anstrengend, wenn wir an die Magenschmerzen des Vaters oder den Klinikaufenthalt der Tochter denken, ist aber auch sehr anerkennenswert. In so vielen anderen Familien gilt: ›Jeder schaut, dass es ihm selbst gut geht.‹ So ohne Vorbehalte füreinander da zu sein und füreinander zu denken wie bei Ihnen, ist selten. Das Problem ist aber: So oft wissen Sie trotz aller Gedanken nicht, was die Großeltern nun wirklich von Ihnen wollen.
- Daher machen wir Ihnen bis zum nächsten Treffen folgenden Vorschlag: Jeden Abend, wenn der Vater von der Arbeit und die Kinder aus der Ganztagsschule nach Hause kommen, setzen sich Eltern und Kinder zehn Minuten zusammen. Die Mutter berichtet, wie die Großeltern heute geguckt haben, welche Andeutungen oder Gesten sie machten, welche Worte sie beiläufig fallen ließen. Dann überlegen Sie alle vier gemeinsam, was die Großeltern heute gefühlt, gedacht und gewollt haben könnten, ohne es zu sagen. Das tun Sie jeden Abend zehn Minuten lang, nicht länger und nicht kürzer. Danach schlagen wir Ihnen an je einem von drei aufeinanderfolgenden Abenden ein unterschiedliches Vorgehen vor: Am Montag geht Vater in die Wohnung der Großeltern und sagt: ›Sagt uns bitte klar, was ihr wollt!‹ Am Dienstag geht keiner rauf, und Sie lassen es sich einfach gut gehen, unabhängig von dem, was die Großeltern heute gedacht oder gewollt haben könnten. Am

Mittwoch tun Sie keins von beidem, sondern Sie grübeln den ganzen Abend weiter darüber nach, was die Großeltern gedacht, gefühlt oder gewollt haben könnten, ohne es zu sagen.

- Nun noch ein Vorschlag an dich (zur Tochter): Wir empfehlen dir, dich vorübergehend noch etwas unselbstständiger zu verhalten, als du es wohl schon machst – insbesondere der Mutter alles zu erzählen, was dir einfällt, und die Mutter zu fragen, was davon du im Dorf erzählen darfst. Damit bleibst du im engen Kontakt mit der Mutter und respektierst deren Wunsch, dass du nur manches ausplauderst. Du bist ja einerseits offensichtlich auf dem Weg, selbstständig zu werden. Doch wir empfehlen: Mach langsam damit, damit die Umstellung dir und insbesondere deinen Eltern nicht zu abrupt vorkommt und damit zu schwerfällt!«
- Abschließend wird der Familie noch eine kleine Geschichte mit nach Hause gegeben: »Ein Mann will ein Bild aufhängen. Den Nagel hat er, nicht aber den Hammer. Der Nachbar hat einen. Also beschließt unser Mann, hinüberzugehen und ihn auszuborgen. Doch da kommt ihm ein Zweifel: Was, wenn der Nachbar mir den Hammer nicht leihen will? Gestern schon grüßte er mich nur so flüchtig. Vielleicht war er in Eile. Aber vielleicht war die Eile nur vorgeschützt, und er hat etwas gegen mich. Und was? Ich habe ihm nichts angetan; der bildet sich da etwas ein. Wenn jemand von mir ein Werkzeug borgen wollte, ich gäbe es ihm sofort. Und warum er nicht? Wie kann man einem Mitmenschen einen so einfachen Gefallen abschlagen? Leute wie dieser Kerl vergiften einem das Leben. Und dann bildet er sich noch ein, ich sei auf ihn angewiesen. Bloß weil er einen Hammer hat. Jetzt reicht's mir wirklich. Und so stürmt er hinüber, läutet, der Nachbar öffnet, doch bevor er ›Guten Tag‹ sagen kann, schreit ihn unser Mann an: ›Behalten Sie Ihren Hammer, Sie Rüpel!‹« (Watzlawick, 1983, S. 37 f.).

In dieser Intervention finden sich Kommentarteile und Handlungsvorschläge.

a) Kommentarteile:
  - eine *Anerkennung* der Anteilnahme, des »Sich-übereinander-Gedanken-Machens« bei gleichzeitig großer Anstrengung;
  - eine *Umdeutung* des »Plapperns« der Tochter als Vermeidung einer zu raschen Verselbstständigung, die eventuell alle überfordern könnte;
  - eine *Verwirrung,* die Geschichte, die zunächst scheinbar nichts mit den geschilderten Problemen zu tun hat.

b) Handlungsvorschläge:
  - ein *Ritual* für die ganze Familie, das ihr ein Alltagsritual in zugespitzter Form verschreibt, mit einem Experiment in drei Variationen;
  - eine *»Als-ob«-Verschreibung«* der »Kindlichkeit« der jugendlichen Klientin.

Wie reagierte die Familie auf diese Schlussintervention? Sechs Wochen später berichtet die Tochter, sie habe sich nicht an die Empfehlung gehalten, das komme überhaupt nicht in die Tüte (sie trotzte in der Tat schon während des Kommentars). Die Eltern erzählen, schon auf der Heimfahrt sei ihnen klar geworden, dass die Großeltern sich eigentlich ganz gut selbst helfen könnten und schon sagen würden, wenn sie etwas bräuchten. Deshalb habe man die Vorschläge überhaupt nicht ausgeführt, dazu sei keine Gelegenheit mehr gewesen.

Die verschiedenen Aspekte, die das Beispiel anklingen lässt, werden im Folgenden ausführlicher geschildert.

## Kommentare

Schlussinterventionen beinhalten immer Kommentare, in denen die Eindrücke, Hypothesen und auch die Ambivalenzen (eines Beraters oder eines Beratungsteams) aus dem Gespräch noch einmal besonders knapp und pointiert zusammengefasst werden. Alle in diesem Kapitel vorgestellten Prinzipien für Kommentare können dabei eingesetzt werden. Zentral geht es darum, im Kommentar die gewohnte Weise, wie die Dinge in der Familie gesehen werden, auf wertschätzende Weise so zu verändern, dass die Betreffenden mit einer gewissen Verunsicherung darüber nach Hause gehen, ob die Weise, wie sie die Wirklichkeit bislang (meist fest gefügt) beschrieben haben, tatsächlich die einzig mögliche ist. Ein Kommentar stellt also in der Regel eine Verstörung dar (daher wird er manchmal auch schriftlich mit nach Hause gegeben). Die Idee, mit einer »paradoxen Verschreibung« den »archimedischen Punkt« des Familiensystems zu treffen und mit der »Gegenparadoxie« die Symptomatik in wenigen Sitzungen zu »heilen« (Selvini Palazzoli, 1983), gilt inzwischen als überholt, doch ist der Einsatz paradoxaler Elemente im Schlusskommentar durchaus üblich. So kann die Aufforderung, nicht zu schnell an einer Veränderung zu arbeiten, ehe ganz verstanden wurde, welchen Sinn eine Symptomatik vielleicht noch für die Familie als Ganzes habe, durchaus erst einmal zunächst den Veränderungsdruck für den Symptomträger mildern und dann vielleicht sogar Energie freisetzen, dass er oder sie sich im Protest gegen die »No-change«-Empfehlung tatsächlich entscheidet: »Ich bin doch nicht blöd und mache das ewig so weiter!«

## Handlungsvorschläge

In die Schlussinterventionen können auch Handlungsvorschläge eingearbeitet werden. Sie gehen von der Aufforderung, bis zum nächsten Mal versuchsweise etwas ausprobieren, was einen Unterschied machen könnte, zu der Aufforderung, versuchsweise bestimmte Verhaltensweisen zu intensivieren oder auch zu unterlassen, bis zu dem Vorschlag, aus bestimmten (im Kommentar gut begründeten) Gründen gerade bis zum nächsten Mal nichts zu verändern. In jedem Fall schließen sie an das Kommentierte an, konkretisieren es und spitzen es zu. Sie sind keine »Hausaufgaben«, die übend ausgeführt werden sollen, eher Empfehlungen, deren Sinn manchmal darin besteht, dass sie nicht ausgeführt werden (weshalb sich jede »guruhafte Attitüde« verbietet, eher passt manchmal auch ein Augenzwinkern): Es geht darum, eine neue Erfahrung zu machen, etwas auszuprobieren. Grundsätzlich sind Handlungsempfehlungen auch verbunden mit dem Vorschlag, gut zu beobachten, wie sich die anderen Mitglieder des Systems verhalten, wenn man das entsprechende Verhalten genauso wie bisher, seltener oder häufiger zeigt. Die Beobachtung dient dazu, die Betroffenen in eine Position der Selbstreferenz zu bringen, also die Abläufe, in die sie selbst einbezogen sind, genauer zu verfolgen als bisher.

*Etwas ritualisieren*

Bei Klienten, die sich gern verändern wollen, aber es gehe einfach nicht, kann man vorschlagen, zu Beginn der Therapie eine halbe Stunde bewusst auf Jammern und Klagen zu verwenden und diesen Gesprächsanteil im weiteren Verlauf erst allmählich zu reduzieren (Carroll, 1998). Wenn während der Klagezeit »versehentlich« über positive Veränderung gesprochen wird, kann die Therapeutin dies unterbrechen und darauf hinweisen, dass man sich ja noch in der für Jammern und Klagen reservierten Phase der Sitzung befindet.

> In einem Fall reagierten die drei Kinder der Familie (13, 9 und 6 Jahre alt) auf Einladung zum Jammern und Klagen schnell mit Unmut »Müssen wir wirklich?!« und fragten während der gesamten Klagezeit in regelmäßigen Abständen: »Wie lange noch …?« – ähnlich wie wenn die Kinder bei einer Autofahrt alle fünf Minuten von der Rückbank rufen: »Wann sind wir endlich da?«

*Etwas unterlassen*

Am deutlichsten steuert die »Unterlassungsintervention« eine Phase von Instabilität und Fluktuation im System an. Es soll Kreativität freigesetzt werden, die zur Entwicklung von etwas Neuem erforderlich ist. Daher wird die Schlussintervention meist mit der Ankündigung von Irritationen und Veränderungen eingeführt, die keiner, auch die Therapeuten nicht, voraussehen könne. Nach der Anerkennung bereits gefundener Problemlösungen wird bei der Musterunterbrechung meist eine Verhaltensaufgabe gegeben, die darin besteht, bestimmte Handlungen zu unterlassen, die bislang tragend für das bisherige Muster waren. Das Konzept der Musterunterbrechung findet sich gut ausgearbeitet bei Lenz, Osterhold und Ellebracht (1995) oder bei Osterhold und Lenz (1994).

Lenz et al. (1995) berichten von dem Fall eines Paares, bei dem der Mann unter der Zwangsvorstellung litt, seine Partnerin zu töten. Tag und Nacht quälten ihn diese Gedanken und Fantasien. Eine seit fünf Jahren laufende Einzeltherapie zeigte keinen Effekt, der Psychoanalytiker drängte darauf, dass das Paar sich trennen solle, ein Ansinnen, das beide weit von sich wiesen.

Im ersten Gespräch zeigte sich schnell, dass die Symptomatik ein fester Bestandteil des Lebens des Paares war. Sehr viel Zeit, Energie und Aufmerksamkeit wurden auf Gespräche über »das Problem« verwendet. Ein Leben ohne die Symptomatik war für beide kaum noch vorstellbar. Die (gekürzte) Schlussintervention lautete in diesem Fall: »Wir sind bereit, Sie darin zu unterstützen, dass sich Ihr Wunsch, ohne die Zwangsvorstellungen zu leben, erfüllen wird. Wir möchten Sie aber warnen: Wir können die Zwangsvorstellungen nicht aus Ihrem Leben und Ihrer Beziehung entfernen, ohne dass sich Ihr Leben insgesamt ändern wird. Keiner, auch wir nicht, kann voraussagen, wie diese Veränderungen aussehen werden. Es ist sogar möglich, dass Sie sich nach erfolgreicher Therapie trennen ... Wollen Sie dennoch diese Therapie? Überlegen Sie es sich gut! (Beide antworten spontan mit einem entschlossenen Ja.) Gut, wir werden Ihnen dann eine Verhaltensaufgabe bis zum nächsten Gespräch in vier Wochen geben. Es wird sehr, sehr schwer für Sie sein, sich daran zu halten, und der Erfolg der Therapie wird von Ihrer [...] Mitarbeit abhängen. Wir sind noch nicht überzeugt, dass Sie die notwendige Motivation mitbringen, aber das wird sich ja zeigen. Die Aufgabe wird Ihr Leben umkrempeln, und deshalb wird sie so schwer zu erfüllen sein.« Bis zur nächsten Sitzung in vier Wochen wird dann verschrieben, dass beide in ihren Gesprächen und Handlungen alles unterlassen, was im weitesten Sinne mit der Symptomatik zu tun hat: keine Diskussion mehr, keine Absprachen. Der Mann soll sich verhalten, als ob es das Problem nicht gäbe. Das Paar wird verabschiedet mit der Aufforderung, sich in den nächsten Tagen zu melden, ob sie sich daran halten wollten oder nicht. Kurz darauf riefen sie an, sie seien bereit zur Durchführung der Aufgabe.

Im anschließenden Therapieverlauf spielte nach relativ kurzer Zeit die Symptomatik keine Rolle mehr, es ergaben sich jedoch erhebliche Turbulenzen in der Beziehung der beiden Partner, die bisher festen Rollen (der Mann als problematischer Patient, die Frau als »makellose«, erfolgreiche Anwältin) drehten sich um, der Prozess mündete mehr und mehr in einen Zustand, der von den Therapeuten als

»normale Beziehungskrise« beschrieben wird. Diese mündete schließlich in eine einvernehmliche Trennung.

*Etwas Neues erproben*
Soweit etwas »Neues zu tun« empfohlen wird, geben Handlungsvorschläge Raum zum Experimentieren. Das leuchtet schnell ein, hat aber einen Haken: Neues kann Angst machen, weil es unvertraut ist. Deshalb kombinieren die meisten Handlungsvorschläge Vertrautes und Neues zu verschiedenen Formen von Experimenten – immer verbunden mit einer zeitlichen Begrenzung. Einige solcher Formen werden im Folgenden beschrieben.

*Veränderungen zeitlich noch hinausschieben*
Es kann Klienten empfohlen werden, bestimmte Veränderungen, mit denen sie spontan schon begonnen haben, absichtlich hinauszuschieben, das Neue »maximal einmal in den kommenden zwei Wochen« auszuführen oder es bis zum nächsten Mal »absichtlich noch nicht« zu tun, um eine »zu schnell angelaufene« Entwicklung zu bremsen »und nicht mit dem ICE durch die Familiengeschichte zu fahren«, also der Lust auf Veränderung vorläufig noch zu widerstehen. Eine Variante davon kann die Empfehlung sein, von bestimmten Veränderungen bereits zu träumen und sie sich auszufantasieren, aber bis zur nächsten Sitzung davon noch nichts umzusetzen – auch wenn es schwerfällt.

*Bislang gleichzeitig Getanes künftig nacheinander tun (»gerade und ungerade Tage«)*
Viele Probleme haben mit ungelösten Ambivalenzen zu tun, die erfordern, dass widersprüchliche Dinge gleichzeitig getan werden sollten: als Jugendlicher gleichzeitig ganz viel Zeit mit den Eltern und ganz viel Zeit mit der Freundin verbringen, ein erfülltes und lebendiges Leben leben und gleichzeitig in Trauer über die verstorbene Mutter deren Andenken bewahren (Klevinghaus, 2023), als Vater in der Arbeitswelt gleichzeitig ganz viel Geld heranschaffen und zu Hause mit den Kindern zusammen sein und so weiter. Fast all dies lässt sich entweder nacheinander oder in Arbeitsteilung bewältigen, nicht aber durch die gleichen Personen zum gleichen Zeitpunkt. Handlungsvorschläge können Wege anbieten, diese Synchronie (»alles gleichzeitig«) in eine Diachronie (»eins nach dem anderen«) zu transformieren. Klassisch ist die von Selvini Palazzoli, Boscolo, Cecchin und Prata (1979) erstmals vorgestellte Verschreibung der »geraden und ungeraden Tage«.

Ein dreißigjähriger Mann wohnt noch bei den Eltern und arbeitet in einer Werkstatt für psychisch Behinderte. Mit beidem ist er maximal unzufrieden, fühlt sich unausgelastet und unterfordert, attestiert sich ungenutzte Möglichkeiten. Zugleich, oft schon einen

Halbsatz später, berichtet er, dass ihm die Möglichkeiten fehlen, aus dieser Situation herauszukommen. Beide Beschreibungen bietet er dauernd in ganz schnellem Wechsel an. Am Ende des Gesprächs wird ihm empfohlen, die Woche in sieben Tage einzuteilen. Am Montag solle er sich verhalten wie ein junger Mann mit vielen Möglichkeiten, am Dienstag wie einer aus der Behindertenwerkstatt, am Mittwoch als Mann mit eigener Meinung und eigenen Plänen, am Donnerstag als heranreifender Frührentner, am Freitag als ein Mann mit Kompetenzen, abgeschlossener Berufsausbildung, der vielleicht auch für Frauen interessant sein könnte, am Samstag wieder als völlig abhängiges und hilfloses Kind, das sich zu Hause von Mama versorgen lassen muss. Nur den Sonntag – den solle er so gestalten, wie er wolle. Im nächsten Gespräch berichtet er, dass er nun einen Umzug von zu Hause in ein Wohnheim für psychische kranke Menschen eingeleitet habe; in der Behindertenwerkstatt hingegen wolle er bleiben. Zwei Jahre später lebt er in diesem Wohnheim und arbeitet weiter in der Werkstatt – er hat eine eher »progressive« und eine eher »konservative« Entscheidung getroffen.

*Nur kleine Variationen des Problemverhaltens vornehmen*
Man kann empfehlen, ein symptomatisches Verhalten oder größeres Problemmuster vorläufig noch beizubehalten, aber kleine Variationen in Raum, Zeit, Ablauf oder beteiligten Personen vorzunehmen.

Einer Familie mit vier bettnässenden Söhnen wird geraten, dass sich die Jungen an einem Abend gemeinsam rund um ein Bett versammeln und dann absichtlich und gemeinsam hineinpinkeln sollen. Bezüglich des Abziehens und Waschens der nassen Bettbezüge wird ihnen empfohlen, dass diese in Woche 1 von der Mutter, in Woche 2 von den Söhnen, in Woche 3 vom Vater erledigt werden sollte. Die bis dahin sehr gehemmt auftretenden Jungen reagieren kichernd, erfreut, aber auch ein bisschen verschämt, der bisher eher depressiv auftretende Vater nunmehr eher aggressiv auf diese Empfehlung (»Soll ich Ihnen den Wäschesack dann in Ihr Institut schicken?«).

Ein Vater, der abends zum Leidwesen von Frau und Kindern stets in den Keller zu seinem Computer verschwindet, wobei unklar bleibt, ob er dort unten Besuch wünscht oder nicht, soll sich von seinen Kindern eine Ampel mit drei Signalalternativen Rot, Grün und Gelb bauen lassen, um damit seine Wünsche, besucht zu werden, kundzutun. Diese Ampel wird bald lebhaft genutzt, die Kontakthäufigkeit nimmt zu.

*»So tun, als ob« ein Problem noch bestünde oder schon gelöst wäre*
Die Empfehlung, sich in der nächsten Zeit auch bei Abwesenheit des Problems so zu verhalten, als ob es da wäre, kann helfen, zu einer neugierigen Forscherhaltung zu gelangen. Die Aufgabe, nur so zu tun, als ob man den anderen hasse, als ob man

gerade eine manische Phase habe oder von Kopfschmerzen gequält werde und dann zu beobachten, wie die Umwelt reagiert, kann helfen, die Interaktionsmuster zu erkennen, die sich um das Symptom herum gebildet haben. Und in dem Moment ist man ihnen schon nicht mehr so unterworfen (Madanes, 1980).

> Einer Kopfschmerzpatientin, die sich nur mittels Kopfschmerzen den überfordernden Anforderungen anderer zu entziehen wusste, wurde empfohlen, diese Kopfschmerzen künftig schon etwas früher anzudeuten, bevor sie sie in voller Intensität erlebte, um damit ein Frühwarnsignal auszusenden und auf diese Weise zu testen, ob sie damit der Überforderung nicht schon früher Einhalt gebieten könne.

## 18.6 Rituale: Geländer in einer chaotischen Welt

Als Rituale bezeichnet man verdichtete, gemeinschaftliche und symbolische Handlungsabläufe, die einen über diese Handlung hinausweisenden »Sinn«, eine Bedeutung ausdrücken. Sie sind wohl in allen Kulturen bekannt. Ihre nicht verbalen und symbolischen Formen der Kommunikation passen gut für die Arbeit in multikulturellen Kontexten (z. B. Özelsel, 1995; von Schlippe et al., 2003). Sie stellen »Geländer« bereit für die verschiedensten hoch emotionalen Szenarien, vor allem begleiten sie Menschen in Situationen von Statusübergang oder Rollenübernahme. Charakteristisch ist der Zugriff auf den Körper, der die Kraft des Rituals unterstreicht: durch spezielle Kleidung, Körperhaltungen und -gesten über formalisierte Aussagen bis hin zu physischen Eingriffen bei Initiationsriten.

Innerhalb eines Rituals ist die »Negierbarkeit« ausgeschaltet: Man kann im Ritual nicht Nein sagen, wenn man einmal dabei ist (na ja, manchmal, wenn auch selten, läuft ein/e Heiratskandidat/in doch während der Trauung davon ...). Es geht darum, eine Art »gehärteter Sinn-Realität« zu bieten (Emlein, 2010a) – indem bestimmte Gesten und Worte immer wieder wiederholt werden (Stabilisierung) oder eine Umstrukturierung der Erwartungshaltungen vorzubereiten (Übergang). Das Gemeinsame ist: Rituale werden im Vollzug nicht hinterfragt, sie erzeugen eine »Reflexionssperre«: »Rituale sind vergleichbar mit den fraglosen Selbstverständlichkeiten des Alltagslebens, die [...] Reflexivität ausschalten« (Luhmann, 1984, S. 613). Das, was im Ritual vollzogen wird, wirkt stärker und bleibt länger im Gedächtnis. Kollektive Rituale werden gemeinsam vorbereitet und ausgeführt und verbinden dadurch die an ihnen beteiligten Menschen (Welter-Enderlin u. Hildenbrand, 2002).

Rituale können wichtige Botschaften auf besonders intensive und anschauliche Weise bekräftigen (Stoltze, 2018). Sie können klären, wer zu einer Familie, einem Verein, einer Firma dazugehört, sie können die neuen Mitglieder begrüßen (z. B. Taufe), die gehenden verabschieden (z. B. Beerdigung) und der Vergewisserung dienen, welche Mitglieder noch leben (z. B. Leichenschmaus nach der Beerdigung). Heilende Rituale können wieder Ordnung in Dinge bringen, die in Unordnung geraten sind (z. B. Versöhnungsrituale oder auch ein ritueller Ausschluss). Sie können verdeutlichen, dass bestimmte Mitglieder »nicht mehr dieselben sind« wie zuvor (z. B. Reifefeiern oder Hochzeiten). Rituale können sichere Prozeduren bieten (z. B. Familientherapien, Teamsupervisionen oder Tarifkommissionen), in denen Konflikte ausgetragen werden können, ohne dass das System davon gänzlich bedroht wird. Rituale können verdeutlichen, dass Wichtiges erreicht worden ist und dafür nun Lohn winkt (z. B. Erntedankfeste, silberne Hochzeiten oder die Vorstellung von Quartalsberichten in börsennotierten Firmen).

Wie kann man Rituale in der systemischen Therapie und Beratung nutzen?

1. Die Beobachtung bzw. Erfragung und Analyse von kollektiven Ritualen eines Klientensystems (von Tischgebeten bis zum Feiern religiöser Feste und runder Geburtstage) kann Beratern und Betroffenen helfen, sich über das Selbstverständnis dieses sozialen Systems klarer zu werden – um danach eher entscheiden zu können, ob die bisherigen Rituale noch passen oder mit ihrer Veränderung ein neues Selbstverständnis dokumentiert werden soll.
   Der Sammelband von Imber-Black, Roberts und Whiting (1993) bietet Anregungen zur Planung therapeutisch günstiger Familienrituale – in der Paar- und Kindertherapie, bei Alkoholismus und chronischer Schizophrenie, für unterdrückte Frauen oder nach politischen Traumata (siehe auch Stoltze, 2018). Für die Organisationsberatung haben sich etwa Levold (2002), Schweitzer und Nicolai (2002) und Schweitzer, Müller und Rechenberg (2013) damit beschäftigt, wie Organisationsroutinen mit rituellen Aspekten – wie Chefarztvisiten, Abteilungskonferenzen, Besprechung von Leistungsergebnissen, Begrüßung und Verabschiedung von Mitarbeitern, Dienstjubiläen oder Betriebsausflüge – das Wohlbefinden der Mitarbeiter oder die Produktivität beeinflussen und wie die Mitglieder unproduktiv gewordene Organisationsrituale verändern können.
2. Der therapeutische Prozess kann selbst als ein Übergangsritual (van Gennep, 1986; Turner, 1969) definiert werden, welches eine alte Struktur durch eine Schwellenphase in eine neue Struktur überführt und damit Klienten in einem wohl definierten Rahmen einen Statusübergang vom Problemzustand zum Nichtproblemzustand ermöglicht: »Therapiezeit ist auf jeden Fall eine separate Zeit, die die daran Beteiligten […] sehr stark als eine Art heilige Zeit erfahren«

(Boscolo u. Bertrando, 1994, S. 282). Oft werden ritualisierte Elemente auch in Familienaufstellungen verwendet (Gesten, Sätze).

3. Ritualisierte Schlussinterventionen als dramatische Form, »festgefrorene« pathologische Beziehungsmuster wieder zu »enteisen«, haben besonders Jay Haley (1989) sowie Selvini Palazzoli et al. (1977; 1979) mit ihren paradoxen Verschreibungen bekannt gemacht.

In Therapie und Beratung kann man zunächst die Rituale eines sozialen Systems erkunden und dann fragen, wie zufrieden die Mitglieder des Systems mit ihren Ritualen sind (siehe Kasten »Ritualinterview«). Interessant ist einerseits, wie Familien oder Organisationen sich an den »großen« Ritualen der sie umgebenden Gesellschaft beteiligen: am Weihnachts- oder Osterfest, am Tag der Arbeit oder am Tag der deutschen Einheit. Noch interessanter sind die rituellen Aspekte einfacher Alltagspraktiken. Wenn Mutter oder Vater jeden Morgen ihren Schulkindern ein Frühstücksbrot schmieren, wenn ein Paar sich regelmäßig über die Qualität seiner sexuellen Beziehung oder alternativ darüber streitet, wer den Abwasch wieder nicht gemacht hat – auch in solchen alltäglichen Beziehungsabläufen vergewissern sich die Beteiligten immer wieder, wie sie als soziales System sind, nicht sind, sein möchten und nicht sein möchten.

**Ritualinterview**

Unser folgender Gesprächsleitfaden kann helfen, über die Passung zwischen Selbstverständnis und Ritual so zu sprechen, dass ein bewusstes Entscheiden für oder gegen ein Ritual möglich wird.

- *Welcher Sinn?* Welches »Sinnverständnis« drückt das soziale System in diesem Ritual über sich selbst aus? (Wer sind wir? Wer gehört zu uns und wer nicht? Wozu sind wir da? Welche Werte machen uns aus?)
- *Passt* dieser Sinnausdruck noch? Hat er sich überlebt? (Wollen wir dies über uns zum Ausdruck bringen? Wem gefällt dieses Ritual noch, wem nicht mehr?)
- Welche *alternativen* Sinndarstellungen wären heute stattdessen gewünscht und passend?
- Was wären die *kleinstmöglichen Veränderungen,* durch die das Ritual den aktuellen Anforderungen gerecht werden könnte? (Ausmalen!)
- Mit welchen *Widerständen und ungewollten Nebenwirkungen* muss bei dieser Veränderung des Rituals gerechnet werden? Wie könnten diese aufgefangen und gelöst werden?
- *Plan konkretisieren* für eine angemessene Ritualveränderung. (Wer mit wem, wann, wo, wie?)

Je nach deutlich werdendem »Bedarf« des Klientensystems nach Infragestellung bestehender und Anregung zu neuen Ritualen kann dann das Experimentieren mit verschiedenen Ritualformen empfohlen werden.

## Spezielle rituelle Handlungen

*Gehen lassen, sich verabschieden*

Man kann Klienten empfehlen, gegenständliche Symbole ihrer »alten Identität« wie alte Fotos, ein Spielzeug, einen besonderen Stein, die Krankenakte und Ähnliches auszusuchen oder diese herzustellen, etwa ein Bild, einen Brief. Im nächsten Schritt wird überlegt, welches grundlegende Ritual für den Übergang am besten geeignet ist: den Gegenstand an das Grab eines Elternteils zu bringen, ihn zu verbrennen, einzugraben? Welcher Ort, welche Zeit und welche Teilnehmer sind passend?

Eine Frau beschäftigte sich mit ihren Problemen, stabile Partnerbeziehungen einzugehen. Im Zuge ihrer Auseinandersetzung mit ihrem früh verstorbenen Vater entschied sie sich, seinen Ehering, den sie seit seinem Tod am Finger trug, an seinem Grab einzugraben und ihn ihm so zurückzugeben. Dies war für sie symbolisch »die Scheidung« von ihrem Vater.

In einer Gruppe berichtet eine Frau davon, von ihrem Onkel über Jahre sexuell missbraucht worden zu sein. Ihre Schuldgefühle hängten sich an ihre gefühlsmäßige Ambivalenz in jener Zeit und verdichteten sich zu dem Satz: »Ich bin selbst schuld!« Am Ende des Gruppengesprächs schreibt sie den Satz auf ein Papier, das anschließend mit der Gruppe gemeinsam draußen verbrannt wird.

Die Trauer um den Abschied von verstorbenen Personen oder von beendeten Lebensphasen kann durch Rituale kreativ gestaltet werden – in Familien (Klevinghaus, 2023; Haagen, 2017) oder Organisationen (Kachler, 2010).

In einer Familie, in der der getrenntlebende Vater sich das Leben genommen hatte, ist es zwischen der Mutter und den beiden Söhnen unmöglich, sich über den Tod des Vaters zu unterhalten. Denn die Mutter ist nur wütend (»Jetzt hat er mir auch noch dies angetan«), die Söhne sind vor allem traurig. Einzig »Neutraler« ist ein Bruder der Mutter. Wir empfehlen daher diesem Bruder, an zwei getrennten Abenden einmal mit seiner Schwester, einmal mit seinen Neffen zum Grab des Vaters auf den Friedhof zu gehen. Dort soll er mit den beiden Jungen über alles sprechen, was diese schon zu Lebzeiten und jetzt nach seinem Tod vermissen; mit seiner Schwester soll er am Grab über all den Ärger sprechen, den der Verstorbene ihr eingebrockt hat.

Ein Berufsgruppenteam in einer großen Organisation soll dezentralisiert und in einzelne Abteilungen verteilt werden. Das Team wehrt sich dagegen, freilich erfolglos. Bei einer Organisationsberatung wird thematisiert, ob die Aufgabe des Beraters eher die Begleitung bei einem aktiv gestalteten Übergang oder die Begleitung in einem lang anhaltenden Trauerprozess sein soll. Schließlich wird empfohlen, die nächsten sechs Wochen vorwiegend der Trauer um die verloren gegangen »guten alten Zeiten« zu widmen. Alternativ wäre eine würdevolle »Beerdigung« des alten Berufsgruppenteams denkbar; dazu erscheine es aber noch zu früh. Beim nächsten Mal hören wir, dass eine Kollegin im alten Bürogebäude weiße Leinentücher über die Büromöbel gelegt und auf den Sekretariatsschreibtisch einen Friedhofsblumenstrauß gestellt habe. Seitdem hätten alle mit viel Energie an ihren Umzügen in die neuen Abteilungen gearbeitet.

*Unterschiedliche Glaubenssätze und Ideen erproben*
Wenn ein soziales System zwischen widersprüchlichen Ideen über das Problem und die mögliche Lösung schwankt, dann kann man empfehlen, in mehr oder weniger stark ritualisierter Form mit beidem zu experimentieren.

Eine junge Familie kommt mit ihrem als »hyperaktiv« diagnostizierten fünfjährigen Sohn. Die Eltern fragen sich nach dem Warum und schwanken zwischen drei Erklärungskonzepten der als unerträglich empfundenen Aufmüpfigkeit und Unruhe des Jungen, die in folgender Reihe favorisiert werden: 1. »Eine körperliche Störung unklarer Herkunft«, 2. »Wir haben alles falsch gemacht in der Erziehung«, 3. »Das ist sein Temperament, so ist er einfach«. Der Therapeut empfiehlt ihnen, in neun Wochen wiederzukommen und bis dahin den Sohn je drei Wochen so zu behandeln, als habe er eine körperliche Störung unklarer Herkunft (Woche 1–3), als hätten sie in der Erziehung alles falsch gemacht (Woche 4–6) und als sei er einfach so (Woche 7–9). Beim nächsten Gespräch berichten die Eltern, sie hätten sich entschlossen, dem Sohn deutlicher Grenzen zu zeigen. Das sei sehr anstrengend, habe aber gute Ergebnisse gebracht. Nur hätten sie die dreimal drei Wochen gar nicht auseinanderhalten können: Selbst wenn er eine körperliche Störung habe und selbst wenn dies sein Temperament sei, könne man ihm einfach nicht alles durchgehen lassen.

*Die Nutzung von Übergangsobjekten*
In der tiefenpsychologischen Literatur ist der Begriff »Übergangsobjekt« (z. B. Winnicott, 1989) seit Langem gebräuchlich. Übergangsobjekte bilden eine Brücke, die eine alte Beziehung in eine neue Entwicklungsstufe hineinnehmen hilft. In der

ursprünglichen Bedeutung geht es um ein Symbol für die Mutter, das dem Kind die Ablösung von ihr erleichtert. Im therapeutischen Kontext können beispielsweise Fotos, Steine oder Bilder diese Funktion übernehmen. Jeder Gegenstand, der für die Familie Bedeutung gewonnen hat, kann diese Funktion erfüllen (z. B. ein Schusteramboss als Symbol für die Tradition einer Handwerkerfamilie).

In Trennungsprozessen kann es helfen, wenn die sich Trennenden ein Symbol finden für das, was konstruktiv und bereichernd in der Beziehung gewesen ist. Eine angstbesetzte Prüfung lässt sich leichter überstehen mit einem Talisman, einem kleinen Stein oder Gegenstand, der einem vom Therapeuten geschenkt wurde und den man in der Hand halten kann, wenn man befragt wird. Im »Problem-Box-Ritual« für neu gebildete Patchworkfamilien (Meyerstein, 1998) sucht jedes Familienmitglied für sich nach gegenständlichen Symbolen dafür, was sie für die Gründung der Patchworkfamilie aufgeben, was sie hinzubekommen, was sie verändern (Hess u. Starke, 2018). Diese Symbole werden zu Hause oder in der Therapiesitzung in eine große Box gelegt und von denen beschrieben, die sie mitgebracht haben. Danach kann eine Diskussion über die mit den Gegenständen assoziierten Gefühle, und wie die Familie diesen begegnen könnte, angeregt werden.

*Ritualisierte Muster- und Symptomverschreibungen*

Wenn man das Symptom als Teil eines interaktionellen Rituals erkundet, dann kann man das, was dort ohnehin abläuft, bewusst verschreiben. Tut man dies in einem Kontext wertschätzender Konnotation, werden neue Lösungen möglich. Ritualisierte Musterverschreibungen schaffen eine zugleich humorvolle und absurde Zuspitzung: Sie »machen deutlich, was läuft«, erkennen dies als sinnvoll an und erzeugen einen gewissen Druck, »diesen Blödsinn so nicht weiterzumachen«.

> Die Patientin eines sozialpsychiatrischen Dienstes ist wegen multipler psychischer und körperlicher Beschwerden in einem ambulanten »Intensivbetreuungsprogramm«. Der Betreuer ist durch ihre ständigen Klagen genervt. In einer Supervision wird vermutet, dass die in ihrer Kindheit wahrscheinlich sexuell misshandelte Frau durch ihre Klagen viel Zuwendung bekommt, sich zugleich aber jegliche Avancen vom Leibe hält. Das Problem ist nur: Keiner betreut sie gern, weil ihre Dauerklagen so auf die Nerven gehen. Das Team beschließt daher das Ritual eines monatlichen »Intensivpflegetages«. An diesem Tag bekommt die Patientin eine Rund-um-die-Uhr-Pflege gleich durch zwei professionelle Betreuer und zwei Mitbewohner; sie wird in jeglicher Hinsicht verwöhnt. An den anderen Tagen wird ein Standardprogramm gefahren. Folge: Die Patientin genießt diese »gesicherte« Zuwendung außerordentlich und klagt in der Folgezeit weitaus weniger.

Ein 13-Jähriger ist nach acht Jahren bei der Mutter in Norddeutschland zum geschiedenen Vater und dessen Mutter nach Süddeutschland umgezogen. In der neu entstandenen Patchworkfamilie freut man sich, ist aber gegenseitig auch voller Misstrauen. Es kommt bald zu Streits und gewalttätigen Auseinandersetzungen zwischen Vater und Sohn. Der Vater erklärt eine stationäre Aufnahme in der Kinder- und Jugendpsychiatrie für notwendig. Ein Muster zeigt sich: Zu Hause eskaliert die Lage, die Jugendpsychiatrie wird angerufen, beim Gespräch ist es dann schon wieder entspannt oder das Gespräch fällt aus, weil »der Junge morgen eine Biologiearbeit schreiben muss«. Den Behandlern wird klar, dass die Jugendpsychiatrie Teil eines Rituals geworden ist – die Drohung mit ihr reicht, um zu Hause jeweils »abzurüsten«. In einem Brief schlagen wir daher vor: »Wenn es zu Hause wieder Streit gibt, rufen Sie uns bitte sofort an. Wir reservieren Ihnen dann einen Gesprächstermin eine Woche später, mit sofortiger stationärer Aufnahmemöglichkeit. Sie rufen uns drei Tage vor dem Gesprächstermin an, ob die Terminvereinbarung ausgereicht hat oder ob Sie das Gespräch noch zusätzlich brauchen.« Von da ab kommt keine Chaosmeldung mehr, lediglich eine Silvester-Grußkarte drei Monate später.

*Rezepte*

Eine weitere Möglichkeit, kreativ mit Ritualelementen zu spielen, nutzt die Vorerwartung vieler Menschen, ihnen explizit ein Rezept mit einer bestimmten Dosis und Durchführungsrhythmik zu geben – etwa die Aufgabe, an sechs Tagen in der Woche dreimal täglich jeweils fünfmal hintereinander zu sich selbst zu sagen: »Ich bin nichts wert« und nur an einem Tag ohne Wiederholung: »Selbst ich könnte liebenswert sein.«

*Dokumentation als Ritual*

Man kann den Klienten empfehlen, Testamente und Zeugnisse ihrer Interaktionen zunächst anzufertigen und dann zu studieren. So kann man einem verbal schnell eskalierenden Vater vorschlagen, jeweils auf den Aufnahmeknopf eines bereitstehenden Tonbandgerätes zu drücken, wenn es »wieder losgeht«, und sich die Aufnahme hinterher allein oder mit seiner Frau anzuhören.

Man kann auch Familien das Videoband einer Therapiesitzung mit nach Hause geben. Beides bewirkt, dass das System sich intensiver selbst zu beobachten beginnt und die eigenen Redundanzen wahrnimmt. In Arbeitsfeldern, in denen Klientenakten zur Tradition gehören (z. B. Sorgerechtsgutachten, Jugendgerichtshilfe, Sozialamt, Psychiatrie, stationäre Jugendhilfe), stellt es eine enorme Intervention dar, Gutachten und Berichte über Klienten(familien) mit diesen gemeinsam zu schreiben oder zumindest deren Inhalt mit den Klienten zu verabreden und ihnen hinterher eine Kopie des Berichts oder Gutachtens zu geben. Ähnlich interessant ist es, Klienten zu ermuntern, Einblick in ihre eigenen Behandlungsdokumente zu nehmen und mit den Behandlern in einen Diskurs über unterschiedliche Wahrnehmungen zu treten und eine neue Identität als »wieder gesund Gewordene« dokumentarisch zu beschreiben. Ein schönes Fallbeispiel dazu findet sich in Roberts (1993).

# 19 Reflektierendes Team und reflektierende Positionen

*»Beobachte eher das ›wie‹ als das ›was‹ der Beobachtung!« (Groth, 2017, S. 20).*

Ein wesentlicher Aspekt systemischer Beratung liegt in der Unterstützung von (für) Menschen, sich selbst dabei zu beobachten, wie sie die Welt beobachten (»Selbstreferenz«) bzw. wie sie sich selbst und anderen ihre Geschichten erzählen und welche Folgen dies für ihre Lebenspraxis hat. Ein Vorgehen, das diese Art der »Beobachtung zweiter Ordnung« geradezu bilderbuchartig repräsentiert und ihm einen besonderen methodischen Rahmen gibt, ist das reflektierende Team (RT).

## 19.1 Das reflektierende Team: Ziel, Form und Regeln

Im Jahr 1990 erschien das erste deutschsprachige Buch des norwegischen Psychiaters Tom Andersen über diese Art des systemischen Arbeitens. Er ging davon aus, dass Veränderung optimal da entsteht, wo es »einen Freiraum für den Gedankenaustausch zwischen zwei oder mehreren Menschen gibt, und wo die individuelle Integrität beider oder aller gesichert ist« (Andersen, 1990, S. 45; siehe auch Andersen, 1987).

Die Form ist leicht erklärt, jedoch nicht genauso einfach in der Umsetzung. Ein Gespräch zwischen einer Beraterin und einem ratsuchenden System, einer Einzelperson oder Gruppe (Ebene 1) wird von einem Team aus zwei bis drei Beobachtern verfolgt (Ebene 2). Nach einer Weile wird das Gespräch auf Ebene 1 unterbrochen und die Beobachter unterhalten sich auf eine wertschätzende Art und Weise darüber, wie es ihnen beim Zuhören gegangen ist und welche Gedanken ihnen durch den Kopf gegangen sind. Damit stellen sie eine Fülle von semantischen Angeboten in den Raum, aus denen sich die Zuhörer frei bedienen können. Das, was für die Zuhörer einen Unterschied macht, nehmen sie auf, das andere lassen sie beiseite.

So können die Zuhörer eine Rückmeldung über die Art einholen, wie sie selbst ihre Wirklichkeit konstruieren. Auf eine besonders leichte Weise ist es so möglich, Angebote in den Möglichkeitsraum einzugeben, die leicht abgelehnt werden können.

Eine Therapeutin aus dem Beobachtungsteam kann in der Reflexion beispielsweise sagen: »Als ich gehört habe, was Herr X. gesagt hat, war ich ziemlich erschüttert, was er sich alles gefallen lässt. Ich habe mich gefragt, was ihn eigentlich noch in seiner Stelle hält. Hat er sich eigentlich nie überlegt, dem Chef einfach alles vor die Füße zu schmeißen? Ich hätte das vermutlich getan!« In einem gut eingespielten Team wird ihr Gesprächspartner dann eher die andere Seite betonen und zum Beispiel die Loyalität hervorheben, die er bei dem Klienten in vielen Aussagen gehört hat, und vielleicht sagen: »Ich glaube, Loyalität ist für Herrn X. so wichtig, dass er wahrscheinlich bleiben würde, auch wenn ihm der Job nicht mehr guttut.« Und ein Dritter im RT könnte dann sagen: »Ja, ich verstehe, was ihr meint. Aber so richtig habe ich noch gar nicht verstanden, ob der Job ihm eigentlich guttut oder nicht.« Die Fülle der »konjunktivisch«, wertschätzend und ausbalanciert ausgedrückten Reflexionen, die durchaus engagiert (»Ich war erschüttert ...«), aber eben nicht moralisch sein sollten, bieten einen optimalen Kontext für einen Ratsuchenden, das in sein eigenes Nachdenken hineinzunehmen, was gut passt, und das beiseitezulassen, was als nicht stimmig erlebt wird.

**Idealtypische Phasen in der Arbeit mit dem reflektierenden Team**

*Schritt 1: Beratungsgespräch (ca. 30–40 Minuten, die Zeitangaben dienen nur der groben Orientierung)*

Die Beraterin stellt die Methode vor und holt die Einwilligung aller Beteiligten zu diesem Vorgehen ein. Transparenz und Freiwilligkeit sind essenziell. Falls kein Konsens zu finden ist, wird zuerst gemeinsam nach einem Weg gesucht, der aus der Sicht aller als hilfreich erlebt wird: »Wie würden denn Sie die Sitzung gern nutzen?«

Anschließend führt sie ein systemisches Interview und versucht, wie immer in der systemischen Therapie, »angemessen ungewöhnliche« Fragen zu stellen. Jedem Mitglied wird dabei die Gelegenheit gegeben, zu Wort zu kommen und zuzuhören. Nach einer guten halben Stunde schlägt meist sie (manchmal das RT, gern auch die Klienten) eine Unterbrechung vor, in der »ins Studio B geschaltet« wird. Früher wurde dazu die Video- und Audioanlage umgeschaltet, heute sitzt das Team meist etwas separiert mit im Raum. Die Beraterin lädt nun die Klienten ein, ihre Stühle so umzustellen, dass sie in der Beobachterposition sind, während die Beobachter ihre Stühle so zusammenstellen, dass sie einander anschauen und damit zu den Beobachteten werden.

Die Beraterin kann die freie Aufnahme der Beobachtungen fördern, indem sie etwa sagt: »Sicher wird vieles von dem, was jetzt gesagt wird, nicht auf Sie zutreffen. Ich schlage vor, dass Sie das, was für Sie nicht passt, einfach ›fallen lassen‹. Stellen Sie sich am besten einfach vor, Sie gehen durch einen ›Supermarkt der Ideen‹ und nehmen nur das auf, was Sie anregend, interessant und nachdenkenswert finden!«

*Schritt 2: Reflexionsgespräch (ca. 5–10 Minuten)*
Das Team beginnt nun einen »Metalog« (ein Gespräch über das Gespräch) und reflektiert die eigenen Empfindungen und Gedanken über das Gespräch in Anwesenheit des Beratungssystems. Die Beraterin bleibt bei den Klienten sitzen, es sei denn, es gibt nur ein Mitglied im RT, dann setzt sie sich zu diesem. Sie achtet darauf, dass die Klienten nicht in das Reflexionsgespräch eingreifen, solche Unterbrechungen werden freundlich gestoppt.

In dem Metalog wird auf eine Weise über die Sitzung gesprochen, die es den Betroffenen leicht macht, die geäußerten Inhalte nicht aufzugreifen oder zu verwerfen (siehe die Regeln im Kasten »Regeln für das Reflexionsgespräch«). Die Reflexion sollte nicht zu viel Zeit in Anspruch nehmen (ca. 5–10 Minuten) und nicht durch zu viele Ideen verwirren.

*Schritt 3: Beratungsgespräch über die Reflexion (20–30 Minuten)*
Anschließend wird das Gespräch in dem Beratungssystem wieder aufgenommen. Jedes Mitglied wird eingeladen, etwas über die Reflexion zu sagen, der Fokus sollte dabei aber möglichst nicht auf der Korrektur von Aussagen in dem RT, sondern mehr auf dem Neuen liegen. Daher wird zum Beispiel gefragt: »Haben Sie etwas für Sie Interessantes gehört? Sind Sie auf neue Zusammenhänge gestoßen?« Wenn man den Eindruck hat, dass in der Reflexion etwas Verletzendes gesagt wurde, kann man die Frage stellen, ob etwas besser nicht gesagt worden wäre. Auch die Frage »Sind Sie auf Gedanken gekommen, die mit dem, was gesprochen wurde, gar nichts zu tun hatten?« kann gestellt werden, da manchmal die Zuhörer das »bedeutungsvolle Rauschen« des Teams einfach nutzen, um ihren eigenen (ebenfalls bedeutungsvollen) Gedanken nachzuhängen.

Schritt 2 und 3 werden dann kürzer meist ein weiteres Mal (selten auch zweimal) wiederholt, das Gespräch wird meist nach 90, maximal 120 Minuten abgeschlossen, wenn alle Mitglieder aus dem Beratungssystem etwas zu den Reflexionen sagen konnten – die Ratsuchenden haben typischerweise das »letzte Wort«.

Die Arbeitsweise des RT besteht darin, in »hilfreiche Konversationen« einzuladen und einen »Kontext von Kooperation« zu eröffnen, in dem alle Beteiligten in prinzipieller Gleichberechtigung ihre Perspektiven, Anregungen und Lösungsideen zusammentragen. Es wird versucht, »Komplexität anzubieten«, also das Beratungsthema in möglichst vielen Aspekten und Zusammenhängen auszuloten. Aus dieser Komplexität kann sich die Familie ihrer Bedürfnislage und Struktur gemäß bedienen. Ein bewusst assoziativ gehaltener Modus des Denkens soll das Wahrnehmen und das Herstellen neuer Beziehungen zwischen Personen, Gedanken und Ereignissen erleichtern. Verstehen hat in diesem Sinne nicht das Ziel, herauszufinden, wie die Dinge »wirklich« sind, sondern ist vielmehr als ein aktives »Spiel mit Bedeutungen« zu sehen.

So entsteht ein Kontext, in dem therapeutische Aussagen leichter aufgenommen werden als in der üblichen therapeutischen bzw. in der Alltagskommunikation. Man kann es sich so vorstellen, als ginge man an einer geöffneten Tür vorbei und hörte den eigenen Namen: Es ist interessanter, stehen zu bleiben und zu »lauschen«, als hineinzugehen und sich direkt ansprechen zu lassen. Das RT erleichtert es, gewohnte Filter der Alltagskommunikation (»Das sagst du jetzt so, aber du meinst es nicht wirklich!«) auszuschalten. Man braucht sich nicht gleich gegen Aussagen und Fragen zu verteidigen (»Nein, das ist ganz anders!«), sondern kann die gehörten Eindrücke erst einmal in einem freundlichen, nicht bedrohlichen Zusammenhang auf sich wirken lassen. Die Berücksichtigung der folgenden Regeln sorgt dafür, dass eine komplexe, wertschätzende und anregende Reflexion tatsächlich erreicht wird.

**Regeln für das Reflexionsgespräch**

*Genaues Zuhören*

Die Teammitglieder hören sorgfältig zu. Dabei spricht jede/r eher »zu sich selbst« als zu den anderen (natürlich ergibt sich daraus auch meist ein Gespräch), oft in der Form von Fragen an sich selbst: Wie kann die Problemsituation ergänzend zur bisher vorgetragenen Beschreibung beschrieben werden? Welche möglichen anderen Perspektiven oder Erklärungen bieten sich an?

*Konjunktivisches Sprechen*

Es wird eher vorsichtig, unsicher, suchend, »konjunktivisch« (»Es könnte sein, dass …«, »Ich bin nicht sicher, ob …«) gesprochen als festlegend und diagnostizierend.[62] Es geht gerade nicht darum, die eine »richtige« und endgültige Erklärung zu finden. Viel-

62 Ein (reales) Beispiel, nach dieser Äußerung eines unerfahrenen Kollegen war es im Team schwer, in eine weitergehende offene Reflexion zurückzufinden: »Der Mann ist ja noch sehr infantil. Man kann eindeutig erkennen, dass er noch nicht von seiner Mutter abgelöst ist! So lange wird er seiner Frau auch kein echter Partner sein können.« Es gelang dadurch, dass die Äußerung als wichtiger Beitrag begrüßt wurde und dann eine andere Position freundlich dieser gegenübergestellt wurde: »Das finde ich interessant, dass du das so siehst. Spannend, wie unterschiedlich man das wahrnehmen kann. Ich habe es ganz anders erlebt, nämlich …«

mehr ist es die aktiv aufrechterhaltene Vielfalt, die dem ratsuchenden System helfen kann, mehrere gültige Perspektiven nebeneinander existieren zu lassen und so die inneren und äußeren Dialoge (wieder) zu öffnen. Das Team ist so ein Modell, wie man von einer »Entweder-oder«-Logik zu einer »Sowohl-als-auch«-Logik übergehen kann (Perlesz, Young, Paterson u. Bridge, 1994).

*Abweichende Meinungen willkommen heißen und fördern*
Wenn jemand in der Reflexion eine andere Meinung als man selbst vertritt, kann diese begrüßt werden, anstatt in einen Wettstreit um die »richtige« Hypothese zu geraten. Statt einer Aussage wie »Nein, das ist ganz anders!« (»ist« geht eh nicht, weil es in eine rigide Position einlädt), wird man eher so reagieren: »Das finde ich interessant, dass du das so siehst. Mir ging es ganz anders ...« Differenzen werden als Möglichkeit und Anregung begrüßt, weiter nachzudenken. Ja, es kann sogar sein, dass im Team ein schneller Konsens durch eines der Mitglieder wieder infrage gestellt wird: »Ich bin skeptisch, wir sind uns plötzlich so einig. Wie wohl eine ganz andere Sicht aussähe?«

*Wertschätzung*
Eine Grundhaltung der Freundlichkeit und Wertschätzung trägt das Gespräch. Entwertungen werden vermieden (»Wie der sich benimmt! Das ist ja unmöglich!«). Das bedeutet aber nicht, dass man Unterschiede überspielt und unehrliche Höflichkeit praktiziert. So kann man etwa über die eigenen Gefühle reflektieren, die einem den Impuls zur Entwertung geben (»Ich frage mich, was es mir schwer macht, mich auf Frau Y. angemessen einzustellen. Irgendwie erschrecke ich, glaube ich, darüber, wie sie mit sich selbst und anderen umgeht!«). In einem erfahrenen Team werden die Kollegen darauf achten, dass eine solche durchaus konfrontierende Aussage nicht noch verstärkt (»Geht mir genauso!«), sondern austariert wird, beispielsweise durch einen Kontrast – »Mir geht es ganz anders!« – oder eine balancierende Aussage: »Ja, das kann ich nachvollziehen, aber ich sehe da auch eine ganz andere Seite – vielleicht ist es ja gerade anders herum ...« Wertschätzung bedeutet also nicht, dass zwangsläufig eine »immer positive« Sprache gewählt werden muss. Nach unserer Erfahrung schätzen es viele Klienten, auch konfrontativ und klar angesprochen zu werden, sofern der Kontext von Wertschätzung »stimmt«.

Es kann sinnvoll sein, die Bandbreite bewusst einzuschränken, worüber und wie reflektiert wird. Reiter (1991) etwa schlägt bei aus ihrer Sicht »schwerer gestörten Patienten« vor, das RT bewusst eher als »fokussierendes Team« zu gestalten und sich in der Reflexion auf bestimmte ausgewählte Aspekte zu beschränken, die vorher mit der Familie besprochen werden. Man kann thematisch auch sehr konsequent lösungsorientiert arbeiten. Dahm und Geiken (1998) nennen diese Fokussierung »reflecting solutions«. Dazu werden die Themen der Familie unter Verwendung benutzter Schlüsselworte lösungsorientiert reformuliert, es werden viele Komplimente mit eingebetteten Reframings ausgesprochen und lösungsorientierte Zukunftsideen entworfen.

## 19.2 Varianten der Arbeit mit reflektierenden Teams

Ein reflektierendes Team in der bisher beschriebenen Form braucht Bedingungen, die nur gelegentlich gegeben sind – wann hat man schon zwei oder drei Berater für ein Beratungsanliegen »zur Hand«? Manchmal wird daher davon gesprochen, es handle sich um eine Art »Luxustherapie«. In der Praxis wurden daher die unterschiedlichsten Varianten entwickelt, die die Übergänge zwischen »Beratung«, »Therapie« oder »Supervision« fließend werden lassen (zusammengefasst siehe Hargens u. von Schlippe, 1998).

- Dahm und Geiken (1998) schlagen eine Variante vor, wie eine Therapeutin ohne Kollegen dieses Konzept allein nutzen kann, indem sie »lautes Denken« praktiziert und vorschlägt, dass sie einmal laut über das bisher Gehörte nachdenkt und dass die Klienten in dieser Phase zuzuhören. Dann formuliert sie ihren »inneren Dialog« laut, zum Beispiel: »Ich frage mich gerade, was meine geschätzte 84-jährige Nachbarin zu dem Gehörten sagen würde, und ich denke, sie würde Folgendes sagen …« (S. 33). Diese Variante ist die leichteste und vermutlich auch am häufigsten praktizierte Form, die RT-Prinzipien intuitiv und ohne großen Aufwand einzusetzen (vgl. etwa Caesar, 1993).
- In einer Co-Therapie unterhalten sich die beiden Therapeutinnen vor der Familie über ihre Gedanken zum Prozess.
- Statt Familien regelmäßig im Rahmen von RT-Sitzungen zu sehen, können Einrichtungen wie Erziehungsberatungsstellen oder Privatpraxen einen monatlichen »RT-Nachmittag« einrichten, zu dem Kollegen sich jeweils mit einer Klientenfamilie anmelden können. Dann können dabei, falls die Familie damit einverstanden ist, auch andere als die fallverantwortlichen Therapeuten das Gespräch führen, die Berater der Familie setzen sich ins RT (Nouwens u. Westermann, 1998).
- In einem »Praxisverbund« kann sich eine Gruppe von zwei bis vier Therapeutinnen in regelmäßigen Abständen etwa sechsmal im Jahr für ein oder zwei Tage treffen. An diesen Tagen können jeweils Termine von Einzelpersonen, Paaren

oder Teams »gebucht« werden. Daraus entwickeln sich manchmal therapeutische Kontrakte über einen längeren Zeitraum und mit einem hohen Grad an Verbindlichkeit, bei denen sich auch die Mitglieder im reflektierenden Team als sehr in die therapeutische Beziehung eingebunden erleben (Grabbe, Jürgens u. von Schlippe, 1998).

- In stationären Einrichtungen mit ihren vielen Beteiligten sind zahlreiche Varianten denkbar – man kann Kolleginnen mit viel oder mit wenig systemischer Vorbildung oder auch andere Klientenfamilien zu gemeinsamen Reflexionen einladen (hier ist dann der Übergang zur Multifamilientherapie fließend – Kapitel 21.4). In der Kinderpsychiatrie werden manchmal Gespräche zwischen den Mitarbeiterinnen und den Kindern bzw. Jugendlichen geführt, die die Eltern durch eine Einwegscheibe verfolgen und anschließend kommentieren. Die Patientinnen hören dann diesen Gesprächen der Eltern zu. Das Elterngespräch muss natürlich therapeutisch moderiert werden, denn wenn Betroffene in die Reflexion eingeladen werden, ist eine stärkere Steuerung erforderlich (Caby u. Geiken, zit. nach Schweitzer u. Nicolai, 2010, S. 45). Ähnliche Spielarten stationärer Arbeit werden etwa von Epstein, Schlesinger und Dryden (1998) oder Höger und Derichs (1998) berichtet. In einer »offenen Übergabe« sprechen die Teammitglieder einer kinderpsychiatrischen Station einmal in der Woche im Kreis über die positiven Veränderungen, die sie bei den Patienten wahrgenommen haben bzw. sich für die kommende Woche wünschen würden. Sie werden dabei von den Kindern bzw. Jugendlichen beobachtet, die die Reflexionen unkommentiert mit ins Wochenende nehmen. Eine ganze Reihe möglicher weiterer Reflexionssettings in klinischen Kontexten beschreiben Schweitzer und Nicolai (2010).
- In unterschiedlichsten supervisorischen Settings können kollegiale reflektierende Teams eingesetzt werden – zum Beispiel in Suizidkonferenzen in psychiatrischen Kliniken (Mahnkopf, Dia, Fröhlich, Fuchs u. Röhrig, 1998) oder im schulischen Alltag (Kubesch, 1998; Connemann, 1998). Grabbe (1998) zeigt Möglichkeiten auf, die Videosupervision therapeutischer Gespräche über kollegiale Reflexionen zu intensivieren. Ähnlich schlägt Bischoff (1998) vor, in der Supervisionsgruppe 15-minütige Videoaufzeichnungen zu zeigen und mit der Gruppe zu reflektieren. Die Klientinnen werden darüber informiert, welche Therapieausschnitte gezeigt wurden, und schauen sich später die aufgezeichnete Reflexion gemeinsam mit ihrem Therapeuten an.

## 19.3 Ohne externes Team: Das Spiel mit reflektierenden Positionen

Wenn man die Arbeit mit dem RT nicht als eigene »Methode« ansieht, sondern als eine mögliche Umsetzung der Anregung von Selbstbeobachtung und Selbstreferenz, dann benötigt man dafür nicht unbedingt ein Team von Außenstehenden. Man kann auch die Betroffenen selbst einzuladen, Beobachter der eigenen Beobachtungen zu werden. Hierzu ist zunächst die Einnahme eines anderen Platzes, eines Beobachtungsplatzes, angeraten. Die Metapher des »Adlerhorsts« wurde hier manchmal als zu martialisch erlebt, sodass wir sie, angeregt durch das Harvard-Modell der Mediation (Fisher et al., 2019) durch das Wort »Balkon« ersetzt haben. Der Balkon ist ein Bereich im Raum (außerhalb der Gesprächsrunde), separate Stühle, in dem man ein Gespräch »über das Gespräch« führt. Indem man über sich selbst – durch die Fragen eines Beraters unterstützt – in der dritten Person spricht, kann man auf verblüffend leichte Art Beobachtungen und Hypothesen über sich anstellen, zu denen man aus der Position selbst keinen Zugang hatte (z. B. Drews, Born, von Schlippe, 2021; von Schlippe, 2009b; siehe auch Frei, 2025, S. 152 ff.).

### Reflektierende Positionen in der Therapie

In der Einzel-, Paar- oder Familientherapie kann dieses Prinzip in ganz ähnlicher Weise genutzt werden. Eine Einladung geht dabei vonseiten des Therapeuten aus, der die Form auf eine Weise vorstellt, dass sie neugierig macht, etwa so (Beispiel eines Einzelgesprächs):

> »Wir haben uns nun schon eine Zeit lang unterhalten. Ich würde Ihnen jetzt gern einmal einen Vorschlag machen: Sie sehen dort in der Ecke die freien Stühle? Ich schlage vor, dass wir beide uns einmal darauf setzen und uns vorstellen, wir hätten das Gespräch bis hierher verfolgt und unterhalten uns jetzt als Beobachter darüber, was wir erlebt haben, während wir zugehört haben. Wir schauen ›vom Balkon aus‹ auf unser Gespräch. Das klingt jetzt vielleicht komisch, aber ich habe damit ganz gute Erfahrungen gemacht: Man bekommt einen anderen Blick und neue Ideen. Wir sollten, wenn Sie einverstanden sind, dann auch von uns in der dritten Person sprechen. Wie gefällt Ihnen der Vorschlag? Es kann sein, dass wir schnell merken: ›Nee, das ist nix!‹, dann setzen wir uns einfach wieder zurück. Aber vielleicht haben Sie Lust, es einmal zu versuchen?«

Anschließend wird im Raum durch ein Wechseln der Stühle eine Kontextmarkierung vorgenommen: Auf den Beobachterstühlen sitzen sozusagen »andere Personen«, nämlich Beobachter, auch wenn sie durch dieselben Menschen verkörpert werden.[63] Die Regel des Balkons ist, dass man konjunktivisch, suchend, vorsichtig spricht und Vermutungen oder Überlegungen anstellt, auch über sich selbst in der dritten Person. Da anders als bei den professionellen Beobachtern im RT die Klienten hier selbst emotional oft hochgradig involviert und nicht so leicht in einer Beobachtungsposition zu halten sind, geht grundsätzlich die Therapeutin mit auf den Balkon und steuert den therapeutischen Prozess auch viel stärker, um das Gespräch in einer Metaposition zu halten (»Oh, ich glaube, diese Aussage gehört eigentlich auf den Stuhl da hinten – Sie können gern wechseln, wenn Sie das noch vertiefen möchten. Für den Ort hier schlage ich vor, dass wir beim Austausch darüber bleiben und uns vorstellen, wir hätten das Gespräch bislang vom ›Balkon‹ aus verfolgt. Einverstanden?«).

Mögliche Fragen einer Therapeutin an ihre Klientin können vom Balkon aus etwa sein: »Wie erleben Sie die Gesprächsrunde da drüben? Wie kommt Ihnen die Beziehung zwischen der Klientin und der Therapeutin da drüben vor? Ist das gut, wie die da reden, kommen die voran? Wovor drücken sie sich dabei vielleicht? Was könnte das Unausgesprochene sein, was da noch im Raum steht? Wer wäre wohl am mutigsten, es anzusprechen? Wofür wäre es aber auch gut, es nicht anzusprechen?« Es können auch suchende Aussagen in der RT-Tradition sein: »Wenn ich die beiden so anschaue, dann bin ich beeindruckt von der vertrauensvollen Atmosphäre, die ich da erlebe. Zugleich frage ich mich, ob die da vielleicht auch noch ein wenig vorsichtig sind miteinander? Ob die Therapeutin wohl nicht ganz sicher ist, ob sich die Klientin bei ihr wirklich gut aufgehoben fühlt? Wie sehen Sie das?«

Ein Einzeltherapieprozess kommt an einen Punkt, wo das Gespräch immer wieder diffus wird, dies aber nicht so recht thematisiert werden kann. So schlägt der Therapeut die RP-Übung vor, was die Klientin interessiert aufgreift. Beide setzen sich um und beginnen zu hypothetisieren. Langsam zentriert sich das Gespräch auf die Frage, was es wohl bedeutet, dass da ein Mann und eine Frau gegenübersitzen, ob sie sich wohl Gedanken darüber machen, was jeweils der andere über einen selbst als Mann bzw. Frau denkt, wie attraktiv die sich wohl finden würden, wenn sie sich außerhalb der Therapie begegneten usw. Dadurch, dass man auch »über sich selbst« hypothetisieren kann, behält das Gespräch einen leichten Charakter. Anschließend setzen sie sich wieder zurück, erröten beide etwas: »Was haben die beiden vom Balkon uns da jetzt eingebrockt!« Aber das Gespräch hat neue Intensität gewonnen, der »Nebel« ist

63 In der Theorie sozialer Systeme (z. B. Luhmann, 1984) wird »Person« von »Mensch« unterschieden. Eine Person ist eine »Kommunikationsadresse«, an die spezifische Erwartungen gerichtet sind. Ein Mensch kann also sehr unterschiedliche Personen »sein«, manchmal auch gleichzeitig (vgl. das Kapitel 6.9 zu Polykontexturalität).

verschwunden, das Thema der Grenzziehung zwischen privaten Wünschen und professioneller Klarheit ist auf dem Tisch und wird auf gute Weise geklärt.

In Paar- und Familientherapien sind auch weitere Varianten denkbar. So kann der Therapeut mit allen Beteiligten oder auch nur mit einzelnen Mitgliedern in die reflektierende Position des Balkons gehen. In einer paartherapeutischen Sitzung etwa kann das Interview zunächst nur mit einem der beiden Partner geführt werden, der andere sitzt bereits als Beobachter im Balkon. In der Reflexionspause setzt sich der Therapeut dann zu diesem Partner und befragt ihn zu seinen Empfindungen beim Zuhören. Danach oder auch erst im folgenden Gespräch wird gewechselt. Dieses Setting unterbricht bestimmte »geeichte Kommunikationsschleifen«, denn wo man es als Ratsuchender gewohnt ist, auf die Aussage des anderen ablehnend zu reagieren (man »weiß« ja schon, was der andere sagen wird), geht das Gespräch, das man als Beobachter verfolgt, oft ganz anders weiter als erwartet. So erleben die Partner beim Zuhören oft »einen ganz anderen Menschen«. In ähnlicher Weise können in Familiengesprächen Reflexionen nur mit den Eltern, nur mit den Kindern, nur mit den männlichen oder weiblichen Mitgliedern usw. durchgeführt werden.

### Reflektierende Positionen in der Teamentwicklung

Auch in Teamentwicklungsprozessen bietet sich dieses Vorgehen an. Hier kann sich die Beraterin mit dem ganzen Team oder mit einzelnen Teammitgliedern in den »Balkon« setzen, der nicht in der Raummitte sein sollte, sondern am Rand. Die Einladung erfolgt ähnlich wie in Therapiekontexten, vielleicht wird die Herausforderung etwas stärker akzentuiert: »Ich bin mir nicht sicher, ob ich Sie damit nicht vielleicht überfordere. Sie sind ja sehr in den Konflikt involviert, vielleicht bekommen Sie es ja auch nicht hin, dann war es mein Fehler, Ihnen das vorzuschlagen …« Die Angesprochenen werden hier ebenfalls gebeten, von sich selbst in der dritten Person zu sprechen.

Interessant ist die Frage, wen man in die reflektierende Position mit hineinnehmen sollte. Bei kleinen Teams mit weniger als vier Mitgliedern könnten dies alle sein, aber auch hier gilt es, die Stühle und den Ort zu wechseln. Bei größeren Gruppen werden jeweils Subsysteme angesprochen, und zwar entweder

- *Kontrahenten,* die sich im Konflikt besonders attackiert haben;
- zwei bis vier der eher *»Stillen«,* deren Beobachtungen und Hypothesen für den Gesprächsprozess sehr förderlich sein können;
- spezifische *Subsystemvertreter:* weibliche oder männliche, hauptamtliche oder nebenamtliche Teammitglieder.

Auf keinen Fall sollte man eine Schieflage dadurch erzeugen, dass man nur Vertreter einer Konfliktposition ins Team einlädt. Die Rolle des Teamberaters ist hier die eines Moderators, der in der Prozesssteuerung darauf achtet, dass die Teilnehmer in der »Balkonperspektive« bleiben, etwa mithilfe folgender Fragen und Bemerkungen:

- »Wie ist es Ihnen bisher in diesem Gespräch gegangen, wie haben Sie sich gefühlt? Welche Assoziationen haben Sie, wenn Sie an den Gesprächsverlauf der letzten 20 Minuten denken? Wo sind Sie neugierig, wo stutzen Sie?«
- »Ich habe selbst beim Zuhören da und dort gestutzt, mir kam das so und so vor, ist es Ihnen da ähnlich gegangen oder anders?«
- Wenn das Gespräch zur inhaltlichen Diskussion zurückgeht, sollte immer wieder freundlich eingeladen werden, die Beobachterperspektive beizubehalten und die Ebenen zu trennen. Im Zweifelsfall sollte man die Verantwortung für das Misslingen übernehmen: »Ich habe da einen Fehler gemacht, es war mir nicht klar, wie stark Sie in den Konflikt involviert sind ...« (oder auch mit einem Augenzwinkern: »Ich habe Sie vielleicht überschätzt ...?«).
- Zirkuläre Fragen zum Interaktionsmuster: »Was läuft in der Teamberatung gerade ab? Ist dieser Ablauf Ihnen vertraut oder neu?«, »Was glauben Sie, wer hat jetzt in dem Gespräch am ehesten etwas Neues beobachtet?«, »Mir ist aufgefallen, dass der Konflikt vor allem zwischen X und Y eskalierte. Was haben die beiden von diesem Konflikt, was das Team?« (vgl. folgendes Fallbeispiel).
- Musterveränderungsfragen: »Was wäre hier ein neues Muster, was wäre eine echte Veränderung? Was sind Ihre Bilder, was erfolgen müsste, dass die Veränderung funktionieren würde?« Aber auch: »Was würde im Moment dafür sprechen, diese Muster beizubehalten?«

Danach geht es zurück aus dem Balkon ins Gesamtteam, und man diskutiert dort: »Was war neu? Was wurde bei Ihnen angeregt? Was wäre besser nicht gesagt worden?«

Im Rahmen eines eigentlich inhaltlich konzipierten Seminars mit dem Leitungsteam eines mittleren Unternehmens fand sich der Berater am zweiten Tag plötzlich in einer heftigen Auseinandersetzung wieder. Seine Ausführungen wurden zum Gegenstand einer heftigen Kontroverse zwischen – nennen wir sie einmal so – Herrn Amann und Herrn Bertram. Sie hatten die Firma gemeinsam gegründet und leiteten sie seither kollegial, wenngleich sie von Stil und Persönlichkeit her unterschiedlicher nicht vorstellbar waren. Herr Bertram verfocht in der Diskussion energisch den Standpunkt des Referenten, den Herr Amann ebenso heftig infrage stellte. Der Rest des elfköpfigen Teams schwieg. Die Situation eskalierte. Der Berater versuchte zu vermitteln, merkte jedoch schnell, dass seine Worte mehr oder weniger schnell in Munition für die Auseinandersetzung der beiden verwandelt wurden.

Es schien, als ob sich hier ein bereits lange währendes Muster abspulte. Die beiden Leitungsfiguren bekämpften sich offen, während die restlichen Mitglieder des Teams stiller und stiller wurden und sich zurückzogen. Wie konnte es gelingen, dieses System zu eigener Selbstbeobachtung anzuregen? Der Berater versuchte dies über eine Einladung an die beiden Kontrahenten: »Herzlichen Dank, ich glaube, ich habe jetzt ein wenig von Ihnen und diesem Team verstanden. Ich möchte Ihnen ein Experiment vorschlagen, das die Diskussion auf eine neue Ebene heben könnte.« Da beide neugierig und positiv reagierten, wurde im Raum der Balkon eingerichtet: »Wenn Sie einverstanden sind, setze ich mich mit Ihnen dorthin und wir führen von dort aus gemeinsam ein ›Gespräch über das Gespräch‹! Ich bin mir allerdings nicht ganz sicher, ob Sie dieser Aufgabe ganz gewachsen sind!« – »Warum nicht?« – »Sie sind so stark im Clinch, dass Sie möglicherweise immer wieder aus dem ›Balkon‹ herausfallen (sozusagen ›ausfallend werden‹) und das Streitgespräch fortsetzen. Aber wir können es versuchen!«

Natürlich waren beide sich sicher, dass ihnen dies nicht passieren würde. So begaben sich die drei auf drei neu aufgestellte Stühle außerhalb des Seminarkreises. Von dort aus sprachen alle Beteiligten – auch der Berater – von sich selbst in der dritten Position. Es entspann sich folgender »Metalog« zwischen dem Berater und Herrn Amann (A) und Herrn Bertram (B):

Berater: »Was fällt Ihnen auf, wenn Sie die Gruppe dort beobachten?«

B: »Ziemlich verfahrene Situation, nicht wahr?«

A: »Na, ich würde sagen, es geht einfach hoch her!«

Berater: »Denken Sie, dass die da durch das Gespräch vorankommen?«

A: »Wie meinen Sie das?«

B: »Das ist mal wieder typisch für dich, das ist doch glasklar! Du checkst das einfach nicht!«

Berater: »Oh, ich wusste, es würde nicht einfach sein. Jetzt sind Sie gerade aus dem ›Balkon‹ ausgestiegen und ›in die Niederungen‹ zurückgegangen. Sollen wir dann das Gespräch lieber wieder drüben fortsetzen?«

B: »Nein, schon klar! Ich habe verstanden. Wie war noch mal Ihre Frage?«

Berater: »Mich würde interessieren, ob Ihnen ein Muster auffällt, das sich dort abspielt.«

A: »Naja, die beiden sind ganz schön verclincht, würde ich sagen.«

B: »Es wird immer lauter.«

Berater: »Was glauben Sie, wie sich die beiden da fühlen?«

B: »A fühlt sich, glaube ich, ganz schön überlegen!«

Berater: »Und B?«

B: »Tja, der ist ziemlich verzweifelt.«

A: »Das sehe ich aber ganz anders, A fühlt sich ziemlich bedroht und kämpft um seine Sichtweise – und B greift ihn ständig an.«

Berater: »Das ist interessant, Sie haben offenbar sehr unterschiedliche Hypothesen, wie sich die Konfliktpartner fühlen. Ist das eigentlich ein bekanntes Muster oder etwas Neues – wo da nun ein Dritter, ein Unparteiischer dabei ist?«

B: »Nee, das läuft eigentlich oft so, den ›Unparteiischen‹ haben wir ja auch schon fast lahmgelegt.«

A: »Ja, würd' ich auch sagen: Das ist eine altbekannte Auseinandersetzung, uralt!«

Berater: »Mir fällt noch etwas auf. Ich habe eine Assoziation wie bei einem alten Ritterspiel: Da krachen zwei Kämpfer hochgerüstet aufeinander, immer und immer wieder. Hinter den Schranken steht der Hofstaat und schaut mehr oder weniger interessiert zu. Was denken Sie, was da in denen vorgeht?«

B: »Sie meinen den Rest der Gruppe?«

A: »Vielleicht denken die: Oh, langweilig, das kennen wir alles schon ...«

Berater: »Ja, das könnte sein. Es könnte aber auch sein, dass die die beiden ›Ritter‹ da etwas austragen lassen, was eigentlich ein Thema des ganzen Teams ist. Was denken Sie denn, wer hält zum ›schwarzen‹ und wer zum ›grauen‹ Ritter (Farbe der Anzüge)?«

A (lacht): »Jetzt wird's heiß!«

Es schließt sich ein Gespräch an über vermutete Parteinahmen, offene und verdeckte Loyalitäten, auch Verständnis für die Mitarbeiter, die bei dem heißen Eisen lieber zurückhaltend sind, weil sie es sich mit keiner der beiden starken Leitungsfiguren verderben wollen. Nach etwa zehn Minuten gehen die drei zurück in die Gruppe. Das Gesprächsklima ist völlig verändert. Die Gruppe beteiligt sich aktiv an der Resonanz auf den »Balkon«, viele noch nie geäußerte Gedanken und Empfindungen werden thematisiert und zum Gegenstand veränderungsrelevanter Auseinandersetzungen. Nach einiger Zeit wird die Sitzung durch einen weiteren Balkon unterbrochen, in dem sich diesmal der Berater mit den drei immer noch schweigenden Gruppenmitgliedern versammelt. Hier, ohne die Sorge, schnell wieder unterbrochen zu werden, zeigte sich, dass auch »die Stillen« durchaus wichtige Anregungen zu bieten haben (aus von Schlippe, 2009b, S. 185 f.).

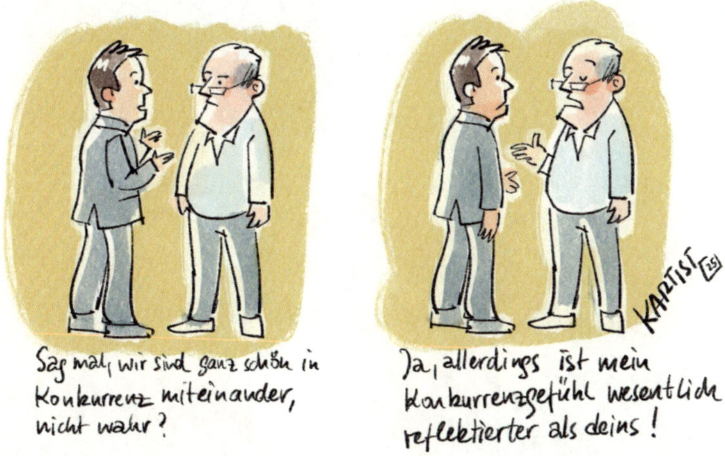
Sag mal, wir sind ganz schön in Konkurrenz miteinander, nicht wahr?
Ja, allerdings ist mein Konkurrenzgefühl wesentlich reflektierter als deins!
KARTISI

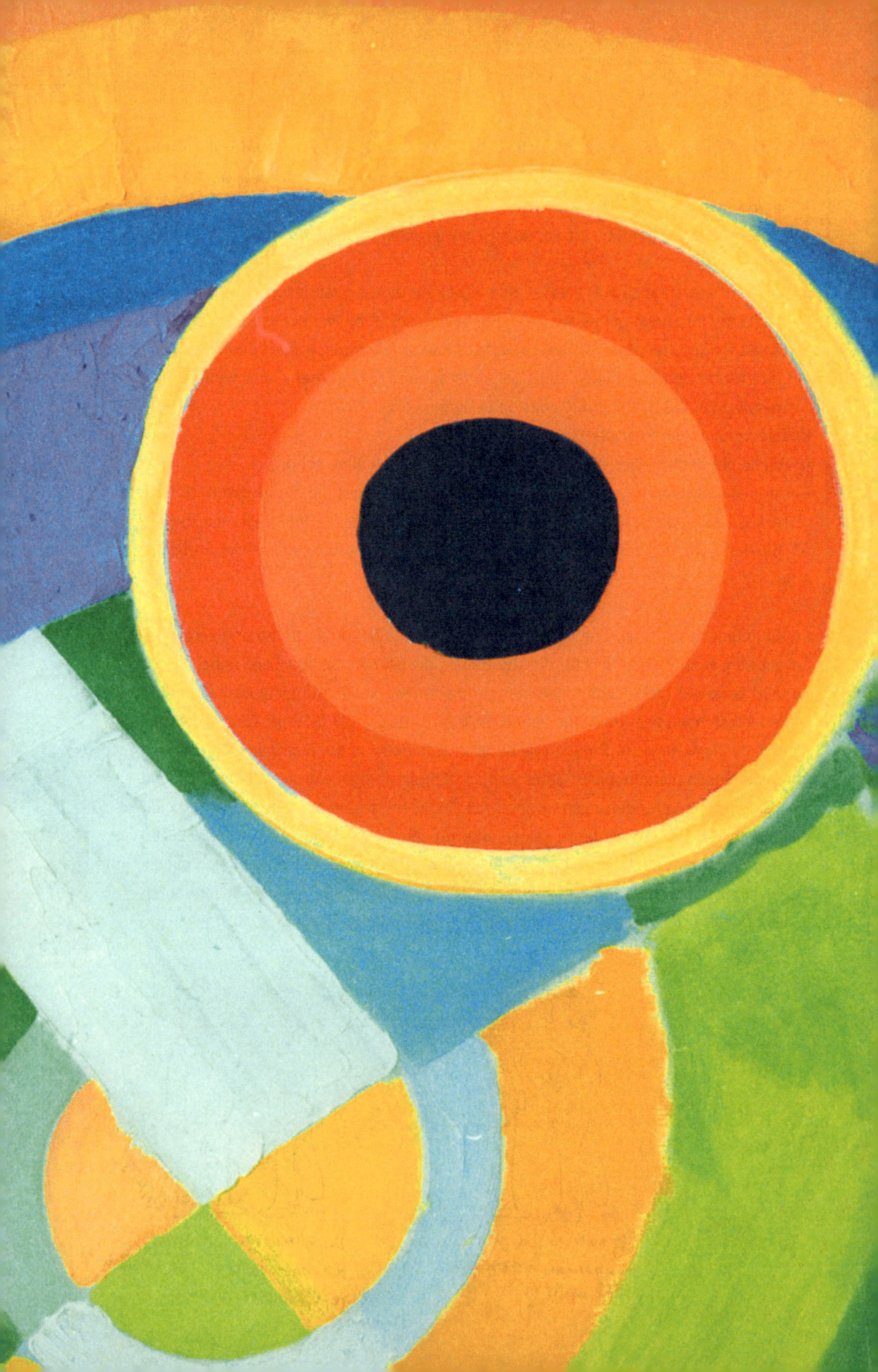

# V Praxis: Settings und Kontexte

Als Setting bezeichnen wir alle Antworten auf die Frage: Wer sollte mit wem, in welchem Rahmen, zu welchen Zeiten und an welchen Orten zusammenkommen, um eine gewünschte Veränderung mit möglichst geringem Aufwand zu erreichen? Alle im Folgenden aufgeführten Settings sind Varianten systemischer Therapie und Beratung, die sich unterscheiden im Blick auf

- *Art und Zahl der Teilnehmer:* zum Beispiel allein, in Paaren, in kleinen Familien oder Teams, in großen Netzwerken oder Organisationen;
- *Bedeutungsrahmen,* in dem man sich trifft: zum Beispiel »Therapie«, »Gemeinwesenarbeit«, »Coaching«, »Supervision«, »Case-Management«;
- *Zeitrahmen,* innerhalb dessen man sich trifft: von ein oder zwei Gesprächen über halbjährige bis zu mehrjährigen Verläufen, in Taktfrequenzen zwischen wöchentlich bis halbjährlich bzw. jährlich;
- *Ort oder Orte,* an denen man sich trifft: im Therapiezimmer, im Klassenzimmer, in einem Tagungshotel usw.

Eine Stärke systemischer Praxis ist ihre Flexibilität im Zuschnitt solcher Settings. Wenn wir im Folgenden »typische« Settings beschreiben, dient dies daher nur der Übersichtlichkeit: Eine Familientherapie kann in paar- oder einzeltherapeutische Gespräche übergehen; die Gruppentherapie eines Mitglieds kann mit Familiengesprächen verbunden werden; Einzelcoachings und Teamberatungen können Teil einer Organisationsberatung sein usw.

Die Namensgebung dieser typischen Settings wird vor allem von Traditionen und Finanzierungspraktiken der unterschiedlichen Arbeitsfelder bestimmt. Therapeutische Settings (Kapitel 20) werden häufig, aber nicht immer von Krankenkassen bezahlt, Supervision in der Regel gar nicht. Ökosystemische Interventionen (Kapitel 21) werden vor allem in der Sozialen Arbeit, der Sozialpädagogik und der Gemeinwesenarbeit praktiziert und von Kommunen und freien Trägern getragen, die von uns beschriebenen Formen systemischer Beratung in der Arbeitswelt (Kapitel 22) spielen sich in Unternehmen und Organisationen ab, werden vor allem von diesen bezahlt, zuweilen auch von einzelnen Mitarbeitern.

# 20 Systemische Therapiesettings

Im Folgenden beschreiben wir systemische Therapiesettings, in denen in der Regel ein Einzelner oder mehrere Menschen über Symptome, Beschwerden, Krankheiten und damit verbundene Beziehungsprobleme klagen und dafür Heilung, Linderung oder Problemlösung suchen. Für eine ganze Reihe unterschiedlicher Störungsbilder sind in unserem Lehrbuch II: »Das störungsspezifische Wissen« (Schweitzer u. von Schlippe, 2006) Variationen dieser Arbeitsweise detailliert beschrieben, daher gehen wir hier nur am Rande darauf ein. In den letzten Jahren hat sich das Wissen in dieser Beziehung zudem vervielfacht. Die Zahl der systemischen Praktiker in klinischen Institutionen ist gewachsen, so wie das Bewusstsein dafür, dass das Setting selbst eine Art der Intervention ist (Rufer, 2018). Nicht zuletzt tragen die diversen Veröffentlichungen von Hans Lieb, der aus der Perspektive der Verhaltens- und Systemtherapie die Frage optimaler störungsspezifischer Zugänge diskutiert, diesem Umstand Rechnung (Lieb, 2009; 2014a).[64]

## 20.1 Bewegung ins Mobile bringen: Familientherapie

### Familie? Familientherapie?

> *»Der Terminus ›Familientherapie‹ ist heute keine Bezeichnung einer Therapieschule mehr. Er markiert nur noch ein therapeutisches Setting: Demnach findet Familientherapie statt, wenn therapeutisch mit Familien geredet und interveniert wird. Jede weitere Bestimmung wird einen therapieschulen-spezifischen ›Touch‹ haben müssen« (Lieb, 2010, S. 208).*

---

64 Hans Lieb gibt, wie bereits erwähnt, neben seinen eigenen Werken gemeinsam mit Wilhelm Rotthaus im Verlag Carl-Auer Systeme die Buchreihe »Störungen systemisch behandeln« heraus.

Familientherapie gilt heute im deutschen Sprachraum als ein Behandlungssetting, man kann sie im Rahmen eines systemischen, tiefenpsychologischen, humanistischen oder verhaltenstherapeutischen Behandlungsverfahrens praktizieren (z. B. Köllner, 2007; Lieb, 2009; 2010; Reich, 2010). Allerdings ist Familientherapie in Praxis wie Theoriebildung ganz überwiegend eine Domäne der *systemischen Therapie,* die Grundstruktur des Mehrpersonensettings wurde ja von den Vorläufern der systemischen Arbeit unter hohem persönlichem Einsatz erarbeitet, wie im ersten Kapitel beschrieben. Damit sind die Begriffe »Familientherapie« und »systemische Therapie« zwar konzeptionell klar abgrenzbar, überlappen sich aber in der Praxis ihrer Verwendung häufig. Im angelsächsischen Sprachraum werden beide als »Family Systems Therapy« meist in eins gesetzt. Der größte deutsche Fachverband in diesem Bereich, die DGSF, nennt sich »Deutsche Gesellschaft für Systemische Therapie, Beratung und Familientherapie«. Wir verstehen Familien mit Stierlin (2005) und Schneewind (2012) als existenziell bedeutsame, intime Beziehungssysteme. Familie kann in diesem Sinn neben biologisch oder juristisch Verwandten zumindest kurzfristig auch andere Personen umfassen.

### Das Besondere des Familiensettings

Wir persönlich halten familientherapeutische Sitzungen (zumindest wenn sie gelingen) für das »spannendste« und auch effektivste psychotherapeutische Setting.[65] Zum einen werden Veränderungen, die im gemeinsamen Gespräch angestoßen werden, von allen Mitgliedern miterlebt und nachvollzogen, die Prozesse aus der Sitzung können unmittelbar danach im Alltag »weiterarbeiten«, vor allem wenn Schlusskommentare oder Handlungsvorschläge in diesen Alltag hineinwirken. Familientherapie vermag so innerfamiliäre Selbsthilfeprozesse direkter und stärker anzuregen als Einzeltherapien oder gruppentherapeutische Erlebnisse einzelner Mitglieder. Das Inanspruchnahmeverhalten sinkt nachweislich bei Mehrpersoneninterventionen und der Einbezug signifikanter Bezugspersonen in die Behandlung geht mit besseren Therapieergebnissen einher (z. B. Leff et al., 2002; Morgan u. Crane, 2010).

Die Transparenz des Settings verhindert zum anderen kontraproduktive Koalitionsbildungen und fördert Vertrauen. Klientinnen müssen ihre therapeutischen Erfahrungen nicht erst mühsam ihren Angehörigen vermitteln: Ihre Therapeutin ist auch die der anderen und wird eher vertrauensvoll betrachtet.

65 Die Durchführung von Erstgesprächen ist ausführlich an anderer Stelle besprochen (Kapitel 13, siehe auch z. B. von Sydow, 2010; Cierpka u. Walter, 2024; Riehl-Emde, 2024; zum Einbezug von Kindern: Ford-Sori, 2006; Grabbe, 2001.)

Familientherapiesitzungen sind für die Betroffenen ungewöhnliche und aufregende Ereignisse. Es braucht viel Vorklärung, Bereitschaft und Terminabstimmung, also viel »Aufwand«, bis alle Mitglieder dazu bereit sind. Dieses Einverständnis, wenn einmal gewonnen, erhöht maßgeblich die Bereitschaft und ebenso den Druck, Ergebnisse der Sitzungen im Alltag umzusetzen. Damit sind aber auch die Nachteile des Familiensettings angesprochen: Die Nervosität, die Konfliktspannung und die Anstrengung bei allen Beteiligten sind in der Regel deutlich höher als vor und in Einzeltherapien.

### Familientherapie empfiehlt sich ...

- *... bei im Problem eng miteinander verbundenen Familien*
  Das klinische Problem eines Patienten ist eng verknüpft mit Problemen in seinen Paar- oder Familienbeziehungen. Und diese Beziehungsprobleme erscheinen ohne Familientherapie nicht oder nur sehr viel langwieriger lösbar.

> Ein zwanzigjähriger Abiturient versucht, nach erstem Psychiatrieaufenthalt wegen einer psychotischen Episode wieder »auf die Beine zu kommen«. Sein Vater hatte selbst als junger Mann nach schwerer depressiver Episode sein damaliges Studium abgebrochen und danach einen niedrig qualifizierten Beruf ergriffen. Missmutig verbreitet er seinem Sohn gegenüber beständig, dass er davon ausgehe, dass es auch ihm kaum besser gehen werde. Die Mutter, lebenspraktisch kompetent, beruflich erfolgreich und etwas überprotektiv, hat das Management der meisten Lebensvollzüge ihres Sohnes so intensiv übernommen, dass dieser kaum irgendetwas selbst regeln muss und kann.

- *... bei sogenannter familiärer Ko- und Multimorbidität*
  Mehrere Mitglieder benötigen im selben Zeitraum psychotherapeutische Behandlung.

> In einer Familie leidet der Vater an einer Epilepsie, die Mutter hat eine stationäre Depressionsbehandlung hinter sich, die jüngere Tochter leidet an Migräne. Die vielfachen Schrecken über die epileptischen Anfälle des Vaters und sein Verbot, »bloß niemandem außerhalb der Familie davon zu erzählen«, um seine berufliche Situation nicht zu gefährden, haben eine mehrjährige Stressperiode eingeleitet, von der sich alle Familienmitglieder zu Therapiebeginn, knapp acht Jahre nach der Diagnose, noch nicht erholt haben.

- *... bei Familien, die »Opfer« der Einzeltherapie eines ihrer Mitglieder geworden sind*
  Durch die psychotherapeutische Einzelbehandlung bei einem Mitglied ausgelöste unerwartete Veränderungen (»Ich habe mich lange genug untergeordnet, jetzt muss ich mich auf mich selbst konzentrieren«) induzieren stressvolle, manchmal gar gesundheitsgefährdende Beziehungskrisen bei dessen Angehörigen.

Ein Vater von vier Söhnen, wegen deren Bettnässen die Familie anfangs in Familientherapie kommt, unterzieht sich wegen zunehmender depressiver Verstimmungen einer psychosomatischen Kur von zwei Monaten. Bei Rückkehr erscheint der zuvor freundlich-aufopferungsbereite Mann ganz verändert. Unter der Devise »Ich bin ich« habe er sich jetzt vorgenommen, nach der eigenen Selbstbestimmung zu leben, er verhält sich unwirsch, aggressiv, kündigt seine Elternpflichten auf, was eine schwierige (langfristig aber produktiv bewältigte) Übergangskrise in der Familie auslöst.

- *... bei Familien, die »Opfer« der Krankheit eines ihrer Mitglieder geworden sind*
  Chronische oder sehr belastende akute Krankheitsprozesse (z. B. Demenz, Drogenabhängigkeit oder lebensbedrohliche Erkrankung eines Mitglieds) haben die Bewältigungsmöglichkeiten der Angehörigen erschöpft. Die Krankheit steht so sehr im Mittelpunkt des Familienlebens, dass sie zum »organisierenden Prinzip« der Familieninteraktion geworden ist.

Bei einem Ehepaar Anfang vierzig ist die rheumatische Erkrankung der Ehefrau zu einem belastenden Beziehungsthema geworden. Beide sind sehr aufgeschlossen und fragen sich, ob zumindest der Verlauf der rheumatischen Schübe ein Indikator für ihnen selbst nicht ganz klare Probleme in ihrer Paarbeziehung sei. Diese quasi »paardynamisch-psychosomatische« Hypothese, von beiden geteilt, ist ihnen zu einem Quell gemeinsamen Leides geworden.

- *... wenn Hospitalisierung und Ausgrenzung vermieden werden sollen*
  Familiäre Ressourcen sollen für das Weiterleben eines erkrankten Mitglieds in der Familie aktiviert werden, um damit langfristiger Hospitalisierung oder Heimeinweisung vorzubeugen.

Eine Frau Mitte vierzig wird zum circa zehnten Mal in eine psychiatrische Klinik aufgenommen. Als regelmäßige Auslösesituation stellen sich Konflikte in dem Haus der Herkunftsfamilie ihres Mannes heraus, in dem sie mit dem gesamten Clan ihres Mannes wohnt. Die Klinik wird ihr immer wieder zum »Asyl«, in dem sie in psychosenah verwirrtem Zustand Unterschlupf begehrt, wenn sie zu Hause erneut eine Fehde besonders mit einem Schwager und dessen Ehefrau »verloren hat«. Die Klinik entscheidet sich nach einer Team-Fallsupervision, die kooperativen Teile dieses Clans zu einem gemeinsamen Gespräch einzuladen. Dieses kommt nicht zustande. Ein Jahr später suizidiert sich die Patientin.

- *... wenn Familienmitglieder als hilfreiche »Co-Therapeutinnen« dienen können*
  Andere Familienmitglieder können einen wesentlichen Beitrag zur Bewältigung oder Milderung der klinischen Problematik der Patientin leisten. Dieser Beitrag erscheint ohne die Einbeziehung dieser Familienmitglieder nicht oder nur unzureichend aktivierbar.

Ob Familientherapie angezeigt ist, wird man am leichtesten herausbekommen, wenn man die Familie zum Erstgespräch einlädt oder zumindest sich beim Erstgespräch intensiv nach der familiären Situation erkundigt.

### Gegen die Einbeziehung der Familie spricht es, ...

- *... wenn Familienmitglieder nicht einbezogen werden können oder wollen*
  Etwa weil sie räumlich zu weit entfernt leben; weil sie aus emotionalen Gründen, nach langer Entfremdung oder schweren Kränkungen trotz Versuchen von Patient und Therapeutin eine Einladung ablehnen oder weil der Patient selbst zu große Angst vor dem Familiengespräch hat.

- *... wenn Familienmitglieder keinen Konsens über eine Familientherapie erzielen können,*
  etwa wenn sie zwar zum Erstgespräch mitkommen, dort aber keine Einigung über Ziel, Themen und Form weiterer Gespräche zustande kommt.

Eine Frau will sich von ihrem Mann trennen. Er möchte mit ihr zusammenbleiben und will sie als »letzten Versuch« zu einer Paartherapie motivieren. Sie hätte eine solche früher immer gewollt, jetzt sei es ihr aber dafür »zu spät«. Am Ende des Erstgesprächs stellt sie klar, dass Gespräche sie nicht zu einem Verbleiben bewegen können, dass sie aber mit ihm darüber sprechen möchte, wie sie die Trennung ihren Kindern mitteilen und mit diesen durchstehen. Dazu ist er in diesem Moment nicht bereit. Einige Monate später, als ihre Trennungsabsichten immer konkreter geworden sind, kommt es zu zwei vorbereitenden Paargesprächen und dann mehreren Gesprächen mit Eltern und Kindern, um den Kindern das Verstehen und Akzeptieren der Trennung zu erleichtern und um angemessene Verabredungen für eine »gemeinsame Erziehung an zwei Standorten« zu finden.

- *… wenn das offene Gespräch untereinander physisch gefährlich werden könnte*
  Dies kann vor allem bei Gewalt- und Missbrauchskonstellationen der Fall sein, wenn die Familienmitglieder (noch) zusammenleben und ein Gewalt gebrauchendes Familienmitglied (ein »Täter«) für Äußerungen während der Therapiesitzung nach dem Gespräch »Rache nimmt« (»Dir zeige ich es jetzt – mich so anzuschwärzen!«).

- *… wenn die Probleme der Patientin nichts mit der Familie zu tun haben*
  Beispielsweise mag die berufliche Situation eine hohe Belastung darstellen, und die Betroffene sich wünscht, dass die Familie davon nicht noch zusätzlich betroffen ist (während partnerschaftliche Unterstützung durchaus eine Option ist).

Ein älterer leitender Angestellter kommt, um seine intensiven depressiven Reaktionen zu überwinden, die ihn regelmäßig bei der Arbeit oder auf dem Weg dorthin, nicht aber in seiner Familie ereilen. Die Therapiegespräche mit ihm allein konzentrieren sich auf seine geringe Identifikation mit seiner Firma und auf seine Situation als älterer Mitarbeiter in einem »jugendorientierten« Konzern. Als sich sehr viel später starke Ablösungsprobleme mit einem seiner Kinder einstellen, werden intermittierend einige Familiengespräche angeboten.

- *… wenn für die Intimität des Themas ein Familiengespräch unangemessen wäre,* etwa bei heranwachsenden Kindern oder jungen Erwachsenen, wenn es um Sexualität geht.

Mit einer jungen Frau von zwanzig Jahren wurde über mehr als ein Jahr mit der Familie an der Überwindung familiärer Neid- und Gerechtigkeitskonflikte gearbeitet, die bei ihr »Hungerstreiks« auslösten. Nachdem dies gut überwunden ist, verliebt sie sich erstmals in einen jungen Mann. Dessen sexuelle Avancen irritieren sie so heftig, dass sie erneut zu hungern beginnt. Darauf werden ihr zunächst zwei Einzelgespräche, danach ein »Paargespräch« mit dem neuen Freund angeboten.

*… wenn der Patient/die Patientin in der Familie hohe Autonomie erlebt und er/sie seine Problematik nicht mit ihr in Verbindung bringt*

Hier mag es genügen, in der Therapie eigene Ideen zu entwickeln, deren Umsetzung dann ohne therapeutische Hilfe im Alltag möglich ist.

## Familientherapien in ihrem zeitlichen Verlauf: Wann wen einbeziehen?

Anders als in den Anfängen der Familientherapiezeit wird die Frage nach der Zusammensetzung eines Familiengesprächs heute pragmatisch gesehen. Eine Faustregel ist es, im Zweifel eher mit etwas mehr Familienmitgliedern zu beginnen und später stärker mit Subsystemen zu arbeiten. Das hilft, die Komplexität der Situation der Ratsuchenden schnell zu erfassen, nicht (ungewollt) zum Bündnispartner eines gegen ein anderes Familienmitglied zu werden und die Mitarbeitsbereitschaft aller Familienmitglieder zu nutzen. Meist ist es leichter, vom Familiensetting in ein Einzelsetting überzugehen als umgekehrt, nicht nur bei konflikthaft zerstrittenen Familien. In der Familientherapie bei anorektischem Essverhalten wird oft mit der Kernfamilie begonnen (Weber u. Stierlin, 1989). Später, wenn Individuationsprozesse einsetzen, kommt die Indexpatientin gegebenenfalls allein, eventuell auch mit Freundin oder Freund. Zuweilen werden die Eltern zu einzelnen Gesprächen zu zweit eingeladen, wenn sie sich als Eltern oder als Paar bei ihrer Verständigung beraten lassen wollen. Dagegen kommt bei Bulimie oft anfangs die Indexpatientin allein (die ja ihre Symptomatik oft lange auch vor der Familie verheimlicht), bis sie sich traut, offen mit ihren Eltern oder ihrem Partner zu reden, die dann hinzugeladen werden können.

Wenn die über sechzigjährigen Eltern hoch motiviert mit ihrem gänzlich unmotivierten dreißigjährigen, als chronisch schizophren diagnostizierten Sohn kommen, dann liegt oft der eigentliche Auftrag darin zu klären, wie lange und wie ausgeprägt die Eltern noch »Betreuungspersonal« des Sohnes sein wollen. Wenn dies – und nicht mehr Symptomatik und Karriere des Sohnes – als Beratungsthema herausgearbeitet ist, kann eine Klärung dieser Frage zuweilen effektiver ohne den Sohn erfolgen.

Oft werden am Ende eines Familienerstgesprächs Verabredungen getroffen, nach denen beispielsweise zunächst einige Einzelgespräche anberaumt werden, dann zumindest ein Paargespräch erfolgen soll. Im späteren Verlauf kann ein Familiengespräch alle Beteiligten »auf einen gemeinsamen Stand« bringen.

Die eben beschriebenen »Faustregeln« gelten nicht immer. Wenn sehr genervte und überreizte Eltern mit einem hyperaktiven Kind kommen, kann es sinnvoller sein, ein erstes Gespräch nur mit den Eltern zu führen, um deren Klagen anzuhören und ihnen eine emotionale Entlastung anzubieten. Nach einer sorgfältigen Anamnese kann dann das erste Familiengespräch mit einem gut vorgeplanten Design umso leichter beginnen, da so eher die Kompetenzen, die Zuneigung und die Lösungsmöglichkeiten der Beteiligten in den Blick kommen können. Bei Familientherapien mit Kindern als Indexpatienten wird man häufig eine Kombination aus Familiensitzungen, auf das Problem zentrierten Einzelsitzungen mit dem kindlichen

Indexpatienten sowie drittens Sitzungen mit den Eltern wählen, die je nach Bedarf den Fokus eher auf »Elterncoaching« (Kapitel 20.5) oder auf »Paarberatung« (Kapitel 20.2) legen. Bei jugendlichen Indexpatientinnen wird man meist gemeinsam mit Eltern und Kind(ern) beginnen, wenn die Eltern auf die Therapie gedrängt haben. Hier streben wir aber möglichst frühzeitig auch Einzelgespräche mit den Jugendlichen an, um das meist fragile Therapiebündnis mit diesen zu unterstützen (Eggemann-Dann u. Fryszer, 2024; Liechti, 2013; Rohr, Omer, Aarts u. Furman, 2023).

Wenn Konflikte zwischen den Eltern im Mittelpunkt einer Familientherapie stehen, die eventuell auch zu einer Trennung führen, könnte es eine Kombination geben aus gemeinsamen Familiengesprächen (»Welche Gedanken machen sich die Kinder über die Beziehung der Eltern?«), aus Paargesprächen (»Welcher Fundus an Zuneigung, welche Wünsche aneinander sind trotz der Konflikte noch vorhanden?«) und aus wenigen Einzelgesprächen (»Wie sähe Ihr Leben aus, wenn Sie sich trennen würden? Wie stark sind derzeit Ihre Wünsche, zusammenbleiben, im Vergleich zu Ihren Wünschen, sich zu trennen?«). Vor allem wenn dann eine Trennung geschieht, werden im späteren Verlauf Einzelgespräche zur individuellen Anpassung beider an die neue Situation in den Vordergrund treten.

### Wann aufhören: Wie lange dauern Familientherapien?

Familientherapien umfassen immer weniger Sitzungen als vergleichbare Einzeltherapien – weil mehrere Menschen sich zur selben Zeit dafür entscheiden und ihre Zeitpläne koordinieren müssen. Andererseits stellen sie schon dadurch schnell wirkende Interventionen dar, dass die »Therapie« oft schon während der Anfahrt beginnt, alle im Gespräch an den Entwicklungen der anderen teilhaben und das Gespräch meist zu Hause fortgesetzt wird.

Soweit wir dies überschauen (empirische Erhebungen dazu sind uns nicht bekannt), umfassen systemische Paar- und Familientherapien in der Versorgungspraxis nur selten mehr als zwanzig Gespräche, der Durchschnittswert dürfte nach unserer Vermutung kürzer liegen (Ebbecke-Nohlen, 2003), auch der »Single-Session«-Ansatz von Moshe Talmon wurde vor Kurzem in aktualisierter Fassung vorgestellt (Hoyt et al., 2024). Allerdings dauern die Gespräche häufig länger, mindestens wohl eine »Doppelstunde« oder mehr. In dem in Mailand und Heidelberg zwischen 1975 und 1985 entwickelten Konzept ambulanter systemischer Therapie wurde und wird eine »maximal nötige« Anzahl von Sitzungen angeboten, und zwar meist zehn Gespräche, die über einen sehr variablen, eventuell mehrjährigen Zeitraum verteilt sein können. Im Durchschnitt werden aus diesem Angebot etwa fünf Sitzungen genutzt. Im systemisch inspirierten skandinavischen Ansatz der

»bedürfnisorientierten Psychosentherapie« (Seikkula, 1994; Aderhold, Alanen, Hess u. Hohn, 2003) bietet ein Therapeutentandem bei Manifestation eines ersten psychotischen Schubs seine Verfügbarkeit für die nächsten fünf Jahre an, insbesondere für die Durchführung netzwerkartiger »Behandlungsversammlungen«. Allerdings werden selten mehr als zwanzig solcher Behandlungsversammlungen in diesem Zeitraum benötigt und durchgeführt. Ganz anders setzen ökosystemische Arbeitsformen (Kapitel 21.2 bis 21.4) mit als »chaotisch« beschriebenen Klientensystemen – etwa aufsuchende, multisystemische oder multidimensionale Familientherapie – auf kurze Zeiträume von drei bis sieben Monaten Dauer, in denen allerdings dicht gedrängt mindestens wöchentliche oder noch häufigere Termine in großer Regelmäßigkeit stattfinden (Hargens, 1997).

## 20.2 Einander neu kennenlernen: Paartherapie

### Nur ein Paar Probleme ...

Eine liebevolle Partnerschaft ist (meistens) der Ort, an dem Menschen das größte Gefühl von Erfüllung erleben, eine unglückliche Partnerschaft geht entsprechend mit intensiven Gefühlen von Unglück, Wut und Verzweiflung einher, zugleich sind die Partner einer Lebensgemeinschaft in ihren Kommunikationen sehr eng aufeinander bezogen. »Geeichte Kommunikationsschleifen«, bei denen der eine auf minimalste Signale des anderen mit oft von außen nicht nachvollziehbarer Heftigkeit reagiert (»Haben Sie gesehen, wie verächtlich er wieder die Augenbrauen hochgezogen hat? Das macht er immer und damit zeigt er, dass er mich nicht respektiert!«), sind in unglücklichen Paarbeziehungen oft sehr prägnant zu beobachten. In der Arbeit mit Paaren entstanden schon früh systemische Konzepte (z. B. Willi, 1976; 1978), in denen (noch in tiefenpsychologischen Begriffen) das unbewusste Zusammenspiel von Partnern thematisiert wurde, die »abgewehrte« eigene »innere Anteile« jeweils bei dem anderen »parkten«, sodass »Kollusionen« entstanden, wie etwa die orale Kollusion, wo der eine (der »progressive«) Partner den anderen (den »regressiven«) liebevoll versorgt und sich so nicht mit den eigenen Abhängigkeitswünschen auseinandersetzen muss. Beide organisieren ihre Interaktion dann um das Thema »Versorgen« herum. In der Kollusion werden also zwei ähnliche *intra*individuelle Konflikte in eine *inter*individuelle Konfliktorganisation überführt.

Paartherapien gilt als schwieriges therapeutisches Arbeitsfeld. Die Szene, die sich für Paartherapeuten konstelliert, kann Szenen aus der Kindheit ähneln – zwischen mehr oder weniger glücklichen Eltern und entsprechenden Parteilichkeiten hin- und hergerissen zu werden. Zudem betrifft Therapeutinnen wie Therapeuten das Thema »Gender«, also die geschlechtsbedingt unterschiedliche Prägung durch unterschiedliche Teilhabe an Macht, Geld, Ressourcen usw. auch ganz persönlich (Goldner, 1988). Klienten einer Paartherapie laden aus der persönlichen Betroffenheit heraus ihre Therapeutin bzw. ihren Therapeuten oft mit großer Vehemenz ein, die eigene Sichtweise zu übernehmen und Partei für sie zu ergreifen. Jeder beschreibt das Problem so, dass er oder sie die eine Seite der zirkulären Interaktion betont, die andere ausblendet. Meist sind die Partner zumindest zu Beginn nicht in der Lage, ihr »gemeinsames unbewusstes Zusammenspiel wahrzunehmen« (Moeller, 1992).

Die so entstehenden Kommunikationsmuster können einen hohen Grad an Eigenständigkeit erlangen (Fraenkel, 2011). Beide Partner sind ihnen unterworfen und erleben sie als zwingend, gerade weil die erlebten Gefühle von hoher Intensität sind und oft, gerade wenn es um Scham und Beschämung geht, sehr geschützt werden (ausführlich hierzu Weinblatt, 2016). Da Paare ihre Partnerschaft normalerweise nicht »systemisch« rekonstruieren, bleibt ihnen, vor allem im Zustand innerer Verletztheit, verborgen, wie sehr das Kommunikationssystem sich eigenständig organisiert und die Partner auf seine Bedingungen hin festgelegt hat. Luhmann beschreibt Konflikte als »parasitäre Sozialsysteme«, sie sind nicht eigenständig, sondern »nähren sich« von bestehenden Erwartungsstrukturen, die sie ins Negative wenden: »Konflikte sind [...] soziale Systeme, die sich aus gegebenen Anlässen in anderen Systemen bilden, die aber nicht den Status von Teilsystemen annehmen, sondern parasitär existieren« (1984, S. 531, siehe auch von Schlippe, 2022a, S. 164 ff.). Als »hochintegrierte Sozialsysteme« unterliegen sie der Tendenz, »alles Handeln im Kontext einer Gegnerschaft unter diesen Gesichtspunkt der Gegnerschaft zu bringen« (Luhmann, 1984, S. 531). Ein Konflikt setzt sich in die gewohnten Alltagsbeziehungen hinein und zerstört sie langsam. Dies kann bei hocheskalierten Paarkonflikten besonders prägnant nachvollzogen werden (Bonacker, 2008). Die Erklärungen werden von den Partnern in den Persönlichkeitseigenschaften des jeweils anderen gesucht: Wenn sie ihre Charakterschwäche oder Bosheit, er seine Uneinsichtigkeit, Geiz usw. überwände, würde alles gut. Jeder erlebt das »schlechte« Verhalten des anderen als zwingende Ursache des bedauernswerten eigenen Verhaltens: »Ich musste mich wehren« – und mit jedem Eskalationsschritt geht ein Stück Beziehung verloren.

> Natürlich ist sie unglücklich, *weil* ihr Mann böse auf sie ist. Und natürlich ist er auf sie böse, *weil* sie die Wohnung wieder so unaufgeräumt hinterlassen hat. Und natürlich hat sie das nur deshalb gemacht, *weil* sie meint, dass sie das gar nicht einsieht, sich von ihm so herumkommandieren zu lassen. Aber das hatte er doch nur gemacht, *weil*

er schlecht gelaunt war, *weil* sie vorgestern nicht mit ihm schlafen wollte – und das konnte sie einfach nicht mehr, *weil* er den schönen Sonntagnachmittag durch die hässliche Bemerkung über ihre Mutter verdorben hatte, die er aber doch nur gemacht hatte, *weil* die Mutter sich immer in die Kindererziehung einmischt usw.

In der symmetrischen Eskalation glauben dies beide vom jeweils anderen, in der komplementären sind beide darin einig, dass es nur der eine ist, der sich ändern müsse, doch der ist leider »behindert«, es ist »die Angst«, »die Dummheit«, »das fehlende Selbstwertgefühl«, das eine Änderung unmöglich macht. Zugleich ist Angriff die beste Verteidigung – es ist einfacher, über die Fehler und das unmögliche Verhalten des anderen zu sprechen, als die eigene Verletztheit und Beschämung zu thematisieren. Meist hängen beide auch einer »Container-Theorie« der Gefühle an: Lang aufgestaute Emotionen sind gespeichert und müssen endlich raus. Die Lösung ist zum Problem geworden. Beide Partner werden von dem Clinch zunehmend ausgelaugt. Paradoxerweise schafft dies die beste Motivation für die Therapie: »Helfen Sie uns aus dieser Falle heraus« – wenn das gesagt werden kann, ist schon ein wichtiger Schritt getan, sich gegen den »Parasiten« zu wehren.

## Interventionsmöglichkeiten[66]

*Skulpturen:*
In Skulpturen zur empfundenen Nähe bzw. Distanz können »das Fremdgehen« oder »der Paarkonflikt« als Gegenstand einen Platz bekommen. Eine besondere Aufgabe liegt darin, die »Stellenanzeigen« des Paares an die Therapeutin möglichst genau zu verstehen, also im Contracting darauf zu achten, mit welchen offenen und vor allem möglichen verdeckten Anliegen die beiden in das Gespräch kommen (Ebbecke-Nohlen, 2000). Grundhaltung der Therapeutin ist es auch in der Paartherapie, »Anwältin der Ambivalenz« zu sein und skeptisch gegenüber Absichtserklärungen jeder Seite zu bleiben. Trennung als eine realistische und heutzutage auch unspektakuläre Möglichkeit (»Entdramatisieren«) sollte als Option im Blick behalten werden.

Eine schöne Intervention für die Anfangsphase stammt von der Heidelberger Therapeutin Barbara Brink (1946–2021).

66 Zum Weiterlesen empfehlen wir hier unter anderem: Jellouschek (1991), Lenz et al. (1995), Ebbecke-Nohlen (2000, 2003), Revenstorf und Freudenfeld (2000), Jones und Asen (2003), Hess (2003), Riehl-Emde (2003), Retzer (2004), El Hachimi und Stephan (2007), Weber (2008), Brandl-Nebehay und Hinsch (2010).

**Der »Eröffnungszug« (»opening gambit«) in der Zweierbeziehung**
(nach Barbara Brink)
In der frühen Phase der Beziehung werden die Regeln für das künftige Miteinander unbewusst ausgehandelt. Schon im »Eröffnungszug« kann sich symbolisch verdichtet das Thema der Höhen und Tiefen der späteren Paarbeziehung zeigen, der »implizite Beziehungskontrakt«, der ein Paar oft viel später in die Beratung bringen mag.

In der Paartherapie kann es ein interessanter Zugang sein, zu Beginn mit dem »Mikroskop« der Frage nachzugehen, wie die erste Begegnung bzw. erste bedeutsame Handlungen als Paar aus Sicht der jeweiligen Partner abgelaufen sind, zum Beispiel: die erste Übergabe des Wohnungsschlüssels, die erste sexuelle Begegnung und die Reaktionen darauf (etwa »am Morgen danach«), die erste Auseinandersetzung mit Geldfragen usw.

Dann kann man diese Momente daraufhin untersuchen, wo in ihnen Schlüssel für das Verständnis der gegenwärtigen Probleme zu finden sind, aber auch Schlüssel zu deren Auflösung, indem etwa damals nicht Gesagtes ausgesprochen wird und jeder der beiden die Verantwortung dafür übernimmt.

Drei Tage nach dem Kennenlernen sitzt ein Paar unter einem Baum in der Sonne. Spielerisch dreht er den Ring der Partnerin um, sodass er wie ein Ehering wirkt. Daraufhin fragt sie: »Darf ich mich nun als verlobt betrachten?« Für ihn, der sich nicht traut, zu sagen, dass es für ihn noch zu früh für diese Frage sei, legt sein halbherziges »Ja« die Grundlage für ein langjähriges Gefühl, in der Ehe »gefangen« zu sein – für sie geht damit das lang anhaltende Gefühl einher, ihn festhalten (und kontrollieren) zu müssen und sich seiner nie ganz sicher zu sein.

Aus dem »Eröffnungszug« kann sich die Frage nach dem »impliziten Beziehungskontrakt« ergeben. Beide werden danach gefragt, mit welchen Ideen, Hoffnungen und Wünschen sie in die Beziehung hineingegangen sind (meist ohne dies jemals zu thematisieren). Es kann hilfreich sein, sich diese Fragen zum Beispiel im Rahmen einer Hausaufgabe getrennt voneinander zu vergegenwärtigen und in der nächsten Sitzung darüber zu sprechen. Im Folgenden schildern wir eine Reihe weiterer paartherapeutischer Interventionen – zunächst solche mit einem breiten Anwendungsbereich, dann speziell solche für *symmetrisch* und *komplementär* eskalierte Situationen (zum Verständnis dieser Begriffe siehe Kapitel 6.3).

– *Externalisierung des problematischen Interaktionsmusters*
  Für das Thema (sei es der Konflikt, »das Muster, das Sie im Griff hat«, die Sexualität oder die Depression) kann ein Gegenstand im Raum gesucht wer-

den (z. B. ein Kissen), für den die beiden dann einen Ort finden: Wo liegt das Symbol zurzeit, eher nah bei ihm, bei ihr, zwischen ihnen? Was wäre, wenn es an einer anderen Stelle liegen würde, wo beide es direkt sehen können oder wo es nur einer sehen kann? Das Symbol kann »in den Urlaub« geschickt werden. Beide bringen es nach draußen vor die Tür. Wie fühlt sich der Raum an ohne das Thema? Wie schauen beide nun aufeinander? Was ist anders? Wie sieht der andere jetzt anders aus? »Was sagt Ihnen das über sich als Paar, darüber, wer Sie füreinander sein könnten?« Bei sehr massiven Themen, die beide Partner schnell in Eskalationen treiben, könnte gefragt werden: »Wie lange hat es Sie schon im Griff?«, »Was bedeutet es für Ihr Bild von sich selbst als Mann, als Frau, als Paar, diesem Muster unterworfen zu sein?«, »Wie lädt es Sie ein?«, »Wann haben Sie sich das letzte Mal erfolgreich widersetzt? Wie war das? Was haben Sie dadurch über sich und Ihre Möglichkeiten gelernt?«, »Was denken Sie, was für ein Paar Sie sein könnten, wenn Sie sich aus dem Griff des Musters befreien würden?«

- *Auslöser identifizieren und verstehen*
  Hier kann eine systematische und sorgfältige Arbeit an den »Triggern« der inneren »Filme«, die bei den Betreffenden ausgelöst werden, eine Brücke in die Herkunftsfamilienerfahrungen bieten.
- *Mit Erfahrungen aus Herkunftsfamilien vergleichen*
  Gerade in Partnerschaften verbinden sich schnell Konstellationen mit Gefühlen, die man aus der eigenen Ursprungsfamilie kennt. Die Auslöser können genauer angeschaut werden: Wie bekommt der andere so schnell die »Eintrittskarte« in die »alten Filme«? An welche Erfahrungen oder an welche Personen knüpft sich das Geschehen an? Solche Prozesse sollten so gehandhabt werden, dass der angesprochene Partner Raum hat (z. B. indem sich der andere für einige Zeit in die reflektierende Position begibt, siehe Kapitel 19.3), zugleich aber auch nicht zum »Patienten« wird.
- *Hoffnung vermitteln*
  Zugleich geht es darum, den manchmal recht demoralisierten Partnern Mut zu machen (natürlich auf realistische Weise). Eine Paarkrise kann und wird oft auch Zeichen eines anstehenden Entwicklungsschrittes sein (Willi, 2007), von dem beide profitieren können: »Vielleicht stehen Sie ja vor einem gemeinsamen Reifungsschritt? Menschen, denen es gelingt, aus dieser starken Spannung heraus Wege zu finden, zusammenzubleiben, können durchaus eine wesentlich aufregendere und lebendigere Ehe führen als Menschen, die problemlos zusammenpassen.«

### Interventionen bei hoher symmetrischer Eskalation

Symmetrie ist ein fester und belebender Bestandteil partnerschaftlicher Kommunikation. Doch wenn das Paar sich in hoch symmetrischer Eskalation festgefahren hat, kann das Gespräch zu Schlachtfeld werden. Das lässt sich durch einen Kontrakt abmildern, durch den man sich als Therapeutin die Erlaubnis holt, hochgetriebene Symmetrien zu unterbrechen. Dazu eignet sich die »Jokerintervention« (das bedeutet: Sie funktioniert eigentlich immer, man darf sie nur nicht zu oft benutzen).

**Die Jokerintervention**
»Ich bekomme mit, dass Sie hier sitzen und sehr böse aufeinander sind. In so einer Situation ist man schnell versucht, die Gelegenheit zu nutzen und den anderen/die andere vor mir als Therapeutin noch einmal ordentlich ›schlechtzumachen‹. So gut ich das verstehe, so sehr ist so ein Muster doch dazu angetan, die Verletzungen zu vertiefen und die Gräben zwischen Ihnen noch zu vergrößern. Ich möchte Ihnen daher für unser Gespräch etwas vorschlagen: Wären Sie einverstanden, dass wir hier gemeinsam darauf achten, dass wir auf eine Weise miteinander sprechen, dass die Verletzungen nicht noch vertieft werden? Sind Sie damit einverstanden? Würden Sie mir gestatten, Sie dann gegebenenfalls auch deutlich zu unterbrechen, wenn ich den Eindruck habe, dass wir uns eher tiefer verstricken, als dass wir einer Lösung näherkommen?« Wenn beide einverstanden sind (und das sind sie fast immer), kann immer wieder auf diesen Minikontrakt zurückgegriffen werden: »Darf ich mal eben unterbrechen: Ist das jetzt etwas Altes oder etwas Neues, was geschieht? ›Anschauungsmaterial‹ haben wir ja mittlerweile genug!« Wenn dann (wie meistens) die Antwort ist: »Das ist uralt!«, lautet die »Jokerintervention«: »Okay, was wäre denn in dieser Situation etwas Neues, etwas, was Sie vielleicht noch nie gedacht, gesagt oder getan haben, etwas was Sie selbst und Ihr Gegenüber überraschen würde?«

Es geht darum, Eskalationsmuster möglichst bald zu unterbrechen und die Gesprächspartner dazu zu bringen, sich auf ihr Dilemma zu beziehen statt aufeinander. Das kann wie gesagt durch externalisierende Fragen geschehen oder auch durch eine Konfrontation: »Herzlichen Dank, dass Sie mir Ihr Dilemma noch einmal so ausführlich vorgeführt haben. Ich sehe, Sie haben mit Ihrem Konflikt eine Art ›Haustier‹ gezüchtet, das Sie nun offenbar beide intensiv füttern!« Dann kann nach einer Einschätzung der Wahrscheinlichkeit gefragt werden, dass die Beziehung bestehen bleibt: »Wie viel Prozent Überlebenschance geben Sie der Beziehung? Was denken

Sie, wie viel Prozent Ihre Partnerin ihr gibt? Und wenn man das ›Haustier‹ fragen könnte, wie viel Zeit würde es Ihnen noch geben?« Danach werden die Werte miteinander verglichen und besprochen.

In einem frühen Stadium der Arbeit mit symmetrisch hoch eskalierten Partnern empfiehlt es sich, von direkter verbaler Kommunikation (»Sagen Sie es ihm direkt!«), abzusehen, weil dies voraussichtlich den Zirkel wieder in Gang setzt. Wohl aber kann experimentiert werden, zum Beispiel indem sich das Paar Rücken an Rücken setzt und ausprobiert, was geschieht, wenn sich beide während der Auseinandersetzung nicht anschauen (Nutzung anderer Sinneskanäle).

- *Arbeit mit dem Kommunikationsmuster:* Neben der Externalisierung des problematischen Interaktionsmusters kann auch eine Musterunterbrechung eine interessante Entdeckungsreise einläuten: »Was müssten Sie tun, um den anderen in den Streit einzuladen?« Dies kann in das Experiment münden, in der folgenden Woche versuchsweise einmal alle Initiativen zu unterlassen, die dies auslösen (Lenz et al., 1995; die »Unterlassungsintervention« ist in Kapitel 18.5 beschrieben). Um nun nicht vorschnell das Muster zum »Feind« zu erklären, kann dies ein Weg sein, es zunächst besser zu verstehen: »Welche Funktion hat das Muster? Was liegt ›darunter‹? Also: Wofür steht es? Was wäre, wenn es plötzlich aufhören würde? Wofür ist es vielleicht gut, dass es da ist? Wer würde es möglicherweise am ehesten wieder zurückwünschen?« Hier können sich Gespräche über Nähe und Distanz anschließen, denn oft dienen die eskalierenden Muster der Vermeidung von zu großer Nähe oder Distanz.
- *Konfrontation mit dem Kontext:* Der »Kontextschock« (nach White, 1985) hat eine konfrontative Form, die das Paar zugleich auf die Suche nach seinen Ressourcen schickt: »Mein Gott, wie konnten zwei Leute, die so wenig zusammenpassen wie Sie, überhaupt heiraten? Wer hat diese Ehe denn auf dem Gewissen? Haben Ihre Eltern Sie dazu gezwungen? Wenn ich Sie vor Ihrer Hochzeit getroffen hätte, hätte ich Ihnen höchstens vier Jahre gegeben, jetzt sind Sie schon elf Jahre verheiratet ... Wie um alles in der Welt haben Sie das gemacht? Können Sie mir erklären, warum Sie nicht schon lange getrennt sind? Woher nehmen Sie (ggf. zirkulär: Ihr Partner) die Hoffnung, dass es noch einen Weg geben könnte, nach so langer Zeit der Quälerei?« Anschließend kann gefragt werden, wie lange es noch auszuhalten ist und was die gesundheitlichen Folgen nach fünf oder zehn Jahren wären. Beide Partner werden aufgefordert, Argumente für und gegen die Ehe ins Feld führen. Gemeinsam müssen sie gegebenenfalls den Therapeuten gegen dessen Skepsis überzeugen, dass sich eine Fortführung doch lohne.
- *Museum der Verletzungen:* Oft verhindern tiefe Gefühle von Verletzung, dass sich die Partner überhaupt noch aufeinander einlassen. Hier kann es angezeigt sein, mit Ritualen (Kapitel 18.6) zu arbeiten, zum Beispiel dem »Museum der

Verletzungen«. Überhaupt helfen Rituale, die man in der Therapie mit dem Paar abspricht, besser, aus »geeichten Schleifen« auszusteigen.

**Das »Museum der Verletzungen«** (unveröffentlichtes Unterrichtsmaterial von Brink und von Schlippe, angeregt durch Brunner, 1983)

- Eingeführt werden kann dieses Ritual mit einer gelenkten Fantasie: »Stellen Sie sich vor, Sie gehen durch ein Museum, das Museum Ihrer Paarbeziehung. Dort hängen viele Bilder. Da sind schöne und wertvolle, aber es gibt auch dunkle, düstere. Betrachten Sie jedes für sich, lassen Sie es wirken: Es hat seine Geschichte, es hat seine spezifische Wirkung beim Betrachten, vielleicht gibt es auch einen künstlerischen Reiz. Machen Sie sich bewusst, dass Sie frei sind, das Bild an einen zentralen Ort zu hängen, eher in ein Nebenzimmer oder es auch auf den Speicher zu stellen. Dazu gehört aber, dass Sie die Bilder in ihrer Gesamtheit betrachten, sich Zeit lassen – und dass es Gelegenheit gibt, noch einmal über die Bilder zu sprechen.«
- Jeder schreibt für sich bis zu zehn Punkte vom Beginn der Beziehung an auf, mit denen er bzw. sie noch beschäftigt ist, die noch als Verletzung spürbar sind.
- Anschließend werden die Punkte vorgelesen (meist braucht man für jeden mindestens eine Sitzung). Der andere kann dabei nachfragen (»Meinst du die Situation, wo wir ...?«).
- Klären: Was braucht es, um die Punkte ins Museum zu stellen, welche der Punkte erledigen sich bereits nach dem Vorlesen? Welche müssen noch weiter besprochen werden?
- Bei einer Reihe der Punkte, selbst wenn sie strittig sind, kann es helfen, dass der andere sagt: »Ich erkenne an, dass es dir wehgetan hat!« oder/und: »Es tut mir leid!« Es kann auch ein Ausgleichsritual gesucht werden, etwa indem man sich etwas als Ausgleich ausdenkt, was den anderen (beinahe) so viel kostet, wie die Verletzung emotional »gekostet« hat!
- Es kann aber auch ein Mythos sein, dass man alles verzeihen müsse, manchmal muss man auch mit Narben leben.
- Zum Abschluss können beide in der Fantasie noch einmal in das Museum gehen, die Bilder anschauen, wie sie sich verändert haben, und ihnen einen Platz geben.

## Interventionen im »komplementären Clinch«

In der Komplementarität findet sich das Paar in dem Bild festgefahren, dass die Schwäche, Angst oder Unfähigkeit des einen das Problem ist. Damit ist jedoch dieser in einer »Sei-spontan-Paradoxie« gefangen, etwa im Sinn von: »Wann wirst du endlich lernen, dich mir gegenüber durchzusetzen?« Denn je mehr der andere sich bemüht, desto mehr verstärkt sich die Abhängigkeit, bleibt die Macht bei dem, der die Definition bestimmt: »Das war schon ganz gut, doch deine Stimme war noch nicht kräftig genug! Auch wirktest du nicht wirklich authentisch!« An die Therapeutin ergeht dann die Einladung, den Schwachen zu stützen. Die Gefahr ist hier die Lähmung in der passiven Aggression, vor allem, wenn die Therapeutin die Definition annimmt: »Der Schwache ist der Schwache.« Auch hier kann wie bereits dargestellt das Muster beschrieben und externalisierend behandelt werden. Einige spezifische Interventionen in der komplementären Eskalation werden im Folgenden aufgeführt.

*Umkehrung*
In einem »umkehrenden« Reframing wird die Stärke des Schwachen hervorgehoben (White, 1985). Es wird beobachtet, mit welchen Signalen (z. B. hilflosem Blick) der »Untergeordnete« den dominanten Partner zur Dominanzreaktion einlädt. Dies kann rückgemeldet zusammen mit einem Reframing der Schwäche als Stärke: »Ich bin sehr beeindruckt, wie Sie Ihren Mann unterstützen, indem Sie ihn immer wieder in die starke Rolle schieben! Sie müssen eine sehr rücksichtsvolle Frau sein.« Daran kann sich eine Beschreibung der Beziehung als Dilemma anschließen: »Ich bin sehr unsicher, ob ich Ihnen empfehlen kann, an diesem Muster etwas zu verändern. Sie haben Ihren Mann bisher auf viele Weisen gefördert, im Stillen und unaufdringlich. Wenn Sie beginnen, sich mehr durchzusetzen, was er ja auch von Ihnen möchte, bin ich nicht sicher, ob Sie beide schon die Folgen ganz durchdacht haben.«

*Symmetrieinjektion*
Auch diese Intervention stammt von Michael White: Der untergeordnete Partner wird aufgefordert, immer wieder »auf symmetrische Weise« auf Komplementarität zu bestehen (z. B. dem »Stärkeren« gegenüber zu betonen, dass man auf seinem Recht bestehe, schwach und hilflos zu sein).

## Kurative Paartherapie

Die bisherigen Aspekte setzen voraus, dass ein Paar gemeinsam kommt und dass beide Partner von sich aus bei Problemen im zwischenmenschlichen Umgang Hilfe suchen. Hier kann man von »beziehungsorientierter Paartherapie« sprechen, die beiden Ratsuchenden kommen »auf Augenhöhe« zur Beratung. Anders ist die Lage, wenn der paartherapeutische Kontrakt sich in einem Kontext bewegt, bei dem bei einem/einer Person eine Störung von »Krankheitswert« vorliegt. Das nächste Kapitel beschäftigt sich hier ausführlich mit einem sehr spezifischen Anliegen, nämlich dass in der Regel bei einem Mitglied eine Beeinträchtigung des Sexuallebens vorliegt (Driemeyer u. Signerski-Krieger, 2013). Doch das ist nicht die einzige Indikation. Es gibt eine Reihe von Studien, die zeigen, dass sich bei Einbeziehung des jeweiligen Partners die Symptomatik des als Patient identifizierten anderen deutlich verbessert. Berühmt geworden ist hier besonders die »Londoner Depressionsstudie« (Leff et al., 2002), die unter sehr genau kontrollierten Bedingungen systemische Paartherapien durchführte, von denen ein Partner, eine Partnerin klinische Depressionsmerkmale aufwies, der/die andere wurde nur als »Informationsgeber« einbezogen. Die systemische Therapie war im Vergleich zur Behandlung mit Antidepressiva langfristig überlegen. Ursprünglich war geplant, auch eine Patientengruppe unter kognitiver Verhaltenstherapie mit einzubeziehen, doch war die Abbruchquote zu hoch. Die systemische Paartherapie in dem Projekt wurde von Elsa Jones und Eia Asen durchgeführt, die berichten, dass nach wenigen Sitzungen Beobachter nicht mehr zwischen Patienten und Partnerinnen unterscheiden konnten. Ihr Konzept ist als Buch erschienen (Jones u. Asen, 2003). Eine aktuelle Studie an der Universität Heidelberg unterstützt die Befunde (Aguilar-Raab, Winter, Jarczok, Ditzen u. Warth, 2022). Sie kommt zu dem Schluss: »(Selbst-)Mitgefühl führt nachweislich zu einer Verbesserung von sozialen Kommunikationsprozessen, zu einer Steigerung der Genauigkeit des Lesens emotionaler Gesichtsausdrücke und zu einer Stimulation des motivationalen, bindungsgeleiteten Fürsorgesystems« (Aguilar-Raab u. Winter, 2021, S. 64). Die Interventionen zielen dabei nicht allein auf die depressive Symptomatik ab. Sie richten sich explizit auch auf Beziehungskompetenzen, sodass sich der Umgang des Paares (oder bei Einbezug der Kinder auch der Familie) verbessert, negative Interaktionskreisläufe durchbrochen werden und neben dem jeweiligen Patienten auch die Selbstwirksamkeitserfahrungen der Angehörigen gestärkt werden (Aguilar-Raab u. Winter, 2021).

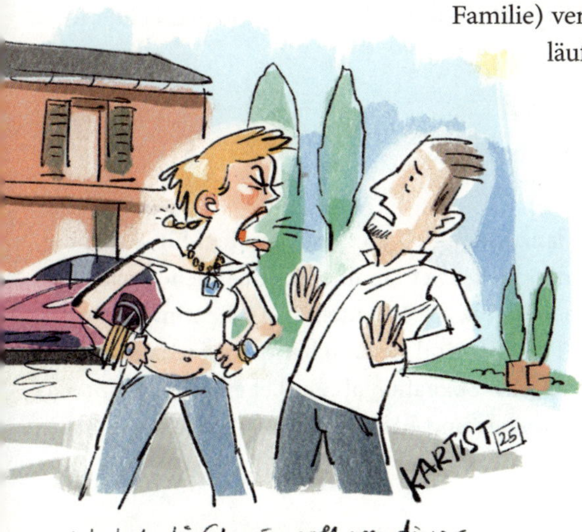


Ich habe die Schnauze voll von dieser ständigen Abhängigkeit von Dir! Ich lasse mich scheiden! Besorg mir einen Anwalt – sofort!

## 20.3 Neugierig aufeinander werden: Sexualtherapie[67]

*»Systemische Therapie ist Arbeit und Spiel mit Bedeutungen. Systemische Sexualtherapie ist Arbeit und Spiel mit Bedeutungen von Sexualität.«*

### Bedeutungen im Kontext

Abgesehen von ihrer Fortpflanzungsfunktion ist Sexualität ein bedeutungsoffenes körperliches, psychisches und soziales Geschehen. Sexualität steht in einem besonderen Spannungsfeld. Zum einen ist sie ein »ganz natürliches« Phänomen, das in der menschlichen Biologie verankert ist. Zum anderen aber auch ein Phänomen, das in jeder Kultur vielfach reflektiert und mit Bedeutung versehen wird. Damit ist Sexualität immer auch gesellschaftlich und politisch zu sehen. Auf die Frage, was ihnen Sexualität bedeutet, können wir so viele Antworten erhalten, wie wir Personen fragen.

Mit jeder Person, mit jedem Paar, das mit sexuellen Anliegen in unsere Praxis kommt, kommt die Frage, was normal ist (und Ideen darüber, wer das definiert), zur Tür herein, stellen sich Macht-, Geschlechter-, Orientierungs- und Leistungsfragen. Die Figur jedes individuellen Konflikts spielt vor dem Hintergrund, wie Sexualität gesellschaftlich beschrieben, erklärt und bewertet, wird. Kontexteinflüsse bewusst zu machen und sich aktiv damit auseinanderzusetzen, verleiht therapeutischen Prozessen Tiefenschärfe und erhöht tendenziell die Bewegungsmöglichkeiten in diesem ambivalenten Raum.

### Reden über Sex

Die im Vergleich zu etwa vor fünfzig Jahren deutlich größere Offenheit für sexuelle Fragen ändert nichts am Ausmaß individueller Scham über mutmaßliche sexuelle Unzulänglichkeiten oder Besonderheiten, die für Klienten und Klientinnen eine Gesprächshürde darstellen. In jeder Therapie sind sie dankbar dafür, wenn seitens der Therapeutin aktiv signalisiert wird, dass Sexualität als ein Lebensbereich unter vielen ein selbstverständlich willkommenes und handhabbares Thema sein darf.

---

67 Wir danken Angelika Eck für diesen Gastbeitrag. Dem Wunsch der Autorin entsprechend wird in diesem Text das Genderzeichen * verwendet.

Konstruktivistisch gesehen ist Sex nie nur Sex und daher kein isolierbares Thema, sondern vielfältig verknüpfbar mit Themen der Person und ihren Beziehungswelten.

## Vielfalt

Sexuelle Vielfalt willkommen zu heißen und dies in der eigenen Haltung und Sprache zu markieren, gehört zu den wichtigen Kompetenzen nicht nur von Sexualtherapeut*innen. Dazu gehört, dass nicht heterosexuelle, nicht monogame, nicht binäre Personen und Beziehungskonstellationen von uns selbstverständlich eingedacht und benannt werden.[68] Ein Beispiel für sprachliche Sensibilität: Anstatt zu fragen »Wie heißt Ihr Partner?«, kann ich fragen: »Sind Sie mit jemandem zusammen? Frau, Mann oder …?«

## Sexualtherapie als Paartherapie des Begehrens

Die von Clement (2016b) ausformulierte und unter anderem von David Schnarch (1946–2020) inspirierte systemische Sexualtherapie versteht sich als Paartherapie des Begehrens (Schnarch, 1991, 2011). In ihrem Fokus steht die Dynamik um sexuelle Differenzen. Dazu zählen Paarkonflikte um das ausbleibende Wollen (bei Lukas und Thomas ist sexuell die Luft raus, sie lieben sich, begehren einander aber nicht mehr), um unterschiedliches Wollen quantitativ (Anna würde gerne mit Ines häufiger sexuell aktiv sein, Ines hat selten Lust) oder qualitativ (Kai möchte in den Swingerklub, Manuel nicht) oder um sexuelle Symptome (z. B. Franz und Elisabeth vermeiden inzwischen Sex, denn sobald Franz seinen Penis von Elisabeths Vagina aufnehmen lassen will, geht seine Erektion vollständig weg). Konflikte werden ressourcenorientiert als Anlässe für erotische (Paar-)Entwicklung reframed, die Therapie selbst als Begleitung in einem Phasenübergang der Individuen und des Paarsystems.

Zu Beginn der Therapie lässt sich die sexuelle Paardynamik häufig treffend mit sich selbst verstärkenden zirkulären Mustern beschreiben (z. B. Fordern und Rückzug, Rückzug und Rückzug). Für eine zirkuläre Sichtweise gilt es, das Paar zunächst zu gewinnen.

68 Für spezifische Aspekte der Beratung homosexueller Paare verweisen wir auf die Literatur (z. B. Binkert, 1993; Symalla u. Walther, 1997; Rauchfleisch, 2002; Bigner u. Wetchler, 2004; Green u. Mitchel, 2008).

### Sexuelle Konflikte als Ambivalenzkonflikte: Nicht können, oder etwas anderes wollen?

Viele Konflikte gelangen zunächst als Erzählung des Nichtkönnens in die Therapie: Problematisiert wird, dass etwas nicht klappt, zum Beispiel erregt zu werden, zum Orgasmus zu kommen, den Pornografiekonsum zu verringern, Lust auf Sex zu entwickeln oder den Partner zu selbigem zu bewegen.

Klassische Ansätze der Sexualtherapie, zum Beispiel in der Tradition von Masters und Johnson, konzentrierten sich auf die Wiederherstellung von Funktionen, also auf die Bewegung vom Nichtkönnen zum Können (Masters u. Johnson, 1980). Aus systemischer Sicht bedeutet das eine Ausrichtung hin auf Lösungen erster Ordnung. Manchmal kann das durchaus sinnvoll und erfolgreich sein. Produktiv wird die Therapie, wenn gleichzeitig die Hypothese ins Spiel kommen darf, dass sich im Nichtkönnen möglicherweise ein Nein oder ein »So nicht!« ausdrücken könnte. Angenommen, das sexuelle Symptom wäre Ausdruck dessen, dass etwas nicht passend ist in der Art oder Qualität von Sexualität oder der Qualität der Beziehung – was könnte das sein?

Haben Sie/hat Ihr Körper/Ihr Penis etc. keine Lust auf Sexualität generell? Auf Sex mit dieser Person? Unter diesen stressigen Bedingungen? In dieser Art, berührt zu werden?

Bei der Hypothesenbildung werden Funktion und Begehren, Veränderungen erster und zweiter Ordnung balanciert und eingebracht. Nicht einfach der Frage nachzugehen, ob es klappt, sondern vielmehr, ob der Sex, wie er erlebt werden kann, so stimmt, bringt die Frage nach persönlich erfüllendem sexuellem Erleben auch unabhängig vom Können ins Spiel (Eck, 2020). Die kanadische Sexualwissenschaftlerin Peggy (Kleinplatz, 2012; siehe auch Clement, 2014; Eck, 2017) fordert, dass Sexualtherapie ruhig so ambitioniert sein solle, Menschen dabei zu helfen, wenn schon, dann auch »sex worth wanting« zu entwickeln.

### Partnervalidierte vs. selbstvalidierte Erotik

Auf das paardynamische Geschehen im erotischen Konflikt lässt sich mit der Frage blicken, was Entwicklung verhindert. Eine Leitidee ist hier die der Exkommunikation von Unterschieden: Zwei Menschen haben jeweils unterschiedliche erotische Profile oder Potenziale. Wenn sie eine sexuelle Beziehung miteinander eingehen, mendeln sie gemeinsam eine Schnittmenge dieser Potenziale heraus, die als erotisches Skript des Paares das gemeinsam Mögliche absteckt und auf funktionale Weise vorhersagbar macht. Vermutet oder tatsächlich nicht Passendes wird durch selektive Wahrnehmung und Mitteilung jeweils ausgeblendet. Die Beziehung stabilisiert sich durch Vorhersehbarkeit und wechselseitige Bestätigung. Treten Unterschiede schmerzhaft zutage oder stimmt dieser gemeinsame Nenner für mindestens eine Person nicht mehr, steht eine Systementwicklung an. Diese könnte erfordern, sich mit seinem bislang ausgeblendeten Begehren zu zeigen, auch wenn das die Stabilität der Beziehung weiter gefährden könnte. Die Unterschiedlichkeit auszuhalten, sie sogar als Wachstumsgelegenheit zu nutzen, erfordert die Fähigkeit, die eigene Angst zu regulieren, sich selbst Halt zu geben und zu bestätigen, auch wenn der/die andere uns nicht bestätigt und wir nicht wissen, wie er/sie damit umgehen wird. Schnarch entlehnt hiermit Bowens (1978) Konzept der Differenzierung des Selbst (kurz gefasst: Es geht darum, sich auf andere zu beziehen, ohne sich von ihrer Bestätigung abhängig zu machen) als Schlüssel für diesen Prozess.

### Sexualtherapie als Phasenübergang

Der Therapieprozess lässt sich idealtypisch in Phasen gliedern, während in realen Verläufen häufig komplexere und nicht lineare Prozessgestalten entstehen. Wichtig: Auch wenn der Fokus auf der Paarkommunikation und Entwicklung liegt, ist bei Problemen mit sexuellen Funktionen die Abklärung körperlicher Faktoren (Erkrankungen, Nebenwirkungen von Medikamenten, andere Einschränkungen) unerlässlich.

### Phase 1: Auftragsklärung, Identifikation der Paardynamik

Bei divergierenden Anliegen (A möchte Sex im Swingerklub praktizieren, B nicht; C möchte wieder Sex erleben, D nicht) muss im Rahmen der Auftragsklärung eine Gewinnerwartung für beide Seiten sorgfältig ausgehandelt und kann als Entwicklungsschwelle reformuliert werden: Für beide ist eine stabile und zufriedene Phase ihres Sexuallebens als Paar zu Ende gegangen. Beide finden, so geht es nicht mehr weiter. Beide möchten anders mit der Situation umgehen können. Beiden fällt es schwer, weil die Differenz so groß zu sein scheint. Beide müssten sich für Veränderung aus ihrer Komfortzone bewegen. Damit positioniert sich die Therapeut*in neutral und keineswegs »pro Sex« oder »kontra Sex« (Swingerklub etc.) und ebenso wenig eindeutig zur Symptombeseitigung. Genau genommen lässt sich für beide Partner*innen ein jeweils individuelles Dilemma konstruieren: Sie möchte das eine (z. B. mehr Sex, anderen Sex) mit diesem Partner, er das andere (z. B. weniger Sex, anderen Sex), und umgekehrt. »Das Problem ist für beide da, weil Sie beides wollen: Mit der Person zusammen sein, die Ihnen Ihr Bedürfnis aktuell nicht erfüllen kann oder will.« Schnarch nennt diese individuelle Konfliktkonstellation »two-choice-dilemma«.

Für manche Klient*innen sind an dieser Stelle das vertiefte Verstehen von Konfliktzirkeln, problemlösende oder balancierende Interventionen wie Gewaltfreie Kommunikation, Kompromissbildung, Normalisieren, ressourcenorientierte Anregungen zur Gestaltung gemeinsamer Sexualität oder die Verbesserung sexueller Funktionen über Stimulationstechniken, kognitive Techniken oder Erwartungsanpassung möglich und wirksam. Clement unterscheidet Spiel- und Ernst-Interventionen (Clement, 2016a). Spielinterventionen funktionieren nach dem Prinzip: Probiere etwas Neues aus, erweitere den Möglichkeitsraum, ohne dich festzulegen. Ernst-Interventionen zielen auf Bekenntnisse, Positionen, Entscheidungen. Wenn die Differenz und damit die Frage nach Transformation des Paarsystems im Raum steht, ist die Frage nach der Bereitschaft zur Entwicklung angesichts von Risiken Gegenstand der mittleren Phase der Therapie. Therapeutisch kann es herausfordernd sein, das Spannungsniveau und die Veränderungsambivalenz in der Therapie zu halten, sodass das Paar sich in der Therapie sicher fühlen und aus der Komfort- in die Entwicklungszone gehen kann.

### Phase 2: Arbeit mit der Differenz

Wenn deutlich wird, dass beide Partner*innen angesichts der Verschiedenheit auf sich zurückgeworfen sind, können sie eingeladen werden, sich im Rahmen der Therapie in einer erotischen Zwischenbilanz zu zeigen und sich hinsichtlich ihrer Erotik zu positionieren:

1. Was ist passend und gut an dem, wie ich, wie wir Sexualität leben? Was möchte ich weiterhin?
2. Was passt nicht mehr? Wozu sage ich Nein?
3. Was ist noch ungelebt und würde mich reizen?

Dabei ist die Frage nach dem Nein oft sehr produktiv, weil sie einen Blick in Richtung Autonomie und Wahlfreiheit oft erst wieder möglich werden lässt (Eck, 2014; 2017; Clement, 2016a).

Wenn allerdings ausgesprochen wird »Ich will das nicht. Ich will etwas anders oder jemand anderen«, verschärft sich die Differenz zwischen Partner*innen, der Entwicklungskonflikt wird eventuell brisanter.

## Interventionsbeispiele mit Fokus Entwicklung

Eine Reihe von Interventionen kann die Fragen der individuellen Positionierung und Eigenverantwortung konfrontieren. Die meisten sollten erst angewendet werden, wenn die Klient*innen bereits darin eingewilligt haben, für eine erotische Weiterentwicklung eigenverantwortlich auch Risiken in Kauf zu nehmen. Sonst werden die Angst und die Neigung, in alte Muster zurückzukehren, tendenziell zu hoch. Eine kleine Auswahl:

- *Wie genau machen Sie Sex?*
  Und was genau erleben Sie dabei? Bei dieser, bereits von Willi bezüglich Streitsituationen bekannten, Intervention fragt die Therapeutin minutiös nach einer (problematischen) zurückliegenden sexuellen Situation und betrachtet diese mit dem Paar minutiös hinsichtlich der eigenen Gedanken und Gefühle und Handlungen und, besonders wichtig, der Erwartungserwartungen und Vorhersehbarkeit der Partnerreaktion. »Als Sie Ihren Partner unvermittelt kräftig am Hintern anfassten, welche Reaktion haben Sie erwartet? Dass er sich freuen wird, dass er erregt wird, dass er das mag? Oder etwas anderes?« – »Wenn ich es so betrachte, sehe ich, dass er am liebsten aus der Situation rausgehen wollte, aber mich nicht zurückweisen wollte« usw. Die minutiöse Betrachtung kann auf freundliche Weise entlarvend nachweisen, welchen Beitrag beide zum Nichtgelingen leisten, ihre Motive maskieren oder wie sie zwar spüren, was nicht stimmt, sich aber vor der Intimität und Konsequenz scheuen, sich an schwierigen Stellen aus(einander)zusetzen.
- *Erotische Berührungsqualitäten*
  In der erotischen Interaktion können verschiedene Modi unterschieden werden: geben, empfangen, sich etwas nehmen, sich nehmen lassen. All dies lässt sich in Berührungen des Unterarms auf nicht sexualisierende Weise in der Therapiesitzung erkunden. A und B wechseln sich in der aktiven und der empfangenden Rolle ab. Bitte berühren Sie den Arm der anderen Person jetzt so, wie Sie denken, dass sie es gern hat. Und nun berühren Sie den Arm so, dass Sie es selbst sehr genießen, diese Berührung auszuführen. Während Sie diese Berührung empfangen, probieren Sie zunächst, sich der Berührung ganz hinzugeben. Und jetzt, sich in die Berührung aktiv hineinzuschmiegen wie eine Katze (selbstvalidiertes Empfangen). A und B können erforschen und erraten, welche Modi für wen interessanter, einfacher oder schwieriger waren. Diese und andere Berührungsübungen können als Varianten des klassischen »sensate focus« unter der Perspektive des Regelns von Autonomie und Verbundenheit, Partner- und Selbstvalidierung in der Therapiesitzung genutzt und auch für zu Hause angeregt und erweitert werden.

- *Einladung ohne Worte*
  Bei der Einladung ohne Worte handelt es sich um eine nonverbale Intervention im Raum. Sie konfrontiert die Paar-Entwicklungs-Dynamik. Die Partner*innen stehen mit größerem Abstand einander gegenüber. A erhält die Anweisung, B ohne Worte einzuladen, zu ihm/ihr herüberzukommen, verbunden mit der Instruktion: Nehmen Sie sich Zeit, erst bei sich anzukommen und zu spüren: (Wie) will ich dich einladen? B erhält die Instruktion: Sie achten darauf, ob Sie wirklich der Einladung folgen möchten und wie weit. Alle Fragen der erotischen Paardynamik können sich aktualisieren: Bin ich es wert, dass du kommst? Habe ich die Mittel dazu? Darf ich auch Nein sagen, dich enttäuschen? Fühle ich mich unter Druck gesetzt oder wirklich eingeladen? Begehrst du mich, oder bist du bedürftig? Was kommt mit mehr Verantwortung? Einladen oder eingeladen werden? Biografische Beziehungserfahrungen spiegeln sich häufig in den Grundgefühlen, die bei dieser Intervention aktualisiert werden. Die Einladung erfolgt nacheinander in beide Richtungen. Es geht nicht primär um den Einladungserfolg, sondern um die Aktualisierung und prozesshafte Bearbeitung der individuellen und paarbezogenen Konfliktdynamik.
- *Das ideale sexuelle Szenario*
  Die von Clement (2016b) entwickelte Intervention des idealen sexuellen Szenarios inszeniert die Frage nach der Unterschiedstoleranz in der Therapie auf elegante und zuspitzende Weise. Beide Partner*innen entscheiden sich dafür, bis zur nächsten Sitzung jeweils ein für sie zum gegenwärtigen Zeitpunkt optimal erregendes, erfüllendes, stimmiges sexuelles Szenario niederzuschreiben und in einem verschlossenen Umschlag aufzubewahren und mitzubringen. Es bleibt offen, ob es sich dabei um eine reine Fantasie oder einen Wunsch, um eine Szene mit dem Partner/der Partnerin oder nicht handeln wird. Es geht nicht um einen Wunschzettel, sondern um eine erotische Selbstaussage. In der Folgesitzung werden beide Parteien gefragt: Möchten Sie offenbaren, möchten Sie hören? Ziel ist nicht, die Betreffenden zur Offenbarung zu drängen, sondern die Schwelle, das Entscheidungsmoment aus einer veränderungsneutralen, allerdings Selbstvalidierung unterstützenden Haltung heraus auszureizen. Oft werden Bedenken und Befürchtungen aktiviert, die mit großer Ruhe betrachtet und zwischen den Partner*innen hin- und hergespielt werden, sodass sie selbst in dieser Verdichtung zur Frage kommen: Bin ich es mir selbst wert, mich so zu zeigen, trotz der Risiken?

### Phase 3: Konsolidierung/Neuverhandlung

Sind die Unterschiede und/oder neue Gemeinsamkeiten geschärft und benannt, kann darüber verhandelt werden, was das nun für den Fortgang der Beziehung und für die Erotik des Paares und der Individuen bedeuten wird. Wird etwas Neues ausprobiert? Muss das beiden gleich gefallen? Kann A tolerieren, wenn B eine Seite der eigenen Sexualität in einem anderen Raum auslebt? Wie viel Freiheit und Fremdheit gestehen sich die Partner*innen zu? Und was fällt nicht mehr ins Gewicht, wonach wollen sie nicht mehr jagen?

Erotische (Paar-)konflikte sind selten »leichte Kost«. Sie anzugehen, kostet Klient*innen und Therapeut*innen Mut und die Bereitschaft, Spannungs- und Konfliktzustände ohne einfache Auflösung über eine gewisse Zeit zu tolerieren. Andererseits gibt es kaum einen sinnlicheren Fokus für Therapie, und die Möglichkeit, direkt mit der eigenen Lebendigkeit in Kontakt zu kommen und in eine genussvolle, intimere Beziehung in der Partnerschaft zu finden, ist in diesem Bereich mit am größten.

## 20.4 Wenn's nicht mehr geht: Trennungs- und Scheidungsberatung, Mediation[69]

> *»Familienleben […] endet nicht mit der Trennung der Eltern, verändert sich aber systemisch, affektiv und logistisch. Noch mehr als vor der Trennung fordert es allen Beteiligten lernbereite Offenheit und bewusste Gestaltung ihrer Beziehungen ab« (Sieder, 2010, S. 348).*

Grundgedanke jeder Art von Trennungsberatung ist, mit den Konfliktparteien außerhalb juristischer Formen der Streitbeilegung daran zu arbeiten, aus der Falle des Entweder-oder von Sieg und Niederlage zu entkommen. Stattdessen wird angestrebt, zu Win-win-Lösungen zu gelangen oder zumindest einen von beiden Seiten als einigermaßen fair erlebten Ausgleich zu erreichen. Mediation ist ein weites Feld (Hofstetter Rogger, 2015; Lindemann et al., 2023; Montada u. Kals, 2007). Sie wird angeboten:

69 Hier orientieren wir uns an einem von uns verfassten Kapitel bei von Schlippe und Schweitzer (2019, S. 146–150). Eine gesonderte Bezugnahme auf die zitierten Teile erfolgt nicht.

- bei Familienkonflikten: Partnerschaftskrisen, Trennungs- und Scheidungsmediation, Erbmediation (Schwartz, 2003);
- bei Konflikten im sozialen Mikrobereich (etwa Nachbarschaftskonflikte);
- bei Konflikten innerhalb von Organisationen, also zwischen verschiedenen Abteilungen oder innerhalb von Teams;
- bei Konflikten innerhalb und zwischen Unternehmen (Wirtschaftsmediation);
- bei größeren Konflikten innerhalb einer Gesellschaft;
- bei politischen Auseinandersetzungen zwischen verschiedenen Gesellschaften.

Mediation ist kein ursprünglich systemisches Setting, ist aber durchaus mit systemischem Denken und den dazugehörenden Interventionen kompatibel (Clemens, 2016). Nicht zuletzt ist ein mediativer Zugang anschlussfähig an systemtheoretische Konflikttheorien (Bonacker, 2008). Die Fülle der Ansätze und Settings würde den Rahmen des Kapitels sprengen, daher wird sich dieser Abschnitt nur exemplarisch vor allem auf systemische Trennungs- und Scheidungsberatung konzentrieren (Clemens, 2016; Duss-von Werdt, 1998; Kleve, 2015; Lindemann et al., 2023; Sieder, 2010).

In der Mediation geht es in erster Linie darum, eine Form des Auseinandergehens zu finden, die möglichst wenig Schaden anrichtet. Sehr explizit wird diese Position durch Josef Duss-von Werdt vertreten: »Mediation mit Paaren in Trennung und Scheidung hat es primär mit Sachproblemen und nicht mit der Lösung von Paarkonflikten zu tun. Deshalb ist sie etwas anderes als Paartherapie und kann nicht mit deren Ansprüchen und Gesetzmäßigkeiten gemessen werden« (1998, S. 117). Es geht um die fokussierte Suche nach Wegen des Auseinanderkommens, nicht um Konfliktlösung und Versöhnung. In der Trennungs- und Scheidungsmediation erarbeiten Beratende, die sich strikt neutral verhalten, zusammen mit dem Paar Lösungsideen, die ausdrücklich nicht an paartherapeutischen Zielen ausgerichtet sind: Es geht nicht mehr um Klärung der Beziehung, es geht nicht mehr darum, einen Blick in die Herkunftsfamilien zu werfen, um vielleicht doch noch zu verstehen und einen Weg zu finden, zusammenzukommen. Vielmehr wird akzeptiert: Es geht nicht mehr gemeinsam! Das gegenseitige Nichtverstehen ist gegeben, und davon ausgehend wird geschaut, wie ein Minimum möglich wird, das, wenn es um Kinder geht, die Eltern als Eltern kooperationsfähig bleiben lässt und hilft, den Kontext Paarbeziehung von dem Kontext Elternschaft gut zu differenzieren. Denn die Scheidung beendet die Institution Ehe, nicht aber die Beziehung (Duss-von Werdt, 1998, S. 119). Daher werden getroffene Regelungen auch schriftlich fixiert, sie sollten auch jeweils auf ihre rechtliche Tragfähigkeit untersucht werden, insbesondere wenn es sich um finanzielle Folgerungen oder rechtsverbindliche Abmachungen (z. B. Aufenthaltsregelungen der Kinder o. Ä.) handelt.

Natürlich kann die Auftragssituation darauf hin ausgeweitet werden zu verstehen, wie es so weit kommen konnte, doch ist es hier wichtig, genau auf die Verfolgung des Auftrags zu achten: eine möglichst einvernehmliche Trennung. Die Idee, dass es möglich wäre, sich gütlich zu verständigen und die Trennung noch abzuwenden, würde den Auftrag verändern. Es geht um eine Stärkung der Elternebene und eine möglichst friedliche Entflechtung auf Paarebene, nicht mehr um das erneute Zusammenkommen. Dieses mag von einer der Konfliktparteien vielleicht noch gewünscht werden – und ist natürlich nicht ausgeschlossen –, aber dann ist der Kontext ein anderer, nicht mehr Mediation.

Eine Grundbedingung der Arbeit ist Freiwilligkeit. Die Konfliktparteien entscheiden aus freien Stücken, sich zusammenzusetzen und Fragen, die mit der Trennung zusammenhängen – wie Aufteilung des Haushalts, der Finanzen, Versorgungsausgleich, Umgangs- und Sorgerechtsfragen für die Kinder und vieles andere mehr –, zu klären: »Ziel der Trennungs- und Scheidungsmediation ist die Neustrukturierung der Beziehungen, insbesondere die Stärkung der Beziehung als Eltern und eine bedürfnisgerechte, maßgerechte Übernahme von Rechten und Pflichten sowohl in finanzieller Hinsicht als auch hinsichtlich der Elternfunktion« (Hofstetter Rogger, 2015, S. 321).

Mediation fordert die Beratenen und die Beratenden, wie schon gesagt, heraus. Jede Form der Konfliktberatung muss eine Vielzahl von Interessen der verschiedenen Parteien, ihre Erwartungen und Aufträge balancieren und allparteilich und lösungsorientiert bleiben (Kleve, 2015). Es geht darum, die *hinter* den vorgebrachten Positionen zu findenden persönlichen Interessen und Bedürfnisse zu verstehen und nach einem Ausgleich zu suchen (Rieforth, 2015).

**Positionen und Interessen**

Eine interessante Unterscheidung für die Arbeit im Kontext eskalierender Konflikte wurde im Rahmen des sogenannten »Harvard-Modells« getroffen (Fisher et al., 2019). Die Autoren unterscheiden dort zwischen Positionen und Interessen. In Konflikten neigen die Parteien gleich zu Beginn dazu, sich auf eine oder mehrere Positionen festzulegen: »Ich gehe hier nicht raus, ehe ich … zugesprochen bekomme!« (sei es Geld, Sorgeberechtigung, Sachwerte oder emotional gefärbte Handlungen wie eine Entschuldigung o. Ä.). Damit erzeugen sie bereits einen Kontext, der eine Einigung erschwert. Denn nun ist das gewünschte Ziel bereits an die Nullsummen-Logik von »Gewinnen-Verlieren« gekoppelt: Wenn die andere Partei der Forderung zustimmen würde, wäre das für sie ein Gesichtsverlust. Entsprechend wird sie ihrerseits Positionen aufbauen und die der Gegenseite entwerten (»Lächerlich«, »Kommt überhaupt nicht infrage« usw.).

Dabei verbirgt sich hinter jeder Forderung meist ein sehr persönliches, emotional gefärbtes Interesse, das herausgearbeitet werden kann (durch die klassische Mediationsfrage: »Wofür ist Ihnen das wichtig?«). Auf der Ebene der Interessen lassen sich leichter Kompromisse finden, können die Parteien doch zumindest besser verstehen, warum der andere gerade dies verlangt. Denn manchmal stehen hinter Sachforderungen Interessen, die eher mit Anerkennung, Wertschätzung oder Dank zu tun haben, oder es geht um die Erfüllung von Grundbedürfnissen (Sicherheit, Erhaltung von Verbundenheit zu den Kindern, Anerkennung eigener Verletztheit oder ein Symbol der Gerechtigkeit zu bekommen o. Ä.). Es ist hier wichtig, immer klarzumachen, dass das Herausarbeiten von Interessen dazu dient, die Motive des anderen zu nachzuvollziehen: Die Motive des anderen zu verstehen, heißt dabei nicht automatisch, sie auch richtig zu finden oder gutzuheißen. »Es ist eine interessante Paradoxie: Je mehr man auf der Sachseite der Positionen beharrt, desto heftiger wird gekämpft, je deutlicher hingegen beide Seiten über die oft mit vielen Gefühlen verbundenen Interessen sprechen, desto entspannter kann man sich der Sachseite widmen« (von Schlippe, 2022a, S. 211).

In der Regel verlaufen Mediationen nach einem mehrstufigen Prozess. Meist werden vier oder fünf abgrenzbare Phasen unterschieden (Duss-von Werdt, 1998; von Hertel, 2013; Hofstetter Rogger, 2015). Lindemann et al. (2023), schlüsseln die fünf Phasen noch in Unterphasen auf:

a) Der Aufbau eines vertraulichen, stabilen und sicheren Rahmens ist natürlich auch hier Grundbedingung der Arbeit. Die Auftragsklärung ist nicht unbedingt einfach, denn vielfach haben die Parteien sehr unterschiedliche Vorstellungen, was nun passieren soll. Meist sucht man ein übergeordnetes Ziel. So kann man etwa fragen, ob es wünschenswert sei, einen Weg zu finden, die aktuell unvereinbar erscheinenden Gegensätze daraufhin zu untersuchen, ob es Lösungen gibt, zu denen beide Seiten Ja sagen können. Hier kann es sinnvoll sein, noch einmal klarzustellen, dass die Mediation in erster Linie der Klärung des zukünftigen Umgangs miteinander dient, nicht der »Abrechnung mit der Vergangenheit« (Duss-von Werdt, 1998, S. 124).
b) Anschließend geht es darum, die strittigen Themen zu sammeln und aufzulisten, um die es gehen soll. Hier bekommt jeder Raum, geschützt durch den Mediator, seine Standpunkte vorzubringen.
c) Nun geht es um die oben beschriebene Unterscheidung zwischen Positionen und Interessen. Mit der Frage danach, wofür der jeweiligen Partei das wichtig sei, was sie genannt hat, kann herausgearbeitet werden, welches persönliche Interesse, welches Bedürfnis mit dem Standpunkt verbunden ist, gegebenenfalls auch in getrennten Gesprächen.

d) Die nächste Phase ist das Herzstück der Mediation. Sie kann den Mediatorinnen einiges abverlangen. Denn hier geht es darum, Gefühle in Worte zu fassen und dies in einer Form zu tun, dass das Gegenüber nicht »ein- oder ausrastet« und sich angeklagt oder angegriffen fühlt, sondern versteht und anerkennt: *So* geht es dem anderen. Und das ist nicht leicht, denn in einer affektiv hoch aufgeladenen Situation, wie es ein eskalierter Konflikt nun einmal ist, bekommen die Parteien oft nur einen Bruchteil dessen mit, was der andere gesagt hat, reagieren oft schon auf erste Worte oder Körpersignale mit den erwähnten »geeichten Schleifen« (»Ach nee, jetzt kommt die Leier wieder!«) oder mit Motivunterstellungen (»Das sagst du jetzt doch nur, weil du …!«). Anja Köstler schreibt dazu: »Erschwerend kommt hinzu, dass auch die eigene Ausdrucksfähigkeit gegenüber Menschen, mit denen man Streit hat, leidet. Konrad Lorenz hat folgende Kette entwickelt, die diesen Prozess beschreibt: ›Gemeint ist nicht gleich gesagt. Gesagt ist nicht gleich gehört. Gehört ist nicht gleich verstanden. Verstanden ist nicht einverstanden.‹ […] Diese Kette des Missverstehens und Fehlinterpretierens wird in der Mediation auseinandergenommen und die Glieder werden neu und stimmig wieder aufgefädelt« (Köstler, 2010, S. 65). Vor allem die Einsicht, dass den anderen zu verstehen, ja nicht heißt, ihm zuzustimmen, kann hier hilfreich sein.
e) Die dann folgende Phase der »Optionenbildung« ist der kreativen Suche nach Wegen gewidmet, wie man es erreichen kann, die verschiedenen Interessen anders zu befrieden als durch Beharren auf einseitigen Positionen. Hier werden die Parteien ermutigt, aus den gegebenen Denkbahnen herauszugehen und in einem offenen Brainstorming Ideen zu entwickeln, auch wenn diese zunächst nicht realisierbar zu sein scheinen.
f) Die letzte Phase besteht dann darin, die Vorschläge, die inzwischen auf einer Flipchart aufgeschrieben oder mit dem Beamer an die Wand projiziert sind, auf ihre Realisierbarkeit zu prüfen, auszuhandeln, zu verabschieden und abschließend zu vereinbaren. Es sollte exakt klar werden: »Wer genau wird wo genau wann genau was genau tun?« (von Hertel, 2013, S. 41). In dieser Phase ist die Sorgfalt des Mediators besonders gefragt, denn die Parteien sind, gerade wenn der Prozess gut verlaufen ist, oft sehr erleichtert und tendieren dazu, bloß mit der vagen, unverbindlichen Idee: »Das kriegen wir schon hin!« auseinanderzugehen.

## 20.5 Elterliche Präsenz stärken: Systemisches Elterncoaching

Zu den schwierigsten Phänomenen, mit denen sich Eltern und Erzieher im familiären Zusammenleben bzw. in der Arbeit mit Kindern und Jugendlichen konfrontiert sehen, gehören Gewalttätigkeit und massiver Rückzug (Borst u. Lanfranchi, 2011). Ein hoch aggressives Kind, mehr noch ein gewalttätiger Jugendlicher, wird zum einen als bedrohlich erlebt und zugleich als unerträgliche Provokation, der man nichts entgegensetzen kann, wenn man nicht riskieren will, selbst in gewaltsame Auseinandersetzungen verwickelt zu werden. Zum anderen alarmiert ein Kind, das die Schule verweigert, sich aus dem sozialen Leben zurückzieht, sich im Zimmer verbarrikadiert und jede Interaktion verweigert, ebenfalls die Erwachsenen und konfrontiert sie zugleich mit ihrer Ohnmacht und Hilflosigkeit. Elterliche Hilflosigkeit ist erst in jüngeren Jahren Gegenstand professioneller Überlegungen gewesen, galten die Kinder doch lange als Opfer, wenn schon nicht mehr nur ihrer Mütter, so doch der Umstände, der ungelösten elterlichen Konflikte usw. Auch in der Frühzeit der systemischen Therapie wäre es schwer vorstellbar gewesen, Eltern als Opfer ihrer Kinder in den Blick zu nehmen und sie ohne die Kinder zu beraten. Die Erkenntnis, dass Eltern hilflos sein könnten (Pleyer, 2003) und dass diese Empfindung gar traumatische Qualität haben könnte (Pleyer, 2004; Korittko u. Pleyer, 2010), bringt eine neue Facette in die Diskussion. Heute wissen wir: Es gibt Eltern, die von ihren Kindern geschlagen, bedroht, erpresst werden usw., so dass sie ihrerseits zu »battered parents« geworden sind (Steinmetz, 1978) oder gar als »Opfer von Missbrauch« bezeichnet werden können (Cotrell, 2002).

Vielleicht kann man die allgemeine Verunsicherung von Eltern in der Gegenwart auch als Folge einer durchaus positiven allgemeinen Sensibilisierung für die Bedeutung der Eltern-Kind-Beziehung für die kindliche Entwicklung und für die Konsequenzen »schwarzer Pädagogik« sehen. Doch der Umbruch eines traditionellen Verständnisses von Autorität zeigt auch seine Schattenseite: eine gewisse Orientierungslosigkeit der Eltern und entsprechende Forderungen nach einer »Rückkehr zur harten Hand«. Die negativen Assoziationen, die spätestens seit den 1970er, 1980er Jahren mit dem Begriff »Autorität« einhergehen, haben zu einer Art von Erosion des Autoritätsbegriffs geführt, durch die es für Eltern schwer wird, in kritischen Momenten die beiden großen »Fallen der Eskalation« zu vermeiden, in die man angesichts bedrohlichen Verhaltens des Gegenübers schnell verfällt: symmetrische Eskalation oder sich steigernde komplementäre Nachgiebigkeit. Beide Formen sind potenziell zerstörerisch für die Beziehung (Bateson, z. B. 1981, S. 179 f., 417 ff.). Doch wie kann man sich anders verhalten, vor allem wenn vonseiten des sozialen Umfelds – oft genug gleichzeitig – Ratschläge kommen wie: »Das darfst du dir nicht gefallen lassen, da musst du hart durchgreifen!« oder: »Das arme Kind, ihr habt es bislang zu sehr eingeengt, es wehrt sich einfach gegen so viel Kontrolle!«

Der israelische Psychologe Haim Omer entwickelte Ende der 1990er Jahre ein Konzept, wie Eltern aus Teufelskreisen der sich steigernden wechselseitigen Aggression oder der immer weiter zunehmenden Nachgiebigkeit aussteigen können, ohne zugleich dabei die Beziehung zu gefährden. Indem er die Ideen des gewaltlosen Widerstands, popularisiert durch Mahatma Gandhi und Martin Luther King, in die Beratungsarbeit einführte, bot sich eine neue Möglichkeit, über eskalierte Beziehungen nachzudenken. Das Konzept des Elterncoachings, wie es von Omer gemeinsam mit Arist von Schlippe in Deutschland vorgestellt wurde (u.a. 2010; 2023), bietet eine ungewohnte und innovative Form der Beratung an. Im Zentrum steht der Begriff der »elterlichen Präsenz«, ihre seelische und physische »Anwesenheit« in der Wohnung und im Leben ihres Kindes. Die Konzentration auf die Präsenz der Eltern verschiebt den Fokus: Es steht nicht mehr die Kontrolle des Kindes im Zentrum der Aufmerksamkeit, sondern die verloren gegangene »Präsenz« der Eltern. Die Beratungsarbeit setzt weniger bei der Frage an, mit welchen Mitteln man die Auffälligkeiten des Kindes beseitigen könne, sondern konzentriert sich explizit darauf, wie Eltern ihre »Anwesenheit« im Leben ihres Kindes wieder (altersentsprechend) gewährleisten können. Diese Konzepte sind mit einem neuen, alternativen Bild von Autorität verbunden (Omer u. von Schlippe, 2010; Omer, Alon u. von Schlippe, 2007).

## Gewaltlose Interventionen

Aus dem Ansatz des gewaltfreien Widerstands und der elterlichen Präsenz sind Interventionsformen entstanden, die auf gewaltlose Weise die eigene Präsenz wiederzugewinnen helfen (vgl. auch von Schlippe u. Grabbe, 2007; Ollefs u. von Schlippe, 2007; Ollefs, 2017). Indem destruktive Machtkämpfe vermieden werden, steigt die Wahrscheinlichkeit, dass eine beschädigte Bindungsbeziehung wieder repariert werden kann – während die Konzentration auf Kontrolle die Beziehung meist noch mehr verschlechtert. Bei jeder Widerstandsmaßnahme betonen die Eltern, dass sie ein Interesse an einer guten Beziehung haben und dass sie zugleich als Eltern verpflichtet sind, alles zu tun, was in ihrer (!) Macht steht, um sich dem kritischen Verhalten des Kindes entgegenzustellen. Hierzu lernen die Eltern, wie sie aus Eskalationszirkeln aussteigen können (z.B. das »Predigen« einzustellen und stattdessen zu schweigen, nachdem sie ausgedrückt haben, was ihnen missfällt). Parallel mit den Widerstandsmaßnahmen gehen Gesten der Wertschätzung dem Kind gegenüber einher, und zwar unabhängig von dessen Fehlverhalten. Gleichwohl ist die Widerstandsarbeit kein »Spaziergang«. Die im Folgenden genannten Schritte des gewaltfreien Widerstands können hilfreich sein (siehe Kapitel 3 in Omer u. von Schlippe, 2023; Ollefs u. von Schlippe, 2007, S. 69 ff.; ausführlich siehe auch Körner et al., 2019).

**Gewaltloser Widerstand in der Erziehung: Interventionen**

*Interventionen des gewaltlosen Widerstands im Überblick (Omer u. von Schlippe, 2023)*

*Konsequente Deeskalation*

Ohne Entscheidung zur unbedingten Deeskalation sollte keiner der folgenden Schritte unternommen werden. Eltern sollten dazu jede Art von »Predigen«, Drohen, Schreien und Debattieren einstellen.

*Sich nicht hineinziehen lassen*

Eltern können eine Art »inneres Mantra« formulieren, mit dem sie sich selbst instruieren, in der Situation deeskalativ zu bleiben und auf gewohnte Auslöser der Eskalation (z. B. Beschimpfung durch das Kind) nicht zu reagieren, stattdessen zu schweigen und zu beobachten, was geschieht (»Schweigen ist keine Kapitulation!«).

*Die »eigenen Knöpfe« kennen*

Die Eltern werden sensibel für die Momente und Themen, bei denen sie von sich aus »automatisch« eskalieren, also für »Schlüsselworte« oder typische Sätze, die sie schnell »auf hundert« bringen. Genau hier geht es darum, anders zu reagieren als erwartet.

*Prinzip der verzögerten Reaktion*

Statt wie eventuell früher den Raum mit Beschimpfung oder Drohung zu verlassen (und damit die eigene Präsenz aufzugeben), wird mit der Aussage »Ich bin nicht einverstanden und brauche jetzt eine Pause, ich komme darauf zurück!« ein Signal gesetzt: Statt die eskalative Situation *ab*zubrechen (»Macht euren Mist doch alleine!«), wird sie (»Pause«) *unter*brochen, ohne dass eine der Parteien das Gesicht verliert.

*Die Ankündigung*

Dies ist eine schriftliche Selbstverpflichtung, sich allem destruktiven Verhalten entgegenzustellen, ohne selbst mit Worten oder Handlungen gewalttätig zu werden. Das Schreiben enthält keine Drohungen, sondern vermittelt das Interesse der Eltern, die Situation zu verbessern. Es wird dem Kind vorgelesen und übergeben.

*Das Sit-in*

Die Eltern suchen das Zimmer des Kindes auf und sagen, welche Probleme sie nicht mehr hinnehmen wollen und dass sie selbst noch keine Lösung wissen. Sie warten schweigend auf Vorschläge des Kindes und verlassen den Raum, sobald ein Vorschlag kommt (»Okay, wir geben dem eine Chance!«), oder sie gehen, wenn das Kind keine Vorschläge macht, nach einer Zeit, die sie vorher für sich festgelegt haben (meist nach 30–45 Minuten), ohne negativen Kommentar (»Gut, wir haben heute noch keine Lösung gefunden!«). Eventuell setzen sie das Sit-in später fort. Oft zeigen sich positive Veränderungen, auch wenn das Kind keine Vorschläge macht.

*Das »Siegel der Geheimhaltung« brechen*
Widerstand braucht Öffentlichkeit. Die Eltern suchen in ihrem Bekannten- oder Verwandtenkreis nach Unterstützern bzw. Vermittlern, die ihr Vorhaben wohlwollend sehen und dem Kind zugleich Botschaften vermitteln, die freundlich gegenüber dem Kind und unterstützend gegenüber den Eltern sind. Manchmal werden Unterstützer als »stille Zeugen« bei Sit-ins eingeladen. Selbsthilfegruppen Betroffener, besonders alleinerziehender und isolierter Mütter, werden ermutigt.

*Die Telefonrunde*
Bei großen Sorgen über nächtelanges Wegbleiben versuchen die Eltern, so viele Personen wie möglich aus dem Umfeld des Kindes (Eltern seiner Freunde, Mitarbeiter in Lokalen und Freizeiteinrichtungen) anzusprechen und ihnen ihre Sorgen zu übermitteln, verbunden mit der Frage, ob sie dort anrufen können, wenn sie zum Beispiel über Nacht nicht wissen, wo sich das Kind aufhält. Wenn das Kind dagegen protestiert, vermitteln die Eltern, dass sie sofort bereit seien, die Maßnahme zu beenden, wenn sie wissen, wo es die Nacht verbringt bzw. wann es nach Hause kommt.

*Nachgehen und Aufsuchen*
Bei massiveren Problemen (z. B. Verwahrlosungsgefährdung, Drogenmissbrauch) suchen die Eltern und/oder die Unterstützer die Orte auf, an denen sich das Kind aufhalten könnte, und hinterlassen Zeichen ihrer Anwesenheit – sie bitten zum Beispiel, dem Kind auszurichten, dass sie sich Sorgen machen. Sie versuchen nicht, das Kind gewaltsam mit nach Hause zu »zerren«. Gerade bei möglichen Verwicklungen in kriminelle Aktivitäten genügt die Gefahr, dass ein Unterstützer vorbeikommen könnte, um »nach dem Kind zu sehen«, dass dessen Anwesenheit, etwa für einen Dealer, ungemütlich wird.

*Befehle verweigern bzw. verlängerter Sitzstreik*
Eltern überdenken alle »selbstverständlichen« Dienste für das Kind und entscheiden gegebenenfalls, sie für eine Zeit auszusetzen. Dies ist als »Demonstration« gedacht, nicht als Strafe (also verbunden mit der Aussage: »Mir ist bewusst geworden, dass ich mich nicht mehr gut fühle damit, das zu tun!«).

*Gesten der Wertschätzung*
Unverzichtbarer Bestandteil jeder Widerstandshandlung sind neben Deeskalation kleine Gesten, die unabhängig vom Verhalten des Kindes gegeben werden und die ein Interesse signalisieren, wieder eine konstruktive Beziehung aufzunehmen. Oft fällt gerade dies den Eltern schwer (»Nach allem, was er uns angetan hat …«), doch ist das der wichtigste Ausstiegsweg aus Eskalation, weil sie die Chance bietet, dass langsam Vertrauen entsteht. Hier müssen die Eltern jedoch unbedingt auf Enttäuschungen vorbereitet werden. Sie kommen »garantiert«, weil die Jugendliche die Geste zunächst als einen Trick versteht. Daher ist es zentral, dass die Entwertung (»Mir doch egal!«) entspannt aufgenommen wird: »Du musst es nicht benutzen, ich habe nur an dich gedacht, als ich durch die Stadt ging und das sah!«

Das Konzept der Beratung von Eltern im Rahmen der Logik des gewaltlosen Widerstands und der elterlichen Präsenz verfügt inzwischen über eine Reihe empirischer Nachweise (Omer, Steinmetz, Carthy u. von Schlippe, 2013; Omer u. von Schlippe, 2023). Das Vorgehen wird von Beraterinnen und Beratern in Deutschland sehr gut aufgenommen, die kindlichen Auffälligkeiten vermindern sich (Weinblatt u. Omer, 2008). Insbesondere aber sinken Hilflosigkeit und Depression der Eltern, die im Falle hoch eskalierter Beziehungen oft schon klinische Ausmaße erreicht hatten (Ollefs, von Schlippe, Omer u. Kriz, 2009). Es gibt auch Versuche, dieses Konzept gemeinsam mit Schule und Elternhaus zu praktizieren (z. B. Lemme, Tillner u. Eberding, 2009; Omer u. Haller, 2019).

Auch kritische Diskussionen werden um diesen Ansatz geführt. Die Gefahr, die in diesem Konzept liegt, besteht vor allem darin, dass die Instrumente des Widerstands dazu verführen könnten, sich ihrer »technisch« zu bedienen, ohne das zentrale Moment, eine Veränderung der Haltung, zu verwirklichen. Zudem könnten sie, wenn sie in einer eskalativen Logik eingesetzt werden, paradoxerweise dazu genutzt werden, die Kontrolle noch zu verfeinern, wenn man glaubt, nun ein Werkzeug für eine besonders effektive Verhaltenssteuerung des Kindes zur Hand zu haben (z. B. Loth, 2006).

## 20.6 Einer und trotzdem viele: Systemische Einzeltherapie

*»Ich habe eine Welt von Freunden in mir mit ihren eigenen, wirklichen, genau bestimmten und unabgeschlossenen Lebensläufen. […] Meine Seele ist ein verborgenes Orchester; ich weiß nicht, welche Instrumente, Geigen und Harfen,*

> *Pauken und Trommeln es in mir spielen und dröhnen lässt. Ich kenne mich nur als Symphonie«* (Pessoa, 1987, S. 218).

> *»Deshalb darf man sich das Gehirn nicht als Rechner mit Soft- und Hardware, mit Prozessor und Speicher vorstellen. Eher als ein turbulentes Diskussionsforum, bei dem alle miteinander, gegeneinander und durcheinander reden. Ein Wort gibt das andere, und weil jeder auf jeden reagiert, herrscht ein ziemliches Chaos. Aber ein höchst kreatives«* (Gleich, 2002, S. 63).

Während es in der Frühzeit der Familientherapie als »Kunstfehler« galt, in einem anderen Setting als mit der »ganzen« Familie zu arbeiten, ist die Einzeltherapie, die systemische Psychotherapie, inzwischen selbstverständlich geworden (Weber u. Simon, 1987; Weiss, 1988; Boscolo u. Bertrando, 1997; Schwartz u. Sweezy, 2021). Damit wird der Kreis erweitert auf Personen, die weit von ihrer Familie entfernt leben, die ihre Themen bewusst für sich klären möchten oder bei denen andere Familienmitglieder an einer Mitarbeit nicht interessiert sind.

Wie immer in der systemischen Therapie geht es auch hier darum, dem Ratsuchenden zu vermitteln, dass Probleme aus Verhaltens- und Erlebensweisen und deren Beschreibungen bestehen und nicht, zumindest nicht zwangsläufig, Ausdruck einer tieferen, »dahinter« liegenden Pathologie darstellen.[70] Der Blick ist auf Beziehungen gerichtet, zu bedeutsamen anderen in der Gegenwarts- und Herkunftsfamilie, zur Gesellschaft, aber auch »zu sich selbst« oder auf die sich entwickelnde therapeutische Beziehung (Loth u. von Schlippe, 2004). Da in der Einzeltherapie zunächst nur die Erzählungen aus einer Sicht verfügbar sind, werden sie durch unterschiedliche, bereits beschriebene Methoden multiperspektivisch erweitert: zirkuläres Fragen, Auftragsklärung, Problemkontextualisierung, hypothetische Verbesserungs- und Verschlimmerungsfragen finden hier genauso Anwendung wie Schlusskommentare, Handlungsvorschläge und reflektierende Positionen, sogar Konzepte einer »systemischen Traumarbeit« liegen vor (Schmid u. Günter, 2012). Um das jeweils bedeutsame soziale System hinreichend präsent zu machen, können auch Visualisierungen eingesetzt werden, wie etwa ein Soziogramm (Lauterbach, 2007) oder ein Genogramm (Kapitel 13.4).

> Ein kanadischer Geschäftsmann kommt in Deutschland zu einer Einzeltherapie, weil es ihn bedrückt, dass er in einem Umfang wichtige Termine und Verabredungen nicht einhält (»Ich komme immer zu spät«), der ihn »teamunfähig« erscheinen lässt und seine

70 Was ja nicht bedeutet, dass ihre Entstehungsgeschichte nicht von Interesse wäre, wenn es um Klärung geht.

Laufbahn gefährdet. Er möchte verstehen, was dahinter steckt, und es ändern. Wir betrachten zusammen sein Genogramm. Die Familienatmosphäre beschreibt er als distanziert, aber von starken Leistungserwartungen bestimmt. Fast alle Beschreibungen seiner Eltern und seiner drei Geschwister enthalten irgendwie das Wort »successful«: »highly successful«, »not yet successful«, »successful in business, but not in private matters«. Aufgrund der Karriere des Vaters musste die Familie fast alle zwei Jahre umziehen, konnte er nirgendwo Freundschaften schließen. Er scheint darüber verärgert, spricht aber davon sehr sachlich und mit leiser, gepresster Stimme. Hat er je gegen das Umziehen rebelliert? Nein, nie – nur in seinen Gedanken. Wir fragen ihn, ob er zu Hause auch oft zu spät gekommen sei. Ja, ganz oft kam er zu spät zum Abendessen. Das habe die Eltern enorm verärgert. Er habe dies aber nie als Rebellion, sondern als eigene Unfähigkeit angesehen. Ihm wird eine Umdeutung angeboten: das Zuspätkommen als »kleine Rebellion« – als Weg, wenigstens ein bisschen das nicht zu tun, was die als ungerecht erlebten Eltern forderten. Darauf reagiert er erst ungläubig, dann sehr interessiert, schließlich mit erleichtertem Lachen. Wir empfehlen ihm ein Experiment: in den nächsten drei Wochen dreimal irgendwo bewusst absichtlich zu spät zu kommen, und zwar idealerweise dann, wenn er sich über irgendwen geärgert hat. Jedes Zuspätkommen solle er einer Person widmen, über die er sich in letzter Zeit geärgert hat. Dieser Person solle er einen kurzen Brief schreiben: »Liebe/lieber ..., aus Ärger über dich komme ich heute hier zu spät. Das sage ich dir aber nicht. Ätsch!« Diese Briefe solle er nicht absenden, sondern in einer kleinen Mailbox lagern und zum nächsten Gespräch mitbringen.

Zahlreiche andere szenische und aktivierende Arbeitsformen sind hier ebenfalls nutzbar (siehe z. B. Lauterbach, 2007; Klein, 2010; Liebel-Fryszer, 2010; siehe auch Fliegel u. Kämmerer, 2006; 2010). So kann man Familienmitglieder, Lehrer oder Kollegen mit Figürchen auf dem Tisch als Skulptur aufstellen lassen und daran Beziehungsfragen diskutieren. Eventuell wird ein »leerer Stuhl« dazugestellt, symbolisch mit einem wichtigen Partner besetzt und die Beziehung zu diesem erfragt. Eine gute Möglichkeit ist es auch, für verschiedene Personen Kissen oder mehrere leere Stühle aufzustellen, auf die sich der oder die Ratsuchende nacheinander setzen kann, um mehr Klarheit über das Konfliktfeld zu bekommen. Mit zirkulären Fragen können nicht nur die Beiträge der Klienten, sondern auch die wichtiger Bezugspersonen zum Beziehungsmuster erfragt werden.

»Was würde Ihre Frau denken, wenn sie wüsste, dass Sie diese Therapie machen? Würde sie eher erleichtert, eher verärgert oder aber gleichgültig reagieren, wenn sie das erführe? Angenommen, ihr wäre das egal, ob Sie eine Therapie machen oder nicht: Dächten Sie dann eher ›Sie interessiert sich nicht für mich‹ oder ›Sie lässt mir angenehm viel Freiraum‹?«

Dazu lassen sich Symbole in das Gespräch einführen. Ihre Platzierung kann Anlass für gemeinsame Überlegungen sein (ausführlich hierzu Frohn, 2010).

»Suchen Sie doch einmal ein Symbol für ›das Problem‹ hier im Raum, was könnte es sein? Wo würden Sie es in Bezug auf Sie selbst positionieren, vor Ihnen, hinter Ihnen? Was wäre, wenn Sie es nicht sehen könnten, wäre das leichter, schwieriger? Stellen Sie sich vor, es macht ›Urlaub‹, bringen Sie es einmal symbolisch vor die Tür: Welche Seite von Ihnen könnte ich kennenlernen, wenn das Problem sich einmal ausgiebig ›erholt‹?«

Im Einzelsetting lassen sich auch Formen der Strukturaufstellung gut nutzen (Kapitel 16.4). Die »Trias von Problem, Ziel und Hindernis« kann beispielsweise im Therapieraum in Szene gesetzt und erfahrbar gemacht werden (Klein, 2010). Ein Tetralemma lässt sich mit seinen Polaritäten zwischen »das Eine« und »das Andere« und den dazugehörigen Orten »beides« und »keines« und der fünften, »freien« Position gut im Raum aufbauen (vgl. dazu auch Lauterbach, 2007). Eine solche »Reise«, bei der der Klient gemeinsam mit der Therapeutin die Bedeutung der jeweiligen Plätze und Positionen erfährt, kann eine bewegende Erfahrung sein.

Eine junge Frau kommt in die Beratung. Sie sei unsicher, ob sie mit ihrem neuen Partner neben dem bereits 13-jährigen Sohn nun noch ein neues Kind bekommen solle oder nicht. Das Tetralemma wird aufgebaut, sie bewegt sich zwischen »schwanger werden« und »Mutterschaft abschließen« und den drei anderen Positionen hin und her (insgesamt erstreckte sich die Arbeit an der immer wieder neu aufgebauten Aufstellung über vier Sitzungen). Besonders berührend ist es für sie, den Ort »beides« zu erfahren, der ja von der Logik her beim Thema »schwanger werden« gar nicht möglich ist, den sie aber dennoch als sehr friedlich erlebt, einen Ruhepol, der auf keinem der anderen Orte zu finden ist. Der Ort »keines« ist dagegen sehr belebend, sie fragt sich sehr intensiv, was sie denn anderes tun würde, wenn sie sich nicht immer wieder mit der Frage nach einem weiteren Kind zu beschäftigen, ihr kommen plötzlich viele attraktive Ideen und mögliche Pläne in den Sinn. Auf der fünften Position fängt sie plötzlich an zu lachen: »Das macht doch alles keinen Sinn hier!«, und dann sagt sie von diesem Ort aus zu sich selbst: »Weißt du, nimm das alles nicht so wahnsinnig wichtig!« Zum Abschluss der Arbeit sagt sie, es habe sich ganz viel in ihr verändert, ohne dass sie dies genau benennen kann. Nach etwa einem Dreivierteljahr berichtet sie, das Thema habe sich nun wie von selbst aufgelöst. Eine kurze Periode von Schwangerschaft sei nach drei Monaten durch eine Fehlgeburt abrupt beendet worden, für sie sei es eine Form gewesen, körperlich das Tetralemma noch einmal zu erfahren – nun habe sie ihren Körper »verstanden«, ihr sei klar, dass sie kein Kind mehr wolle.

Eine besondere Form der systemischen Einzeltherapie hat Richard Schwartz entwickelt (Kumbier, 2018; Schwartz u. Sweezy, 2021; Waterholter, 2008; Anderson, Sweezy u. Schwartz, 2018). Die »Arbeit mit der inneren Familie« ist ein Ansatz, der systemisch mit verschiedenen intrapsychischen Persönlichkeitsanteilen arbeitet (vgl. das Konzept des »inneren Teams«, der »inneren Familie« z. B. bei Schulz von Thun, 1998; Schmidt, 2011; Kumbier, 2016; Baumann, 2018) oder im Auftrags- und Erwartungskarussell (Kapitel 16.7). Die Arbeit mit inneren Anteilen ist auch zentral in der Ego-State-Therapie (Fritzsche, 2017; Fritzsche u. Hartman, 2023).

Es wird jeweils gemeinsam mit dem Ratsuchenden darauf geschaut, wie die verschiedenen »inneren Teile« miteinander kooperieren. Die Persönlichkeitsteile können über Symbole im Raum dargestellt und ausgespielt werden. Jeder innere Teil wird identifiziert und benannt (»Ist es ein Mann, eine Frau oder ein nonbinäres Wesen? Wie heißt er bzw. sie?«). Danach kann besprochen werden: »Wie vertragen sich die Teile, wie können sie besser kooperieren, was denkt der eine vom anderen?« Wichtig ist dabei, dass jedem der Teile mit Achtung begegnet wird, dass aber klar ist, wer »Chef/Chefin« ist: das Selbst (Schwartz nennt es »Kernselbst«) des Ratsuchenden. Die inneren »Teile« werden wie eigene »Persönlichkeiten« betrachtet, mit Eigenheiten, Besonderheiten und einer Geschichte von eigenen Empfindungen und Verletzungen. Alle Teile »wollen das Beste für das Selbst«, auch wenn es vordergründig nicht so aussehen mag. Es geht darum, ihren Beitrag für den Erhalt des Selbst anzuerkennen, sie wertschätzend anzuschauen und als langjährige Begleiter zu würdigen. Indem die Klientin dann ihren Platz als »Chefin« einnimmt, kann sie zugleich dem jeweiligen Teil vermitteln: »Wie auch immer ich entscheide, du kannst sicher sein, dass ich gehört habe, was dir wichtig ist, und es in meiner Entscheidung berücksichtige. Auch wenn ich ganz anders handle, als du es möchtest, ist in meinem Handeln doch meine Achtung für dich als wichtigen Teil meiner selbst enthalten!« Mit einer solchen Haltung sinkt die Gefahr, dass die Teile sich wieder auf die »Kommandobrücke« drängen und das Ruder übernehmen wollen.

Es geht nach Schwartz jeweils darum, das Selbst der Person wieder von sich einmischenden störenden Teilen freizumachen, sodass eine ungestörte Beziehung zu den einzelnen Teilen möglich wird. Das »Kernselbst« definiert er dabei als einen Teil, der jedem Menschen »von Anfang an« zur Verfügung steht und als integrierende Funktion auf die Führung der Persönlichkeit hin ausgelegt ist. Neben dem Selbst unterscheidet er verschiedene andere Arten von inneren Persönlichkeiten: »Managerteile« schützen, manchmal auf sehr extreme Weise, das Selbst (weil sie es vor unerträglichen seelischen Schmerzen schützen wollen); die »Verbannten« sind sensible, oft stark verletzte Teile, die zum Schutz des Systems »eingesperrt« werden und immer wieder versuchen, sich zu befreien; »Feuerbekämpfer« lösen heftige und automatische Notfallreaktionen bis hin zu psychotischen Dekompensationen oder

Suizidversuchen aus, wenn die Verbannten versuchen auszubrechen. In einer Therapie geht es darum, die verletzten Teile wissen zu lassen: »Das Selbst hat erkannt, was wir durchgemacht haben, und schätzt uns immer noch!« Darum muss sich das Selbst aus einer Position der Führung der verbannten Teile annehmen, ohne dass die »Manager« und »Feuerbekämpfer« auf den Plan treten müssen. Alle Systeme funktionieren am besten, wenn Führung klar ist, bestimmt, respektiert und respektvoll, fair und fähig. Der Schutz des Selbst hat für jeden Menschen oberste Priorität, und manchmal verhalten Teile sich scheinbar destruktiv, weil sie davon überzeugt sind, dass das Selbst nicht handlungsfähig ist. Wenn die Teile das Vertrauen in die Fähigkeit eines Menschen zur Führung seiner selbst verloren haben, glauben sie, die Führung selbst übernehmen zu müssen.

> Ein Leiter einer sozialen Einrichtung mit Arbeitsstörungen fand für sich als Leitungsperson diese drei Figuren: den Clown (kreativ, sprühend vor Ideen und Energie), das Schwein (machtgeil, egoistisch, durchsetzungsstark) und den Teddy (etwas depressiv, traurig, liebevoll). Die Erkenntnis, dass diese drei Teile eigentlich eine ideale Kombination für eine Führungskraft sind und dass das Fehlen eines Teils ihm als Persönlichkeit einen zentralen Teil nehmen würde, war sehr wichtig für ihn: Der »Clown« ohne die Fähigkeit der Durchsetzung würde seine Kreativität verschwenden, das »Schwein« ohne die liebevolle Seite würde ihn rücksichtlos machen, der liebe »Teddy« wäre ohne die beiden anderen hilflos und allein, ist aber zugleich die Figur, die dafür sorgt, dass er nicht »abhebt«, sondern auf dem Boden bleibt und sich mit anderen Menschen verbindet. Für die Klärung der Frage, wie die drei besser kooperieren können, war es ihm wichtig, für diese Teile nun selbst eine gute »Führungskraft« zu werden, die über eine wertschätzende und zugleich klare Haltung gegenüber jedem einzelnen Teil ihre Zusammenarbeit befördern könnte.

Das Konzept von Schwartz ist noch weitaus komplexer als bis hierher dargestellt, doch ist es in diesen Grundzügen bereits gut handhabbar.

## 20.7 Spiel-Räume eröffnen: Kinder- und Jugendlichentherapie

»Anders« ist systemische Therapie, wenn mit Kindern und Jugendlichen im Kontext ihrer Familien und zuweilen allein gearbeitet wird. Therapie mit dem Kind, meist dann ja auch der Symptomträger, ist eigentlich innerhalb des Konzepts der systemischen Therapie eine Paradoxie, widerspricht die isolierte »Behandlung«

und die personenbezogene Zurechnung von Störung auf eine Einzelperson doch dem Kern systemischer Theorie. Diese Überlegung sollte in der Arbeit immer mitgeführt werden, vor allem in der Kontaktaufnahme, in den Kommunikationsmedien und in der gemeinsamen Erarbeitung der Auftragslage (Hanswille, 2016b; Retzlaff, 2008). Das ist deshalb oft eine Herausforderung, weil die Therapeutinnen fast immer Erwachsene sind – warum werden eigentlich so selten Kinder oder Jugendliche als »Honorarkräfte« in Erziehungsberatungsstellen oder kinderpsychiatrischen Kliniken angestellt?

– *Die Kontaktaufnahme:* Kinder und Jugendliche wollen selbstständig und gleichberechtigt, nicht nur als Anhängsel der Eltern begrüßt werden (gerade bei kleineren Kindern ist es wichtig, Augenhöhe herzustellen, z. B. indem man in die Hocke geht). Sie brauchen Sicherheit über die Spielregeln (»Wie läuft das hier?«), auch darüber, ob und wann sie reden oder schweigen müssen oder dürfen. Sofern die Familie wegen ihrer Probleme gekommen ist, wollen sie zudem nicht nur mit ihren Problemen, sondern auch mit ihren guten Seiten wahrgenommen werden.
– *Die Kommunikation:* Mit Kindern ist sie spielerischer, mit Jugendlichen handlungsorientierter. Zeitlich ist die Sitzungsdauer, besonders in ihren Gesprächsphasen, meist kürzer, die Sitzungsabstände sind es auch. Die Sprache ist anders: mit Kindern einfacher, mit Jugendlichen unverblümter.
– *Der Umgang mit der Auftragslage:* Soweit Kinder und vor allem Jugendliche von ihren Eltern in die Therapie gebracht werden, sollten erwachsene Therapeuten (besonders solche, die altersmäßig den Eltern nahestehen) sorgfältig die Interessen der Eltern von denen der Kinder unterscheiden. Kinder und Jugendliche müssen die Erfahrung machen können: »Hier geht es auch um mein Ding – nicht nur über mich, sondern auch für mich!«

Angesagt ist also eine allparteiliche Haltung, die mit Kindern und Jugendlichen als eigenständigen Wesen kooperiert und dabei zugleich eine wertschätzende Haltung den Eltern gegenüber verwirklicht. Sich nicht einseitig mit den Kindern gegen die Eltern zu verbünden, kann für junge Therapeutinnen oder solche mit negativen Erfahrungen mit den eigenen Eltern eine Herausforderung sein. Eine »Bündnisrhetorik« (Grabbe, 2011) sucht danach, mit allen Beteiligten in einen kooperativen Modus zu gelangen.

Bündnisrhetorik kann etwa in der Übersetzung von Anklagen und Zuschreibungen in Werte bestehen:

> »›Mein Kind hat schlechten Umgang, nimmt Drogen, kommt nachts spät oder gar nicht nach Hause oder spielt den ganzen Tag Ballerspiele!‹ Darauf könnte man übersetzend antworten: ›Habe ich Sie richtig verstanden, dass Sie Ihr Kind schützen möchten, dass

Sie sich Sorgen machen, dass es in Gefahr gerät und noch zu jung ist, um auf sich selbst aufzupassen?‹ ›Genau!‹« (Grabbe, 2011, S. 136). Eine solche Form der Ansprache minimiert die Gefahr, dass sich im Gespräch Eskalationen aufbauen.

Die folgenden Empfehlungen sind eine Mischung aus eigenen Erfahrungen und der Lektüre der mittlerweile zahlreichen guten Publikationen zur systemischen Therapie mit Kindern und Jugendlichen.[71]

Wir gehen im Folgenden davon aus, dass die Arbeit mit Kindern und Jugendlichen immer in den Kontext einer familientherapeutischen Perspektive eingebunden ist, wobei einzelne Sitzungen je nach Phase und Aufgabe gemeinsam oder getrennt stattfinden können. Vieles im Folgenden Beschriebene gilt für Familien- wie für Einzelsitzungen mit Kindern und Jugendlichen.

### Beziehungsaufbau mit Kindern

Wer in Familientherapien mit Kindern und Erwachsenen arbeitet, sollte seinen Beratungsraum dafür bewusst gestalten. Es sollten darin »Kinderräume« durch kleinere Stühle, Spielecken oder Spielteppich markiert, von »Erwachsenenräumen«, zum Beispiel in Form klassischer Sitzkreise mit hohen Stühlen, unterschieden werden. Zwischen beiden kann dann gependelt werden, wegen der kürzeren kindlichen Aufmerksamkeitsspanne meist in kurzen Abständen. Es lohnt sich, mit Kindern vorab »auf Erkundungsreise« durch den Therapieraum und gegebenenfalls die benachbarten Büros zu gehen, durch Einwegscheiben zu schauen, Videokameras auszuprobieren.

Zu Beginn lassen sich einige wichtige Spielregeln ankündigen: dass hier gleichermaßen die Meinungen aller Anwesenden interessieren, auch die der Kinder und Jugendlichen; dass hier jeder sowohl mitreden wie auch schweigen darf, dass jeder ausreden darf und dass bei unterschiedlichen Meinungen die Therapeutin versuchen wird, eine »Unparteiische« zu sein. Man kann gegebenenfalls anfangs die Eltern um die Erlaubnis bitten, zunächst mit dem oder den Kindern sprechen zu dürfen, bevor man zu ihnen kommt. Auch ist es empfehlenswert, im Joining (Kapitel 13.2) erst etwas von der Lebenssituation der Familie zu erfahren, dann über Interessen und Fähigkeiten der Einzelnen zu sprechen und erst im dritten Schritt auf

71 Unter anderem können wir die Bücher und Texte von Rotthaus (2001; 2017), Retzlaff (2008, 2010), Retzlaff und von Sydow (2023), Jim Wilson (2003, 2006, 2010, 2023), Manfred Vogt-Hillmann und Wolfgang Burr (1999; 2002), Catherine Ford-Sori (2006), Jürg Liechti (2013) empfehlen, für Gruppentherapie mit Kindern die Beiträge von Manfred Vogt und Filip Caby (2010). Ein ausführliches Handbuch gab Reinert Hanswille heraus (Hanswille, 2022b).

die Probleme zu kommen. Manche lassen sich auch die Themen erst »genehmigen« (auch von den Kindern und Jugendlichen), bevor sie in sie einsteigen.

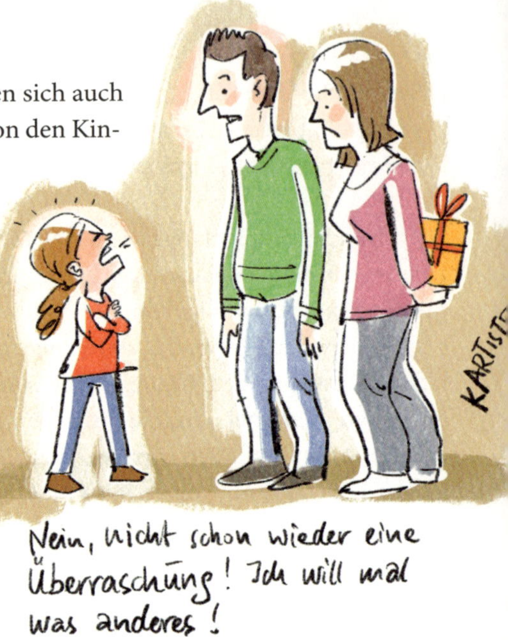
Nein, nicht schon wieder eine Überraschung! Ich will mal was anderes!

> Zwei Eltern kommen mit vierjährigem Sohn und sechs Monate alter Tochter. Die Tochter ist mit einem schweren Behinderungssyndrom geboren, seither hat der Sohn, der zuvor schon »trocken« war, wieder eingenässt, hat nachts Albträume und verhält sich im Kindergarten extrem »bossy«, wie schon vorab aus einem Telefonat mit der Mutter bekannt. Nach einer Führung durch das Gebäude bittet der Therapeut die Eltern um Erlaubnis, das Familiengespräch mit dem Jungen zu beginnen, und bittet ihn dann, uns seine Familie vorzustellen. Über sich will er nicht viel erzählen, mehr aber über seine Schwester, die auf Mutters Unterarmen liegt: »Die hat blaue Augen« (wir schauen uns diese gemeinsam an), die »liegt gern in Mamas Armen«, die »kann noch nicht rumkrabbeln«. – »Weil die noch zu klein ist?« – »Ja, aber die hat auch was Schlimmes!« »Was denn?« – »Muskelschwäche!« – »Oh je!« Wir schauen gemeinsam zu seiner Mama hinauf: »Die kann lecker kochen. Aber in letzter Zeit esse ich öfter im Kindergarten, weil Mama nicht so viel Zeit hat!« – »Warum denn nicht?« – »Die muss so oft mit dem Baby wohin fahren.« Wir rutschen weiter zum Papa: »Der ist ein Jäger!« – »Warst du schon mal mit ihm jagen?« Der Vater greift ein: »Nee, aber ich habe dir neulich mal gezeigt, was die Wildsäue angerichtet haben.« Die Frage an den Sohn, ob er schon mal mit dem Vater auf dem Hochsitz gesessen hat – »Nee, was is'n das?« –, führt dazu, dass der Jägervater dies etwas verlegen zu erklären beginnt.

Wenn Kinder zwar mitkommen, aber nichts sagen wollen, sagen wir, dass wir dies respektieren. Sie könnten sich auch außerhalb des Gesprächskreises setzen und den anderen zuhören. Sie könnten von dort aber jederzeit eingreifen, Dinge klarstellen, Irrtümer korrigieren. Wir bemühen uns dann, über dieses »nur zuhörende« Kind vorwiegend ressourcenorientierte Fragen mit zumindest neutralen oder auch positiven Konnotationen an Eltern oder Geschwister zu stellen: »Wann hat sie sich entschieden, nur noch selten mit Ihnen zu sprechen?«, »Woher nimmt er den Mut, allen Autoritätspersonen so energisch zu widersprechen?« Über zirkuläres Fragen kann über noch unbenannte Motive des – derzeit schweigenden – Kindes spekuliert werden: »Denken Sie, dass es dem zustimmt, was Sie gerade gesagt haben?« Ein Zugang zum schweigenden Kind kann auch durch ein spielerisches Entwickeln von Gedanken geschehen, sodass das Kind neugierig wird.

> In einer Therapiesitzung erzählte Jim Wilson gemeinsam mit einem Jungen, Alan, eine Geschichte, in der das Kind der Doktor war (»Dr. Alan«) und mit einem Kind zu tun hatte, das »Chicken boy« genannt wurde. Ihm war aufgefallen, dass Alan nicht lächelte oder lachte, so begann er, die Geschichte weiterzuerzählen, dass nämlich »Chicken boy« sich Sorgen machte: »›Weißt du, was das ist? Ich sag's dir. Er hat soeben festgestellt, dass er sein Lachen verloren hat. Hast du eine Idee, wo er es hingelegt hat?‹ (Ich steckte meine Hände in die Hosentaschen und machte ein sehr besorgtes Gesicht.) ›Wo ist sein Lachen geblieben?‹ Alan und ich verbrachten dann einige Zeit damit, nach dem verschwundenen Lachen zu suchen. Schließlich sagte ich: ›Ich frage mich, wie dieses Lachen klingen wird, wenn es zurückkommt.‹ Und ich machte einige komische Geräusche … Es kamen keine Lacher, doch nach einer Weile zog ein Lächeln über sein Gesicht« (Wilson, 2010, S. 112 f.).

Das verbale wie nonverbale Ankoppeln an den Stil des Kindes erleichtert die Kooperation. Es hilft, wenn die Therapeutin sich in sein schnelles oder langsames Sprechtempo, seine hohe oder tiefe Stimmlage und, soweit ohne Anbiederung und Lächerlichkeit möglich, auch in seinen Dialekt einschwingt. Für das Kind wichtige Schlüsselwörter und Metaphern können aufgegriffen und im weiteren Gespräch als roter Faden durch Problem- und Lösungsbeschreibung genutzt werden.

Ein gewisses »Hineinversetzen in andere« (z. B. in Eltern oder Geschwister) ist bei Kindern (»Können wir einmal spielen, du wärst jetzt die Mama?«) zwar schon ab drei bis vier Jahren möglich. Zirkuläres Fragen sollte aber unter einem Alter von zehn bis zwölf Jahren in sprachlich einfachen Formen ohne komplizierte Relativsätze erfolgen: »Wenn Ihr einen Wettbewerb macht, wer den Papa am besten ärgern kann – wer gewinnt da die Goldmedaille, wer kriegt Silber, wer kriegt Bronze?«

### Beziehungsaufbau mit Jugendlichen

Während Kinder meist gern zum therapeutischen System hinzugehören wollen, ist dies für Jugendliche ambivalenter. In ihrer Übergangssituation zwischen Kind und Erwachsenem, häufig in Konflikt mit ihren »schwieriger gewordenen« Eltern, mit ihrer körperlichen Größe und Stärke zumindest physisch (aber nicht finanziell und sozial) unabhängig von den Eltern, sind ihre Beziehungsangebote gegenüber

Eltern, aber auch Therapeuten viel schwankender, ist ihr Autonomiewunsch viel ausgeprägter, müssen ihre Bindungswünsche mehr erahnt als ausgesprochen werden.

Gegenüber Jugendlichen, vor allem gering motivierten, versuchen wir einerseits anzuerkennen, dass der/die Jugendliche nicht gern in die Therapie kommt, sondern »fremdgesteuert«; auch dass er dem Therapeuten eigentlich nichts oder nicht viel erzählen will (Liechti, 2013). Andererseits weisen wir darauf hin, dass er/sie ja auf eigenen Füßen gekommen ist. Was hat ihn/sie bei all seiner Skepsis bewogen, dennoch zu kommen? Worüber wäre er bereit, mit uns zu sprechen, worüber nicht? Wir versuchen, seine Weltsicht zu verstehen, auch wenn diese ihm und uns unklar, diffus, widersprüchlich erscheinen mag. Was macht ihm Spaß, interessiert ihn, kann er gut, würde er gern häufiger machen? Dann interessiert, wie seine Sichtweisen und Ziele zu denen seiner Eltern, Geschwister, Lehrer, gleichaltrigen Freunde passen oder nicht passen oder wer ihm sonst Probleme bereitet.

Im günstigen Fall kann jetzt ein Problem definiert werden, das weder »in ihm/ihr« noch allein »in den Eltern« liegt, sondern »dazwischen«: in der Sorge der Eltern über eine Verhaltensweise von ihm, die ihn nicht weiter besorgt; in der Unwilligkeit der Eltern, ihm Freiheiten zu gewähren, die er unverzichtbar findet. Dann kommt die Frage auf, welche Teile dieses Problems er beeinflussen kann, welche aber nicht, und ob und wie er die Eltern dazu bringen kann, manche Dinge aus seiner Sicht »vernünftiger« zu machen. Falls die bisherigen Schritte in einem Einzelgespräch erfolgt sind, bietet sich ab jetzt die Chance zum »Aushandeln« in einem gemeinsamen Familiengespräch. Liechti (2013, S. 88) empfiehlt für eine konsultative Einbeziehung Jugendlicher sechs Schritte:

1. die Klage oder Perspektive der Eltern akzeptieren;
2. Neurahmung der elterlichen Perspektive;
3. die Klage oder Perspektive des Jugendlichen akzeptieren;
4. Neurahmung der jugendlichen Perspektive;
5. Klärungsprozesse in Gang setzen;
6. Autonomieprozesse begleiten.

Bei Liechti beginnen solche Therapien oft mit reinen Elterngesprächen (Schritt 1 und 2). In diesen versucht er, mit den Eltern eine Neudefinition zu erarbeiten (»Wir Eltern leiden an der Situation«), aus der eine Einladung an den Jugendlichen zur Mitwirkung formuliert wird, die dieser akzeptieren kann (»Hilf uns, unser Leiden an der Situation mit dir aufzulösen«). Oft kommt zunächst die Jugendliche allein (Schritte 3 und 4) und mit ihr wird eine Problemdefinition erarbeitet, die gemeinsame Lösungsideen ermöglicht (Schritt 5), nach deren Umsetzungsbeginn dann wieder getrennt mit beiden Parteien deren spezielle Ziele bearbeitet werden können.

Therapeutische Gespräche mit Jugendlichen müssen nicht in einem Büro stattfinden. Kurze Spaziergänge im Krankenhauspark sind oft produktivere Kontexte. Wichtiges kann »beiläufig« gesagt werden und es besteht nicht so ein intensiver Augenkontakt. Sprachlich analysieren Jugendliche zuweilen Interaktionsabläufe messerscharf. In Familienskulpturen sind daher Geschwister, die nicht selbst im Mittelpunkt von Konflikten stehen, oft die besten Gestalter der aufgestellten Bilder.

## Spezielle Interventionen

Der Methodenkanon einer systemischen Kinder- und Jugendlichentherapie, wie ihn beispielsweise Retzlaff (2008) in einer Übersicht darstellt (weitere Übersichten u. a. bei Hahn u. Müller, 1993; Vogt-Hillmann u. Burr, 1999; 2002; Rotthaus, 2001; Holtz, Mrochen, Nemetschek u. Trenkle, 2002; Holtz u. Mrochen, 2009; Steiner u. Kim Berg, 2005; Gammer 2007, zwei ganze »Schatzkisten« in Caby u. Caby, 2009, 2011) ist außerordentlich breit und überlappt sich mit Methoden anderer Verfahren (vgl. Fliegel u. Kämmerer, 2006; 2009). Viele dieser Methoden können auch mit Erwachsenen praktiziert werden (Kapitel 20.6), sind aber mit Kindern und Jugendlichen oft produktiver und auch notwendiger.

Lösungsorientierte Fragen fokussieren auf Kompetenzen, die zum Zeitpunkt des Erstgesprächs wenig beachtet werden. Fragen nach Ausnahmen, wann es wider Erwarten besser ging und wie man sich dies erklärt, richten den »Scheinwerfer« wieder auf problemfreie Zonen. Sich von Gespräch zu Gespräch die Intensität eines Problems oder die Nähe zu einer gewünschten Lösung auf einer subjektiven Skala, einem Maßband, einem Seil zeigen zu lassen, darüber »Buch zu führen« und daran kontinuierlich auch die kleinsten Fortschritte zu demonstrieren, fördert den Lösungsoptimismus entmutigter Kinder. Vogt-Hillmann und Burr (1999, 2002) beschreiben viele Ideen für eine sorgfältige Ressourcendiagnostik. Manfred Vogt hat zahlreiche eigene »Ressourcenspiele« entwickelt und herausgegeben, die Kindern helfen sollen, sich ihrer eigenen Möglichkeiten zu vergewissern. Ben Furman (Furman, 2020; Rohr, Omer, Aarts u. Furman, 2023) integriert lösungsorientierte Ideen in ein weitverbreitetes 15-Schritte-Programm für Eltern, Erzieher und Therapeutinnen mit dem Titel »Ich schaff's«.

Narrative Techniken können zu einer Externalisierung des Symptoms führen (»Die Krankheit als Familienmitglied malen«, »Das Monster nach genauer Beschreibung zu zähmen beginnen«), das dann immer weniger als Persönlichkeitseigenschaft erscheint, sondern als ein »Wesen dort draußen«, von dem die Familienmitglieder sich auch langsam wieder verabschieden können (White u. Epston, 1992; vgl. auch Kapitel 15.5). Anerkennende und stärkende Geschichten können erfunden und dann in Rundmails oder Zertifikaten bestätigt werden (Wilson, 2003). Auch das Erzählen vorhandener »stärkender« Geschichten (»Löwengeschichten«, »Krokodilgeschichten«) oder deren Vorlesen aus Bilderbüchern hat in systemischer Kindertherapie einen wichtigen Platz. Berührende hypnotherapeutisch aufgebaute Geschichten für Kinder hat Linde von Keyserlingk geschrieben (z.B. 2006), Barbara Bräutigam (2009) empfiehlt ebenfalls geeignete Kinderliteratur.

Der Familienalltag mit Kindern und Jugendlichen ist oft sehr dramatisch, nur haben die Beteiligten meist zu wenig Muße und Abstand, diese Dramatik aus einer Zuschauerperspektive zu »genießen«. Theaterspielen, vom Improvisationsspiel über das Drehen kleiner Videoszenen, die man sich hinterher, auch in Zeitlupe, zusammen anschauen kann, bis hin zu großen »Familienopern« kann hier reflexiven Abstand fördern.

Ein zwölfjähriger Junge, mittleres Kind in einer Geschwisterreihe zwischen 15-jähriger »hochbegabter« Schwester und zehnjährigem »leicht behinderten« Bruder, versetzt durch sein unruhiges, »hippeliges« und motorisch sehr ungeschicktes Verhalten die Familie in beständige Spannung. Nach dem Scheitern einer Ritalin-Medikation und mehrerer psychomotorischer Förderprogramme rechnet niemand mehr mit einer »Heilung«. Dennoch »kann es so nicht weitergehen, vor allem meine Frau geht daran kaputt«, so der Vater. In einem dritten Gespräch beschließen wir, »dramatische Szenen« von Freitagabenden zu spielen, die Mutter, so stellen wir uns vor, geht für drei Stunden aus dem Haus und findet dann »eine gewaltige Sauerei« vor. Jedes Familienmitglied soll beim Spielen »alles für ihn Übliche dazu beitragen, dass es im Theaterstück eine ähnliche Explosion wie zu Hause gibt. Neben dem Herumlaufen und Sachenumwerfen des Zwölfjährigen gehören dazu auch »das Große-Schwester-Gehabe« der Schwester, die »verdeckten Fiesigkeiten« des jüngeren Bruders und die »scharfe Abrechnung« der empörten Mutter. Hinterher schauen wir uns die Szene im Nachbarzimmer auf dem Video an und überlegen, welche »Zutaten« jeder zur Explosion beiträgt. Dann wird dieselbe Szene noch einmal neu gespielt mit der Maßgabe, die Explosion »auf halbe Stärke« zu begrenzen.

Ältere Kinder und jüngere Jugendliche wirken gern bei Familienskulpturen mit, weil ihnen das körperliche Ausdrücken von Beziehungen fast immer einleuchtet und oft Spaß macht.

Eine alleinerziehende Mutter kommt mit ihren fünf Kindern, die vor lauter Unruhe auch im Therapieraum kaum zu bändigen sind. Schon um ein wenig Übersicht im Gewusel zu gewinnen, bitten wir die Kinder, sich dem Alter nach in einer Reihe aufzustellen und danach aus Sicht von jedem der Kinder alle fünf und die Mutter danach anzuordnen, »wer mit wem am meisten zu tun hat«. Dabei wird ein intensiver Kampf um die Nähe zur Mutter deutlich zwischen der 17-jährigen Ältesten (»Mutters Ratgeberin«) und den beiden in der Altersreihenfolge nachfolgenden 14- und 12-jährigen Jungen, die beide im Heim leben, weil die Mutter nach Selbstaussage »mit ihrer Erziehung überfordert ist«. Beide Jungen wollen nach Hause zurückkehren, was die Schwester ablehnt. Die zehn- und achtjährigen Mädchen werden von beiden »Fraktionen« als Bündnispartner heftig umworben (»Du gehörst auf unsere Seite, nicht dort drüben hin!«), die Mutter hält sich heraus und lässt alles geschehen.

Solche Familienskulpturen können zu bewegten Choreografien weiterentwickelt werden. Die zeitliche Entwicklung von Familien lässt sich gut in Zeitlinienarbeit erfragen, für die Peter Nemetschek (2011) mit seinem »Lebensflussmodell« anschauliche Formen entwickelt hat (vgl. auch Kapitel 16.5).

Sprechchöre (Kapitel 16.6) können auch mit Kindern in Familien inszeniert werden, um problemverschärfende Glaubenssätze zu inszenieren und zu irritieren.

Eine Mutter hat sich seit 13 Jahren als Beamtin beurlauben lassen, um ihre vier Söhne großzuziehen. Nach maximal 15 Jahren muss sie die Beurlaubung beenden oder die Stelle aufgeben. Vielleicht wäre sie schon früher in den Beruf zurückgegangen, wenn nicht alle vier Jungen sie haushaltstechnisch wie erzieherisch besonders stark fordern würden. Zugleich aber schwankt sie zwischen einem Berufswechsel zur Heilpraktikerin und einer Rückkehr in den Lehrerinnenberuf. Wir fragen sie nach den Argumenten, die für sie für oder gegen eine Rückkehr sprechen, und lassen sie von je zwei der Jungen von rechts und von links mit den Pro- und Kontra-Argumenten beschallen. Dabei wird an dem starken Schwanken der Mutter zunächst deutlich, dass sie sich weniger wegen der Jungen als vielmehr wegen ihrer Ambivalenz noch nicht entscheiden konnte. Sie merkt dann, dass die Argumente »pro Schule« doch stärker sind. Im darauf folgenden Schuljahr kehrt sie in ihre Schule zurück.

Retzlaff (2008, S. 173–200) beschreibt paradoxe Interventionen (Kapitel 18.5) mit kindgerechten Beschreibungen, wie etwa »Play Baby«, »Zeit-für-deine-Wut-Übung«, »Das Gegenteil tun«, »Top, die Wette gilt«, »Paradoxes Bremsen«, »Rückfälle vorhersagen« oder »So-tun-als-ob-Rituale«, die bei älteren Kindern und Jugendlichen den Sportsgeist anstacheln, dem Therapeuten zu zeigen, dass er mit seinen Vorhersagen nicht recht hat. Rituale und ritualisiertes Verhalten (Kapitel 18.6) können für den Familienalltag entwickelt werden, um Abschiede und speziell Phasenübergänge zu erleichtern (Retzlaff, 2008, S. 240–253). Weitere bei Retzlaff beschriebene Vorgehensweisen sind das Malen und Gestalten (S. 259–281) oder das Nutzen von Handpuppen (S. 281–291). Hierzu ein eigenes Beispiel:

> In einer jungen Familie haben sich die Eltern soeben getrennt, sind aber sehr besorgt über mögliche »Trennungstraumatisierungen« ihrer noch sehr jungen Söhne (drei und fünf Jahre). Der Vater ist in eine kleine Wohnung ausgezogen. Wir beschließen, eine vierköpfige Bärenfamilie spielen zu lassen, wie die Bärenkinder immer heil und sicher von der Höhle von Mama Bär zur Höhle von Papa Bär zurückkommen können. Ein zwischen beiden Höhlen gespanntes langes Seil, an dem sich alle beim Wandern festhalten können, erleichtert das sichere Auffinden und Hin- und Hergelangen erheblich.

Auch Hypnose und Imagination lassen sich gut mit der systemischen Arbeit verbinden. Daran interessierten Leserinnen und Lesern seien die Bücher von Holtz und Mrochen (2009), Mrochen, Holtz und Trenkle (2009) oder Signer-Fischer, Gysin und Stein (2011) empfohlen.

Alle diese Methoden zeigen, dass systemische Kindertherapie ein wundervolles Feld sein kann, das »spielerische Kind« auch in erwachsenen Therapeutinnen zur vollen Entfaltung zu bringen.

## 20.8 Mosaike der Kommunikation: Gruppentherapie und Familienrekonstruktion

Die systemische Gruppentherapie gilt als »ein spätes, zartes Pflänzchen« (Greve u. Herder, 2001; Hesse et al., 2001; Molter u. Hargens, 2002; Obendiek, 2020; Unterholzer u. Gröger, 2022). Frühe Ansätze einer systemischen Gruppentherapie finden sich bei Fürstenau (1982), der Überlegungen anstellte, welche Konsequenzen systemisches Denken für eine psychoanalytische Gruppenbehandlung haben könnte. Entstanden ist sie zum einen aus der Logik stationärer klinischer Einrichtungen heraus oder aus Einrichtungen der Jugendhilfe (Ochs, Hermans u. Lingnau-Carduck, 2016), zum anderen in ambulanten Diensten für isolierte und chronifizierte Klienten, bei denen die Familien nicht mehr oder nur sehr schwer mobilisierbar sind. Von den familientherapeutischen Ursprüngen des systemischen Ansatzes aus gesehen ist das Besondere an der Gruppentherapie, dass sie nicht mit den Menschen arbeitet, die in der Lebenswelt der Klienten vorhanden sind, sondern ein »künstliches« Therapiesystem erschafft, das vom Herkunftssystem der Klienten getrennt, aber für dieses hilfreich sein soll.

In einer systemischen wie in jeder anderen Gruppentherapie spiegeln sich zunächst einmal viele der Gesetzmäßigkeiten wider, wie Menschen in Beziehung miteinander treten, wie sie Meinungsverschiedenheiten und Konflikte aushandeln usw. Die Gruppe stellt ein wichtiges Lernfeld zum Aushandeln sozialer Regeln bereit, das die Teilnehmer in ihren Alltag übertragen können (Tschuschke, 2009; Mattke, Reddemann u. Strauss, 2009). Systemische Gruppenarbeit findet in stationären oder ambulanten Therapiegruppen statt, ebenso in Multifamiliengruppen (z. B. Asen u. Scholz, 2012; siehe Kapitel 21.2) oder in der Teamsupervision (Zwack u. Zwack, 2023). Gruppen können sich auch um ein bestimmtes Problem (z. B. eine chronische Krankheit) oder um ein Thema (etwa eine Gruppe von Alleinerziehenden) herum bilden. Eine besondere Form der therapeutischen Selbsterfahrung sind Familienrekonstruktions- und Aufstellungsseminare (Crone, 2018; Nerin, 1989; von der Recke Recke u. Wolter-Cornell, 2017; Schmidt, 2003; von der Recke u. von Schlippe, 2021; Kleve, 2011; vgl. auch Kapitel 16.1 bis 16.4).

### Formen systemischer Gruppentherapien

Therapeutische Angebote für Erwachsene umfassen offene, halb offene und geschlossene Gruppenangebote, die sich über eine fest definierte Zahl von Sitzungen oder auch über mehrere Tage erstrecken können (Schemmel, 2003; Budziat u. Kuhn, 2021). Die Vorgehensweise ist teils an den aktuellen Anliegen der Gruppenteilnehmer orientiert, teils werden ein gemeinsamer Fokus oder Gruppenaufgaben vorgegeben. Für die psychiatrische Tagesklinik haben Wittmund, Schötz und Wilms (2001) über störungsübergreifende Gruppen berichtet, Greve und Herder (2001) über Gruppen mit psychoseerfahrenen Patienten. Eine besondere Form ist die mentalisierungsbasierte Gruppentherapie (Schultz-Venrath, 2020). Gerade zu Beginn ist es wichtig, den Ablauf gut zu strukturieren, um Sicherheit und Vertrautheit aufzubauen. In der Themenwahl besteht hingegen maximale Freiheit und Flexibilität.

Systemische Gruppentherapie wird auch für Kinder angeboten, oft in einer lösungsorientierten Variante (Hubert u. Vogt-Hillmann, 2002; Caby, 2002; Vogt u. Caby, 2002; 2010). In der Erziehungsberatung werden vielfach Kinder zu bestimmten Themen gemeinsam eingeladen, etwa aus Trennungs- und Scheidungsfamilien oder ängstliche und schüchterne Kinder, die in der »Mutmachgruppe« mit Gleichaltrigen neue Lernfelder erschließen. Ein Beispiel für eine Gruppenarbeit mit Kindern mit Kopfschmerzen findet sich bei Seemann (2002, beschrieben in Schweitzer u. von Schlippe, 2006, S. 376 ff.).

## Spezifische Methoden

Vermutlich gibt es innerhalb der verschiedenen systemischen Ansätze eine mindestens so große Vielfalt wie zwischen Gruppentherapieansätzen unterschiedlicher Schulen. Ähnlich wie in der Verhaltenstherapie wird das Geschehen in systemischen Gruppen eher als Lernfeld für neue Erfahrungen angesehen. Deutungen über die Wiederholung früher Familienmuster sind eher selten, doch kommen sie in Familienrekonstruktionsseminaren (Crone, 2018; von der Recke u. Wolter-Cornell, 2017) und im Rahmen systemischer Biografiearbeit (Markert u. Schollas, 2022; von der Recke u. Wolter-Cornell, 2017; Schindler, 2022) durchaus vor. Störungsspezifische Gruppen befassen sich auch mit Besonderheiten der jeweiligen »Krankheitsbilder«, wenngleich der Krankheitsbegriff kritischer gesehen wird als in anderen Schulen.

Systemische Gruppenarbeit ist an einer Grundhaltung erkennbar: Die »Gleichberechtigung der Stimmen« (Gerland, 2006) sieht die Therapeutin als »bescheidene Expertin« an, die die Prinzipien der Mehrparteilichkeit wahrt und über die Einnahme reflexiver Positionen, konkret durch das Stellen reflexiver Fragen, das Gesprächspotenzial der Gruppe anregt (S. 97 ff.). Einige Gruppentherapiekonzepte orientieren sich am lösungs- und ressourcenorientierten Ansatz (Schemmel, 2003, Kapitel 3.2), was durch die Fokussierung auf Therapieziele, das Wertschätzen kleiner machbarer Schritte in Richtung gewünschter Veränderung, das Anbieten der »Wunderfrage«, das detaillierte Fragen nach Ausnahmen vom Problemerleben und das Explorieren bisher genutzter Ressourcen realisiert wird. Manche Teilnehmer sind anfänglich irritiert, wenn der Fokus so explizit auf möglichen Lösungen und weniger auf den Problemgeschichten der Teilnehmer liegt. Oft genutzt werden auch das reflektierende Team bzw. reflektierende Positionen (Kapitel 19). Dabei kann sich das multidisziplinäre Team in Anwesenheit der Klienten über mögliche, bewusst unterschiedliche Interventionsvorschläge und Erklärungsmodelle austauschen, die unterschiedlichen und zuweilen gegensätzlichen Sichtweisen bleiben nebeneinanderstehen (Wittmund et al., 2001).

Ein prägnantes Beispiel für eine Nutzung reflektierender Positionen, bei der die Gruppenmitglieder miteinbezogen werden, findet sich bei Hesse (2009, S. 318).

> Die Gruppe diskutiert dabei verschiedene subjektive Krankheitstheorien gleichberechtigt nebeneinander, ohne dass eine Erklärung die »richtige« sein muss. So kann eine Untergruppe A im reflektierenden Prozess darüber nachdenken, was die Beschreibung einer Störung als Störung bedeutet, welche Konsequenzen man daraus ziehen würde, wenn man wüsste, dass diese Idee »stimmt«, und was angesichts dessen dann ein erster kleiner konstruktiver Schritt wäre. Eine Untergruppe B sucht nach Ausnahmen vom Problem und erarbeitet mögliche Muster solcher Ausnahmen. Eine

Untergruppe C überlegt, wie das beklagte Problem selbst als Ressource gesehen werden kann und in welchen Kontexten es sinnvoll und hilfreich war oder ist. Aufgabe des Therapeuten ist es, einen solchen komplexen Reflexionsprozess zu organisieren, dafür zu sorgen, dass der Ratsuchende die verschiedenen Positionen hören kann. Der Therapeut fragt den Ratsuchenden danach, was die verschiedenen Ideen bei ihm auslösen und was an diesen als mehr oder weniger hilfreich erlebt wird.

Hypnotherapeutisch-systemische Gruppenkonzepte wurden in der stationären Psychosomatik von Gunther Schmidt, Mechthild Reinhard, Alexander Herr und deren Team in der Systelios-Klinik im Odenwald weiterentwickelt (Herr, Schmidt u. Schweitzer, 2012). Gruppen von neun bis zehn Klienten nehmen an Gesprächsgruppen teil, die gemeinsam mit Körper-, Musik- und Kunsttherapie-Gruppenangeboten in einen festen Wochenplan eingebettet sind. Alle Gruppenangebote, auch die nonverbalen, streben einen expliziten Zielbezug an. Für die Kompetenzentfaltung der Gruppe erscheint dabei eine sorgfältige Auftrags- und Zielklärung von besonderer Bedeutung. Sind die Ziele bzw. Teilziele klar, lässt sich im Weiteren jede gruppendynamische Interaktion, jede Rückmeldung der Teilnehmer, jedes Angebot der Therapeutinnen durch kurze Rückmeldung auf ihre Zieldienlichkeit prüfen (Schmidt, 2011). Daneben findet wöchentlich eine *Eigenarbeit* innerhalb der Bezugsgruppe ohne Therapeutinnen statt sowie eine gemeinsame *Prozessreflexion* von jeweils anderthalbstündiger Dauer. Die *Eigenarbeit* soll die Verantwortung der Klienten für ihren persönlichen Prozess und das Vertrauen in die eigenen Kompetenzen beim wechselseitigen Entwickeln von Lösungsansätzen stärken. Bei der Prozessreflexion trifft sich das ganze Therapeutenteam einer Gruppe mit den Klienten zum wechselseitigen Austausch über den gemeinsamen therapeutischen Prozess. Die Klientin wird hier als die »Expertin für sich selbst« betrachtet, die autonom prüft, welche Hypothese, Sichtweise oder welches Interventionsangebot stimmig ist und sie bei der Erreichung der eigenen Ziele unterstützt.

## Eine besondere Form der Gruppenarbeit: Familienrekonstruktion

Die Familienrekonstruktion stellt eine aus der Familientherapie hervorgegangene Methode der Gruppentherapie dar.[72] Sie wurde ursprünglich zur Selbsterfahrung von Familientherapeuten entwickelt, um diesen zu helfen, den Einfluss der eigenen Herkunftsfamilie auf ihre Tätigkeit zu reflektieren (z. B. Reich, 1984) bzw. die Lebens-

72 Literaturvorschläge: Hecker (1983), Satir (2016), Nerin (1989), Crone (2018), von der Recke u. Wolter-Cornell (2017) und Martin Schmidt (2003).

geschichte in einem neuen »narrativen Rahmen« wahrzunehmen (Markert u. Schollas, 2022), sie wird aber auch als therapeutische Methode eingesetzt. Die Grundidee ist, die eigene Familiengeschichte mit der Unterstützung einer Gruppe darauf anzuschauen, wie sie die Gegenwart eines Menschen im Guten wie im Schlechten prägt. Ziel ist, sich von solchen Einflüssen da freizumachen, wo sie das gegenwärtige Leben behindern, und sich gleichzeitig bislang noch ungenutzte Ressourcen für die eigene Identität zu erschließen. Aus narrativer Sicht geht es darum, alte, dominante und einengende Geschichten infrage zu stellen und neue, bekömmlichere zu (er-)finden. Alte Lerninhalte hatten eine Bedeutung für das Überleben und halten sich daher so hartnäckig. Daher kann es notwendig werden, in die Situationen zurückzugehen, in denen bestimmte Regeln über das Leben gelernt wurden, und diese »mit neuen Augen« anzuschauen. Dabei geht es für Nerin (1989) um das Finden der »basic rule of survival«. Er meint damit so etwas wie eine grundlegende Entscheidung, die ein Kind darüber trifft, wie es in dem von ihm wahrgenommenen Kontext am besten überlebt. Vor allem wenn diese Regeln sogenannte *Universalien* enthalten wie »nie« oder »immer«, sind sie tendenziell lebensfeindlich. »Ich darf *nie* jemandem vertrauen außer mir selbst!«, »Ich darf *nie* irgendeinen Menschen verärgern!« sind solche möglichen »basic rules«. Sie sind verbunden mit der Angst: »Wenn mich jemand ablehnt, gehe ich zugrunde …« Ihre Veränderung kann daher nicht nur die Angelegenheit einer kognitiven Neuorientierung sein, sondern es bedarf einer die ganze Person erfassenden *Erfahrung*, die die affektiven Voraussetzungen dafür bietet, dass neues Lernen geschieht.

**Typischer Aufbau eines Familienrekonstruktionsseminars**

12 bis maximal 24 Teilnehmer treffen sich mit zwei bis drei Leiterinnen für eine Reihe von Tagen (meist fünf bis neun) in einer Bildungsstätte. Alternativ kann man sich über etwa ein Jahr monatlich jeweils für einen Tag treffen, an dem jeweils einer der »Star« ist (Nerin, 1989). Alle haben ein drei bis fünf Generationen umfassendes *Genogramm* ihrer Familie vorbereitet, manchmal auch eine *Familienchronologie,* in der Daten, Fakten und Ereignisse seit der Geburt der Großeltern im Überblick ablesbar sind. Dazu haben die Teilnehmer vorher *Interviews mit Familienangehörigen* geführt. Bereits dies kann erstaunliche Erfahrungen für alle Beteiligten bedeuten – Eltern, Großeltern, Tanten können sich über das Interesse freuen oder mit Sorge und Angst reagieren. Sie haben Informationen über Geburts- und Sterbedaten, über Wohnorte, Berufe, Konfessionen, über schwere Krankheiten, Geburten, Frühgeburten, Totgeburten und Abtreibungen, aber auch wichtige politische und wirtschaftliche Ereignisse eingetragen und schließlich auch Angaben über persönliche Eigenschaftszuschreibungen einzelner Familienmitglieder gesammelt. Viele haben alte Fotos mitgebracht

und den Stammbaum damit dekoriert. Manche stießen bei ihren Recherchen auf ängstlich gehütete Tabuzonen. Andere entdeckten, dass über einen Zweig der Herkunftsfamilie viel, über einen anderen fast nichts herauszufinden war.

Zunächst helfen sich je zwei Teilnehmer, in gegenseitigen Interviews die eigene Frage an die Familienrekonstruktion zu formulieren: Was an meiner heutigen Lebensgestaltung scheint mir hinderlich oder selbstquälerisch? Welche Aspekte meiner Familiengeschichte belasten mich oder geben mir Rätsel auf? Was möchte ich verändern oder besser verstehen? Im weiteren Seminarverlauf steht meist eine individuelle Familienrekonstruktion über etwa ein bis drei Stunden im Mittelpunkt. Dabei wird die eigene Frage im Gespräch präzisiert, dann das Genogramm ausführlich besprochen. Nach einiger Zeit entwickeln Leiterin und Teilnehmer Vermutungen, welche Aspekte der Familiengeschichte zur Beantwortung der Frage besonders »ergiebig« sein könnten. Anschließend wird die dazu passende Situation der Familiengeschichte in einer Skulptur dargestellt oder auch ein Stück Familiengeschichte über eine Reihe verschiedener Skulpturen rekonstruiert. Auch das psychodramatische Durchspielen bestimmter Familiensituationen (z. B. »Familie um den Esstisch versammelt«) ist denkbar, wobei es die Spielsituation immer wieder möglich macht, dass die Szenen unterbrochen und reflektiert werden.

*Versöhnung*

Oft geht es in der Rekonstruktion um eine Form der Versöhnung mit den eigenen Eltern oder Großeltern, die aber auch nicht vorschnell oder erzwungen geschehen darf. Erst wenn deren Verhalten – oft erstmals – vor dem Hintergrund des zeitgenössischen Kontextes und ihrer jeweils spezifischen familiendynamischen eventuell generationsübergreifenden Konfliktsituation verständlicher wird, kann es zu einer versöhnlicheren Einstellung kommen. Versöhnung sollte dabei nicht mit Verzeihen verwechselt werden. Es ist angemessen, elterliche Schuld als solche zu benennen (besonders etwa bei Misshandlung, Missbrauch), sie jedoch dann bei den Eltern zu lassen, sie also nicht durch Verzeihen zu entschuldigen und wegzunehmen oder durch Anklagen zur eigenen Sache machen. »Ich verzeihe dir« und »Das verzeihe ich dir nie!« sind Varianten der Fortsetzung eines Verstrickungsmusters. Ein freier Blick auf die Eltern wird möglich, wenn man sowohl die Position des »Racheengels« als auch die des gütigen verzeihenden »Richters« loslässt. Dann ist Schuld da, wo sie hingehört.

## 20.9 Auszeit als Übergangsritual: Stationäre Settings

Stationäre systemische Therapie kann für ihre Patienten oder Klienten ein gutes *Übergangsritual* darstellen (Kapitel 18.6), das von einem problemgeladenen alten Zustand vor der Aufnahme über einen unter sicheren und anregenden Umgebungsbedingungen positiv irritierenden Zwischenzustand in einen neuen, besseren Zustand nach der Entlassung hinüberleitet. Entscheidend dafür ist eine auf die Anliegen des Patienten oder Klienten ausgerichtete und *auf einem gemeinsamen Fallverständnis beruhende Zusammenarbeit* zwischen ihm selbst, seinen wichtigen sozialen Systemen (Familie, ggf. Schule, Beruf, Freunde) und den verschiedenen stationären Fachleuten.

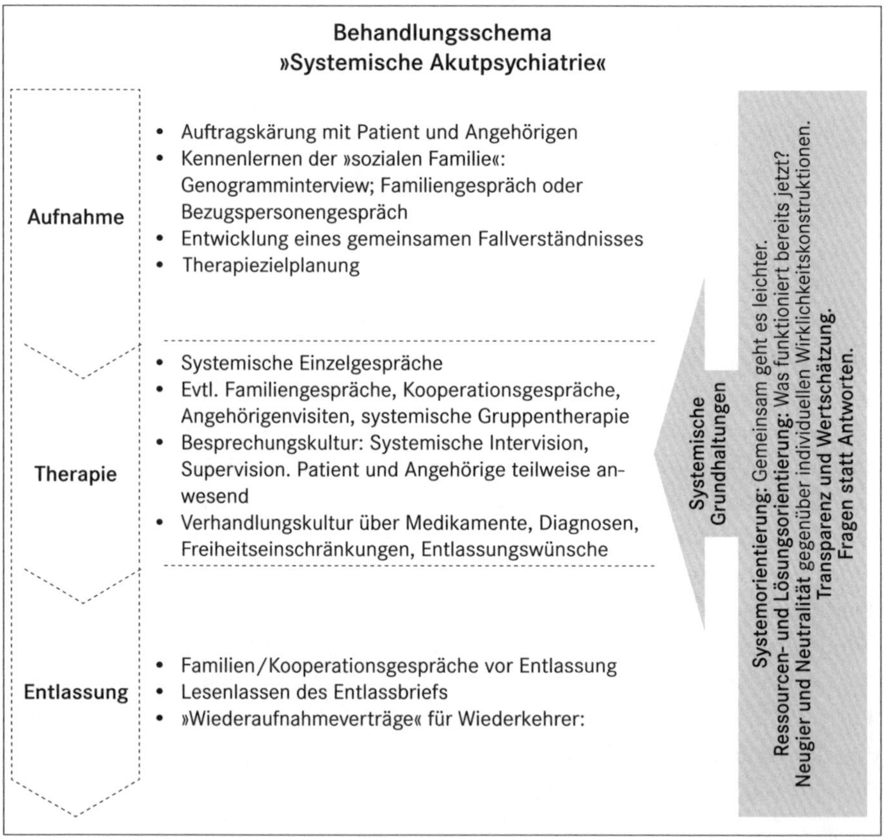


Abbildung 16: Behandlungsschema systemische Akutpsychiatrie (aus Schweitzer u. Nicolai, 2010, S. 76)

Woran erkennt man eine *systemische* stationäre Therapie? Als Prinzipien lassen sich formulieren (Durrant, 1996; Rotthaus, 1998; Ruf, 2005; Schweitzer u. Nicolai, 2010): Wichtige Bezugspersonen sind in der Station oft anwesend – bei Familiengesprächen, bei Angehörigenvisiten, in Multifamilientherapiegruppen. Sie sind besonders präsent bei der anfänglichen Therapieplanung und gegen Ende bei der Entlassungsvorbereitung. Zuweilen helfen sie, Krisen im stationären Verlauf zu bewältigen. Die Angehörigen werden oft als »Experten« für die Person des Klienten einbezogen, die gelegentlich auch das stationäre Team in seinem Vorgehen beraten, zuweilen per Telefon. In Kinder- und Jugendpsychiatrien sowie in Kinderheimen sollten die Mitarbeiterinnen nicht als »bessere Eltern« an deren Stelle treten, sondern im elterlichen Auftrag als »Delegierte der Eltern« (Rotthaus, 1998) handeln.

Wichtige Bezugspersonen sind darüber hinaus virtuell auf Station präsent: in Genogramm- und Skulpturgruppen, auf dem Familienbrett, als Thema in der systemischen Einzel- und Gruppentherapie. Die Dynamik in dieser außerstationären Beziehungswelt wird für den Behandlungserfolg als zumindest gleich wichtig oder wichtiger angesehen als die Dynamik der stationären Gruppe und der Einzelbeziehung zur Therapeutin.

Systemische stationäre Therapien profitieren von günstigen Bedingungen, die man aber nicht immer voraussetzen kann. Dazu zählen aus unserer Sicht:

- Die Klinik arbeitet möglichst gemeindenah. Angehörige, Freunde, Lehrer oder Kollegen können leicht in die Klinik kommen.
- Die Therapeuten sehen Familien nicht als pathogenen Verursachungskeim der Patientenstörung, sondern als an einer Lösung interessierte Kooperationspartner. Sie suchen daher aktiv und vom Therapiebeginn an deren Mitarbeit. Sie trauen ihnen Weisheit, bewährte Lebenserfahrung, Lösungsengagement und Lösungskompetenz zu.
- Eine Aufnahme ist schnell möglich, Wartezeiten sind kurz. Die Behandlungszeiten sind relativ flexibel, die Klinik verkraftet auch schnelle und »vorzeitige« Entlassungen, »Intervalltherapien« sind möglich.
- Die inhaltliche Abstimmung der stationären Behandlung mit den ambulanten Vor- und Nachbehandlern ist im Rahmen eines regionalen oder überregionalen Fallmanagements möglich.

Zu den elaboriertesten stationären Konzepten gehört SYMPA (»Systemtherapeutische Methoden psychiatrischer Akutversorgung«), das zwischen 2002 und 2009 in deutschen Allgemeinpsychiatrien erprobt und evaluiert wurde (Schweitzer u. Nicolai, 2010). Hier wurden 140 Mitarbeiterinnen und Mitarbeiter von acht Stationen dreier psychiatrischer Kliniken gemeinsam in der Entwicklung von systemischem Fallverständnis und systemischer Gesprächsführungskompetenz weitergebildet.

Die Weiterbildung integrierte Mitarbeiterinnen und Mitarbeiter unterschiedlicher Berufsgruppen und Kliniken in denselben Weiterbildungsgruppen. Ein gemeinsam entwickeltes, für alle Stationen und Professionen gleiches »SYMPA-Handbuch« mit Fallbeispielen (Schweitzer u. Nicolai, 2010, S. 75–132) diente der Einarbeitung neuer Fachleute und der Verständigung auf ein gemeinsames Grundvorgehen mit sehr viel individueller Variation. Abbildung 16 zeigt, wie im Verlauf eines stationären Aufenthalts die unterschiedlichen Vorgehensweisen zum Einsatz kommen.

Die Pflege als zahlenmäßig größte Berufsgruppe trägt einen großen Teil der beraterisch-therapeutischen Arbeit. Die Grenzen des SYMPA-Konzepts liegen in der noch unzureichend dichten Verzahnung mit außerstationären Behandlern, die aber durch regionale Behandlungs- oder Versorgungsverträge überwunden werden kann, wie das unter anderem Vertreter des aus Skandinavien kommenden »bedürfnisorientierten Ansatzes der Psychosentherapie« zeigen (Seikkula, 1995; Aderhold et al., 2003).

## 20.10 Systemische (Selbst-)Reflexion: Fallsupervision

Fallsupervision hat eine lange Tradition in der Reflexion systemischer Praxis (Brandau, 1991; Ebel, Kleve u. Strecker, 2022; Lüschen-Heimer u. Michalak, 2019). »Supervision« bedeutet so viel wie »Draufsicht«. Praktikerinnen können aus der Metaperspektive sich selbst bei der Interaktion mit anderen zuschauen, die Wirkungen ihres Tuns beobachten und bewerten und anschließend mögliche Veränderungen ihres Handelns überlegen. Prinzipien jeder systemischen Supervision sind aus unserer Sicht:

- Supervision kann in einem professionellen Kontext (mit Supervisorin bzw. Supervisor) oder als kollegiale Supervision (im Kontext einer Peergroup) erfolgen. Die Supervisandinnen entscheiden, was besprochen wird und wann es genug ist.
- Supervision ist der Versuch der Erzeugung nützlicher Sichtweisen, keine »Wahrheitssuche«.
- Supervision dient der kollegialen Bestätigung, stellt aber zugleich eingefahrene Sichtweisen immer wieder infrage. Dies bedeutet, dass die Supervisorin/die Gruppe die Falldarstellung immer wieder nicht nur die Sachebene (»Was ist da bei den Klienten los, was könnte die Dynamik erklären?«), sondern auch die Beziehungsebene in den Blick nimmt (»Was löst der Fall bei dir aus, was macht es dir schwer, mit diesen Menschen zusammenzuarbeiten?«). In der Tiefen-

psychologie wird in diesem Zusammenhang von Übertragung und Gegenübertragung gesprochen, auch das Auftrags- bzw. Erwartungskarussell kann hier hilfreich sein (Kapitel 16.7).
- »Das Leben ist schwer genug – da kann die Supervision ruhig leicht sein«: In systemischen Supervisionen darf gelacht, dürfen Geschichten erzählt oder kreative Reframings gefunden werden.

An dieser Stelle wollen wir uns auf die Supervision der Fallarbeit im Kontext systemischer Therapie beschränken, Selbstreflexion hat dabei in der Regel einen hohen Stellenwert (Rieforth u. Beermann-Kassner, 2017), eine gute Einführung gibt Ebbecke-Nohlen (2009). Der Begriff »Supervision« wird mehr oder weniger stark von der Teamberatung (Kapitel 22.2) abgegrenzt, die Grenzen sind fließend. Über »Nebenwirkungen« sowie förderliche und hinderliche Bedingungen von Supervision in Organisationen schreiben Buchinger (1997) sowie Scala und Grossmann (2002).

Was wird Thema in der Fallsupervision? Nach einer Überlegung von Schumacher (1995) soll Supervision die »Balance der Unterscheidungen« herstellen. Wird beispielsweise in der Therapie einseitig über die Vergangenheit gesprochen, sollte Supervision das Gespräch über Zukünfte anregen. Wird einseitig über Ideen gesprochen, dann sollte Supervision die Handlungsebene stärker beleuchten. Wird einseitig über Lösungen des Problems gesprochen, sollte Supervision Form, Bedingungen und Nutzen des Problems in den Mittelpunkt rücken. Systemische Fallsupervision findet häufiger innerhalb von Arbeitsteams (»fallbezogene Teamsupervision«) oder in Weiterbildungsgruppen statt (Zwack u. Zwack, 2023), seltener als Einzelsupervision, weil das Gruppensetting den Ideenreichtum stärker fördert. Fallsupervision wird optimalerweise mit einem Supervisor gemacht, der mit dem Behandlungskonzept des Teams vertraut und dafür qualifiziert ist. Wenn innerhalb eines Teams oder zwischen Supervisor und Team unterschiedliche Behandlungskonzepte bevorzugt werden, sollte zunächst geklärt werden, ob man überhaupt miteinander Supervision machen will und wie man mit diesen Unterschieden respektvoll so umgehen kann, dass sie sich gegenseitig bereichern.

Eine schon lange bestehende Erziehungsberatungsstelle hat in den letzten drei Jahren heftige Veränderungen durchgemacht. Der Träger verlangt mehr Öffnung nach außen, mehr gemeindepsychologische Arbeit, und stellt eine neue Leiterin ein, die diese Orientierung durchsetzen soll und will. Sie sucht dafür systemisch orientierte Fallsupervision. Für die älteren, meist tiefenpsychologisch ausgebildeten, sehr erfahrenen Mitarbeiter stellt dies eine Entwertung und Infragestellung ihrer bisherigen Arbeitsweise dar. Die Supervision kommt schließlich mit der Vereinbarung zustande, darin einerseits fallbezogen systemisch-familientherapeutisches Handwerkszeug zu trainieren, andererseits aber bei allen Fällen jeweils zu prüfen, wo tiefenpsychologische Einzel- oder Gruppentherapie auch aus systemischer Sicht sinnvoll wäre und welche der »alten« tiefenpsychologischen Qualifikationen für die »neue« Arbeit weiterhin nutzbar bleiben (z. B. die Arbeit mit Übertragung und Gegenübertragung, mit Träumen, Spieltherapie mit Kindern usw.).

Systemische Fallsupervision für heterogene Teams ist umso einfacher, je mehr unterschiedliche Institutionstypen und Behandlungsansätze der Supervisor selbst kennt. Hilfreich ist es, systemisches Denken nicht allein im Blick auf das Behandlungsverfahren »systemische Therapie« zu nutzen, sondern auch als Entscheidungshilfe bei Indikationsstellungen für andere Praxisansätze.

## Live-Supervision

Auffälliges Kennzeichen systemischer Fallsupervision (und unseres Erachtens auch ein systemisches Alleinstellungsmerkmal) ist die hohe Wertschätzung »direkter« Supervisionsformen (Montalvo, 1973; Boscolo u. Cecchin, 1984), insbesondere der *Live-Supervision.* Hier sitzen Supervisor und Supervisionsgruppe mit im Raum (seltener hinter einer Einwegscheibe) und greifen in den Prozess ein – mit Beobachtungen oder Vorschlägen, sei es als reflektierendes Team (Kapitel 19.1) oder in der Diskussion in den Pausen.

Eine Live-Supervision beginnt typischerweise mit einem Vorgespräch noch ohne die Klienten über die Anliegen der fallvorstellenden Therapeutin und über wichtige Vorinformationen – oft das Genogramm, eine Übersicht wichtiger Vor- und Mitbehandler sowie der bisherigen Lösungsversuche. Danach kann eines der folgenden Settings gewählt werden:

- Die Therapeutin führt das Gespräch, die Supervisorin sitzt hinter ihr. In zwei bis drei Unterbrechungen und im Gespräch vor der Familie holt sich die Therapeutin von der Supervisorin unmittelbar Unterstützung und neue Ideen (offen, die Ratsuchenden hören zu). Die Supervisionsgruppe ist mit im Raum und gibt der Familie am Ende ein kurzes Feedback.
- Der Therapeut führt das Gespräch, die Supervisorin ist mit zwei bis drei Gruppenmitgliedern Teil eines reflektierenden Teams. In zwei bis drei Gesprächspausen tauscht das reflektierende Team seine Eindrücke aus, während Familie und Therapeut zuhören.
- Die Therapeutin führt das Gespräch, das durch die Gruppe inklusive Supervisor im Nachbarraum per Einwegscheibe verfolgt wird. Die Beobachtergruppe berät

mit der Therapeutin in einer abschließenden Besprechungspause eine Schlussintervention bzw. Abschlussempfehlung.
- Die Supervisorin führt das Gespräch als Möglichkeit einer Prozessreflexion gemeinsam mit Familie und Therapeut über den bisherigen Verlauf.
- Die Live-Supervision endet in jedem Fall mit einer Nachbesprechung, erst mit der Familie, danach ohne sie mit Feedback an die Therapeutin und Anregungen für ein weiteres Vorgehen.

Das Arbeiten mit Live-Supervision in einer Einrichtung verändert deren Stil. Es entsteht viel Transparenz – jeder weiß oder kann sich leicht informieren, was der andere macht. Die Folge ist meist: weniger Fantasien übereinander und die Arbeitsstile der Kolleginnen, dafür mehr Vertrauen, aber manchmal auch mehr Auseinandersetzung.

Jay Haley hat deshalb schon frühzeitig in einer paradoxen Intervention psychiatrische Kliniken und Erziehungsberatungsstellen dazu aufgefordert, systemische Familientherapie zu vermeiden. Denn deren Transparenz bringe zu viele etablierte Hierarchien ins Wanken, wenn im Live-Kontext deutlich werde, dass auch hoch bezahlte ältere Psychiater in ihren Familientherapien in Sackgassen geraten, während zugleich junge Sozialarbeiter sich gut behaupten können.

## Live-Konsultation

In der eng verwandten Live-Konsultation führt der Supervisor selbst mit dem Klientensystem und der Therapeutin ein gemeinsames Interview, in dem sie mit beiden über hilfreiche und weniger hilfreiche Aspekte des bisherigen Therapieprozesses aus den jeweiligen Perspektiven und über künftige Arbeitsschritte spricht.

Insbesondere in stationären Einrichtungen (z. B. Keller, 2002) lohnt es sich, die jeweiligen Klienten und zuweilen auch ihre Angehörigen in die Supervisionssitzungen mit dem ganzen Team einzuladen. »Nicht über sie, sondern gleich mit ihnen« zu sprechen, erlaubt meist eindrückliche »supervisorische Aha-Erlebnisse«. Voraussetzung ist, dass die Klienten selbst dazu bereit sind (nach unseren Erfahrungen ist mehr als die Hälfte angefragter Klienten daran sogar sehr interessiert) und es dem Team weniger um die Bewältigung und das Loswerden negativer Gefühle gegenüber den Klienten geht (»kathartisch-entlastende« Supervision), sondern um Hypothesen, neue Lösungsideen und neue Vereinbarungen mit dem Klientensystem (lösungsorientierte Supervision).

## Videosupervision, Rollenspiele, Skulpturen

Bei der *Videosupervision* wird eine Therapiesitzung auf Video oder Audio aufgezeichnet und in einer Supervisionsgruppe analysiert. Diese Form erlaubt Mikroanalysen einzelner Interaktionen. In der Regel werden wenige (oft zwei bis vier) kurze Sequenzen aus unterschiedlichen Gesprächsphasen sehr intensiv auf die Interaktionsmuster im Klientensystem oder zwischen Klienten und Therapeutin hin angeschaut.

Schon etwas indirekter ist die Supervision durch *Fallrekonstruktion im Rollenspiel:* Die Gruppenmitglieder spielen anhand einiger Vorgaben das reale Klientensystem nach. Die dabei beobachtbaren Muster werden analysiert, alternative Vorgehensweisen im Brainstorming erdacht und im Rollenspiel gleich erprobt. Rollenspiele sind dort gut, wo die Therapeutin »schon gut durchblickt«, aber noch nicht recht weiß, wie sie ihre Ideen im Gespräch konkret umsetzen soll. Sie sind auch hilfreich, um Furcht vor bevorstehenden kritischen Gesprächssituationen zu lindern.

Ein sehr erlebnisorientierter, wenngleich weniger konkreter, sondern mehr symbolischer Beratungsprozess ist die Supervision mithilfe von *Skulpturen* (siehe Kapitel 16.1). Sie eignet sich, um die Position des Beraters im Klientensystem eindringlich zu verdeutlichen und durch die Befragung der Rollenspieler Zugang zu verschiedenen möglichen »Kundenwünschen« zu bekommen. Indem das Symptom oder Problem ebenfalls in der Skulptur dargestellt werden kann, ist es möglich, über dessen Bedeutung zu hypothetisieren: Wem steht es näher? Wohin möchte der Therapeut es stellen? Wie reagiert die Familie auf eine neue Position des Problems?

## Erzählende Supervision

Am indirektesten schließlich ist die in vielen anderen Ansätzen geläufigste Supervisionsform: Der Behandler erzählt, die Supervisionsgruppe hört zu und meldet eigene Resonanzen und Ideen zurück. Diese Form eignet sich besonders, wenn es um die Emotionalität der Therapeutin geht und darum, durch Zusammentragen vieler Informationen möglichst umfassende Hypothesen zur Funktionalität von therapeutischen Stagnationen zu entwickeln, manchmal mit Bezug zur eigenen Lebensgeschichte oder -situation des Therapeuten.

Erzählende Supervision, unterstützt durch visuelle Systemlandkarten, kann auch unklare Auftragslagen und komplexe Problemsysteme aufklären helfen, vielleicht unterstützt durch ein Auftragskarussell (siehe Kapitel 16.7). Hilfreiche Fragen können dabei sein:

- Wer ist als wichtiger Zuweiser mit eigenen Sichtweisen und Interessen erkennbar? Wie wird sie oder er in den Therapieprozess einbezogen (Selvini Palazzoli, Boscolo, Cecchin u. Prata, 1983)?
- Wessen Problem ist es eigentlich (das des Klienten, seiner Familie oder Bezugsgruppe, des Fallvorstellers, seiner Einrichtung ...)?
- Welche »Stellenausschreibungen« werden verteilt, inwieweit ist die Beraterin »Teil des Systems« geworden, füllt einen »gerade freien Job« aus?[73]
- Woran würde man eine Musterunterbrechung, ein Mehr an Lösungsorientierung oder eine produktivere Kooperation erkennen können?
- Lassen sich ähnliche Muster (z. B. komplementäre oder symmetrische Eskalation, Hilflosigkeit, Wettbewerb, Verantwortungsverschiebung) in verschiedenen Teilsystemen beschreiben?

Eine besonders pfiffige und zeitökonomische Form erzählender Fallsupervision ist der »Supervisionswalzer« (Ebbecke-Nohlen, 1999). Wie im Dreivierteltakt des Walzers gibt es dabei je Takt nur drei Schritte: ein Anliegen formuliert in einer Frage, in der das Wort »ich« vorkommt, eine Hypothesenbildungsrunde der Gruppe und ein Resümee (wiederum mit dem Wort »ich«), in dem die Fallvorstellerin ihre gewonnenen Ideen benennt.

## Fallsupervision als kollegiale Supervision

Natürlich sind all die vorgestellten Supervisionsformen auch ohne externe Supervisorin denkbar, sofern es damit genug Vorerfahrung gibt, die Teamdynamik dies zulässt und der Ablauf gut strukturiert wird. Als minimalistische Ablaufstruktur hat sich für uns für den Fall, dass nur ein Teammitglied für diesen Klienten zuständig ist (z. B. in einer Ambulanz oder Gruppenpraxis), die folgende bewährt:

- Wer einen Fall vorstellen möchte, wählt sich aus dem Team eine Moderatorin, die in der Rolle der Supervisorin dafür sorgt, dass der Fallvorsteller »am Ende eine Antwort auf die Frage bekommt, die er anfangs gestellt hat«. Die Moderatorin achtet dazu auf die verfügbare Zeit (unterbricht, verlangsamt oder treibt an, beendet), eröffnet und beendet Phasen des Fragens und Hypothesenbildens und fragt gelegentlich den Fallvorsteller, ob der Supervisionsprozess zu seinem Nutzen abläuft.

73 Die Lösung, »gleich bei den Klienten einzuziehen«, kann man nachvollziehbarerweise nur sehr selten praktizieren ...

- Das Anliegen des Fallvorstellers wird hinreichend genau erfragt. Manchmal wird es ihm selbst erst in späteren Phasen richtig klar.
- Das Problem wird geschildert, manchmal visuell unterstützt durch Genogramm, Netzwerkkarte oder Video- bzw. Audioausschnitte eines Gesprächs. Der Moderator achtet darauf, dass in dieser Phase noch keine Hypothesen und Lösungsvorschläge formuliert werden.
- Das Erzählen und Nachfragen wird vorerst beendet. Nun werden von allen Gruppenteilnehmern möglichst vielfältige Hypothesen über die Kontexte des Problems und die Bedingungen guter Lösungen formuliert. Der Fallvorsteller beteiligt sich nicht daran, hört schweigend zu. Die Supervisorin achtet darauf, dass Entwertungen vermieden werden und dass der Fallvorsteller nicht durch eine Überfülle von Hypothesen überfordert wird.
- Der Fallvorsteller wählt aus, welche der entwickelten Ideen ihm nützlich und passend erscheinen und welche offenen Fragen bleiben.
- Bei Bedarf kann nun mit verschiedenen Methoden weitergearbeitet werden: mit einer Skulptur, um die Systemzusammenhänge noch anschaulicher zu verstehen; mit einem Brainstorming, um Lösungsideen für das weitere Vorgehen zu sammeln; mit einem Rollenspiel, um Interventionsideen praktisch auszuprobieren.

# 21 Ökosystemische Interventionen

Im Folgenden beschreiben wir Settings, die nicht nur oder nicht vorwiegend im klassischen »Therapie«-Bereich angewandt werden, sondern insbesondere in den Grenzbereichen zwischen Therapie und Jugendhilfe, Sozialer Arbeit, Erziehungsberatung und Gemeinwesenarbeit. Gemeinsam ist ihnen, dass sie über die Einzel-, Paar- und Familienarbeit hinaus oft engagierte und mitbetroffene Menschen aus dem weiteren Umfeld der Klienten zur Mitarbeit einladen – dass also im Sinne unserer Unterscheidung in Kapitel 7 neben Familien oft auch professionelle »Helfer«-Organisationen sowie Mitglieder privater und institutioneller Netzwerke in die fallbezogene systemische Arbeit einbezogen werden. Praktisch in allen in diesem Kapitel vorgestellten Formen geht es um die Nutzung oder Aktivierung von Netzwerken. Netzwerkarbeit sollte daher nach Rainer Schwing zur »Königsdisziplin im systemischen Arbeiten« werden (2014b, S. 98).

## 21.1 Alle an einem Tisch: Familie-Helfer-Konferenzen

In Anbetracht des fragmentierten und mangelhaft koordinierten Systems wohlfahrtsstaatlicher Hilfen der US-amerikanischen Großstädte kritisieren Familientherapeuten (z. B. Auerswald, 1971; Minuchin, Colapinto u. Minuchin, 2000), dass verschiedene Institutionen zuweilen so unglücklich »zusammenarbeiten«, dass die Summe ihres Wirkens zum beruflichen und gesundheitlichen Ruin ihrer Klienten führen kann.

Als ein Gegenrezept entwickelten sich »Familie-Helfer-Konferenzen«, an denen neben verschiedenen Familienmitgliedern und zuweilen Freunden der Familie typischerweise auch Vertreter von Schulen, Jugendämtern und anderen sozialen Diensten unter der Moderation meist eines Außenstehenden teilnahmen. Sie waren auch Vorläufer für die mit dem Kinder- und Jugendhilfegesetz 1990 in Deutschland eingeführten »Hilfeplangespräche«, die freilich in der Durchführungspraxis zuweilen heute oft etwas »bürokratisch« ablaufen.

Gut erprobt ist das von Evan Imber-Black (1992) beschriebene, seit den späten 1970er Jahren entwickelte »Family and Larger Systems Interview« (siehe Kasten). Hier können Kolleginnen, die sich in einem Behandlungsfall »festgefahren« haben und dies auf eine unproduktive Familie-Helfer-Kooperation zurückführen, eine einmalige Beratung durch eine externe Beraterin anfragen. Die Kollegin, die dies initiiert (im Folgenden »nachfragende Kollegin« genannt), lädt selbst die Familie und die anderen Fachleute zu diesem Gespräch ein. Der Tenor der Einladung lautet: »Helfen Sie mir durch Teilnahme an diesem Gespräch, aus einer unproduktiven Situation wieder herauszukommen.« Die externe Beraterin, zuweilen unterstützt durch ein Team, folgt drei Grundprinzipien: Sie interessiert sich nicht für die inhaltlichen Positionen, sondern für die damit verbundenen Beziehungsprozesse; Thema ist nicht das Binnenleben der Familie oder der einzelnen Institutionen, sondern deren Zusammenspiel; sie bemüht sich um strikte Neutralität – Voraussetzung dafür ist unter anderem, mit dem Fall zuvor und auch künftig nicht direkt befasst zu sein.

**Family and Larger Systems Interview – Leitfaden**

*Vorbesprechung – nur zwischen anfragender Kollegin und externer Beraterin mit deren Team*

Anfragende Kollegin trägt bisherigen Fallverlauf vor, Beraterin (und ggf. Team) bilden vorläufige Hypothesen.

*Interview der Beraterin mit Familie, anfragender Kollegin und weiteren mit der Familie beschäftigten Fachleuten*

- Wer versucht derzeit, der Familie zu helfen? Wie lange schon? Wie wurden die verschiedenen Helfer ursprünglich einbezogen?
- Problemdefinition: Wie beschreiben die Beteiligten das Problem, das sie zu lösen versuchen? Wer fühlt sich davon besonders betroffen? Wer hat das Problem als Erster bemerkt? Wer gibt wem die Schuld?
- Wahrnehmung von Rollen: Wie sieht jeder seine Aufgabe? Was würde jeder gern tun? Was meint jeder, tun zu können?
- Meinungen über den durch die Hilfe erzielten Fortschritt: Geht es voran oder stagniert es? Wurde die Situation durch bisherige Hilfen schlimmer oder besser? Wem hat was bisher am meisten geholfen? Wer freut sich am meisten über den Fortschritt, wer leidet am meisten unter Nichtfortschritt? Wie optimistisch oder pessimistisch sind die Einzelnen über den weiteren Verlauf?

- Feste Meinungen über Familie und Helfer: Wer in der Familie hält Hilfe von außen für sinnvoll und notwendig? Wie sehen die Helfer die Hilfsbedürftigkeit der Familie und deren Nutzung der bisherigen Hilfen?
- Alternativen: Was würde jeder tun, wenn sich das Problem plötzlich von selbst lösen würde? Was, wenn das Problem in ein, zwei oder fünf Jahren immer noch ungelöst wäre? Was, wenn plötzlich alle Hilfe aufhörte? Für wen würde sich dann am meisten ändern?

*Pausenbesprechung zwischen externer Beraterin und deren Team*

- Durchdenken der Hypothesen.
- Gegebenenfalls Formulierung einer Intervention.

*Schlussintervention*

Als Interventionen, die nach der Gesprächspause und vor Ende der Sitzung im Beisein aller vorgetragen werden, kommen Meinungen, wertschätzende Konnotationen, die Empfehlung von Ritualen, die Empfehlung einer veränderten Teilnehmerzusammensetzung künftiger Therapiegespräche sowie die Versendung von Protokollen an alle Beteiligten infrage.

Steht eine externe Beratung nicht zur Verfügung, sollte keiner der Beteiligten versuchen, diese Rolle zu imitieren. Die Fachkollegen werden ihm verübeln, wenn er »im gleichen Boot sitzt« und zugleich »für die Kollegen den Therapeuten spielen will«. Wir haben dieses Vorgehen ohne externe Beratung für die stationäre Kinder- und Jugendpsychiatrie für die Zusammenarbeit zwischen Jugendlichen, Angehörigen, Heimerziehern, Klinik und Jugendamt bei dissozialen Jugendlichen modifiziert (Schweitzer, 1987, S. 191 ff.), ein ähnliches Vorgehen hat sich in zahlreichen anderen Konstellationen bewährt, etwa in der Zusammenarbeit zwischen Klientenfamilien und überweisenden Ärzten (bei somatoformen Störungen), Lehrern (bei Schulproblemen) und Therapeuten (siehe auch Rotthaus, 2019). Das Vorgehen ist sehr ähnlich, es werden alle Eingeladenen gebeten, zu helfen zu klären, ob und wie wir *unsere eigene Arbeit* in diesem Beziehungsnetz im Interesse unserer Patienten künftig bestmöglich gestalten könnten. Als einladende Therapeuten moderieren wir ein solches Gespräch zwar, verzichten aber auf jegliche Empfehlungen an die anderen Beteiligten. Am Ende entstehen aus dieser Zusammenschau oft neue Ideen, wer künftig was tun und was unterlassen sollte, um zu einem guten Gesamtergebnis beizutragen.

## 21.2 Familie, Schule, Peers: Multisystemische Familientherapie

Eine Gruppe interessanter und sehr gut untersuchter Therapieansätze ist in den USA gezielt für Familien delinquenz-, drogen- und oft auch AIDS-gefährdeter Jugendlicher, oft afro- oder lateinamerikanischer Herkunft, die in verarmten Innenstädten leben, entwickelt worden. Gemeinsam ist ihnen, dass sie:

- therapeutisch auf der strukturellen Therapie nach Minuchin (Kapitel 2.2) und der strategischen Therapie nach Haley (Kapitel 2.3) aufbauen und theoretisch meist am ökosystemischen Konzept Bronfenbrenners (1981) ausgerichtet sind;
- an Forschungsergebnisse zu den »Gründen« von Delinquenz, Drogenabhängigkeit etc. anknüpfen, wie zum Beispiel geringe Erziehungskompetenz, Delinquenz oder Alkoholismus der Eltern, Einfluss delinquenter Peergruppen etc., und diese sehr gezielt angehen;
- gleichzeitig oder nacheinander nicht nur mit der Familie arbeiten, sondern auch mit der Schule, der Peergruppe und zuweilen der Nachbarschaft des Jugendlichen;
- die Arbeit auf kurze Zeiträume anlegen (selten länger als sechs Monate), aber mit einer hohen Sitzungsfrequenz (oft mehrere Sitzungen pro Woche);
- die Therapeuten in Teams organisieren, die für die Familien eine umfangreiche Rufbereitschaft anbieten; die Teams haben gemeinsame häufige Supervision, ihre Mitglieder vertreten sich im Krankheitsfall;
- die Arbeitsweise ist in Manualen genau beschrieben und in randomisiert-kontrollierten Studien auf ihre Wirksamkeit hin untersucht (siehe die Kapitel über entsprechende Manuale bei von Sydow und Borst, 2018).

Es gelingt ihnen, mit Klientengruppen zu arbeiten, die durch Psychotherapie meist gar nicht und auch von vielen Sozialdiensten nur schwer erreicht und kontinuierlich betreut werden. Beispielhaft genannt seien hier vier in jahrzehntelanger Arbeit entwickelte Ansätze: die »Brief Strategic Family Therapy« von Jose Szapocznik und Kollegen, zuweilen auch »Structural Ecosystems Therapy« genannt (Szapocznik u. Williams, 2000; Szapocznik et al., 2004), die »Functional Family Therapy« der Gruppe um James Alexander (Sexton u. Alexander, 2003; Alexander, Sexton u. Robbins, 2006), die »Multidimensional Family Therapy«, die mit dem Namen von Howard Liddle verbunden ist (Liddle, 2002; Spohr et al., 2011), und die »Multisystemische Therapie«, beschrieben von Scott Henggeler und Charles Borduin (Henggeler, Schoenwald, Borduin u. Rowland, 2009; Borduin, 2009).

## 21.3 »Hilfe, sie kommen!« Aufsuchende Familientherapie und Familienhilfe

Auch diese Ansätze haben eine lange Tradition. Schon in den 1960ern wurde im »Denver Family Crisis Intervention Project« aufsuchende Familientherapie als Alternative zur stationären psychiatrischen Hospitalisierung erfolgreich erprobt (Langsley, Pittman, Machotka u. Flomenhaft, 1968; vgl. auch Minuchin et al., 2000).

In Deutschland wurde die aufsuchende Familientherapie von Marie-Luise Conen und Kolleginnen besonders in Armutsmilieus der Jugendhilfe mit dezidiert therapeutischem und nicht primär alltagspraktisch-supportivem Anspruch weiterentwickelt (Conen, 2002; 2005; 2011). Sie ist auf sogenannte Multiproblemfamilien (Conen, 2015) zugeschnitten, deren Lebenssituation gekennzeichnet ist durch langfristige Schwierigkeiten, die Elternrolle auszufüllen, durch häufigen Wechsel der Familienzusammensetzung einschließlich Fremdplatzierung der Kinder, durch niedrigen sozioökonomischen Status, durch eine lange »Betreuungsgeschichte« durch meist viele verschiedene soziale Dienste und schließlich dadurch, dass meist Dritte und nicht Familienmitglieder selbst die Probleme melden, in der Regel an ein Jugendamt, das dann »von Amts wegen« tätig wird (Engelmann, 2011, S. 104). Familien, die langfristig in diesen Lebenslagen leben, entwickeln oft geringes Zutrauen in die eigenen Fähigkeiten und eine ambivalente Helferabhängigkeit. Sie sehen Helfer kommen und gehen, verhalten sich ihnen gegenüber passiv und entwickeln nur zuweilen Kompetenzen zum zielgerichteten Aufsuchen und Nutzen sozialer Dienstleistungen. Genau auf diese Konstellation ist aufsuchende Familientherapie ausgerichtet.

Ihre Voraussetzung ist oft (aber keineswegs immer) eine Auflage des Jugendamtes an die Eltern, an einer solchen aufsuchenden Familientherapie teilzunehmen – ein nur begrenzt freiwilliger oder Zwangskontext also (Conen, 2005; 2011; Kapitel 14.4). Ziel jeder aufsuchenden Familientherapie ist, dass die Familienmitglieder sich bereits nach nicht allzu langer Zeit (sechs bis zwölf Monate) so verhalten, dass sich das Jugendamt ohne weitere Kontrollmaßnahmen wieder aus der Betreuung zurückziehen kann – also eine Lebensbewältigung der Familie aus eigener Kraft, ohne dauerhafte kompensatorische und abhängig haltende soziale Hilfen, möglich ist.

Aufsuchende Familientherapeuten gehen in das häusliche Umfeld, weil die Ratsuchenden meist nicht von selbst aus in beispielsweise eine Beratungsstelle kommen würden. Die aufsuchenden Familientherapeuten verhalten sich dort als respektvolle Gäste – die beispielsweise fragen, ob sie die Schuhe ausziehen sollen oder wo sie sich hinsetzen können. Im häuslichen Alltag werden viele Zusammenhänge viel schneller deutlich konkret-szenisch bearbeitbar als im Therapeutenbüro. Aufsuchende Familientherapeutinnen gehen mit den Eltern und Kindern auf die Suche nach (zuweilen ganz kleinen und umschriebenen) lebenspraktischen Kompetenzen, machen auf diese auch da aufmerksam, wo sie den Familienmitgliedern bedeutungslos erscheinen, und nutzen alle Möglichkeiten, um Hoffnung, wenn sie nicht da ist, mit der Familie »zu erfinden« (Conen, 2002; 2015).

> So machen sie darauf aufmerksam, dass der achtjährige Junge in der Lage ist, ruhig sitzen zu bleiben, wenn die Mutter ihn darum bittet. In der Regel folgen diesen Anmerkungen am Anfang Kommentare der Eltern wie »Das hält nicht lange« oder »Das macht er jetzt, weil Sie da sind«, woraufhin die Therapeuten entgegnen: »Aber er hört auf Sie und kann ruhig sitzen bleiben«, wissend um das Problem, dass der Junge oft nicht auf die Mutter hört (Conen, 2002, S. 48).

Diese zugleich fordernde und Mut machende, unterstützende Haltung gilt es, durch mehrere Phasen hindurch durchzuhalten. Während der Auftragsklärung sollte Skepsis gegenüber der Maßnahme, Misstrauen gegenüber den Familientherapeuten und Misserfolgserwartung über das eigene Tun als sinnvolle und realistische »Enttäuschungsvermeidungsreaktion« akzeptiert werden. Es wird versucht, zusammen Ziele zu entwickeln, selbst sehr kleine – minimal etwa das Ziel der Familie, »die Familientherapeuten wieder loszuwerden«, etwas ambitionierter das Ziel, »wieder gute Seiten an unserem Sohn zu entdecken«, noch ambitionierter: »das Jugendamt davon zu überzeugen, dass unsere Tochter wieder aus dem Heim zu uns zurückkehren kann«. Gelingt dieses Ausstrahlen von Zuversicht, kommt es in einer mittleren Problemlösungsphase oft zu einem anfänglichen »Veränderungsrausch«, der nur schwer durchgehalten werden kann. Daher braucht es eine längere Stabilisierungsphase. In dieser werden in Situationen, die nach »Rückfall« aussehen (z. B. erneutes Schulschwänzen nach längerem Schulbesuch), die zwischenzeitlich erreichten Veränderungen und die feinen Unterschiede zu früheren Situationen (»Vorfälle statt Rückfälle«) bewusst gemacht. Die Therapeuten weigern sich, Erfolge sich und Misserfolge der Familie zuzuschreiben. Ein auf die Stärken fokussierter Abschlussbericht wird ausführlich zuerst mit der Familie, erst danach mit dem Jugendamt diskutiert. Ähnlich wie bei den multisystemischen Ansätzen arbeitet aufsuchende Familientherapie über einen relativ kurzen Zeitraum in hoher Dichte. Empfohlen werden in den Qualitätskriterien der Deutschen Gesellschaft für Systemische Therapie, Beratung und Familientherapie knapp dreißig Sitzungen, verteilt über ein halbes bis maximal ein ganzes Jahr (www.dgsf.org/weiterbildung/richtlinien-zertifikate). Die Co-Therapie durch zwei einander unterstützende und miteinander reflektierende Kolleginnen sowie eine Krankheitsvertretung für diese, ferner ausreichend

Fallsupervision gelten als Voraussetzung, diese anspruchsvolle Arbeit erfolgreich zu machen.

Die aufsuchende Familientherapie hat ihr Selbstverständnis in gewisser Abgrenzung zu zahlreichen anderen, scheinbar »nicht systemischen« aufsuchenden Hilfeformen entwickelt. Allerdings scheinen sich systemische Denk- und Arbeitsformen auch in der sozialpädagogischen Familienhilfe, in der sozialpädagogischen Intensivbetreuung, im Case-Management oder in der Arbeit von Familienhebammen zunehmend zu verbreiten (zur Übersicht siehe Müller u. Bräutigam, 2011).

## 21.4 Familien therapieren einander: Multifamilientherapie

Multifamilien(gruppen)therapie (MFT oder MFGT, zuweilen auch Multifamilien-Diskussionsgruppen genannt) vereint die systemische Familientherapie mit den Vorzügen von Netzwerkaktivierung, Gruppentherapie, Selbsthilfegruppen und Community Empowerment. Als Begründer dieses Settings gilt Walter Laqueur, im deutschsprachigen Raum hat Eia Asen das Konzept mit Michael Scholz bekannt gemacht (Asen, 2021; Asen u. Fonagy, 2014; Asen u. Scholz, 2012; Behme-Matthiessen u. Pletsch, 2020).

In einer Multifamiliengruppe arbeiten vier bis acht Familien, die ein gemeinsames Problem teilen, ansonsten aber möglichst verschieden sind, über eine Reihe von Treffen miteinander an der Lösung (oft acht bis zwölf Treffen in ambulanten Settings, ein Vierteljahr in teilstationären Settings). Sie werden dabei von einem bis zwei Therapeuten unterstützt. Die Grundidee ist, dass hierbei Mitglieder aus anderen Familien ihre eigenen Perspektiven und Erfahrungen einbringen können, besonders wenn sie mit ähnlichen Problematiken zu kämpfen haben. Gemeinsamer Erfahrungsaustausch, gegenseitige Unterstützung, konstruktive Kritik und Modelllernen gelten als die Wirkfaktoren. Familien sind weniger defensiv, wenn sie »alle im selben Boot sitzen« und Ähnliches durchleiden oder durchlitten haben. Sie neigen dazu, sich stärker zu öffnen, und können auch »öffentlich« über ihre Schwierigkeiten sprechen. Familien sehen sich in anderen Familien »gespiegelt« und können bei anderen leichter das sehen, was sie an sich selbst nicht wahrnehmen können. Wenn Familien sich gegenseitig Feedback geben, können sie Kommentare von anderen Familien, einschließlich Kritik, besser »hören« und akzeptieren, als wenn dies in identischer Form von Therapeuten geäußert würde.

MFT greift auf viele Techniken aus der systemischen Therapie wie zirkuläres Fragen, Externalisierung oder reflektierende Teams zurück.

- *Aquarium:* Im »Goldfischaquarium« hört ein äußerer Kreis (z. B. Kinder, die sich einen Namen wählen wie »die Katzen«) zu, wie ihre Eltern (»die Goldfische«) in einem inneren Kreis miteinander über ein Thema sprechen. Die Kinder reflektieren dann laut über das Gehörte, die Eltern hören zu. Anschließend kann das Ganze wieder umgedreht werden, indem die Eltern das, was sie von ihren Kindern hörten, laut miteinander besprechen. Im Goldfischaquarium können mal alle Väter und danach alle Mütter sitzen, mal auch zwei Familien mit den anderen Familien als Zuhörer.
- *Skulpturen live:* Familien können schweigend Skulpturen bauen – aus Ton oder auch aus »Menschenmaterial« (Skulptur »live«), anschließend können Mitglieder der außenstehenden Familien diese Skulpturen umformen.
- *Pausentaste:* Beim »Blitzlicht« drückt der Therapeut auf eine unsichtbare »Pausentaste« und bittet alle Anwesenden um eine Art »Momentaufnahme« ihrer Befindlichkeit. Reflektiert wird hinterher, wie sich zum Beispiel eine Eskalationsspirale entwickelt und was geschieht, wenn die Pausentaste losgelassen wird.
- *Weitere Übungen:* In der Übung »Königreich« werden Rollen und Funktionen nach einer »Revolution« neu im Reich verteilt. In einer »Pressekonferenz« geben Familien als Experten Interviews zu einer sie betreffenden Krankheit. In »Essenscollagen« werden gemeinsam gute Mahlzeiten aus Kochzeitschriften zusammengestellt, wenn Essstörungen ein Thema sind. Multifamiliengruppen malen ein »Gruppenstärketier« oder stellen einen »Fahrplan« für weitere Reisen durch das Familienleben auf.

Am Anfang der MFT-Arbeit sind Therapeuten oft sehr zentral, wie Theater- oder Filmregisseure für die Inszenierung und auch für die Motivierung der Akteure. Sie nehmen mit jeder anwesenden Familie direkt Kontakt auf und erarbeiten deren spezifische Themen, quasi in »Familiensitzungen in Gegenwart anderer Familien«. Langsam und allmählich werden andere Familien miteinbezogen. Der Therapeut sucht nach Resonanzen bei anderen Familien und wenn diese »mitschwingen«, kann er die Familien vorübergehend sich selbst überlassen, sich zunehmend an den Rand des therapeutischen Geschehens begeben und den Familien das Steuer überlassen. Die meisten Familien sind schnell von dem Modell überzeugt und werden zuweilen zu dessen Botschaftern, wenn sie diese Arbeitsweise »neuen«, skeptischen Familien erklären.

Multifamilientherapie ist bei sehr unterschiedlichen Problemen erprobt und in ihrer Wirksamkeit in randomisiert-kontrollierten Outcome-Studien (RCTs) bestätigt worden (Übersicht siehe Asen, 2009) – bei Erwachsenen unter anderem bei Abhängigkeitsstörungen, depressiven und bipolaren Symptomatiken und anderen Psychosen, bei Borderline-Persönlichkeitsstörungen und Bulimie, bei Schmerzzuständen, bei Chorea major und anderen Formen von chronischen organischen Krankheitsbildern. Bei Kindern und Jugendlichen hat sich MFT zum Beispiel bei Misshandlung und Vernachlässigung, zur Bewältigung des Lebens in Obdachlosenunterkünften, bei Schul- und Lernstörungen, Anorexia nervosa, chronisch organisch erkrankten Kindern, Kindern mit psychisch schwer erkrankten Eltern und dem weiten Spektrum von emotionalen und Verhaltensstörungen bei Kindern und Jugendlichen, schließlich auch bei »Schreikindern« und Gewaltfamilien bewährt.

## 21.5 Netzwerksitzungen, Gemeinwesenorientierung, kollaborative Programmplanungen

> *»[...] dass der Einfluss der sozialen Beziehungen auf Gesundheit und Sterberate den anderen bekannten Risikofaktoren [...] gleicht und in vielen Fällen sogar überlegen ist [...] Gute Beziehungen und Netzwerke sind Kernvariablen für die Bewältigung kritischer Lebensereignisse« (Schwing, 2014b, S. 77 f.).*

Die folgenden Methoden gehen am stärksten über die klassische Beratungs- und Therapiepraxis hinaus und in Gemeindepsychologie und Gemeinwesenarbeit über.

### Selten, aber gut: Große Netzwerksitzungen

In den Zeiten der amerikanischen Hippiebewegung haben der Psychiater Ross Speck und die Anthropologin Carolyn Attneave (Speck u. Attneave, 1973) und andere das soziale Netzwerk ihrer Klienten zu einzelnen, zuweilen von zwanzig bis achtzig Teilnehmern besuchten Therapiesitzungen eingeladen. Solche große Netzwerksitzungen sind auch wegen des Aufwandes selten, aber intensiv und folgenreich. Sie werden auch heute gelegentlich praktiziert.

Anlässe können so heterogen sein wie eine lebensgefährliche Krebserkrankung, eine plötzliche Arbeits- und Erwerbslosigkeit oder eine langfristige Schulverweigerung. Die im Fokus stehenden Klientinnen und deren Angehörige entscheiden gemeinsam mit dem Therapieteam, ob, wann, zu welchem Thema, an welchem Ort wie viele und welche Menschen eingeladen werden. Dazu können Verwandte, Nachbarn, Lehrer oder Mitschüler, Chefs oder Arbeitskollegen, aber auch die Hausärztin, der Pastor oder eine Gemeinderätin gehören. Das Ziel ist es immer, für eine von der Familie allein schwer zu bewältigende Situation Hilfe zu mobilisieren. Solche Hilfe kann in der emotionalen Anteilnahme, in Trost und Beistand, außerdem in praktischer Unterstützung etwa bei der Arbeits- oder Wohnungssuche, Schuldenregulation oder dem Finden einer adäquaten medizinischen Behandlung liegen. Rituale (Kapitel 18.6), die die Beteiligten verbinden und einen »Spirit der Zusammenarbeit« erzeugen, stehen oft am Anfang oder am Ende solcher Sitzungen.

### Sozialer Aktivismus macht gesund: Gemeinwesenorientierung

Ramon Rojano war Gesundheitsamtsleiter einer Großstadt in Connecticut in den USA und zugleich Psychiater und Familientherapeut. Er stellte 2004 eine breit angelegte gemeinwesenorientierte Familientherapie (»Community Family Therapy«, CFT) für einkommensschwache innerstädtische Familien vor. In seiner Arbeit strebt er einige für Familientherapeuten ungewöhnliche und ehrgeizige Therapieziele an: dass das Familieneinkommen über die Armutsgrenze steigt, dass kommunale Angebote zugänglicher und besser genutzt werden, dass die Teilnehmer, die einen Plan für ihr persönliches und berufliches Wachstum formulieren, so ihre Autonomie von Sozialhilfeeinrichtungen vergrößern und eigene bürgerschaftliche Aktivitäten entwickeln. Das teilt er seinen Klienten von Anfang an als Erwartung mit. Die praktische Arbeit besteht aus drei Teilen: Narrativ wird an den Stärken durch einzel- und familientherapeutisches Arbeiten angesetzt, zugleich werden die Klienten mit hilfreichen Freunden, Nachbarn, Vereinen und professionellen Institutionen im Sinne von Case-Management und Netzwerkarbeit zusammengebracht und schließlich werden Kontakte zu Nachbarschaftsvereinen, Kirchengemeinden oder Bürgerinitiativen geknüpft, in denen sie sich engagieren können. Denn Rojano ist mit Verweis auf Forschungsstudien fest davon überzeugt, dass sozialer Aktivismus einen positiven Einfluss auf die körperliche und seelische Gesundheit von Individuen habe.

Judith Landau (2007) geht hier noch etwas weiter und nutzt systemische Praktiken für die Resilienzförderung traumatisierter Nachbarschaften und Gemeinden, etwa nach verheerenden Naturkatastrophen, kriegerischen Auseinandersetzungen oder industriellen Massenentlassungen. In ihrem kommunalen Resilienzförderungsmodell »Menschliche Systeme verbinden« setzt sie darauf, natürliche Beziehungsressourcen wieder auffindbar zu machen, zerstörte Verbindungen wieder neu zu knüpfen, und dies insbesondere mit der Hilfe örtlich akzeptierter Führungspersonen. Auf regelmäßigen »Montagmorgenspaziergängen« werden zerstörte oder heruntergekommene Stadtteile mit neu aktivierten Unterstützern durchwandert, dabei konkrete Wiederaufbauschritte vor Ort diskutiert, potenzielle Mitmacher zu Hause besucht und zum Mitwirken eingeladen. Landau berichtet von Erfahrungen im Kosovo, in Argentinien, Südafrika, Taiwan und den USA, die zeigen, wie wirksam diese Arbeitsweise ist.

### Kollaborative Programmplanung: Klienten planen mit

Die in den narrativen Therapien (Kapitel 3.3) ausgearbeitete Idee einer kollaborativen Zusammenarbeit mit den Klienten hat William Madsen (2007) in vier Leitsätzen verdichtet:

- das Streben nach kultureller Neugier und nach Respekt vor der Weisheit der Klientenfamilien;
- der Glaube an ihre Ressourcenpotenziale und das Anknüpfen daran;
- ein partnerschaftliches Arbeiten, das die Arbeitsweise an die Klientinnen anpasst, und
- sich von den Klienten überprüfen lassen.

Dieser Geist einer kollaborativen Praxis kann sich darin zeigen (Madsen, 2007),

- dass viel getan wird, das Engagement der Klienten zu fördern – zum Beispiel durch wertschätzende Befragung und motivationales Interviewen, durch neugieriges Zutagefördern ihres »Insiderwissens« und durch Expertenwissen, das allerdings erst später und nur, wenn die Klienten es wollen, beigesteuert wird.
- dass vor einer Problemanalyse die Zielsetzungen und Wünsche der Klienten für ihr eigenes künftiges Leben erkundet werden: »Was für eine Art von Person, hoffen Sie, wird Ihre Tochter als Erwachsene sein?«, »Wie würden Sie künftig gern auf impulsives Verhalten Ihrer Tochter reagieren?« Dabei wird oft nach bisherigen »besten Momenten« gefragt, die es schon einmal gab und an die man künftig gern wieder anknüpfen möchte.
- dass man hilft, Elemente (Probleme, Glaubenssätze, Situationen, Interaktionen, gesellschaftliche Tendenzen) zu identifizieren, die solchen bevorzugten künftigen Entwicklungen im Wege stehen oder umgekehrt sie unterstützen können.
- dass man dann den Klienten hilft, ihre Beziehung zu den Elementen zu verändern: »In welchen Situationen tritt die Armut (der Alkohol, der Ehestreit) in Ihr Leben ein? Welche Auswirkungen hat das dann auf Sie? Wozu werden Sie verleitet? Möchten Sie solche Auswirkungen häufiger oder seltener erleben? Wenn Sie diese seltener erleben möchten: Was tun Sie heute schon gelegentlich dafür? Wann ist Ihnen dies einmal besonders gut gelungen? Wenn Sie dies häufiger wiederholen, wie wird dies Ihr übriges Leben beeinflussen?«

- dass man den Klientinnen hilft, ihre Beziehung mit unterstützenden Elementen zu intensivieren: »Wenn Ihnen ›erst mal nachdenken‹ schon öfter geholfen hat – wie haben Sie das gemacht? Wo haben Sie das gelernt? Wie könnten Sie diesem Nachdenken noch mehr Platz in Ihrem Leben geben?«

Peter Fraenkel (2006) hat diesen kollaborativen Arbeitsstil in einem Handlungsforschungsprojekt mit Multifamiliengruppendiskussionen mit wohnsitzlosen Familien in Notunterkünften der New Yorker Stadtteile Harlem und Bronx umgesetzt. Der Planung dieser Multifamiliengruppendiskussionen gingen intensive Interviews mit betroffenen Familienmitgliedern und lokalen Sozialbetreuern voraus. Aus der Auswertung entstand ein erstes Manual für diesen Gruppenabend. Es wurde zunächst mit einer Pilotgruppe erprobt, die Sitzung für Sitzung kommentierte, woraufhin Teile des Programms verändert wurden. Die kontinuierliche Evaluation und Anpassung des Manuals geht kontinuierlich weiter; bis 2006 nahmen über dreihundert Familien an circa fünfzig Gruppen teil.

# 22 Systemische Beratung in der Arbeitswelt

Das folgende Kapitel beschreibt die Praxis systemischer Beratung nicht in »privaten«, sondern in organisationalen Kontexten wie Unternehmen oder Verwaltungen. Über die Geschichte der systemischen Beratung in Organisationen haben wir bereits in Kapitel 5.1 und über Besonderheiten von Organisationen und Netzwerken in Kapitel 7 geschrieben. Wie bei den Settings systemischer Therapie (Kapitel 20) schreiten wir auch hier von der Beratung kleinerer zur Beratung größerer Systeme vor.

Da eine einheitliche Terminologie der systemischen Beratung in der Arbeitswelt nicht vorausgesetzt werden kann, seien unsere Settingbegriffe hier kurz definiert.

**Definitionen**

Unter *Coaching* (Kapitel 22.1) verstehen wir die systemische Beratung von in der Regel einzelnen Personen bei der Bewältigung von Herausforderungen aus ihrer Arbeitswelt.

Unter *Teamberatung* (Kapitel 22.2) verstehen wir die Beratung von Arbeitsgruppen, deren Größe noch eine direkte Interaktion ihrer Mitglieder erlaubt, bei der Verbesserung ihrer fallübergreifenden Zusammenarbeit.

Unter *Organisationsberatung* (Kapitel 22.3) verstehen wir die Beratung mittlerer und größerer, relativ autonomer Systeme mit definierter Zielsetzung und Mitgliedschaft, deren Mitglieder eher durch Entscheidungen als durch Interaktionen verbunden sind.

Unter *Kooperationen und Netzwerken* (Kapitel 22.4) verstehen wir Formen der Zusammenarbeit jenseits von Organisationsgrenzen.

Unter *Fall- oder Case-Management* (Kapitel 22.5) verstehen wir die Koordination von Leistungen verschiedener Parteien (Einzelner, Teams oder Organisationen) für denselben Kunden.

Unter *Qualitätsmanagement* (Kapitel 22.6) verstehen wir alle Versuche, die Qualität einer Organisation oder einer Kooperation durch eine bewusste Auseinandersetzung mit ihrer Ausstattung, ihren Abläufen und ihren Ergebnissen zu verbessern.

Es sei darauf hingewiesen, dass die Unterscheidung zwischen Teams und Organisationen sowie zwischen Organisationen und Kooperationen im Einzelfall nicht immer trennscharf ist und es fließende Übergänge zwischen ihnen geben kann. All diese Settings sind keine originäre Erfindung systemischer Beratung in der Arbeitswelt, aber zu allen hat der systemische Ansatz mit seinen Theorien, Haltungen und Methoden eigene Akzente beigesteuert.

## 22.1 Fit im Job: Coaching[74]

Coaching meint im Englischen ursprünglich »betreuen, trainieren« und bezeichnet den Prozess der Entwicklung von Fertigkeiten im Sport und im Beruf. Heute wird darunter eine oft längerfristige Beratung bei der Entwicklung und Umsetzung von persönlichen Zielen und Perspektiven und der Bewältigung von Veränderungen im Kontext der Arbeitswelt verstanden.[75] Wir wollen uns in diesem Kapitel auf ein enges Verständnis von »Coaching« konzentrieren: Es geht um die die Beratung von Führungskräften bei der Bewältigung charakteristischer berufsbezogener Herausforderungen.[76]

74 Viele Ideen und Erfahrungen von und mit Julika Zwack sind in die Kapitel 22.1 und 22.2 eingeflossen.

75 Umfassende Einführungen finden sich bei Schreyögg (2003), Rauen (2008) sowie Greif, Möller und Scholl (2018). In das systemische Coaching führen unter anderem ein: Fischer (2018), Martens-Schmidt (2003), Backhausen und Thommen (2003), Theuretzbacher und Nemetschek (2009), Raddatz (2010), Greif (2025) sowie Schwemmle und Schwemmle (2012). Eine gute sprachphilosophische Infragestellung von zu viel »Werkzeugorientierung« bietet Matthias Ohler (2011).

76 Mit der Eingrenzung auf Personalentwicklung bleiben andere Settings außen vor, wie Coaching im Sport, Gesundheitsbereich (Lauterbach, 2008) oder im Elterncoaching (Kapitel 20.5). Wir schreiben hier auch nicht über Führungsteams, über die betriebsinterne Beratung von Mitarbeitern durch Mentoren (Schmid u. Haasen, 2011) oder durch die Führungskraft im Mitarbeitergespräch (Nagel, Oswald u. Wimmer, 2005). Führungskräften sei die erkenntnistheoretisch reflektierte Sammlung von »29 Regeln für ein kluges Leadership« von Rolf Arnold (2012) sowie als systemisches »Navigationssystem« zum Steuern durch die Vielzahl ihrer Aufgaben das »Dschungelbuch der Führung« von Ruth Seliger (2008) empfohlen (vgl. auch Wedekind u. Georgi, 2005).

### Coaching als Übergangsritual: Linderung der Einstiegsängste in Chefrollen

Immer wieder werden wir von »werdenden Chefs« konsultiert, die Komplikationen in ihrer neuen Berufsrolle vorhersehen oder schon erlebt haben, etwa …

- … im eigenen Wohlfahrtsverband Leiter geworden zu sein, in Konkurrenz zu Kollegenbewerbungen, und nun deren Missgunst oder Nichtkooperation zu fürchten;
- … in einer fremden Einrichtung Schulleiter geworden zu sein, im Wettbewerb gegen die bisherige Konrektorin aus dem eigenen Haus;
- … als neuer Chefarzt die Verträge bestimmter Mitarbeiter nicht mehr verlängern zu können, aber den zu erwartenden »Gegenwind« zu fürchten.

Man kann all diese Situationen als charakteristische »Schwellenprobleme« ansehen, in denen Verunsicherung unvermeidlich ist. Die neue Chefin muss sich von Teilen ihrer alten »Mitarbeiteridentität« verabschieden – aber von welchen genau? Sie ahnt, dass sie den vorgefundenen Mitarbeitern und deren Traditionen Respekt erweisen muss – aber wie weit soll der gehen? Welchen ihr unangenehmen Rollenerwartungen will und kann sie sich widersetzen? Mit welchen Bündnispartnern kann sie über ihre Sorgen und Fragen sprechen? Was heißt es, über diese und ähnliche Fragen systemisch nachzudenken? Sehr bewährt hat sich in der »Übergangsberatung für werdende Chefs« die Erörterung folgender Fragen:

- *Kontextsensibel starten:* Was sind die kleinen, aber symbolisch entscheidenden Worte und Handlungen, auf die bei der neuen Chefin besonders geachtet wird? Welche lassen bei den Mitarbeitern »rote Alarmlampen« aufleuchten, welche sichern Anerkennung?
- *Geschichtsbewusstsein zeigen:* Was sind in der bisherigen Führungskräftegeschichte der Organisation die »Schreckgespenster«, die stolzen »Heldengeschichten«, die noch immer »offenen Wunden«?
- *Bewahrens- und Anerkennenswertes würdigen:* Worauf sind die Mitarbeiter besonders stolz und wollen es respektiert wissen?
- *Explizite und implizite Aufträge erkennen:* Warum ist gerade er als Chef hier eingestellt worden? Welche und wessen Anliegen in der Organisation soll er befriedigen? Gibt es mögliche »Hidden Agendas« (also nicht offen gemachte Erwartungen und Aufträge)?
- *Loyalitäten und Widerstände antizipieren:* Wer fühlt sich durch die Einsetzung der Chefin gekränkt oder übergangen? Wer gehört offensichtlich oder potenziell zu den loyalen Unterstützern der neuen Chefin?
- *Kurz-, mittel- und langfristige Auswirkungen durchdenken:* Was wird aus anfänglichen Widerständen gegen die neue Chefin fünf Jahre später geworden sein?

Mit den Antworten auf diese Fragen entfaltet sich eine erste Landkarte der Organisation, in die die neue Chefin soeben eintritt. Wichtig ist nun, die Eintragungen in dieser selbst gezeichneten Landkarte gut zu überprüfen – vor allem an all den Stellen, wo sich die neue Führungskraft allzu unsicher fühlt – und vielleicht noch übersehene Gefahren zu bedenken. Dabei können auch (anonymisierte) Geschichten des Beraters sowohl über »unnötige Panik« wie über »übersehene Fallstricke« aus ähnlichen Situationen helfen. Hilfreich kann sein, ein eventuelles »Sich-selbst-Kleinmachen« der neuen Chefin mittels Verschlimmerungsfragen zu dekonstruieren (Kapitel 15.3, 15.4): »Was könnten Sie sich selbst sagen, wenn Sie sich in dieser Situation gänzlich verunsichern wollten?«

Schwieriger ist es nach unserer Erfahrung im Coaching, überhebliche und unsensible Herangehensweisen an die neue Führungssituation infrage zu stellen. Manche Leitungspersonen suchen Patentrezepte zur einseitigen Durchsetzung, ohne sich selbst an die neue Organisation adaptieren zu müssen. Eine solche Haltung halten wir nicht nur für misserfolgsgeneigt, sondern auch für ethisch bedenklich. In diesen Fällen stellen wir von unserer Seite aus die Beratung möglichst frühzeitig infrage.

### Die Mitte ist das Leckerste im Sandwich: Führungskräfte der mittleren und unteren Ebene

Die Sandwichposition der mittleren Führungsebene wird gern als besonders schwierig beschrieben. Steinhübel (2010) schlägt vor, auch und besonders die Stärken dieser Position zu sehen, die von mehreren Seiten aus als sehr wichtig angesehen wird. Die Fähigkeit, sehr unterschiedliche Interessenlagen auszubalancieren, erfordert besondere Sensibilität. Hinsichtlich der unteren Ebene geht es um die wichtigsten Aufgaben von Führung: Orientierung, Steuerung, Delegation und Motivierung (vgl. Wedekind u. Georgi, 2005). Hinsichtlich der oberen Ebene geht es für Steinhübel um den Aufbau einer professionellen Arbeitsbeziehung, die ein »Mitsteuern« ermöglicht (ein Gedanke, der dem »Beisteuern« bei Wolfgang Loth sehr ähnlich ist, siehe Loth, 2017).

Führungskräfte mittlerer und unterer Hierarchiestufen (z. B. Vorarbeiter in Handwerk und Industrie, Abteilungs- oder Gruppenleiter in Verwaltungen, Stationsleiterinnen im Krankenhaus) sind oft mit der Durchsetzung von Entscheidungen an der Basis beauftragt, an deren Zustandekommen sie nicht beteiligt waren und deren Beweggründe sie nicht vollständig verstehen, deren Details sie zuweilen nicht einmal vollständig selbst kennen. Sie sind aber dem Unmut der Basismitarbeiter über solche Entscheidungen am unmittelbarsten ausgesetzt.

Berater von »abhängigen Vorgesetzten« sollten sich der Hierarchie gegenüber zugleich respektvoll und respektlos verhalten, das heißt, sie grundsätzlich respektieren, aber den Gestaltungsspielraum der zu Beratenden möglichst weiträumig erforschen und ihnen helfen, »unmögliche Aufträge« auf plausible Weise zurückzugeben an diejenigen, die dazu besser in der Lage sind – auch, damit sie gesund und einigermaßen zufrieden in ihrem Job bleiben können. Hier hilft die in Kapitel 14.4 skizzierte Grundhaltung zu eingeschränkter Freiwilligkeit, das Erwartungs- und Erwartungs-Erwartungs-Feld gut hinsichtlich verschiedener Aspekte zu reflektieren.

- *Machbarkeit:* Für wie realistisch halten Sie das, was Sie im Betrieb umsetzen sollen? Inwiefern wird das akzeptiert werden? Mit welchen Widerständen rechnen Sie und an welchen Stellen? Wie müssten Ihre Vorgesetzten Sie unterstützen, damit dieses Vorhaben durchführbar ist?
- *Ethik:* Wie denken Sie als Privatmensch über diese Frage, wie als mittlere Führungskraft, und wie gehen Sie damit um, wenn der Privatmensch und die Führungskraft in Ihnen gegensätzliche Haltungen einnehmen?
- *Selbstschutz:* Welchen Einsatz erwarten Ihre Vorgesetzten von Ihnen in dieser Frage? Wie könnten Sie es Ihren Vorgesetzten sagen, wenn Sie deren Vorgaben nicht durchsetzbar finden? Wie machen das andere Kollegen Ihrer Hierarchiestufe in solchen Situationen? Wer von denen würde Sie dabei unterstützen?

### Betriebliche Traumatisierungen vermeiden oder lindern: Krisencoaching

Kritische oder gar traumatisierende Anlässe eines Coachings können unter anderem folgenschwere Arbeitsfehler, Abmahnungen, Kündigungen oder Degradierungen sowie Mobbingerfahrungen sein (Zapf u. Beitler, 2018), wenn eine Mitarbeiterin etwas erlebt hat, das ihr einen Schlag versetzt, das Vertrauen in sich selbst und/oder in den Betrieb radikal erschüttert und oft auch das Arbeitsverhältnis infrage stellt. Insbesondere auf Mobbingerfahrungen reagiert man oft sehr hilflos (Köllner, Kochlik u. Weber, 2008; Wywra, 2012; Cordes, 2023). Coaching dient hier in einem oft kurzfristig anzuberaumenden Gespräch zunächst der »Ersten Hilfe«.

> Dazu gehören die entlastende Aussprache (»Erzählen Sie mir, was passiert ist!«), dann das Sortieren des Geschehenen (»Lassen Sie uns mal alles der Reihe nach verstehen!«), die selbstkritische Klärung von Vorwürfen (»Welche davon akzeptieren Sie, welche nicht?«), das Prüfen notwendiger Verteidigungsschritte (»Haben Sie schon mit einem Rechtsanwalt darüber gesprochen? Was sagt der dazu?«) und die Mobilisierung eines Unterstützungsnetzwerks (»Wer steht Ihnen in dieser Angelegenheit zur Seite?«). Am Ende dieses ersten Gesprächs fragen wir nach, wie stabil sich der Klient gegenüber

dem Anfang des Gesprächs fühlt, und vereinbaren, was er mit wem noch klären und unternehmen will.

Zweite und dritte Gespräche führen die Klärung dieser »Erste-Hilfe-Fragen« fort und leiten dann in Perspektivfragen über.

»Können und wollen Sie an diesem Arbeitsplatz bleiben? Was bräuchte es, dass Sie dort wieder Vertrauen aufbauen könnten? Wer müsste davon wissen? Was würde eine Versetzung, eine Kündigung, ein neuer Arbeitsplatz in dieser Situation für Sie bewirken? Wie sind dafür die Aussichten?«

Am Ende kann man Lernerfahrungen aus dem Durchgemachten besprechen.

»Wie verändert diese Erfahrung Ihre Haltung zu ...? Was würden Sie in einer ähnlichen Situation jetzt einem anderen empfehlen? Wenn Sie alles durchdenken: Worauf sind Sie stolz, wo haben Sie standgehalten? Wo haben Sie nachgeben müssen, vielleicht auch ›einstecken‹? Wie könnten Sie mit Verletzungen so umgehen, dass diese langfristig eine Lernerfahrung für Sie sind?«

### Den eigenen Stil definieren: Längerfristiges Entwicklungscoaching

Vereinzelt entscheiden sich meist jüngere Führungskräfte zu einem längerfristigen Coaching (z. B. über zwei bis vier Jahre und ca. zwanzig bis dreißig Gespräche), in dem sie über aktuelle Fragen hinaus ihr Verhältnis zu Vorgesetzten, ihren Umgang mit Mitarbeitern, ihre Haltung zum eigenen Auftrag reflektieren und dabei ihren eigenen Stil weiterentwickeln wollen.

Folgende Arbeitsweisen sind für uns hier besonders hilfreich:

- *Organisationstheoretische Psychoedukation:* Wir bieten dem Coachee je nach Thema etwas angewandte Organisationstheorie für das eigene Überleben am Arbeitsplatz an (gut geeignet sind dafür auch die Ent-Täuschungs-Vorschläge von Zwack u. Pannicke, 2009). Die systemische Organisationstheorie macht Interpretationsangebote, die dabei helfen, kränkende und belastende Entwicklungen besser einordnen zu können und weniger »persönlich zu nehmen« – zum Beispiel warum Mitarbeitern an der Basis und Leitungsgremien ganz unterschiedliche Dinge wichtig und unwichtig sind oder warum in Organisationen selbst hochgeschätzte Mitarbeiter prinzipiell ersetzbar sind. Gerade hier kann es wichtig sein, eventuell Enttäuschungen auf eine unangemessene Vermischung von familiärer und ökonomischer Logik zurückzuführen (Simon, 2007a).

- *Die eigene Position bestimmen:* Wenn der Coachee zwischen widersprüchlichen Aufträgen droht, »unter die Räder zu geraten«, helfen wir ihm, das Auftragskarussell (Kapitel 16.7) in seinen verschiedenen Dimensionen wahrzunehmen und dann zum Finden eines eigenen Kurses auf sich selbst zu achten: auf die eigenen Werthaltungen (»Was finde ich hier persönlich richtig? Was sagt mein eigener Wertekompass?«) und auf die Selbstwahrnehmung (»Was sagen meine inneren Auftraggeber, wie wird es mir gehen, wenn ich das eine oder das andere tue?«).
- *Mentalisieren anregen* (Kapitel 17.2): Wir regen immer wieder an, in eine Beobachtungsposition zu gehen und zugleich Empathie gegenüber Vorgesetzten, Mitarbeitern und Kunden zu entwickeln – hier eignen sich unter anderem zirkuläre Fragen: »Wie sehen die mich? Was bedeuten meine Handlungen für die? Was würde ich an deren Stelle von mir wünschen?« Wir bieten auch positive Umdeutungen (Kapitel 18.2) von schwierigen Verhaltensweisen von Vorgesetzten, Mitarbeitern und Kunden ihm gegenüber an: von Bevormundung in Fürsorge, von Widerstand in selbstständiges engagiertes Mitdenken, von Blockade in sinnvolle Verlangsamung.
- *Eigenständig denken:* Wir ermuntern dazu, bestehende Freiheits- und Entscheidungsspielräume auszuloten und zu nutzen, selbstgesetzte Denkverbote (auch gegenüber der Strategie des eigenen Betriebs) infrage zu stellen, und so betriebliche Erfordernisse, eigene Werte und den Umgang mit sich selbst in bestmögliche Übereinstimmung zu bringen.
- *Privates selektiv einbeziehen:* Wir bieten an, private Fragen dort in das berufsbezogene Coaching einzubringen, wo das nützlich erscheint. Elterliche Delegationen (Kapitel 1.1) und Kindheitserfahrungen können verständlich machen, warum Coachees manch aussichtslosen Versuch trotz geringer Erfolge beständig weiter verfolgen. Aktuelle Beziehungen mit Partner oder Kindern können für Perspektivdiskussionen (»Wie lange mache ich diesen Job noch?«) und Investmententscheidungen (»Wie viele Wochenstunden will ich nächstes Jahr in meinen Beruf investieren?«) höchst bedeutsam sein. Diese Schritte an der Grenzlinie von beruflichen und privaten Bereichen sind sehr auftragssensibel. Immer wieder ist gut zu markieren, wo man gerade gemeinsam unterwegs ist, was der Rahmen des Coachings erlaubt (»Ausflüge« in die eigene Geschichte) und wo es um einen weiterführenden psychotherapeutischen Kontrakt geht.

### Coaching im Spagat zwischen Beruf und Familie

Ein weiterer häufiger Beratungsanlass für einzelne Führungskräfte sind möglicherweise bevorstehende Versetzungen oder Umzüge an entfernte Arbeitsorte, wie sie für den Aufstieg innerhalb der Organisation oder für den Wechsel zu einer anderen Firma oft erforderlich werden. Viele solcher Wechsel kommen nicht zustande oder werden nach kurzer Zeit revidiert, weil sie nicht zum Gesamt der Lebenskontexte der Führungskraft passen. Solche Mobilitätshindernisse sind oft im Dreieck zwischen Familie, Beruf und persönlichem Selbstkonzept angesiedelt.

> Der/die Lebenspartner/in kann oder will die eigene Arbeitstätigkeit weder aufgeben noch unterbrechen noch an denselben Ort verlagern; einer oder beide Partner lehnen ein Pendeln zwischen Arbeits- und Wohnort ab. Die Kinder protestieren gegen einen Umzug; die Eltern befürchten Nachteile bei einem Wechsel der Schule, des Freundeskreises oder der Kinderbetreuung. Am neuen Lebensort wird ohne den vertrauten Freundeskreis soziale Isolation befürchtet. Umzüge passen nicht ins persönliche Lebenskonzept der Führungskraft. Das Jobangebot erscheint nicht hinreichend sicher oder vertrauenswürdig, die Ressourcenausstattung dort unzureichend oder unzuverlässig, der Nutzen für die künftige Karriereplanung fraglich, die Qualität der dortigen Arbeit schwer durchschaubar.

Charakteristisch für diese Entscheidungssituation ist ihre Mehrwertigkeit. Die einzelnen Argumente entstammen verschiedenen sozialen und psychischen Systemen mit unterschiedlichen Eigenlogiken, die nicht gut miteinander verrechnet werden können (»Wie groß muss der Karrieresprung von Vater oder Mutter sein, damit die elterliche Beziehung das Pendeln verträgt oder die vielleicht schlechter werdenden Schulnoten der Kinder aufgewogen werden?«).

In einem solchen Coaching geht es darum, zunächst die Argumente aus den einzelnen Lebenswelten getrennt durchzugehen und dabei Missverständnisse, unzureichende oder falsche Informationen infrage zu stellen, schließlich eine Gesamtbewertung dieser widersprüchlichen Situation vorzunehmen – meist auf einer notwendigerweise intuitiven Ebene, weil die materiellen Fakten sich eben nicht objektiv miteinander verrechnen lassen. Dabei kann es sich bewähren …

- zu fragen: »Als Sie das Angebot erstmals hörten – haben Sie da als Erstes ›Klasse!‹ oder ›Oh je!‹ gesagt?«
- zu bitten, sich eine besonders schöne oder alternativ eine besonders hässliche Lebenssituation in zwei Jahren in allen Farben auszumalen – und danach zu schauen, ob der Jobwechsel ein Teil dieser Lebenssituation war oder nicht.
- mittels zukunftsorientierter Fragen zu erkunden: »Wie wird wohl Ihr Leben in ein, zwei, fünf Jahren nach der Annahme oder der Nichtannahme dieses Jobangebots sein?«
- bei einer imaginierten Zeitlinienreise mit der Führungskraft durch die nächsten Monate und Jahre symbolisch zu »erleben«, wie es sich in der Zukunft

»anfühlen« wird, diese Entscheidung so oder so getroffen zu haben (Theuretzbacher u. Nemetschek, 2009).
- mittels einer Skulptur oder Aufstellung in einer Beratungsgruppe (z. B. eine Tetralemma-Aufstellung, wie in Kapitel 16.4 beschrieben) die Führungskraft ein intuitives Bild der auf sie wirkenden Kräfteverhältnisse erstellen zu lassen, zum Beispiel: »Wo stehe ich zwischen dem alten Job, dem neuen Job, meiner Familie, meiner Lust und meinem Pflichtgefühl?«

All diese Vorgehensweisen helfen (natürlich oft nicht sofort), schließlich zu einer intuitiv plausiblen Gesamtbewertung der Entscheidungsalternativen zu kommen.

## 22.2 Leichter zusammenarbeiten: Teamberatung

Als Team versteht man »eine kleine Gruppe von Personen, deren Fähigkeiten einander ergänzen und die sich für eine gemeinsame Sache, gemeinsame Leistungsziele und einen gemeinsamen Arbeitsansatz engagieren und gegenseitig zur Verantwortung ziehen« (Kriz u. Nöbauer, 2008, S. 27). Arbeitsteams sollen sich innerhalb bestimmter, von »oben« vorgegebener Rahmenbedingungen weitgehend selbst organisieren und steuern. Zudem müssen sie sich, wenn die Rahmenbedingungen sich ändern, oft selbst neu »zuschneiden« und organisieren.

### Das Spektrum von Beratungsanlässen

Teamberatung wird oft in Übergangssituationen gesucht, wenn etwas »nicht mehr so weitergeht wie bisher« und »Neues ansteht«. Typische Übergänge sind
- *Teamstart:* wenn die Arbeit neu geplant, für sie neu rekrutiert, die Arbeitsabläufe neu in Betrieb gesetzt werden müssen;
- *Teamumstrukturierung:* wenn ein bestehendes Team sich mit neuen Anforderungen und veränderten Aufgaben, eventuell auch mit einer neuen Mitgliederzusammensetzung konfrontiert sieht;
- *Teamauflösung:* wenn ein länger bestehendes Team aufgelöst wird oder seine Mitglieder in andere Teams verteilt werden.

Teamberatung wird aber, auch wenn keine großen Umstellungen passieren, zuweilen aus dem Alltagsbetrieb heraus gesucht, wenn die alltäglichen Abläufe nicht gut funktionieren – zum Beispiel weil Sinn, Ziel oder Spielregeln der Arbeit unklar geworden sind; weil der Zusammenhalt zu fehlen scheint; weil Wertschätzung und Kritik nicht im richtigen Verhältnis stehen; weil das Tempo der Arbeitsabläufe zu Konflikten führt. Sie kann auch gesucht werden, wenn negative oder gar traumatisierende Ereignisse ein normales Weiterarbeiten im Team erschweren. Leitungsteams suchen zuweilen Teamberatung, wenn sie sich aus Gründen ihrer Teamdynamik schwer damit tun, anstehende Entscheidungen rechtzeitig zu treffen. Wir wollen hier nicht auf die zahlreichen sozial- und organisationspsychologischen Erkenntnisse zu Teams, Teamarbeit, Teamentwicklung, Teamrollen, Teamkompetenz und Teamtypen eingehen. Diese sind übersichtlich zum Beispiel bei Kriz und Nöbauer (2008) oder Wegge und Kemter-Hofmann (2018) dargestellt. Schwemmle und Schwemmle (2012) schildern Methoden und Best Practices für das Teamcoaching. Zu einem erfolgreichen »Onboarding« neuer Mitarbeiter siehe Brüggemann (2020). Wer für die kollegiale Unterstützung und gegenseitige Beratung innerhalb von Teams Anregungen sucht, dem seien die Bücher von Herwig-Lempp (2009) oder Schmid, Veith und Weidner (2010) empfohlen.

Wir wollen systemische Teamberatung hier anhand von Fällen aus unserer eigenen Beratungspraxis anschaulich machen (ausführlicher Zwack, Zwack u. Schweitzer, 2007; Zwack u. Schweitzer, 2010). Unsere Teamberatungspraxis folgt folgenden Grundgedanken:

- *Führungskräfte einbeziehen:* Wir versuchen, die Einbindung eines Teams in eine größere Organisation und die Rolle der Leitung im Team und in der Organisation nicht nur zu reflektieren, sondern auch zu nutzen. Die Dreiheit von Auftraggeber bzw. Finanzier der Teamberatung, zu beratendem Team und Teamberater macht immer wieder ein »triadisches Contracting« erforderlich (Kapitel 14.4). Deshalb führen wir in der Regel Vorgespräche und zuweilen hinterher Bilanzgespräche mit entfernteren Vorgesetzten (z. B. Geschäftsführung), die die Teamberatung finanzieren. Deshalb bitten wir unmittelbare Teamleiter, in den Sitzungen mitzuwirken, bei Unklarheiten dort die »offizielle Politik« der größeren Organisation zu erklären und danach mit uns im Blick auf Umsetzungsmöglichkeiten für die Leitung auszuwerten.
- *Sicherheit durch Transparenz fördern:* Wir versuchen, allen Teammitgliedern größtmögliche Sicherheit im Beratungsprozess zu geben. Das erfordert schon im Vorfeld hohe Transparenz. Wir sorgen durch Vorgespräche und schriftliche Vorinformationen dafür, dass auch »beratungsunerfahrene« oder »beratungsgebrannte« Teammitglieder im Groben wissen, worauf sie sich einlassen. Und wir kündigen zu Beratungsbeginn Spielregeln an, die wir im Folgenden bei Bedarf immer wieder bekräftigen: »Hier kann alles gesagt werden; aber hier muss niemand irgendetwas sagen, was er/sie nicht sagen will« und: »Hier geht es um kein einzelnes Teammitglied, sondern immer um die Zusammenarbeit«.

- *Allen Teilnehmern eine Stimme geben:* Wir versuchen, allen Teammitgliedern »eine Stimme zu geben« – auch denen, die sich nicht trauen, die in die innere Emigration gegangen sind, die einer Minderheitsfraktion angehören. Oft sind gerade diese Stimmen wichtig, weil sie das »Noch-nicht-Gesagte« im Team vertreten können. So arbeiten wir in der Sitzung bei heiklen Themen in hierarchisch strukturierten und in größeren Teams (mit mehr als zehn bis zwölf Mitgliedern) zu einzelnen strittigen Fragen oft in instruierten Kleingruppen, deren Ergebnisse von einem »Sprecher« berichtet werden, ohne dass jeder Einzelne sagen muss, was er persönlich zu dieser Frage denkt. Zum anderen versuchen wir, aktiv Themen zu enttabuisieren, indem wir selbst zuweilen Hypothesen formulieren über das, »was – wie wir vermuten – derzeit noch nicht gesagt, aber von manchen vielleicht schon gedacht wird«. Auch bietet es sich an, in verschiedenen Gruppierungen mit reflektierenden Positionen den Teamalltag zu kommentieren (Kapitel 19.3).
- *Beratung und Alltag verknüpfen:* Wir versuchen, die Beratungsgespräche möglichst eng mit dem Teamalltag zu verknüpfen. Zuweilen erleben wir als teilnehmende Beobachter wichtige Alltagssituationen (etwa typische Produktionsprozesse oder Arbeitsbesprechungen) mit und melden gleich dort und im nächsten Beratungsgespräch unsere Beobachtungen zurück. Oft enden unsere Beratungsgespräche, wenn diese sonst folgenlos und diffus bleiben könnten, mit möglichst konkreten Vereinbarungen auf einer Flipchart, was nach den Gesprächen geschehen soll: »Wer macht was bis wann?«

Timing und Umfang systemischer Teamberatungen hängen ganz vom Auftrag ab. Als akute Kriseninterventionen werden sie meist für eine bis drei Sitzungen verabredet. Auch bei unkomplizierten Teamentwicklungsmaßnahmen, etwa bei Teamneustarts, reicht diese kleine Dosis. Für die Bewältigung schwieriger Umstellungsprozesse oder die Lösung längerfristiger Konflikte rechnen wir mit Zeiträumen zwischen einem halben und maximal zwei Jahren und mit einer Sitzungszahl zwischen fünf und maximal 15 Sitzungen von anderthalb Stunden Dauer (selbstverständlich gibt es auch weniger oder mehr).

### Teams starten

Beim Aufbau eines vollkommen neuen Teams mit Mitarbeitern unterschiedlicher Herkunft kann eine systemische Beraterin die Personalfindung und -auswahl unterstützen, wenn diese sich verkompliziert.

Ein großer Krankenhausträger plant den Neustart einer »Filialklinik«. Diese Veränderung wird allseits mit gemischten Gefühlen betrachtet, da sie mit einer Reduktion von Betten und Mitarbeiterstellen im Mutterhaus und dem Hinüberwechseln mehrerer geschätzter Mitarbeiter verbunden sein wird. Jene, die gehen, schwanken zwischen »toller Chance« und »Sprung ins kalte Wasser«. Jene, die bleiben, schwanken zwischen der Melancholie des Zurückgelassenwerdens und der Beruhigung, selbst in vertrauter Situation bleiben zu können. In dieser Ambivalenz geht die Leitung der Filialklinik so halbherzig auf Personalsuche, dass wenige Monate vor Betriebsbeginn noch viel zu wenige Bewerbungen vorliegen. Der Berater kommentiert im zweiten Gespräch mit der Filialleitung, diese Art der zurückhaltenden Personalwerbung erscheine ihm wie eine intelligente Selbstsabotage des Neustarts, vielleicht aus taktvoller Loyalität gegenüber all jenen Bedenken. Dies löst eine heftige Debatte aus, wie »offensiv« oder eher »klammheimlich« zu werben man sich traut. Als wichtiger symbolischer Akt werden im dritten Gespräch mehrere hochrangige Leitungskräfte des Mutterhauses gebeten, dem Projekt und speziell einer offensiven Personalwerbung nochmals »ihren Segen zu erteilen«. Nachdem dies gelungen ist, werden offensive Werbungsformen beschlossen. Drei Monate später sind fast alle Stellen besetzt.

Sind die Mitarbeiter eingestellt, können »Teamstartveranstaltungen« helfen, die anfängliche Teambildung so zu beschleunigen, dass eine produktive Phase rascher erreicht wird. Dabei ist es von Vorteil, wenn die Mitarbeiter wie auch die Leitung schnell eine »Landkarte« der unterschiedlichen professionellen Vorerfahrungen (Arbeitsstellen, Aus- und Weiterbildungen), der personenspezifischen Kompetenzen (»Was mache gerade ich besonders gut?«) sowie der Erwartungen und Befürchtungen gegenüber der neuen Arbeit erstellen können. Das lässt sich mit Who-is-who-Skulpturen (beschrieben in Kapitel 16.2) besonders gut und leicht machen.

Ein erster Teamstart-Halbtag soll der Begrüßung, der Information und dem Kennenlernen dienen. Was die Mitarbeiter beim Start bewegt, verdeutlicht eine Who-is-who-Skulptur, bei der sich die Teilnehmer jeweils mit denen im Raum zusammenstellen, deren Schicksal sie in Bezug auf ein bestimmtes Thema teilen: Wie verkraftet man angesichts gestiegener Benzinpreise die längeren Anfahrtswege zur Filialklinik? Wer hat nachmittags kleine Kinder zu betreuen und wird daher die Morgenschichten bevorzugen? Wie viele Raucher und Nichtraucher müssen sich verständigen, wo geraucht werden darf? Wer bringt von welchen vorigen Arbeitsstellen welche unterschiedlichen Kompetenzen mit? Der zweite Halbtag dient als »Talentbörse«. Die Mitarbeiterinnen interviewen sich je zehn Minuten gegenseitig über ihre besonderen Begabungen und Interessen und stellen diese in Form kurzer »Talentsteckbriefe« vor. Danach benennt die Stationsleitung wichtige Aufgaben, die im Stationsalltag zu besetzen sein werden – von Materialbestellungen und Zimmergestaltung über Blumenpflege bis zur »Kultur im Krankenhaus«. Nach der Talentbörse lassen sich diese Funktionen meist problemlos besetzen, ähnlich leicht gelingt danach oft die Einteilung der Früh-, Spät- und Nachtschichten.

## Teams fusionieren

Die Fusion zweier Arbeitsteams erfolgt oft angesichts schrumpfender Absatz- und Mitarbeiterzahlen oder wenn bisherige Funktionen eines oder beider Teams für nicht mehr zeitgemäß oder nötig gehalten werden. In dieser Situation erlebt sich oft ein Teil des neu fusionierten Teams als Verlierer institutioneller Entwicklungen und ist nur wenig motiviert zu jenen neuen Taten, die die Leitung erwartet. Zudem sind die beiden Teams mit ihren jeweiligen Kulturen einander oft fremd und stellen sich wechselseitig infrage. Beratung wird in diesen Situationen zuweilen gesucht, wenn die Arbeitsleistung deutlich sinkt, weil diese internen Reibungsverluste die Arbeitsmotivation und -energie »auffressen«. Hier kann es meist in zwei bis fünf Treffen gelingen,

- die bisherige Geschichte beider Teams und der Fusion so »aufzuarbeiten«, dass eventuell vorhandenes Hadern zwischen den beiden Altteams zunächst verstehbar und dann überwindbar wird;
- die bisherigen Teamkulturen wechselseitig deutlich und akzeptabel zu machen, um dann leichter Ansatzpunkte für eine neue gemeinsame Teamkultur zu finden;
- Spielregeln zu den wichtigsten Fragen der aktuellen Zusammenarbeit neu zu verabreden;
- mit neuem »Wirgefühl« die Beziehungen dieses Teams zu seiner Außenwelt neu zu ordnen.

Mit einer Krankenhausstation, aus zwei früheren Stationen zusammengelegt, werden drei halbe Teamtage durchgeführt – die ersten beiden mit zwei Monaten Abstand, der dritte ein halbes Jahr später. Beim ersten Halbtag werden zunächst in »miteinander gut vertrauten« Kleingruppen »die schönsten und die grässlichsten Dinge, die ich mir unter Teamberatung vorstelle«, ausgetauscht sowie beredet, »was hier für mich herauskommen soll«. Danach werden auf einer Zeitlinie (Kapitel 16.5) die 14-jährige Geschichte beider Stationen sowie deren euphorische, traumatische und routinierte Phasen durchwandert. Am Ende wird mit Wandzeitungen ein Profil der Station »ein Jahr später, wenn alles optimal läuft«, erarbeitet – und die allerersten kleinen Schritte auf dem Weg dorthin. Zu jenen »ersten kleinen Schritten«, die besonders viele Anhänger finden, werden Arbeitsgruppen mit Sprechern eingerichtet. Einen Monat später »läuft es rund«, fühlt man sich »zusammengerückt«, man sei »freier, etwas anzusprechen«, die »Verpflichtung steigt«. Jetzt rückt die Vereinbarung einer »gemeinsamen Politik« in strittigen Punkten in den Mittelpunkt: Wie sollen »schwierige Patienten« begrenzt, Teambesprechungen gestrafft, Behandlungspläne klarer untereinander kommuniziert und die Außenvertretung der Station verbessert werden? Aus zwei Simulationsrollenspielen für Besprechungen über strittige Behandlungsfragen entwickeln sich zwei neue Entscheidungsmodelle, die bis zur dritten Sitzung ein halbes Jahr später erprobt werden sollen. Sechs Monate später sind Kooperation und Atmosphäre gut geblieben. Nun stellen sich andere Umstellungsfragen, die aber nichts mehr mit der Teamfusion zu tun haben.

### Bisherige Teamstrukturen dezentralisieren und auflösen

Bei der Umwandlung spezialisierter, zentraler, zuweilen etwas kundenferner Fachdienste in weniger spezialisierte, dezentralere und kundennähere Geschäftsbereiche (siehe Kapitel 7.3 zum Übergang von der Differenzierungs- in die Integrationsphase in Organisationen) werden oft Arbeitsteams aufgelöst und auf neue Wirkungsorte verteilt. Da werden Berufsgruppen, die zuvor Teil einer zentralen Verwaltung oder eines spezialisierten zentralen Fachdienstes waren, nun einer kundennahen Produktions- oder Dienstleistungseinheit zugewiesen – Marketing- oder Controllingexperten in einem Automobilunternehmen etwa zu einem Geschäftsbereich Lastkraftwagen, Sozialarbeiter oder Psychologen im Krankenhaus zu einzelnen Stationen oder in einem großen Stadtjugendamt zu einzelnen Stadtteilteams. Dies ist oft ein für die Mitarbeiter schmerzhafter und für die Organisation kostspieliger Prozess. Die Mitarbeiter waren bislang stolz auf ihr früher erreichtes Spezialisierungsniveau, erlebten sich von ihren Kollegen fachlich und persönlich unterstützt, hatten persönliche Freiheiten in ihrer Dienstgestaltung. Nun befürchten sie eine Deprofessionalisierung ihrer Tätigkeit. Andererseits sind sie vielleicht neugierig auf neue, direktere, umfangreichere oder kundennähere Wirkungsmöglichkeiten »vor Ort«.

Beratung wird in solchen Übergangsprozessen zuweilen schon bei der Planung des »neuen Zuschnitts«, häufig aber erst später gesucht, um den reibungsloseren Übergang der bisherigen Fachteams in die Teams »vor Ort« zu gewährleisten – bevorzugt für solche Fachteams, die sich damit schwertun und den Prozess mit Renitenz- oder Depressivitätssymptomen zu blockieren drohen. Unserer Erfahrung nach ist eine möglichst frühe Beteiligung der Betroffenen bei der Planung des neuen Zuschnitts immer wünschenswert. Bei der Dezentralisierungsbegleitung bisheriger Fachdienste achten wir auf folgende charakteristische Beratungsschritte:

- *Auftragsklärung:* Wir klären mit der für die Umstrukturierung verantwortlichen Leitungskraft, mit dem Fachdienst und vielleicht auch mit den Leitungen der künftigen Teams Ziel und Zeitraum der Dezentralisierung, noch offene Entscheidungsspielräume und den Umgang mit Vertraulichkeit ab. Wir fragen außerdem, wie sicher es ist, dass die Umstrukturierung tatsächlich stattfinden wird.

- *Blick zurück in Zuneigung, Trauer, Zorn:* Es gilt zu würdigen, was gut war am Bisherigen, zu betrauern, was fachlich und menschlich verloren geht, zugleich aber auch das Unbefriedigende an der alten Arbeitssituation (meist »der Elfenbeinturm«, die »Ferne vom wirklichen Leben«) und die neuen Chancen der Dezentralisierung zu betrachten.
- *Abschied vom Alten:* Wenn dies gut abgeschlossen ist, kann in einem kleinen Ritual der Mitarbeiter, zum Beispiel einem Umtrunk, einer Abschiedsrede oder gar einem »Begräbnis«, das Alte symbolisch verabschiedet werden. Dies hilft, sich die Unwiderruflichkeit jenes Aktes bewusst zu machen.
- *Umzugsplanung:* Die Mitarbeiter gehen in eine neue Welt, die sie oft nur unvollständig kennen. Wir sondieren mit ihnen jenes unbekannte Territorium und die neuen Kollegen, imaginieren ihre Ankunft dort (»Wie wollen wir den Einstieg gestalten? Womit könnten wir positiv überraschen? Wie könnten wir uns dort gleich am ersten Tag unmöglich machen?«) und besprechen, welche Kompetenzen sie dort zeigen wollen und welche lieber nicht.
- *Netzwerkpflege nach dem Umzug:* Die Mitarbeiter diskutieren, wie professioneller Austausch, gegenseitige Weiterbildung und Beratung untereinander auch nach dem Umzug aufrechterhalten werden können und wie man sich mit »kurzem Draht« bei Integrationsschwierigkeiten in den neuen Arbeitseinheiten unterstützen kann.

## Überlastungssituationen in Umstrukturierungsprozessen bearbeiten

Wenn Betriebsleitungen sich, oft im Rahmen von Umstrukturierungen, für ihren Betrieb ehrgeizige Leistungsziele setzen, die bisherige Zeitreserven und Leistungspuffer abbauen, die aus Mitarbeitersicht nicht realisierbar sind und von denen diese sich überfordert fühlen, dann kann es je nach Verarbeitungsweise im Team zu unterschiedlichen Reaktionen kommen. Uns sind drei Reaktionsformen vertraut:

- Formen des stillen Protestes wie innere Emigration, erhöhte Krankheitstage oder Kündigungen;
- vermehrte Konflikte innerhalb des Teams und mehr Einzelkämpfertum, wenn »leistungsstärkere« Mitarbeiter angesichts höherer Normen nicht mehr bereit sind, für ihre »schwächeren« Kollegen wie bislang »mitzuarbeiten«;
- offener Protest mit Beschwerden bei der Betriebsleitung oder dem Betriebsrat.

Für uns haben sich in diesen Situationen folgende Vorgehensweisen bewährt (Zwack u. Schweitzer, 2010):

- *Die Teamleitung einbinden*
  Wenn die Leistungsvorgaben der oberen Leitungsebene wesentlicher Teil der Konflikte sind, versuchen wir, diese in die Teamberatung einzubinden – in Vorgesprächen zur Auftragsklärung, in einzelnen Teamsitzungen selbst in Form klarer eigener Erklärungen ihrer Erwartungen an die Mitarbeiter und gegebenenfalls ihrer Spielräume zu Kompromissen. Die direkten Teamleiter nehmen an der Teamberatung persönlich teil und bilanzieren gleich danach für 5–15 Minuten mit uns und verabreden, welche Anregungen aus der Teamberatung bis zur nächsten Beratungssitzung eventuell umgesetzt werden können.
- *Loyalitäts- und Zielkonflikte klar benennen*
  Um uns zwischen den Parteien frei bewegen zu können und von allen akzeptiert zu werden, versuchen wir als Berater, zunächst eine möglichst neutrale Haltung zu den strittigen Themen einzunehmen (was je nach weltanschaulicher Haltung zuweilen eine beträchtliche Herausforderung ist), alle Positionen als prinzipiell berechtigt anzuerkennen und die strittigen Fragen möglichst klar auf den Tisch zu bringen.
- *Investitionsbereitschaft in die Gemeinschaft prüfen*
  Wir fragen, wer von der Leitung und den anderen Teammitgliedern derzeit und künftig was erwartet und was er selbst bereit ist, in dieses Team einzubringen. Folgender Vierschritt von Fragen bzw. Statements hilft uns dabei:
  - »Welche Probleme müssen Sie in der nächsten Zeit lösen, um Ihre Arbeit gut machen zu können?«
  - »Für wie wahrscheinlich halten Sie es, dass Sie dieses Problem in den Griff bekommen, die hierfür angedachten Schritte umsetzen und auch in sechs Monaten noch beibehalten?«
  - »Woran hier niemand glaubt, damit sollten wir uns nicht aufhalten.«
  - »Wer treibt das Thema bis zum nächsten Mal weiter voran? Wer entwickelt gemeinsam mit anderen Lösungsideen, die wir beim nächsten Mal diskutieren?«
- *Teamgespräche und Projektmanagement verknüpfen*
  Wir versuchen zu vermeiden, dass die Teamberatung nur ein »Klageort« wird. Wir streben an, dem Team bei konkreten Handlungsentscheidungen zu helfen, und erkunden bei der nächsten Sitzung deren Umsetzung. Wir ermuntern dazu, dass sich in der Sitzung »Themenpaten« finden, die sich um die interne Weiterverfolgung eines Themas kümmern, »Beobachter«, die diese Veränderungen im Auge behalten, »Erinnerungswecker«, die andere an bestimmte

Verabredungen aus der Supervision erinnern dürfen, »Koordinatoren«, die die Zuarbeit anderer einsammeln und bündeln und in der nächsten Sitzung vorstellen.

## Informationsfluss in Teams verbessern

In Teams mit Schichtarbeit, mit vielen Teilzeit- und Leiharbeitern oder mit unterschiedlichen Professionen kann ein unzureichender Informationsfluss als beständiges Problem erlebt werden. Wirklich lösbar ist dieses Problem nach unseren Erfahrungen auch nur mit hinreichender Personalkonstanz; einige Interventionen können aber helfen, die Probleme zu lindern. Wir erkundigen uns nach dem Besprechungswesen eines Teams und diskutieren, wer wann mit wem über was reden müsste, damit eine »Mindestdosis« an Informationsfluss gewährt ist. Dann sprechen wir über die »guten Gründe«, warum diese Mindestdosis derzeit nicht zustande kommt. Diese können beispielsweise in ineffektiv erlebten Besprechungsformen oder in unterschiedlichen Prioritäten liegen: Wer nimmt was und wen wie wichtig? Zuweilen besuchen und beobachten wir Teambesprechungen im Alltag und geben hinterher ein Feedback mit Veränderungsanregungen. Wir gehen davon aus, dass Besprechungen dem Arbeitsziel des Teams dienen sollten, und achten daher darauf, inwieweit die beobachtbaren Interaktionsprozesse und Besprechungsinhalte dies zu tun scheinen:

- *Präsenz und Timing:* Wer ist dabei? Wer fehlt, der für den Erfolg der Besprechung gebraucht würde? Werden die verabredeten Zeiten eingehalten? Erlauben die Umstände (z. B. störende Unterbrechungen von außen) eine Konzentration auf die Besprechungsinhalte?
- *Struktur:* Gibt es einen vereinbarten Aufbau der Besprechung und erscheint dieser produktiv? Wird beobachtet, ob Vereinbarungen in der Besprechung hinterher eingehalten werden?
- *Holschuld oder Bringschuld bei der Informationsübermittlung:* Wer übernimmt Verantwortung für das Übermitteln wichtiger Informationen – die, die sie geben sollen (Bringschuld), oder die, die sie bekommen sollen (Holschuld)?
- *Themenrelevanz:* Sind die besprochenen Themen für das Besprechungsziel wichtig und sinnvoll?

Über die Rückmeldung hinaus geben wir bei Bedarf, falls Kenntnisse dafür fehlen, Anregungen für die Strukturierung von Besprechungen und vermitteln Grundkenntnisse der Gesprächsmoderation in Teams (Deissler, Keller u. Schug, 2019).

## Traumatische Erlebnisse bewältigen

Manchmal suchen Teams angesichts eines gemeinsam erlebten schrecklichen Ereignisses eine kurzfristige »Krisenberatung«. Diese ähnelt dann einer »Fallsupervision«, aber es geht mehr um die kollektive, entlastende Bewältigung von etwas, das auf der Handlungsebene nicht mehr beeinflusst werden kann. Hier ist ein eher narratives Vorgehen angesagt – ein Austausch von Geschichten, wie jedes Teammitglied dieses Ereignis erlebt hat und zu bewältigen versucht und wie man gemeinsam als Team mit der Erinnerung an diese Situation umgehen will (vgl. Mahnkopf et al., 1998).

> Auf einer Krankenhausstation ist eine Patientin auf sehr qualvolle Weise gestorben. Das Pflegeteam musste weitgehend hilflos zusehen. In einer ersten Erzählrunde, die wir mit der Leitfrage einläuten: »Wie ging es Ihnen bei diesem Miterleben des Sterbens dieser Patientin, und was hat es bei Ihnen hinterlassen?«, wird deutlich, wie je nach pflegerischem und persönlichem Erfahrungsgrad (»Meine Mutter ist auch an dieser Krankheit gestorben«) alle Teammitglieder ganz unterschiedliche Aspekte dieses Sterbeprozesses schlimm fanden. Dann greifen wir die immer wieder angedeutete Schuldfrage auf: »Hätte jede Einzelne von Ihnen etwas anders tun können? Hätten die Ärzte etwas anders tun können? Hätte eine andere Station etwas besser gemacht?« Im Ergebnis bestätigen die Pflegeteammitarbeiter einander darin, das Bestmögliche getan zu haben. Sie wollen aber mit den zuständigen Ärzten noch einmal über eine bessere Abstimmung in künftigen Fällen sprechen. Als weitere Handlungsidee kommt auf, noch einmal abschließend mit dem Ehemann der Patientin Kontakt aufzunehmen. Am Ende drücken wir unsere Anerkennung für das Engagement, die Bereitschaft zum Einlassen auf und das Aushalten dieser schrecklichen Situation aus und fragen, wie sie die Kraft dazu gefunden haben. Es wird – auch untereinander anerkennend – festgestellt, wie gut man sich im Pflegeteam diesmal untereinander getröstet habe, und alle beschreiben, dass das in vergleichbaren Situationen in der Zukunft auch das Wichtigste wäre.

## Leitungsteams: Schwierige Entscheidungen erleichtern

Berater werden von Leitungsteams gern angefragt, um Entscheidungsprozesse zu beschleunigen, die durch interne Beziehungsdynamiken verlangsamt werden. Solche Leitungsteams haben zwar meist formelle Regeln darüber, wie Entscheidungen zu treffen sind bzw. wer im Fall von Meinungsunterschieden »das letzte Wort hat«. Jedoch sind ihre Mitarbeiter sich meist bewusst, wie sehr sie von der Motivation und Ausgleichsbereitschaft der anderen Teammitglieder abhängig sind, und streben daher ein hohes Maß an Fairness und respektvollem Umgang miteinander an.

Eine Dienstleistungsorganisation expandiert und will zwei neue kleine Filialen gründen. Zwei Mitglieder des fünfköpfigen Leitungsgremiums sollen teilzeitig an zwei Wochentagen dort als Filialleiter arbeiten, den Rest der Woche in der Zentrale. Wer sollen, wollen, werden diese beiden sein? Wir erkunden die Facetten dieser Entscheidung aus verschiedenen Perspektiven: Wer erscheint am besten geeignet? Wer hätte Spaß an dieser Aufbauarbeit und am »Pendeln« zwischen Zentrale und Filiale? Wem ist diese Aufgabe neben der Arbeit in der Zentrale vom Volumen her zumutbar? Wen möchte der Geschäftsführer dort sehen?

Diesem Austausch folgt eine Skulptur, in der sich auf einer Landkarte der Region, mit der Zentrale in der Mitte der Landkarte und den Filialen an den zwei entgegengesetzten Rändern, alle fünf zunächst ihren »Lieblingsort« suchen und dann versuchsweise erproben, wie es sich an ihrem »zweitliebsten« Ort arbeitet. Am Ende wird derjenige Filialleiter, den der Geschäftsführer für diese Rolle schon vorab bevorzugte – allerdings werden vorher noch substanzielle »Verhandlungen« über die Neuaufteilung der Aufgaben in der Zentrale geführt, die auch vom Geschäftsführer selbst einige Zugeständnisse erfordern.

## 22.3 Wandel anstoßen: Organisationsberatung[77]

Während sich in Teams die Mitglieder meistens persönlich kennen und miteinander interagieren, ist dies in Organisationen nicht mehr zwangsläufig der Fall. Sowohl die Bedeutung von Entscheidungen, von schriftlichen Kommunikationsformen wie Protokollen, Beschlüssen, Leitlinien und von juristischen Regelungen als auch die hierarchischen Differenzen zwischen den Beteiligten sind in Organisationen größer als in Teams. Organisationsberatung ist daher von der Zahl der Betroffenen größer dimensioniert, in ihren Zielsetzungen oft komplexer und zeitlich langfristiger (allerdings nicht immer, es gibt auch Kleinstorganisationen in Teamgröße). Deshalb nehmen eine formale, transparente Gestaltung (die sogenannte »Architektur«) der Organisationsberatung und die nachvollziehbare und notwendigerweise oft schriftliche Information aller Beteiligten über den jeweiligen Stand des Geschehens größeren Raum ein als in der Teamberatung. In Kapitel 5.1 haben wir bereits die historische Entwicklung der systemischen Organisationsberatung skizziert. Im Kapitel 7.3 haben wir für die Beratung bedeutsame Charakteristika von Organisationen als soziale Systeme herausgearbeitet. Die Auftragsklärung in größeren

77 Viele der Gedanken in Kapitel 22.3 bis 22.6 wurden gemeinsam mit Liz Nicolai entwickelt.

und formellen Organisationen haben wir in Kapitel 14.3 beschrieben, symbolisch-handlungsorientierte Interventionen in Kapitel 16.6. Wir beschränken uns daher in diesem Kapitel auf eine kurze Darstellung der »Architektur« von Organisationsberatungsprozessen, auf Leitfragen der Organisationsdiagnose und auf zwei Beispiele aus unserer eigenen Arbeit.[78]

## Architektur und Design

Die Frage des optimalen Designs einer Organisation ist zunehmend zum Faktor für die Wettbewerbsfähigkeit eines Unternehmens geworden. Immer wieder wird in verschiedenen Verbindungen dabei der Begriff der »Architektur« gebraucht, um die Komplexität der zu beachtenden Wechselwirkungen zu verdeutlichen, die ins Spiel kommen, wenn es um Prozessverläufe in größeren Organisationen geht (Wimmer, Meissner u. Wolf, 2009). Die jeweilige »Organisationsarchitektur« betrifft den Aufbau der organisatorischen Abläufe und die damit verbundenen Herausforderungen für die Führungskräfte (Nagel, 2009). Die »Veränderungsarchitektur« von Beratungsprozessen bezieht sich auf die Grobplanung einer Organisationsberatung, auf das Gesamt der Antworten auf die Frage: »Wer macht mit wem was wann?« Diese kann man in einem Übersichtsplan darstellen, der die vorgesehenen Maßnahmen zusammenfasst – stets in der Erwartung, dass dieser Plan im Beratungsverlauf an Entwicklungen angepasst werden kann. Ein besonderes Augenmerk wird auf kontinuierliche Reflexion gelegt. Charakteristische Elemente einer solchen Veränderungsarchitektur sind:

- Eine *Steuerungsgruppe* aus höheren Verantwortlichen, die das Gelingen des Veränderungsprozesses verantwortet,
- eine *Projektgruppe,* die dieses Gelingen vorantreibt. Letztere besteht idealerweise aus einer Führungskraft, einem internen Projektmanager, einem oder mehreren internen und/oder externen Beratern sowie aus je einem Vertreter der vom Veränderungsprozess betroffenen Abteilungen oder Arbeitsgruppen,
- eine *Resonanzgruppe* (zuweilen als »Sounding Board« oder »Reflecting Team« bezeichnet), ebenfalls aus Repräsentanten unterschiedlicher Interessensgruppen

78 Kurz gefasste Einführungen in die systemische Organisationsberatung haben Wimmer (2012b), Königswieser und Hillebrand (2023) sowie Häfele (2007) verfasst. Umfangreiche und lehrbuchartige Darstellung bieten König und Volmer (2008), Schwemmle und Schmid (2009) sowie Schiersmann und Thiel (2009). Spezifisch systemische Methodiken beschreibt Krizanits (2020). Zu systemtheoretischen Hintergrundüberlegungen für die Beratungspraxis sei unter anderem auf Simon (2007a), Senge (1996), Groth und Wimmer (2004), Wimmer et al. (2009) sowie Campbell und Huffington (2008) verwiesen.

zusammengesetzt und ohne Entscheidungsaufgaben. Sie gibt bei und zwischen den Meilensteinen der Projektgruppe Zwischeninformationen, wie es in den betroffenen Abteilungen »läuft« und »wie die Stimmung ist«,

- eine *Systemdiagnose* der Organisation: Durch Einzel- und Gruppeninterviews mit verschiedenen Teilen der Organisation, zuweilen durch teilnehmende Beobachtung ausgewählter Alltagssituationen, wird ein Verständnis von Systemlogiken entwickelt, das den aktuellen Zustand der Organisation verständlich macht. Dazu gehören auch wichtige Teile der Organisationsgeschichte und der in ihr wirksamen, oft ambivalenten Zukunftshoffnungen und -befürchtungen,
- *Interventionen* bestehen meist in einer Reihe von Veranstaltungen, die »das Neue« in die Organisation bringen sollen. Das können gemeinsame *Brainstormingrunden* sein, neue Ideen, die die Beteiligten selbst einbringen, *Trainings* im Sinne der Vermittlung und Einübung neuer Kompetenzen und schließlich *Entscheidungen,* zum Beispiel über neue Teamzusammensetzungen, Techniken oder Arbeitsabläufe.
- *Meilensteine* schließlich sind vorab festgelegte Zeitpunkte, zu denen im Veränderungsprozess erste Zwischenergebnisse erwartet werden. Zu diesen Zeitpunkten wird das bislang Erreichte präsentiert und bewertet. Im Erfolgsfall

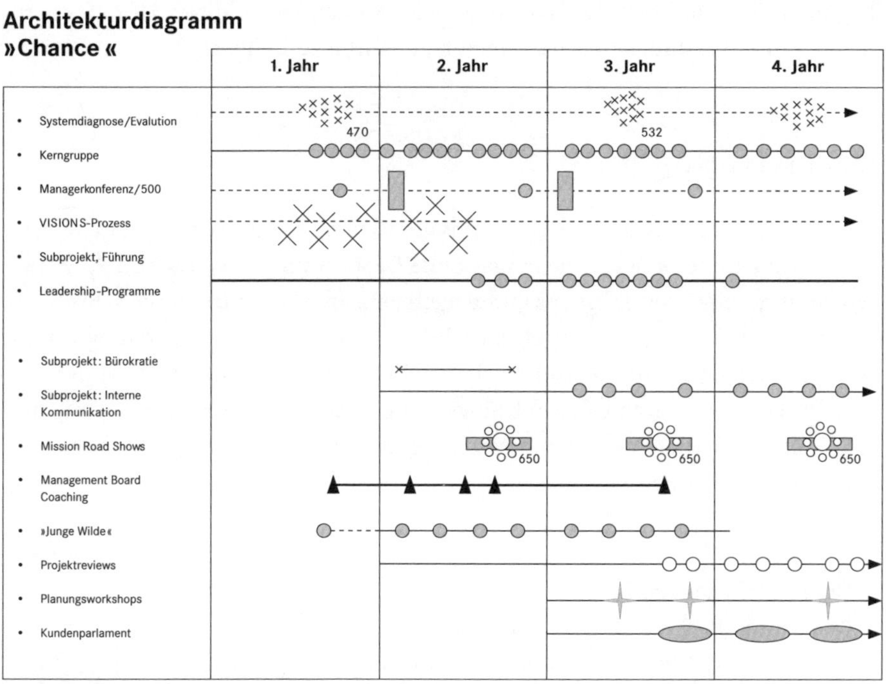


Abbildung 17: »Architekturdiagramm« einer vierjährigen Organisationsberatung eines internationalen Anlagenbau-Konzerns (aus Königswieser u. Hillebrand, 2023, S. 65)

wird »gefeiert«. Sichtbar gewordene Widerstände und Unmöglichkeiten geben Anlass zu Teilrevisionen des Prozesses. Im Fall von Misserfolg oder wenn aufgrund von Umweltveränderungen das Projekt nicht mehr sinnvoll erscheint, wird über den Abbruch nachgedacht.

Eine solche Übersichtsplanung wird umso wichtiger, je größer und langfristiger sie ist und je mehr Menschen sie einbezieht. Als Beispiel sei das »Architekturdiagramm« einer über vier Jahre verlaufenden Organisationsberatung der Wiener Beraterfirma Königswieser und Network in einem internationalen Anlagenbau-Konzern mit weltweit 20.000 Mitarbeitern abgebildet (Abbildung 17). Die visuelle Repräsentation dieser Prozessarchitektur (Königswieser und Hillebrand, 2023, S. 8 ff.) erlaubt einen Einblick in die Fülle und den zeitlichen Ablauf unterschiedlicher Interventionen in einer so komplexen Organisationsberatung. Man kann sehen, dass eine Steuerungsgruppe (hier »Kerngruppe« genannt«) über die ganze Zeit hinweg die verlässliche Koordinationsinstanz des gesamten Prozesses darstellt. Die Systemdiagnostik steht am Beginn, wird aber im dritten und vierten Jahr im Sinne einer Evaluation der Veränderungen wiederholt. Früh im Prozess werden auch der »Visionsprozess« und das »Subprojekt Führung« initiiert. In der Mittelphase im zweiten und dritten Jahr beginnen die »jungen Wilden« ihre Arbeit, ein neu eingeführtes »Kundenparlament« kommt erst in den letzten eineinhalb Jahren zum Einsatz.

## Organisationsdiagnose

Systemdiagnosen zu Beginn einer Organisationsberatung werden meist durch Einzel- und Gruppeninterviews sowie ausgewählte Beobachtungen von wichtigen Aspekten des Organisationsalltags zusammengetragen, zuweilen auch durch schriftliche Mitarbeiterbefragungen. Theoretisch gehen sie der Organisationsberatung voraus; nach unserer Erfahrung verändern sie sich beständig im Laufe der Veränderungsbemühungen. Auf deren Durchführungsdetails gehen wir hier nicht ein, wir benennen Leitfragen, die diesem Suchprozess einer Organisationsdiagnose zugrunde gelegt werden können.

**Organisationsdiagnose**

*Eine Organisation kennenlernen – Leitfragen*

- *Gegenstand:* Welchen Namen hat die Organisation und wie bedeutsam ist dieser? Welche Personen oder Subsysteme gehören dazu, welche explizit nicht? In welchen größeren Kontext ist die Organisation eingebunden?

- *Zielsetzungen:* Worin sieht die Organisation ihre Daseinszwecke? Wie einig oder uneinig sind sich verschiedene Mitglieder darüber? Wie bekannt sind sie den Mitarbeitern?
- *Relevante Umwelten:* Welche Umwelten (z. B. Kunden, Finanziers, Konkurrenten, Märkte, Behörden, Verbände) hält die Organisation für wichtig? Wie geht sie mit diesen um? Sind diese Umwelten stabil oder verändern sie sich derzeit?
- *Glaubenssätze:* Was sind wichtige Glaubenssätze, Werthaltungen, Prämissen der Akteure? Wo herrscht Konsens, wo Konflikt über diese Glaubenssätze? Wie prägen diese Glaubenssätze das, was praktisch geschieht?
- *Aktuelle innenpolitische Interaktionsmuster:* Wer ist derzeit auf welchen Feldern aktiv? Wie unterstützen, bremsen oder bekämpfen sich die wichtigen Akteure? Was wird regelmäßig versucht, was gelingt, was scheitert?
- *Geschichte:* Seit wann existiert die Organisation schon? Welche früheren Ereignisse sind noch heute bedeutsam oder prägend? Welche Belastungen und Stärken resultieren daraus für die heutige Organisation?
- *Bewertungen:* Was bewerten die verschiedenen Akteursgruppen als Ressourcen, Stärken und als bewahrenswert, was als Restriktionen (etwas, das sich aber derzeit nicht verändern lässt), was als Probleme (etwas, das sich überwinden lässt).
- *Zukunftsideen:* Wie sieht diese Organisation in einer bestimmten Zukunft (z. B. in sechs Monaten, drei oder in fünfzig Jahren) im besten oder im schlechtesten aller Fälle (Wunderfrage bzw. Worst-Case-Szenario)?
- *Anliegen und Auftrag der Be*rater: Was genau möchten die verschiedenen Interessengruppen in dieser Organisation gern weiterentwickeln oder verändern? Woran genau wäre der Erfolg erkennbar? Was genau sollen die Berater dazu tun und bis wann?

## Beispiele aus unserer Arbeit

Von 2001 bis 2004 begleiteten wir (Jochen Schweitzer, Elisabeth Nicolai und Kolleginnen) als externe Berater und später als Trainer ein Organisationsentwicklungsprojekt des Jugendamtes Stuttgart mit dem Titel »ASD (Allgemeiner Sozialdienst) in Bewegung«. Ziel dieses keineswegs unumstrittenen Projektes war die Dezentralisierung des bis dahin zentral organisierten Allgemeinen Sozialdienstes, des Herzstücks eines Jugendamtes, mit seinen über hundert Mitarbeitern auf über zehn »Sozialräume«, die einen oder mehrere Stadtteile umfassten. Geplant und durchgeführt wurde das Projekt methodisch von internen Beratern im Jugendamt. Wir wurden für verschiedene Sonderfunktionen eingesetzt, insbesondere als immer wieder eingesetztes beobachtendes und reflektierendes Team.

> Wir sollten bei den Projektveranstaltungen »hören, was auf den Gängen gesagt wird«, »aufgreifen, was in der Luft liegt, aber noch nicht ausgesprochen wird« (an Bedenken, Skepsis, Hoffnungen, Ideen) und unsere gesammelten Beobachtungen mindestens halbtägig, meist vor dem Mittagessen und vor dem Tagesende, circa fünf bis acht Minuten lang im Plenum vortragen. Das bewährte sich: In der nachfolgenden Einheit waren unsere »Vermutungen« regelmäßig Teil zunehmend offener werdender Diskussionen.

Zu den neunmonatigen Vorbereitungen gehörte die sorgfältige Zielklärung mit der Amtsleitung und den kommunalpolitischen Gremien, die Methodenentwicklung der Veranstaltungen und die langfristige Einladung der Teilnehmer. Die Projektveranstaltungen selbst bestanden aus vier Tagungen.

> Bei der ersten Tagung mit dem schönen Titel »Unsere Schätze – die Qualitäten des ASD von innen betrachtet« vergewisserte sich der ASD mit seinen über hundert Mitarbeiterinnen und Mitarbeitern unter Nutzung vieler kreativer Methoden seiner zahlreichen Kompetenzen. Die zweite Tagung diente der Gewinnung einer Außenperspektive. Sie hieß »Der ASD als Laden: Was hat er in der Auslage und was wollen seine Kooperationspartner mit ihm austauschen?« Hier waren freie Träger, Polizei, Kinderärzte und andere Kooperationspartner eingeladen, knapp dreißig Delegierten des ASD Rückmeldungen über die Wahrnehmung ihrer Arbeit und der Zusammenarbeit zu geben. Eine zweitägige Open-Space-Konferenz »Neue Impulse für die ASD-Arbeit« erarbeitete zwei Monate später Ideen, wie die sozialräumliche Reorganisation konkret umgesetzt werden könne. Ein letzter Tag, wieder zwei Monate später, hieß: »Details der Umsetzungsarbeit: Was wird in Angriff genommen?«

Inzwischen haben wir mit einigen kleineren psychosozialen Organisationen die Form eines eintägigen »Organisationsratschlag« entwickelt. Dieser dient auch ohne gravierende Probleme oder massive Umstrukturierungen zur Reflexion des Erreichten, zum Bewusstwerden laufender und bevorstehender Veränderungen, zum »Mitnehmen« aller Mitarbeiter, für Verbesserungsideen des Alltags und indirekt auch zur Stärkung des betrieblichen Zusammenhalts. Methodisch nutzen wir dabei viele der in Kapitel 16 beschriebenen Interventionen. Auftragsklärung, nach mehreren Schritten des Zusammenfindens und Übersichtgewinnens meist erst am späten Vormittag platziert, erlaubt um die Mittagszeit die Fokussierung auf bevorstehende Entwicklungsschritte, für die am Nachmittag konkrete Ideen inklusive Umsetzungsideen erarbeitet werden, bevor zum Ende hin noch einmal der Zusammenhalt in der Organisation – wenn angemessen – mit einem jeweils passenden Ritual symbolisch bekräftigt wird.

»Organisationsratschläge« können nach unseren bisherigen Erfahrungen in solchen kleineren Organisationen als verdichtete Phasen der Strategiediskussion mit allen Mitarbeitern dazu beitragen, dass beispielsweise

- die besonders heftige Überlastung einer einzelnen Abteilung von den anderen Abteilungen anerkannt wird, von denen sie hinterher Entlastung angeboten bekommt;
- eine andere Abteilung, von der »keiner so richtig weiß, was sie genau tut«, an diesem Tag aus dem Schatten tritt;
- für schwierige Raumsituationen kleinere, machbare Umbauten oder Umzüge zwischen Stockwerken oder Zimmern angegangen werden;
- neue Projekt-, Reorganisations- oder Finanzierungsideen geboren werden;
- die »Außenpolitik«, die Außendarstellung und die Personalanwerbung der Organisation offensiver angegangen werden.

## 22.4 Zusammenarbeiten in Netzwerken: Workshops zur regionalen Kooperation

In Kapitel 7.4 haben wir beschrieben, dass in der modernen und postmodernen Arbeitswelt neben Teams und Organisationen auch lockere Netzwerke und aus diesen entstehende und sich dann verfestigende Kooperationen bedeutsam sind (mit vielen Beispielen: Aderhold, Meyer u. Wetzel, 2005). Allmählich, freilich viel seltener als Coaching, Team- und Organisationsberatung, werden sie auch zum Arbeitsfeld systemischer Beraterinnen (Grossmann, Lobnig u. Scala, 2007). Unsere eigenen Erfahrungen liegen in der Gestaltung von Workshops zur Intensivierung und Verbesserung der Zusammenarbeit zwischen Organisationen im selben Arbeitsfeld in derselben Region – zum Beispiel in der psychiatrischen Versorgung, im Kinderschutz (Gedik u. Wolff, 2021), in der Jugendhilfe. Von uns durchgeführte Workshops in diesen Arbeitsfeldern folgen etwa dem Format, wie es im folgenden Kasten beschrieben ist.

**Workshopkonzept regionale Kooperation**

- *Setting:* Ein lokaler Veranstalter lädt seine regionalen Kooperationspartner ein.
- *Größe:* 20–150 Teilnehmer.
- *Raumbedarf:* ein entsprechend großer Raum mit flexibler Bestuhlung (jeder kann seinen Stuhl hin- und herschieben).

- *Zeitbedarf:* ein Tag, zum Beispiel von 10.00 bis 13.00 Uhr und von 14.00 bis 17.00 Uhr; dieser Zeitbedarf wird umso größer, je mehr und konkretere Ergebnisse erwartet werden.
- Start mit einer *Positionsskulptur:* »Wer ist gekommen, was verbindet die Anwesenden miteinander und was unterscheidet sie voneinander? Was könnten sie heute hier von der Veranstaltung oder voneinander bekommen?« Mögliche Positionierungsfragen fragen nach den vertretenen Arbeitsorten, Institutionen (Wer arbeitet in welcher Einrichtung?); Trägern (Wer arbeitet bei welchem Anstellungsträger?); Dauer der Zugehörigkeit zu diesem Beruf, dieser Region, diesem Träger; nach der Kooperationsdichte untereinander (Wer arbeitet mit wem oft oder selten zusammen?).
- Ein *Impulsreferat* referiert den Wissensstand über Bedingungen gelingender Kooperation.
- Eine *Reflexion* über die bisherigen Muster der regionalen Kooperation erfolgt an einem gut ausgewählten Beispielfall, mit dem viele der Anwesenden schon beschäftigt waren oder sind.
- *Wege zu erleichterter oder dichterer regionaler Kooperation* werden vorgestellt, diskutiert, erprobt. Das können zum Beispiel sein: Mitarbeiteraustausch durch Hospitationen oder Jobrotationen; gegenseitige Einrichtungsbesuche mit der Reflexionsliste »systemische Prozessgestaltung« (Kapitel 22.6), gemeinsames systemorientiertes Fallmanagement (Kapitel 22.5); gemeinsame Evaluation der regionalen Kooperation durch die gemeinsamen Klienten; Projekte mit gemeinsamem Nutzen. Wenn die Kooperation schon weit fortgeschritten ist, können schriftliche *Kooperationsverträge* sinnvoll werden.
- *Schlussfolgerungen:* Was heute weiterführend erschien, wird gesammelt und priorisiert – erst in Kleingruppen, dann im Plenum. Zu den zwei bis fünf am stärksten priorisierten Ideen werden Brainstorming-Gruppen gebildet. Diese tragen ihre Ideen einem kleinen Kreis von »Würdenträgern« vor, die in der Mitte der Veranstaltung sitzen (z. B. Geschäftsführer, Chefärzte, Lokalpolitiker, Verwaltungsspitzen). Die Würdenträger geben eine erste Rückmeldung, welche dieser Ideen ihnen verfolgenswert erscheinen. Am Ende können weitere, konkrete Aktivitäten verabredet werden.

Es sei aber darauf hingewiesen, dass auch in ganz anderen, aber ähnlich konfliktträchtigen Arbeitsfeldern der Bedarf nach örtlicher und regionaler Kooperation groß ist und Kooperationsprobleme dort beträchtliche Kosten verursachen – zum Beispiel bei den Arbeitsgemeinschaften in Großbauprojekten, bei kommunaler Wirtschaftsförderung und regionaler Verkehrsplanung, zwischen Markenproduktherstellern und ihren Zulieferern, zwischen Supermarktketten und den sie beliefernden Logistikunternehmen.

## 22.5 Navigationshilfen: Systemisch reflektiertes Case-Management

Case-Management lässt sich auf Deutsch mit »Fallsteuerung« übersetzen. Im Case-Management wird das in der systemischen Beratung vertraute Erkunden und Hypothetisieren durch Entscheiden, Planen, Dokumentieren und Evaluieren ergänzt. Case-Management wird da notwendig, wo zahlreiche professionelle Dienstleister für die Probleme eines Klienten zugleich zuständig sind und sich deren Abstimmung untereinander und mit den Wünschen des Klienten nicht einfach »von selbst ergibt«. Notwendig ist sie auch dort, wo eine »Über-, Unter- und Fehlversorgung« mit professionellen Dienstleistungen zu befürchten ist – wo also manchmal zu viel und manchmal zu wenig des Guten getan wird. Case-Management spielt zumindest in der Sozialen Arbeit (Wendt, 1997), im Gesundheitswesen und in der Arbeitsmarktvermittlung eine wichtige Rolle.

Die Sprache des Case-Managements klingt oft technokratisch. Seine typischen sechs Phasenschritte werden mit »Assessment« (Falleinschätzung), »Service Planning« (Hilfeplanung), »Intervention« (Durchführung der Hilfe), »Monitoring« (Begleitung und Überprüfung der Hilfen), »Advocacy« (Klientenfürsprache, anwaltschaftliche Vertretung) und »Evaluation« (Bewertung und Dokumentation der Ergebnisse) benannt. Das klingt, als ob diese Schritte gesetzmäßig aufeinanderfolgen, routinemäßig abgearbeitet werden und nach der Evaluation stets abgeschlossen sind. Case-Management ist vielerorts in bürokratische Leitlinien und Prozeduren integriert worden, »gerichtsfest dokumentiert« und zudem mit Hoffnungen auf Effizienzsteigerung und Kosteneinsparung verbunden. Praktiker wissen aber, dass Case-Management meist nicht so funktioniert. Aus Unbehagen an einem zugleich technokratischen und unrealistischen Verständnis von Case-Management ist diese Vorgehensweise zunehmend systemisch reflektiert und ausgearbeitet worden. »Systemisch reflektiert« wird Case-Management dann, wenn …

- das »Management« in erster Linie an den eigenen Zielen der Klienten ausgerichtet wird und erst in zweiter Linie an den Zielen der Dienstleister;
- Familie, Freunde, Nachbarn, Kollegenkreise des Klienten als bedeutsame Ressource zur Problemlösung in Betracht gezogen und soweit möglich genutzt werden;

- die am »Fall« zuvor und derzeit beteiligten anderen professionellen Dienstleister (z. B. Sozialarbeiter, Ärzte, Pflegedienste, Arbeitsvermittler, Lehrer) in ihren guten Absichten respektiert und sinnvoll einbezogen werden;
- Nichtübereinstimmung zwischen den Beteiligten erwartet und akzeptiert wird, im Gespräch aufgeklärt und von da aus nach gemeinsam tragfähigen Lösungen gesucht wird;
- im Gespräch miteinander nachgedacht wird, wo und wie die Zusammenarbeit aller Beteiligten (einschließlich der Case-Manager) zur Lösung oder zur Verfestigung oder Verschlimmerung der Probleme beiträgt.

Kleve et al. (2021) beschreiben ein systemisch orientiertes Case-Management als Teil einer »postmodernen Sozialarbeit« – postmodern insofern, als sie mit Ambivalenz und Uneinigkeit der Beteiligten und ihrer Lösungsideen rechnet und eine Vielzahl möglicher Wege als unvermeidlich akzeptiert. Sie reformulieren die Phasen des Case-Managements systemisch und bieten zahlreiche Ablaufvorschläge, Landkarten und Dokumentationsmuster. In Tabelle 5 sind die sechs Schritte eines systemisch orientierten Case-Managements aufgelistet.

Tabelle 5: Schritte eines systemisch orientierten Case-Managements (leicht modifiziert nach Kleve, Haye, Hampe-Grosser u. Müller, 2021, S. 104)

| | **Falleinschätzung** | |
|---|---|---|
| 1. Schritt | Kontextualisierung | Frage: Was war und was ist? |
| 2. Schritt | Beschreibung der Probleme und Analyse der Ressourcen | |
| 3. Schritt | Bildung von Hypothesen | Frage: Warum ist das so? |
| | **Hilfeplanung** | |
| 4. Schritt | Zielfindung und Auftragsklärung | Frage: Was ist zu tun? |
| 5. Schritt | Handlung, Intervention | |
| 6. Schritt | Evaluation | Frage: Was gelang? |

Die sechs Schritte verlaufen in der Praxis selten ordentlich nacheinander. Bei jedem Schritt kann das Zurückgehen auf eine frühere Prozessphase erforderlich sein. Deshalb lässt sich der Ablauf von Case-Management besser als Netzwerk oder Rhizom darstellen (siehe die Abbildung in Kleve et al., 2021, S. 124).

Hilfreich für die Falleinschätzung sind Netzwerklandkarten (Kapitel 21.5). Nützlich sind auch Visualisierungen der beabsichtigten Handlungen in Form eines Arbeitsplans, wie ihn Müller (2008, S. 76) am Beispiel eines Klienten beschreibt, der seine Lebensführung selbstständiger gestalten will. Konsequent werden solche Prinzipien in systemischen Klärungsgesprächen wie etwa dem »Cleartalk«

(Herchenhan u. Heppel, 2011) verwirklicht. Cleartalk will Entscheidungen für trag- und konsensfähige Jugendhilfemaßnahmen in schwierigen »Zwickmühle-Fällen« ermöglichen. Die Arbeitsweise besteht aus einer strukturierten Abfolge von circa fünf bis sieben Gesprächen mit Familienmitgliedern und einer bislang fallführenden sowie einer mit den Klärungsgesprächen betreuten Jugendamtsmitarbeiterin, zuweilen auch weiteren engagierten Menschen unter Moderation einer externen Familientherapeutin.

Im Vorfeld wird ein möglichst ressourcenorientierter Bericht über die aktuelle Familiensituation geschrieben und auch der Familie zugeschickt. Danach wird, noch ohne die Familie, ein »Übergabegespräch« zwischen den Fachleuten geführt. Erst wenn die Familie die für den Klärungsprozess zuständige Mitarbeiterin anruft, beginnt der Klärungsprozess. Die Familie entscheidet über Ort und Termin des Gesprächs und wer genau daran teilnimmt.

Im Erstgespräch mit der Familie lernt man sich kennen (»Joining«, Kapitel 13.2) und versucht, eine Atmosphäre von Hoffnung und Kooperation zu entwickeln. Im zweiten und dritten Klärungsgespräch informiert man sich über schon gelungene Lösungsversuche, über nutzbare Ressourcen, über Zukunftsvorstellungen. Die Familientherapeutin nutzt systemische Methoden wie die Skulpturarbeit (Kapitel 16.1), die Wendezeitarbeit (»Wie haben Sie früher schon einmal Krisen und Wendezeiten überstanden?«), den Barrierenbau (mit Materialien wird eine gemeinsame Mauer auf- und, wenn möglich, wieder abgebaut) sowie Verschlimmerungsfragen und die Wunderfrage (Kapitel 15.4).

Im vierten Gespräch wird die Familie über die Angebote des Jugendamtes informiert und es wird miteinander über passgenaue Hilfen nachgedacht. Die Familie trifft nun eine Entscheidung: Jugendhilfe: Ja? Wenn ja: Welche Maßnahme? Oder aber Jugendhilfe: Nein? Was stattdessen? Oder man entscheidet, derzeit nichts zu entscheiden und diese Zeit auszuhalten. Im fünften Gespräch kommt es zu einer »Rückkehr« der schon am ersten Gespräch beteiligten fallverantwortlichen Jugendamtsmitarbeiterin. Diese hört sich den Bericht der Familie und eventuell zusätzliche Empfehlungen der »Klärungsmitarbeiterin« und der Familientherapeutin an. Ab jetzt ist sie wieder »zuständig«. Der ganze »Cleartalk« endet mit einer Bilanzierung des Klärungsprozesses und dem Durchspielen einer Vision vom Leben der Familie in zwei, vier, zehn oder gar noch mehr Jahren.

## 22.6 Die Organisation von außen betrachten: Besuche mit der Reflexionsliste

Seit den 1990er Jahren breitete sich auch in Dienstleistungsberufen die aus der Industrieproduktion stammende Idee des »Qualitätsmanagements« aus. Qualitätsmanagement unterzieht die Struktur (materielle und personelle Ausstattung), die Prozesse (faktische Arbeitsabläufe) und die Ergebnisse der Arbeit einer Einrichtung einer systematischen Selbst- und Fremdreflexion, um daraus Verbesserungsvorschläge abzuleiten oder zumindest zu beseitigende Mängel zu erkennen. Um einen dieser Aspekte, die Prozessqualität, geht es im Folgenden. Wie kann eine Organisation sich darüber vergewissern, ob, in welchem Umfang und in welcher Weise sie so arbeitet, wie sie dem eigenen Anspruch nach arbeiten möchte und vielleicht auch zu arbeiten meint? Insbesondere: Woran kann eine Organisation und können externe Besucher erkennen, dass diese »systemisch arbeitet«?

Zum Zweck dieser selbstkritischen Vergewisserung und um mit den Ergebnissen eine systemische Arbeitsweise konsequenter verwirklichen zu können, haben wir gemeinsam mit vielen Leitungskräften aus erwachsenenpsychiatrischen Einrichtungen die »Besuche mit der Reflexionsliste« entwickelt (Schweitzer, Nicolai u. Hirschenberger, 2005). Inzwischen wurden diese auch für die Kinder- und Jugendpsychiatrie (Höger u. Geiken, 2006) und für die Palliativmedizin (Saalfrank, 2009) adaptiert. Sie dienen als kollegiales Evaluationsinstrument für von der Deutschen Gesellschaft für Systemische Therapie, Beratung und Familientherapie (DGSF) empfohlene systemisch-familienorientierte Therapie- und Beratungseinrichtungen.

In der Reflexionsliste legen die Organisationen selbst fest, an welchen Aspekten ihrer täglichen Arbeit sie selbst erkennen, ob sie ihre eigenen Ansprüche umsetzen. Für eine von ihrem eigenen Anspruch her »systemische« Erwachsenenpsychiatrie kann diese Liste zum Beispiel so aussehen (leicht abgewandelt nach Schweitzer et al., 2005, S. 52):

**Reflexionsliste systemische Prozessgestaltung (modifiziert nach Schweitzer et al., 2005)**

*Systemische Arbeit mit Patienten und Angehörigen*

- Mitarbeiter sprechen lösungs- und ressourcenorientiert über »Krankheit und Gesundheit«.
- Mit Patienten und Angehörigen wird über Sinn, Inhalt und Dauer des Aufenthalts verhandelt.
- Patienten haben Wahlmöglichkeiten im Behandlungsmenü.

- Das Verhandeln über Medikamente und Diagnosen ist möglich.
- Reflexionssettings für Angehörige und andere Beteiligte werden angeboten.
- Vor Zwangsmaßnahmen kann über Alternativen verhandelt werden.

*Mitarbeiterpartizipation, Leitungskultur, Organisation*

- Mitarbeiter werden beteiligt, ihnen wird viel Autonomie eingeräumt (in Teamsitzungen, im Patientenkontakt, in der Organisationsentwicklung).
- Die Personalentwicklung nutzt die mitgebrachten Ressourcen und fördert die Kompetenzen der Mitarbeiter.
- Reflexionssettings wie Supervision, Teamberatung, Coaching werden angeboten.
- Die Leitungskultur verbindet »Anregen und Irritieren« mit »Kontrollieren und Anordnen«.
- Es erfolgt wechselseitiges Feedback zwischen Leitungskräften und Mitarbeitern.
- Die interne Informationspolitik ist transparent und ermöglicht Dialoge.

*Umweltbeziehungen*

- Die Organisation holt externes Feedback über ihre Arbeit ein.
- Sie beteiligt sich an regionalem Fallmanagement.
- Sie koordiniert die Zusammenarbeit mit anderen Einrichtungen über Netzwerkvereinbarungen.

Mit dieser Reflexionsliste können nun Besuche von Externen (Patientenorganisationen, Fachgesellschaften, Nachbareinrichtungen, Akkreditierungskommissionen etc.) in der Einrichtung durchgeführt werden, die die Übereinstimmung der Praxis der Einrichtung mit diesen (oder anderen, selbstformulierten) Zielen überprüfen helfen. Ein Besuch mit der Reflexionsliste wird bei gründlicher Durchführung meist ein bis drei Tage dauern. Die externen Beobachter interviewen Mitarbeiter verschiedener Berufsgruppen und Hierarchieebenen, Patienten, Angehörige, möglichst auch Überweiser, ganz überwiegend in Gruppeninterviews mit zwei bis sechs Teilnehmern entlang der Themen der Reflexionsliste zu ihrer Alltagspraxis. Die Besucher nehmen auch an Visiten, Teambesprechungen, Konferenzen, Gruppengesprächen teil, um eigene Eindrücke zu sammeln. Zum Abschluss eines jeden Besuchs erhält die Einrichtung in einer ein- bis eineinhalbstündigen Konferenz eine Rückmeldung: Welche Stimmen und Strömungen haben die Beobachter gehört, welche Widersprüche haben sie entdeckt und was sind aus ihrer Sicht zentrale Erfolge und Entwicklungsherausforderungen der Organisation?

Solche »Besuche mit der Reflexionsliste« tragen in Organisationen besonders dann zu realen Veränderungsprozessen bei, wenn die Besuche in ohnehin geplante konkrete Veränderungsprozesse eingebaut werden, für die in der Organisation Prozessverantwortliche klar benannt sind. Entsprechend diesen Veränderungsabsichten gilt es auszuwählen, welche Teilsysteme der Organisation besucht werden sollen und welche nicht. Zum Gelingen dieser Besuche trägt bei,

- wenn der Besuch in Zielsetzung und Ablauf transparent ist und hinreichend langfristig angekündigt wird;
- wenn die Gesprächspartner und die Teilnehmerinnen ein breites Spektrum der Interessengruppen repräsentieren (in einer psychiatrischen Klinik beispielsweise auch Angehörige oder kooperierende Nachbareinrichtungen);
- wenn in Gruppeninterviews durch gute Fragen und Moderation sowie überraschende Antworten bereits während des Besuches neue Erkenntnisse für die Beteiligten zustande kommen;
- wenn die Besucherin glaubhaft eine Haltung wohlwollender Neugier und Neutralität vermittelt, bei der Rückmeldung ihre Informationen in anonymisierter Form präsentiert, ihre Eindrucksschilderung zunächst mit den Pluspunkten beginnt, bevor sie sich den kritischen Punkten zuwendet, und schließlich eine Diskussion unter den Zuhörern vor Ort anregt.

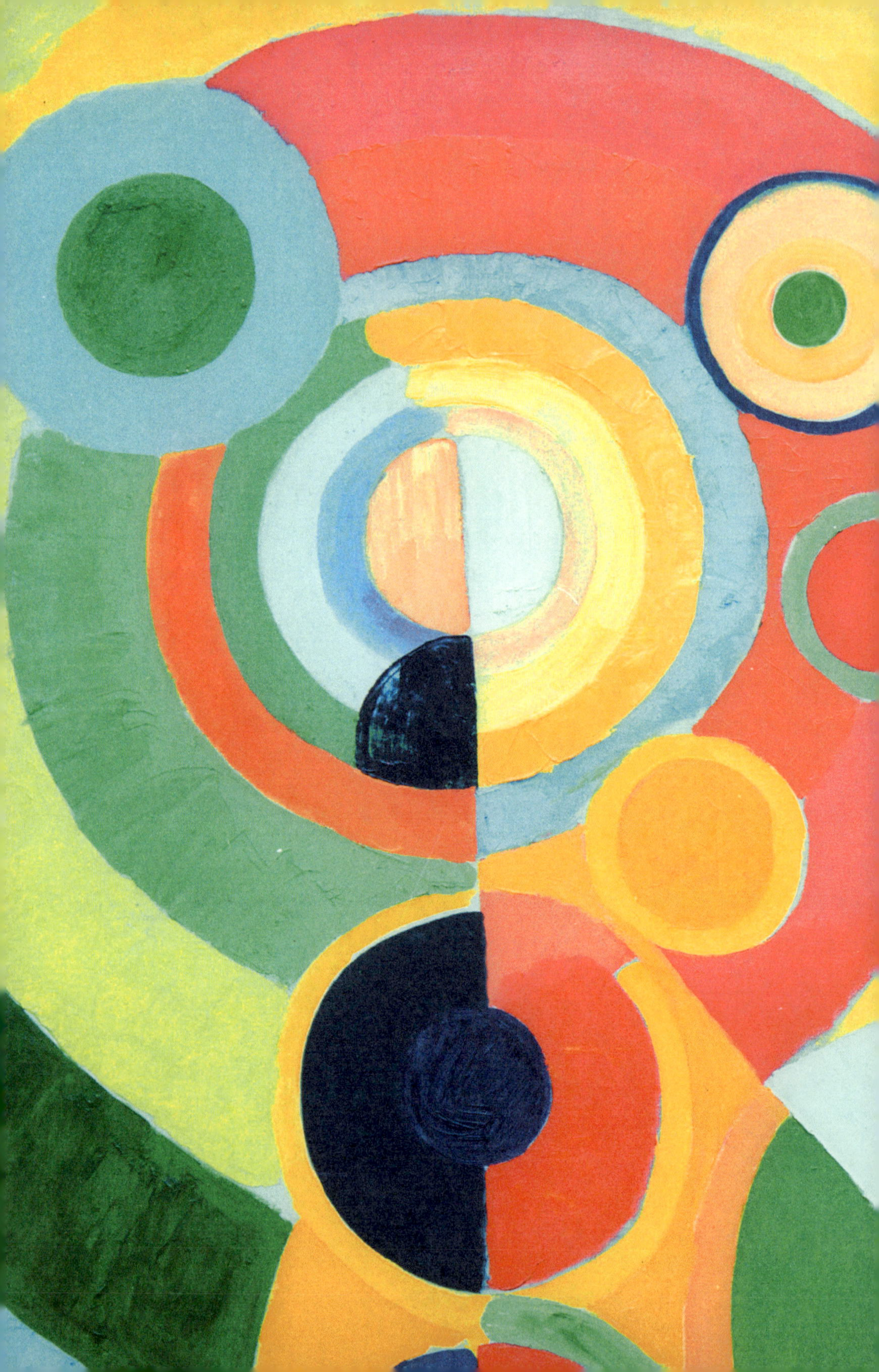

# VI Zukunftsmusiken? Worüber wir nicht mehr schreiben werden – ein Nachwort

Die vergangenen Auflagen dieses Buches hatten wir mit einem Kapitel beschlossen: »Zukunftsmusiken. Worüber wir (noch) nicht schreiben«. Nun wird dies nach Jochen Schweitzers Tod sicher die letzte Auflage sein, ein Abschied auch für mich. Wir hatten die Überarbeitung noch gemeinsam geplant, er hatte einige Kapitel selbst überarbeiten können, doch die letzten Schritte mussten ohne ihn gegangen werden. Es ist ein merkwürdiges und fremdes Gefühl, das letzte Kapitel jetzt allein zu schreiben, war doch die ganze Zeit der Überarbeitung auch noch sehr geprägt vom intensiven inneren Dialog mit dem verstorbenen Freund, dessen Handschrift ich schätze und respektiere und die auch in der finalen Überarbeitung erkennbar geblieben ist. Recht unvermittelt kam mir das Bild in den Sinn, dass das Buch, das wir 1996 zusammen als spannendes Arbeitsprojekt erarbeitet hatten, im Laufe der Jahre zu einem gemeinsamen Lebenswerk geworden ist – keiner von uns hatte die Vorstellung, dass daraus einmal ein Fünfhundert-Seiten-Standardwerk werden würde, das wir noch durch ein Lehrbuch II ergänzten (ein Band III zur Arbeit mit und in Organisationen kam nie über das Planungsstadium heraus). Keiner von uns beiden hätte all das allein geschafft! Stolz sind wir darüber, dass Übersetzungen ins Griechische, Persische, Russische, Spanische, Tschechische, Ukrainische und ins Chinesische (hier sogar Lehrbuch I und II) vorliegen. Nun liegt es also in einer neuen Überarbeitung vor und es ist trotz aller Bemühungen noch ein wenig dicker geworden. Nun schließt sich der Kreis.

In diesem Buch steckt also viel Arbeit über die Jahrzehnte hinweg, ich hoffe, dass der Geist von uns Autoren noch einige Jahrzehnte in ihm lebendig bleiben wird – »Euer Buch ist besonders! Es hat einfach eine Seele«, sagte die Programmleiterin Sandra Englisch, der wir freundschaftlich verbunden sind, in einem Vorgespräch – das freut mich sehr, ich hoffe, dass dies auch weiterhin zu spüren ist. Nach wie vor ist es das einzige Lehrbuch, das wir als Autoren selbst verfasst haben, anders als die verschiedenen von Herausgebern und Herausgeberinnen zusammengestellten Werke. Vermutlich wäre das, was uns Anfang der 1990er Jahre als »gute Idee« erschien (»Lass uns doch mal zusammentun, was wir beide an Materialien für unsere Lehrveranstaltungen geschrieben haben, vielleicht wird ein Buch daraus!«), heute gar nicht mehr möglich. Jedenfalls habe ich immer wieder allein vor der Größe und Komplexität der Aufgabe der Überarbeitung zurückgeschreckt (allein über fünfhundert neu eingefügte bzw. aktualisierte Literaturstellen seit 2012!) – und schon jetzt entschuldige ich mich für die vielen Beiträge wichtiger Autorinnen und Autoren, die wir bzw. ich übersehen habe.

Einige Themen haben wir neu einarbeiten können, über andere konnten wir mangels eigener Kompetenz nicht sinnvoll schreiben. Nur eine weitere Literaturstelle unterzubringen, ohne substanziell etwas dazuzuschreiben, ist nicht unser Interesse. So bleibt etwa die derzeit viel diskutierte Polyvagaltheorie unbearbeitet (bekommt aber einen Literatureintrag!), auch zu den großen aktuellen Themen Digitalisierung, Social Media, Internetsucht und Onlineberatung konnten wir nicht beitragen, hier wird sicher in der nächsten Zeit vor allem durch die zunehmende Nutzung der Möglichkeiten künstlicher Intelligenz viel Ungewohntes auf uns zukommen (ein Beispiel ist das von Borcsa und Pomini 2025 herausgegebene Buch über systemische Onlinbeberatung). Auch einige der anderen von uns in den letzten Kapiteln der früheren Auflagen benannten Themen, an die wir uns noch nicht herangetraut hatten, bleiben Zukunftsmusiken – ob sie später einmal von anderen Orchestern gespielt werden, wird sich zeigen.

Ich habe einige der Punkte, die Jochen Schweitzer und ich 2012 bereits als Zukunftsmusik aufgelistet hatten, herausgesucht und aktualisiert, sie bleiben Herausforderung für eine vertiefende Arbeit:

1. *Der vertiefte Brückenschlag zwischen Körper, Psyche und Kommunikation*
Psychosomatisch tätige, systemisch orientierte Mediziner und Psychologen (Kröger et al., 2000; Altmeyer u. Kröger, 2003; Eder, 2006; Altmeyer u. Hendrischke, 2012; Wiegand-Grefe u. Taczkowski, 2021; Haun, 2023) verknüpfen schon lange systemische Beratung und Körpermedizin. Viele Konzepte sind dazugekommen – »Embodiment« etwa gehört dazu, die Verkörperung von psychischen und Beziehungserfahrungen (Storch et al., 2010; Schmidt, 2021, 2025), auch die Polyvagaltheorie passt hierhin (Ackermann, 2024a, 2024b), genauso der Blick auf das »Gehirn als Beziehungsorgan« (Fuchs, 2008). All dies sind Forschungen an der Grenzlinie von Somatik, Neurobiologie, Phänomenologie und systemischem Denken (siehe hierzu auch Fischer, 2009). Schiepek (2011, 2025) knüpft an diese Denkrichtung an und definiert systemische Therapie als jeden Ansatz, der synergetischen Analyseverfahren zugänglich ist, wozu auch neurologische Therapien wie etwa die Tiefenhirnstimulation gehören. Schwing (2009) entdeckt in der Neurobiologie nützliche Hinweise für systemische Praktiker. Wieder andere therapeutische Praktikerinnen versuchen zunehmend, systemische (Gesprächs-)Therapie mit Körpertherapie zu verbinden (Wienands, 2010).

2. *Integration nicht nur innerhalb, sondern auch zwischen Therapieverfahren*
Wenngleich wir, zusammen mit Kolleginnen und Kollegen der anderen Therapieschulen, fast zehn Jahre lang die wohl verfahrensübergreifendste Therapiezeitschrift im deutschen Sprachraum herausgegeben haben, die »Psychotherapie im Dialog«, scheint uns eine theoretisch fundierte, über die praktische Integration hinausgehende Verschmelzung verschiedener Therapieverfahren noch nicht erreicht. Die Arbeit von Klaus Grawe (z. B. 2000; Grawe u. Fliegel, 2005) scheint nach seinem frühen Tod recht schnell in Vergessenheit zu geraten. Die Systemtheorie wäre als integrative Theorie wohl geeignet (Kriz, 2010; 2023a; Baecker, 2012; Simon, 2012), wird aber derzeit zu sehr mit einem speziellen dieser Verfahren verknüpft, eben der systemischen Therapie. Die psychotherapeutische Praxis ist zweifelsfrei um einiges fortgeschrittener (z. B. Köllner u. Senf, 2010; Senf, Broda, Voos u. Neher, 2020) als die Debatten über Verfahrensintegration.

3. *Ergeben sich aus dem systemischen Denken ethische Werthaltungen?*
Nicht zuletzt unter Philosophen und Theologen hat systemische Therapie und Beratung viel Resonanz gefunden. »Systemiker« untereinander fühlen sich auch oft als Teil einer eher implizit gefühlten »Wertegemeinschaft« auf der Basis eines systemischen Menschenbildes (umfassend zu diesen Fragen Hutterer-Krisch, 2007). Aber wie sieht dieses Menschenbild genau aus? Welche Werte lassen sich benennen? Einige »Kandidaten« sind schnell gefunden: Das Bewusstsein, dass kein Mensch »allein« ist, dass es sinnlos ist, von »Eigenschaften« zu sprechen, ohne den jeweiligen Kontext zu sehen, in dem er/sie sich bewegt, und dass man immer auch selbst an der Konstruktion mitbeteiligt ist, wie der andere einem erscheint, zieht eine Reihe von Werthaltungen nach sich. Max Frisch hat in seinen »Tagebüchern« einmal wesentlich prägnanter ausgedrückt, was unseres Erachtens die Essenz einer systemischen Sicht auf die soziale Welt ist: »In gewissem Grad sind wir wirklich das Wesen, das die anderen in uns hineinsehen, Freunde wie Feinde. Und umgekehrt. Auch wir sind die Verfasser der anderen; wir sind auf eine heimliche und unentrinnbare Weise verantwortlich für das Gesicht, das sie uns zeigen. [...] Wir halten uns für den Spiegel und ahnen nur selten, wie sehr der andere seinerseits eben Spiegel unseres erstarrten Menschenbildes ist, unser Erzeugnis, unser Opfer« (1964, S. 33 f.). Dieses Bewusstsein führt nahezu zwingend zur Forderung nach

- einer Haltung des wertschätzenden Respekts, auch gegenüber dem ganz anderen, und Toleranz gegenüber Abweichung;
- einer kontinuierlichen Selbstreflexion dieser eigenen Haltungen;
- Freiheit im Sinne von Autonomie, dem Recht, eigene Wege zu gehen;
- Teilhabe im Sinne von Partizipation, also allen Beteiligten eine Stimme zu geben;

- optimaler Passung statt maximaler Steigerung, der Skepsis gegenüber eindimensionalem Wachstumsstreben;
- Fehlertoleranz, dem behutsamen Umgang mit anderen Systemen so, dass unbedachte Interventionen nicht mehr Schaden als Nutzen anrichten.

4. *Wie politisch kann und muss systemische Therapie und Beratung sein?*
Als wir diese Frage 2012 formulierten, war »die Welt noch in Ordnung« – zumindest von heute aus gesehen. Die Menschheitsfragen sind um ein Vielfaches drängender geworden, allen voran die Sorge um das Klima, aber auch die zunehmende Militarisierung, das internationale Zusammenleben wird zunehmend durch sich verschärfende politische Diskurse bedroht. Entsprechend steigt der Grad der persönlichen Verantwortung therapeutisch tätiger Personen (Schigl et al., 2022).[79] Damals hatten wir die Hoffnung, dass der Bedarf politischer Entscheidungsträger in Richtung systemische Prozessberatung zunehmen könnte, dass systemische Moderationsverfahren sich ausbreiten könnten, wie etwa »runde Tische« und Mediationsverfahren, vor allem in der regionalen Verkehrs- und Baupolitik und bei teuren Großprojekten.

Heute sehen wir uns vor geänderten, größeren Herausforderungen, die danach fragen, welche Stellungnahmen und welche Handlungen aus systemischer Sicht gefordert sind, um gegenwärtigen politischen Trends und den ihnen unterliegenden massiven »epistemologischen Irrtümern« (Levold, 2025) entgegenzuwirken. Ist überhaupt »entgegenwirken« die angemessene Form politischer Aktivität? Wie kann die zentrale systemische Haltung, zu den Fragen der Gegenwart kluge Fragen zu stellen, statt überall vorschnell Antworten zu geben, lebendig bleiben (von Schlippe, 2020)? Kann systemisches Denken einen »Unterschied erzeugen, der einen Unterschied macht«?

Ich möchte an dieser Stelle mit zwei Hinweisen auf Gregory Bateson enden. Dieser hatte immer wieder auf die Notwendigkeit hingewiesen, eine Metaposition einzunehmen, anstatt sich im Kampf gegen den jeweiligen Gegner aufzureiben. Hier erlebe ich zum einen sein Bonmot aus »Ökologie des Geistes« als hilfreiche Orientierung: »Wenn wir die Fundamentalisten bekämpfen, bringen wir uns in einen Zustand der Hirnlosigkeit, der ihrer eigenen entspricht« (1981, S. 444). Noch dringlicher sind seine mahnenden Briefe von 1980 an die kalifornische Universität, sich eindeutig gegen das Wettrüsten zu stellen. Sie wurden 2025 in der Zeitschrift für systemische Therapie und Beratung von der Herausgeberin Cornelia Tsirigotis neu veröffentlicht: »Ich sehe nur zwei Möglichkeiten, den Rüstungswettlauf zu

79 Als Open Access downloadbar unter: https://www.springermedizin.at/ebenen-therapeutischer-verantwortung-multiple-perspektiven-in-ei/20397026 (letzter Zugriff 14.6.2025).

beenden. Die eine besteht darin, die angehäuften Waffen in einem Krieg einzusetzen und dabei die Vernichtung des Lebens aller Säugetiere in Kauf zu nehmen. Die andere schließt das wohlüberlegte Risiko ein, das wir *Vertrauen* nennen« (Bateson, 2025, S. 15, Hervorhebung im Original).

*Arist von Schlippe*

# Literatur


Ackermann, M. (2024a). Am Nerv der Beziehung. Familientherapie und Polyvagaltheorie. Heidelberg: Carl-Auer Systeme.

Ackermann, M. (2024b). Zwischen Kopf und Körper: Wie wir uns durch die Perspektiven der Polyvagal-Theorie selbst erzählen können und warum das der Psychotherapie helfen kann. Psychotherapie, 29 (1), 95–105.

Aderhold, V., Alanen, Y. O., Hess, G., Hohn, P. (Hrsg.) (2003). Psychotherapie der Psychosen – Integrative Behandlungsansätze aus Skandinavien. Gießen: Psychosozial-Verlag.

Aderhold, J., Meyer, M., Wetzel, R. (Hrsg.) (2005). Modernes Netzwerkmanagement. Wiesbaden: Gabler.

Adichie, C. (2022). Die Gefahr einer einzigen Geschichte. In P. Jakob, M. Borcsa, J., Olthof, A. von Schlippe (Hrsg.), Narrative Praxis. Ein Handbuch für Beratung, Therapie und Coaching (S. 482–483). Göttingen: Vandenhoeck & Ruprecht.

Aguilar-Raab, C., Grevenstein, D., Schweitzer, J. (2015). Measuring social relationships in different social systems: The construction and validation of the evaluation of social systems (EVOS) scale. PloS One, 10 (7), e0133442.

Aguilar-Raab, C., Winter, F. (2021). Die soziale Dimension der Depression: Wenn auch die Beziehungen leiden. Psychotherapie im Dialog, 22 (03), 64–69.

Aguilar-Raab, C., Winter, F., Jarczok, M. N., Ditzen, B., Warth, M. (2022). Feeling low and unhappy together? An actor-partner-interdependence model uncovering the linkage between different operationalizations of relationship quality and depression in different-sex couples. PloS One, 17 (11), e0274756.

Alain (1994). Sich beobachten heißt sich verändern. Frankfurt a. M.: Insel.

Alexander, J. F., Pugh, C., Parsons, B. (Eds.) (1998). Book three: Functional family therapy. In D. Elliott (Series Ed.), Blueprints for violence prevention. Golden, CO: Vanture.

Alexander, J. F., Sexton, T. L., Robbins, M. S. (2006). The developmental status of family therapy in family psychology intervention science. In H. Liddle, D. Santisteban, R. Levant, J. Bray (Eds.), Family psychology. Science-based interventions (pp. 17–40). Washington: APA.

Altmeyer, S., Hendrischke, A. (2012). Einführung in die systemische Familienmedizin. Heidelberg: Carl-Auer Systeme.

Altmeyer, S., Kröger, F. (Hrsg.) (2003). Theorie und Praxis der systemischen Familienmedizin. Göttingen: Vandenhoeck & Ruprecht.

Ameln, F. von (Hrsg.) (2004). Konstruktivismus: Die Grundlagen systemischer Therapie, Beratung und Bildungsarbeit. Tübingen: Francke.

Ameln, F. von, Kramer, J. (Hrsg.) (2007). Organisationen in Bewegung bringen. Handlungsorientierte Methoden für die Personal-, Team- und Organisationsentwicklung. Heidelberg: Springer.

Amthor, R.-C., James, S., Kulke, D. (Hrsg.) (2023). Lehrbuch Handlungskonzepte der Sozialen Arbeit. Weinheim: Beltz Juventa.

Anders, G. (1988). Der Blick vom Turm. Fabeln (3. Aufl.). München: C.H. Beck.

Andersen, T. (Hrsg.) (1987). The reflecting team: dialogue and meta-dialogue in clinical work. Family Process, 26 (4), 415–428.

Andersen, T. (Hrsg.) (1990). Das reflektierende Team. Dortmund: modernes lernen.

Anderson, F. G., Sweezy, M., Schwartz, R. C. (2018). Therapeutische Arbeit im System der Inneren Familie: ein Skills-Training: traumabewußte Behandlung von Angst, Depression, PTBS und Substanzmißbrauch. Lichtenau: GP Probst.

Anderson, H. (2007). The heart and spirit of collaborative therapy: the philosophical stance – a way of being in relationship and conversation. In H. Anderson, D. Gehart (Eds.), Collaborative Therapy. Relationships and conversations that make a difference (pp. 43–59). New York: Routledge.

Anderson, H., Goolishian, H. (1990). Menschliche Systeme als sprachliche Systeme. Familiendynamik, 15 (3), 212–243.

Anderson, H., Goolishian, H. (1992a). Therapie als ein System in Sprache: Geschichten erzählen und Nicht-Wissen in Therapien. Systeme, 6 (2), 15–21.

Anderson, H., Goolishian, H. (1992b). Der Klient ist Experte: Ein therapeutischer Ansatz des Nicht-Wissens. Zeitschrift für systemische Therapie und Beratung, 10 (3), 176–189.

Anonymous (1972). Differentiation of self in one's family of origin. In J. L. Framo (Ed.), Family Interaction (pp. 111–173). New York: Springer.

Aponte, H. J. (1976). The family school-interview – an eco-structural approach. Family Process, 15 (3), 303–311.

Armbruster, J. (1998). Praxisreflexion und Selbstevaluation in der Sozialpsychiatrie. Freiburg: Lambertus.

Arnold, R. (2007). Ich lerne, also bin ich. Eine systemisch-konstruktivistische Didaktik. Heidelberg: Carl-Auer Systeme.

Arnold, R. (2012). Wie man führt, ohne zu dominieren. 29 Regeln für ein kluges Leadership. Heidelberg: Carl-Auer Systeme.

Arnold, R., Schüßler, I. (Hrsg.) (2003). Ermöglichungsdidaktik. Hohengehren: Schneider.

Asen, E. (2009). Multifamilientherapie. Familiendynamik, 34 (3), 228–235.

Asen, E. (2011). Systemische Arbeit mit »Gewaltfamilien«. Wenn Familien sich gegenseitig helfen. In U. Borst, A. Lanfranchi (Hrsg.), Liebe und Gewalt in nahen Beziehungen (S. 151–164). Heidelberg: Carl-Auer Systeme.

Asen, E. (2021). Mentalisierungs-informierte systemische Therapie und ihre Evidenzbasis. Kontext, 52 (1), 7–20.

Asen, E., Fonagy, P. (2014). Mentalisierungsbasierte therapeutische Interventionen für Familien. Familiendynamik, 39 (3), 234–249.

Asen, E., Fonagy, P. (2023). Mentalisieren in der systemischen Praxis. Eine Einführung in die mentalisierungsinspirierte systemische Therapie. Heidelberg: Carl-Auer Systeme.

Asen, E., Scholz, M. (2012). Praxis der Multifamilientherapie (2. Auflage). Heidelberg: Carl-Auer Systeme.

Asen, E., Scholz, M. (2012). Praxis der Multifamilientherapie (2. Aufl.). Heidelberg: Carl-Auer Systeme.

Auerswald, E. (1971). Families, change and the ecological perspective. Family Process, 15 (3), 263–280.

Auszra, L., Hermann, I., Greenberg, L. (2016). Emotionsfokussierte Therapie. Ein Praxismanual. Göttingen: Hogrefe.

Averbeck, B., Caby, F., Hermans, B. E., Röhrbein, A. (Hrsg.) (2023). Kooperation im Kinderschutz. Handbuch für eine systemische Praxis. Göttingen: Vandenhoeck & Ruprecht.

Bachmann, T. (2021). Psychische Verletzungen durch organisationale Veränderungen – ein Gestalt-Coaching-Ansatz. Organisationsberatung, Supervision, Coaching, 28 (4) 533–542.

Bachmann, T. (2025). Beratung zwischen Verfügbarkeit und Unverfügbarkeit. Organisationsberatung, Supervision, Coaching, 32 (2), 133–137.
Bachmann, T., Loermann, J. (2023). Zur Wirksamkeit systemischer Interventionen im Kontext von Arbeit und Organisationen. Ein systematischer Überblick über den Stand der Forschung. Heidelberg: Carl-Auer Systeme.
Backhausen, W., Thommen, J. P. (2003). Coaching. Durch systemisches Denken zu innovativer Personalentwicklung. Wiesbaden: Gabler.
Baecker, D. (Hrsg.) (2005). Schlüsselwerke der Systemtheorie. Wiesbaden: Verlag für Sozialwissenschaften.
Baecker, D. (2012). Die Texte der Systemtheorie. In M. Ochs, J. Schweitzer (Hrsg.), Handbuch Forschung für Systemiker (S. 153–187). Göttingen: Vandenhoeck & Ruprecht.
Baecker, D. (2017). Was ist nochmal Wirklichkeit? Merkur, 71 (820), 5–12.
Baerwolff, S. (2003). Wie konstruiere ich mir eine ADHS? Eine polemische Gebrauchsanweisung. System Schule, 7 (4), 111–113.
Balgo, R. (2005). Wie konstruiere ich mir eine Lernbehinderung? Eine provokative Anleitung. In R. Voß (Hrsg.), LernLust und EigenSinn. Systemisch-konstruktivistische Lernwelten (S. 65–76). Heidelberg: Carl-Auer Systeme.
Ballreich, R., Glasl, F. (2025). Praxishandbuch Konfliktmanagement und Mediation in Organisationen. Grundlagen, Strategien und Methoden für Führung, Beratung und Mediation. Göttingen: Vandenhoeck & Ruprecht.
Bandler, R., Grinder, J. (1985). Reframing. Ein ökologischer Ansatz in der Psychotherapie. Paderborn: Junfermann.
Bandura, A. (1997). Self-efficacy: the exercise of control. New York: Freeman.
Barthelmess, M. (2016). Die systemische Haltung Was systemisches Arbeiten im Kern ausmacht. Göttingen: Vandenhoeck & Ruprecht.
Bateman, A., Fonagy, P. (2015). Handbuch Mentalisieren. Gießen: Psychosozial-Verlag.
Bateson, G. (1975). Some components of socialization for trance. Ethos, 3 (2), 143–155.
Bateson, G. (1979). Geist und Natur. Eine notwendige Einheit. Frankfurt a. M.: Suhrkamp. Orig.: Bateson, G. (1979). Mind and nature. New York: Dutton.
Bateson, G. (1981). Ökologie des Geistes. Frankfurt a. M.: Suhrkamp. Orig.: Bateson, G. (1972). Steps to an ecology of mind. New York: Ballantine Books.
Bateson, G. (2025). Atomrüstung als epistemologischer Irrtum. Briefe an die Verwaltung der kalifornischen Universität. Zeitschrift für Systemische Therapie und Beratung, 43 (3), 13–18.
Bateson, G., Bateson, M. C. (2005). Wo Engel zögern. Unterwegs zu einer Epistemologie des Heiligen. Frankfurt a. M.: Suhrkamp.
Bateson, G., Jackson, D. D., Haley, J., Weakland, J. H., Wynne, L., Ryckoff, I. M., Day, J., Hirsch, S. J., Lidz, T., Cornelison, A., Fleck, S., Terry, D., Searles, H. F., Bowen, M., Vogel, E. F., Bell, N. W., Laing, R. D., Foudrain, J. (Hrsg.) (1969). Schizophrenie und Familie. Frankfurt a. M.: Suhrkamp.
Bauer, J. (2005). Warum ich fühle, was du fühlst. Intuitive Kommunikation und das Geheimnis der Spiegelneurone. Hamburg: Hoffmann und Campe.
Bauer, P., Otto, U. (2005). Mit Netzwerken professionell zusammenarbeiten. Band 2: Institutionelle Netzwerke. Tübingen: dgvt.
Baumann, S. (2018). Arbeit mit inneren Anteilen. In K. von Sydow, U. Borst (Hrsg.), Systemische Therapie in der Praxis (S. 278–290). Weinheim: Beltz.
Baumann, S., Epple, H. (2013). Zugänge und Anwendungen systemischer Diagnostik. Systhema, 27 (2), 135–146.
Baumann, S., Hermans, B. E. (2024). Mission completed? Der lange Weg der Systemischen Therapie durch die Institutionen. Kontext, 55 (2), 125–136.

Baumann-Habersack, F. (2021). Mit transformativer Autorität in Führung. Die Führungshaltung für das 21. Jahrhundert (3. Aufl.). Wiesbaden: Springer.
Baumeister, R. F., Leary, M. R. (1995). The need to belong: Desire for interpersonal attachments as a fundamental human motivation. Psychological Bulletin, 117 (3), 497–529.
Bayer, I., Seel, D. (2000). Hellinger – ein Zeichen der Zeit? Familiendynamik, 25 (4), 487–502.
Bebenburg, M. von (2023). Eigenaufträge. Eine systemische Navigationshilfe. Göttingen: Vandenhoeck & Ruprecht.
Beck, A. (2005). »Schlaf, mit wem Du willst«. Effie Briest als Unterrichtsabenteuer. In R. Voß (Hrsg.), LernLust und Eigensinn. Systemisch-konstruktivistische Lernwelten (S. 22–31). Heidelberg: Carl-Auer Systeme.
Beck, U. (1986). Risikogesellschaft. Auf dem Weg in eine andere Moderne. Frankfurt a. M.: Suhrkamp.
Beck-Gernsheim, E. (1998). Was kommt nach der Familie? Einblicke in neue Lebensformen. München: C.H. Beck.
Beck-Gernsheim, E. (2000). Was kommt nach der Familie? Einblicke in neue Lebensformen. München: Beck.
Beermann, A. (2020). Systemaufstellungen – ein Quantensprung in der Weiterbildung? Heidelberg: Carl-Auer Systeme.
Beermann, A. (2025). Systemaufstellungen – Veränderungsprozesse im Raum. In B. E. Hermans, A. Beermann (Hrsg.), Systemische Psychotherapie: Lehrbuch für Studium und Weiterbildung (S. 241–258). Berlin/Heidelberg: Springer. https://doi.org/10.1007/978-3-662-64728-8_13
Beermann, A., Pinkall, T. (2020). Das dynamische Gefühl von Vertrauen. Konfliktdynamik, 8(4), 266–274.
Beher, S. (2025). Systemtheorie und Theorie sozialer Systeme. In B. E. Hermans, A. Beermann (Hrsg.), Systemische Psychotherapie: Lehrbuch für Studium und Weiterbildung (S. 21–35). Berlin/Heidelberg: Springer. https://doi.org/10.1007/978-3-662-64728-8_2
Behme-Matthiessen, U., Pletsch, T. (Hrsg.) (2020). Lehrbuch der Multifamilientherapie: Grundlagen, Methoden und Anwendungsfelder. Berlin: Springer.
Berg, M. (2019). Die Wirksamkeit systemischer Beratung. Erhöht Erziehungs- und Familienberatung die Bindungssicherheit von verhaltensauffälligen Kindern? Göttingen: V&R unipress.
Berger, P., Luckmann, T. (1972). Die gesellschaftliche Konstruktion der Wirklichkeit. Frankfurt a. M.: Fischer.
Berk, L. (2011). Entwicklungspsychologie. München: Pearson Education.
Bertalanffy, L. von (1956). General system theory. In L. Bertalanffy, A. Rapaport (Eds.), General Systems Yearbook I (pp. 1–10). Ann Arbor: Ann Arbor Press.
Bertram, H., Bertram, B. (2009). Familie, Sozialisation und die Zukunft der Kinder. Opladen: Barbara Budrich.
Beushausen, J. (2012). Genogramm- und Netzwerkanalyse. Die Visualisierung familiärer und sozialer Strukturen. Göttingen: Vandenhoeck & Ruprecht.
Bigner, J. J., Gottlieb, S. R. (Eds.) (2006). Intervention with families of gay, lesbian, bisexual and transgender people: From the inside out. New York: Harrington Press.
Bigner, J. J., Wetchler, J. L. (Eds.) (2004). Relationship therapy with same sex couples. New York/London: The Haworth Press.
Bindernagel, D., Krüger, E., Rentel, T., Winkler, P (Hrsg.) (2010). Schlüsselworte. Ideolektische Gesprächsführung in Therapie, Beratung und Coaching. Heidelberg: Carl-Auer Systeme.
Binkert, D. (1993). Frauen, die mit Frauen leben. Hamburg: Hoffmann und Campe.
Birchler, G. R., Spinks, S. H. (1980). Behavioral systems marital therapy: Integration and clinical application. American Journal of Family Therapy, 8 (1), 6–9.
Bischoff, R. (1998). Taped supervision as a reflecting team. In T. Nelson, T. Trepper (Eds.), 101 more interventions in family therapy (pp. 36–40). New York: The Haworth Press.

Bleakney, L. A., Welzer, H. (2009). Strukturwandel des Familiengedächtnisses. Familiendynamik, 34 (1), 18–25.

Bleckwedel, J. (2008). Systemische Therapie in Aktion. Kreative Methoden in der Arbeit mit Familien und Paaren. Göttingen: Vandenhoeck & Ruprecht.

Bodenmann, G. (2000). Stress und Coping bei Paaren. Göttingen: Hogrefe.

Bodenmann, G. (2002). Die Bedeutung von Stress für die Familienentwicklung. In B. Rollett, H. Werneck (Hrsg.), Klinische Entwicklungspsychologie der Familie (S. 243–265). Göttingen: Hogrefe.

Bodenmann, G. (2016). Lehrbuch Klinische Paar–und Familienpsychologie. Bern: Hogrefe.

Bodin, A. M. (1981). The interactional view: Family therapy approaches of the mental research institute. In A. S. Gurman, D. P. Kniskern (Eds.), Handbook of family therapy (pp. 267–309). New York: Brunner & Mazel.

Bonacker, T. (2008). Die Konflikttheorie der autopietischen Systemtheorie. In T. Bonacker (Hrsg.), Sozialwissenschaftliche Konflikttheorien. Eine Einführung (4. Aufl., S. 267–292). Wiesbaden: Verlag für Sozialwissenschaften.

Bonsen, M. zur, Maleh, C. (2001). Appreciative inquiry. Weinheim: Beltz.

Boothe, B., Walter, J. (2024). Familiennarrative – Erzählen und Familiendiagnostik. In G. Reich, M. Stasch, J. Walter, M. Cierpka (Hrsg.), Handbuch der Familiendiagnostik (4. Aufl., S. 367–380). Berlin/Heidelberg: Springer.

Borcsa, M., Daure, I. (Hrsg.) (2025). Genogramme. Ein Handbuch für die systemische Praxis. Göttingen: Vandenhoeck & Ruprecht.

Borcsa, M., Pomini, V. (Eds.) (2025). Handbook of online systemic therapy, supervision, and training. Cham: Springer.

Borcsa, M., Wilms, B. (Hrsg.) (2024). Systemische Therapie. Anwendungsbereiche in der psychiatrisch-psychotherapeutischen Versorgung. Stuttgart: Kohlhammer.

Borduin, C. M. (2009). Multisystemische Therapie bei antisozialem Verhalten Jugendlicher. Familiendynamik, 34 (2), 236–245.

Borke, J., Eickhorst, A. (Hrsg.) (2008). Systemische Entwicklungsberatung in der frühen Kindheit. Wien: Facultas.

Borke, J., Oelkers-Ax, R., Hunger-Schoppe, C., Berg, M. (2025). Was ist »systemisch« und die »Essenz« systemischer Therapie und Beratung – und was ausgesprochen nicht? Familiendynamik, 50 (2), 94–104.

Bormann, P. (2005). Eine kleine Geschichte der Kommunikation I: Von Descartes bis Luhmann/Fuchs. http://www.fen.ch/texte/gast_bormann_kommunikation.pdf (Zugriff am 23.06.2025).

Borst, U. (2012). Systemische Therapie. Tübingen: Verlag für Psychotherapie.

Borst, U. (2018a). Auftrags- und Zielklärung. In K. von Sydow, U. Borst (Hrsg.), Systemische Therapie in der Praxis (S. 115–122). Weinheim: Beltz.

Borst, U. (2018b). Umgang mit Diagnosen und Arztbriefen. In K. von Sydow, U. Borst (Hrsg.), Systemische Therapie in der Praxis (S. 152–161). Weinheim: Beltz.

Borst, U. (2024). Historischer Anschluss und Positionsbestimmung. In M. Borcsa, B. Wilms (Hrsg.), Systemische Therapie. Anwendungsbereiche in der psychiatrisch-psychotherapeutischen Versorgung (S. 21–42). Stuttgart: Kohlhammer.

Borst, U., Hildenbrand, B. (Hrsg.) (2012). Zeit essen Seele auf. Der Faktor Zeit in Beratung und Therapie. Heidelberg: Carl-Auer Systeme.

Borst, U., Lanfranchi, A. (2011). Liebe und Gewalt in nahen Beziehungen. Therapeutischer Umgang mit einem Dilemma. Heidelberg: Carl-Auer Systeme.

Boscolo, L., Bertrando, P. (1997). Systemische Einzeltherapie. Heidelberg: Carl-Auer Systeme.

Boscolo, L., Bertrando, P., Fiocco, P., Palvarini, R., Pereira, J. (1993). Sprache und Veränderung. Die Verwendung von Schlüsselwörtern in der Therapie. Familiendynamik, 18 (2), 107–124.

Boscolo, L., Cecchin, G., Hoffman, L., Penn, P. (1988). Familientherapie – Systemtherapie. Das Mailänder Modell. Dortmund: modernes lernen.

Böse, R., Schiepek, G. (1989). Systemische Theorie und Therapie. Ein Handwörterbuch. Heidelberg: Asanger.
Boss, P. G. (2002). Ambiguous loss. Working with families of the missing. Family Process, 41, 14–17.
Boszormenyi-Nagy, I., Spark, G. (1981). Unsichtbare Bindungen. Die Dynamik familiärer Systeme. Stuttgart: Klett-Cotta.
Bowen, M. (1978). Family therapy in clinical practice. Northvale, NJ: Jason Aronson.
Bowlby, J. (2021). Bindung als sichere Basis: Grundlagen und Anwendung der Bindungstheorie. München: Ernst Reinhardt.
Boyd-Franklin, N. (2003). Race, class and poverty. In F. Walsh (Ed.), Normal family processes. Growing diversity and complexity (3rd rev. ed., pp. 260–279). New York/London: Guilford Press.
Braches-Czyrek, R., Röhner, C., Sünker, H., Hopf, M. (Hrsg.) (2020). Handbuch frühe Kindheit. Opladen: Barbara Budrich.
Brandau, H. (Hrsg.) (1991). Supervision aus systemischer Sicht. Salzburg: Otto Müller.
Brandl-Nebehay, A. (1998). Geschichte der systemischen Familientherapie. In A. Brandl-Nebehay, B. Rauscher-Gföhler, J. Kleibel-Arbeithuber (Hrsg.), Systemische Familientherapie. Grundlagen, Modelle und aktuelle Trends (S. 17–59). Wien: Facultas.
Brandl-Nebehay, A., Hinsch, J. (2010). Paartherapie und Identität: Denkansätze für die Praxis. Heidelberg: Carl-Auer Systeme.
Brandl-Nebehay, A., Rauscher-Gföhler, B., Kleibel-Arbeithuber, J. (Hrsg.) (1998). Systemische Familientherapie. Grundlagen, Modelle und aktuelle Trends. Wien: Facultas.
Bräutigam, B. (2009). Die Heilungskräfte des starken Wanja. Kinder- und Jugendliteratur in der Beratung und Therapie mit Kindern und Jugendlichen. Göttingen: Vandenhoeck & Ruprecht.
Bräutigam, B. (2022). Symbiose oder Rivalität? Das komplizierte Geschwisterverhältnis zwischen psychosozialer Beratung und Psychotherapie. In B. Bräutigam, M. Hörmann, M. Märtens (Hrsg.), Alles Erfindung? Länderübergreifende Perspektiven auf Beratung und Psychotherapie (S. 123–135). Göttingen: Vandenhoeck & Ruprecht.
Bray, J. H., Stanton, M. (Eds.) (2009). The Wiley-Blackwell handbook of family psychology. Chichester: Wiley-Blackwell.
Breitenbach, G., Requardt, H. (1996). Der Ansatz von Bert Hellinger – Rückfall oder Vorfall. Zeitschrift für systemische Therapie und Beratung, 14 (1), 47–49.
Breuer, F. (2008). Vorgänger und Nachfolger: Weitergabe in institutionellen und persönlichen Bezügen. Göttingen: Vandenhoeck & Ruprecht.
Brisch, K. H. (2019). Bindung-Scheidung-Neubeginn: Möglichkeiten der Begleitung, Beratung, Psychotherapie und Prävention. Stuttgart: Klett-Cotta.
Brock, I. (2020). Stief- und Halbgeschwister – besondere Geschwisterkonstellationen in unkonventionellen Familien: Stief- und Halbgeschwister – besondere Geschwisterkonstellationen in unkonventionellen Familien. Familiendynamik 45 (1), S. 12–22.
Broderick, C., Schrader, S. (1981). The history of professional marriage and family therapy. In A. Gurman, D. Kniskern (Eds.), Handbook of Family Therapy (pp. 5–35). New York: Brunner & Mazel.
Brody, G. (1998). Sibling relationship quality: its causes and consequences. Annual Review of Psychology, 49, 1–24.
Bronfenbrenner, U. (1981). Die Ökologie der menschlichen Entwicklung. Natürliche und geplante Experimente. Stuttgart: Klett-Cotta.
Brüggemann, H. (2020). Kommen, um zu bleiben–Systemisches Handgepäck für ein erfolgreiches Onboarding. Göttingen: Vandenhoeck & Ruprecht.
Bruner, J. (1997). Sinn, Kultur und Ich-Identität. Heidelberg: Carl-Auer Systeme.
Bruner, J. (1998). Vergangenheit und Gegenwart als narrative Konstruktion. In J. Straub (Hrsg.), Erzählung, Identität und historisches Bewusstsein (S. 46–80). Frankfurt a. M.: Suhrkamp.
Brunner, E. J. (1992). Schulsozialarbeit aus der Perspektive der Theorie der Selbstorganisation.

In R. Huschke-Rhein (Hrsg.), Systemisch-ökologische Pädagogik. Band V. Systemisch-ökologische Praxis (S. 68–71). Köln: Rhein-Verlag.
Brunner, E. J. (Hrsg.) (1983). Eine ganz alltägliche Familie. München: Kösel.
Brunner, E. J., Lenz, D. (1993). Was veranlasst ein Klientensystem zu sprunghaften Veränderungen? System Familie, 6 (1), 1–9.
Buchholz, M. (1993). Metaphernanalyse. Göttingen: Vandenhoeck & Ruprecht.
Buchholz, M. (1999). Psychotherapie als Profession. Gießen: Psychosozial-Verlag.
Buchholz, M. B. (2003). Buchbesprechung: Wampold, Bruce: The great psychotherapy debate. Erlbaum. Psyche, 57 (7), 673–676.
Buchholz, M. B. (2018). Medizinalisierung schadet professioneller Psychotherapie: Was tun nach DSM-V, Neurohype und RCT-Dominanz? Familiendynamik, 43 (4), 290–302.
Buchinger, K. (1997). Supervision in Organisationen. Heidelberg: Carl-Auer Systeme.
Budziat, R., Kuhn, H. (2021). Gruppen und Teams professionell beraten und leiten. Handbuch Gruppendynamik für die systemische Praxis. Göttingen: Vandenhoeck & Ruprecht.
Bünder, P., Sirringhaus-Bünder, A., Helfer, A. (2009). Lehrbuch der Marte-Meo-Methode. Entwicklungsförderung mit Video-Unterstützung. Göttingen: Vandenhoeck & Ruprecht.
Burns, D. (2007). Systemic Action Research: A strategy for whole system change. Policy Press.
Butterwegge, C. (2021). Kinderarmut in Deutschland Entstehungsursachen und Gegenmaßnahmen. Sozial Extra 45 (1), 19–23.
Caby, F. (2002). Die Gruppe als System – systemische Gruppentherapie mit Kindern und Jugendlichen in der Kinder- und Jugendpsychiatrie. In M. Vogt-Hillmann, W. Burr (Hrsg.), Lösungen im Jugendstil. Systemisch-lösungsorientierte kreative Kinder- und Jugendlichentherapie (S. 361–372). Dortmund: modernes lernen.
Caby, F., Caby, A. (2009). Die kleine psychotherapeutische Schatzkiste. Dortmund: modernes lernen.
Caby, F., Caby, A. (2011). Die kleine psychotherapeutische Schatzkiste 02: Weitere systemisch-lösungsorientierte Interventionen. Dortmund: modernes lernen.
Caesar, P. L. (1993). Helping embattled couples shift from reactive to reflective positions. In S. Friedman (Ed.), The new language of change. Constructive collaboration in psychotherapy (pp. 374–402). New York/London: Guilford Press.
Campbell, D. H., Huffington, C. (2008). Organizations connected: A handbook of systemic consultation. London: Karnac Books.
Carlson, C., Funk, C. L., Nguyen, K. T. (2009). Families and schools. In J. Bray, M. Stanton (Eds.), The Wiley-Blackwell handbook of family psychology (pp. 515–526). Chichester: Wiley-Blackwell.
Carr, A., Pinquart, M., Haun, M. W. (2020). Informed Practice of Systemic Therapy. In M. Ochs, M. Borcsa, J. Schweitzer (Eds.), Systemic research in individual, couple, and family therapy and counseling (pp. 319–347). Cham: Springer.
Carroll, B. (1998). The complaint technique. In T. Nelson, T. Trepper (Eds.), 101 more interventions in family therapy (pp. 230–232). New York: The Haworth Press.
Carter, B. A., McGoldrick, M. (Hrsg.) (1980). The family life cycle: a framework for family therapy. New York: Gardner.
Catherall, D. R. (2022). Emotionale Sicherheit: Affektive Kommunikation in Paarbeziehung und Paartherapie. Heidelberg: Carl-Auer Systeme.
Cecchin, G. (1988). Zum gegenwärtigen Stand von Hypothetisieren, Zirkularität und Neutralität – eine Einladung zur Neugier. Familiendynamik, 13 (3), 190–203.
Cecchin, G., Lane, G., Ray, W. A. (1992). Vom strategischen Vorgehen zur Nicht-Intervention. Familiendynamik, 17 (1), 3–18.
Cecchin, G., Lane, G., Ray, W. A. (1993). Respektlosigkeit – eine Überlebensstrategie für Therapeuten. Heidelberg: Carl-Auer Systeme.

Christ, H. (2011). Empathie und Mustererkennung. Systeme, 25 (1), 77–93.
Christiansen, H. (2020). Schulentwicklung proaktiv, kreativ, effektiv. Rückenwind für Schulleitungen. Münster: Waxmann.
Cierpka, M. (Hrsg.) (2008). Handbuch der Familiendiagnostik (3., aktual. Aufl.). Berlin/Heidelberg: Springer.
Cierpka, M. (2009). Keiner fällt durchs Netz. Wie hoch belastete Familien unterstützt werden können. Familiendynamik, 34 (2), 156–167.
Cierpka, M. (2012). Frühe Kindheit 0–3 Jahre: Beratung und Psychotherapie für Eltern mit Säuglingen und Kleinkindern. Berlin/Heidelberg: Springer.
Cierpka, M., Walter, J. (2024). Erstkontakt und Vorbereitung des Erstgesprächs. In G. Reich, M. Stasch, J. Walter, M. Cierpka (Hrsg.), Handbuch der Familiendiagnostik (S. 41–50). Berlin/Heidelberg: Springer.
Ciompi, L. (1982). Affektlogik. Über die Struktur der Psyche und ihre Entwicklung. Stuttgart: Klett-Cotta.
Ciompi, L. (1997). Die emotionalen Grundlagen des Denkens. Einwurf einer fraktalen Affektlogik. Göttingen: Vandenhoeck & Ruprecht.
Ciompi, L. (2019). Affektlogik. Heidelberg: Carl-Auer Systeme.
Clemens, M. (2016). Systemische Mediation. Zeitschrift für Konfliktmanagement, 19 (3), 114–115.
Clement, U. (2002). »Offene Rechnungen« – Ausgleichsrituale in Paarbeziehungen. In R. Welter-Enderlin, B. Hildenbrand (Hrsg.), Rituale – Vielfalt in Alltag und Therapie (S. 122–138). Heidelberg: Carl-Auer Systeme.
Clement, U. (2014). Trends in der Sexualtherapie. Familiendynamik, 39 (1), 4–11).
Clement, U. (2016a). Lustlosigkeit als Kompetenz – zur Dialektik von Nein und Ja. In A. Eck (Hrsg.): Der erotische Raum – Fragen der weiblichen Sexualität in der Therapie (S. 43–51). Heidelberg: Carl-Auer Systeme.
Clement, U. (2016b). Systemische Sexualtherapie. Stuttgart: Klett-Cotta.
Cohen, M. (1999). Families coping with childhood chronic illness: a research review. Families, Systems & Health, 17 (2), 149–164.
Cohen, M. D., March, J. G., Olsen, J. P. (1972). A garbage can model of organizational choice. Administrative Science Quarterly, 1–25.
Cohn, R. (1975). Von der Psychoanalyse zur themenzentrierten Interaktion. Stuttgart: Klett-Cotta.
Conen, M.-L. (2002). Wo keine Hoffnung ist, muss man sie erfinden. Aufsuchende Familientherapie. Heidelberg: Carl-Auer Systeme.
Conen, M.-L. (2005). Zwangskontexte konstruktiv nutzen – Psychotherapie und Beratung bei »hoffnungslosen« Klienten. Psychotherapie im Dialog, 5 (2), 166–169.
Conen, M.-L. (2011). Ungehorsam – eine Überlebensstrategie: Professionelle Helfer zwischen Realität und Qualität. Heidelberg: Carl-Auer Systeme.
Conen, M.-L. (2015). Zurück in die Hoffnung. Systemische Arbeit mit »Multiproblemfamilien«. Heidelberg: Carl-Auer Systeme.
Conen, M.-L., Cecchin, G. (2007). Wie kann ich Ihnen helfen, mich wieder loszuwerden? Therapie und Beratung in Zwangskontexten. Heidelberg: Carl-Auer Systeme.
Connemann, R. (1998). Das Reflektierende Team in der Aus- und Fortbildung von Beratungslehrkräften. In J. Hargens, A. von Schlippe (Hrsg.), Das Spiel der Ideen. Reflektierendes Team und systemische Praxis (S. 109–122). Dortmund: modernes lernen.
Cordes, A. (2023). »Mobbing« im Arbeitsleben. Handlungsfähig werden im Konflikt. Systeme, 37(2), 184–200.
Cordes, A., Schultz-Venrath, U. (2015). Mentalisieren im System: Anwendungsbezogene Fragen in der mentalisierungsbasierten Familien- und Paartherapie. Familiendynamik, 40 (2), 128–141.
Cotrell, B. (2002). Dringend Hilfe gesucht: Teenager misshandeln ihre Eltern. Systhema, 16 (3), 212–225.

Crawford, M. J., Thana, L., Farquharson, L., Palmer, L., Hancock, E., Bassett, P., ... Parry, G. D. (2016). Patient experience of negative effects of psychological treatment: results of a national survey. The British Journal of Psychiatry, 208 (3), 260–265.
Crone, I. (2018). Das vorige Jetzt. Familienrekonstruktion in der Praxis. Heidelberg: Carl-Auer Systeme.
Cronen, V., Johnson, K., Lannamann, A. (1982). Paradox, Doppelbindung und Rückkoppelungsschleifen: eine alternative theoretische Perspektive. Familiendynamik, 8 (2), 102–138.
Culler, J. (1988). Dekonstruktion. Derrida und die poststrukturalistische Literaturtheorie. Reinbek: Rowohlt.
Dahm, M., Geiken, G. (1998). Reflecting solutions. Dialoge über Lösungen. Zeitschrift für systemische Therapie, 16 (1), 31–36.
Dahm-Mory, C. (2021). Externalisierung. Psychotherapie im Dialog, 22 (04), 11–12.
Dallos, R. (1997). Interacting stories. Narratives, family beliefs, and therapy. London: Karnac Books.
Dallos, R. (2006). Attachment narrative therapy. Integrating narrative, systemic and attachment therapies. Glasgow: Open University Press.
Dallos, R., Draper, R. (2010). An introduction to family therapy. Systemic theory and practice (3rd rev. ed.). Berkshire: Open University Press.
Dallos, R., Vetere, A. (2009). Systemic therapy and attachment narrative. Applications in a range of clinical settings. New York/London: Brunner-Routledge.
Daniels, D. D. (1998). Race in family therapy: unnoticeable or relevant? In T. S. Nelson, T. S. Trepper (Eds.), 101 more interventions in family therapy (pp. 285–290). New York: The Haworth Press.
Danzeisen, W. (2007). Wie Eltern sich in Gruppen unterstützen können, wenn die elterliche Präsenz bedroht ist. In A. von Schlippe, M. Grabbe (Hrsg.), Werkstattbuch Elterncoaching. (S. 102–112). Göttingen: Vandenhoeck & Ruprecht.
Datilio, F. M. (1998). Case studies in couple and family therapy: systemic and cognitive perspectives. New York: Guilford Press.
Deissler, K. (1994). Erfinde Dich selbst – ein therapeutisches Orakel? Zeitschrift für systemische Therapie, 12 (2), 80–96.
Deissler, K. (2000). ... ich, ›mein Problem‹ und die anderen ... Von Ich-Erzählungen, Beziehungsgeschichten, transformativen Dialogen und Gesprächen im Dialog. Familiendynamik, 25 (4), 411–449.
Deissler, K. (2006). Genogramme – Geschichten, Wahrheit und Perspektiven. Zeitschrift für Systemische Therapie, 24 (4), 268–270.
Deissler, K. G., Keller, T., Schug, R. (2019). Kooperationsfördernde Gesprächsmoderation. In R. Königswieser, E. Axel (Hrsg.), Systemische Intervention. Architekturen und Designs für Berater und Veränderungsmanager. Stuttgart: Schäffer-Poeschel.
Dell, P. (1986). Über Homöostase hinaus: Auf dem Weg zu einem Konzept der Kohärenz. In P. Dell (Hrsg.), Klinische Erkenntnis (S. 46–77). Dortmund: modernes lernen.
Dell, P., Goolishian, H. (1981). Ordnung durch Fluktuation: eine evolutionäre Epistemologie für menschliche Systeme. Familiendynamik, 6 (2), 104–122.
Denborough, D. (2017). Geschichten des Lebens neu gestalten. Grundlagen und Praxis der narrativen Therapie. Göttingen: Vandenhoeck & Ruprecht.
Diamond, G. S., Levy, S. (2010). Bindungsorientierte Familientherapie für depressive Jugendliche. Psychotherapie im Dialog, 11 (3), 244–248.
Diamond, G. S., Liddle, H. A. (1996). Resolving a therapeutic impasse between parents and adolescents in multidimensional family therapy. Journal of Consulting and Clinical Psychology, 64 (3), 481–488.

Diamond, G. S., Wintersteen, M. B., Brown, G. K., Diamond, G. M., Gallop, R., Shelef, K., Levy, S. (2010). Attachment-based family therapy for adolescents with suizidal ideation: A randomized controlled trial. Journal of the American Academy of Child and Adolescent Psychiatry, 49 (2), 122–131.

Dodge, K. (2006). Translational science in action: hostile attributional style and the development of aggressive behavior problems. Development and Psychopathology, 18, 791–814.

Dolan-del Vecchio, K. (2008). Dismantling white male privilege within family therapy. In M. McGoldrick, K. V. Hardy (Eds.), Re-visioning family therapy (2nd ed., pp. 250–260). New York: Guilford Press.

Dörner, D. (1992). Die Logik des Misslingens. Strategisches Denken in komplexen Situationen. Reinbek: Rowohlt.

Drews, A., Born, M., Schlippe, A. v. (2021). Reflektierende Positionen im Therapieprozess. In B. Strauß, M. Galliker, M. Linden, J. Schweitzer (Hrsg.), Ideengeschichte der Psychotherapie. Theorien, Konzepte, Methoden (S. 328–334). Stuttgart: Kohlhammer.

Drexler, D. (2015). Einführung in die Praxis der Systemaufstellungen. Heidelberg: Carl-Auer Systeme.

Driemeyer, W., Signerski-Krieger, J. (2013). Paartherapie bei sexuellen Störungen. Psychotherapie im Dialog, 14 (02), 40–42.

Duhl, B. (1992). Skulptur – Äquivalenz in Aktion. In G. Moskau, G. Müller (Hrsg.), Virginia Satir. Wege zum Wachstum (S. 121–137). Paderborn: Junfermann.

Duhl, F., Kantor, D., Duhl, B. (1973). Learning, space and action in family therapy: a primer of sculpture. In D. Bloch (Ed.), Techniques of family psychotherapy (pp. 47–63). New York: Grune and Stratton.

Durrant, M. (1996). Auf die Stärken kannst Du bauen. Lösungsorientierte Arbeit in Heimen und anderen stationären Settings. Dortmund: modernes lernen.

Duss-von Werdt, J. (1998). Paarkonflikte in der Mediationspraxis. Familiendynamik, 23 (2), 117–128.

Duss-von Werdt, J. (2011). Einführung in die Mediation (2. Aufl.). Heidelberg: Carl-Auer Systeme.

Duvall, E. M. (1977). Marriage and family development (5th ed.). New York: Lippincott.

Ebbecke-Nohlen, A. (1999). Perspektivenwechsel in der Supervision – Der Supervisionswalzer. Zeitschrift für systemische Therapie, 18 (4), 258–267.

Ebbecke-Nohlen, A. (2000). Systemische Paartherapie. Das Balancieren von Gemeinsamkeiten und Unterschieden. Psychotherapie im Dialog, 1 (2), 21–28.

Ebbecke-Nohlen, A. (2003). In der Kürze liegt die Würze. Systemische Kurzzeitkonsultation für Paare. Kontext, 34 (1), 36–55.

Ebbecke-Nohlen, A. (2009). Einführung in die systemische Supervision. Heidelberg: Carl-Auer Systeme.

Ebbecke-Nohlen, A., Schweitzer, J. (1989). Gesprächsleitfaden: »Ich und meine schlechte Eigenschaft«. Unveröffentlichtes Manuskript.

Ebel, P., Kleve, H., Strecker, J. (Hrsg.) (2022). Systemische Supervision in Lehre und Praxis. Heidelberg: Carl-Auer Systeme.

Eberling, W., Hargens, J. (Hrsg.) (1996). Einfach kurz und gut. Zur Praxis der lösungsorientierten Kurztherapie. Dortmund: modernes lernen.

Ecarius, J., Schierbaum, A. (Hrsg.) (2022). Handbuch Familie: Band I: Gesellschaft, Familienbeziehungen und differentielle Felder. Wiesbaden: Springer.

Eck, A. (2014). Der erotische Raum – weibliches Begehren in der systemischen Sexualtherapie. Zeitschrift für Sexualforschung, 27, 258–277.

Eck, A. (2017). Von der Paradoxie des Wollenwollens zum sex worth wanting. Familiendynamik, 42 (3), 182–191.

Eck, A. (2020). Sexuelle Fantasien in der Therapie. Göttingen: Vandenhoeck & Ruprecht.

Eder, L. (2006). Psyche, Soma und Familie. Theorie und Praxis einer systemischen Psychosomatik. Stuttgart: Kohlhammer.
Efran, J., Heffner, K., Lukens, R. (1992). Sprache, Struktur und Wandel. Dortmund: modernes lernen.
Eggemann-Dann, H.-W., Fryszer, A. (2024). Systemisch arbeiten mit Jugendlichen: Haltungen, Strategien, Methoden und Settings. Göttingen: Vandenhoeck & Ruprecht.
Egidi, K., Boxbücher, M. (Hrsg.) (1996). Systemische Krisenintervention. Tübingen: dgvt.
Ehinger, W., Hennig, C. (1994). Praxis der Lehrersupervision. Leitfaden für Lehrergruppen mit und ohne Supervisor. Weinheim: Beltz.
Eickhorst, A. (2019). Frühe Hilfen: früh im Leben und früh im Handeln. Göttingen: Vandenhoeck & Ruprecht.
Eickhorst, A., Röhrbein, A. (2016). »Wir freuen uns, dass Sie da sind!«. Beratung Und Therapie Mit Vätern. Heidelberg: Carl-Auer Systeme.
Eickhorst, A., Röhrbein, A. (Hrsg.) (2019). Systemische Methoden in Familienberatung und -therapie. Was passt in unterschiedlichen Lebensphasen und Kontexten. Vandenhoeck & Ruprecht.
El Hachimi, M., Stephan, L. (2007). Paartherapie – Bewegende Interventionen. Heidelberg: Carl-Auer Systeme.
Elbert, S. (2025). Innere Fesseln lösen: Resonanz und Unverfügbarkeit in der traumasensiblen Begleitung von Führenden. Organisationsberatung, Supervision, Coaching, 32 (2), 177–196.
Ellebracht, H., Vieten, B. (1993). Systemische Ansätze im psychiatrischen Alltag. Dortmund: modernes lernen.
Ely, R. J., Thomas, D. A. (2001). Cultural diversity at work: the effects of diversity perspectives on work group process and outcomes. Administrative Science Quarterly, 2, 229–273.
Emlein, G. (2010a). Rituale als Negationsblockaden. Familiendynamik, 36 (2), 128–134.
Emlein, G. (2010b). Zum Systembegriff in der systemischen Praxis. In L. M. Staubach, (Hrsg.), Systemische Geschichten für Praktiker: Denken über Grenzen. Handlungsspielräume für eine qualifizierte Praxis (S. 21–49). Göttingen: Vandenhoeck & Ruprecht.
Emlein, G. (2020). Psychotherapie als polykontexturale Praxis. Familiendynamik, 45 (2), 108–118.
Engelmann, A. (2011). Aufsuchende Familientherapie. In M. Müller, B. Bräutigam (Hrsg.), Hilfe, sie kommen! Ein Handbuch zu systemischen Arbeitsweisen im aufsuchenden Kontext (S. 110–123). Heidelberg: Carl-Auer Systeme.
Entleitner-Phleps, C., Witte, S., Walper, S. (2025). Stief- und Halbgeschwister in Stieffamilien. In M. Watzlawik, H. von der Lippe (Hrsg.), Geschwisterbeziehungen (S. 89–100). Stuttgart: Kohlhammer.
Epple, H. (2018). Aufsuchende Familientherapie. In K. von Sydow, U. Borst (Hrsg.), Systemische Therapie in der Praxis (S. 409–419). Weinheim: Beltz.
Epstein, E. K., Kellenbenz Epstein, M., Wiesner, M. (1998). Vom reflektierenden Team zum reflexiven Prozess: Reflexive Kooperation in einer Kinder- und Jugendpsychiatrie. In J. Hargens, A. von Schlippe (Hrsg.), Das Spiel der Ideen. Reflektierendes Team und systemische Praxis (S. 31–52). Dortmund: modernes lernen.
Epstein, N., Schlesinger, S. E., Dryden, W. (Eds.) (1988). Cognitive-behavioral therapy with families. New York: Brunner Mazel.
Epston, D. (2022). Ein Brief von David Epston. In P. Jakob, M. Borcsa, J. Olthof, A. von Schlippe (Hrsg.), Narrative Praxis. Ein Handbuch für Beratung, Therapie und Coaching (S. 12–21). Göttingen: Vandenhoeck & Ruprecht.
Erbring, S. (2016). Einführung in die inklusive Schulentwicklung. Carl-Auer Systeme.
Erbring, S. (2020). Systemische Beratung für eine inklusivere Gesellschaft. Göttingen: Vandenhoeck & Ruprecht.
Erbring, S. (2023). Inklusion ressourcenorientiert umsetzen (Vol. 5). Heidelberg: Carl-Auer Systeme.

Erpenbeck, M. (2017). Wirksam werden im Kontakt. Die systemische Haltung im Coaching. Heidelberg: Carl-Auer Systeme.

Ethikrat (2018). Hilfe durch Zwang? Professionelle Sorgebeziehungen im Spannungsfeld von Wohl und Selbstbestimmung. Berlin: Deutscher Ethikrat.

Exner, A., Königswieser, R., Titscher, S. (1987). Unternehmensberatung – systemisch. Theoretische Annahmen und Interventionen im Vergleich zu anderen Ansätzen. Die Betriebswirtschaft, 47 (3), 265–284.

Falicov, C. J. (2003). Immigrant family processes. In F. Walsh (Ed.), Normal family processes. Growing diversity and complexity (3rd rev. ed., pp. 280–300). New York/London: Guilford Press.

Falicov, C. J. (2008). Transnational journeys. In M. McGoldrick, K. V. Hardy (Eds.), Re-visioning family therapy (2nd ed., pp. 25–38). New York/London: Guilford Press.

Farelly, F., Brandsma, J. M. (1986). Provokative Therapie. Berlin/Heidelberg: Springer.

Fauser, P., Prenzel, M., Schratz, M. (2010). Was für Schulen! Individualität und Vielfalt – Wege zur Schulqualität. Der Deutsche Schulpreis 2009. Seelze: Klett-Kallmeyer.

Festinger, L. (1954). A theory of social comparison processes. Human Relations, 7, 117–140.

Fink-Eitel, H. (1989). Foucault zur Einführung. Hamburg: Junius.

Fischer, H.R. (1991a). Sprache und Lebensform. Heidelberg: Carl-Auer Systeme.

Fischer, H. R. (Hrsg.) (1991b). Autopoiese. Eine Theorie im Brennpunkt der Kritik. Heidelberg: Carl-Auer Systeme.

Fischer, H. R. (2009). Über das Marionettentheater. Ein kritischer Blick auf die Hirnforschung und die Möglichkeiten der Psychologie. Familiendynamik, 34 (1), 44–57.

Fischer, H. R. (2012). Paradoxien als Quelle von Kreativität: Von Double Binds und Double Minds. Familiendynamik, 37(4), 244–257.

Fischer, H. R. (2018). Systemisches Coaching. Philosophische, methodische und praktische Grundlagen. Familiendynamik 43 (1), 6–17.

Fischer, H. R. (2020). Wahrheiten aus der Welt alternativer Wahrheiten.

Fischer, H. R., Retzer, A., Schweitzer, J. (Hrsg.) (1992). Das Ende der großen Entwürfe. Frankfurt a. M.: Suhrkamp.

Fischer, H. R., Schlippe, A. von, Borst, U. (2015). Wie mit Erwartungen und Aufträgen umgehen? Vom Umgang mit dem Ungefähren … In H. R. Fischer, U. Borst, A. von Schlippe (Hrsg.), Was tun? Fragen und Antworten aus der systemischen Praxis (S. 60–67). Stuttgart: Klett-Cotta.

Fisher, R., Ury, W., Patton, B. (2019). Das Harvard-Konzept (2. Aufl.). Deutsche Verlags Anstalt.

Fivaz-Depeursinge, E. (2009). Trianguläre Kommunikation von Babys in »Zwei-für-einen«-versus »Zwei-gegen-einen«-Dreiecken. Familiendynamik, 34 (2), 136–145.

Flaskas, C. (2005). Sticky situations, therapy mess: on impasse and the therapists position. In C. Flaskas, B. Mason, A. Perlesz (Eds.), The space between. Experience, context and process in the therapeutic relationship (pp. 111–125). London: Karnac Books.

Flaskas, C., Mason, B., Perlesz, A. (Eds.) (2005). The space between. Experience, context and process in the therapeutic relationship. London: Karnac Books.

Fliegel, S., Jänicke, W., Münstermann, S., Ruggaber, G., Veith, A., Willutzki, U. (Hrsg.) (2018). Verhaltenstherapie: Was sie kann und wie es geht. Ein Lehrbuch. Tübingen: dgvt.

Fliegel, S., Kämmerer, A. (Hrsg.) (2006). Psychotherapeutische Schätze. 101 bewährte Übungen und Methoden für die Praxis. Tübingen: dgvt.

Fliegel, S., Kämmerer, A. (Hrsg.) (2009). Psychotherapeutische Schätze. 125 weitere praktische Übungen, Methoden und Herausforderungen. Tübingen: dgvt.

Flückiger, C., Rufer, M. (2019). Essentials der Psychotherapie: Praxis und Forschung im Diskurs. Bern: Hogrefe.

Flückiger, C., Willutzki, U., Grosse Holtforth, M., Wampold, B. E. (2024). Psychotherapie wirkt. Die Psychotherapie, 69 (1), 33–39.

Foerster, H. von (1981). Das Konstruieren einer Wirklichkeit. In P. Watzlawick (Hrsg.), Die erfundene Wirklichkeit (S. 39–60). München: Piper.

Foerster, H. von (1988a). Abbau und Aufbau. In F. B. Simon (Hrsg.), Unterschiede, die Unterschiede machen (S. 19–33). Berlin/Heidelberg: Springer.

Foerster, H. von (1988b). Konstruktivismus versus Solipsismus. Fragen an Heinz von Foerster. In F. B. Simon (Hrsg.), Lebende Systeme (S. 121–123). Berlin/Heidelberg: Springer.

Foerster, H. von (1993). Über das Konstruieren von Wirklichkeiten. In H. von Foerster (Hrsg.), Wissen und Gewissen. Versuch einer Brücke (S. 25–49). Frankfurt a. M.: Suhrkamp.

Fonagy, P., Gergely, G., Jurist, E. L., Target, M. (2004). Affektregulierung, Mentalisierung und die Entwicklung des Selbst. Stuttgart: Klett-Cotta.

Ford-Sori, C. (Hrsg.) (2006). Engaging children in family therapy. Creative approaches to integrating theory and research in clinical practice. New York/London: Taylor & Francis Group.

Förster, J. (2024a). Black-Box-Methoden. Mit systemischer Haltung therapieren, coachen und beraten, ohne das Problem zu kennen. Göttingen: Vandenhoeck & Ruprecht.

Förster, J. (2024b). Haltungsfragen. Tautologische Verstrickungen, ethische Turbulenzen und ein Gedankenexperiment. Systhema, 38 (2), 121–131.

Förster, J., Nussbaum, N. (2022). Vorsicht, Diskriminierung. Stereotype und ihr Nutzen für die Familientherapie. Familiendynamik, 47 (2), 124–132.

Fraenkel, P. (2006). Engaging families as experts: collaborative family program development. Family Process, 45, 237–257.

Fraenkel, P. (2011). Die therapeutische Palette. Ein Leitfaden für die Methodenauswahl in der integrativen Paartherapie. Familiendynamik, 36 (1), 52–69.

Frances, A. (2013). Normal. Gegen die Inflation psychiatrischer Diagnosen. Köln: DuMont.

Frances, A. (2016). Eine entfesselte Diagnose-, Test- und Therapiewut: Kritische Überlegungen zum Diagnostischen und Statistischen Manual Psychischer Störungen–DSM-5. Familiendynamik, 41 (2), 142–148.

Frankl, V. (1987). Das Leiden am sinnlosen Leben. Freiburg: Herder.

Freeman, J., Epston, D., Lobovits, D. (2000). Ernsten Problemen spielerisch begegnen. Narrative Therapie mit Kindern und ihren Familien. Dortmund: modernes lernen.

Frei, M. (2025). Werkzeugkoffer für systemische Beratung und Therapie. Die 40 beliebtesten Methoden aus der Praxis. Dortmund: modernes lernen.

Friedrich-Hett, T. (2011). Paarberatung und -therapie mit älteren Menschen. Ein vernachlässigtes Gebiet. Zeitschrift für systemische Therapie und Beratung, 29 (1), 20–26.

Frisch, M. (1964). Tagebuch 1946–1949. Frankfurt a. M.: Suhrkamp.

Fritzsche, K. (2017). Zwei Gesichter der Dissoziation. Psychotherapie Im Dialog, 18 (03), 79–82.

Fritzsche, K., Hartman, W. (2023). Einführung in die Ego-State-Therapie. Heidelberg: Carl-Auer Systeme.

Frohn, E. (2010). Tisch-Inszenierungen aus dem Ressourcenkoffer. Szenisches Arbeiten mit Objekten in Therapie, Beratung und Supervision/Coaching. Familiendynamik, 35 (3), 220–229.

Fryszer, A., Merz, T. (2025). Systemische Therapie im Gesundheitssystem. Praxisimpulse von der Beziehungsgestaltung bis zum Bericht. Göttingen: Vandenhoeck & Ruprecht.

Fthenakis, W., Kalicki, B., Peitz, G. (2002). Paare werden Eltern. Opladen: Leske & Budrich.

Fuchs, P. (1993). Moderne Kommunikation: zur Theorie des operativen Displacements. Frankfurt a. M.: Suhrkamp.

Fuchs, P. (2004). Wer hat und wozu überhaupt Gefühle? Soziale Systeme, 10 (1), 89–110.

Fuchs, P. (2011). Die Verwaltung der vagen Dinge: Gespräche zur Zukunft der Psychotherapie. Heidelberg: Carl-Auer Systeme.

Fuchs, T. (2008). Das Gehirn – ein Beziehungsorgan. Eine phänomenologisch-ökologische Konzeption. Stuttgart: Kohlhammer.

Fuhse, J. A. (2005). Persönliche Netzwerke in der Systemtheorie. Stuttgart: Universität Stuttgart.

Furman, B. (2008). Es ist nie zu spät, eine glückliche Kindheit zu haben (5. Aufl.). Dortmund: modernes lernen.

Furman, B. (2020). Ich schaffs! Spielerisch und praktisch Lösungen mit Kindern finden. Das 15-Schritte-Programm für Eltern, Erzieher und Therapeuten. Heidelberg: Carl-Auer Systeme.

Furman, B., Ahola, T. (1995). Die Zukunft ist das Land, das niemandem gehört. Probleme lösen im Gespräch. Stuttgart: Klett-Cotta.

Fürstenau, P. (1982). Konsequenzen einer systemischen Orientierung für die psychoanalytische Gruppentherapie. Gruppenpsychotherapie und Gruppendynamik, 18, 68–75.

Gallisch, M., Schlippe, A. von, El Hachimi, M. (2002). Transkulturelle Paar- und Familientherapie. In M. Wirsching, P. Scheib (Hrsg.), Paar- und Familientherapie (S. 599–620). Berlin/Heidelberg: Springer.

Gammer, C. (2007). Die Stimme des Kindes in der Familientherapie. Heidelberg: Carl-Auer Systeme.

Garcia Preto, N. (2005). Latino Families – an overview. In M. McGoldrick, J. Giordano, N. Garcia Preto (Eds.), Ethnicity and family therapy (3rd ed., pp. 153–165). New York/London: Guilford Press.

Gedik, K., Wolff, R. (Hrsg.) (2021). Kinderschutz in der Demokratie. Eckpfeiler guter Fachpraxis. Opladen: Barbara Budrich.

Gehmann, U. (2022). Management und Mythos. Organisationsberatung, Supervision, Coaching, 29 (2), 179–191.

Gehring, T. (1993). Familiensystemtest FAST. Weinheim: Beltz.

Geisbauer, W. (2018). Führen mit Neuer Autorität. Stärke entwickeln für sich und das Team. Heidelberg: Carl-Auer Systeme.

Gendlin, E., Witschko, J. (2007). Focusing in der Praxis. Eine schulenübergreifende Methode für Psychotherapie und Alltag. Stuttgart: Klett-Cotta.

Gennep, A. von (1986). Übergangsriten. Frankfurt a. M.: Campus.

Gergen, K. (1990). Die Konstruktion des Selbst im Zeitalter der Postmoderne. Psychologische Rundschau, 41, 191–199.

Gergen, K. (1996). Das übersättigte Selbst. Heidelberg: Carl-Auer Systeme.

Gergen, K. (2002). Konstruierte Wirklichkeiten. Eine Hinführung zum sozialen Konstruktionismus. Stuttgart: Kohlhammer.

Gergen, K., Gergen, M. (2009). Einführung in den sozialen Konstruktionismus. Heidelberg: Carl-Auer Systeme.

Gergen, K., Hoffmann, L., Anderson, H. (1997). Diagnose – ein Desaster? Zeitschrift für Systemische Therapie und Beratung, 4, 224–241.

Gerland, A. (2006). Narrative Gruppentherapie. Theorie und Praxis eines systemischen Modells. Dortmund: modernes lernen.

Gestrich, A., Krause, J.-U., Mitterauer, M. (2003). Geschichte der Familie. Stuttgart: Kröner.

Gigerenzer, G. (2008). Bauchentscheidungen. Die Intelligenz des Unbewussten und die Macht der Intuition. München: Goldmann.

Glaser, B. G., Strauss, A. L. (2017). The discovery of grounded theory: Strategies for qualitative research. Oxfordshire: Routledge.

Glasersfeld, E. von (1981). Einführung in den radikalen Konstruktivismus. In P. Watzlawick (Hrsg.), Die erfundene Wirklichkeit (S. 16–38). München: Piper.

Glasersfeld, E. von (1991). Abschied von der Objektivität. In P. Watzlawick, P. Krieg (Hrsg.), Das Auge des Betrachters. Beiträge zum Konstruktivismus (S. 17–30). Heidelberg: Carl-Auer Systeme.

Glasersfeld, E. von (2001). Was im Kopf eines anderen vorgeht, können wir nie wissen. In B. Pörksen (Hrsg.), Die Gewissheit der Ungewissheit. Gespräche zum Konstruktivismus (S. 46–69). Heidelberg: Carl-Auer Systeme.

Glasl, F. (2014). Drohstrategien fördern regressiven Konfliktaustrag. Sicherheit und Frieden/Security and Peace, 32 (4), 270–271.

Glasl, F. (2024). Konfliktmanagement: Ein Handbuch für Führung, Beratung und Mediation (13., aktualis. Aufl.) Stuttgart: Haupt.

Glasl, F., Lievegoed, B. (2004). Dynamische Unternehmensentwicklung. Grundlagen für nachhaltiges Change Management (3. Aufl.). Stuttgart: Verlag Freies Geistesleben.

Gleich, M. (2002). Web of Life. Die Kunst, vernetzt zu leben. Hamburg: Hoffmann und Campe.

Gloger-Tippelt, G. (2002). Der Beitrag der Bindungsforschung zur klinischen Entwicklungspsychologie der Familie. In B. Rollett, H. Werneck (Hrsg.), Klinische Entwicklungspsychologie der Familie (S. 118–141). Göttingen: Hogrefe.

Gloger-Tippelt, G. (2005). Psychologischer Übergang zur Elternschaft. In L. Thun-Hohenstein (Hrsg.), Übergänge, Wendepunkte und Zäsuren in der kindlichen Entwicklung (S. 55–73). Göttingen: Vandenhoeck & Ruprecht.

Gold, I., Mmari, J. (2024). Macht- und Rassismuskritik als Querschnittsaufgabe für die systemische Praxis. Familiendynamik, 49 (1), 4–14.

Goldner, V. (1988). Generation and gender: Normative and covert hierarchies. Family Process, 27, 17–31.

Goldner, V., Penn, P., Sheinberg, M., Walker, G. (1992). Liebe und Gewalt: geschlechtsspezifische Paradoxe in instabilen Beziehungen. Familiendynamik, 17 (2), 109–140.

Goolishian, H., Anderson, H. (1997). Menschliche Systeme. In L. Reiter, E. J. Brunner, S. Reiter-Theil (Hrsg.), Von der Familientherapie zur systemischen Perspektive (2., überarb. Aufl., S. 253–288). Berlin/Heidelberg: Springer.

Gottman, J. (1994). What predicts divorce? The relationship between marital processes and marital outcomes. Hillsdale, NJ: Lawrence Erlbaum.

Gottman, J. (2002). Die sieben Geheimnisse der glücklichen Ehe. München: von Schröder.

Grabbe, M. (1998). Reflektierende Meta-Position – »Ich höre was, was Du nicht siehst« – Ein Modell zur Videosupervision. In J. Hargens, A. von Schlippe (Hrsg.), Das Spiel der Ideen. Reflektierendes Team und systemische Praxis (S. 203–210). Dortmund: modernes lernen.

Grabbe, M. (2001). Kooperation mit kleinen Kindern in Therapie und Beratung. In A. von Schlippe, G. Lösche, C. Hawellek (Hrsg.), Frühkindliche Lebenswelten und Erziehungsberatung. Die Chancen des Anfangs (S. 220–242). Münster: Votum.

Grabbe, M. (2003). Time-Line in der Krisenintervention. Der »Ressourcen-Orientierte-Lösungs-Fokussierte Schritt«. Psychotherapie im Dialog, 4 (4), 376–379.

Grabbe, M. (2011). Zur Bündnisrhetorik im systemischen Elterncoaching. In H. Schindler, W. Loth, J. von Schlippe (Hrsg.), Systemische Horizonte (S. 131–143). Göttingen: Vandenhoeck & Ruprecht.

Grabbe, M., Jürgens, G., Schlippe, A. von (1998). »Als würden wir gemeinsam einen Teppich weben …«. Reflektierendes Team in einer systemtherapeutischen Lehrpraxis. In J. Hargens, A. von Schlippe (Hrsg.), Das Spiel der Ideen. Reflektierendes Team und systemische Praxis (S. 151–177). Dortmund: modernes lernen.

Graf, G. (2006). Auftragsklärung im System Schule. In R. Balgo, H. Lindemann (Hrsg.), Theorie und Praxis systemischer Pädagogik (S. 86–102). Heidelberg: Carl-Auer Systeme.

Granovetter, M. (1983). The strength of weak ties: A network theory revisited. Sociological Theory, 1, 201–233.

Grawe, K. (2000). Psychologische Therapie (2. Aufl.). Göttingen: Hogrefe.

Grawe, K., Fliegel, S. (2005). »Ich glaube nicht, dass eine Richtung einen Wahrheitsanspruch stellen kann!« Ein Gespräch. Psychotherapie im Dialog, 6 (2), 128–135.

Greber, F., Kranich Schneiter, G. (2011). Dynamik häuslicher Gewalt und rechtliche Interventionen. In U. Borst, A. Lanfranchi (Hrsg.), Liebe und Gewalt in nahen Beziehungen (S. 219–233). Heidelberg: Carl-Auer Systeme.

Green, R. J. (2008). Gay and lesbian couples – successful coping with minority stress. In M. McGoldrick, K. V. Hardy (Eds.), Re-visioning family therapy. Race, culture, and gender in clinical practice (2nd rev. ed., pp. 300–310). New York/London: Guilford Press.

Green, R. J., Herget, M. (1991). Die Ergebnisse systemisch/strategischer Teamkonsultationen: Die Bedeutung von Wärme und aktiver Strukturierung von Seiten des Therapeuten. Familiendynamik, 16 (3), 226–254.

Green, R. J., Mitchel, V. (2008). Gay and lesbian couples in therapy: minority stress, relational ambiguity and families of choice. In A. Gurman (Ed.), Clinical handbook of couple therapy (4th ed., pp. 662–680). New York/London: Guilford Press.

Greenberg, L. (2015). Emotion focused therapy. Coaching clients to work through their feelings. Washington: APA.

Greenberg, L., Goldmann, R. (2008). Emotion-Focused couples therapy: The dynamics of emotion, love, and power. Washington: APA.

Greene, S. M., Anderson, E., Hetherington, E. M., Forgatch, M. S., DeGarmo, D. S. (2003). Risk and resilience after divorce. In F. Walsh (Ed.), Normal family processes. Growing diversity and complexity (3rd rev. ed., pp. 96–120). New York/London: Guilford Press.

Greif, S. (2025). The future of coaching. Building bridges between science and practice. Berlin/Heidelberg/New York: Springer.

Greif, S., Möller, H., Scholl, W. (2018). Handbuch Schlüsselkonzepte im Coaching. Berlin/Heidelberg: Springer.

Greve, N., Herder, K. (2001). »Alltagsgruppe«– systemische Gruppenarbeit mit Psychose-Erfahrenen in einem gemeindepsychiatrischen Verbund. Zeitschrift für systemische Therapie und Beratung, 19, 21–26.

Greve, N., Keller, T. (2002). Systemische Praxis in der Psychiatrie. Heidelberg: Carl-Auer Systeme.

Greve, N., Osterfeld, M., Diekmann, B. (2007). Selbstbewusster Umgang mit Ärzten und Medikamenten. In N. Greve, M. Osterfeld, B. Diekmann (Hrsg.), Umgang mit Psychopharmaka – ein Patientenratgeber (S. 15–22). Bonn: Balance Buch und Medien Verlag.

Groskurth, P., Volpert, W. (1984). Lohnarbeitspsychologie. Berufliche Sozialisation: Emanzipation zur Anpassung. Frankfurt a. M.: Fischer.

Gross, A. (2012). Die Bowen'sche Familiensystemtheorie. Eine Einführung in Theorie und Praxis. Kontext, 43 (1), 4–21

Grossmann, K. E., Grossmann, K. (Hrsg.) (2003). Bindung und menschliche Entwicklung. John Bowlby, Mary Ainsworth und die Grundlagen der Bindungstheorie und Forschung. Stuttgart: Klett-Cotta.

Grossmann, K. E., Grossmann, K. (2008). Die psychische Sicherheit in Bindungsbeziehungen. Familiendynamik, 33 (3), 231–259.

Grossmann, R., Lobnig, H., Scala, K. (2007). Kooperationen im Public Management. Theorie und Praxis erfolgreicher Organisationsentwicklung in Leistungsverbünden, Netzwerken und Fusionen. Weinheim: Juventa.

Groth, T. (2004). Klassiker der Organisationsforschung: Karl Weick. OrganisationsEntwicklung, 3 (4), 88–95.

Groth, T. (2015). Organisationsaufstellung – systemtheoretisch gewendet. In M. Mohe (Hrsg.), Innovative Beratungskonzepte: Ansätze, Fallbeispiele, Reflexionen (S. 139–158). Wiesbaden: Springer. https://doi.org/10.1007/978-3-658-07942-0_7

Groth, T. (2017). 66 Gebote systemischen Denkens und Handelns in Management und Beratung. Heidelberg: Carl-Auer Systeme.

Groth, T., Schlippe, A. von (2012). Die Form der Unternehmerfamilie – Paradoxiebewältigung zwischen Entscheidung und Bindung. Familiendynamik, 37 (4), 268–280.

Groth, T., Wimmer, R. (2004). Systemische Organisationsberatung. In F. von Ameln (Hrsg.), Konstruktivismus: Die Grundlagen systemischer Therapie, Beratung und Bildungsarbeit (S. 224–244). Tübingen: Francke.

Guntern, G. (1980). Die kopernikanische Revolution in der Psychotherapie: Der Wandel vom psychoanalytischen zum systemischen Paradigma. Familiendynamik, 5 (1), 2–41.

Günther, G. (1979). Die Theorie der »mehrwertigen« Logik. In Beiträge zur Grundlegung einer operationsfähigen Dialektik (Vol. 2, S. 181–202). Hamburg: Felix Meiner.

Haagen, M. (2017). Mit dem Tod leben. Kinder achtsam in ihrer Trauer begleiten. Ein Ratgeber für verwitwete Eltern. Stuttgart: Kohlhammer.

Häfele, W. (Hrsg.) (2007). OE-Prozesse initiieren und gestalten. Ein Handbuch für Führungskräfte, Berater/innen und Projektleiter/innen. Bern: Haupt.

Hahn, A. (1983). Konsensfiktionen in kleinen Gruppen. In F. Neidhardt (Hrsg.), Gruppensoziologie. Perspektiven und Materialien. Sonderheft 25 der Kölner Zeitschrift für Soziologie und Sozialpsychologie (S. 210–232). Westdeutscher Verlag.

Hahn, K., Müller, F.-W. (Hrsg.) (1993). Systemische Erziehungs- und Familienberatung. Mainz: Grünewald.

Haken, H. (1984). Erfolgsgeheimnisse der Natur. Synergetik: Die Lehre vom Zusammenwirken. Frankfurt a. M.: Ullstein.

Haken, H. (1990). Offene Systeme – die merkwürdige Welt des Nichtgleichgewichts. Physikalische Blätter, 46 (7), 203–208.

Haken, H. (2004). Ist der Mensch ein dynamisches System? In A. von Schlippe, W. Kriz (Hrsg.), Personzentrierung und Systemtheorie (S. 68–77). Göttingen: Vandenhoeck & Ruprecht.

Haken, H., Schiepek, G. (2006). Synergetik in der Psychologie. Selbstorganisation verstehen und gestalten. Göttingen: Hogrefe.

Haley, J. (1973). Uncommon therapy: the psychiatric techniques of Milton Erickson. New York: Norton.

Haley, J. (1977). Direktive Familientherapie. Strategien für die Lösung von Problemen. München: Pfeiffer.

Haley, J. (1980). Ansätze zu einer Theorie pathologischer Systeme. In P. Watzlawick, J. Weakland, J. (Hrsg.), Interaktion (S. 61–84). Bern: Huber.

Haley, J. (1989). Ordeal-Therapie. Hamburg: Isko.

Hall, A., Fagen, R. (1956). Definition of system. In L. von Bertalanffy, A. Rappaport (Eds.), General Systems Yearbook I (pp. 18–29). Ann Arbor: Ann Arbor Press.

Hammel, S. (2011). Handbuch des therapeutischen Erzählens: Geschichten und Metaphern in Psychotherapie, Kinder- und Familientherapie, Heilkunde, Coaching und Supervision. Stuttgart: Klett-Cotta.

Handerer, J. (2024). Diversität! Aber bitte systemisch … Theoretische Impulse und praktische Haltungen für einen systemisch(er)en Umgang mit Vielfalt und Ambiguität. Systhema, 38 (3), 234–245.

Hansen, H. (2022). A bis Z der Interventionen in der Paar- und Familientherapie. Ein Praxishandbuch (7. Aufl.). Stuttgart: Klett-Cotta.

Hanswille, R. (Hrsg.) (2009). Systemische Hirngespinste: Impulse für die systemische Theorie und Praxis. Göttingen: Vandenhoeck & Ruprecht.

Hanswille, R. (2016a). Haltung systemischer Therapeuten und Therapeutinnen. In Handbuch systemische Kinder- und Jugendlichenpsychotherapie (2. Aufl., S. 23–69). Göttingen: Vandenhoeck & Ruprecht.

Hanswille, R. (Hrsg.) (2016b). Handbuch systemische Kinder- und Jugendlichenpsychotherapie. Göttingen: Vandenhoeck & Ruprecht.

Hanswille, R. (2022a). Basiswissen Systemische Therapie. Gut vorbereitet in die Prüfung. Göttingen: Vandenhoeck & Ruprecht.

Hanswille, R. (Hrsg.) (2022b). Systemische Therapie mit Kindern, Jugendlichen und ihren Familien. 88 Interventionen für die Praxis. Heidelberg: Carl-Auer Systeme.

Hanswille, R. (2024). Systemische Therapie mit Kindern, Jugendlichen und ihren Familien: 88 Interventionen für die Praxis. Heidelberg: Carl-Auer Systeme.

Hanswille, R., Kissenbeck, A. (2022). Systemische Traumatherapie: Konzepte und Methoden für die Praxis (4., überarb. Aufl.). Heidelberg: Carl-Auer Systeme.

Hantel-Quitmann, W. (2013). Basiswissen Familienpsychologie. Stuttgart: Klett-Cotta.

Hardy, K. V. (2008). Race, reality and relationships. Implications for the re-visioning of family therapy. In M. McGoldrick, K. V. Hardy (Eds.), Re-visioning family therapy. Race, culture, and gender in clinical practice (2nd rev. ed., S. 76–84). New York/London: Guilford Press.

Hare-Mustin, R. T. (1978). A feminist approach to family therapy. Family Process, 17, 181–194.

Hargens, J. (Hrsg.) (1997). Klar helfen wir Ihnen! Wann sollen wir kommen? Systemische Ansätze in der Sozialpädagogischen Familienhilfe. Dortmund: modernes lernen.

Hargens, J. (Hrsg.) (2001). Gastgeber hilfreicher Gespräche. Systemische Ansätze in der sozialpädagogischen Familienhilfe. Dortmund: modernes lernen.

Hargens, J. (2004). Aller Anfang ist ein Anfang. Gestaltungsmöglichkeiten hilfreicher systemischer Gespräche. Göttingen: Vandenhoeck & Ruprecht.

Hargens, J. (2005). Das systemische Spiel mit unterschiedlichen Perspektiven. In H. Schindler, A. von Schlippe (Hrsg.), Anwendungsfelder systemischer Praxis (S. 55–70). Dortmund: modernes lernen.

Hargens, J. (2007). »Schluss ist, wenn ich es sage«. Therapieende aus lösungsorientiert-konstruktivistischer Sicht. Psychotherapie im Dialog, 7 (2), 134–138.

Hargens, J., Schlippe, A. von (Hrsg.) (1998). Das Spiel der Ideen. Reflektierendes Team und systemische Praxis. Dortmund: modernes lernen.

Haubl, R. (2004). Das Tabu brechen: Gemeinsam über Geld sprechen. Gruppendynamik und Organisationsberatung, 35, 291–306.

Haun, M. W. (2023). Systemische Familienmedizin – Grundlagen, Wirksamkeit und klinische Implementierung. Kontext, 54 (3), 215–225.

Hawellek, C. (1995). Das Mikroskop des Therapeuten – zu den Möglichkeiten der Videokonsultation bei Eltern-Kind-Problemen. Systhema, 9 (1), 6–28.

Hawellek, C. (2011). ›Sich beobachten heißt sich verändern‹ – zu den Grundlagen videobasierter Beratungsarbeit. In H. Schindler, W. Loth, J. von Schlippe (Hrsg.), Systemische Horizonte (S. 167–178). Göttingen: Vandenhoeck & Ruprecht.

Hawellek, C., Schlippe, A. von (Hrsg.) (2005). Entwicklung unterstützen – Unterstützung entwickeln. Systemisches Coaching für Eltern nach dem Marte-Meo-Modell. Göttingen: Vandenhoeck & Ruprecht.

Hecker, M. (1983). Die deutsche Nachkriegsfamilie. Lernerfahrungen in einem Familientherapieseminar auf dem Hintergrund der eigenen Familiengeschichte. In E. J. Brunner (Hrsg.), Eine ganz alltägliche Familie (S. 154–170). München: Kösel.

Hegemann, T. (2015). Diversity-Management. Oder: Wie kann Unterschiedlichkeit zur Entwicklung von Servicequalität in psychosozialen Dienstleistungsunternehmen genutzt werden? Familiendynamik, 40 (3), 198–207.

Hegemann, T., Oestereich, C. (2009). Einführung in die interkulturelle systemische Beratung und Therapie. Heidelberg: Carl-Auer Systeme.

Heiner, M. (1995). Nutzen und Grenzen systemtheoretischer Modelle für eine Theorie professionellen Handelns (Teil I und Teil II). Neue Praxis, 5, 427–441 und 6, 525–546.

Heinl, P. (1988). Kontext und Kommunikation: Koordinaten des Genogramms. Integrative Therapie, 14 (4), 365–375.

Heisenberg, W. (1955). Das Naturbild der heutigen Physik. Reinbek: Rowohlt.

Heitmann, K. (2013). Wissensmanagement in der Schulentwicklung Theoretische Analyse und empirische Exploration aus systemischer Sicht. Wiesbaden: Springer.

Hellinger, B. (1994). Ordnungen der Liebe. Ein Kursbuch. Heidelberg: Carl-Auer Systeme.

Henggeler, S. W., Schoenwald, S. K., Borduin, C. M., Rowland, M. D., Cunningham, P. B. (2009). Multisystemic therapy for antisocial behaviour in children and adolescents (2nd ed). New York/London: Guilford Press.

Hennecke, C., Schuchardt-Hain, C. (2011). Einflüsse und Bedeutung der Geschlechtsspezifität im Coaching von Männern und Frauen: ein Unterschied, der einen Unterschied macht. In H. Schindler, W. Loth, J. von Schlippe (Hrsg.), Systemische Horizonte (S. 197–209). Göttingen: Vandenhoeck & Ruprecht.

Hennig, C., Knödler, U. (1985). Problemschüler – Problemfamilien. Weinheim: Beltz.

Henning, T. (1987). Ein Interview mit Mara Selvini Palazzoli. Systhema, 1 (1), 2–20.

Hepp, U. (2018). Krisenintervention und Suizidalität bei Erwachsenen. In K. von Sydow, U. Borst (Hrsg.), Systemische Therapie in der Praxis (S. 633–641). Weinheim: Beltz.

Herchenhan, M., Heppel, S. (2011). Cleartalk – ein systemisches Konzept für die Zusammenarbeit in sozialen Kontexten. Das Projekt Systemische Klärungsgespräche. Zeitschrift für Systemische Therapie und Beratung, 29 (3), 118–128.

Hermans, B. E. (2022). Settings in der systemischen Therapie: Einzeltherapie, Paar- und Sexualtherapie, Familientherapie, Mehrpersonensetting. In R. Hanswille (Hrsg.), Basiswissen systemische Therapie. Gut vorbereitet in die Prüfung (S. 133–145). Göttingen: Vandenhoeck & Ruprecht.

Hermans, B. E., Beermann, A. (2024). Systemische Psychotherapie. Lehrbuch für Studium und Weiterbildung. Berlin/Heidelberg: Springer.

Herr, A., Schmidt, G., Schweitzer, J. (2012). Systemische Gruppenpsychotherapie. In B. Strauß, D. Mattke (Hrsg.), Gruppenpsychotherapie (S. 159–168). Berlin/Heidelberg: Springer.

Hertel, A. von (2013) Professionelle Konfliktlösung. Führen mit Mediationskompetenz (2. Aufl.). Frankfurt a. M.: Campus.

Herwig-Lempp, J. (2002). Von der Familientherapie zur Systemischen Sozialarbeit. In M. Nühlen (Hrsg.), Geschichte und Geschichten II. Merseburger Geschichte und andere historische Streifzüge (S. 162–186). Merseburg: FH Merseburg.

Herwig-Lempp, J. (2004). Die VIP-Karte – ein einfaches Instrument für die Systemische Sozialarbeit. Kontext, 35 (4), 353–364.

Herwig-Lempp, J. (2009). Ressourcenorientierte Teamarbeit (2. Aufl.). Göttingen: Vandenhoeck & Ruprecht.

Herwig-Lempp, J. (2010), Beschwerden verbessern die Zusammenarbeit – die Gelbe Karte als Methode. Zeitschrift für systemische Therapie und Beratung, 4, 153–159.

Herwig-Lempp, J. (2022). Systemische Sozialarbeit. Haltungen und Handeln in der Praxis. Göttingen: Vandenhoeck & Ruprecht.

Herwig-Lempp, J. (2025). Mehr als nur Familie: Die VIP-Karte. In M. Borcsa, I. Daure (Hrsg.), Genogramme. Ein Handbuch für die systemische Praxis (S. 78–90). Göttingen: Vandenhoeck & Ruprecht.

Herzog, W. (1984). Modell und Theorie in der Psychologie. Göttingen: Hogrefe.

Hess, T. (2003). Lehrbuch für die systemische Arbeit mit Paaren. Ein integrativer Ansatz. Heidelberg: Carl-Auer Systeme.

Hess, T., Starke, C. (2018). Patchworkfamilien. In K. von Sydow, U. Borst (Hrsg.), Systemische Therapie in der Praxis (S. 679–691). Weinheim: Beltz.

Hesse, J. (2009). Systemisch-lösungsorientierte Gruppentherapie. In V. Tschuschke (Hrsg.), Gruppenpsychotherapie: Von der Indikation bis zu Leitungstechniken (S. 316–319). Stuttgart: Thieme.

Hesse, J., Friedrich, T., Greve, N., Hennecke, C., Herder, K., Schuchardt-Hain, C., Wittmund, B. (2001). Systemische Gruppenpsychotherapie. Psychotherapie im Dialog, 2 (1), 44–50.

Hickey, B. (2023). Wie die Familie unser Leben bestimmt – Genogramm und systemische Aufstellungen. Heidelberg: Carl-Auer Systeme.

Hildenbrand, B. (2004). Fallrekonstruktive Familienforschung und Familientherapie: Die Sequenzanalyse in der Genogrammarbeit. Familiendynamik, 29 (3), 257–287.

Hildenbrand, B. (2005). Fallrekonstruktive Familienforschung: Anleitungen für die Praxis. Wiesbaden: Verlag für Sozialwissenschaften.
Hildenbrand, B. (2007). Einführung in die Genogrammarbeit. Heidelberg: Carl-Auer Systeme.
Hildenbrand, B. (2018). Genogrammarbeit für Fortgeschrittene. Vom Vorgegebenen zum Aufgegebenen. Heidelberg: Carl-Auer Systeme.
Hildenbrand, B. (2021). Grundlagen der Genogrammarbeit. Heidelberg: Carl-Auer Systeme.
Hill, P., Kopp, J. (2013). Familiensoziologie: Grundlagen und theoretische Perspektiven (4. Aufl.). Wiesbaden: Springer.
Hines, P. M., Boyd-Franklin, N. (2005). African American families. In M. McGoldrick, J. K. Pearce, J. Giordano (Eds.), Ethnicity and family therapy (2nd ed., pp. 87–110). New York/London: Guilford Press.
Hoffman, L. (1975). »Enmeshment« and the too richly cross-joined system. Family Process, 14, 457–468.
Hoffman, L. (1995). Grundlagen der Familientherapie (3. Aufl.). Hamburg: Isko.
Hoffman, L. (1996). Therapeutische Konversationen. Von Macht und Einflussnahme zur Zusammenarbeit in der Therapie. Dortmund: modernes lernen.
Hoffman-Hennessy, L. (1992). Für eine reflexive Kultur der Familientherapie. In J. Schweitzer, A. Retzer, H. R. Fischer (Hrsg.), Systemische Praxis und Postmoderne (S. 16–39). Frankfurt a. M.: Suhrkamp.
Hofmann, A. (2006). Psychotraumatologie – der Stand des Wissens und die Versorgungslage. Psychotherapie im Dialog, 7 (4), 351–357.
Höfner, E. N. (2011). Glauben Sie ja nicht, wer Sie sind. In Grundlagen und Fallbeispiele des Provokativen Stils. Heidelberg: Carl-Auer Systeme.
Höfner, E. N., Cordes, C. (2018). Einführung in den Provokativen Ansatz. Heidelberg: Carl-Auer Systeme.
Hofstede, G., Neuijen, B., Ohay, D., Sanders, G. (1990). Measuring organizational cultures: a qualitative and quantitative study across 20 cases. Administrative Science Quarterly, 35, 286–316.
Hofstetter Rogger, Y. (2015). Was ist Mediation? Eine Einführung. Kontext, 46 (4), 318–336.
Höger, C., Derichs, G. (1998). Das Reflektierende Team in der ambulanten Kinder- und Jugendpsychiatrie. In J. Hargens, A. von Schlippe (Hrsg.), Das Spiel der Ideen. Reflektierendes Team und systemische Praxis (S. 53–72). Dortmund: modernes lernen.
Höger, C., Geiken, G. (2006). Praxen und Kliniken im Dialog – das Besuchsprojekt der Arbeitsgemeinschaft systemische Kinder- und Jugendpsychiatrie. Kontext, 37 (3), 261–275.
Hollstein-Brinkmann, H., Staub-Bernasconi, S. (Hrsg.) (2005). Systemtheorien im Vergleich. Was leisten Systemtheorien für die Soziale Arbeit? Versuch eines metatheoretischen Dialogs. Wiesbaden: Verlag für Sozialwissenschaften.
Holtz, K. L., Mrochen, S. (2009). Einführung in die Hypnotherapie mit Kindern und Jugendlichen. (2. Aufl.) Heidelberg: Carl-Auer Systeme.
Holtz, K. L., Mrochen, S., Nemetschek, P. Trenkle, B. (2002). Neugierig aufs Großwerden. Praxis der Hypnotherapie mit Kindern und Jugendlichen. Heidelberg: Carl-Auer Systeme.
Holzer, B. (2006). Netzwerke. Bielefeld: Transcript.
Hondrich, K.-O. (2001). Der Neue Mensch. Suhrkamp.
Hooley, J. M. (2007). Expressed emotion and relapse of psychopathology. Annual Review of Clinical Psychology, 3, 329–352.
Hosemann, D., Kriz, J., Schlippe, A. von (Hrsg.) (1993). FamilientherapeutInnen im Gespräch. Freiburg: Lambertus.
Hosemann, D., Krüll, M., Massing, A., Welter-Enderlin, R. (1987). Frauen über Frauen (und Männer) in der Familientherapie. Editorial zum Themenheft der Familiendynamik. Familiendynamik, 12 (3), 209–211.

Hoyt, M.F., Bobele, M., Slive, A. Young, J. Talmon, M., Rycroft, R. (Hrsg.) (2024). Wenn die Zeit knapp ist. Der Single-Session-Ansatz in Therapie und Beratung. Heidelberg: Carl-Auer Systeme.
Hubble, M., Duncan, B., Miller, S. (Hrsg.) (2001). So wirkt Psychotherapie. Dortmund: modernes lernen.
Hubert, C., Vogt-Hillmann, M. (2002). Resourcenorientierte Gruppentherapie mit Kindern und Jugendlichen. In M. Vogt-Hillmann, W. Burr (Hrsg.), Lösungen im Jugendstil. Systemisch-lösungsorientierte kreative Kinder- und Jugendlichentherapie (S. 373–386). Dortmund: modernes lernen.
Hubrig, C., Herrmann, P. (2005). Lösungen in der Schule. Systemisches Denken in Unterricht, Beratung und Schulentwicklung. Heidelberg: Carl-Auer Systeme.
Hubrig, C., Herrmann, P. (2012). Einführung in die systemische Schulpädagogik. Heidelberg: Carl-Auer Systeme.
Hubschmid, T. (1983). Der Wohnungsgrundriss – ein Instrument in der Familientherapie. Familiendynamik, 8 (3), 221–234.
Hunger, C., Bornhäuser, A., Link, L., Geigges, J., Voss, A., Weinhold, J., Schweitzer, J. (2017). The Experience in Personal Social Systems Questionnaire (EXIS. pers): development and psychometric properties. Family Process, 56 (1), 154–170.
Hunger, C., Bornhäuser, A., Weinhold, J., Schweitzer, J. (2014). Erleben in sozialen Systemen. Familiendynamik, 39 (4), 316–325.
Hunger-Schoppe, C. (2021). Systemische Therapie. Stuttgart: Kohlhammer.
Hunger-Schoppe, C. (2024). Rassismusinformierte Familientherapie im Kinder- und Jugendbereich: Systematisches Review. Familiendynamik, 49 (1), 26–37.
Hunger-Schoppe, C., Braus, N. (2025). Diagnostik in der Systemischen Therapie. In B. E. Hermans, A. Beermann (Hrsg.), Systemische Psychotherapie. Lehrbuch für Studium und Weiterbildung (S. 137–161). Berlin, Heidelberg: Springer.
Hunger-Schoppe, C., Grünberg, C., Knoll, T. (2024). Familiendiagnostik im Kontext. In G. Reich, M. Stasch, J. Walter, M. Cierpka (Hrsg.), Handbuch der Familiendiagnostik (S. 127–145). Berlin/Heidelberg: Springer.
Hunger-Schoppe, C., Hanswille, R. (2022). Ideen für die Vorbereitung auf die schriftliche und mündliche Approbationsprüfung. In R. Hanswille (Hrsg.), Basiswissen systemische Therapie. Gut vorbereitet in die Prüfung (S. 353–364). Göttingen: Vandenhoeck & Ruprecht.
Hutterer-Krisch, R. (Hrsg.) (2007). Grundriss der Psychotherapieethik: Praxisrelevanz, Behandlungsfehler und Wirksamkeit. Wien: Springer.
Imber-Black, E. (1992). Familien und größere Systeme. Heidelberg: Carl-Auer Systeme.
Imber-Black, E., Roberts, J., Whiting, R. (1993). Rituale in Familien und Familientherapie. Heidelberg: Carl-Auer Systeme.
Jäckle, S. (2017). Neue Trends in den Sozialwissenschaften: Innovative Techniken für qualitative und quantitative Forschung. Wiesbaden: Springer.
Jackson, D. D. (1957). The question of family homeostasis. Psychiatry Quarterly, 31, 79–90.
Jakob, P., Borcsa, M., Olthof, J., Schlippe, A. von (Hrsg) (2022). Narrative Praxis. Ein Handbuch für Beratung, Therapie und Coaching. Göttingen: Vandenhoek & Ruprecht.
Jankowski, P. J. (1998). Columbo therapy as one-down positioning with families. In T. S. Nelson, T. S. Trepper (Eds.), 101 more interventions in family therapy (pp. 73–79). New York: The Haworth Press.
Jansen, T., Vogd, W. (2013). Polykontexturale Verhältnisse – disjunkte Rationalitäten am Beispiel von Organisationen. Zeitschrift für Theoretische Soziologie, 2 (1), 82–97.
Jaschke, S., Piekorz, K., Wenzel, J. (2024). Digital aufsuchende systemische Arbeit. Entwicklung passgenauer Hilfsangebote im digitalen Raum. Familiendynamik, 49 (2), 122–130.

Jaynes, J. (1988). Der Ursprung des Bewusstseins durch den Zusammenbruch der bikameralen Psyche. Reinbek: Rowohlt.

Jellouschek, H. (1991). Im Irrgarten der Liebe. Dreiecksbeziehungen und andere Paarkonflikte. Zürich: Kreuz.

Jendrich, C. (2022). Funkstille. Systemisch arbeiten mit Familien mit Kontaktabbrüchen. Göttingen: Vandenhoeck & Ruprecht.

Johannsen, J. (2008). Systemische Therapie/Familientherapie mit älteren Menschen. Psychotherapie im Dialog, 9 (1), 20–25.

Johnson, S. (2004). The practice of emotionally focused therapy. Creating connections. New York: Brunner-Routledge.

Johnson, S., Campisi, C. (2021). Praxis der Emotionsfokussierten Paartherapie: Verbindungen herstellen. Paderborn: Junfermann.

Johnson-Laird, P. N. (1983). Mental models: towards a cognitive science of language, inference, and consciousness. Cambridge: Cambridge-University Press.

Jones, E. (1995). Systemische Familientherapie. Dortmund: modernes lernen. Orig.: Jones, E. (1993). Family systems therapy. Developments in the Milan-systemic therapies. Chichester: Wiley.

Jones, E., Asen, E. (2003). Wenn Paare leiden – Wege aus der Depressionsfalle. Dortmund: modernes lernen. Orig.: Jones, E., Asen, E. (2000). Systemic couple therapy and depression. London: Karnac Books.

Jung, S., Wimmer, R. (2009). Organisation als Differenz: Grundzüge eines systemtheoretischen Organisationsverständnisses. In R. Wimmer, J. Meissner, P. Wolf (Hrsg.), Praktische Organisationswissenschaft. Lehrbuch für Studium und Beruf (S. 101–117). Heidelberg: Carl-Auer Systeme.

Jungbauer, J. (2009). Familienpsychologie kompakt. Weinheim: Beltz.

Jürgens, G., Salm, H. (1984). Familientherapie. Fünf Freiheiten. In H. Petzold (Hrsg.), Wege zum Menschen. Methoden und Persönlichkeiten moderner Psychotherapie. Ein Handbuch. Band I (S. 387–450). Paderborn: Junfermann.

Just, A. (2017). Systemische Schulsozialarbeit. Heidelberg: Carl-Auer Systeme.

Kachler, R. (2010). Hypnosystemische Trauerbegleitung. Heidelberg: Carl-Auer Systeme.

Kallabis, O. (1992). Gestaltung von Dreieckskontrakten. Eine Kontraktierung zwischen drei Interessensvertretern. Supervision, 22, 14–29.

Kannicht, A., Schmid, B. (2015). Einführung in systemische Konzepte der Selbststeuerung. Heidelberg: Carl-Auer Systeme.

Kantor, D., Lehr, W. (1977). Inside the Family. San Francisco: Jossey Bass.

Kasten, H. (2003). Geschwister. Vorbilder, Rivalen, Vertraute (5. Aufl.). München: Ernst Reinhardt.

Kearney, R. (2002). On stories. London: Routledge.

Keeney, B. (1991). Improvisational therapy. Paderborn: Junfermann.

Keller, T. (2002). Kooperationsgespräche »im Chaos der psychotischen Kommunikation«. Psychotherapie im Dialog, 3 (3), 277–283.

Keyserlingk, L. von (2006). Die schönsten Geschichten für die Kinderseele. Freiburg: Herder.

Kieser A., Walgenbach, P. (2007). Organisation (5. Aufl.). Stuttgart: Schäfer-Pöschel.

Kim Berg, I., Shazer, S. de (1993). Wie man Zahlen zum Sprechen bringt: Die Sprache in der Therapie. Familiendynamik, 18 (2), 146–162.

Kimmerle, H. (1988). Derrida zur Einführung. Hamburg: Junius.

Kindl-Beilfuß, C. (2024). Ein Himmel voller Fragen. Systemische Interviews, die glücklich machen. Heidelberg: Carl-Auer Systeme.

Kindl-Beilfuß, C. (2025). Fragen können wie Küsse schmecken. Systemische Fragetechniken für Anfänger und Fortgeschrittene (13. Aufl.). Heidelberg: Carl-Auer Systeme.

Klein, C., Furman, B. (Hrsg.) (2021). Die Kraft des Miteinander: Innovative Methoden der Netzwerk- und Gemeinschaftsarbeit in Familien, Therapie, Schule und Beratung. Heidelberg: Carl-Auer Systeme.

Klein, R. (2014). Lob des Zauderns. Navigationshilfen für die systemische Therapie von Alkoholabhängigkeiten. Carl-Auer Systeme.
Klein, R. (2021). Leben mit Alkohol – Herausforderungen und Chancen. Heidelberg: Carl-Auer Systeme.
Klein, U. (2010). Das Spiel mit der Komplexität. Zu den systemischen Grundlagen szenischer Arbeitsformen. Familiendynamik, 35 (3), 196–209.
Kleinplatz, P. (Ed.) (2012). New directions in sex therapy. Innovation and alternatives (2nd edition). New York: Taylor & Francis.
Kleve, H. (2007). Ambivalenz, System und Erfolg. Provokationen postmoderner Sozialarbeit. Heidelberg: Carl-Auer Systeme.
Kleve, H. (2010). Problem als System. Kontext, 41 (1), 3–11.
Kleve, H. (2011). Aufgestellte Unterschiede: Systemische Aufstellung und Tetralemma in der Sozialen Arbeit. Heidelberg: Carl-Auer Systeme.
Kleve, H. (2012). Ambivalenz. In J. Wirth, H. Kleve (Hrsg.), Lexikon des systemischen Arbeitens (S. 23–27). Heidelberg: Carl-Auer Systeme.
Kleve, H. (2014). Arbeit mit Skulpturen und Aufstellungen. In T. Levold, M. Wirsching (Hrsg.), Systemische Therapie und Beratung – das große Lehrbuch (S. 234–240). Heidelberg: Carl-Auer Systeme.
Kleve, H. (2015). Mediation und die systemische Perspektive in der Sozialen Arbeit. Kontext, 46 (4), 384–339.
Kleve, H. (2017). Die Wechselseitigkeit von Geben und Nehmen. Netzwerke als soziale Systeme. Systhema, 31(2), 110–121.
Kleve, H. (2020a). Aufstellungsarbeit in der systemischen Beratung. In C. Stadler, B. Kress (Hrsg.), Praxishandbuch Aufstellungsarbeit. Grundlagen, Methode, Anwendungsgebiete (S. 115–130). Berlin/Heidelberg: Springer.
Kleve, H. (2020b). Die Unternehmerfamilie. Wie Wachstum, Sozialisation und Beratung gelingen. Heidelberg: Carl-Auer Systeme.
Kleve, H., Haye, B., Hampe-Grosser, A., Müller, M. (2021). Systemisches Case Management. Falleinschätzung und Hilfeplanung in der Sozialen Arbeit (6. Aufl.). Heidelberg: Carl-Auer Systeme.
Kleve, H., Wirth, J. (2009). Die Praxis der Sozialarbeitswissenschaft. Eine Einführung. Baltmannsweiler: Schneider Verlag Hohengehren.
Klevinghaus, D. (2023). Wenn Kinder trauern: Über das Verlusterleben junger Menschen. Zeitschrift für Systemische Therapie und Beratung, 41 (3), 115120.
Köck, W. (1988). Kognition – Semantik – Kommunikation. In S. J. Schmidt (Hrsg.), Der Diskurs des radikalen Konstruktivismus (S. 340–373). Frankfurt a. M.: Suhrkamp.
Köllner, V. (2007). Systemische und verhaltenstherapeutische Paar- und Familientherapie. Psychodynamische Psychotherapie, 6, 210–221.
Köllner, V., Kochlik, A., Weber, A. (2008). Mobbing. Ärztliche Psychotherapie, 3 (4), 251–257.
Köllner, V., Senf, W. (2010). Stationäre Psychotherapie – Modell für integrative Psychotherapie. Psychotherapie im Dialog, 11 (1), 48–53.
König, E., Volmer, G. (2008). Handbuch Systemische Organisationsberatung. Weinheim: Beltz.
König, O. (2004). Familienwelten. Theorie und Praxis von Familienaufstellungen. Stuttgart: Klett-Cotta.
Königswieser, R., Hillebrand, M. (2023). Einführung in die systemische Organisationsberatung (11. Aufl.). Heidelberg: Carl-Auer Systeme.
Königswieser, R., Sonuç, E., Gebhardt, J. (2015). Integrierte Fach- und Prozessberatung. In M. Mohe (Hrsg.), Innovative Beratungskonzepte: Ansätze, Fallbeispiele, Reflexionen (S. 71–92). Wiesbaden: Springer.

Königswieser, R., Sonuc, E., Gebhardt, J., Hillebrand, M. (2008). Komplementärberatung: Das Zusammenspiel von Fach- und Prozeß-Know-how. Stuttgart: Klett-Cotta.

Korittko, A., Pleyer, K. H. (2010). Traumatischer Stress in der Familie. Systemtherapeutische Lösungswege. Göttingen: Vandenhoeck & Ruprecht.

Kornau, A. (2025). Diversity Coaching? Eine begrifflich-konzeptuelle Annäherung anhand einer systematischen Literaturanalyse. Organisationsentwicklung, Supervision, Coaching, 32 (1), 7–24.

Körner, B., Lemme, M., Ofner, S., Recke, T. von der, Seefeldt, C., Thelen, H. (Hrsg.) (2019). Neue Autorität. Das Handbuch. Konzeptionelle Grundlagen, aktuelle Arbeitsfelder und neue Anwendungsgebiete. Göttingen: Vandenhoeck & Ruprecht.

Köstler, A. (2010). Mediation. München: Ernst Reinhardt.

Krähenbühl, V., Jellouschek, H., Kohaus-Jellouschek, M. (2001). Stieffamilien. Struktur – Entwicklung – Therapie. Freiburg: Lambertus.

Kraus, B. (2002). Konstruktivismus – Kommunikation – Soziale Arbeit. Radikalkonstruktivistische Betrachtungen zu den Bedingungen des sozialpädagogischen Interaktionsverhältnisses. Heidelberg: Carl-Auer Systeme.

Kraus, B. (2007). Soziale Arbeit – Macht – Hilfe und Kontrolle. Die Entwicklung und Anwendung eines systemisch-konstruktivistischen Machtmodells. In B. Kraus, W. Krieger (Hrsg.), Macht in der Sozialen Arbeit. Interaktionsverhältnisse zwischen Kontrolle, Partizipation und Freisetzung (S. 79–102). Lage: Hans Jacobs.

Krause, D. (1999). Luhmann-Lexikon (2., erw. Aufl.). Stuttgart: Enke.

Krishnakumar, A., Bühler, C. (2000). Interparental conflict and parenting behavior. A meta-analytic review. Family Relations, 49, 25–44.

Kriz, J. (1990). Pragmatik systemischer Therapie-Theorie II: der Mensch als Bezugspunkt systemischer Perspektiven. System Familie, 3 (2), 97–107.

Kriz, J. (1995). Naturwissenschaftliche Konzepte in der gegenwärtigen Diskussion zum Problem der Ordnung. Gestalt Theory, 17 (2), 151–163.

Kriz, J. (1999). Systemtheorie für Psychotherapeuten, Psychologen und Mediziner. Wien: Facultas.

Kriz, J. (2004). Personzentrierte Systemtheorie. Grundfragen und Kernaspekte. In A. von Schlippe, W. C. Kriz (Hrsg.), Personzentrierung und Systemtheorie (S. 13–67). Göttingen: Vandenhoeck & Ruprecht.

Kriz, J. (2008). Welches sind adäquate wissenschaftstheoretische Grundlagen der Psychotherapieforschung? Persönlichkeitsstörungen: Theorie und Therapie, 12 (1), 3–11.

Kriz, J. (2010). Systemtheorie als eine Metatheorie zur Integration psychotherapeutischer Ansätze. Psychotherapie im Dialog, 11 (1), 28–34.

Kriz, J. (2014). Evidenzbasierter Quark. Familiendynamik, 39 (4), 344–346.

Kriz, J. (2017). Subjekt und Lebenswelt. Personzentrierte Systemtheorie für Psychotherapie, Beratung und Coaching. Göttingen: Vandenhoeck & Ruprecht.

Kriz, J. (2018a). Systemtheorien als Grundlage im Coaching. In S. Greif, H. Möller, W. Scholl (Hrsg.), Handbuch Schlüsselkonzepte im Coaching (S. 583–591). Berlin/Heidelberg: Springer.

Kriz, J. (2018b). WBP-Bewertung tendenziös und voller Mängel. Familiendynamik, 43 (2), 162–163.

Kriz, J. (2023a). Grundkonzepte der Psychotherapie (8., überarb. Aufl.). Weinheim: Beltz.

Kriz, J. (2023b). Humanistische Psychotherapie. Grundlagen, Richtungen, Evidenz. Stuttgart: Kohlhammer.

Kriz, J. (2025a). Klassische familientherapeutische Ansätze und ihre Bedeutung für die heutige Systemische Therapie. In B. E. Hermans, A. Beermann (Hrsg.), Systemische Psychotherapie: Lehrbuch für Studium und Weiterbildung (S. 3–20). Berlin/Heidelberg: Springer.

Kriz, J. (2025b). Personzentrierte Systemtheorie. In B. E. Hermans, A. Beermann (Hrsg.), Systemische Psychotherapie: Lehrbuch für Studium und Weiterbildung (S. 59–73). Berlin/Heidelberg: Springer.

Kriz, J., Lück, H., Heidbrink, H. (1987). Wissenschafts- und Erkenntnistheorie. Opladen: Leske & Budrich.
Kriz, J., Schlippe, A. von (2011). Konstruktivismus in Psychologie, Psychotherapie und Coaching. Familiendynamik, 36 (2), 142–153.
Kriz, J., Tschacher, W. (2013). Systemtheorie als Strukturwissenschaft: Vermittlerin zwischen Praxis und Forschung. Familiendynamik, 38 (1), 12–21.
Kriz, J., Tschacher, W. (Hrsg.) (2017). Synergetik als Ordner. Die strukturierende Wirkung der interdisziplinären Ideen Hermann Hakens. Lengerich: Pabst.
Kriz, W. (2000). Lernziel Systemkompetenz: Planspiele als Trainingsmethode. Göttingen: Vandenhoeck & Ruprecht.
Kriz, W., Nöbauer, B. (2008). Teamkompetenz (3. Aufl.). Göttingen: Vandenhoeck & Ruprecht.
Krizanits, J. (2009). Die systemische Organisationsberatung – wie sie wurde, was sie wird. Eine Einführung in das Professionsfeld. Wien: Facultas.
Krizanits, J. (2020). Einführung in die Methoden der systemischen Organisationsberatung. Heidelberg: Carl-Auer Systeme.
Kröger, F., Altmeyer, S. (2013). Systemische Familienmedizin – eine kritische Bestandsaufnahme. Familiendynamik, 38 (2), 108–118.
Kröger, F., Hendrischke, A., McDaniel, S. (Hrsg.) (2000). Familie, System und Gesundheit. Heidelberg: Carl-Auer Systeme.
Krüll, M. (1995). Unreflektiertes patriarchales Denken (Interview zu Bert Hellinger). Psychologie Heute, 6, 27.
Kruse, P. (2004). Next practice – Erfolgreiches Management von Instabilität. Veränderung durch Vernetzung. Offenbach: Gabal.
Kubesch, B. (1998). »Why don't we do it in the school?« Dialoge über Dialoge über den schulischen Alltag. In J. Hargens, A. von Schlippe (Hrsg.), Das Spiel der Ideen. Reflektierendes Team und systemische Praxis (S. 91–107). Dortmund: modernes lernen.
Kuchler, B. (2022). Die Wogen des Konstruktivismus und die Feuer der Kritik. Kontext, 53 (4), 390–395.
Kühl, S. (2014). Gruppen, Organisationen, Familien und Bewegungen Zur Soziologie mitgliedschaftsbasierter Systeme zwischen Interaktion und Gesellschaft. Zeitschrift für Soziologie (Sonderheft), 65–85.
Kühling, L. (2004). Was könnten wir tun, um die Bedeutung der Systemischen Sozialarbeit möglichst gering zu halten? Kontext, 36 (4), 374–380.
Kühling, L., Herwig-Lempp, J. (2013). Sozialarbeit ist doch nicht anspruchsvoller als Therapie? Zeitschrift für Systemische Therapie Und Beratung, 31(2), 83–84.
Kuhnert, T., Berg, M. (2020). Systemische Therapie jenseits des Heilauftrags. Göttingen: Vandenhoeck & Ruprecht.
Kumbier, D. (2016). Das innere Team in der Psychotherapie. Stuttgart: Klett Cotta.
Kumbier, D. (2018). Systemische Therapie mit der inneren Familie (nach Richard Schwartz). In K. von Sydow, U. Borst (Hrsg.), Systemische Therapie in der Praxis (S. 817–822). Weinheim: Beltz.
Kurp, H., Hoefs, D. (2023). Teamentwicklung mit systemischer Autorität. Göttingen: Vandenhoeck & Ruprecht.
Laing, R. D., Phillipson, H., Lee, A. (1973). Interpersonelle Wahrnehmung. Frankfurt a. M.: Suhrkamp.
Laird, J. (2003). Lesbian and gay families. In F. Walsh (Ed.), Normal family processes. Growing diversity and complexity (3rd rev. ed., pp. 176–209). New York/London: Guilford Press.
Lakoff, G., Johnson, M. (1998). Leben in Metaphern. Konstruktion und Gebrauch von Sprachbildern. Heidelberg: Carl-Auer Systeme.
Landau, J. L. (2007). Enhancing resilience: Families and communities as agents for change. Family Process, 46 (3), 351–365.

Lanfranchi, A. (2018). Systemische Therapie bei Migration und Flucht. In K. von Sydow, U. Borst (Hrsg.), Systemische Therapie in der Praxis (S. 729–743). Weinheim: Beltz.

Lang, A. M. (2022). Konstruktivistische Psychotherapie: Prozess-Hypno-Systemisch. Das Bonner Ressourcen Modell. München: Elsevier.

Langsley, D. G., Pittman, F. S., Machotka, P., Flomenhaft, K. (1968). Family crises therapy: Results and implications. Family Process, 7, 145–158.

Lankton, C., Lankton, S. (1994). Geschichten mit Zauberkraft (2. Aufl.). München: Pfeiffer.

Laqueur, W., LaBurt, H., Morong, E. (1964). Multiple family therapy: further developments. International Journal of Social Psychiatry, 10, 69–80.

Lauterbach, M. (2007). Wie Salz in der Suppe. Aktionsmethoden für den beraterischen Alltag. Heidelberg: Carl-Auer Systeme.

Lauterbach, M. (2008). Einführung in das systemische Gesundheitscoaching. Heidelberg: Carl-Auer Systeme.

Lauterbach, M. (2018). Gesundheitscoaching: Strategien und Methoden für Fitness und Lebensbalance im Beruf. Heidelberg: Carl-Auer Systeme.

Lazarus, A. (1995). Fallstricke der Liebe. 24 Irrtümer über das Leben zu zweit. Stuttgart: Klett-Cotta.

Lederer, W., Jackson, D. (1972). Ehe als Lernprozess. Wie Partnerschaft gelingt. München: Pfeiffer.

Lee, E., Mock, M. R. (2005). Asian families – an overview. In M. McGoldrick, J. Giordana, N. Garcia Preto (Eds.), Ethnicity and family therapy (3rd ed., pp. 269–289). New York/London: Guilford Press.

Leff, J., Vearnals, S., Brewin, C. R., Wolff, G., Alexander, B., Asen, E., Dayson, D., Jones, E., Chisholm, D., Everitt, B. (2002). Die Londoner Depressions-Interventionsstudie. Eine randomisierte, kontrollierte Studie zu Antidepressiva vs. systemischer Paartherapie. Familiendynamik, 27 (1), 104–121.

Lehr, U. (2006). Psychologie des Alterns (11., korr. Auflage). Heidelberg: Quelle & Meyer.

Lemme, M., Tillner, R., Eberding, A. (2009). Neue Autorität in der Schule. Familiendynamik, 34 (3), 276–283.

Lenz, G., Osterhold, G., Ellebracht, H. (1995). Erstarrte Beziehung – heilendes Chaos. Freiburg: Herder.

Levold, T. (1994). Die Betonierung der Opferrolle. Zum Diskurs der Gewalt in Lebenslauf und Gesellschaft. System Familie, 7 (1), 19–32.

Levold, T. (1997). Affekt und System. Plädoyer für eine Perspektivenerweiterung. System Familie, 10 (3), 120–127.

Levold, T. (1999). Systemische Selbsterfahrung. System Familie, 12 (4), 170–179.

Levold, T. (2002). Rituale in Organisationen. In R. Welter-Enderlin, B. Hildenbrand (Hrsg.), Rituale – Vielfalt in Alltag und Therapie (S. 184–210). Heidelberg: Carl-Auer Systeme.

Levold, T. (2003a). Familie zwischen Heimstatt und Cyberspace. Die Veränderung von Familienkonstrukten im Spiegel ihrer Metaphern. Kontext, 34 (3), 237–254.

Levold, T. (2003b). Die systemische Bewegung als lernendes System. Systeme, 17 (2), 115–129.

Levold, T. (2003c). Affektive Kommunikation und systemische Therapie. In R. Welter-Enderlin, B. Hildenbrand (Hrsg.), Gefühle und Systeme – Die emotionale Rahmung beraterischer und therapeutischer Prozesse (S. 18–51). Heidelberg: Carl-Auer Systeme.

Levold, T. (2008). Systemische Therapie: Zwischen den Stühlen. Psychotherapie Forum, 16, 162–171.

Levold, T. (2021). Diagnostik als soziale Konstruktion: Zur Geschichte des DSM als hegemonialer Bezugsrahmen für die psychiatrische und psychotherapeutische Diagnostik. Kontext, 52 (2), 105–126.

Levold, T. (2022). Sprechen und Erzählen: Für eine Erweiterung der narrativen Perspektive in der systemischen Therapie. In P. Jakob, M. Borcsa, J. Olthof, A. von Schlippe (Hrsg.), Narrative Praxis. Ein Handbuch für Beratung, Therapie und Coaching (S. 73–89). Göttingen: Vandenhoeck & Ruprecht.

Levold, T. (2025). Epistemologische Irrtümer im 20. und 21. Jahrhundert. Zeitschrift für Systemische Therapie und Beratung, 43 (3), 11–12.
Levold, T., Lieb, H. (2017). Für welche Probleme sind Diagnosen eigentlich die Lösung? Göttingen: Vandenhoeck & Ruprecht.
Levold, T., Wirsching, M. (Hrsg.) (2012). Systemische Therapie und Beratung: Das große Lehrbuch. Heidelberg: Carl-Auer Systeme.
Liberman, R. P. (1970). Behavioral approaches to family and couple therapy. American Journal of Orthopsychiatry, 40, 106–118.
Liddle, H. (1992). Family psychology: Progress and prospects of a maturing discipline. Journal of Family Psychology, 5, 249–263.
Liddle, H. (2002). Multidimensional family therapy: a science-based treatment system for adolescent drug abuse. In J. Bray, M. Stanton (Eds.) (2009), The Wiley-Blackwell handbook of family psychology (pp. 341–354). Chichester: Wiley-Blackwell.
Liddle, H., Bray, J., Levant, R., Santisteban, D. (2006). Family psychology interventions science: an emerging area of science and practice. In H. Liddle, D. Santisteban, R. Levant, J. Bray (Eds.), Family psychology. Science-based interventions (pp. 3–16). Washington: APA.
Liddle, H., Santisteban, D., Levant, R., Bray, J. (Eds.) (2006). Family psychology. Science-based interventions. Washington: APA.
Lidz, T., Cornelison, A., Fleck, S., Terry, D. (1957). Intrafamilial environment of the schizophrenic patient. II. Marital schism and marital skew. American Journal of Psychiatry, 114, 214–248.
Lieb, H. (2009). So habe ich das noch nie gesehen. Systemische Therapie für Verhaltenstherapeuten. Heidelberg: Carl-Auer Systeme.
Lieb, H. (2010). Verhaltenstherapeutische und systemische Familientherapie. Wenn zwei das Gleiche tun, ist es noch lange nicht das Gleiche. Psychotherapie im Dialog, 11 (3), 208–213.
Lieb, H. (2014a). Störungsspezifische Systemtherapie. Konzepte und Behandlung. Heidelberg: Carl-Auer Systeme.
Lieb, H. (2014b). Störungsspezifische Systemtherapie – Systemtherapie im Kontext Gesundheitswesen. Systhema, 28 (2), 137–166.
Lieb, H. (2015). Was muss eine Systemtherapie im Gesundheitswesen bewältigen, um eine Systemtherapie im Gesundheitswesen zu bleiben. Systeme, 29 (1), 5–22.
Liebel-Fryszer, I. (2010). Systemische Aktionen in der Einzelpsychotherapie. Kleine Interventionen für den Praxisalltag. Familiendynamik, 35 (3), 210–219.
Liebsch, B. (1984). Soziale Perspektivität und familiäres System. Familiendynamik, 9, 192–216.
Liechti, J. (2013). Dann komme ich, sag aber nichts. Motivierung Jugendlicher in Therapie und Beratung. Heidelberg: Carl-Auer Systeme.
Lindemann, H. (2017). Unternehmen Schule: Führung und Zusammenarbeit: Theorien, Modelle und Arbeitshilfe für die aktive Gestaltung von Schule und Unterricht. Göttingen: Vandenhoeck & Ruprecht.
Lindemann, H. (2019). Konstruktivismus, Systemtheorie und praktisches Handeln: Eine Einführung für pädagogische, psychologische, soziale, gesellschaftliche und betriebliche Handlungsfelder. Vandenhoeck & Ruprecht.
Lindemann, H. (2023). Systemisch-lösungsorientierte Gesprächsführung in Beratung, Coaching, Supervision und Therapie (3. Aufl.). Göttingen: Vandenhoeck & Ruprecht.
Lindemann, H. (2025). Die systemische Metaphern-Schatzkiste. Grundlagen und Methoden für Beratung, Coaching, Supervision und Therapie (6., überarb. Aufl.). Göttingen: Vandenhoeck & Ruprecht.
Lindemann, H., Mayer, C.-H., Osterfeld, I. (2023). Systemisch-lösungsorientierte Mediation und Konfliktklärung: Ein Lehr-, Lern- und Arbeitsbuch für Ausbildung und Praxis. Göttingen: Vandenhoeck & Ruprecht.

Littmann, P., Jansen, S. (2000). Oszillodox. Virtualisierung – die permanente Neuerfindung der Organisation. Stuttgart: Klett-Cotta.

Loch, U. (2014). Emotionale Parentifizierung und Kinderschutz. Kontext, 45 (3), 279–294.

Loos-Hilgert, V., Wedekind, E. (2011). Mehrgenerationale Bindungsdynamik in der systemischen Paartherapie. Bindungsmuster und affektive Kommunikation bei Paaren. In H. Schindler, W. Loth, J. von Schlippe (Hrsg.), Systemische Horizonte (S. 179–186). Göttingen: Vandenhoeck & Ruprecht.

Loth, W. (1991). Problem-Systeme, Institutionen, Systemische Evaluation: »Autonomie« und »Kontrolle« im Kontext. Zeitschrift für systemische Therapie, 9 (1), 31–42.

Loth, W. (1994). Entwicklung einer konstruktiven Mitgliedschaft im Hilfesystem: konzeptionelle und praktische Aspekte. Systhema, 8 (1), 27–45.

Loth, W. (1998). Auf den Spuren hilfreicher Veränderungen. Das Entwickeln Klinischer Kontrakte. Dortmund: modernes lernen.

Loth, W. (2005). »Einiges könnte ganz schön anders sein« – Systemische Grundlagen für das Klären von Aufträgen. In H. Schindler, A. von Schlippe (Hrsg.), Anwendungsfelder systemischer Praxis (S. 25–54). Dortmund: modernes lernen.

Loth, W. (2006). Elterncoaching: Modus oder Mode? Einige Überlegungen und Thesen. In C. Tsirigotis, A. von Schlippe, J. Schweitzer-Rothers (Hrsg.), Coaching für Eltern. Mütter, Väter und ihr »Job« (S. 25–35). Heidelberg: Carl-Auer Systeme.

Loth, W. (2007). Anerkannte Störungen. Einige Überlegungen zur Selbstvergewisserung Systemischer Therapie. Systeme, 21 (1), 75–91.

Loth, W. (2017). Beisteuern zu hilfreichen Veränderungen–explizite Zugänge, implizite Entwicklungen. Systeme, 31 (1), 65–87.

Loth, W. (2022). Scharfer Pass in die Galerie–Worauf zielen die» Konstruktivistischen Ketzereien «? Kontext, 53 (4), 384–389.

Loth, W. (2025). Intuition im Kontext. Bewegung im Dazwischen. Systhema, 39 (1), 15–24.

Loth, W., Schlippe, A. von (2004). Die therapeutische Beziehung aus systemischer Sicht. Psychotherapie Im Dialog, 5 (4), 341–347.

Lucius-Hoene, G., Deppermann, A. (2002). Rekonstruktion narrativer Identität. Wiesbaden: Springer.

Lucius-Hoene, G., Scheidt, C. E. (2022). Narrative Forschungszugänge. In P. Jakob, M. Borcsa, J. Olthof, A. von Schlippe (Hrsg.), Narrative Praxis. Ein Handbuch für Beratung, Therapie und Coaching (S. 135–147). Göttingen: Vandenhoeck & Ruprecht.

Luckmann, T. (1990). Eine verfrühte Beerdigung des Selbst (Diskussionsforum über K. Gergen). Psychologische Rundschau, 41, 203–205.

Ludewig, K. (1992). Systemische Therapie. Grundlagen klinischer Theorie und Praxis. Stuttgart: Klett-Cotta.

Ludewig, K. (1997). Problem – »Bindeglied« klinischer Systeme. Grundzüge eines systemischen Verständnisses psychosozialer und klinischer Probleme. In L. Reiter, E. J. Brunner, S. Reiter-Theil (Hrsg.), Von der Familientherapie zur systemischen Perspektive (2. vollst. überarb. Aufl., S. 305–330). Berlin/Heidelberg: Springer.

Ludewig, K. (1999). Selbstreflexion in der systemischen Weiterbildung – zum Sinn und Unsinn eines traditionellen Vorgehens. System Familie, 12 (4), 159–164.

Ludewig, K. (2000). Systemische Therapie mit Familien. Probleme, Lösungen, Reflexionen, Praxis. Familiendynamik 25 (4), 450–484.

Ludewig, K. (2002). Leitmotive systemischer Therapie. Stuttgart: Klett-Cotta.

Ludewig, K., Pflieger, K., Wilken, U., Jacobskötter, G. (1983). Entwicklung eines Verfahrens zur Darstellung von Familienbeziehungen: das Familienbrett. Familiendynamik, 8 (3), 235–251.

Luhmann, N. (1984). Soziale Systeme, Grundriss einer allgemeinen Theorie. Frankfurt a. M.: Suhrkamp.

Luhmann, N. (1988a). Selbstreferentielle Systeme. In F. B. Simon (Hrsg.), Lebende Systeme (S. 47–53). Berlin/Heidelberg: Springer.
Luhmann, N. (1988b). Wie ist Bewusstsein an Kommunikation beteiligt? In H.-U. Gumbrecht, K. L. Pfeiffer (Hrsg.), Materialität der Kommunikation (S. 884–905). Frankfurt a. M.: Suhrkamp.
Luhmann, N. (1992). Die Wissenschaft der Gesellschaft. Suhrkamp.
Luhmann, N. (1995). Social systems. Stanford, CA: Stanford University Press.
Luhmann, N. (2000). Organisation und Entscheidung. Opladen: Westdeutscher Verlag.
Luhmann, N. (2001). ShortCuts (2. Aufl.). Frankfurt a. M.: Zweitausendeins.
Luhmann, N. (2004). Einführung in die Systemtheorie (2. Aufl.). Heidelberg: Carl-Auer Systeme.
Luhmann, N. (2005). Sozialsystem Familie. In N. Luhmann (Hrsg.), Soziologische Aufklärung 5. Konstruktivistische Perspektiven (3. Aufl., S. 189–209). Wiesbaden: VS Verlag für Sozialwissenschaften.
Luhmann, N. (2009a). Glück und Unglück der Kommunikation in Familien. In N. Luhmann (Hrsg.), Soziologische Aufklärung 5: Konstruktivistische Perspektiven (4. Aufl., S. 210–219). Wiesbaden: VS Verlag für Sozialwissenschaften.
Luhmann, N. (2009b). Interaktion, Organisation, Gesellschaft. In N. Luhmann (Hrsg.), Soziologische Aufklärung. Bd. 3. Aufsätze zur Theorie der Gesellschaft (6. Aufl., S. 9–24). Wiesbaden: VS Verlag für Sozialwissenschaften.
Luhmann, N. (2012). Introduction to systems theory. New York: Wiley.
Lüschen-Heimer, C., Michalak, U. (2022). Werkstattbuch systemische Supervision. Heidelberg: Carl-Auer Systeme.
Lutterer, W. (2002). Gregory Bateson – Eine Einführung in sein Denken. Heidelberg: Carl-Auer Systeme.
Lutterer, W. (2021). Eine kurze Geschichte des systemischen Denkens. Heidelberg: Carl-Auer Systeme.
Maccoby, E. E., Martin, J. A. (1983). Socialisation in the context of the family: Parent-child interaction. In P. H. Mussen, E. M. Hetherington (Eds.), Handbook of child psychology, Vol. 4 (4th ed., pp. 1–102). New York: Wiley.
Madanes, C. (1980). Protection, paradox, and pretending. Family Process, 19, 73–85.
Madanes, C. (1997). Sex, Liebe und Gewalt. Therapeutische Strategien zur Veränderung. Heidelberg: Carl-Auer Systeme.
Madsen, W. C. (1998). Attitude as intervention. In T. S. Nelson, T. S. Trepper (Eds.), 101 more interventions in family therapy (pp. 27–32). New York: The Haworth Press.
Madsen, W. C. (2007). Collaborative therapy with multi-stressed families (2nd ed.). New York: Guilford Press.
Mahnkopf, A., Dia, M.-L., Fröhlich, J., Fuchs, G., Röhrig, A. (1998). Das Reflektierende Team in der Suizidkonferenz. In J. Hargens, A. von Schlippe (Hrsg.), Das Spiel der Ideen. Reflektierendes Team und systemische Praxis (S. 73–90). Dortmund: modernes lernen.
Malik, F. (1989). Strategie des Managements komplexer Systeme (3. Aufl.). Bern/Stuttgart: Haupt.
Manteufel, A. (2012). Nerven bewahren. Alltag in der Akutpsychiatrie. Neumünster: Paranus.
Manteufel, A., Schiepek, G. (1998). Systeme spielen. Selbstorganisation und Kompetenzentwicklung in sozialen Systemen. Göttingen: Vandenhoeck & Ruprecht.
Markert, E., Schollas, T. (2022). Perspektiven systemischer Biografiearbeit. In P. Jakob, M. Borcsa, J. Olthof, A. von Schlippe (Hrsg.), Narrative Praxis. Ein Handbuch für Beratung, Therapie und Coaching (S. 210–221). Göttingen: Vandenhoeck & Ruprecht.
Martens-Schmid, K. (2003). Alte Muster – neue Lösungen. Musteranalyse als Instrument der Veränderung im Coaching. In K. Martens-Schmid (Hrsg.), Coaching als Beratungssystem. Grundlagen, Konzepte, Methoden (S. 177–200). Heidelberg: Economica.
Martín, B. A. (2020). Sind psychologische Diagnostik und systemisches Denken vereinbar? Kontext, 51 (4), 336–353.

Mason, B. (2005). Relational risk-taking and the therapeutic relationship. In C. Flaskas, B. Mason, A. Perlesz (Eds.), The space between. Experience, context and process in the therapeutic relationship (pp. 157–170). London: Karnac Books.

Massing, A., Reich, G., Sperling, E. (2006). Die Mehrgenerationen-Familientherapie (5. Aufl.). Göttingen: Vandenhoeck & Ruprecht.

Masters, W. H., Johnson, V. (1980). Human sexual inadequacy. Bantam Books.

Matthes, E. (2018). Familie und Familienforschung in der Erziehungswissenschaft. In A. Wonneberger, K. Weidtmann, S. Stelzig-Willutzki (Hrsg.), Familienwissenschaft (S. 249–280). Wiesbaden: Springer.

Mattke, D., Reddemann, L., Strauss, B. (2009). Keine Angst vor Gruppen. Gruppenpsychotherapie in Praxis und Forschung. Stuttgart: Klett-Cotta.

Maturana, H. (1982). Erkennen: Die Organisation und Verkörperung von Wirklichkeit. Ausgewählte Arbeiten zur biologischen Epistemologie. Braunschweig: Friedrich Vieweg & Sohn.

Maturana, H. (1998). Biologie der Realität. Frankfurt a. M.: Suhrkamp.

Maturana, H., Varela, F. (1987). Der Baum der Erkenntnis. München: Scherz.

Mayring, P. (2015). Qualitative Inhaltsanalyse: Grundlagen und Techniken (Neuauflage). Weinheim: Beltz.

Mazziotta, A., McCann, P., Möller-Kallista, B. (2025). Regenbogenfamilien in der Beratung. Zeitschrift für systemische Therapie und Beratung, 43 (2), 68–73.

McAdams-Mahmoud, V. (2008). Understanding families in the context of cultural adaptations to oppression. In M. McGoldrick, K. V. Hardy (Eds.), Re-visioning family therapy. Race, culture, and gender in clinical practice (2nd rev. ed., pp. 85–93). New York/London: Guilford Press.

McDaniel, S., Hepworth, J. (2000). Kooperation mit Patienten, ihren Familien und dem Behandlungsteam. Ein neuer Ansatz zum Umgang mit Macht und Abhängigkeit. In F. Kröger, A. Hendrischke, S. McDaniel (Hrsg.), Familie, System und Gesundheit (S. 184–206). Heidelberg: Carl-Auer Systeme.

McDaniel, S., Hepworth, J., Doherty, W. (1997). Familientherapie in der Medizin. Heidelberg: Carl-Auer Systeme.

McGoldrick, M. (2025). Anstelle eines Vorworts. Brief von Monica McGoldrick. In M. Borcsa, I. Daure (Hrsg.), Genogramme. Ein Handbuch für die systemische Praxis (S. 8–17). Göttingen: Vandenhoeck & Ruprecht.

McGoldrick, M., Gerson, R., Petri, S. (2009). Genogramme in der Familienberatung (3. Aufl.). Bern: Huber.

McGoldrick, M., Giordano, J., Garcia Preto, N. (Eds.) (2005). Ethnicity and family therapy (3rd ed.). New York/London: Guilford Press.

McGoldrick, M., Hardy, K. V. (Eds.) (2008). Re-visioning family therapy. Race, culture, and gender in clinical practice (2nd rev. ed.). New York/London: Guilford Press.

McGoldrick, M., Shibusawa, T. (2012). The family life cycle. In F. Walsh (Ed.), Normal family processes: Growing diversity and complexity (4th ed., pp. 375–398). New York/London: The Guilford Press.

McNamee, S. (2017). Relationale Forschung – Praxis verändern. Familiendynamik, 42 (3), 240–245.

Mead, G. H. (1980). Geist, Identität und Gesellschaft. Frankfurt a. M.: Suhrkamp. Orig.: Mead, G. H. (1934). Mind, self, and society. Ed. by Charles W. Morris. Chicago: University of Chicago Press.

Mengham, R. (1995). Im Universum der Worte. Über Ursprung, Funktion und Vielfalt menschlicher Sprache. Stuttgart: Klett-Cotta.

Merten, R. (Hrsg.) (2000). Systemtheorie und Soziale Arbeit. Neue Ansätze und veränderte Perspektiven. Opladen: Leske & Budrich.

Mey, G., Mruck, K. (2010). Handbuch qualitative Forschung in der Psychologie. Wiesbaden: Springer.

Meyerstein, I. (1998). The problem box ritual: helping families prepare for remarriage. In T. S. Nelson, T. S. Trepper (Eds.), 101 more interventions in family therapy (pp. 166–170). New York: The Haworth Press.

Meynhardt, F., Brunner, E. J. (Hrsg.) (2005). Selbstorganisation managen – Beiträge zur Synergetik der Organisationen. München: Waxmann.

Miller, J. G. (1978). Living Systems. New York: McGrawhill.

Milowiz, W. (2009). Teufelskreis und Lebensweg – Systemisches Denken in der Sozialarbeit (2. Aufl.) Göttingen: Vandenhoeck & Ruprecht.

Minuchin, P., Colapinto, J., Minuchin, S. (2000). Verstrickt im sozialen Netz. Neue Lösungswege für Multiproblem-Familien. Heidelberg: Carl-Auer Systeme.

Minuchin, S. (1977). Familien und Familientherapie. Freiburg: Lambertus.

Minuchin, S., Fishman, H. C. (1983). Praxis der Familientherapie. Freiburg: Lambertus.

Minuchin, S., Montalvo, B., Guerney, B., Rosman, B., Schumer, F. (1967). Families of the slums. New York: Basic Books.

Mmari, J., Gold, I., Rohr, D. (2023). Warum wir bei »Kultur« nicht stehen bleiben dürfen! Rassismuskritische Möglichkeitsräume für systemische Beratung und Therapie. Zeitschrift für Systemische Therapie und Beratung, 41(1), 3–15.

Moeller, M. L. (1992). Die Wahrheit beginnt zu zweit. Das Paar im Gespräch. Reinbek: Rowohlt.

Molnar, A., Lindquist, B. (1990). Verhaltensprobleme in der Schule. Dortmund: modernes lernen.

Molter, H. (1999). Das Gehen ist der Weg. Perspektiven über Selbsterfahrung in der systemischen Ausbildung. System Familie, 12 (3), 165–169.

Molter, H., Hargens, J. (Hrsg.) (2002). Ich – du – wir und wer sonst noch dazugehört. Systemisches Arbeiten in Gruppen. Dortmund: modernes lernen.

Molter, H., Strecker, J. (2020). Die Bedeutung von Virginia Satir für die Arbeit mit Skulpturen. In C. Stadler, B. Kress (Hrsg.), Praxishandbuch Aufstellungsarbeit. Grundlagen, Methodik, Anwendungsgebiete (S. 51–60). Berlin/Heidelberg: Springer.

Montada, L. (2003). Justice, equity, and fairness in human relations. In T. J. Millon, M. Lerner (Eds.), Handbook of Psychology, Vol. 5 (pp. 537–568). Malden: Wiley-Blackwell.

Montada, L. (2014). Gerechtigkeit – ein Kernproblem in Konflikten. Konfliktdynamik, 3 (1), 26–34.

Montada, L., Kals, E. (2007). Mediation (2., überarb. Aufl.). Weinheim: Beltz.

Montalvo, B. (1973). Aspects of live supervision. Family Process, 12, 343–359.

Morgan, T. B., Crane, D. R. (2010). Cost-effectiveness of family-based substance abuse treatment. Journal of Marital and Family Therapy, 36 (4), 486–498.

Moser, H. (1989). Aktionsforschung als kritische Theorie der Sozialwissenschaften. München: Kösel.

Moskau, G., Müller, G. (Hrsg.) (1992). Virginia Satir. Wege zum Wachstum. Paderborn: Junfermann.

Mrochen, S., Holtz, K. L., Trenkle, B. (2009). Die Pupille des Bettnässers. Praxis der Hypnotherapie mit Kindern und Jugendlichen (7. Aufl.). Heidelberg: Carl-Auer Systeme.

Müller, M. (2008). Verfahren (Techniken) und Struktur im Case-Management-Prozess. Theorie – Praxis – Handreichungen. In H. Kleve, B. Haye, A. Hampe-Grosser, M. Müller (Hrsg.), Systemisches Case Management (2. Aufl., S. 57–89). Heidelberg: Carl-Auer Systeme.

Müller, M. (2022). Narratives Arbeiten in Organisationsentwicklung und Coaching. In P. Jakob, M. Borcsa, J. Olthof, A. von Schlippe (Hrsg.), Narrative Praxis. Ein Handbuch für Beratung, Therapie und Coaching (S. 222–237). Göttingen: Vandenhoeck & Ruprecht.

Müller, M., Bräutigam, B. (2011). Hilfe, sie kommen! Ein Handbuch zu systemischen Arbeitsweisen im aufsuchenden Kontext. Heidelberg: Carl-Auer Systeme.

Müller, T. A., Gladis, S. (2023). Überlegungen zur Exkommunikation von Menschen mit Demenz. Kontext, 54 (2), 111–125.

Müller-Christ, G., Pijetlovic, D. (2018). Komplexe Systeme lesen. Das Potential von Systemaufstellungen in Wissenschaft und Praxis. Wiesbaden: Springer.

Nagel, L. (2021). Kybernetik, Kommunikation und Konflikt: Gregory Bateson und (s)eine kybernetische Konflikttheorie. Heidelberg: Carl-Auer Systeme.

Nagel, R. (2009). Organisationsarchitekturen und ihre besonderen Führungsherausforderungen. In R. Wimmer, J. Meissner, P. Wolf (Hrsg.), Praktische Organisationswissenschaft. Lehrbuch für Studium und Beruf (S. 80–100). Heidelberg: Carl-Auer Systeme.

Nagel, R., Oswald, M., Wimmer, R. (2005). Das Mitarbeitergespräch als Führungsinstrument. (4. Aufl.). Stuttgart: Klett-Cotta.

Nagel, R., Wimmer, R. (2014). Systemische Strategieentwicklung (6. Aufl.). Stuttgart: Schäffer-Poeschel.

Nardone, G. (2012). Pirouetten im Supermarkt: strategische Interventionen für Therapie und Selbsthilfe. Heidelberg: Carl-Auer Systeme.

Nassehi, A. (2012). Funktionale Analyse. In O. Jahraus, A. Nassehi, M. Grizelj, I. Saake, C. Kirchmeier, J. Müller (Hrsg.), Luhmann Handbuch. Leben, Werk, Wirkung (S. 83–84). Stuttgart: J.B. Metzler.

Nassehi, A. (2017a). Die letzte Stunde der Wahrheit. Kritik der komplexitätsvergessenen Vernunft. Hamburg: Murmann.

Nassehi, A. (2017b). Political correctness. Zwischen Orthofonie, Bullshit und sozialem Wandel. In P. Felixberger, A. Nassehi (Hrsg.), Kursbuch 191: Bullshit Sprech (S. 99–111). Hamburg: Murmann.

Natho, F. (2009). Gespräche mit dem inneren Schweinehund. Arbeit mit Tierfiguren in systemischer Beratung und Therapie. Göttingen: Vandenhoeck & Ruprecht.

Nave-Herz, R. (2013). Ehe- und Familiensoziologie: Eine Einführung in Geschichte, theoretische Ansätze und empirische Befunde (3. Aufl.). Weinheim: Beltz.

Nazarkiewicz, K., Kuschick, K. (Hrsg.) (2015). Handbuch Qualität in der Aufstellungsleitung. Göttingen: Vandenhoeck & Ruprecht.

Nemetschek, P. (2011). Systemische Familientherapie mit Kindern, Jugendlichen und Eltern: Lebensfluss-Modelle und analoge Methoden (2., überarb. Aufl.). Stuttgart: Klett-Cotta.

Nerin, W. (1989). Familienrekonstruktion in Aktion. Paderborn: Junfermann.

Nichols, M. P., Schwartz, R. C. (2004). Family therapy. Concepts and methods (6th ed.). Boston u. a.: Pearson.

Nicolai, L. (2018). Zeitlinienarbeit. In K. von Sydow, U. Borst (Hrsg.), Systemische Therapie in der Praxis (S. 245–253). Weinheim: Beltz.

Nijenhuis, E. (2016). Die Trauma-Trinität: Ignoranz–Fragilität–Kontrolle: Die Entwicklung des Traumabegriffs/Traumabedingte Dissoziation: Konzept und Fakten. Göttingen: Vandenhoeck & Ruprecht.

Nöcker, K., Molter, H., Rüsen, T., Schlippe, A. von (2012). Wie kann ein Gespräch zu einem Spaziergang werden? Familiendynamik, 37 (1), 50–52.

Nouwens, B., Westermann, B. (1998). Korrespondenz über das »Reflektierende Team« in der Praxis einer Erziehungsberatungsstelle. In J. Hargens, A. von Schlippe (Hrsg.), Das Spiel der Ideen. Reflektierendes Team und systemische Praxis (S. 179–202). Dortmund: modernes lernen.

Nyman-Salonen, P., Vall, B., Laitila, A., Borcsa, M., Penttonen, M., Tourunen, A., Kykyri, V.-L., Kaartinen, J., Tsatsishvili, V., Seikkula, J. (2020). Significant moments in a couple therapy session: Towards the integration of different modalities of analysis. In M. Ochs, M. Borcsa, J. Schweitzer (Eds.), Systemic research in individual, couple, family therapy, and counseling (pp. 55–73). Cham: Springer.

Obendiek, J. (2020). Gruppentherapie systemisch gesehen. Psychotherapie Im Dialog, 21 (02), 35–39.

Ochs, M. (2025). Systemische (Psychotherapie-)Forschung. In B. E. Hermans, A. Beermann (Hrsg.), Systemische Psychotherapie: Lehrbuch für Studium und Weiterbildung (S. 117–134). Berlin/ Heidelberg: Springer. https://doi.org/10.1007/978-3-662-64728-8_7

Ochs, M., Borcsa, M., Schweitzer, J. (2020). Systemic research in individual, couple, and family therapy and counseling. Cham: Springer.
Ochs, M., Hermans, B.E., Lingnau-Carduck, A. (2016). Multi-Familien-Gruppen in der Jugendhilfe. Praxis der Kinderpsychologie und Kinderpsychiatrie, 65 (5), 354–370.
Ochs, M., Lingnau-Carduck, A. (2025). Neuere Entwicklungen und Trends in Systemischer Therapie. In B. E. Hermans, A. Beermann (Hrsg.), Systemische Psychotherapie: Lehrbuch für Studium und Weiterbildung (S. 91–115). Berlin/Heidelberg: Springer.
Ochs, M., Nordholt, S. (2022). Systemische Therapie sowie familienorientierte Interventionen in Behandlungsleitlinien: Geht das? Darf das? Muss das? – Eine aktuelle Übersicht. Kontext, 53 (2), 182–200.
Ochs, M., Orban, R. (2008). Familie geht auch anders. Wie Alleinerziehende, Scheidungskinder und Patchworkfamilien glücklich werden. Heidelberg: Carl-Auer Systeme.
Ochs, M., Schweitzer, J. (Hrsg.) (2012). Handbuch Forschung für Systemiker. Göttingen: Vandenhoeck & Ruprecht.
Oelkers-Ax, R., Ax, T., Zwack, M. (2020). Familien unter Druck in Zeiten von Corona. Familiendynamik, 45 (4), 270–278.
Oestereich, C. (2005). Nach dem Trauma: nichts ist mehr wie zuvor. Wie können Traumata in die Lebenserzählung integriert werden? Systeme, 19 (1), 46–71.
Ohler, M. (2011). Was z. B. bedeutet »Coachen«? Philosophische Grammatik fürs Coaching. Profile, 22, 67–75.
Ollefs, B. (2017). Die Angst der Eltern vor ihrem Kind. Göttingen: Vandenhoeck & Ruprecht.
Ollefs, B., Schlippe, A. von (2007). Manual für das Elterncoaching im gewaltlosen Widerstand. In A. von Schlippe, M. Grabbe (Hrsg.), Werkstattbuch Elterncoaching. Elterliche Präsenz und gewaltloser Widerstand in der Praxis (S. 47–101). Göttingen: Vandenhoeck & Ruprecht.
Ollefs, B., Schlippe, A. von, Omer, H., Kriz, J. (2009). Jugendliche mit externalem Problemverhalten. Familiendynamik, 34 (3), 256–265.
Olson, D. (1972). Empirically unbinding the double-bind: a review of research and conceptual reformulations. Family Process, 11, 69–94.
Omer, H. (2000). Einen Brief schreiben, wenn die Therapie ungünstig zu Ende gegangen ist? Systhema, 14 (2), 159–174.
Omer, H. (2024). Mutige Eltern: Wie Sie Ihren Kindern ein guter Anker sein können. Göttingen: Vandenhoeck & Ruprecht.
Omer, H., Alon, N., Schlippe, A. von (2007). Feindbilder. Psychologie der Dämonisierung. Göttingen: Vandenhoeck & Ruprecht.
Omer, H., Brunstein-Klomek, A. (2025). Suizidgefährdete Jugendliche unterstützen. Ein Leitfaden für Familie, Schule und soziales Umfeld. Göttingen: Vandenhoeck & Ruprecht.
Omer, H., Dolberger, D. (2015). »Dann bringe ich mich eben um …« : Gewaltloser Widerstand mit Eltern angesichts der Suizidandrohung eines Kindes. Familiendynamik, 40 (3), 232–245.
Omer, H., Haller, R. (2019). Raus aus der Ohnmacht. Das Konzept Neue Autorität für die schulische Praxis (2. Aufl.). Göttingen: Vandenhoeck & Ruprecht.
Omer, H., Schlippe, A. von (2010). Stärke statt Macht. Neue Autorität in Familie, Schule und Gemeinde. Göttingen: Vandenhoeck & Ruprecht.
Omer, H., Schlippe, A. von (2023). Autorität durch Beziehung: Gewaltloser Widerstand in Beratung, Therapie, Erziehung und Gemeinde (10., vollst. überarb. und erw. Aufl.). Göttingen: Vandenhoeck & Ruprecht.
Omer, H., Steinmetz, S. G., Carthy, T., Schlippe, A. von (2013). The anchoring function: parental authority and the parent-child bond. Family Process, 52 (2), 193–206.
Orlinsky, D. (1994). »Learning from Many Masters«. Ansätze zu einer wissenschaftlichen Integration psychotherapeutischer Behandlungsmodelle. Psychotherapeut, 39, 2–9.
Ortmann, G. (2003). Regel und Ausnahme. Paradoxien sozialer Ordnung. Frankfurt a. M.: Suhrkamp.

Ortmann, G. (2011). Kunst des Entscheidens. Weilerswist: Velbrück.

Ortmann, G. (2013). Noch nicht/nicht mehr. Wir Virtuosen des versäumten Augenblicks. Weilerswist: Velbrück

Osterhold, G., Lenz, G. (1994). Systemische Therapie bei Zwangsstörungen. Praxis der Klinischen Verhaltensmedizin und Rehabilitation, 7 (26), 107–112.

Otto, U., Bauer, P. (2005). Mit Netzwerken professionell zusammenarbeiten. Band 1: Soziale Netzwerke in Lebenslauf- und Lebenslagenperspektive. Tübingen: dgvt.

Özelsel, M. (1995). Die Integration einer kulturspezifischen Sichtweise in therapeutische Rituale. Hypnose und Kognition, 12 (1), 63–71.

Palmowski, W. (1995). Der Anstoß des Steines. Systemische Beratungsstrategien im schulischen Kontext. Ein Einführungs- und Lernbuch. Dortmund: modernes lernen.

Palmowski, W. (2011). Systemische Beratung. Stuttgart: Kohlhammer.

Palmowski, W., Heuwinkel, M. (2002). Normal bin ich nicht behindert. Wirklichkeitskonstruktionen bei Menschen, die behindert werden. Dortmund: modernes lernen.

Patterson, G. R. (1971). Families: application of social learning theory to family life. Champaign, Ill.: Research Press.

Patterson, J. E., Williams, L., Edwards, T. M., Chamow, L., Grauf-Grounds, C. (2009). Essential skills in family therapy. From the first interview to termination (2nd rev. ed.). New York/London: Guilford Press.

Pauser, N., Wondrak, M. (Hrsg.) (2011). Praxisbuch Diversity Management. Wien: Facultas.

Pekrun, R. (2001). Familie, Schule und Entwicklung. In S. Walper, R. Pekrun (Hrsg.), Familie und Entwicklung. Aktuelle Perspektiven der Familienpsychologie (S. 54–105). Göttingen: Hogrefe.

Penn, P. (1983). Zirkuläres Fragen. Familiendynamik, 8 (3), 198–220.

Penn, P. (1986). Feed-Forward – Vorwärtskopplung, Zukunftsfragen, Zukunftspläne. Familiendynamik, 11, 206–220.

Perlesz, A., Young, J., Paterson, R., Bridge, S. (1994). The reflecting team as a reflection of second order therapeutic ideals. Australian and New Zealand Journal of Family Therapy, 15 (3), 117–127.

Perrez, M. (2000). Psychologie des Familien- und Paarstresses: Forschungsentwicklungen. In K. Schneewind (Hrsg.), Familienpsychologie im Aufwind. Brückenschläge zwischen Forschung und Praxis (S. 69–88). Hogrefe: Göttingen.

Perrez, M. (2012). Die Familie als Gegenstand der Klinischen Psychologie. Familiendynamik, 37 (2), 130–156.

Peschel, F. (2005). Offener Unterricht und sein Potential. In R. Voß (Hrsg.), Lernlust und Eigensinn. Systemisch-konstruktivistische Lernwelten (S. 32–41). Heidelberg: Carl-Auer Systeme.

Pessoa, F. (1987). Das Buch der Unruhe des Hilfsbuchhalters Bernardo Soares. Frankfurt a. M.: Fischer.

Petri, H. (2006). Geschwister – Liebe und Rivalität. Die längste Beziehung unseres Lebens. Stuttgart: Kreuz.

Petzold, H. (Hrsg.) (1984). Wege zum Menschen. Methoden und Persönlichkeiten moderner Psychotherapie. Ein Handbuch. Band I. Paderborn: Junfermann.

Petzold, H. (1985). Die Methode der Lebensbilanz und des Lebenspanoramas in der Arbeit mit alten Menschen, Kranken und Sterbenden. In H. Petzold (Hrsg.), Mit alten Menschen arbeiten. Bildungsarbeit, Psychotherapie, Soziotherapie (S. 467–499). München: Pfeiffer.

Petzold, M. (1999). Entwicklung und Erziehung in der Familie. Familienentwicklungspsychologie im Überblick. Baltmannsweiler: Schneider.

Petzold, M. (2002). Definition der Familie aus psychologischer Sicht. In B. Rollett, H. Werneck (Hrsg.), Klinische Entwicklungspsychologie der Familie (S. 22–31). Göttingen: Hogrefe.

Peukert, R. (2012). Familienformen im sozialen Wandel (8. Aufl.). Wiesbaden: Springer.

Pfeifer-Schaupp, U. (Hrsg.) (2000). Systemische Praxis. Modelle – Konzepte – Perspektiven. Freiburg: Lambertus.

Pfetsch, J. (2018). Jugendliche Nutzung digitaler Medien und elterliche Medienerziehung – Ein Forschungsüberblick. Praxis der Kinderpsychologie und Kinderpsychiatrie, 67 (2), 110–133.
Pinsof, W. M. (1992). Toward a scientific paradigm for family psychology: The integrative process systems perspective. Journal of family psychology, 5, 432–447.
Pinsof, W. M., Lebow, J. L. (Hrsg.) (2005). Family psychology. The art of the science. Oxford/New York: Oxford University Press.
Pirmoradi, S. (2012). Interkulturelle Familientherapie und -beratung. Eine systemische Perspektive. Göttingen: Vandenhoeck & Ruprecht.
Pittman, F., DeYoung, C., Flomenhaft, K., Kaplan, D., Langsley, D. (1966). Crisis family therapy. In R. J. Green, J. L. Framo (Eds.) (1981), Family therapy: Major contributions. New York: International University Press.
Plate, M. (2013). Grundlagen der Kommunikation. Göttingen: Vandenhoeck & Ruprecht.
Pleyer, K. H. (2003). »Parentale Hilflosigkeit«, ein systemisches Konstrukt für die therapeutische und pädagogische Arbeit mit Kindern. Familiendynamik, 28 (4), 467–491.
Pleyer, K. H. (2004). Co-traumatische Prozesse in der Eltern-Kind-Beziehung. Systhema, 18 (2), 132–149.
Polanyi, M. (2005). Tacit knowing. Knowledge, 2, 101–114.
Polkinghorne, D. (1998). Narrative Psychologie und Geschichtsbewusstsein. In J. Straub, J. (Hrsg.), Erzählung, Identität und historisches Bewusstsein (S. 12–45). Frankfurt a. M.: Suhrkamp.
Pörksen, B. (2015). Die Naturgesetze können von uns geschrieben werden. Im Gespräch mit Heinz von Foerster. Communicatio Socialis (ComSoc), 31 (1), 47–61.
Pörksen, B. (Hrsg.) (2001). Die Gewissheit der Ungewissheit. Gespräche zum Konstruktivismus. Heidelberg: Carl-Auer Systeme.
Pörksen, B. (2019). Wahrheit und Skandal. Konfliktdynamik, 8 (1), 12–15.
Prigogine, I., Stengers, I. (1981). Dialog mit der Natur. München: Piper.
Prior, M. (2005). MiniMax-Interventionen. Heidelberg: Carl-Auer Systeme.
Prior, M. (2010). Beratung und Therapie optimal vorbereiten. Heidelberg: Carl-Auer Systeme.
Pruett, M. K., Barker, R. (2009). Children of divorce: new trends and ongoing dilemmas. In J. Bray, M. Stanton (Eds.), The Wiley-Blackwell handbook of family psychology (pp. 463–474). Chichester: Wiley-Blackwell.
Rabovsky, K., Stoppe, G. (Hrsg.) (2009). Diagnoseübergreifende und multimodale Psychoedukation. München: Urban & Fischer.
Raddatz, S. (2010). Einführung in das systemische Coaching (4. Aufl.). Heidelberg: Carl-Auer Systeme.
Radice von Wogau, J., Eimmermacher, H., Lanfranchi, A. (Hrsg.) (2004). Therapie und Beratung von Migranten. Systemisch-interkulturell denken und handeln. Weinheim: Beltz.
Raithel, J. (2008). Quantitative Forschung. Wiesbaden: Springer.
Rampage, C., Eovaldi, M., Cassandra, M., Weigel-Foy, C. (2003). Adoptive families. In F. Walsh (Ed.), Normal family processes. Growing diversity and complexity (3rd rev. ed., pp. 210–234). New York/London: Guilford Press.
Rauchfleisch, U. (2002). Paar- und Familientherapie bei gleichgeschlechtlich empfindenden Menschen. In M. Wirsching, P. Scheib (Hrsg.), Paar- und Familientherapie (S. 621–650). Berlin/Heidelberg: Springer.
Rauen, C. (2008). Coaching. Göttingen: Hogrefe.
Recke, T. von der, Schlippe, A. von (2021). Mehrgenerationalität, Genogramm, Familienrekonstruktion. In B. Strauß, M. Galliker, M. Linden, J. Schweitzer (Hrsg.), Ideengeschichte der Psychotherapieverfahren (S. 335–341). Stuttgart: Kohlhammer.
Recke, T. von der, Wolter-Cornell, U. (2017). Dimensionen systemischer Familienrekonstruktion. Göttingen: Vandenhoeck & Ruprecht.
Reeder, J., Müller, C., Hezel, F., Scherbaum, S., Dshemuchadse, M. (2025). Systemisch im Kassensystem: Dilemmata und Ansätze eines konstruktiven Umgangs aus der Praxis. Kontext, 56 (1), 22–33.

Reese-Schäfer, W. (1992). Luhmann zur Einführung. Hamburg: Junius.
Reich, G. (1984). Der Einfluss der Herkunftsfamilie auf die Tätigkeit von Therapeuten und Beratern. Praxis der Kinderpsychologie und-psychiatrie, 33, 61–69.
Reich, G. (1993). Partnerwahl und Ehekrisen. Eine familiendynamische Studie (4. Aufl.). Heidelberg: Asanger.
Reich, G. (2010). Zwischen Psychoanalyse und systemischer Therapie. Psychotherapie im Dialog, 11 (3), 214–218.
Reich, G., Boetticher, A. von (2020). Psychodynamische Paar- und Familientherapie. Stuttgart: Kohlhammer.
Reich, G., Kraul, A., Cierpka, M. (2024). Familiäre Lebenswelten. In G. Reich, M. Stasch, J. Walter, M. Cierpka (Hrsg.), Handbuch der Familiendiagnostik (4. Aufl., S. 167–193). Berlin/Heidelberg: Springer.
Reich, G., Massing, A., Cierpka, M. (2007). Praxis der psychoanalytischen Familien- und Paartherapie. Stuttgart: Kohlhammer.
Reich, G., Massing, A., Cierpka, M. (2024). Mehrgenerationenperspektive, transgenerationale Perspektive und Genogramm. In G. Reich, M. Stasch, J. Walter, M. Cierpka (Hrsg.), Handbuch der Familiendiagnostik (S. 233–270). Berlin/Heidelberg: Springer.
Reich, G., Stasch, M., Walter, J., Cierpka, M. (Hrsg.) (2024). Handbuch der Familiendiagnostik. Berlin/Heidelberg: Springer.
Reich, K. (2002). Konstruktivistische Didaktik. Neuwied: Luchterhand.
Reinhard, M. (2001). Legasthenie und Dyskalkulie – Mögliche Muster ihrer Selbstorganisation. In W. Rotthaus (Hrsg.), Systemische Kinder- und Jugendlichenpsychotherapie (S. 405–435). Heidelberg: Carl-Auer Systeme.
Reinhard, M. (2002). 2 x 2 ist GRÜN – Wie Kinder und Jugendliche mit dem Symptombild AD(H)S in unserer Welt ihre Lösungen finden. Lernchancen, 5 (30), 36–41.
Reiss, D. (1981). The family's construction of reality. Cambridge: Harvard University Press.
Reiss, D., Oliveri, M. E. (1982). Family paradigm and family coping: a proposal for linking family's intrinsic adaptive capacities to its responses to stress. In F. W. Kaslow (Ed.), The international book of family therapy (S. 95–118). New York: Brunner & Mazel.
Reiter, L. (1991). Vom reflektierenden Team zum fokussierenden Team. System Familie, 4 (2), 119–120.
Reiter, L., Brunner, E. J., Reiter-Theil, S. (Hrsg.) (1997). Von der Familientherapie zur systemischen Perspektive (2., vollst. überarb. Aufl.). Berlin/Heidelberg: Springer.
Retzer, A. (2004). Systemische Paartherapie. Stuttgart: Klett-Cotta.
Retzlaff, R. (2008). Spiel-Räume: Lehrbuch der systemischen Therapie mit Kindern und Jugendlichen. Stuttgart: Klett-Cotta.
Retzlaff, R. (2010). Familien-Stärken. Behinderung, Resilienz und systemische Therapie. Stuttgart: Klett-Cotta.
Retzlaff, R. (2021). Systemische Therapie – Fallkonzeption, Therapieplanung, Antragsverfahren: Ein praktischer Leitfaden. Heidelberg: Carl-Auer Systeme.
Retzlaff, R. (2024). Systemische Diagnostik – eine integrative Perspektive. In G. Reich, M. Stasch, J. Walter, M. Cierpka (Hrsg.), Handbuch der Familiendiagnostik (S. 213–231). Berlin/Heidelberg: Springer.
Retzlaff, R., Sydow, K. von (2023). Systemische Psychotherapie mit Kindern und Jugendlichen. In J. Asbrand, J. Schmitz (Hrsg.), Lehrbuch Klinische Kinder- und Jugendpsychologie und Psychotherapie (S. 104–118). Stuttgart: Kohlhammer.
Revenstorf, D., Freudenfeld, E. (2000). Paartherapie – Stand der Kunst und Kontroversen. Psychotherapie im Dialog, 1 (2), 2–7.
Richardson, C. A., Gilleard, C. A., Lieberman, S. T., Pieler, R. (1994). Working with older adults and their families. A review. Journal of Family Therapy, 16, 225–240.
Richardson, H. B. (1945). Patients have families. New York: Commonwealth Fund.

Richter, H.-E. (1963). Eltern, Kind, Neurose. Reinbek: Rowohlt.
Richter, H.-E. (1972). Patient Familie. Reinbek: Rowohlt.
Richter, H.-E., Strotzka, H., Willi, J. (Hrsg.) (1976). Familie und seelische Krankheit. Reinbek: Rowohlt.
Richterich, L. (1993). Postmoderne Psychotherapie. Zeitschrift für systemische Therapie und Beratung, 11 (1), 23–31.
Riedl, R. (1981). Die Folgen des Ursachendenkens. In P. Watzlawick (Hrsg.), Die erfundene Wirklichkeit (S. 67–90). München: Piper.
Rieforth, J. (2006). Triadisches Verstehen in sozialen Systemen. Heidelberg: Carl-Auer Systeme.
Rieforth, J. (2015). Die aktuelle Situation der Mediation – Anregungen für die systemische Beratung und Therapie. Kontext, 46 (4), 412–421.
Rieforth, J. (2025). Hypothetisieren, Triangulieren und Reflektieren – Basisinterventionen systemischer Psychotherapie zur Förderung von Selbstorganisation. In B. E. Hermans, A. Beermann (Hrsg.), Systemische Psychotherapie: Lehrbuch für Studium und Weiterbildung (S. 183–205). Berlin/Heidelberg: Springer. https://doi.org/10.1007/978-3-662-64728-8_10
Rieforth, J., Beermann-Kassner, A. (2017). Selbsterfahrung und Supervision. Konfliktdynamik, 6 (2), 104–113.
Rieforth, J., Graf, G. (2014). Tiefenpsychologie trifft Systemtherapie. Eine besondere Begegnung. Heidelberg: Carl-Auer Systeme.
Riehl-Emde, A. (2003). Liebe im Fokus der Paartherapie. Stuttgart: Klett-Cotta.
Riehl-Emde, A. (2014). Wenn alte Liebe doch mal rostet: Paarberatung und Paartherapie für Ältere. Stuttgart: Kohlhammer.
Riehl-Emde, A. (2024). Durchführung des Erstgesprächs. In G. Reich, M. Stasch, J. Walter, M. Cierpka (Hrsg.), Handbuch der Familiendiagnostik (S. 51–64). Springer.
Rietmann, S., Sawatzki, M., Berg, M. (Hrsg.) (2019). Beratung und Digitalisierung. Zwischen Euphorie und Skepsis. Wiesbaden: Springer.
Ritscher, W. (2002). Systemische Modelle für die Soziale Arbeit. Heidelberg: Carl-Auer Systeme.
Ritscher, W. (2007). Soziale Arbeit: systemisch. Ein Konzept und seine Anwendung. Göttingen: Vandenhoeck & Ruprecht.
Ritscher, W. (Hrsg.) (2005). Systemische Kinder- und Jugendhilfe. Anregungen für die Praxis. Heidelberg: Carl-Auer Systeme.
Rivett, M., Street, E. (2009). Family Therapy – 100 key points and techniques. London/New York: Routledge.
Roberts, J. (1993). Die Verwendung von Ritualen bei der Neudokumentierung psychiatrischer Fallgeschichten. In E. Imber-Black, J. Roberts, R. Whiting (Hrsg.), Rituale in Familien und Familientherapie (S. 323–354). Heidelberg: Carl-Auer Systeme.
Roberts, J. (2005). Transparency and self disclosure in family therapy: dangers and possibilities. Family Process, 44, 45–63.
Rochat, P. (2009). Others in mind. Social origins of self-consciousness. Cambridge/New York: Cambridge University Press.
Rogers, C. (2009). Eine Theorie der Psychotherapie, der Persönlichkeit und der zwischenmenschlichen Beziehungen. Reinhart.
Rohr, D. (2023). Systemisch lehren – Lernen begleiten. Ein Lehr- und Praxisbuch für die Erwachsenenbildung. Heidelberg: Carl-Auer Systeme.
Rohr, D., Heimann, T., Ghahari, N., Scholz, E. (2023). Sei ein Narr! Humorvolle Konfrontation in Beratung, Therapie und Supervision. Heidelberg: Carl-Auer Systeme.
Rohr, D., Omer, H., Aarts, M., Furman, B. (2023). Gelingende Kommunikation mit Kindern und Jugendlichen: Neue Autorität, Marte Meo und Ich schaffs! Heidelberg: Carl-Auer Systeme.
Rohr, D., Spath, K. u. Aschermann, E. (2022). Genogramme in Beratung und Therapie. Familiendynamik, 47 (1), 52–61.

Rohr, D., Winter, M., Kullack, S., Schulz, T., Lütters, T., Geldermann, N. (2015). Forschendes Lernen im interdisziplinären Teamteaching – Eigenverantwortliches, kooperatives und problembasiertes Lernen am Beispiel der Entwicklung einer Software für Genogrammarbeiten. In: Neues Handbuch Hochschullehre. C 2.32. Berlin: Raabe.
Röhrbein, A. (2019). Und das ist noch nicht alles: Systemische Biografiearbeit. Heidelberg: Carl-Auer Systeme.
Rohrberg, A., Hermann, D. (2019). Hinter den Kulissen – kleiner Leitfaden für kollektiv geführte Organisationen. Göttingen: Vandenhoeck & Ruprecht.
Rojano, R. (2004). The practice of community family therapy. Family Process, 43 (1), 59–78.
Rollett, B., Werneck, H. (Hrsg.) (2002). Klinische Entwicklungspsychologie der Familie. Göttingen: Hogrefe.
Rosa, H. (2018). Resonanz. Eine Soziologie der Weltbeziehung. Berlin: Suhrkamp.
Rosen, S. (1990). Die Lehrgeschichten von Milton Erickson (2. Aufl.). Hamburg: Isko.
Rosenberg, K., Kalisch, G. (2022). Wir nehmen die ganze Familie auf! Aufsuchende systemische Familienarbeit in der Jugendhilfe. Kontext, 53 (1), 45–61.
Rosman, B., Minuchin, S., Liebman, R. (1976). Der »Familien-Lunch«: eine Möglichkeit zur Einleitung einer Familientherapie bei Magersucht. Familiendynamik, 1 (4), 334–347.
Rotthaus, W. (1998). Stationäre systemische Kinder- und Jugendpsychiatrie (2. Aufl.). Dortmund: modernes lernen.
Rotthaus, W. (Hrsg.) (2001). Systemische Kinder- und Jugendlichenpsychotherapie. Heidelberg: Carl-Auer Systeme.
Rotthaus, W. (2016). Suizidhandlungen von Kindern und Jugendlichen. Heidelberg: Carl-Auer Systeme.
Rotthaus, W. (2017). Wozu erziehen? Heidelberg: Carl-Auer Systeme.
Rotthaus, W. (2019). Schulprobleme und Schulabsentismus. Heidelberg: Carl-Auer Systeme.
Rottländer, P. (2024). Diagnostik des Mentalisierens. In G. Reich, M. Stasch, J. Walter, M. Cierpka (Hrsg.), Handbuch der Familiendiagnostik (4. Aufl., S. 341–351). Berlin/Heidelberg: Springer.
Rücker-Embden-Jonasch, I., Ebbecke-Nohlen, A. (1992). Balanceakte. Heidelberg: Carl-Auer Systeme.
Rüegg-Stürm, J., Bieger, T. (Hrsg.) (2012). Unternehmerisches Management. Herausforderungen und Perspektiven (S. 7–65). Bern: Haupt.
Ruf, G. D. (2005). Systemische Psychiatrie. Stuttgart: Klett-Cotta.
Rufer, M. (2012). Erfasse komplex, handle einfach. Systemische Psychotherapie als Praxis der Selbstorganisation – ein Lernbuch. Göttingen: Vandenhoeck & Ruprecht.
Rufer, M. (2018). Veränderungen des Settings als Intervention. In K. von Sydow, U. Borst (Hrsg.), Systemische Therapie in der Praxis (S. 420–428). Weinheim: Beltz.
Rufer, M., Schiepek, G. (2014). Therapie als Förderung von Selbstorganisationsprozessen: Ein Beitrag zu einem integrativen Leitbild systemischer Psychotherapie. Familiendynamik, 39 (4), 326–335.
Saalfrank, E. S. (2009). Innehalten ist Zeitgewinn. Praxishilfe zu einer achtsamen Sterbekultur. Freiburg: Lambertus.
Sander, E. (2002). Scheidungsforschung im Rahmen einer klinischen Entwicklungspsychologie der Familie. In B. Rollett, H. Werneck (Hrsg.), Klinische Entwicklungspsychologie der Familie (S. 266–296). Göttingen: Hogrefe.
Sander, R. (2005). Stell dich nicht an, stell auf. In H. Schindler, A. von Schlippe (Hrsg.), Anwendungsfelder systemischer Praxis (S. 245–264). Dortmund: modernes lernen.
Satir, V. (2016). Selbstwert und Kommunikation. Stuttgart: Klett-Cotta.
Satir, V., Baldwin, M. (1988). Familientherapie in Aktion. Paderborn: Junfermann.
Scala, K., Grossmann, R. (2002). Supervision in Organisationen. Weinheim: Juventa.

Schein, E. H. (2000). Prozessberatung für die Organisation der Zukunft. Bergisch Gladbach: Edition Humanistische Psychologie.
Schein, E. H. (2003). Organisationskultur. Bergisch-Gladbach: Edition Humanistische Psychologie.
Scheithauer, H., Petermann, F., Niebank, K. (2002). Frühkindliche Risiko- und Schutzbedingungen: der familiäre Kontext aus entwicklungspathologischer Sicht. In B. Rollett, H. Werneck (Hrsg.), Klinische Entwicklungspsychologie der Familie (S. 69–97). Göttingen: Hogrefe.
Schemmel, H. (2003). Ressourcen – zum Potential einer ziel- und ressourcen-fokussierten Gruppentherapie. In H. Schemmel, J. Schaller (Hrsg.), Ressourcen. Ein Hand- und Lesebuch zur therapeutischen Arbeit (S. 281–310). Tübingen: dgvt.
Schiepek, G. (Hrsg.) (1987). Systeme erkennen Systeme. Weinheim/München: Psychologie Verlags Union.
Schiepek, G. (1999). Die Grundlagen der systemischen Therapie. Göttingen: Vandenhoeck & Ruprecht.
Schiepek, G. (Hrsg.) (2011). Neurobiologie der Psychotherapie (2. Aufl.). Stuttgart: Schattauer.
Schiepek, G. (2025). Systemische Psychotherapie – Theorie und Praxis komplexer Systeme. In B. E. Hermans, A. Beermann (Hrsg.), Systemische Psychotherapie: Lehrbuch für Studium und Weiterbildung (S. 37–57). Berlin/Heidelberg: Springer.
Schiepek, G., Eckert, H., Kravanja, B. (2013). Grundlagen Systemischer Therapie und Beratung: Psychotherapie als Förderung von Selbstorganisationsprozessen. Göttingen: Hogrefe.
Schiepek, G., Ludwig-Becker, F., Helde, A., Jagdfeld, F., Petzold, E. R., Kröger, F. (2000). Synergetik für die Praxis. System Familie, 13, 169–177.
Schiepek, G., Schöller, H., Aichhorn, W., Kratzer, L., Goditsch, H., Viol, K. (2022). Prozessmonitoring in der Psychotherapie. Familiendynamik 47 (3), S. 210–224).
Schiepek, G., Tschacher, W. (1997). Selbstorganisation in Psychologie und Psychiatrie. Braunschweig: Vieweg.
Schiepek, G., Walterskirchen, G., Oelkers-Ax, R. (2025). Die Erfassung interpersoneller Prozessmuster mit dem Synergetischen Navigationssystem (SNS). Familiendynamik, 50 (2), 156–167.
Schiersmann, C., Thiel, H. U. (2009). Organisationsentwicklung. Prinzipien und Strategien von Veränderungsprozessen. Wiesbaden: Verlag für Sozialwissenschaften.
Schigl, B., Klar, S., Kobbé, U., Macke, K., Tenschert, E. (2022). Ebenen therapeutischer Verantwortung – multiple Perspektiven in einer komplexen Welt. 26 (1), 50–56.
Schindler, H. (2022). Sich selbst beheimaten. Grundlagen systemischer Biografiearbeit. Göttingen: Vandenhoeck & Ruprecht.
Schindler, H. (2024). Die Zeitlinie. Eine Möglichkeit zur erlebnisintensiven systemischen Therapie mit Einzelklientinnen (Nachdruck von 1995). Systhema, 38 (2), 177–185.
Schindler, H., Schlippe, A. von (Hrsg.) (2005). Anwendungsfelder systemischer Praxis. Dortmund: modernes lernen.
Schindler, H., Schlippe, A. von (2006). Psychotherapeutische Ausbildungen und psychotherapeutische Praxis kassenzugelassener Psychologischer PsychotherapeutInnen und Kinder- und JugendlichentherapeutInnen. Psychotherapie im Dialog, 7 (4), 334–337.
Schindler, L., Hahlweg, K., Revenstorff, D. (2007). Partnerschaftsprobleme: Möglichkeiten zur Bewältigung: Ein Handbuch für Paare: Beziehungsprobleme meistern – Ein Handbuch für Paare. Berlin/Heidelberg: Springer.
Schley, V., Schley, W. (2010). Handbuch kollegiales Teamcoaching. Systemische Beratung in Aktion. Innsbruck u. a.: Studien Verlag.
Schlippe, A. von (2009a). Das Auftragskarussell als Instrument der Fallsupervision. In H. Neumann-Wirsig (Hrsg.), Supervisions-Tools (S. 226–233). Bonn: ManagerSeminare.
Schlippe, A. von (2009b). Der Blick aus dem Adlerhorst. Reflektierende Positionen in der Teamentwicklung. In H. Neumann-Wirsig (Hrsg.), Supervisions-Tools (S. 181–187). Bonn: ManagerSeminare.

Schlippe, A. von (2010). Familientherapie im Überblick – Basiskonzepte, Formen, Anwendungsmöglichkeiten (12., überarb. Neuaufl.). Paderborn: Junfermann.

Schlippe, A. von (2014). Das Auftragskarussell – Ein Instrument der Klärung eigener Erwartungserwartungen. In T. Levold, M. Wirsching (Hrsg.), Systemische Therapie und Beratung – das große Lehrbuch (S. 223–227). Heidelberg: Carl-Auer Systeme.

Schlippe, A. von (2018). Ein Businessplan für das Juwel: »Schräge kommunikative Anschlüsse«. Familiendynamik, 43 (3), 248–251.

Schlippe, A. von (2019). Skizze einer Systemtheorie der Neuen Autorität – Was können wir von Unternehmerfamilien lernen? In H. Körner, B., Lemme, M., Ofner, St., von der Recke, T., Seefeldt, C., Thelen (Hrsg.), Neue Autorität. Das Handbuch. Konzeptionelle Grundlagen, aktuelle Arbeitsfelder und neue Anwendungsgebiete (S. 86–102). Göttingen: Vandenhoeck & Ruprecht.

Schlippe, A. von (2020). Über die Verwandlung der Empörung. Familiendynamik, 45 (1), 87.

Schlippe, A. von (2021a). Geschwister: Zwischen Nähe und Distanz, zwischen Intimität und Feindseligkeit. Kontext, 52 (4), 382–394.

Schlippe, A. von (2021b). Haltung und therapeutische Beziehung. In B. Strauß, M. Galliker, M. Linden, J. Schweitzer (Hrsg.), Ideengeschichte der Psychotherapieverfahren: Theorien, Konzepte, Methoden (S. 315–321). Stuttgart: Kohlhammer.

Schlippe, A. von (2022a). Das Karussell der Empörung. Konflikteskalation verstehen und begrenzen. Göttingen: Vandenhoeck & Ruprecht.

Schlippe, A. von (2022b). Das Testament schafft Fakten. Erben, Vererbung und Gerechtigkeit. Familiendynamik, 47 (1), 4–11.

Schlippe, A. von (2022c). Erzählen schafft Erinnerung. Die Verkörperung und transgenerationale Bedeutung von Geschichten in Familien. In P. Jakob, M. Borcsa, J. Olthof, A. von Schlippe (Hrsg.), Narrative Praxis. Ein Handbuch für Beratung, Therapie und Coaching (S. 120–134). Göttingen: Vandenhoeck & Ruprecht.

Schlippe, A. von, Braun-Brönneke, A., Schröder, K. (1998). Systemische Therapie als engagierter Austausch von Wirklichkeitsbeschreibungen. System Familie, 11 (2), 70–79.

Schlippe, A. von, El Hachimi, M., Jürgens, G. (2003). Multikulturelle systemische Praxis. Heidelberg: Carl-Auer Systeme.

Schlippe, A. von, Fischer, H. R., Borst, U. (2015). Wie viel Macht der Intuition? Wie viel Intuition ist nützlich? In H. R. Fischer, U. Borst, A. von Schlippe (Hrsg.), Was tun? Fragen und Antworten aus der systemischen Praxis (S. 102–109). Stuttgart: Klett Cotta.

Schlippe, A. von, Grabbe, M. (Hrsg.) (2007). Werkstattbuch Elterncoaching. Elterliche Präsenz und gewaltloser Widerstand in der Praxis. Göttingen: Vandenhoeck & Ruprecht.

Schlippe, A. von, Groth, T., Rüsen, T. (2017). Die beiden Seiten der Unternehmerfamilie. Familienstrategie über Generationen. Auf dem Weg zu einer Theorie der Unternehmerfamilie. Göttingen: Vandenhoeck & Ruprecht.

Schlippe, A. von, Jansen, T. (2020). Das Erwartungskarussell als Instrument zur Klärung komplexer Situationen im Coaching – vorgestellt am Beispiel der Nachfolge in Familienunternehmen. Konfliktdynamik, 9 (2), 128–134.

Schlippe, A. von, Kriz, J. (Hrsg.) (1987). Familientherapie, Kontroverses – Gemeinsames. 1. Weinheimer Symposion 1986 in Osnabrück. Wildberg: Bögner-Kaufmann.

Schlippe, A. von, Levold, T. (2024). Welches Problem löst Gendern (nicht)? Sechs Thesen zu »blinden Flecken« der Genderdebatte. Kontext, 55 (3), 306–312.

Schlippe, A. von, Lösche, G., Hawellek, C. (Hrsg.) (2001). Frühkindliche Lebenswelten und Erziehungsberatung. Die Chancen des Anfangs. Münster: Votum.

Schlippe, A. von, Schlippe, B. von (2012). Paradoxer Alltag. Stuttgart: Klett-Cotta.

Schlippe, A. von, Schlippe, B. von (2016). Paradoxe Momente und verwirrte Beziehungen. Stuttgart: Klett-Cotta.

Schlippe, A. von, Schweitzer, J. (2009). Systemische Interventionen. Göttingen: Vandenhoeck & Ruprecht.
Schlippe, A. von, Schweitzer, J. (2019). Gewusst wie, gewusst warum. Die Logik systemischer Interventionen. Göttingen: Vandenhoeck & Ruprecht.
Schlippe, B. von, Schlippe, A. von (2020). Mehr als Unsinn. Eine kleine Erkenntnistheorie des Witzes. Göttingen: Vandenhoeck & Ruprecht.
Schmid, B., Günter, A. (2012). Systemische Traumarbeit. Der schöpferische Dialog anhand von Träumen. Göttingen: Vandenhoeck & Ruprecht.
Schmid, B., Haasen, N. (2011). Einführung in das systemische Mentoring. Heidelberg: Carl-Auer Systeme.
Schmid, B., Veith, T., Weidner, I. (2010). Einführung in die kollegiale Beratung. Heidelberg: Carl-Auer Systeme.
Schmidt, G. (1985). Systemische Familientherapie als zirkuläre Hypnotherapie. Familiendynamik, 10 (3), 241–264.
Schmidt, G. (2004). Liebesaffären zwischen Problem und Lösung. Hypnosystemisches Arbeiten in schwierigen Kontexten. Heidelberg: Carl-Auer Systeme.
Schmidt, G. (2011). Einführung in die hypnosystemische Therapie und Beratung. Heidelberg: Carl-Auer Systeme.
Schmidt, M. (2003). Systemische Familienrekonstruktion. Göttingen: Hogrefe.
Schmidt, S. (2021). Verkörperte Systeme – Systemische Körper. Familiendynamik, 46 (3), 234–243.
Schmidt, S. (2025). Systemtheorie und Embodiment. In B. E. Hermans, A. Beermann (Hrsg.), Systemische Psychotherapie: Lehrbuch für Studium und Weiterbildung (S. 75–89). Berlin/Heidelberg: Springer.
Schmidt, S. J. (Hrsg.) (1988). Der Diskurs des radikalen Konstruktivismus. Frankfurt a. M.: Suhrkamp.
Schmidt, S., Ochs, M. (2021). Systemische Therapie im Versorgungssystem – Innovationen und Herausforderungen. Psychotherapie im Dialog, 22 (1), 43–47.
Schmidt-Denter, U. (2001). Differentielle Entwicklungsverläufe von Scheidungskindern. In S. Walper, R. Pekrun (Hrsg.), Familie und Entwicklung. Aktuelle Perspektiven der Familienpsychologie (S. 292–313). Göttingen: Hogrefe.
Schmidt-Lellek, C. (2006). Ressourcen der helfenden Beziehung. Köln: Edition Humanistische Psychologie.
Schmidt-Lellek, C. (2025). Unverfügbarkeit – eine Erinnerung an Emmanuel Lévinas: »Die unendliche Andersheit des Anderen«. Organisationsberatung, Supervision, Coaching, 32 (2), 153–163.
Schmidt-Lellek, C., Schreyögg, A. (Hrsg.) (2008). Praxeologie des Coaching. Wiesbaden: Verlag für Sozialwissenschaften.
Schmitz, C., Gester, P., Heitger, B. (Hrsg.) (1992). Managerie. Systemisches Denken und Handeln im Management. 1. Jahrbuch. Heidelberg: Carl-Auer Systeme.
Schmitz, H. (2007). Der Leib, der Raum und die Gefühle. Bielefeld: Edition Sirius.
Schnarch, D. (1991). Constructing the sexual crucible: an integration of sexual and marital therapy. New York: Norton.
Schnarch, D. (2011). Intimität und Verlangen: Sexuelle Leidenschaft in dauerhaften Beziehungen. Stuttgart: Klett-Cotta.
Schneewind, K. (2010). Familienpsychologie (3., überarb. u. erw. Aufl.). Stuttgart: Kohlhammer.
Schneewind, K. (2012). Familienpsychologie – Brückenschläge zwischen Forschung und Anwendung. Familiendynamik, 37 (2), 104–112.
Schneewind, K. (2019). Familienpsychologie und systemische Familientherapie. Göttingen: Hogrefe.

Schöll, R. (2007). Atmosphärische Intelligenz. Anmerkungen eines Management-Coaches. Zeitschrift Führung und Organisation, 6, 326–332.
Schratz, M., Hartmann, W., Schley, W. (2010). Schule wirksam leiten. Analyse innovativer Führung in der Praxis. Münster: Waxmann.
Schreyögg, A. (2003). Coaching. Eine Einführung für Praxis und Ausbildung. Frankfurt a. M.: Campus.
Schreyögg, A. (2008). Coaching für die neu ernannte Führungskraft. Wiesbaden: Verlag für Sozialwissenschaften.
Schreyögg, A., Schmidt-Lellek, C. (Hrsg.) (2007). Konzepte des Coaching. Wiesbaden: Verlag für Sozialwissenschaften.
Schreyögg, A., Schmidt-Lellek, C. (Hrsg.) (2009). Die Organisation in Supervision und Coaching. Wiesbaden: VS.
Schultz-Venrath, U. (2020). Mentalisierungsbasierte Gruppenpsychotherapie (MBT-G). Psychotherapie Im Dialog, 21 (02), 44–49.
Schulz von Thun, F. (1998). Miteinander reden 3: Das »Innere Team« und situationsgerechte Kommunikation. Reinbek: Rowohlt.
Schumacher, B. (1995). Die Balance der Unterscheidung. Heidelberg: Carl-Auer Systeme.
Schumacher, T. (2003). Strategischer Wandel als identitätsbildender Prozess – eine systemische Perspektive. St. Gallen CH: Hochschule St. Gallen.
Schwanitz, D. (1999). Niklas Luhmann artifex mundi. In R. Stichweh (Hrsg.), Niklas Luhmann. Wirkungen eines Theoretikers (S. 49–60). Bielefeld: transcript.
Schwartz, H. (2003). Mediation in Erbangelegenheiten. Familiendynamik, 28 (3), 323–337.
Schwartz, R., Sweezy, M. (2021). Systemische Therapie mit der inneren Familie (vollständig überarbeitete Neuauflage). Stuttgart: Klett Cotta.
Schweitzer, J. (1987). Therapie dissozialer Jugendlicher. Ein systemisches Behandlungsmodell. Weinheim: Juventa.
Schweitzer, J. (1995). Kundenorientierung als systemische Dienstleistungsphilosophie. Familiendynamik, 20 (3), 292–313.
Schweitzer, J. (2005). Organisationen systemisch in Schwung bringen: Einige kreative, handlungsorientierte Methoden. Kontext, 36 (4), 324–340.
Schweitzer, J. (2006). Elterliche Sorgen lindern – Sprechchöre und Zeitlinienreisen in der Elternberatung. In C. Tsirigotis, A. von Schlippe, J. Schweitzer-Rothers (Hrsg.), Coaching für Eltern – Mütter, Väter und ihr »Job« (S. 233–241). Heidelberg: Carl-Auer Systeme.
Schweitzer, J., Aguilar-Raab, C., Hunger, C. (2014). Systemveränderungen messbar machen: EVOS und EXIS als neuartige »Systemfragebögen«. Kontext, 45 (4), 416–429.
Schweitzer, J., Müller, M., Rechenberg-Winter, P. (2013). Rituale in Organisationen: Wie Rituale Veränderungsprozesse unterstützen können. Leidfaden, 2 (1), 14–22.
Schweitzer, J., Nicolai, E. (2002). Rituale der Organisation – Rituale der Organisationsentwicklung. In R. Welter-Enderlin, B. Hildenbrand (Hrsg.), Rituale – Vielfalt in Alltag und Therapie (S. 163–183). Heidelberg: Carl-Auer Systeme.
Schweitzer, J., Nicolai, E. (2010). SYMPAthische Psychiatrie. Göttingen: Vandenhoeck & Ruprecht.
Schweitzer, J., Nicolai, E., Hirschenberger, N. (2005). Wenn Krankenhäuser Stimmen hören. Lernprozesse in psychiatrischen Organisationen. Göttingen: Vandenhoeck & Ruprecht.
Schweitzer, J., Ochs, M. (2008). Systemisch-konstruktivistische Diagnostik. Vom Verfeinern des Möglichkeitssinnes. In M. Cierpka (Hrsg.), Handbuch der Familiendiagnostik (3. Aufl., S. 137–152). Berlin/Heidelberg: Springer.
Schweitzer, J., Ochs, M. (2020). The Heidelberg systemic research conferences: their history, goals and outcomes. In M. Ochs, M. Borcsa, J. Schweitzer (Eds.), Systemic Research in Individual, Couple, and Family Therapy and Counseling (pp. 1–8). Cham: Springer.

Schweitzer, J., Retzer, A., Fischer, H. R. (Hrsg.) (1992). Systemische Praxis und Postmoderne. Frankfurt a. M.: Suhrkamp.
Schweitzer, J., Rotthaus, W., Hermans, B. E. (Hrsg.) (2020). Das Ganze Systemische Feld. Verbandsentwicklung am Fallbeispiel der DGSF. Göttingen: Vandenhoeck & Ruprecht.
Schweitzer, J., Schlippe, A. von (2006). Lehrbuch der systemischen Therapie und Beratung II: Das störungsspezifische Wissen. Göttingen: Vandenhoeck & Ruprecht.
Schweitzer, J., Schumacher, B. (1995). Die unendliche und die endliche Psychiatrie. Zur Dekonstruktion von Chronizität. Heidelberg: Carl-Auer Systeme.
Schweitzer, J., Weber, G. (1982). Beziehung als Metapher: die Familienskulptur als diagnostische, therapeutische und Ausbildungstechnik. Familiendynamik, 7, 113–128.
Schwemmle, M., Schmid, B. (Hrsg.) (2009). Systemisch beraten und steuern live. Modelle und Best Practices in Organisationen. Göttingen: Vandenhoeck & Ruprecht.
Schwemmle, M., Schwemmle, K. (Hrsg.) (2012). Systemisch beraten und steuern live 3. Methoden und Best Practices in Change Management und Führungskräfteentwicklung. Göttingen: Vandenhoeck & Ruprecht.
Schwertl, W., Emlein, G., Staubach, M., Zwingmann, E. (Hrsg.) (1998). Sucht in systemischer Perspektive. Göttingen: Vandenhoeck & Ruprecht.
Schwing, R. (2009). Spuren des Erfolgs: Was lernt die systemische Praxis von der Neurobiologie? In R. Hanswille (Hrsg.), Systemische Hirngespinste: Impulse für die systemische Theorie und Praxis (S. 37–39). Göttingen: Vandenhoeck & Ruprecht.
Schwing, R. (2014a). Allgemeine Grundlagen systemischer Praxis. In T. Levold, M. Wirsching (Hrsg.), Systemische Therapie und Beratung – das große Lehrbuch (S. 151–177). Heidelberg: Carl-Auer Systeme.
Schwing, R. (2014b). Es braucht ein ganzes Dorf, um ein Kind zu erziehen. Warum Netzwerkarbeit die systemische Königsdisziplin werden sollte. In J. Zwack, E. Nicolai (Hrsg.), Systemische Streifzüge (S. 73–103). Göttingen: Vandenhoeck & Ruprecht.
Schwing, R. (2025). Liebe, Neugier, Spiel. Familiendynamik, 50 (1), 4–14.
Schwing, R., Fryszer, A. (2009). Systemisches Handwerk. Werkzeug für die Praxis. Göttingen: Vandenhoeck & Ruprecht.
Seel, N. M. (1991). Weltwissen und mentale Modelle. Göttingen: Hogrefe.
Seiffge-Krenke, I. (2024). Familiäre Lebenszyklen. In G. Reich, M. Stasch, J. Walter, M. Cierpka (Hrsg.), Handbuch der Familiendiagnostik (4. Aufl., S. 147–166). Berlin/Heidelberg: Springer.
Seikkula, J. (1994). When the boundary opens: family and hospital in co-evolution. Journal of Family Therapy, 16, 401–414.
Seikkula, J. (1995). Psychose – eine Stimme über den gegenwärtigen Dialog. Zeitschrift für systemische Therapie und Beratung, 13 (3), 183–192.
Seliger, R. (2008). Das Dschungelbuch der Führung. Heidelberg: Carl-Auer Systeme.
Seliger, R. (2011). Einführung in Großgruppen-Methoden (2. Aufl.). Heidelberg: Carl-Auer Systeme.
Selvini Palazzoli, M. (1982). Magersucht. Stuttgart: Klett-Cotta.
Selvini Palazzoli, M. (1983). Die Wahrheit interessiert mich nicht, nur der Effekt. Psychologie Heute, 10 (5), 39–45.
Selvini Palazzoli, M., Anolli, L., DiBlasio, P., Giossi, L., Risano, J., Ricci, C., Sacchi, M., Ugazio, V. (1984). Hinter den Kulissen der Organisation. Stuttgart: Klett-Cotta.
Selvini Palazzoli, M., Boscolo, L., Cecchin, G., Prata, G. (1977). Paradoxon und Gegenparadoxon. Stuttgart: Klett-Cotta.
Selvini Palazzoli, M., Boscolo, L., Cecchin, G., Prata, G. (1979). Gerade und ungerade Tage. Familiendynamik, 4 (2), 138–147.
Selvini Palazzoli, M., Boscolo, L., Cecchin, G., Prata, G. (1981). Hypothetisieren, Zirkularität, Neutralität: drei Richtlinien für den Leiter der Sitzung. Familiendynamik, 6, 123–139.

Selvini Palazzoli, M., Boscolo, L., Cecchin, G., Prata, G. (1983). Das Problem des Zuweisenden. Zeitschrift für systemische Therapie, 1 (3), 11–20.
Selvini Palazzoli, M., Cirillo, S. Selvini, M. (1991). Die psychotischen Spiele in der Familie. Stuttgart: Klett-Cotta.
Selvini Palazzoli, M., Prata, G. (1985). Eine neue Methode zur Erforschung und Behandlung schizophrener Familien. In H. Stierlin, L. C. Wynne, M. Wirsching (Hrsg.), Psychotherapie und Sozialtherapie der Schizophrenie. Ein internationaler Überblick (S. 275–282). Berlin u. a.: Springer.
Senf, W., Broda, M., Voos, D., Neher, M. (Hrsg.) (2020). Praxis der Psychotherapie. Ein integratives Lehrbuch (6. Aufl.). Stuttgart: Thieme.
Senge, P. (1996). Die fünfte Disziplin. Stuttgart: Klett-Cotta.
Sexton, T. L., Alexander, J. F. (2003). Functional family therapy: a mature clinical model for working with at risk adolescents and their families. In T. L. Sexton, G. R. Weeks, M. S. Robbins (Eds.), Handbook of family therapy (pp. 323–350). New York: Brunner-Routledge.
Shazer, S. de (1989). Wege der erfolgreichen Kurztherapie. Stuttgart: Klett-Cotta.
Shazer, S. de (1992). Muster familientherapeutischer Kurzzeittherapie. Paderborn: Junfermann.
Shazer, S. de (1997). Therapie als System. Entwurf einer Theorie. In L. Reiter, E. J. Brunner, S. Reiter-Theil (Hrsg.), Von der Familientherapie zur systemischen Perspektive (2. vollst. überarb. Aufl., S. 289–303). Berlin/Heidelberg: Springer.
Siebert, H. (2006). Konstruktivistische Lehr- und Lernkulturen. In R. Balgo, H. Lindemann (Hrsg.), Theorie und Praxis systemischer Pädagogik (S. 154–176). Heidelberg: Carl-Auer Systeme.
Sieder, R. (2010). Nach der Liebe die Trennung der Eltern: Alte Schwierigkeiten, neue Chancen. Familiendynamik, 35 (4), 348–359.
Signer-Fischer, S., Gysin, T., Stein, U. (2011). Der kleine Lederbeutel mit allem drin. Hypnose mit Kindern und Jugendlichen (2. Aufl.). Heidelberg: Carl-Auer Systeme.
Simon, F. B. (Hrsg.) (1988). Lebende Systeme: Wirklichkeitskonstruktionen in der Systemischen Therapie. Berlin/Heidelberg: Springer.
Simon, F. B. (1990). Meine Psychose, mein Fahrrad und ich. Zur Selbstorganisation der Verrücktheit. Heidelberg: Carl-Auer Systeme.
Simon, F. B. (1999). Organisationen und Familien als soziale Organisationen unterschiedlichen Typs. Soziale Systeme, 5, 181–200.
Simon, F. B. (2004). Gemeinsam sind wir blöd!? Die Intelligenz von Unternehmen, Managern und Märkten. Heidelberg: Carl-Auer Systeme.
Simon, F. B. (2005). Im Netzwerk der Kommunikation: Über Juergen Ruesch und Gregory Bateson, »Communication: The Social Matrix of Psychiatry«. In D. Baecker (Hrsg.), Schlüsselwerke der Systemtheorie (S. 31–50). Wiesbaden: Verlag für Sozialwissenschaften.
Simon, F. B. (2006). Einführung in Systemtheorie und Konstruktivismus. Heidelberg: Carl-Auer Systeme.
Simon, F. B. (2007a). Einführung in die systemische Organisationstheorie. Heidelberg: Carl-Auer Systeme.
Simon, F. B. (2007b). Einführung in die Systemtheorie und Konstruktivismus (2. Aufl.). Heidelberg: Carl-Auer Systeme.
Simon, F. B. (2010). Einführung in Systemtheorie des Konflikts. Heidelberg: Carl-Auer Systeme.
Simon, F. B. (2012). Methoden an sich sind weder systemisch noch katholisch. In M. Ochs, J. Schweitzer (Hrsg.), Handbuch Forschung für Systemiker (S. 187–196). Göttingen: Vandenhoeck & Ruprecht.
Simon, F. B. (2018). Formen. Zur Kopplung von Organismus, Psyche und sozialen Systemen. Heidelberg: Carl-Auer Systeme.
Simon, F. B., Clement, U., Stierlin, H. (1999). Die Sprache der Familientherapie. Ein Vokabular. Stuttgart: Klett-Cotta.

Simon, F. B., Conecta (1992). Radikale Marktwirtschaft. Grundlagen des systemischen Managements. Heidelberg: Carl-Auer Systeme.
Simon, F. B., Rech-Simon, C. (1999). Zirkuläres Fragen. Systemische Therapie in Fallbeispielen: Ein Lernbuch. Heidelberg: Carl-Auer Systeme.
Simon, F. B., Schmidt, G. (1984). Die Machtlosigkeit zirkulären Denkens. Familiendynamik, 9 (2), 177–179.
Simon, F. B., Weber, G. (2004). Vom Navigieren beim Driften. Post aus der Werkstatt der systemischen Therapie. Heidelberg: Carl-Auer Systeme.
Singe, G. (2006). Zur Selbstorganisation der Sozialarbeitswissenschaften – ein Überblick über aktuelle Diskurse. Kontext, 37 (2), 199–203.
Singh, R., Dutta, S. (2010). »Race« and culture. Tools, techniques and trainings. A manual for professionals. London: Karnac Books.
Skynner, R., Cleese, J. (1995). ... Familie sein dagegen sehr. Paderborn: Junfermann.
Sluzki, C. (1979). Migration and family conflict. Family Process, 18, 379–390.
Sluzki, C. (1992). Die therapeutische Transformation von Erzählungen. Familiendynamik, 17 (1), 19–38.
Sluzki, C. E. (2008). Migration and the disruption of the social network. In M. McGoldrick, K. V. Hardy (Eds.), Re-visioning family therapy. Race, culture, and gender in clinical practice (2nd rev. ed., pp. 39–47). New York/London: Guilford Press.
Sparrer, I. (2001). Wunder, Lösung und System. Lösungsfokussierte systemische Strukturaufstellungen für Therapie und Organisationsberatung. Heidelberg: Carl-Auer Systeme.
Sparrer, I. (2006). Systemische Strukturaufstellungen. Theorie und Praxis. Heidelberg: Carl-Auer Systeme.
Sparrer, I., Varga von Kibéd, M. (2000). Ganz im Gegenteil. Tetralemmaarbeit und andere Grundformen systemischer Strukturaufstellungen. Heidelberg: Carl-Auer Systeme.
Sparrer, I., Varga von Kibéd, M. (2010). Klare Sicht im Blindflug. Schriften zur systemischen Strukturaufstellung. Heidelberg: Carl-Auer Systeme.
Speck, R., Attneave, C. (1973). Social networks. New York: Pantheon Books.
Spencer-Brown, G. (1994). Laws of form. Ashland/Ohio: Cognizer.
Spohr, B., Gantner, A., Bobbink, J., Liddle, H. (2011). Multidimensionale Familientherapie. Jugendliche bei Drogenmissbrauch und Verhaltensproblemen wirksam behandeln. Göttingen: Vandenhoeck & Ruprecht.
Sprenkle, D. H., Piercy, F. P. (2005). Research methods in family therapy. New York: Guilford Press.
Steiner, E., Brandl-Nebehay, A., Reiter, L. (2002). Die Geschichte. Von der Familientherapie zur systemischen Perspektive. In M. Wirsching, P. Scheib (Hrsg.), Paar- und Familientherapie (S. 7–22). Berlin/Heidelberg: Springer.
Steiner, T., Kim Berg, I. (2005). Handbuch lösungsorientiertes Arbeiten mit Kindern. Heidelberg: Carl-Auer Systeme.
Steinhübel, A. (2005). Systemisches Coaching. In H. Schindler, A. von Schlippe (Hrsg.), Anwendungsfelder systemischer Praxis (S. 297–330). Dortmund: modernes lernen.
Steinhübel, A. (2010). Führen in der Sandwich-Position. Chancen erkennen und den Überblick behalten. Berlin: Cornelsen.
Steinmetz, S. K. (1978). Battered parents. Society, 15, 54–55.
Stierlin, H. (1975). Von der Psychoanalyse zur Familientherapie. Stuttgart: Klett-Cotta.
Stierlin, H. (1978). Delegation und Familie. Frankfurt a. M.: Suhrkamp.
Stierlin, H. (1980). Eltern und Kinder. Das Drama von Versöhnung und Trennung im Jugendalter. Frankfurt a. M.: Suhrkamp.
Stierlin, H. (1988). Familie als Ort psychosomatischer Erkrankungen. Familiendynamik, 13 (4). 288–299.
Stierlin, H. (1990). Zwischen Sprachwagnis und Sprachwirrnis. Familiendynamik, 15 (3), 266–275.

Stierlin, H. (1997). Der Begriff »Individuation« in systemischer Sicht. In L. Reiter, E. J. Brunner, S. Reiter-Theil (Hrsg.), Von der Familientherapie zur systemischen Perspektive (2., vollst. überarb. Aufl., S. 19–39). Berlin/Heidelberg: Springer.

Stierlin, H. (2005). Gerechtigkeit in nahen Beziehungen. Heidelberg: Carl-Auer Systeme.

Stierlin, H., Rücker-Embden, I., Wetzel, N., Wirsching, M. (1977). Das erste Familiengespräch. Stuttgart: Klett-Cotta.

Stindl-Nemec, E. (2001). Wieder dabei. Systemische Sozialarbeit in der gemeindenahen Psychiatrie. Heidelberg: Carl-Auer Systeme.

Stoltze, K. (2018). Arbeit mit Ritualen. In K. von Sydow, U. Borst (Hrsg.), Systemische Therapie in der Praxis (S. 254–265). Weinheim: Beltz.

Storch, M., Cantieni, B., Hüther, G., Tschacher, W. (2010). Embodiment. Die Wechselwirkung von Körper und Psyche verstehen und nutzen. Bern: Huber.

Stratton, P., Carr, A., Schepisi, L. (2020). The SCORE in Europe: Measuring effectiveness, assisting therapy. In M. Ochs, M. Borcsa, J. Schweitzer (Eds.), Systemic Research in Individual, Couple, and Family Therapy and Counseling (pp. 367–384). Cham: Springer.

Stratton, P., Reibstein, J., Lask, J., Singh, R., Asen, E (2011). Competences and occupational standards for systemic family and couples therapy. Journal of Family Therapy, 33 (2), 123–143.

Straub, J. (Hrsg.) (1998). Erzählung, Identität und historisches Bewusstsein. Frankfurt a. M.: Suhrkamp.

Straub, J. (2019). Das erzählte Selbst. Gießen: Psychosozial-Verlag.

Strauß, B., Galliker, M., Linden, M., Schweitzer, J. (Hrsg.) (2022). Ideengeschichte der Psychotherapie. Theorien, Konzepte, Methoden. Stuttgart: Kohlhammer.

Streeck, U. (2004). Auf den ersten Blick. Psychotherapeutische Beziehungen unter dem Mikroskop. Stuttgart: Klett-Cotta.

Strunk, G., Schiepek, G. (2006). Systemische Psychologie. Eine Einführung in die komplexen Grundlagen menschlichen Verhaltens. Spektrum Akademischer Verlag.

Stuart, R. B. (1969). An operant-interpersonal treatment for marital discorder. Journal of Consulting and Clinical Psychology, 33, 675–682.

Suess, G. (2001). Eltern-Kind-Bindung und kommunikative Kompetenzen kleiner Kinder – Die Bindungstheorie als Grundlage für ein integratives Interventionskonzept. In A. von Schlippe, G. Lösche, C. Hawellek (Hrsg.), Frühkindliche Lebenswelten und Erziehungsberatung. Die Chancen des Anfangs (S. 39–66). Münster: Votum.

Sulz, S., Hekeerens, H. (2002). Familien in Therapie. München: CIP-Medien.

Sydow, K. von (2008). Bindungstheorie und systemische Therapie. Familiendynamik, 33 (3), 260–273.

Sydow, K. von (2010). Das Erstgespräch in der Systemischen Therapie. In J. Eckert, S. Barnow, R. Richter (Hrsg.), Das Erstgespräch in der Klinischen Psychologie (S. 84–101). Bern: Huber.

Sydow, K. von (2012). Evaluationsforschung zur Wirksamkeit systemischer Psychotherapie. In M. Ochs, J. Schweitzer (Hrsg.), Handbuch Forschung für Systemiker (S. 105–122). Göttingen: Vandenhoeck & Ruprecht.

Sydow, K. von (2015). Systemische Therapie. München: Ernst Reinhardt.

Sydow, K. von (2018). Forschungsstand wissenschaftliche und sozialrechtliche Anerkennung der Systemischen Therapie. In K. von Sydow, U. Borst (Hrsg.), Systemische Therapie in der Praxis (S. 929–943). Weinheim: Beltz.

Sydow, K. von, Beher, S., Retzlaff, R., Schweitzer, J. (2007). Die Wirksamkeit der Systemischen Therapie/Familientherapie. Göttingen: Hogrefe.

Sydow, K. von, Borst, U. (2018). Systemische Therapie in der Praxis. Weinheim: Beltz.

Sydow, K. von, Borst, U., Geyenhofer, S. (2018). Aus- und Weiterbildung in Systemischer Therapie. In K. von Sydow, U. Borst (Hrsg.), Systemische Therapie in der Praxis (S. 944–962). Weinheim: Beltz.

Sydow, K. von, Retzlaff, R., Beher, S. (2024). Nutzenbewertung des IQWiG für Systemische Therapie bei Kindern. Kontext, 55 (2), 137–151.

Symalla, T., Walther, H. (1997). Systemische Beratung schwuler Paare. Heidelberg: Carl-Auer Systeme.

Szapocnik, J., Williams, R. A. (2000). Brief strategic family therapy: twenty-five years of interplay among theory, research and practice in adolescent behavior problems and drug abuse. Clinical Child and Family Psychology, 3, 117–134.

Szapocznik, J. F., Mitrani, V. B. Prado, G, Smith, L., Robinson-Batista, C., Schwartz, S. J., Mauer, Magaly, H., Robbins, M. S. (2004). Structural ecosystems therapy for HIV-seropositive african american women: effects on psychological distress, family hassles, and family support. Journal of Consulting and Clinical Psychology, 72 (2), 288–303.

Taubner, S. (2016). Bindung und Mentalisierung. Psychotherapie Im Dialog, 17 (03), 54–59.

Theuretzbacher, K., Nemetschek, P. (2009). Coaching und systemische Supervision mit Herz, Hand und Verstand. Handlungsorientiert arbeiten, Systeme aufbauen. Stuttgart: Klett-Cotta.

Thibaut, J., Kelley, H. H. (1959). The social psychology of groups. New York: Wiley.

Thümmler, R., Sindlinger, K. (2023). Kinder mit Fluchterfahrung: Chancen und Herausforderungen in der Begleitung in pädagogischen, psychosozialen und therapeutischen Kontexten. Familiendynamik, 48 (4), 276–284.

Thürnau, A. (2023). Systemischer Kinderschutzkompass. Denk- und Handlungsimpulse für die Praxis. Göttingen: Vandenhoeck & Ruprecht.

Tomasello, M. (2014). Die Ursprünge der menschlichen Kommunikation. Frankfurt a. M.: Suhrkamp

Tomm, K. (1984). Der Mailänder familientherapeutische Ansatz – ein vorläufiger Bericht. Zeitschrift für systemische Therapie, 1 (4), 1–24.

Tomm, K. (1989). Das Problem externalisieren und die persönlichen Mittel und Möglichkeiten internalisieren. Zeitschrift für systemische Therapie, 7 (3), 200–206.

Tomm, K. (2004). Die Fragen des Beobachters. Schritte zu einer Kybernetik zweiter Ordnung in der systemischen Therapie (4. Aufl.). Heidelberg: Carl-Auer Systeme.

Tomm, K. (2019). Das Postfaktische und eine Begründung für therapeutische Initiativen1. Systeme, 33, 119–132.

Tootell, A. (2002). »Ich versuch's einfach!« Wie Dylan Wise sein Selbstvertrauen wiederentdeckte. Systhema, 16 (1), 5–19.

Trenkle, B. (1994). Das Ha-Handbuch der Psychotherapie. Witze – ganz im Ernst. Heidelberg: Carl-Auer Systeme.

Trenkle, B. (2010). Das zweite Ha-Handbuch der Psychotherapie. Witze zu Hypnose und Psychotherapie. Heidelberg: Carl-Auer Systeme.

Trost, A. (2018). Bindungswissen für die systemische Praxis. Ein Handbuch. Göttingen: Vandenhoeck & Ruprecht.

Tschacher, W. (1997). Prozessgestalten. Göttingen: Hogrefe.

Tschacher, W., Grawe, K. (1996). Selbstorganisation in Therapieprozessen. Die Hypothese und empirische Prüfung der »Reduktion von Freiheitsgraden« bei der Entstehung von Therapiesystemen. Zeitschrift für Klinische Psychologie, 25 (1), 55–60.

Tschacher, W., Ramseyer, F., Pfammatter, M. (2020). The social present in psychotherapy: duration of nowness in therapeutic interaction. In M. Ochs, M. Borcsa, J. Schweitzer (Eds.), Systemic research in individual, couple, and family therapy and counseling (pp. 39–53). Cham: Springer.

Tschanz Cooke, K. (2014). Genuin Satir – Die systemischen Konzepte einer Pionierin machen Schule. Familiendynamik, 39 (4), 306–313.

Tschuschke, V. (Hrsg.) (2009). Gruppenpsychotherapie: Von der Indikation bis zu Leitungstechniken. Stuttgart: Thieme.

Tsirigotis, C. (2011). Beobachtungsstreifzüge im Stärkenland: Mit Eltern besonderer Kinder neues Terrain entdecken. In H. Schindler, W. Loth, J. von Schlippe (Hrsg.), Systemische Horizonte (S. 155–166). Göttingen: Vandenhoeck & Ruprecht.

Tsirigotis, C., Schlippe, A. von, Schweitzer-Rothers, J. (Hrsg.) (2006). Coaching für Eltern. Mütter, Väter und ihr »Job«. Heidelberg: Carl-Auer Systeme.

Turner, V. (1969). Das Ritual. Frankfurt a. M.: Campus.

Über Lügen, Sex und Bullshit. Familiendynamik, 45 (2), 120–130.

Unterholzer, C., Gröger, H. (Hrsg.) (2022). Handbuch der systemischen Gruppentherapie. Heidelberg: Carl-Auer Systeme.

Varela, F. (1981). Der kreative Zirkel, Skizzen zur Naturgeschichte der Rückbezüglichkeit. In P. Watzlawick (Hrsg.), Die erfundene Wirklichkeit (S. 294–309). München: Piper.

Varga von Kibéd, M., Sparrer, I. (2023). Ganz im Gegenteil. Tetralemmaarbeit und andere Grundformen systemischer Strukturaufstellungen (12. Aufl.). Heidelberg: Carl-Auer Systeme.

Vaughn, C., Leff, J. (1976). The measurement of expressed emotion in the families of psychiatric patients. British Journal of Social and Clinical Psychology, 15 (2), 157–165.

Velden, M. (1994). Psychophysiologie. Eine kritische Einführung. München: Quintessenz.

Vetere, A., Dowling, E. (Eds.) (2008). Narrative therapies with children and their families. A practitioner's guide to concepts and approaches (3rd rev. ed.). New York/London: Routledge.

Visher, E. B., Visher, J. S., Pasley, K. (2003). Remarriage families and stepparenting. In F. Walsh (Ed.), Normal family processes. Growing diversity and complexity (3rd rev. ed., pp. 153–175). New York/London: Guilford Press.

Vogd, W. (2013). Polykontexturalität: Die Erforschung komplexer systemischer Zusammenhänge in Theorie und Praxis. Familiendynamik, 38 (1), 32–41.

Vogt, M., Caby, F. (2002). Das Ganze ist mehr als die Summe seiner Teile. Systemisch-lösungsorientierte Gruppentherapie mit Kindern und Jugendlichen. In H. Molter, J. Hargens (Hrsg.), Ich – du – wir und wer sonst noch dazugehört. Systemisches Arbeiten in Gruppen (S. 33–54). Dortmund: modernes lernen.

Vogt, M., Caby, F. (2010). Ressourcenorientierte Gruppentherapie mit Kindern und Jugendlichen. Dortmund: modernes lernen.

Vogt-Hillmann, M., Burr, W. (Hrsg.) (1999). Kinderleichte Lösungen. Lösungsorientierte kreative Kindertherapie. Dortmund: modernes lernen.

Vogt-Hillmann, M., Burr, W. (Hrsg.) (2002). Lösungen im Jugendstil. Systemisch-lösungsorientierte kreative Kinder- und Jugendlichentherapie. Dortmund: modernes lernen.

Voß, R. (Hrsg.) (1996). Die Schule neu erfinden. Neuwied: Luchterhand.

Voß, R. (Hrsg.) (2005). LernLust und EigenSinn. Systemisch-konstruktivistische Lernwelten. Heidelberg: Carl-Auer Systeme.

Wagner, E., Russinger, U. (2016). Emotionsbasierte systemische Therapie: Intrapsychische Prozesse verstehen und behandeln. Stuttgart: Klett-Cotta.

Walper, S. (2001). Armut und ihre Auswirkungen auf die Entwicklung von Kindern und Jugendlichen. In A. von Schlippe, G. Lösche, C. Hawellek (Hrsg.), Frühkindliche Lebenswelten und Erziehungsberatung. Die Chancen des Anfangs (S. 151–177). Münster: Votum.

Walper, S., Gerhard, A.-K., Schwarz, B., Gödde, M. (2001). Wenn an den Kindern gespart werden muss. In S. Walper, R. Pekrun (Hrsg.), Familie und Entwicklung. Aktuelle Perspektiven der Familienpsychologie (S. 266–291). Göttingen: Hogrefe.

Walper, S., Pekrun, R. (Hrsg.) (2001). Familie und Entwicklung. Aktuelle Perspektiven der Familienpsychologie. Göttingen: Hogrefe.

Walper, S., Thönissen, C., Wendt, E., Bergau, B. (2010). Geschwisterbeziehungen in riskanten Familienkonstellationen. Ergebnisse aus entwicklungs- und familienpsychologischen Studien (Materialien 7). München: Sozialpädagogisches Institut des SOS-Kinderdorfs.

Walsh, F. (Ed.) (2003). Normal family processes. Growing diversity and complexity (3rd rev. ed.). New York/London: Guilford Press.
Walsh, F. (2009). Religion and spirituality in couple and family relations. In J. Bray, M. Stanton (Eds.), The Wiley-Blackwell handbook of family psychology (pp. 600–612). Chichester: Wiley-Blackwell.
Walter, J. (2024). Die Bedeutung von Kultur in der Behandlung von Familien mit Migrations- oder Fluchthintergrund. In G. Reich, M. Stasch, J. Walter, M. Cierpka (Hrsg.), Handbuch der Familiendiagnostik (S. 195–212). Berlin/Heidelberg: Springer.
Walter, J., Peller, J. (1994). Lösungsorientierte Kurztherapie. Ein Lehr- und Lernbuch. Dortmund: modernes lernen.
Walters, M., Carter, B., Papp, P., Silverstein, O. (1991). Unsichtbare Schlingen. Die Bedeutung der Geschlechterrollen in der Familientherapie. Eine feministische Perspektive. Stuttgart: Klett-Cotta.
Wampold, B. E. (2013). The great psychotherapy debate: Models, methods, and findings. Routledge.
Wampold, B. E., Ahn, H., Coleman, H. L. K. (2001). Medical model as metaphor: Old habits die hard. Journal of Counseling Psychology, 48 (2), 268–273.
Wampold, B. E., Imel, Z., Flückiger, C. (2018). Die Psychotherapie-Debatte: Was Psychotherapie wirksam macht. Bern: Hogrefe.
Waterholter, G. (2008). Die Systemische Therapie mit der inneren Familie. Systema, 1, 46–53.
Watson, L., Berntsen, D. (2015). Clinical perspectives on autobiographical memory. Cambridge: Cambridge UniversityPress.
Watters, E. (2010). Die Amerikanisierung von psychischen Erkrankungen. Familiendynamik, 35 (3), 230–239.
Watzlawick, P. (1977). Die Möglichkeit des Andersseins. Bern: Huber.
Watzlawick, P. (Hrsg.) (1981). Die erfundene Wirklichkeit. München: Piper.
Watzlawick, P. (1983). Anleitung zum Unglücklichsein. München: Piper.
Watzlawick, P., Beavin, J., Jackson, D. (1969). Menschliche Kommunikation. Huber.
Watzlawick, P., Nardone, G. (Hrsg.) (2012). Kurzzeittherapie und Wirklichkeit: Eine Einführung. München: Piper.
Watzlawick, P., Weakland, J., Fisch, R. (1974). Lösungen. Stuttgart: Huber.
Watzlawik, M., Lippe, H. von der (2025). Geschwisterbeziehungen. Herausforderungen und Ressourcen für die Entwicklung. Stuttgart: Kohlhammer.
Weakland, J., Fisch, R., Watzlawick, P., Bodin, A. (1974). Brief therapy: focused problem resolution. Family Process, 13, 141–168.
Weber, G. (1988). Über die Bedeutung von Zeitimplikationen und die Veränderung von Zeitvorstellungen in der systemischen Therapie. Familiendynamik, 13 (1), 40–52.
Weber, G. (Hrsg.) (2023). Zweierlei Glück. Die systemische Psychotherapie Bert Hellingers (19. Aufl.). Heidelberg: Carl-Auer Systeme.
Weber, G., Rosselet, C. (Hrsg.) (2016). Organisationsaufstellungen. Grundlagen, Settings, Anwendungsfelder. Heidelberg: Carl-Auer Systeme.
Weber, G., Schmidt, G., Simon, F. (Hrsg.) (2005). Aufstellungsarbeit revisited … nach Hellinger? Heidelberg: Carl-Auer Systeme.
Weber, G., Simon, F. (1987). Systemische Einzeltherapie. Zeitschrift für systemische Therapie, 5 (3), 192–206.
Weber, G., Stierlin, H. (1989). In Liebe entzweit: Die Heidelberger Therapie der Magersucht. Reinbek: Rowohlt.
Weber, R. (2008). Paare in Therapie. Erlebnisintensive Methoden und Übungen. Stuttgart: Klett-Cotta.
Webers, T. (2020). Systemisches Coaching. Psychologische Grundlagen (2. Aufl.). Wiesbaden: Springer.

Wedekind, E., Georgi, H. (2005). Orientierende Rahmung – Überlegungen zu einem systemischen Leitungsverständnis. In H. Schindler, A. von Schlippe (Hrsg.), Anwendungsfelder systemischer Praxis (S. 265–284). Dortmund: modernes lernen.
Weeks, G. R., Odell, M., Methven, S. (2005). If only I had known. Avoiding common mistakes in couples therapy. New York/London: W. W. Norton & Company.
Wegge, J., Kemter-Hofmann, P. (2018). Probleme der Teamarbeit als Thema im Coaching. In S. Greif, H. Möller, W. Scholl (Hrsg.), Handbuch Schlüsselkonzepte im Coaching (S. 449–456). Berlin: Springer.
Weick, K. E. (1995). Der Prozess des Organisierens. Frankfurt a. M.: Suhrkamp.
Weick, K. E. (2001). Making sense of the organization. Oxford: Blackwell.
Weinblatt, U. (2016). Die Nähe ist ganz nah! Scham und Verletzungen in Beziehungen überwinden. Göttingen: Vandenhoeck & Ruprecht.
Weinblatt, U. (2018). Mentalisieren und Spiegeln. In K. von Sydow, U. Borst (Hrsg.), Systemische Therapie in der Praxis (S. 291–301). Weinheim: Beltz.
Weinblatt, U., Omer, H. (2008). Non-violent resistance: A treatment for parents and children with acute behavior problems. Journal of Marital and Family Therapy, 34, 75–92.
Weiner-Davis, M., Shazer, S. de, Gingerich, W. (1987). Using pretreatment change to construct a therapeutic solution: A clinical note. Journal of Marital and Family Therapy, 13, 359–363.
Weinhold, J., Bornhäuser, A., Hunger, C., Schweitzer, J. (2014). Dreierlei Wirksamkeit. Die Heidelberger Studie zu Systemaufstellungen. Heidelberg: Carl-Auer Systeme.
Weinhold, J., Hunger, C., Bornhäuser, A., Schweitzer, J. (2013). Wirksamkeit von Systemaufstellungen: Explorative Ergebnisse der Heidelberger RCT-Studie. Familiendynamik, 38 (1), 42–51.
Weinmann, S. (2019). Die Vermessung der Psychiatrie. Täuschung und Selbsttäuschung eines Fachgebiets. Köln: Psychiatrie-Verlag.
Weiss, T. (1988). Familientherapie ohne Familie. Kurztherapie mit Einzelpatienten. München: Kösel.
Welsch, W. (1991). Unsere postmoderne Moderne (3. Aufl.). Weinheim: VCH, Acta Humaniora.
Welter-Enderlin, R. (1987). Familismus, Sexismus und Familientherapie. Heißt »systemisch« auch »politisch«? Familiendynamik, 12 (3), 261–281.
Welter-Enderlin, R. (1998). Was hat Säuglingsforschung mit Therapie und Beratung zu tun? In R. Welter-Enderlin, B. Hildenbrand (Hrsg.), Gefühle und Systeme (S. 213–227). Heidelberg: Carl-Auer Systeme.
Welter-Enderlin, R., Hildenbrand, B. (1996). Systemische Therapie als Begegnung. Stuttgart: Klett-Cotta.
Welter-Enderlin, R., Hildenbrand, B. (Hrsg.) (1998). Gefühle und Systeme. Heidelberg: Carl-Auer Systeme.
Welter-Enderlin, R., Hildenbrand, B. (Hrsg.) (2002). Rituale – Vielfalt in Alltag und Therapie. Heidelberg: Carl-Auer Systeme.
Wempe, C. (2022). Redet ihr noch oder habt ihr schon geerbt? Familienpsychologische Überlegungen zum Thema Erbe. Familiendynamik, 47 (1), 12–21.
Wempe, C. (2023). Wenn Erben zum Streitfall wird. Eskalationen in der Familie vermeiden. Göttingen: Vandenhoeck & Ruprecht.
Wempe, C. (2025). Geschwisterbeziehungen aus systemischer und familientherapeutischer Sicht. In M. Watzlawik, H. von der Lippe (Hrsg.), Geschwisterbeziehungen (S. 46–58). Stuttgart: Kohlhammer.
Wendt, W. R. (1997). Case Management im Sozial- und Gesundheitswesen. Freiburg: Lambertus.
Wenzel, J., Jaschke, S. (2025). Systemische Prozessgestaltung durch Auftragsklärung mit Zielearbeit. In B. E. Hermans, A. Beermann (Hrsg.), Systemische Psychotherapie: Lehrbuch für Studium und Weiterbildung (S. 163–182). Berlin: Springer.

Werneck, H., Werneck-Rohrer, S. (Hrsg.) (2000). Psychologie der Familie. Wien: WUV Universitätsverlag.
Wetzel, D. (2022). Kontexte des Familiengedächtnisses. Aspekte, Funktionen und Formen des Erinnerns und Vergessens. In P. Jakob, M. Borcsa, J. Olthof, A. von Schlippe (Hrsg.), Narrative Praxis. Ein Handbuch für Beratung, Therapie und Coaching (S. 105–119). Göttingen: Vandenhoeck & Ruprecht.
Whitaker, C. (1976). The hindrance of theory in clinical work. In P. J. Guerin (Ed.), Family therapy: Theory and practice (S. 154–164). New York: Gardner Press.
Whitaker, C. (1991). Das David und Goliath Syndrom. Manifeste eines Familientherapeuten. Paderborn: Junfermann.
White, H. C. (1995). Network Switchings and Bayeson Forks: reconstructing the social and behavioral sciences. Social Research, 62 (4), 1035–1063.
White, M. (1985). Ehetherapie bei langwierigen Eheproblemen. Familiendynamik, 9 (3), 206–240.
White, M. (1992). Therapie als Dekonstruktion. In J. Schweitzer, A. Retzer, R. Fischer (Hrsg.), Systemische Praxis und Postmoderne (S. 39–63). Frankfurt a. M.: Suhrkamp.
White, M. (2010). Landkarten der narrativen Therapie. Heidelberg: Carl-Auer Systeme.
White, M., Epston, D. (1992). Zähmung der Monster. Heidelberg: Carl-Auer Systeme.
Wiegand-Grefe, S., Taczkowski, J. (2021). Familie mitdenken–Plädoyer für eine Reform zur Familienmedizin und-psychologie. Psychotherapie im Dialog, 22 (01), 19–24.
Wienands, A. (2010). Einführung in die körperorientierte systemische Therapie. Heidelberg: Carl-Auer Systeme.
Wiener, N. (1948). Cybernetics. Scientific American, 179 (5), 14–19.
Wiethoff, C., Stolcis, M. (2018). Systemisches Coaching mit Schülerinnen und Schülern. Stuttgart: Kohlhammer.
Willemse, J., von Ameln, F. (2018). Theorie und Praxis des systemischen Ansatzes: die Systemtheorie Watzlawicks und Luhmanns verständlich erklärt. Berlin/Heidelberg: Springer.
Willi, J. (1976). Die Zweierbeziehung. Reinbek: Rowohlt.
Willi, J. (1978). Therapie der Zweierbeziehung. Reinbek: Rowohlt.
Willi, J. (1991). Was hält Paare zusammen? Reinbek: Rowohlt.
Willi, J. (2007). Wendepunkte im Lebenslauf: Persönliche Entwicklung unter veränderten Umständen. Die ökologische Sicht der Psychotherapie. Stuttgart: Klett-Cotta.
Willke, H. (1993). Systemtheorie (4. Aufl.). Stuttgart: G. Fischer.
Willke, H. (1995). Beobachtung, Beratung und Steuerung von Organisationen in systemtheoretischer Sicht. In R. Wimmer (Hrsg.), Organisationsberatung – Neue Wege und Konzepte (S. 17–45). Wiesbaden: Gabler.
Willke, H. (1997). Systemtheoretische Grundlagen des therapeutischen Eingriffs in autonome Systeme. In L. Reiter, E. J. Brunner, S. Reiter-Theil (Hrsg.), Von der Familientherapie zur systemischen Perspektive (2. überarb. Aufl., S. 67–80). Berlin/Heidelberg: Springer.
Willke, H. (2005). Systemtheorie II: Interventionstheorie (4. Aufl.). Stuttgart: Lucius & Lucius.
Wilson, J. (2003). Kindorientierte Therapie. Ein systemisch-kooperativer Ansatz. Heidelberg: Carl-Auer Systeme.
Wilson, J. (2006). Woran erkennt man, ob ein Goldfisch weint? Wie man Bilder für therapeutische Geschichten mit Kindern findet. Systhema, 20 (19), 5–13.
Wilson, J. (2010). Engagement bei Kindern und Jugendlichen erwecken – ein Theater der Möglichkeiten. Systhema, 24 (2), 105–125.
Wilson, J. (2023). Spielerisch mit ernsten Themen umgehen: Kindern und Familien therapeutisch begegnen. Göttingen: Vandenhoeck & Ruprecht.
Wimmer, R. (2007). Die Gruppe – ein eigenständiger Grundtypus sozialer Systembildung? Ein Plädoyer für die Wiederaufnahme einer alten Kontroverse. In J. Aderhold, O. Kranz (Hrsg.), Intention und Funktion. Zur Vermittlung von sozialer Situation und Systemkontext (S. 270–289). Wiesbaden: Verlag für Sozialwissenschaften.

Wimmer, R. (2012a). Die neuere Systemtheorie und ihre Implikationen für das Verständnis von Organisation, Führung und Management. In J. Rüegg-Stürm, T. Bieger (Hrsg.), Unternehmerisches Management. Herausforderungen und Perspektiven (S. 7–65). Bern: Haupt.
Wimmer, R. (2012b). Organisation und Beratung. Systemtheoretische Perspektiven für die Praxis (2. Aufl.). Heidelberg: Carl-Auer Systeme.
Wimmer, R. (2015). Die Steuerung des Unsteuerbaren. Der Konstruktivismus in der Organisationsberatung und im Management. In B. Pörksen (Hrsg.), Schlüsselwerke des Konstruktivismus (2. Aufl., S. 509–534). Wiesbaden: Springer.
Wimmer, R., Glatzel, K., Lieckweg, T. (2014). Beratung im dritten Modus. Die Kunst, Komplexität zu nutzen. Heidelberg: Carl-Auer Systeme.
Wimmer, R., Meissner, J., Wolf, P. (Hrsg.) (2009). Praktische Organisationswissenschaft. Lehrbuch für Studium und Beruf. Heidelberg: Carl-Auer Systeme.
Winek, J. (2010). Systemic family therapy. From theory to practice. Los Angeles/London: Sage.
Winnicott, D. (1989). Vom Spiel zur Kreativität. Stuttgart: Klett-Cotta.
Winslade, J., Monk, G. (2011). Narrative Mediation: ein besonderer Konfliktlösungsansatz. Familiendynamik, 36 (3), 206–213.
Wirsching, M. (2014). Behandlungsabbrüche. In T. Levold, M. Wirsching (Hrsg.), Systemische Therapie und Beratung – das große Lehrbuch (S. 177–181). Heidelberg: Carl-Auer Systeme.
Wirsching, M., Scheib, P. (Hrsg.) (2002). Paar- und Familientherapie. Berlin/Heidelberg: Springer.
Wirth, J. V., Kleve, H. (Hrsg.) (2012). Lexikon des Systemischen Arbeitens. Grundbegriffe der systemischen Praxis, Methodik und Theorie. Heidelberg: Carl-Auer Systeme.
Witte, S., Walper, S., Fegert, J. M. (2019). Die dunkle Seite von Geschwisterbeziehungen. Nervenheilkunde, 38 (01), 23–28.
Wittgenstein, L. (1968). Tractatus logico-philosophicus (5. Aufl.). Frankfurt a. M.: Suhrkamp.
Wittgenstein, L. (1984). Philosophische Untersuchungen (Werkausgabe Bd. 2), Frankfurt a. M.: Suhrkamp.
Wittgenstein, L. (1994). Ludwig Wittgenstein. Ein Reader (herausgegeben von Anthony Kenny). Stuttgart: Reclam.
Wittmund, B., Schötz, D., Wilms, H. U. (2001). Gruppentherapie mit reflektierendem Team im teilstationären und ambulanten Setting einer psychiatrischen Klinik. Zeitschrift für Systemische Therapie und Beratung, 19 (1), 4–10.
Wynne, L. C., Ryckoff, I., Day, J., Hirsch, S. I. (1958). Pseudomutuality in the family relationships of schizophrenics. Psychiatry, 21, 205–220.
Wynne, L., Singer, M. (1965). Denkstörung und Familienbeziehung bei Schizophrenen. Psyche, 19, 82–95.
Wywra, H. (2012). Konfliktsystem Mobbing. Heidelberg: Carl-Auer Systeme.
Zapf, D., Beitler, L. (2018). Mobbing als Thema im Coaching. In S. Greif, H. Möller, W. Scholl (Hrsg.), Handbuch Schlüsselkonzepte im Coaching (S. 383–390). Berlin/Heidelberg: Springer.
Ziegenhain, U., Fries, M., Bütow, B., Derksen, B. (2004). Entwicklungspsychologische Beratung für junge Eltern. Grundlagen und Handlungskonzepte. Weinheim: Juventa.
Zundel, E., Zundel, R. (1987). Leitfiguren der Psychotherapie – Leben und Werk. München: Kösel.
Zwack, J. (2025). Kommunikationsformen und Frageinterventionen in der Systemischen Therapie. In B. E. Hermans, A. Beermann (Hrsg.), Systemische Psychotherapie: Lehrbuch für Studium und Weiterbildung (S. 229–240). Berlin/Heidelberg: Springer.
Zwack, J., Greenberg, L. (2020). Where are the emotions? How emotion-focused therapy could inspire systemic practice. In M. Ochs, M. Borcsa, J. Schweitzer (Eds.), Systemic research in individual, couple, and family therapy and counseling (pp. 249–264). Cham: Springer.
Zwack, J., Nicolai, E. (Hrsg.) (2014). Systemische Streifzüge. Herausforderungen in Therapie und Beratung. Göttingen: Vandenhoeck & Ruprecht.

Zwack, J., Pannicke, D. (2009). Surviving the Organisation. Einige Landkarten zur Navigation im ganz normalen organisationalen Wahnsinn. In A. Schreyögg, C. Schmidt-Lellek (Hrsg.), Die Organisation in Supervision und Coaching. Reihe Organisation, Supervision und Coaching, Band 3 (S. 111–125). Wiesbaden: Verlag für Sozialwissenschaften.

Zwack, J., Schweitzer, J. (2010). Resilienzfördernde Möglichkeiten der Supervision bei Change-Prozessen. Organisation, Supervision und Coaching, 18 (1), 31–48.

Zwack, J., Zwack, M., Schweitzer, J. (2007). Systemische Teamberatung – Mitarbeiter und Führungskräfte miteinander »ins Geschäft bringen«. Psychotherapie im Dialog, 3, 267–273.

Zwack, M. (2011). Die Macht der Geschichten: Erzählungen als Form der Wertevermittlung in Familienunternehmen. Heidelberg: Carl-Auer Systeme.

Zwack, M., Schlippe, A. von (2021). Narrative verändern. In B. Strauß, M. Galliker, M. Linden, J. Schweitzer (Hrsg.), Ideengeschichte der Psychotherapieverfahren: Theorien, Konzepte, Methoden (S. 322–327). Stuttgart: Kohlhammer.

Zwack, M., Zwack, J. (2023). Systemische Teamberatung und Teamsupervision. Theorien, Haltungen und Interventionen für die Praxis. Göttingen: Vandenhoeck & Ruprecht.

Zwicker-Pelzer, R. (2010). Beratung in der sozialen Arbeit. Stuttgart: UTB.

# Personenregister

# Sachregister